Cette bibliothèque est destinée avant tout, comme son nom l'indique, aux étudiants en médecine : elle renferme toutes les matières qui, au point de vue théorique et pratique, font l'objet de nos cinq examens de doctorat.

Les volumes sont publiés dans le format in-18 colombier (grand in-18), avec cartonnage toile et tranches de couleur. Ils comporteront de 400 à 1.000 pages et seront illustrés de nombreuses figures en noir ou en couleurs.

Le prix des volumes variera de 6 à 12 francs.

La Nouvelle Bibliothèque de l'Étudiant en Médecine comprend actuellement (le nombre pourra en etre augmenté dans la suite) cinquante-trois volumes, qui se répartissent comme suit :

PREMIER ET DEUXIÈME EXAMENS

Précis d'Anatomie descriptive, par L. Testut, professeur d'anatomie à la Faculté de médecine de Lyon. 4e édit., 1 vol. de 820 p. .   8 fr.

Précis de Dissection (Guide de l'étudiant aux travaux pratiques d'Anatomie), par P. Ancel, professeur agrégé et chef des travaux anatomiques à la Faculté de médecine de Lyon. 1 volume de 330 pages avec 71 figures dans le texte, dont 47 en couleur . . . . .   6 fr.

Précis d'Histologie, par F. Tourneux, professeur d'histologie à la Faculté de médecine de Toulouse. 1 volume de 1.000 pages avec 489 figures dont 87 en couleurs dans le texte. . . . . . .   12 fr.

Précis d'Embryologie, par F. Tourneux, professeur d'histologie à la Faculté de médecine de Toulouse. 1 volume de 450 pages, avec 156 figures dans le texte, dont 35 tirées en couleurs. . . .   7 fr.

Précis de Technique histologique et embryologique (Guide de l'étudiant aux travaux pratiques d'histologie), par L. Vialleton, professeur d'histologie à la Faculté de médecine de Montpellier. 1 vol. de 440 p., avec 118 fig. dans le texte, dont 35 tirées en couleurs.   8 fr.

Précis de Physiologie, par E. Hédon, professeur de physiologie à la Faculté de médecine de Montpellier. 4e édition. 1 volume de 680 pages, avec 191 figures dans le texte. . . . . 8 fr.

Précis de Chimie physiologique et pathologique, par L. Hugounenq, professeur de chimie à la Faculté de médecine de Lyon. 2e édit. 1 volume de 612 pages, avec 111 figures dans le texte, dont 14 tirées en couleurs, et 6 planches chromolithographiques hors texte.   9 fr.

Précis de Physique biologique, par H. Bordier, professeur agrégé à la Faculté de médecine de Lyon. 2e édit. 1 volume de 650 pages, avec 288 figures dans le texte, dont 20 tirées en couleurs, et une planche chromolithographique hors texte. . . . . 8 fr.

Précis de Manipulations de physique biologique (Guide de l'étudiant aux travaux pratiques), par H. Bordier. 1 volume de 325 pages, avec 82 figures dans le texte . . . . 5 fr.

TROISIÈME ET CINQUIÈME EXAMENS

Précis de Pathologie générale, par J. Courmont, professeur à la Faculté de médecine de Lyon, médecin des hôpitaux. . 1 vol.

Précis de Pathologie externe, par E. Forgue, professeur de clinique chirurgicale à la Faculté de médecine de Montpellier. 2ᵉ édition, 2 volumes formant 1.950 pages, avec 500 figures dans le texte.   20 fr.

Précis d'Anatomie topographique, par L. Testut, professeur d'anatomie à la Faculté de médecine de Lyon, et O. Jacob, médecin-major de l'Armée, professeur agrégé au Val-de-Grâce . . . 1 vol.

Précis de Médecine opératoire (Manuel de l'Amphithéâtre), par M. Pollosson, professeur de médecine opératoire à la Faculté de médecine de Lyon, 2ᵉ édition, 1 volume de 410 pages, avec 144 figures dans le texte . . . . 6 fr.

Précis de Chirurgie opératoire, par T. Jeanbrau, professeur agrégé à la Faculté de médecine de Montpellier . . . . 1 vol.

Précis de Thérapeutique chirurgicale, par L. Imbert, professeur de clinique chirurgicale à la Faculté de médecine de Marseille, 1 volume de 950 pages avec 292 figures dans le texte . . 10 fr.

Précis de Pathologie chirurgicale générale, par M. Vallas, professeur agrégé à la Faculté de médecine de Lyon, chirurgien des hôpitaux . . . . 1 vol.

Précis de Pathologie interne, par F.-J. Collet, professeur agrégé à la Faculté de médecine de Lyon, médecin des hôpitaux. 4ᵉ édition, 2 volumes formant 1.500 pages, avec 190 figures dans le texte, dont 32 tirées en couleurs . . . . 16 fr.

Précis de Pathologie exotique, par A. Le Dantec, professeur de pathologie exotique à la Faculté de médecine de Bordeaux, 2ᵉ édition entièrement revisée, 1 volume de 1.300 pages, avec 162 figures dont une partie en couleurs dans le texte, et 2 planches en chromolithographie hors texte . . . . 12 fr.

Précis de Chirurgie d'armée, par J. Toubert, professeur agrégé au Val-de-Grâce, 1 volume de 550 pages, avec 234 graphiques ou figures dans le texte, dont 104 tirés en couleurs . . . . . . 8 fr.

Précis d'Auscultation et de Percussion, par E. Cassaet, professeur agrégé à la Faculté de médecine de Bordeaux, médecin des hôpitaux, 2ᵉ édition, 1 vol. de 800 pages avec 208 figures dont 104 en couleur dans le texte . . . . 10 fr.

Précis d'Anatomie pathologique, par G. Herrmann, professeur à la Faculté de médecine de Toulouse . . . . 1 vol.

Précis de Diagnostic médical, par Paviot, professeur agrégé à la Faculté de médecine de Lyon . . . . 1 vol.

Précis des Opérations d'urgence, par M. Gangolphe, professeur agrégé à la Faculté de médecine de Lyon, chirurgien en chef de l'Hôtel-Dieu, 1 volume de 450 pages, avec 138 figures en noir et en couleurs dans le texte . . . . 7 fr.

Précis de Bactériologie, par J. Courmont, professeur d'hygiène, à la Faculté de médecine de Lyon, médecin des hôpitaux, 2ᵉ édition, 1 volume de 900 pages, avec 374 figures en noir et en couleurs dans le texte . . . . 10 fr.

Précis de Parasitologie humaine (parasites animaux et végétaux, bactéries exceptées), par Verdun, professeur de parasitologie à la Faculté de Médecine de Lille . . . . 1 vol.

Précis de Dermatologie, par W. Dubreuilh, professeur agrégé à la Faculté de médecine de Bordeaux, médecin des hôpitaux, 2ᵉ édition, 1 volume de 525 pages, avec figures dans le texte. . . . . . 7 fr.

Précis des Maladies vénériennes, par V. Augagneur, ancien professeur de clinique des maladies cutanées et syphilitiques et M. Carle, chef de laboratoire de la clinique des maladies cutanées et syphilitiques de la Faculté de médecine de Lyon, 1 volume de 700 pages avec 57 figures dans le texte et 16 planches chromolithographiques hors texte . . . . 10 fr.

Précis d'Ophtalmologie, par F. Lagrange, professeur agrégé à la Faculté de médecine de Bordeaux, chirurgien des hôpitaux, 2ᵉ édit. 1 vol. de 800 pages, avec 286 figures en noir et en couleurs dans le texte et 3 planches en chromolithographie hors texte. . 9 fr.

Précis des Maladies du larynx, du nez et des oreilles, par R. Lannois, professeur agrégé à la Faculté de médecine de Lyon, médecin des hôpitaux . . . . 1 vol.

Précis des Maladies du cœur et de l'aorte, par P. Gallavardin, médecin des hôpitaux de Lyon . . . . 1 vol.

Précis des Maladies du foie, par Ch. Mongour, professeur agrégé à la Faculté de médecine de Bordeaux. 1 volume de 636 pages avec 75 figures dans le texte. . . . . 8 fr.

Précis des Maladies des voies urinaires, par A. Pousson, professeur agrégé à la Faculté de médecine de Bordeaux, chirurgien des hôpitaux, chargé du cours complémentaire des maladies des voies urinaires, 2ᵉ édition. 1 volume de 1,000 pages, avec 253 figures dans le texte dont 25 tirées en couleurs . . . . 10 fr.

Précis de Médecine infantile, par E. Weill, professeur de clinique des maladies des enfants à la Faculté de médecine de Lyon, médecin des hôpitaux, 2ᵉ édition 1 vol. de 964 pages avec 84 figures dans le texte et 8 planches en chromolithographie hors texte. 10 fr.

Précis de Chirurgie infantile, par T. Piéchaud, professeur de clinique des maladies des enfants à la Faculté de médecine de Bordeaux, chirurgien des hôpitaux, 1 volume de 850 pages, avec 224 figures originales dans le texte et 2 planches en chromolithographie hors texte . . . . 9 fr.

Précis des Maladies des vieillards, par A. Pic, professeur agrégé de la Faculté de médecine de Lyon, médecin des hôpitaux.   1 vol.

Précis de Psychiatrie, par E. Régis, professeur-adjoint à l'Université de Bordeaux, Chargé du cours de clinique psychiatrique, 3ᵉ édition. 1 volume de 1.100 pages, avec 82 figures et 6 tracés dans le texte . . . . 10 fr.

Précis des Maladies du système nerveux, par Abadie, professeur agrégé à la Faculté de médecine de Bordeaux. . . . . . 2 vol.

Précis d'Obstétrique, par Ch. Maygrier, professeur agrégé à la Faculté de médecine de Paris, accoucheur de la Charité .   1 vol.

Précis de Gynécologie, par A. Boursier, professeur de clinique des maladies des femmes à la Faculté de médecine de Bordeaux, chirurgien des hôpitaux, 1 vol. de 1.050 pages, avec 286 figures dans le texte . . . . 10 fr

Précis d'Hydrologie médicale, par A. Florence, professeur à la Faculté de médecine de Lyon . . . . 1 vol.

Précis des Maladies des Dents et de la Bouche, par J. Tellier, ancien chef de clinique de la Faculté de médecine de Lyon.   1 vol.

Précis d'Hématologie et de Cytologie, par M. Sabrazès, professeur agrégé à la Faculté de médecine de Bordeaux . . . . 1 vol.

Précis d'Orthopédie, par Nové-Josserand, professeur agrégé à la Faculté de médecine de Lyon, chirurgien des hôpitaux 1 vol. de 600 pages avec 266 figures dans le texte et 8 planches en photogravure hors texte . . . . 8 fr.

Précis des Maladies des reins, par Carles, médecin des hôpitaux de Bordeaux . . . . 1 vol.

QUATRIÈME EXAMEN

Précis de Thérapeutique, par X. Arnozan, professeur de thérapeutique à la Faculté de médecine de Bordeaux, médecin des hôpitaux. 2ᵉ édit., 2 vol. formant 1.250 pages, avec fig. dans le texte. 15 fr.

Précis de l'Art de formuler, par B. Lyonnet, médecin des hôpitaux de Lyon et B. Boulud, pharmacien en chef de l'hôpital de l'Antiquaille, à Lyon. 1 vol.

Précis de Thérapeutique clinique, par A. Pic, professeur agrégé à la Faculté de médecine de Lyon, médecin des hôpitaux.   1 vol.

Précis d'Hygiène publique et privée, par J.-P. LANGLOIS, professeur agrégé à la Faculté de médecine de Paris, 3ᵉ édition, 1 volume de 650 pages, avec 78 figures dans le texte . . . .   8 fr.

Précis de Médecine légale, par L. LANDE, professeur agrégé et chef des travaux de médecine légale à la Faculté de médecine de Bordeaux, médecin expert des tribunaux . . . .   1 vol.

Précis de Matière médicale, par DE NABIAS, professeur de matière médicale à la Faculté de médecine de Bordeaux . . . . .   1 vol.

Précis de Déontologie médicale, par L. THOINOT, professeur agrégé à la Faculté de médecine de Paris . . . .   1 vol.

Précis d'Anthropologie, par G. PAPILLAULT, professeur à l'École d'anthropologie de Paris. . . . .   1 vol.

Précis de Législation et d'Administration militaires, par le docteur A. BOISSON, médecin major à l'École du service de santé militaire à Lyon, 1 volume de 672 pages, avec 26 figures dans le texte et une planche chromolithographique hors texte. . .   8 fr.

Les volumes pour lesquels il n'y a pas d'indication de prix ne sont pas parus, mais sont en cours de rédaction ou d'impression (janvier 1906).

AUSCULTATION

ET

PERCUSSION

PRÉCIS

D'AUSCULTATION

ET

DE PERCUSSION

PAR

E. CASSAËT

Médecin des Hôpitaux,
Lauréat de l'Académie de Médecine.

(Prix Alvarenga de Piauhy, prix Itard).

DEUXIÈME ÉDITION, REVUE, CORRIGÉE ET AUGMENTÉE

Avec 208 figures dans le texte,

DONT 104 EN COULEURS

PARIS

OCTAVE DOIN, ÉDITEUR

8, PLACE DE L'ODÉON, 8

1906

INTRODUCTION

En présentant au public médical un nouveau *Précis d'auscultation et de percussion*, l'idée n'aurait su venir à l'auteur qu'aucune des œuvres similaires déjà écrites ne pouvait plus être utile. Les noms de BARTH et ROGER, de WOILLEZ, de NIEMEYER, de GUTTMANN et tant d'autres, sont trop universellement connus et leurs ouvrages trop justement appréciés, pour qu'il soit possible d'en faire table rase et de les passer sous silence.

Mais il est des précis d'auscultation comme de toute autre chose, ils vieillissent ; et pour minutieux que soit le soin de les tenir toujours à la hauteur de leur ancienne réputation et de la science sans cesse rénovée, il arrive un moment où ils ne représentent plus exactement l'ensemble des connaissances utiles, sinon indispensables au clinicien. C'est la période psychologique où l'inconnu se fait attendre et où l'on sait gré à chacun d'avoir apporté son contingent d'effort, fût-il partiellement infructueux. Il nous a paru que nous étions arrivés à ce tournant de la science, où un regain de vitalité pouvait être donné aux faits et aux théories, et c'est pour cela que ce livre a été écrit.

Quelque abandonnées que soient aujourd'hui l'auscultation et la percussion, elles n'en sont pas moins capables, encore de nos jours, de rendre l'une et l'autre de forts importants services et il est bon peut-être de le rappeler hautement. Mais pour les estimer à leur juste valeur, il est indispensable de posséder une expérience assez longue, une pratique assez suivie, qui permettent de saisir exactement les nuances, souvent bien délicates, que ces deux procédés de recherche nous transmettent ; il faut en outre avoir la foi et la volonté de savoir.

Ce sont là qualités éminemment perfectibles et que ne sauraient posséder d'emblée les étudiants jeunes encore ; aussi, bien que ce livre ait été fait surtout dans le but de leur être utile, devra-t-il être considéré plutôt comme un ouvrage de perfectionnement.

A côté des faits précis et toujours constants dans leur valeur, quelques théories ont pu prendre place en effet, destinées à les éclairer, les réunir entre eux et à en faciliter le souvenir ; que le lecteur nous pardonne d'y avoir insisté quelquefois plus que ne saurait le comporter un ouvrage d'introduction à la médecine. Cette sorte de commentaire était indispensable aussi pour rendre moins aride la simple énonciation d'un fait, surtout quand, d'ordre le plus habituellement musical, il doit être traduit par la plume en langage courant.

Ceci veut dire que, pour autant que soient calquées les descriptions sur les sensations acoustiques, elles ne sauraient avoir la prétention de les évoquer toujours exactement. Aussi faut-il inscrire ce pré-avis svr l'en-tête d'un livre d'auscultation et de percussion : *Nul ne saurait ausculter et percuter en s'en tenant aux simples recommandations d'un livre, et s'il n'a lui-même longtemps pratiqué ces deux ordres de recherches.*

Il est bon cependant que la route soit tracée. Peut-être trouvera-t-on que dans ce livre les jalons en sont tro rares et que la méthode eût voulu qu'avant l'auscultation et la percussion, il fût question à part des résultats que la vue peut fournir et après elle le toucher. L'*inspection* et la *palpation* ont été faites cependant, mais à titre d'incidentes et comme corollaires des autres signes fournis déjà par l'*auscultation* ou la *percussion*.

Ce procédé a permis de rapprocher ainsi les signes concomitants d'une même affection et d'établir quelquefois « en cours de route » son diagnostic différentiel.

Ce livre néanmoins diffère de tous autres similaires par plusieurs détails importants : outre qu'un grand effort a été fait pour rendre autant que possible visuels des phénomènes d'acoustique pure, et tels que ceux qui ont trait à certaines déformations de la poitrine consécutives à des épanchements liquides et aux différences de sonorit qu'elles entrainent, une large place a été réservée, dès le début de l'étude des sons perçus au niveau du poumon et du cœur, à l'interprétation du rythme respiratoire et cardiaque. Quelques tracés et un grand nombre de schémas nous ont paru devoir rendre ici d'indiscutables services.

L'auscultation obstétricale a été illustrée de manière qu'il fût facile d'apprécier d'un coup d'œil la situation occupée par le fœtus dans ses variétés de présentation et de position, chose toujours pénible par la simple lecture d'un texte.

L'*auscultation de la percussion*, qui semble aujourd'hui renaître de ses cendres, a reçu le juste développement qu'elle comporte en ce moment et la *Phonendoscopie* été appréciée dans un esprit de critique aussi éloigné de l'enthousiasme irréfléchi que d'un systématique esprit de dénigrement.

Toutes ces choses ont été faites analytiquement et successivement, le rythme respiratoire étant étudié avant le murmure vésiculaire et celui-ci avant les souffles et les bruits anormaux, tant pulmonaires que pleuraux, de sorte qu'il peut venir à l'esprit qu'une conclusion générale s'imposait sous forme de chapitre de diagnostic différentiel ou de hiérarchisation de chacun des signes recueillis. Nous n'avons pas cru devoir l'écrire pour éviter de fastidieuses redites et eu égard au soin pris à chaque instant de discuter la valeur du symptôme et d'en faire connaitre l'origine.

Ainsi conçu, le lecteur jugera peut-être que ce livre est venu à son heure et capable de remplir encore, après tant d'autres si remarquables, quelques petites lacunes.

Bordeaux, le 1ᵉʳ septembre 1898.

E. CASSAET.

Depuis le jour où ces lignes furent écrites, l'épreuve du temps fit déjà son effet sur ce livre et il fut facile de reconnaître que, de même que ceux qui l'avaient précédé, il avait vieilli dans quelques-unes de ses parties et que d'autres étaient imparfaites. Il en restera encore, malgré les nombreuses corrections et adjonctions qui furent nécessaires dans cette nouvelle édition ; mais du moins un nouvel effort aura été tenté pour le rendre plus démonstratif, plus visuel et plus digne de l'accueil qu'il a reçu et de la récompense dont on a bien voulu l'honorer l'Académie de médecine.

19 mai 1905.

E. CASSAET.

PRÉCIS D'AUSCULTATION

ET DE PERCUSSION

PREMIÈRE PARTIE

DE L'AUSCULTATION

Bien qu'elle soit l'extrême ressource du diagnostic différentiel des affections de la poitrine et du cœur, l'auscultation a été écrite pour ce livre avant la percussion, parce que les signes qu'elle permet de recueillir, localisent et spécifient d'une manière plus rapide la lésion sous-jacente et que, suivant l'usage, on a recours à elle tout d'abord, en raison de sa plus grande facilité.

Nous avons cru bon aussi de rapprocher l'auscultation du poumon de celle du cœur et des autres organes, en reportant plus loin leur percussion, pour faire de l'un et de l'autre de ces procédés une étude plus dogmatique. C'est ainsi que l'auscultation du cœur, celle de l'abdomen, du tube digestif, etc., bénéficient, au même titre que celle de la poitrine, de leur juxtaposition au chapitre de l'auscultation en général, ce qui n'aurait pu avoir lieu si la séméiotique complète avait été faite successivement par appareils.

C'est en raison de ces considérations qu'il était indispensable d'étudier, dès le début de cette première partie, *l'auscultation en général*, quitte à s'inspirer d'elle dans la suite.

Un développement considérable a été donné à la description des *phénomènes stéthoscopiques pulmonaires*, les plus importants et les plus variés de ceux que permet de saisir l'oreille, en prenant soin de procéder rationnellement à leur étude, c'est-à-dire en les appréciant successivement dans leur valeur physiologique, et suivant que leur manifestation est plus ou moins modifiée par des manières d'être, d'ailleurs normales, de l'appareil respiratoire, ou par des lésions du parenchyme.

Dans le troisième chapitre, les *lésions du cœur et des vaisseaux* ont été appréciées d'après la même méthode et on y retrouvera, comme préliminaire d'auscultation, l'étude du rythme cardiaque.

Puis vient *l'auscultation obstétricale*, enfin celle du *tube digestif* et des glandes annexes : foie, rate et du péritoine.

Nous avons cru devoir dire aussi quelques mots de *l'auscultation chirurgicale*, sans avoir voulu épuiser le sujet qui sortait quelque peu du cadre de ce livre.

CHAPITRE PREMIER

DE L'AUSCULTATION EN GÉNÉRAL

Dans ce premier chapitre, après quelques mots d'historique, l'auscultation a été étudiée en théorie, c'est-a-dire suivant les qualités des *bruits* ou *sons* à percevoir, et la nature des instruments spéciaux à adapter à chacun d'eux, quand il est bon de renforcer pour l'oreille l'une ou l'autre de leurs parties constitutives, malgré le danger de les altérer par cette sorte d'uniformisation.

Puis, quelques conseils pratiques ont trouvé place dans la seconde partie du chapitre, tenant à l'attitude du médecin et à celle du malade, à la position qu'il devra prendre pour rendre plus sûrs les résultats.

§ 1. — HISTOIRE DE L'AUSCULTATION

L'auscultation fut pratiquée dès la plus haute antiquité, ainsi qu'en témoignent les œuvres d'Hippocrate, qui recommandait, dans les cas d'empyème, d'appliquer « l'oreille sur le côté de la poitrine »; mais aucune règle précise n'en fut donnée, et on peut affirmer que la connaissance tout entière, que nous en avons, doit être reportée à LAENNEC.

Avant lui, quelques médecins avaient sans doute cherché à se rendre compte, d'une manière plus exacte, des divers phénomènes physiques dont la poitrine est le siège, en employant à leur recherche une éducation plus perfectionnée de leurs sens. C'est ainsi qu'AMBROISE PARÉ aurait reconnu le gargouillement et que CORVISART notait l'intensité des bruits du cœur, dans les diverses maladies de cet organe, et enseignait à LAENNEC lui-même un mode d'exploration à peu près inconnu. Comme il le dit dans sa préface, l'illustre inventeur de l'*auscultation médiate* s'inspira aussi des savantes recherches de son contemporain et ami BAYLE, mais ces quelques notions éparses ne pouvaient avoir l'importance d'une méthode : en tout ordre de choses un fait n'est qu'un fait et LAENNEC créa du premier coup une étude d'ensemble. Il ne peut venir à l'esprit de personne de vouloir diminuer la gloire du célèbre Breton.

Si l'on établissait, en effet, le bilan des quelques connaissances antérieurement acquises sur ce sujet, à peine citerait-on la succussion que l'on tient d'HIPPOCRATE, la perception des bruits du cœur que signala HARVEY et que CORVISART étudia, et quelques autres signes, du reste peu nombreux, sur la valeur desquels l'attention ne fut plus attirée. Encore est-il piquant de remarquer que de toutes ces constatations, l'une des plus pratiques fut considérée comme non avenue par LAENNEC lui-même, je veux parler de l'auscultation d'Hippocrate.

On lit, en effet, dans le rapport présenté à l'Académie des sciences le 29 juin 1818, par PORTAL, PELLETAN et PERCY, à propos d'un *Mémoire sur l'auscultation à l'aide de divers instruments d'acoustique employés comme moyens d'exploration dans les maladies des viscères thoraciques, et particulièrement dans la phtisie pulmonaire*, le passage suivant : « L'idée d'appliquer l'oreille sur la poitrine et de chercher ainsi des signes de l'altération des organes qu'elle renferme n'est pas tout à fait neuve. HIPPOCRATE (lib. II, *de Morbis*) conseille cette application

sur le côté du thorax pour reconnaître l'existence de l'empyème.
Ce procédé, au reste, d'après ce qui nous en a été communiqué
verbalement par M. LAENNEC, ne donne absolument aucun
indice. »

Dans son ouvrage, ce dernier s'exprime à ce sujet dans les
termes suivants : « Quelques médecins ont essayé (dans les
maladies du cœur) d'appliquer l'oreille sur la région précordiale.
Les battements du cœur appréciés ainsi à la fois par les sens
de l'ouïe et du tact, deviennent beaucoup plus sensibles. Cette
méthode est cependant loin de donner les résultats qu'elle
semblerait promettre. » Et plus loin : « Je ne sache pas que
personne en ait jamais tiré un certain parti. » Il ajoute enfin :
« Aussi incommode d'ailleurs pour le médecin que pour le
malade, le dégoût seul le rend à peu près impraticable dans les
hôpitaux ; elle est à peine proposable chez la plupart des femmes, et chez quelques-unes mêmes, le volume des mamelles est
un obstacle physique à ce qu'on puisse l'employer. Par ces motifs,
ce moyen ne peut être mis en usage que très rarement, et on ne
peut par conséquent en obtenir aucune donnée utile et applicable
à la pratique. »

Ce fut donc R. T. H. LAENNEC qui exhuma l'auscultation de
l'injuste oubli où elle était tombée et l'appliqua systématiquement à l'étude des maladies du poumon et du cœur. Le résultat de ses méditations fut consigné dans un premier mémoire,
dont le titre et la date sont plus haut mentionnés, et l'année
suivante, en 1819, dans un ouvrage intitulé : *De l'auscultation
médiate ou traité du diagnostic des maladies des poumons et du
cœur, fondé principalement sur ce nouveau moyen d'exploration*. L'auteur passait successivement en revue les signes qui
ont trait à l'exploration de la voix, de la respiration, du râle,
de la circulation, enfin les signes des maladies du cœur, projetant ainsi et d'un seul coup une éclatante lumière sur ce qui
n'était encore que ténèbres et chaos, et décrivant d'une
manière si admirable les divers phénomènes qu'il avait pu
noter, que rien depuis n'a pu être retranché de son œuvre.

Après cette conception magistrale, les travaux suscités ne
visent plus que certains points d'application ; aucun d'eux ne

peut plus faire époque ; ils ne sont que le détail que nous aurons à examiner dans le cours des chapitres suivants. Il sera temps alors de rendre justice à tous et de reconnaître à chacun la part qui lui revient dans la somme des connaissances, aujourd'hui définitivement acquises.

§ 2. — DE L'AUSCULTATION EN THÉORIE

1° Définition. — L'*auscultation* (de *auscultare*, écouter) pourrait être définie : « *la manière de percevoir et d'interpréter l'ensemble des bruits ou des sons qui proviennent du fonctionnement normal ou anormal des organes.* »

L'action d'écouter, de prêter l'oreille, de pratiquer l'auscultation, s'appelle *ausculter*.

L'auscultation se compose donc de deux séries d'actes absolument distincts. Les premiers ont pour but et pour effet de nous mettre en communication avec le monde extérieur, en nous permettant de saisir les variations physiques importantes qui se passent dans l'organisme de nos semblables. Ce sont des actes de pure transmission.

Les seconds, d'une essence plus relevée et non plus matérielle, sont ceux qui nous mettent à même de recevoir les impressions extérieures, de les comparer, de les juger, de les retenir pour les classer et leur attribuer leur valeur intrinsèque réelle ; ce sont des actes de notre entendement. Ces derniers ne sont pas moins indispensables que les premiers, car il ne sert de rien d'écouter si on n'apprécie point, et un idiot est incapable de pratiquer l'auscultation. Cette partie de l'auscultation ne nous occupera qu'en seconde ligne, lorsqu'il y aura lieu d'interpréter les signes que nous aurons déjà appris à connaître.

2° Des bruits et des sons. — Étant donnée la définition précédente, il importe, avant de passer outre, de qualifier aussi les termes *bruit* et *son* et de s'assurer s'ils doivent être fondamentalement différenciés l'un de l'autre au point de vue de l'acoustique. Qu'est-ce donc qu'un *bruit*? C'est la cause de la sensation particulière éprouvée par l'oreille lorsqu'elle est frappée par des oscillations de l'atmosphère, qui, en raison de leur succession trop rapide ou de leur défaut de concordance, sont absolument dépourvues de tout caractère musical perceptible à ce moment. On désigne, au contraire, sous le nom de *son* l'ensemble des sensations auditives que font naître les mouvements de l'atmosphère quand ils sont entre eux dans un certain rapport de tonalité, d'intensité, de timbre et de périodicité, qui leur donne un caractère musical.

Il n'y a donc pas de différence capitale entre un bruit et un son. Les caractères qui font ranger ces diverses sensations plutôt sous la première dénomination que sous la seconde sont d'ordre surtout subjectif : ils appartiennent plus à l'individu qui perçoit qu'à la chose perçue. Ceci nous explique, sans autres développements, que le même phénomène puisse être désigné de différentes manières par des observateurs distincts, voire par le même observateur, sans qu'il en résulte de graves inconvénients.

Supposons, en effet, deux personnes également impressionnées par une même série d'ondes atmosphériques, dont l'une possède cet ensemble de qualités qui font dire qu'on a l'oreille juste, et dont l'autre sera dépourvue, il est possible que la première qualifie de son ce que cette dernière prétendra être un bruit, parce qu'elle manquera de cette faculté d'analyse qui lui permettrait de saisir l'accord là où elle ne note que la discordance.

3° Des qualités du son. — Ce qui précède revient à dire, en somme, que si tout individu perçoit, proportionnellement à l'intégrité de ses organes de transmission, celle des trois qualités fondamentales du son que l'on nomme l'*intensité*, il peut néanmoins et malgré une intégrité absolue, ignorer, complètement ou à peu près, tout ce qui a rapport au *ton* et au *timbre*.

Il ne faudrait cependant pas supposer qu'en naissant on apporte avec soi une compréhension suffisante de l'art musical pour que tout en lui soit inné et que rien ne s'acquière par l'éducation ; il est au contraire certain qu'il n'est pas de branche de nos connaissances qui soit susceptible d'un plus grand développement par un travail continu. Mais il en est de certaines personnes, au point de vue des sons, comme des daltoniens pour qui les couleurs n'ont pas, toutes, leur valeur intrinsèque, celle que leur accorde la presque unanimité des peintres. On peut dire, sans craindre d'erreur, que ces êtres défectueux au point de vue de l'audition éprouveront une difficulté très grande à différencier quelques bruits, qui n'évoqueront pas chez eux les impressions qu'ils développent chez les êtres bien conformés.

Ne sait-on pas, du reste, que chacun peut avoir une facilité plus grande à saisir les sensations visuelles ou auditives, qu'il en est dont le tact est d'une sensibilité extrême tandis qu'il fait défaut à quelques autres? C'est affaire de constitution souvent héréditaire. Ceux-là n'acquerront pas également pour une même expérience, s'ils sont *auditifs* ou *visuels*.

4° De l'association des sensibilités. — Toutefois il est démontré aujourd'hui que les sensibilités spéciales ont entre elles d'intimes relations et peut-être aussi avec la sensibilité générale, et que, lorsque l'une de ces sensibilités spéciales est plus vivement excitée, l'excitation ne se limite pas seulement au centre cérébral constitué pour l'enregistrer, mais se diffuse dans les centres homologues ou voisins, pour les mettre aussi en éveil. C'est ainsi, par exemple, que la tension d'esprit nécessitée pour la perception d'un bruit ou d'un son d'intensité très faible conduit aussitôt à une acuité visuelle beaucoup plus intense, mais passagère il est vrai. De même et en sens inverse, les efforts visuels que l'on fait pour se diriger dans la nuit augmentent simultanément l'adaptation de l'oreille aux bruits extérieurs, qui sont ainsi perçus dans une intensité beaucoup moindre que celle où ils le seraient avec un effort visuel plus petit.

Les deux sens de la vue et de l'ouïe sont donc synergiques pour la perception des *intensités*, et il est certain que le fait de surveiller avec attention le lieu d'où provient un bruit ou un son nous met en situation de saisir avec plus de facilité son importance.

Mais, nous l'avons déjà vu, les qualités d'un son ne se résument pas dans la seule intensité et il doit, à ce propos, être question aussi de *timbre* et de *tonalité*. Ces deux dernières propriétés sont-elles capables de faire naître du côté de l'œil des sensations comparables; et peut-on espérer en pratique et par une intervention réciproque une éducation plus complète des deux sens de l'ouïe et de la vue? Comme pour les intensités, on rencontre chez quelques sujets exceptionnellement doués ou devenus virtuoses par un travail continu, un retentissement parallèle sur la vue et l'ouïe, de ces qualités du son que l'on appelle le timbre et la tonalité. Il en résulte, pour eux, la possibilité de percevoir une couleur précise à propos d'une note, ou de présenter ce phénomène qu'on désigne sous le nom d'*audition colorée*. Quelques autres disent encore avoir la faculté d'entendre un son fixe et toujours le même à l'occasion d'une couleur nettement définie, de pouvoir, suivant le mot plaisant d'un grand artiste, « mettre un tableau en musique ».

Ils témoignent ainsi de l'association des sensibilités générale et spéciales, de la valeur intrinsèque de cette expression de « gamme chromatique des couleurs et des sons », et attirent l'attention sur l'utilité d'une éducation simultanée de l'œil et de l'oreille. Il faut donc que l'oreille soit instruite, musicale, et que les renseignements qu'elle fournit soient, dans la mesure du possible, contrôlés par la vue.

5° Ce que devrait être l'auscultation. — Le desideratum à formuler à propos d'auscultation serait que chacune des parties fondamentales d'un bruit ou d'un son pût être recueillie séparément et pour son propre compte, dans une sorte de notation; qu'on pût ensuite la rapprocher des autres parties constituantes de ce même bruit ou son dans une sorte d'orchestration; et que le tout fût inscrit dans une sorte de portée. Cette manière de faire, outre qu'elle éviterait toute erreur d'interprétation personnelle, puisqu'un instrument approprié pourrait au besoin reproduire avec certitude l'ensemble des sons entendus, aurait encore l'avantage de faire concourir nos deux sens principaux vers un but commun; créerait ou augmenterait leur synergie, au plus grand profit de l'*auditif* qui deviendraient ainsi un *visuel*, et du *visuel* qui ne pourrait ne pas devenir *auditif*, par la répétition souvent faite devant lui du son inscrit sur la portée.

Nous sommes loin encore de ce perfectionnement possible, désirable peut-être, de l'auscultation, car notre oreille est un agent de transmission insuffisant. C'est pour cela que, depuis Laennec et grâce à sa découverte, chacun s'est plus ou moins ingénié à perfectionner l'instrumentation nécessaire pour l'auscultation, sans que tous ces efforts aient néanmoins abouti à une connaissance beaucoup plus rigoureusement exacte des cas particuliers. On peut concevoir, en effet, toute une série d'appareils qu'il serait bon d'adapter à la recherche de l'intensité, de la tonalité et du timbre, mais cela risquerait d'apporter une confusion extrême dans l'interprétation de phénomènes suffisamment complexes déjà, pour qu'on tâche de ne pas les compliquer davantage.

6° Des stéthoscopes. — Ce fut cette idée cependant qui poussa Laennec à ne plus *ausculter*, comme l'indiquait Hippocrate, lorsque ayant à examiner une jeune personne, sur laquelle il ne voulut pas en raison de son âge, de son sexe et de son embonpoint, « appliquer son oreille » (Hippocrate), il imagina d'utiliser la propriété qu'ont les corps solides de transmettre plus exactement les sons, ainsi qu'il résulte du passage suivant : « Je pris, dit-il, un cahier de papier ; j'en formai un rouleau fortement serré dont j'appliquai une extrémité sur la région précordiale, et posant l'oreille à l'autre bout je fus aussi surpris que satisfait d'entendre les battements du cœur d'une manière beaucoup plus nette et plus distincte que je ne l'avais jamais fait par l'application immédiate de l'oreille. »

Laennec témoignait ainsi de l'infirmité de nos sens et, à côté de l'auscultation *immédiate* d'Hippocrate, créait l'auscultation *médiate*, espérant obtenir à l'aide de divers instruments d'acoustique une transmission plus parfaite des bruits et l'augmentation de certaines parties fondamentales des sons, qui permissent de spécialiser chacun d'eux au milieu de tous les autres.

Les instruments qui servent à l'observateur de conducteur des sons se nomment des *stéthoscopes* (στῆθος, poitrine; σκοπεῖν, examiner), suivant la qualification de LAENNEC.

7° Division des stéthoscopes. — Il existe un très grand nombre de stéthoscopes, les uns pleins, les autres creux, en bois, en caoutchouc, en métal; mais, quelle que soit la variabilité de leur forme, on peut, par nécessité d'étude, les diviser en deux grandes classes, comprenant : la première, les instruments *rigides* et, la seconde, les instruments *flexibles*. Depuis LAENNEC, on a prétendu que le mode de transmissibilité des sons n'était pas univoque dans ces deux cas et que si la propagation des bruits se faisait, dans les stéthoscopes rigides, par l'intermédiaire de la seule paroi solide, elle ne reconnaissait pour facteur que la seule colonne d'air, dans les stéthoscopes flexibles.

C'est en adoptant cette opinion que LABOULBÈNE préconisa l'usage exclusif, comme instrument d'acoustique, d'une petite poutrelle de bois pleine et présentant partout un égal diamètre, prétendant que la section d'un certain nombre de fibres intermédiaires aux deux plaques d'appui, auriculaire et précordiale, diminuait proportionnellement à ce nombre l'intensité du son transmis, de même que l'évidement de la poutrelle sur tout ou partie de sa longueur. Plus tard, DECHAMBRE et ANDRÉ PETIT émirent aussi l'idée « que le stéthoscope rigide transmet tous les « sons à l'oreille par l'intermédiaire de la matière solide qui « compose sa paroi, le conduit central n'étant nullement indis- « pensable pour la perception distincte de ces bruits quels qu'en « soient la nature et le timbre ».

Tout autre fut la manière de voir de PIORRY, pour lequel la masse de matière qui composait l'instrument de LAENNEC était inutile pour la transmission des vibrations sonores et le conduit central seul indispensable. Imbu de cette idée, il élagua tout ce qu'il considérait comme une véritable surcharge et fit ainsi construire le stéthoscope qui porte son nom et que tout le monde utilise encore aujourd'hui.

Il y a donc plus qu'une divergence d'opinions, il y a même absolue contradiction à propos de la manière dont se ferait la conductibilité des ondes sonores dans les stéthoscopes rigides; dans ceux qui sont flexibles, il est au contraire reconnu par tout le monde « comme un fait indéniable, que le caoutchouc ne transmet directement aucune vibration sonore à l'oreille de l'observateur ».

Nous avons cherché, M. SIGALAS et moi-même [1], à nous rendre

[1] E. CASSAËT et SIGALAS, *De la conductibilité des sons dans les différents stéthoscopes* (Communication faite au Congrès de médecine interne de Nancy, août 1896). — Nous nous sommes efforcés d'établir devant le Congrès de Nancy : 1° que la qualité de la matière d'un stéthoscope méritait considération, ainsi que l'avait établi Laënnec; 2° que la quantité de matière n'avait pas l'importance que lui attribuait Laboulbène; 3° que la chambre à air était indispensable pour la conductibilité des sons dans le stéthoscope rigide; 4° que les volumes d'air devaient varier suivant les bruits à percevoir.

Nous nous sommes appuyés sur les considérations suivantes :

1° *Qualité de la matière* : LAËNNEC avait établi *empiriquement* que les corps les moins denses sont les meilleurs conducteurs et l'usage a, depuis cet auteur, prévalu de toujours utiliser pour la construction de ces instruments d'acoustique des substances à la fois peu denses et très élastiques comme les différents bois. Ces choix constants entraînent la conviction que la différence de matière occasionne fatalement une diversité dans le pouvoir de conductibilité du son, toute au profit des corps de moyenne densité. L'abandon des métaux qui avaient servi à PIORRY, à BARTH et ROGER, à qui ils avaient semblé « réunir de bonnes conditions d'acoustique », est une preuve de même sens.

Nous nous sommes demandé, avec LAËNNEC, si ce résultat était en contradiction avec quelque axiome de physique, et pour en juger nous avons fait construire un stéthoscope en aluminium. Nous avons pensé que le métal, malgré son défaut relatif d'élasticité (en tant que métal) pourrait, grâce à sa faible densité, fournir peut-être une matière de bonne transmission sonore. Les expériences faites tant au lit du malade qu'au laboratoire nous ayant prouvé que, grâce à cet instrument, on entendait d'une manière au moins aussi précise les divers bruits de la respiration ou du cœur, qu'avec un stéthoscope en bois de tilleul exactement taillé dans la direction des fibres, nous avons cherché la raison *scientifique* de cette bonne transmission, et le calcul nous a conduits à des conclusions absolument identiques.

compte des conditions indispensables que doit remplir un stéthoscope pour conduire d'une manière satisfaisante les différents sons, et nous avons reconnu que cette conductibilité
dépendait à la fois : de la qualité et de la quantité de matière
employée pour la construction, de l'existence de la chambre à
air centrale et du volume de la masse d'air incluse.

La vitesse de la propagation des sons dans les solides se faisant
suivant les lois établies d'abord pour les gaz et puis pour les
liquides, il en résulte qu'elle est directement proportionnelle à la
racine carrée de la densité, d'où la formule générale : $V = \sqrt{\dfrac{ge}{d}}$.
De la lecture de cette formule on peut tirer la conclusion générale
que si tous les solides avaient la même élasticité, les plus légers
d'entre eux seraient les meilleurs conducteurs des sons.
L'adaptation de cette formule à l'aluminium vient à l'appui des
constatations de LAENNEC. En effet, si dans la formule générale :
$V = \sqrt{\dfrac{ge}{d}}$ aux valeurs littérales nous substituons les valeurs
numériques équivalentes, nous obtenons la formule développée ci-
dessous, en tenant compte que $g = 981$ centimètres (c'est-à-dire
l'intensité de la pesanteur ou l'accélération communiquée par la
pesanteur à une masse égale à 1 tombant en chute libre, et toujours
constante pour un lieu donné) ; — que e (c'est-à-dire le coefficient
d'élasticité ou le poids nécessaire pour doubler la longueur d'une
tige considérée sous l'unité de longueur et l'unité de section), quand
on la reporte à l'aluminium égale : 6.050 kilogrammes par millimètre carré, ce qui fait pour le calcul dans le système : C. G. S
(centimètre, gramme, seconde), 6 050 000 grammes par millimétre
carré, ou 6 050 000 $\times$ 100 pour avoir le poids en grammes et en centimètres carrés ; — que d (le poids spécifique relatif) égale : 2,60,
pour l'aluminium nous obtenons la formule :

$$V = \sqrt{\frac{ge}{d}} = \sqrt{\frac{981 \times 6\,050\,000 \times 100}{2,60}} = 4.777^m,81 \text{ centimètres.}$$

La vitesse de propagation du son dans l'aluminium est donc de
4.777^m,81 par seconde. Or, comme elle n'atteint que 1.228 mètres
dans le plomb, 1.742 dans l'or, 2.686 dans le platine, 2.707 dans
l'argent, tandis qu'elle est de 4.638 mètres dans le sapin, 4.667 dans
le frêne, 4.714 dans l'acacia, pour un même temps, il est facile de
comprendre *scientifiquement* que l'aluminium soit, malgré son peu
d'élasticité, meilleur conducteur que le plomb, l'or, le platine et
l'argent et même que le sapin, le frêne et l'acacia.

Ce sont en effet les corps de densité moyenne qui sont les meilleurs transmetteurs; parmi eux il faut citer surtout les différents bois tendres ou demi-durs, à la condition que la section de la poutrelle ait été faite dans le sens de la longueur des fibres. A côté du bois et même un peu au-dessus de lui, on peut placer, pour la même raison, l'aluminium, qui fournit des

Les constatations faites par LAENNEC ne sont donc pas en opposition « avec un axiome de physique » et il est bien vrai de dire que la qualité de la matière destinée à la construction d'un stéthoscope est extrêmement importante.

1° *Quantité de matière*. — Nous avons contrôlé à ce sujet les expériences de LABOULBÈNE et recherché si un stéthoscope plein et cylindrique conduit mieux qu'un stéthoscope conique, ou que le modèle de PIORRY plein ou creux et, par des mesures d'une précision indiscutable, établi que la forme de l'instrument est toute secondaire. Quelle qu'elle soit, les stéthoscopes pleins sont toujours de mauvais instruments; ils éteignent tous les bruits dans la proportion de plus de moitié, si l'on prend pour terme de comparaison le stéthoscope ordinaire ou creux de PIORRY. La conservation, de la plaque auriculaire et précordiale, comme vestiges d'un stéthoscope cylindrique antérieur, avec évidement prononcé entre ces deux plaques, entraîne même une certaine amélioration du pouvoir de transmission, mais cette amélioration est négligeable. (Pour plus amples détails, voir le mémoire original.)

2° *Rôle de la chambre à air*. — LABOULBÈNE d'abord, puis DECHAMBRE et André PÉTIT avaient affirmé : 1° que le fait d'oblitérer un conduit creusé au centre d'un stéthoscope plein augmentait aussitôt l'intensité du bruit perçu et, 2°, que la chambre à air était « tout au moins négligeable » dans le stéthoscope rigide, dans lequel la conductibilité du son s'opérerait ainsi tout entière par l'intermédiaire de la paroi. Nos expériences faites avec trois séries comprenant au total dix instruments nous ont amené à conclure que, ainsi que l'avait dit PIORRY, le conduit central et la chambre à air augmentent ce pouvoir de conductibilité du son dans le stéthoscope rigide. C'est donc par l'intermédiaire de l'air inclus et non par la paroi que se fait la transmission. L'augmentation de la conductibilité peut être évaluée au double ou au triple par le fait de la perforation de l'instrument.

3° *Rôle des volumes d'air*. — CONSTANTIN PAUL ayant, par une série de tâtonnements, constaté que les stéthoscopes en bois conduisent certains sons avec une précision plus grande, quand ils affectent une dimension déterminée (la longueur *optima* étant de 25 centimètres), crut devoir reporter aux seules différences de lon-

instruments très pratiques, si l'on tient compte de leur poids
très léger, de leur solidité plus grande et de l'avantage fort
appréciable de pouvoir être plus complétement stérilisés.

La question de quantité de matières est moins importante et
les stéthoscopes pleins conduisent, tous, d'une manière à peu
près uniforme, qu'ils soient cylindriques, cylindro-coniques,
ou taillés comme celui de Piorry. La section des fibres intermédiaires aux plaques d'appui n'entraîne donc pas, comme le
prétendait Laboulbène, une diminution de transmission des
bruits à percevoir. Ce qu'il importe de retenir surtout, c'est
que, quand ils sont pleins, ces instruments éteignent les sons
d'une manière très accusée; que, par conséquent, ils doivent
être délaissés au profit de ceux qui sont perforés d'un conduit
central et, bien mieux encore, munis d'une chambre à air.

Comme l'avait déjà vu Piorry, le conduit central et la
chambre à air augmentent considérablement le pouvoir de
conductibilité des sons dans les stéthoscopes rigides. C'est donc

gueur de paroi cette amélioration de la conduction. Cette affirmation ne semble pas devoir être admise. Les variations de longueur
n'excèdent guère 10 centimètres environ; or, comme le son
parcourt 4.500 mètres à la seconde dans la plupart des stéthoscopes,
il n'en résulte qu'une simple variation de 1/450 de seconde dans la
vitesse de transmission des sons pour cette différence de 10 centimètres. Ce temps perdu est absolument indifférent à l'oreille qui ne
peut en juger analytiquement. Ce n'est donc ni par la longueur
des parois, ni par les modifications consécutives de vitesse de conductibilité, que se différencient des stéthoscopes plus ou moins
longs.

Ils diffèrent surtout par les masses d'air incluses entre l'oreille et
la poitrine du malade. Or, on démontre en physique que pour qu'un
bruit soit exactement perçu par l'intermédiaire d'un instrument, il
faut que ce dernier vibre à l'unisson du son produit. Comme les
masses d'air susceptibles de vibrer à l'unisson des sons sont variables suivant la tonalité de ces derniers, on comprendra facilement que tous les stéthoscopes ne soient pas également utilisables,
comme on le voudrait en clinique, pour la totalité des bruits à
percevoir. Les instruments devraient donc varier de volume d'air
dans le sens de la tonalité du bruit, de manière à vibrer à l'unisson
du son. A défaut de cette synergie acoustique, qui n'est autre que
la résonnance, tout bruit produit se trouverait éteint par l'instrument.

par l'intermédiaire de l'air inclus et non par la paroi que se
fait la transmission. Cette augmentation dans la conductibilité
peut être évaluée au double ou au triple par le fait de la perforation de l'instrument ; elle est proportionnelle au volume
d'air, comme nous allons maintenant le prouver.

CONSTANTIN PAUL avait affirmé que les stéthoscopes en bois
seraient des agents de meilleure conductibilité dans certaines
longueurs données, la dimension *optima* étant de 25 centimètres. Prise dans ce sens, sa proposition ne paraît pas devoir
être admise, car il avait prétendu que cette amélioration dans
la conduction tenait uniquement à la différence de longueur de
la paroi. En réalité, cette différence importe peu, car, si on se
rend compte que d'un stéthoscope à un autre les différences
de longueur n'excédent guère 10 centimètres, et que d'un
autre côté, le son parcourt dans les stéthoscopes environ
4.500 mètres à la seconde, il en résulte pour un allongement de
10 centimètres un simple retard de $\frac{1}{450}$ de seconde. L'oreille
n'a pas une précision suffisante pour saisir ce retard, non plus
que les diminutions d'intensité de transmission qu'il comporte pour l'auscultation. Si les stéthoscopes de 25 centimètres
sont les meilleurs, ils ne doivent donc pas cette propriété au
plus ou moins de longueur des parois.

La véritable cause d'une transmission plus intégrale est celle
qui résulte de l'emmagasinement d'une masse d'air plus ou
moins considérable. Pour qu'un bruit soit, en effet, exactement
perçu par l'intermédiaire d'un instrument, il faut que ce dernier vibre à l'unisson du son produit. Or, les masses d'air susceptibles de vibrer à l'unisson des sons sont variables suivant
la tonalité de ces derniers ; c'est pour cela que tous les stéthoscopes ne sont pas également utilisables, comme on le voudrait en clinique, pour la totalité des bruits à percevoir, et
qu'il serait désirable qu'ils puissent varier de volume d'air
dans le sens de la tonalité du bruit. Ils se trouveraient ainsi
établis comme de véritables résonnateurs physiques. A défaut
de cette synergie acoustique, qui n'est autre que la résonnance,
tout bruit produit et ausculté serait éteint par l'instrument.

Il serait oiseux d'entrer dans le détail de construction de chaque variété ou même de chaque genre de stéthoscope et ce qui précède suffit amplement à légitimer l'utilisation de ceux qui sont rigides et à la compréhension du mode de transmission de ceux qui sont flexibles. Il est bon néanmoins de fixer l'attention sur ceux qui sont les plus pratiques et les meilleurs transmetteurs.

8° Forme des principaux stéthoscopes — Nous n'avons en vue ici que les modèles les plus utilisés en France et nous les avons décrits les uns après les autres sans tenir compte de la matière qui les constituait.

a. *Modèle de Laënnec.* — Le premier stéthoscope créé par cet auteur consista dans un cylindre ou rouleau de papier de seize lignes de diamètre et d'un pied de longueur, formé de trois cahiers de papier battu, fortement serré, maintenu par du papier collé et aplani à la lime aux deux extrémités. — Il constata qu'un corps tout à fait plein est le meilleur instrument pour l'exploration du cœur et que la respiration et le râle donnent plus d'intensité de son à l'aide d'un cylindre perforé et évasé à son extrémité, jusqu'à la profondeur de un pouce et demi, en forme d'entonnoir.

Le second (fig. 4) fut « un cylindre de bois percé dans son centre d'un tube de trois lignes de diamètre et brisé au milieu à l'aide d'une vis, afin de le rendre plus portatif. L'une des pièces est évasée à son extrémité, à une profondeur d'environ un pouce et demi en forme d'entonnoir. Le cylindre ainsi disposé est l'instrument qui convient pour l'exploration de la respiration et du râle. On le convertit en un simple tube à parois épaisses, pour l'exploration de la voix et des battements du cœur, en introduisant dans l'entonnoir ou pavillon un *embout* de même bois qui le remplit exactement... Les dimensions que j'ai indiquées ci-dessus ne sont pas tout à fait indifférentes : un plus grand diamètre ne permet pas toujours d'appliquer exactement le cylindre sur tous les points de la poitrine; plus long, l'instrument devient plus difficile à maintenir dans cet état d'application exacte; plus « petit, il obligerait souvent le méde-

cin à prendre une position gênante ». Le stéthoscope de Laënnec
est aujourd'hui abandonné à cause de son trop grand volume et
de son poids.

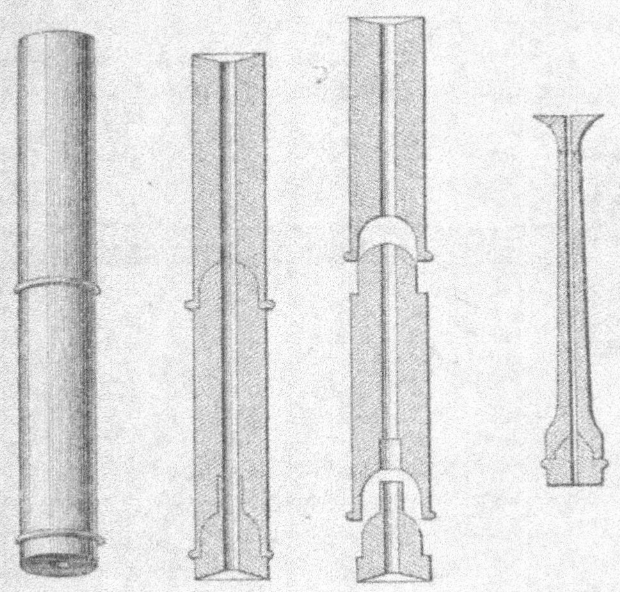

Fig. 1.
Stéthoscope de Laënnec.

b. *Modèle de Piorry*. — En raison des inconvénients de l'instrument de Laënnec, chacun songea bientôt à le modifier : on
réduisit sa longueur, on diminua son diamètre en conservant
cependant le pavillon inférieur et on le munit, dans son extrémité auriculaire, d'un plateau qui facilitait l'application de
l'oreille. Le conduit percé dans toute sa longueur fut conservé,
comme indispensable pour la transmission des bruits par la
colonne d'air; mais l'ajustage ou embout de Laënnec disparut
bientôt comme inutile, même pour l'exploration du cœur.

N'ayant pu, dans plusieurs circonstances, à l'aide du stéthoscope de Piorry (fig. 2), me rendre un compte exact, par
la seule auscultation, du siège endo ou péricardique de cer-

tains bruits très violents accompagnés de frémissements et tels qu'on en observe dans le rétrécissement mitral, j'ai apporté une légère modification à cet instrument, qui m'a, depuis, donné satisfaction. Cette modification consiste uniquement dans le défaut de forage du conduit, qui fait communiquer la chambre à air contenue dans le pavillon avec le centre de la plaque auriculaire. Par le fait de cette nouvelle

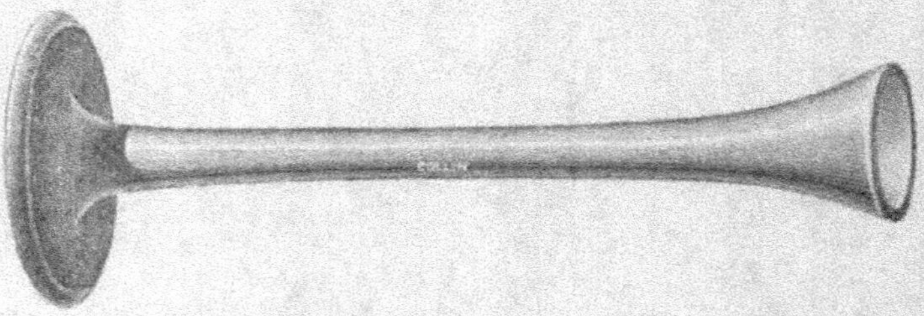

Fig. 2.
Stéthoscope de Piorry.

construction, on obtient un instrument qui éteint sensiblement les bruits superficiels trop vibrants, tout en permettant à ceux qui sont profonds de parvenir distinctement jusqu'à l'oreille de l'observateur. On acquiert ainsi des éléments d'appréciation, qui font défaut tout aussi bien avec les autres modèles que si l'on pratique l'auscultation directe, et souvent fort utile pour le diagnostic.

C'est dans une autre intention que l'on a adapté à la plaque auriculaire des caisses de renforcement, espérant ainsi rendre très sensibles des bruits de faible intensité, mais depuis on a abandonné cette modification comme ne répondant pas aux résultats prévus.

Pour que le stéthoscope de Piorry donne toute satisfaction, il faut que son pavillon d'appui ait un diamètre convenable, ce dont les constructeurs actuels ne semblent aucunement se préoccuper : trop grand, il risque de rendre l'instrument souvent inutilisable par suite de l'impossibilité de son application ; trop petit, il limite une chambre à air si restreinte qu'elle ne sert presque plus à la transmission des sons. La dimension diamétrale intérieure optima m'a paru être de trois centimètres. Il importe en outre que les bords du pavillon soient assez épais pour ne pas contusionner les malades.

c. *Stéthoscopes flexibles, modèle de Constantin Paul.* — Ce modèle est excellent. Il se compose d'un pavillon cylindro-conique contenant une chambre à air, que l'on fixe sur la région à ausculter au moyen d'une ventouse annulaire, dans

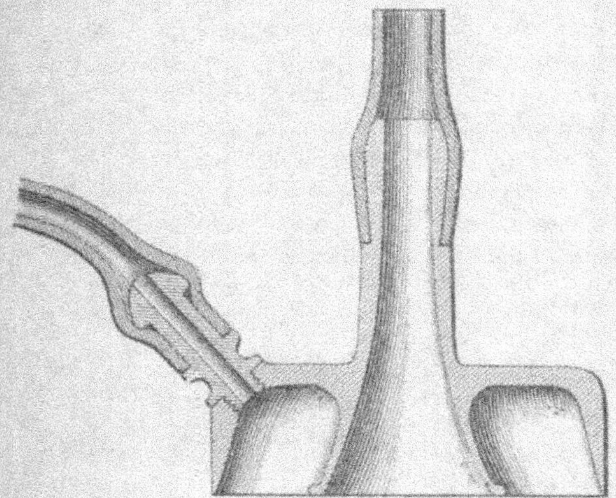

Fig. 3.
Stéthoscope de Constantin Paul.

laquelle la pression d'une poire de caoutchouc fait un vide relatif. Lorsque les parois de la poire sont abandonnées à elles-mêmes, elles tendent, par leur élasticité, à reprendre la forme primitive et aspirent ainsi l'air contenu dans la ventouse; or, comme les bords de cette dernière sont à ce moment appliqués sur la poitrine du malade, l'air extérieur ne peut rentrer, et l'instrument se trouve ainsi fortement fixé. Cette fixation est presque impossible à obtenir dans les régions velues, parce qu'autour de chaque poil couché par le bord de la ventouse, l'air s'insinue au-dessous d'elle et empêche l'aspiration. La ventouse, dans ces conditions, fait aussi caisse de résonnance et augmente de beaucoup l'intensité du bruit perçu; par contre elle a l'inconvénient de recueillir certains bruits qui se passent en dehors de la zone couverte par le pavillon du stéthoscope et de ne plus limiter aussi strictement le champ d'auscultation.

A l'extrémité du pavillon se fixe un ajutage à une ou plusieurs branches, toutes calibrées exactement et permettant l'auscultation simultanée d'un même bruit par plusieurs personnes. Ce stéthoscope est, sans conteste, des meilleurs pour tout ce qui rappelle les dédoublements ou les souffles légers; il a le grand avantage de laisser libres les mains du médecin et de lui éviter une pénible position. Il a, par contre, le désavantage de ne transmettre aucunement les soulèvements de la pointe.

d. *Stéthoscope de Boudet.* — Le modèle ci-contre, qu'il ne faut pas confondre avec le stéthoscope à deux tonalités du

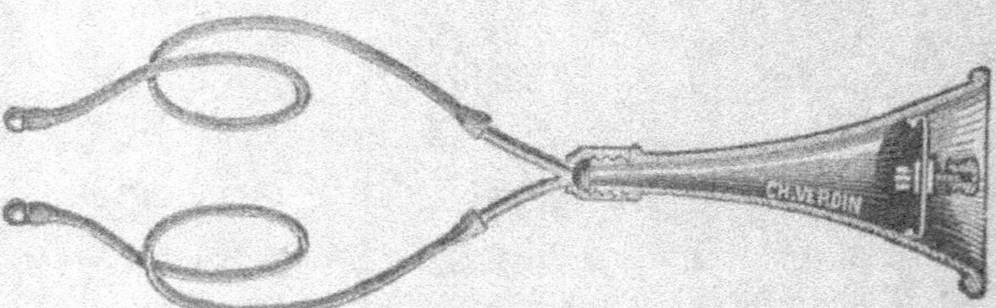

Fig. 4.
Stéthoscope de Boudet.

même auteur, se compose, comme le précédent, d'un pavillon surmonté d'un ajutage en métal, auquel font suite un ou deux tubes de caoutchouc terminés par des embouts. A un centimètre et demi environ de son extrémité, il est obturé par un diaphragme de caoutchouc fortement tendu, portant à son centre un bouton explorateur, ce qui lui donne une construction à peu près équivalente à celle d'un tambour de Marey. Le bouton explorateur est destiné à recevoir les vibrations thoraciques ou les chocs cardiaques et à les transmettre intégralement, en les amplifiant de toutes les oscillations de

la membrane, à la masse d'air comprise entre l'oreille et la
partie supérieure du diaphragme. On obtient ainsi une intensité
considérable, gênante même quelquefois pour l'oreille, et
les bruits les plus légers sont facilement perçus. Ce stéthoscope présente cependant un inconvénient : il doit être fortement maintenu par la main dans une situation toujours identique, car la moindre translation transmet à l'oreille un bruit
de frottement fort pénible et de plus annihile le bruit ausculté. Enfin, c'est un instrument fort sensible, facile à dété-
riorer, et, pour cette raison, ne peut être utilisé qu'exceptionnellement. Il gagnerait probablement à être complété par une
ventouse analogue à celle du Constantin Paul.

e. *Appareils micro-téléphoniques*. — Le téléphone étant un
instrument dans lequel une plaque métallique se rapproche

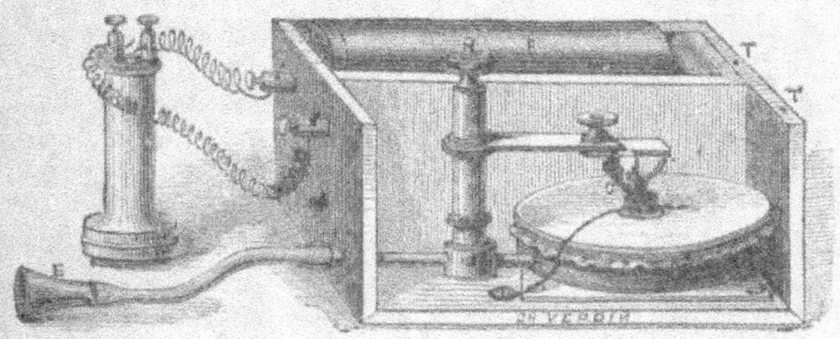

Fig. 5.
Microphone ou micro-stéthoscope.

ou s'éloigne par son centre d'un électro-aimant, suivant le
plus ou moins de rapidité d'un courant électrique intermittent,
et ses mouvements pouvant être perceptibles pour l'oreille
sous forme de tons, il en résulte qu'en adaptant à ce téléphone
un second appareil qui traduise par des variations électriques
des variations mécaniques ou moléculaires, on peut transmettre à l'oreille, par le téléphone, les bruits de contraction
cardiaque. Ainsi composé, l'appareil porte le nom de microphone ou de micro-stéthoscope. Sa sensibilité est extrême et
permettrait d'enregistrer les mouvements du cœur, les bruits

d'occlusion valvulaire, les frottements du sang contre les orifices, voire « d'entendre le tracé des pouls » (BOUDET, de Paris), tel qu'il serait inscrit par le sphygmographe, grâce à certaines modifications qui permettent de l'adapter à l'auscultation de la circulation. Cet instrument ne peut être utilisé que dans les laboratoires et après une sérieuse éducation [1].

9° Mode d'emploi des stéthoscopes. — Les stéthoscopes doivent être toujours appliqués directement sur les téguments : ils peuvent cependant transmettre les bruits du cœur d'une manière satisfaisante, malgré l'interposition d'un tissu léger, à la condition que ce dernier soit exactement tendu sur la région à explorer et ne présente pas de mouvements de déplacement. J'ai déjà indiqué plus haut, d'une manière assez explicite, le mode d'emploi du Constantin Paul et du Boudet, pour comprendre que cette restriction ne leur est aucunement applicable.

Les stéthoscopes rigides doivent être maintenus perpendiculairement à la paroi, au contact de laquelle ils se trouveront, sur toute l'étendue de leurs bords ; si l'un des côtés vient à se soulever, le bruit devient sourd, en effet, ou même cesse d'être transmis, ce qui permet d'expliquer le rôle de la masse d'air incluse entre les parois, comme il a été dit déjà dans une note antérieure. La main maintiendra le stéthoscope dans la situation prescrite jusqu'à ce que l'appui de l'oreille se fasse sans effort et parallèlement à la surface de la plaque terminale ; elle pourra ensuite abandonner l'instrument. C'est le moment difficile pour les débutants. Il est rare que, lorsque la main abandonne la tige du stéthoscope, la tête ne la suive pendant un certain temps ; elle déplace le stéthoscope de sa position première et le fait légèrement pivoter sur une partie des bords du pavillon comme autour d'une charnière. Il n'y a plus, dès lors, de chambre à air véritablement close, et la transmission ne s'opère plus que par la paroi.

[1] Pour plus ample informé sur la construction des divers stéthoscopes, consulter l'article *Stéthoscope* du dictionnaire de DECHAMBRE et les divers cours de Physique médicale.

L'application permanente de la main sur la tige a du reste quelques inconvénients : quand l'attention se concentre sur le bruit ausculté, la main se relâche peu à peu et glisse le long du pavillon ; elle détermine ainsi un frottement accidentel qui a chance d'être pris quelquefois pour un bruit pathologique ; enfin il est préférable que les deux mains soient libres, pour juger, comparativement au cœur, du retard de l'ondée sanguine et de son ampleur, sur l'une et l'autre radiale.

La pression exercée par l'oreille sera légère, bien que suffisante pour que son application ait lieu de manière à empêcher toute fuite d'air et partant toute déperdition de son ; une pression plus forte serait douloureuse et difficilement supportée par les malades maigres. Le conduit auditif externe sera exactement centré sur le tube du stéthoscope, de manière à ce qu'il n'existe aucun ressaut depuis le pavillon de l'instrument jusqu'à la surface externe de la membrane du tympan ; il sera donc nécessaire d'exiger une large plaque auriculaire. Dans certaines circonstances l'appui sur la paroi doit être cependant beaucoup plus énergique, par exemple, dans les cas de péricardite ou pour l'auscultation du cœur du fœtus ; j'aurai soin d'y revenir ultérieurement et d'étudier les modifications à cette règle générale que comportent certains cas particuliers.

10° Avantages et inconvénients. — Les stéthoscopes font accepter plus facilement l'auscultation, notamment par les femmes, parce qu'ils suppriment l'application directe de l'oreille sur la poitrine ; ils sont indispensables quand les seins sont volumineux ; que les malades sont mal tenus, atteints d'une affection contagieuse, ou pour l'exploration de certaines régions comme le pli de l'aine, l'aisselle, le cou, la tête et l'abdomen.

Ce sont des instruments de perfectionnement, qui ne doivent être employés qu'autant que l'oreille s'est assez familiarisée avec les bruits normaux ou anormaux, pour que la différence de sensation éprouvée, avant et après l'emploi du stéthoscope, ne soit pas faite pour la surprendre ; les bruits sont, en effet, légèrement modifiés.

Ceux qui occasionnent une sorte de renforcement des bruits présentent aussi quelques inconvénients. Outre qu'il est toujours préférable de se priver d'une instrumentation quelconque, pour simple qu'elle soit, le renforcement obtenu peut ne pas transmettre intégralement la totalité des harmoniques. Le son est, par là même, partiellement uniformisé au détriment de sa véritable signification pathologique : l'oreille est donc obligée de toujours contrôler le résultat fourni par l'auscultation médiate.

Il y a par suite un intérêt indiscutable à s'appliquer du mieux qu'il est possible à l'auscultation immédiate ou d'Hippocrate. C'est la méthode qu'il faut utiliser d'une manière à peu près exclusive pour l'exploration de la poitrine, car elle renseigne plus exactement sur les lésions d'ensemble ou régionales. Au contraire, l'auscultation du cœur se trouve reveler plutôt de l'emploi des divers instruments, car au bruit s'ajoute souvent une sensation de choc que le stéthoscope saisit mieux ; c'est aussi à propos de cet organe que se soulèvent à chaque instant des questions de siège et d'exacte localisation, qui souvent prédominent celles qui ont trait au timbre et à la tonalité. Les méthodes d'Hippocrate et de Laennec ont donc chacune leur utilité incontestable, mais, quand l'expérience vient avec l'âge, la première prend de plus en plus le pas sur la seconde.

11° Des diverses espèces d'auscultation. — Il existe plusieurs espèces d'auscultation. Ce sont :

α. L'*auscultation à distance*, suffisante dans quelques rares affections pour permettre de reconnaître la nature de la lésion, son siège et même son étendue. Les résultats qu'elle fournit, tels que la constatation du gros râle trachéal des agonisants, des sifflements de l'asthme et de l'emphysème, du cornage laryngien, etc., étant bien mieux précisés par les autres modes d'exploration, il n'y a pas lieu de développer davantage son étude.

β. L'*auscultation immédiate*, pratiquée sans le secours d'un instrument quelconque, par l'application directe de l'oreille sur la poitrine.

γ. L'*auscultation médiate*, dans laquelle l'oreille est armée d'un stéthoscope. On décrit, en outre, l'auscultation *bi-auriculaire*, dans laquelle le bruit perçu a une intensité plus grande que le double des sensations éprouvées par une seule oreille; — l'auscultation *simultanée*, ou du fait de plusieurs personnes; — l'auscultation *différentielle*, dans laquelle on explore dans un même temps deux points différents du thorax. Elle permet de reconnaître les divers foyers de production des bruits, leur alternance ou leur synchronisme, leur timbre et leur durée. Ces dernières variétés dépendent évidemment de l'auscultation médiate.

§ 3. — CONDITIONS GÉNÉRALES DE LA PRATIQUE DE L'AUSCULTATION

Les conditions générales de la pratique de l'auscultation sont relatives : 1° à l'attitude du médecin; 2° à l'attitude du malade :

1° De l'attitude du médecin. — En raison de l'importance de l'examen qu'il va pratiquer et de celle aussi que justement y attachent le malade et les personnes qui l'environnent, le médecin ne saurait s'entourer de trop de garanties.

Il doit faire converger vers un seul but, la reconnaissance ou diagnostic de la lésion, toutes les facultés d'analyse qui sont en son pouvoir et faire appel à ce sujet à l'acuité de ses sens. Il peut suffire, en effet, d'une inspection rapidement faite et comme jetée, pour être sur la trace de la maladie et la constatation, pour ainsi dire instantanée, de la congestion de la pommette, peut conduire sur le siège du souffle pneumonique.

Pour se livrer tout entier à ses recherches, le médecin doit donc faire abstraction complète de l'ambiance qui l'enveloppe et prier les personnes présentes à l'examen et l'intéressé, surtout, d'observer un rigoureux silence. Quelquefois il est même indispensable d'empêcher toute transmission des bruits autres que ceux de la poitrine que l'on ausculte, en oblitérant avec le doigt l'oreille qui reste libre dans l'exécution de cet acte ; cette manœuvre est utile surtout quand il est difficile d'apprécier exactement la profondeur du bruit discuté et de reconnaître d'emblée s'il constitue un bruit extra-pulmonaire, un râle de surface, ou s'il témoigne d'une lésion intra-parenchymateuse.

Plus tard, quand l'expérience se complète, l'oreille se perfectionne et aussi souvent se fait un jeu de démêler au milieu d'un bruit intense la seule chose qui l'intéresse. Cette gymnastique de l'oreille est utile sans doute, mais ne doit pas être de règle dans les cas délicats ; c'est en auscultation surtout qu'il est indispensable de ne pas se complaire dans une artificielle difficulté.

Sauf infirmité unilatérale, le médecin doit toujours se placer du côté du malade où l'abord est le plus facile, afin de ne pas obliger à changer la disposition de la chambre au moment même de l'examen ; il faut donc que l'éducation de l'oreille ait été faite également des deux côtés et l'on ne saurait croire combien de médecins n'auscultent bien que d'une seule oreille.

Au moment de pratiquer l'examen, il est nécessaire d'empêcher avec soin qu'une partie du vêtement vienne s'appuyer près du point ausculté, car il peut en résulter un frottement rythmique, dont la cadence et les caractères pourraient tout à fait ressembler aux bruits pathologiques. Il faut veiller aussi à la constriction que pourraient exercer les vêtements, surtout dans la flexion forcée de la tête. Celle-ci se congestionnerait en effet et l'ouïe diminuerait d'acuité ; enfin quelques veines fluides pourraient prendre naissance au delà des points de compression des gros vaisseaux, en y déterminant la production de souffles toujours gênants et que l'on a souvent tendance à attribuer à la personne examinée.

Si celle-ci attend avec anxiété le résultat de l'auscultation, le médecin doit se garder d'affecter une trop grande gravité, qui pourrait l'impressionner au point de précipiter ou de ralentir fortement le pouls, de rendre irréguliers les mouvements de la respiration. De même si le malade est médiocrement intelligent, on doit lui éviter toute recommandation superflue et l'ausculter sans trop fixer son attention.

Tout étant ainsi réglé, le médecin doit faire une profonde inspiration suivie d'une expiration incomplète pour n'être point gêné, dès ce début de l'auscultation, par un besoin d'air impérieux. La respiration devient aussitôt peu intense, suspirieuse, et permet une concentration complète de l'attention sur les bruits à percevoir; tandis que si elle était profonde et bruyante, elle empêcherait presque absolument la reconnaissance de ces mêmes bruits. L'oreille est alors « appliquée » contre la poitrine, en évitant également que le contact soit trop intime ou l'éloignement trop considérable; dans le premier cas, la compression exercée sur la face externe de la membrane du tympan, par la colonne d'air du conduit auditif externe qui se trouve refoulée, rend l'auscultation obscure; dans le second, les phénomènes pathologiques, qui ont pour siège la profondeur du poumon ou le cœur, peuvent passer inaperçus ou être confondus avec des bruits anormaux, développés extérieurement au thorax, et tels que le frottement d'un vêtement sur les téguments. Pour éviter une trop grande adhérence de l'oreille aux téguments on aura soin de choisir un linge d'interposition un peu épais, un mouchoir en batiste ne saurait suffire.

Lorsque l'auscultation a été pratiquée durant un temps suffisant, tout en évitant la fatigue chez le malade et chez l'observateur, si la conviction n'est pas encore assise, il faut, après un temps de repos, se livrer à une nouvelle exploration. Enfin, si le doute subsiste toujours, il y a lieu de contrôler le lendemain, sauf le cas d'urgence, le résultat du premier examen.

2° De l'attitude du malade. — Le malade doit être placé en telle situation que comporte son état; il ne peut venir à l'idée de personne d'exiger d'un fébricitant qu'il demeure immobile sur une chaise pour que son examen en soit facilité. L'auscultation peut se pratiquer le malade étant *debout, assis* ou *couché*.

L'exploration de la poitrine doit être facilitée par l'ablation de toute partie du vêtement gênante, soit pour l'oreille, soit pour l'ampliation des mouvements respiratoires : les femmes devront se défaire de leur corset, les hommes de leur ceinture. Une grande attention doit être apportée à la constitution du vêtement et on doit contrôler la nature des étoffes qui recouvrent la poitrine ; quelques-unes produisent, en effet, des bruits en tout comparables à des bruits pathologiques ; le froissement de la soie, par exemple, rappelle à s'y méprendre soit certaines crépitations pulmonaires, soit certaines variétés de frottements pleuraux.

Si le malade est pusillanime ou trop impressionnable, il faut savoir attendre que son émotion ait disparu, tout en le laissant dans l'appareil nécessité pour son auscultation. Peu à peu l'accoutumance s'établit ainsi, le sentiment de la pudeur s'éteint chez la femme et quand le médecin aura su conquérir sa confiance, il pourra être assuré de ne plus rencontrer chez elle par la suite qu'une parfaite docilité. C'est dans ce cas une pure question de tact.

Dans les différentes attitudes plus haut mentionnées, l'amplitude des mouvements respiratoires doit être suffisante pour une bonne aération du poumon ; les bruits les plus délicats seront ainsi saisis avec précision ; mais il est nécessaire de veiller à la conservation du rythme respiratoire normal, car une modification quelconque de ce rythme pourrait entraîner à une erreur grossière.

Lorsque l'auscultation est pratiquée *debout* et porte sur le cœur, que le malade est profondément anémié ou semble atteint d'insuffisance aortique, il est indispensable, pendant toute la durée de l'examen, de veiller minutieusement à la régularité de la respiration ; il n'est pas rare, en effet, d'observer à cette occasion et dans cette attitude une syncope grave. La mort subite même peut se produire par une inhibition bulbaire absolue, que suffisent à expliquer la fatigue antérieure, les troubles circulatoires qui caractérisent ces deux états morbides et surtout l'émotion inséparable de l'examen. Si donc le malade pâlit, si l'anémie cérébrale paraît augmenter encore, si le pouls fléchit, si la respiration devient irrégulière, il faut immédiatement surseoir à l'examen, insister vivement pour que le malade augmente l'ampleur de ses mouvements respiratoires et le faire s'étendre complètement, afin que la déclivité où la tête sera placée favorise son irrigation.

Dans l'attitude *assise*, l'auscultation est incomplète et le type respiratoire modifié : l'aération du poumon est plus grande dans les sommets en avant et dans les bases en arrière, qu'elle ne devrait l'être normalement, et diminuée ailleurs. C'est ainsi que les languettes pulmonaires qui s'insinuent dans les sinus pleuraux antérieurs et dans les sinus diaphragmatiques, c'est-à-dire dans tous ces angles que forme l'adossement des feuillets pleuraux pariétaux dans les régions sus-énoncées, sont immobilisées et soustraites à la respiration. Comme certaines affections, telles que la tuberculose, l'emphysème, se localisent de préférence dans ces points, leur défaut d'exploration peut faire méconnaître une maladie, très nettement développée cependant. L'auscultation du cœur est rendue très difficile aussi chez les personnes obèses. La station assise ne doit donc pas être considérée comme l'attitude de choix et on ne doit la recommander aux malades que lorsque la dyspnée qu'ils présentent est telle qu'il leur serait pénible de rester debout ou couchés.

C'est donc dans le *décubitus dorsal* que le malade doit être de préférence examiné, et il faut qu'il réalise, autant que faire se peut, l'attitude qu'il prendrait pendant le sommeil. Les membres seront placés parallèlement au corps, les épaules tombantes, les muscles au repos, la tête légèrement surélevée au-dessus du plan du lit. Lorsque l'examen sera terminé suivant le plan antérieur et qu'il aura pour objectif les parties postérieures, le malade devra s'asseoir sans effort, fléchir légèrement les jambes et croiser les mains sous les genoux pour se fixer dans la position qu'on lui donne. La traction exercée par les bras doit néanmoins être légère, car il pourrait résulter de son exagération une immobilisation telle des parois thoraciques que l'aération du poumon en fût empêchée. Quelquefois cependant la situation du malade doit être différente, mais elle relève alors de chaque cas particulier, comme nous aurons l'occasion de le voir par la suite.

Il est enfin une dernière observation à faire aux malades,
c'est de ne pas se fléchir et de se défléchir alternativement, pendant l'auscultation, sous le prétexte de favoriser l'ampliation de
la poitrine : le mouvement qu'ils communiquent ainsi à la tête
du médecin pouvant être suffisant pour lui occasionner un état
nauséeux vertigineux, durant lequel et à la suite duquel l'examen serait rendu impossible.

CHAPITRE II

DE L'AUSCULTATION DE LA POITRINE

L'auscultation de la poitrine doit se faire en tenant compte à son début des phénomènes les plus simples, pour arriver plus tard à ceux d'une plus grande complexité.

Il est donc bon de savoir tout d'abord si la respiration a lieu suivant le mode accoutumé, avec sa vitesse et son intensité normales, ou si celles-ci ont été modifiées. En cas d'altération partielle, il est tout indiqué de porter l'oreille sur le point précis où le *rythme* paraît changer.

Puis, comme la pénétration de l'air ne s'opère pas sans être accompagnée d'un bruit spécial, le *murmure vésiculaire*, il faut en rechercher l'existence, puisqu'on est ainsi en état de juger de la perméabilité du parenchyme et par conséquent de son intégrité.

Après avoir entendu respirer les malades, on doit les entendre *parler* et *tousser*, la voix et la toux déterminant des sensations différentes de celles du murmure et presque aussi importantes.

Quand on a ainsi perçu les altérations que subissent les bruits normaux de la poitrine, il en est d'autres, tels que les *souffles* et les *râles*, qu'il faut interpréter en se demandant s'ils ont pour point de départ le *poumon* ou la *plèvre*, et l'on parcourt de cette manière tout le cycle des connaissances qu'il est nécessaire de posséder avant d'arriver à diagnostiquer la lésion anatomique.

C'est l'ordre qui a été suivi dans ce chapitre de l'*Auscultation de la poitrine*.

Il reste ensuite à rechercher la nature de ces lésions, à reconnaître leurs causes, ce qui n'est plus du domaine de l'auscultation pure, bien que certaines localisations des maladies soient presque pathognomoniques de leur origine.

ARTICLE PREMIER

DU RYTHME RESPIRATOIRE

Le rythme respiratoire sera étudié, lorsque la respiration aura été définie et que seront connus les organes dans lesquels elle s'opère.

Nous verrons alors qu'elle se fait suivant une cadence spéciale, proportionnée aux besoins momentanés de l'organisme ; or comme ceux-ci diffèrent suivant l'intensité des fonctions physiologiques ou l'existence de certaines maladies, le rythme respiratoire peut se modifier parallèlement.

La recherche de ces rythmes permet donc de préjuger de l'existence du siège et quelquefois même de la nature des lésions pulmonaires.

§ 1. — RESPIRATION NORMALE

1° **Définition de la respiration**. — *La respiration est cette fonction de la vie végétative qui préside aux échanges gazeux entre notre organisme et le milieu extérieur*. — Elle s'exerce : 1° par tous les points de la surface de notre corps qui se trouvent en contact avec l'air atmosphérique et porte le nom de respiration cutanée quand elle se produit au niveau de la peau ; 2° dans des organes spéciaux que l'on appelle les poumons ; 3° enfin dans l'intimité même de nos tissus.

De ces trois variétés la respiration dite *cutanée* peut être considérée comme une quantité négligeable ; elle serait en effet dans l'impossibilité de suffire à elle seule aux besoins de nos tissus et n'apporte qu'un faible contingent à la respiration pulmonaire.

Nos organes devant emprunter au milieu intérieur, le sang et la lymphe, la totalité de l'oxygène qui est indispensable à leur fonctionnement, à leur nutrition et à leur renouvellement, il importait qu'une partie au moins de ce milieu intérieur fût mise en relation avec l'air atmosphérique, dans des conditions de quantité et de rapidité telles que les échanges gazeux de cette nutrition fussent largement assurés. C'est pour cela que le sang s'étale en couches très minces dans les poumons, sortes de glandes symétriques incluses dans la cage thoracique, et qu'il y procède à des échanges qui caractérisent la respiration *pulmonaire*.

Puis, quand la rénovation de ce sang s'est opérée ainsi et de manière à constituer une véritable réserve d'oxygène, la circulation le transporte dans tous les points de notre corps pour déterminer, au niveau même de chacune des parties constitutives de nos organes, cette troisième variété de la respiration qui est la respiration *interne*.

De ces trois espèces, une seule peut être jaugée par l'auscultation ; c'est la respiration pulmonaire. C'est donc la seule que devra viser le travail actuel.

2° Ce que sont les poumons. — Les poumons sont des sortes de sacs aériens, en communication permanente avec l'air extérieur par l'intermédiaire de conduits largement ouverts, que l'on appelle la *trachée* et les *bronches*. Cloisonnés à l'infini, suivant un principe analogue à celui de la chaudière tubulaire, où l'on augmente considérablement et pour un même volume apparent, la surface de chauffe, les poumons sont disposés de manière à offrir la plus large surface possible d'aération, pour le plus petit volume apparent.

Mais pour que les échanges dont ils sont le siège, c'est-à-dire la surcharge en oxygène et le départ de l'acide carbonique, déchet de fonctionnement des tissus, puissent rapidement s'exécuter, il faut que la ventilation soit librement assurée. Or, en raison de la disposition anatomique même des deux poumons, de leur terminaison en cul-de-sac, cette ventilation ne peut se faire suivant un courant d'air toujours de même sens

et toujours uniforme ; elle ne peut avoir lieu qu'autant que
la direction des courants change de nom quand le sang, au lieu
de prendre en charge de l'oxygène, doit se débarrasser de l'acide
carbonique.

Il en résulte que dans son ensemble la respiration se divise
en deux parties absolument distinctes : *l'inspiration* (*spirare*,
souffler ; *in*, en, en dedans, souffler en dedans), qui entraîne

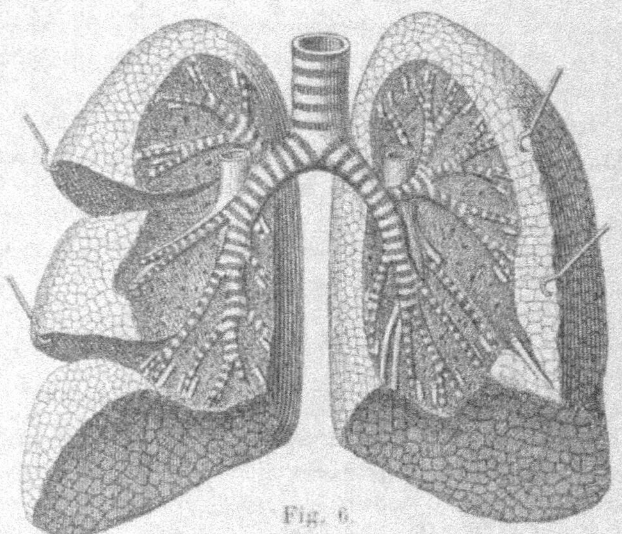

Fig. 6.

Poumons et bronches, vue antérieure (d'après Testut).

l'oxygène dans les poumons, et *l'expiration* (*spirare*, souffler ;
ex, hors, en dehors, souffler en dehors), qui ramène à l'extérieur l'acide carbonique. — Le but définitif de la respiration
étant l'apport d'oxygène à nos tissus, il s'ensuit que le renversement du courant, nécessité par la disposition anatomique
sus-énoncée, se fait avec un certain temps perdu pour le but à
poursuivre. Bien que ce temps perdu soit réduit au minimum
dans une respiration normale et que l'expiration se trouve
ainsi avoir une durée apparente sensiblement inférieure à l'inspiration, du tiers du temps de cette dernière pour être précis

en auscultation, elle n'en est pas moins plus prolongée que l'inspiration, dans la proportion de 14 à 10.

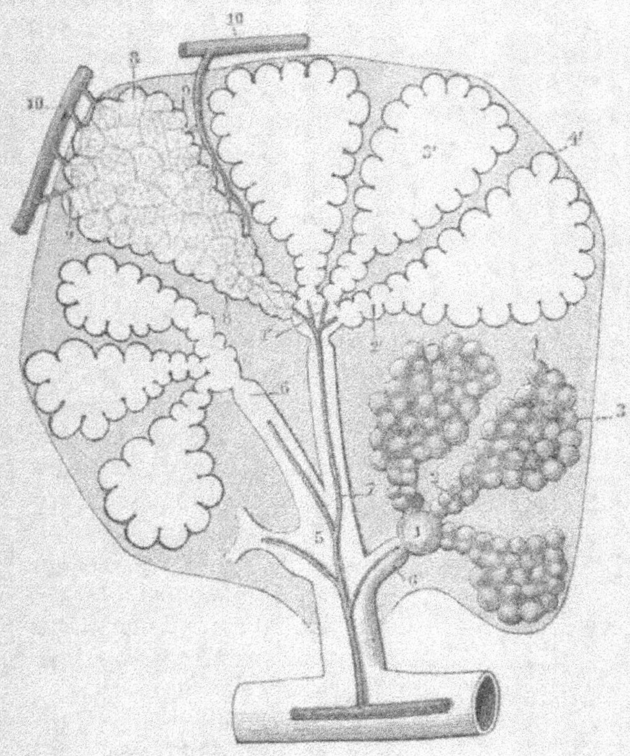

Fig. 7.

Lobule pulmonaire (*schéma*) (d'après Testut).

1, vestibule ; 2, canaux alvéolaires ; 3, infundibula ; 4, alvéole d'un acinus pulmonaire, vu de face en entier. — 1', vestibule ; 2', canaux alvéolaires ; 3', infundibula ; 4', alvéole d'un acinus vu en coupe. — 5, bronche intra-lobulaire. — 6, bronche terminale. — 7, rameau de l'artère pulmonaire. — 8, réseau capillaire des alvéoles. — 9, racine de la veine pulmonaire. — 10, veine pulmonaire.

3° Structure des poumons. — La ventilation n'est efficace que si les poumons, en raison de leur structure, présentent des mouvements alternatifs d'expansion et de retrait, que peuvent seuls assurer les tissus élastiques.

Quelle est donc leur structure ? Ils sont constitués, avons-nous dit, par des sacs aériens au milieu desquels se rend un tuyau de gros calibre, la bronche principale, qui naît directement de la bifurcation de la trachée. Cette bronche se divise ensuite, suivant le mode alternant ou dichotomique, en tuyaux de section décroissante, jusqu'au moment où ces derniers s'abouchent enfin dans le petit organe où se fera l'oxygénation du sang. Cet organe est le *lobule pulmonaire*. Les bronches étant destinées seulement à orienter le courant d'air, alternativement pénétrant ou sortant, doivent de toute nécessité avoir une rigidité suffisante pour qu'aucun obstacle intempestif ne s'oppose à la partie exclusivement mécanique de la respiration, du fait de l'affaissement de leur paroi. En tant qu'acte chimique celle-ci ne s'opère, en effet, que dans le lobule pulmonaire.

Le lobule est donc un poumon en miniature, qui résume à lui seul toute la respiration, les bronches ne servant qu'à le rapprocher de l'air extérieur : autant ces dernières sont passives, autant il est actif. A le considérer suivant la conception anatomiquement fausse de LAENNEC, mais excellente cependant pour la compréhension de la respiration, le lobule serait comme une sorte de cellule terminale appendue à la bronche de dernière division : il se

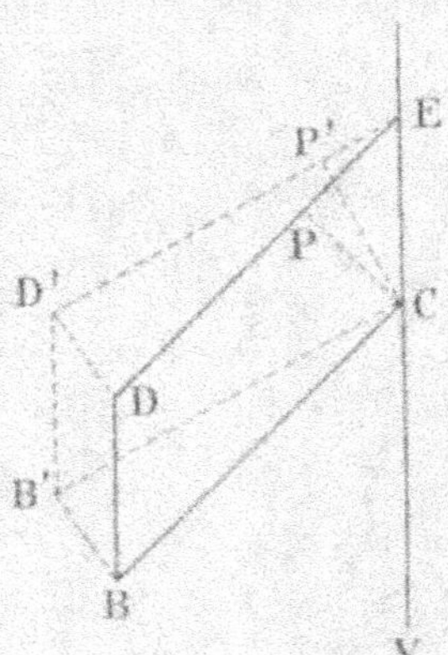

Fig. 8.

Schéma de l'agrandissement du diamètre antéro-postérieur du thorax et de la dilatation des espaces intercostaux pendant l'inspiration (DECHAMBRE).

Soient V la colonne vertébrale, BC et DE deux côtes superposées, vues de profil, et que, pour plus de simplicité, nous supposerons rectilignes, parallèles et égales. On voit immédiatement que l'élévation de ces côtes en B'C et D'E augmente le diamètre antéro-postérieur d'une longueur égale à la distance qui sépare les deux parallèles BD et B'D'. On voit aussi, comme conséquence du mouvement d'élévation des côtes, que les espaces intercostaux augmentent ; car, si l'on abaisse du point C des perpendiculaires CP et CP' sur les deux lignes DE et D'E, les points P et P' sont situés sur la demi-circonférence décrite sur CE comme diamètre et la corde CP' est plus grande que la corde CP.

dilaterait, dans l'inspiration, comme une vessie que l'on insuffle
et s'affaisserait dans l'expiration, dès que serait terminée la
projection de l'air dans la cavité qu'il limite. — Cette comparaison manque du reste un peu d'exactitude, car il n'existe pas
d'appareil de soufflerie inspiratoire adapté au poumon ; l'air ne
se précipite dans les bronches que par une sorte d'aspiration,
lorsqu'il y est appelé de l'extérieur par l'action des muscles,
dits inspirateurs en raison de leur fonction.

4° Partie mécanique de la respiration. — Ces muscles
inspirateurs ordinaires et supplémentaires, agissent sur la

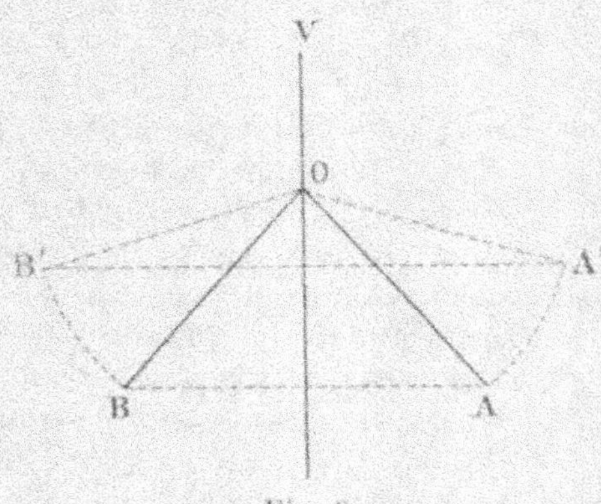

Fig. 9.

Schéma de l'agrandissement du diamètre transversal du thorax
pendant l'inspiration (DECHAMBRE).

Considérons la figure 9 où VV représente la colonne vertébrale vue de face et
OA la distance de l'articulation d'une côte au sommet de sa convexité, OB étant la
distance correspondante pour la côte opposée. Il est clair que quand les lignes OA
et OB se sont élevées en OA' et OB', le diamètre transversal de la cage thoracique
s'est accru de la différence entre A'B' et AB.

paroi de la cage thoracique pour l'amplifier dans tous ses diamètres : le diaphragme dans le diamètre vertical, les scalènes,
les surcostaux, les intercostaux externes, le trapèze, le sterno-
cléido-mastoïdien, les dentelés, le petit pectoral, etc., à la
fois dans le diamètre transverse et antéro-postérieur. Or,
comme la cage thoracique constitue une cavité exactement
close, l'accroissement de tous ses diamètres entraîne la pro-

duction d'un vide relatif à la surface du poumon ; celui-ci est alors attiré simultanément dans toutes les directions et s'applique intimement sur la face interne de la grille costale. Son ampliation se fait grâce au glissement que favorise la présence de la séreuse pleurale et suivant une force facile à déterminer, qu'on nomme la pression négative intra-thoracique. Lorsque les muscles inspirateurs sont arrivés à un certain raccourcissement, que commande le besoin d'air du moment, l'acte inspiratoire est terminé ; il est entré dans le poumon une quantité d'air suffisante pour obvier à ce besoin.

Ce que nous savons déjà de la structure pulmonaire permet d'affirmer que la dilatation de ces organes n'a pu se faire qu'aux dépens du lobule ; elle n'est possible qu'en raison d'une disposition anatomique comparable, par exemple, au déplissement d'un accordéon, ou si chacune des parties constitutives du lobule augmente pour son propre compte, pendant toute la durée de l'acte inspiratoire et par suite de son élasticité. C'est bien ainsi que les choses se passent dans la réalité : déplissement et expansion *alvéolaires* sont les deux causes principales de l'augmentation au total du volume des poumons durant l'inspiration.

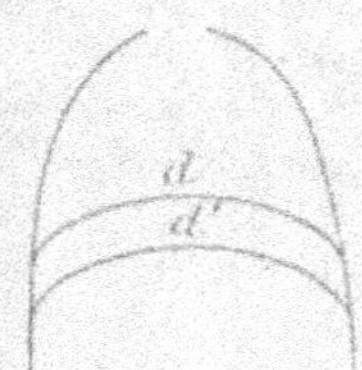

Fig. 10.

Schéma de l'agrandissement du diamètre vertical de la poitrine (Morat et Doyon).

Positions du diaphragme : *d* en expiration, *d'* en inspiration. Dans la réalité, le centre phrénique s'abaisse peu ; l'abaissement porte sur la partie musculaire du diaphragme.

Lorsque cette première partie de la respiration est terminée et que les muscles inspirateurs entrent en relâchement, plusieurs forces agissent synergiquement pour exprimer en quelque sorte le poumon de l'air qu'il contenait et qui, déjà épuisé au point de vue de l'oxygène et surchargé en outre de produits de déchets respiratoires, acide carbonique, vapeur d'eau et autres, ne pouvait plus utilement servir à la nutrition de nos tissus. La paroi abdominale, antérieurement distendue par le soulèvement des viscères que produit la contraction du diaphragme, réactionne aussitôt contre lui et s'affaisse dès qu'il est au repos ; les côtes s'abaissent et se rapprochent de la colonne vertébrale, de manière à diminuer considérablement la capacité de la cage thoracique. Les parois pressent alors le poumon sur toute sa surface et en fin du compte diminuent son volume.

Toute la réduction, abstraction faite des vaisseaux, s'opère inévitablement sur le seul lobule pulmonaire : il est donc indis-

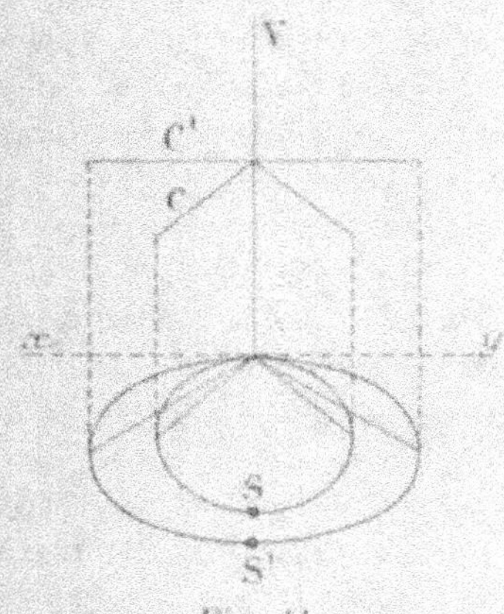

Fig. 11.

Schéma de l'agrandissement simultané du diamètre transversal et antéro-postérieur de la poitrine (MONAT et DOYON).

V, colonne vertébrale ; *xy*, ligne suivant laquelle se fait le rabattement du plan horizontal ; SS', projections du sternum et d'une côte dans le plan horizontal, à l'expiration et à l'inspiration ; CC', projection d'une côte sur le plan vertical transverse à l'expiration et à l'inspiration.

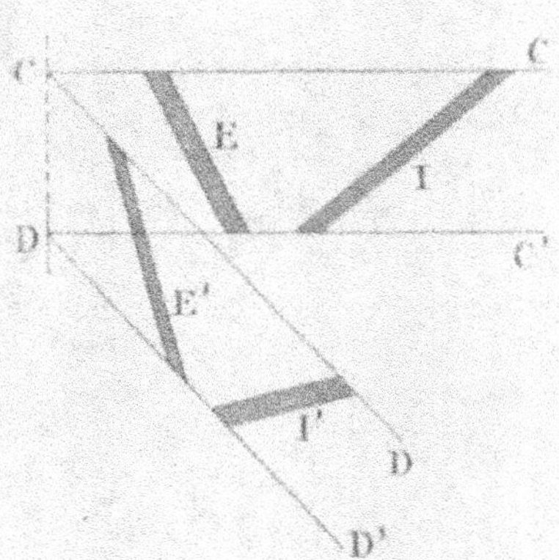

Fig. 12.

Schéma de l'action des muscles intercostaux (JACCOUD).

CC, DC', côtes élevées ; CD, DD', côtes abaissées ; II', intercostaux internes : tendus dans l'élévation (I), relâchés dans l'abaissement (I') des côtes ; EE', intercostaux externes : tendus dans l'abaissement (E'), relâchés dans l'élévation (E) des côtes.

pensable que ce dernier n'offre, dans ce temps aucune résistance à l'action de la cage thoracique, sans quoi elle serait, le cas échéant, obligée de déployer un effort considérable quelquefois et proportionnel en tout cas à la rigidité lobulaire. C'est grâce encore à son élasticité mise en jeu par l'inspiration, que la paroi du lobule en diminuant sa capacité prévient l'action de la paroi thoracique, ou tout au moins agit dans le même temps et dans le même sens qu'elle, pour vider en définitive les alvéoles pulmonaires.

Il semble d'après ce schéma de la respiration que les poumons devraient se développer ou s'affaisser complètement dans toutes les respirations ; mais, sans même tenir compte de l'expérience acquise à ce sujet, la réflexion conduit à penser qu'il n'en peut être ainsi. Il est facile de comprendre que le poumon ne pourrait totalement s'affaiser qu'avec une paroi thoracique absolument flottante et dès lors ni la stabilité, ni la protection de ces viscères ne seraient suffisamment assurées. Si l'on arrivait en outre dans toutes les inspirations ordinaires, a la limite de rupture de l'expansion alvéolaire, celle-ci serait bien au-dessous de la tâche qui lui est assignée d'oxygéner le sang le jour où, par suite d'un effort momentané ou pour tout autre motif, la consommation d'oxygene aurait augmenté. De là des retraits imparfaits, des expansions incomplètes, qui permettent au poumon de retenir en temps normal une certaine quantité d'air, tout comme fait une éponge de l'eau qu'elle garde encore après une certaine compression. Cet air est l'air *résidual*. Il s'augmente d'une certaine provision pour les besoins accidentellement exagérés ; cette provision est constituée par l'ensemble de ce que l'on qualifie d'air *complémentaire* et d'air de *réserve*.

5° Importance de la circulation pulmonaire dans l'acte respiratoire. — La respiration étant faite, en somme, non pas seulement pour favoriser la pénétration de l'air dans la poitrine mais surtout pour l'oxygénation du sang dans le poumon, ne peut être considérée au seul point de vue de la ventilation pulmonaire. Il faut encore, pour apprécier utilement ses résultats, s'appliquer à reconnaître l'importance que prend vis-a-vis d'elle la circulation et dans quelles dépendances respectives se font, dans le poumon, la pénétration de l'air et celle du sang, et les dispositions anatomiques spéciales qui favorisent le conflit des deux fluides.

Or, nous avons vu, tout à l'heure, que l'augmentation et le retrait du poumon se constituait par la somme des augmenta-

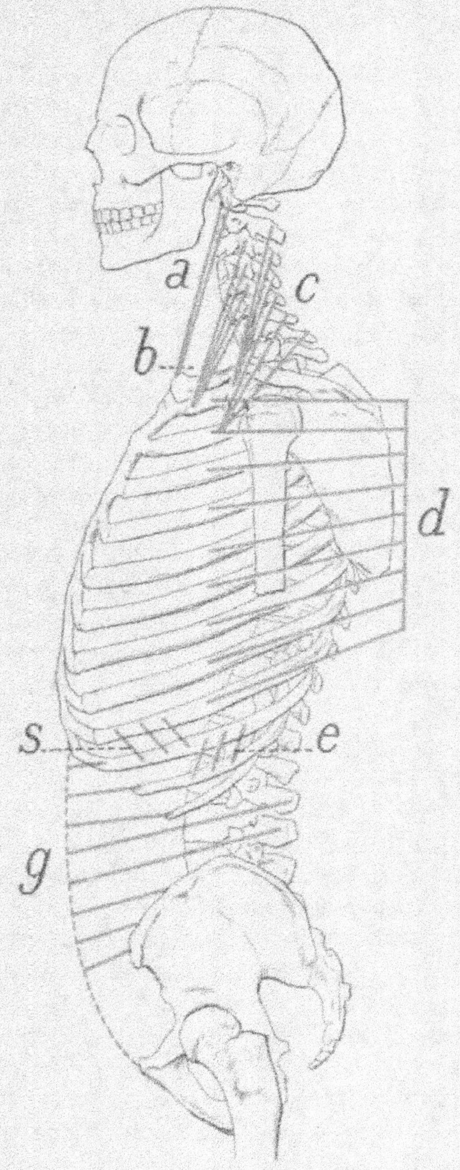

Fig. 13.

a, sterno-cléido-mastoïdien ; *b*, scalène antérieur ; *c*, scalène postérieur ; *d*, grand dentelé ; *e*, trois fibres d'un intercostal externe ; *s*, trois fibres d'un intercostal interne ; *g*, transverse de l'abdomen.

tions et des retraits *lobulaires*, de telle manière que la partie mécanique de la ventilation pulmonaire se résumait dans celle de l'un de ces lobules. Il en est de même exactement pour la circulation, dont il suffit d'examiner la disposition et l'activité au niveau des lobules pour savoir quelle part lui revient dans l'oxygénation. Abstraction faite, en effet, de la prise en charge d'oxygène qui se fait dans la portion terminale des vaisseaux de nutrition bronchique, la totalité de cette fonction physiologique s'opère au niveau des lobules. Encore tout ce qui constitue la charpente de cet organe peut-il être considéré comme indifférent et n'est-ce que dans les régions des canalicules respirateurs, de l'infundibulum et de l'acinus alvéolaire, que se produit le conflit dont nous parlions plus haut.

On note cependant une différence fondamentale dans les deux régimes d'écoulement aérien et sanguin. Nous avons vu, en effet, que, par suite de la disposition en cul-de-sac des voies aériennes il n'existait qu'une seule et même voie à la fois pour l'apport et la décharge gazeuse, de telle manière qu'il s'ensuivait un temps perdu considérable pour la ventilation pulmonaire. Il n'en est heureusement pas ainsi pour l'oxygénation, but définitif de la respiration, grâce à ces deux faits synergiques : 1° que le poumon, dans l'expiration, ne se vide pas complètement de son air et qu'il en conserve encore pour que l'oxygénation puisse se continuer au delà du temps inspiratoire ; 2° que la circulation comme l'indique le mot lui-même, est continue, fait un cercle, et n'est jamais intermittente. La circulation amène donc ainsi, vis-à-vis d'une atmosphère gazeuse limitée, dans laquelle ne se fait qu'une chasse périodique, des couches sanguines toujours renouvelées et prêtes par conséquent à subir l'action modificatrice d'un milieu chimique différent de celui qu'elles représentent elles-mêmes, jusqu'à ce qu'elles l'aient à peu près saturé de leurs propres produits et dépouillé de ce qu'il possédait de contraire à leur propre teneur. Mais c'est au moment où va se produire cet équilibre gazeux, que la chasse inspiratoire et expiratoire le rupture à nouveau, au profit des nouvelles couches sanguines qu'apporte incessamment la circulation pulmonaire.

Quelle est donc la disposition spéciale, qui permet aux diffé-

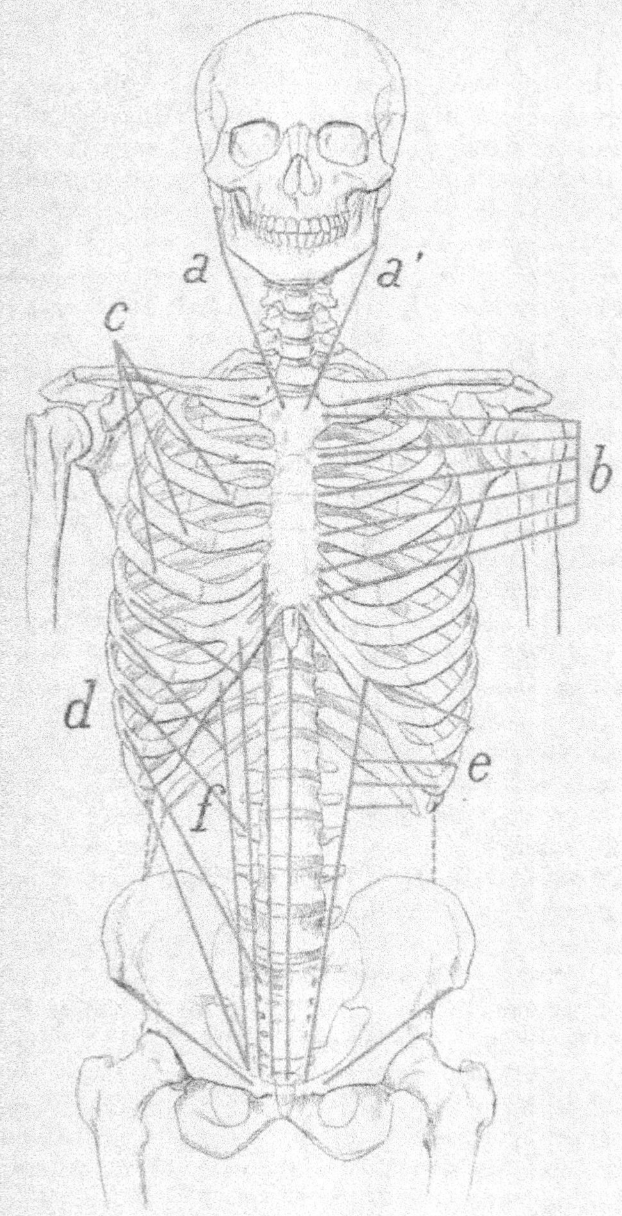

Fig. 14.

aa', sterno-cléïdo-mastoïdien ; b, grand pectoral ; c, petit pectoral ; d, grand oblique ;
e, petit oblique ; f, grand droit de l'abdomen.

rences de tension gazeuse du lobule d'agir si énergiquement sur la composition chimique du sang des capillaires alvéolaires? Elle consiste tout entière dans une multiplication extrême des vaisseaux terminaux de l'artère pulmonaire, qui constituent une surface d'échange de 75 mètres carrés environ, au niveau de laquelle le sang ne circule que sous une épaisseur telle (6/1000 de millimètre environ) qu'un seul globule rouge peut se présenter, dans un temps donné, à l'oxygénation. Le contact étant presque immédiat entre ce globule et l'atmosphère intra-lobulaire, puisqu'EXNER a démontré que les lamelles solides d'une très grande minceur peuvent être considérées, quand elles sont mouillées, comme inexistantes au point de vue de la diffusion des gaz, il en résulte que le conflit oxy-hématique s'opère au maximum et au profit de chacun des éléments figurés du sang. Que si l'on se rappelle en outre que le sang est amené dans ces capillaires d'un mouvement continu, on peut, en connaissant sa vitesse de progression, le volume d'une systole cardiaque et leur nombre, calculer l'efficacité absolue de l'oxygénation et l'on a pu obtenir ainsi la proportion journalière de 20.000 litres de sang, soit de 10.000 litres de globules rouges, qui seraient en contact avec 10.000 litres d'air. Des proportions aussi identiques ne peuvent manquer de frapper l'esprit et de faire concevoir le rôle énorme que joue la circulation pulmonaire vis-à-vis de la respiration.

Enfin pour pousser plus loin les choses et rechercher ce rôle spécial jusque dans son origine, il faut encore faire intervenir les causes d'entretien de la circulation pulmonaire et voir comment son débit, sa vitesse, sa pression peuvent se modifier et altérer ce rythme respiratoire. Il faut noter la valeur contractile du cœur droit, le rôle de l'aspiration thoracique, celui de la viscosité sanguine, sa composition globulaire exacte et on est ainsi amené à conclure que la respiration ne se peut faire qu'avec une circulation pulmonaire bien établie, que celle-ci supplée au défaut de ventilation et au vide relatif qui en résulte, par une congestion proportionnelle, qu'il existe en somme un balancement constant et automatique de pression entre les deux fluides, qui se servent ainsi de stimulants réciproques.

De tous ces faits physiologiques, il faudra plus tard tirer des

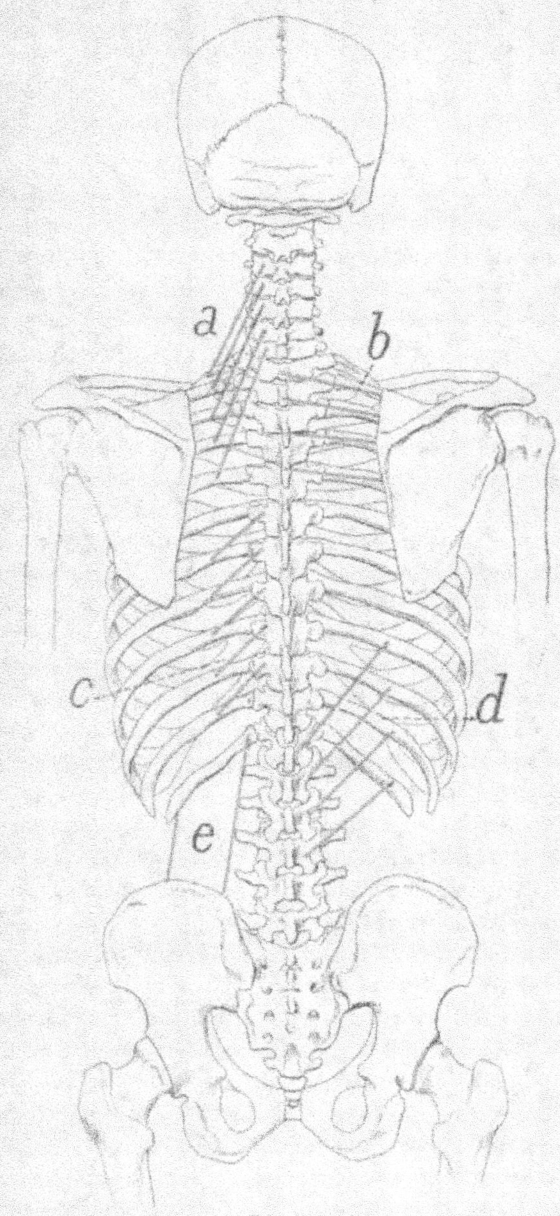

Fig. 13.

a, cervical descendant ; b, petit dentelé postérieur et supérieur ; c, cinq muscles
intercostaux ; d, petit dentelé postérieur et inférieur ; e, carré des lombes.

conclusions pratiques à propos des modifications du rythme respiratoire.

6° Rôle du système nerveux. — Nous avons vu comment les poumons, la paroi thoracique et un grand nombre de muscles, contribuent à assurer la régularité du régime alternant de la respiration. Encore faut-il, pour qu'il n'y ait pas de discordance, qu'un seul commandement préside à toutes ces actions isolées, les rende synergiques et synchrones et, pour ce faire, qu'il soit lui-même prévenu par un système spécial de renseignements venant de l'ensemble de l'organisme, des besoins de ce dernier. C'est ici qu'interviennent le système nerveux et la circulation.

Par l'intermédiaire des branches terminales du plexus pulmonaire, le bulbe, grand centre des fonctions automatiques, est prévenu de la qualité du mélange aérien dû au brassage de l'air dans l'intérieur des alvéoles, des canalicules respirateurs et de l'infundibulum pulmonaire ; il supplée dès lors par une ou plusieurs inspirations plus efficaces, soit à cause de leur rapidité plus considérable, soit à cause de leur ampleur plus grande, à l'insuffisance hématosique que ses nerfs viennent de lui faire connaître. — Pour plus ample informé la circulation lui apporte à son tour la preuve de son mélange incomplet, sous forme de sang encore noir ou incomplètement oxygéné, et l'excite ainsi directement, sur l'appréciation de cette sorte d'échantillon, à commander une action plus énergique aux mêmes muscles inspirateurs.

Il lutte aussi contre l'élévation de la température et avant même qu'elle ne soit produite, par une rapidité plus grande des mouvements respiratoires ; il les ralentit au contraire si la chaleur produite diminue et même jusqu'au-dessous de la normale, s'il y a hypothermie.

En outre de cette fonction bulbaire, le système nerveux exerce encore sur la respiration une action toute spéciale, par l'intermédiaire des masses encéphaliques supérieures, sans qu'on puisse à proprement parler déterminer au milieu d'elles l'existence de véritables zones respiratoires, sauf cependant pour l'espace situé tant entre les tubercules quadrijumeaux antérieurs qu'entre ceux-ci et les tubercules postérieurs.

Des travaux récents de grande valeur semblent prouver d'une manière définitive, en effet, que le cerveau actionne par un véritable *tonus* les centres automatiques bulbaires, dont ainsi il *régularise* la fonction qui fournit au demeurant le mode respiratoire normal. Celui-ci correspondrait au total de deux intensités ou fréquences respiratoires: l'une, absolument indispensable aux besoins chimiques de l'organisme, qui en serait prévenu peut-être, comme j'ai dit plus haut, ou par la circulation ou par la réflectivité; l'autre, indépendante semble-t-il de ces actes chimiques, tout entière développée par les masses encéphaliques sus-bulbaires et que Mosso a dénommée *la respiration de luxe*. Cette appellation correspond parfaitement du reste à l'idée de son auteur, qui tend à faire admettre que nous respirons d'habitude près de trois fois plus souvent qu'il n'est nécessaire pour les besoins chimiques de l'organisme, la vie étant parfaitement compatible avec une diminution de fréquence de 18 à 6 inspirations par minute. Le surplus, d'après cette théorie, ne serait fonction que du plus ou moins d'activité des masses cérébrales (PACHON).

§ 2. — RYTHME RESPIRATOIRE

Il peut sembler étrange que, dans un ouvrage traitant d'« auscultation » le premier chapitre soit consacré à l'étude du rythme de la respiration, c'est-à-dire des modifications dans la capacité thoracique que traduisent les mouvements de la paroi et qui par suite relèvent plutôt de l'inspection. Mais un moment de réflexion fait bien vite convenir qu'il n'y a dans cette manière d'écrire rien de réellement artificiel, car si l'amplitude de la respiration, sa rapidité, sa régularité dans le temps et dans l'espace, peuvent être saisies d'une manière plus instantanée par l'œil que par l'oreille, l'auscultation est seule capable de rendre compte des petites modifications dans les divers modes respiratoires que l'œil ne saurait apercevoir.

3....

quand elles se passent dans un territoire trop restreint pour
actionner une partie de la paroi thoracique correspondante.
De plus, il faut bien dire que pour jauger l'intensité de la ventilation pulmonaire, dont il est utile de connaître l'effet véritablement produit, l'oreille doit arriver au secours de l'œil, qui
ne saurait à lui seul nous renseigner sur la réalité de la pénétration de l'air, malgré l'effort tenté par les muscles inspirateurs et traduit par les mouvements thoraciques. — Cependant
il ne faudrait pas sous ce prétexte se laisser aller à traiter
également toutes les déformations statiques, congénitales ou
acquises, et rentrer indirectement ainsi dans le véritable cadre
de l'inspection ; c'est un écueil que j'ai cherché à éviter tout
en prenant à l'histoire de ces déformations tout ce qui m'a paru
indispensable pour l'éducation de l'oreille.

1° Nature de l'acte respiratoire. — C'est sous forme purement automatique et sans que notre volonté ait aucunement à
intervenir que se produit notre respiration. En créant cette indépendance presque absolue vis-à-vis des centres de volition, la
nature a procédé à une heureuse décentralisation : elle assure
ainsi l'amplitude nécessaire aux fonctions ordinaires de nos
organes, la modère si l'apport d'oxygène est trop intense,
l'augmente en cas de diminution trop marquée, règle en un
mot son activité sur la consommation du moment. Cette adaptation de tous les instants produit une cadence proportionnée,
que l'on a heureusement désignée sous le nom de *rythme* respiratoire.

Si le fait ainsi présenté dans son ensemble est exact, il n'en
est pas moins vrai qu'on ne doit plus reporter aujourd'hui aux
seuls besoins d'oxygénation, partant à la seule teneur du sang
en oxygène, l'accélération ou le ralentissement du rythme.
Beaucoup d'autres causes contingentes agissent dans le même
sens. Mais cette cadence, dont il a été question plus haut, est
proportionnée pour la plus grande part à l'activité psychique,
de sorte que, en dernière analyse, on doit décrire *trois rythmes
respiratoires*, savoir :

1° Le *rythme périodique*, dans lequel on voit se produire,

normalement et en séries, un plus ou moins grand nombre
d'actes respiratoires, que suit bientôt une pause de durée
variable ; ce rythme ne relève que de l'activité des centres cérébraux inférieurs ;

2° Le *rythme de luxe*, plus rapide que le précédent, en relation directe et sous la dépendance absolue de l'activité cérébrale supérieure ;

3° Le *rythme ordinaire*, qui résulte de la superposition des
deux premiers, mais qui, en raison de cette superposition, se

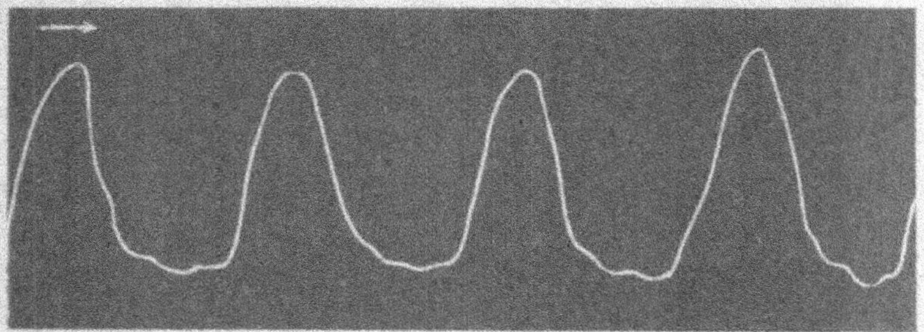

Fig. 16.
Rythme respiratoire normal (d'après MAREY).

trouve absolument fragile et peut, d'un jour à l'autre et chez
un même individu, être brusquement modifié et ramené au
type périodique, à l'occasion de la suppression de l'activité
cérébrale soit par une lésion organique, soit par une intoxication, telle que celui que produit la morphine et le chloral.
Mais déjà ce sont là des modifications d'ordre pathologique et
qu'il n'y a pas lieu d'aborder pour le moment.

De ces trois variétés de rythmes, une seule nous intéresse,
c'est la forme globale ou synthétique de la révolution respiratoire, c'est le rythme ordinaire ; c'est celle à laquelle nous
rapporterons les détails qui vont suivre.

2° Variations physiologiques du rythme. — On comprend que la respiration soit plus ou moins précipitée, quelquefois haletante, et que rapidement elle revienne à la vitesse

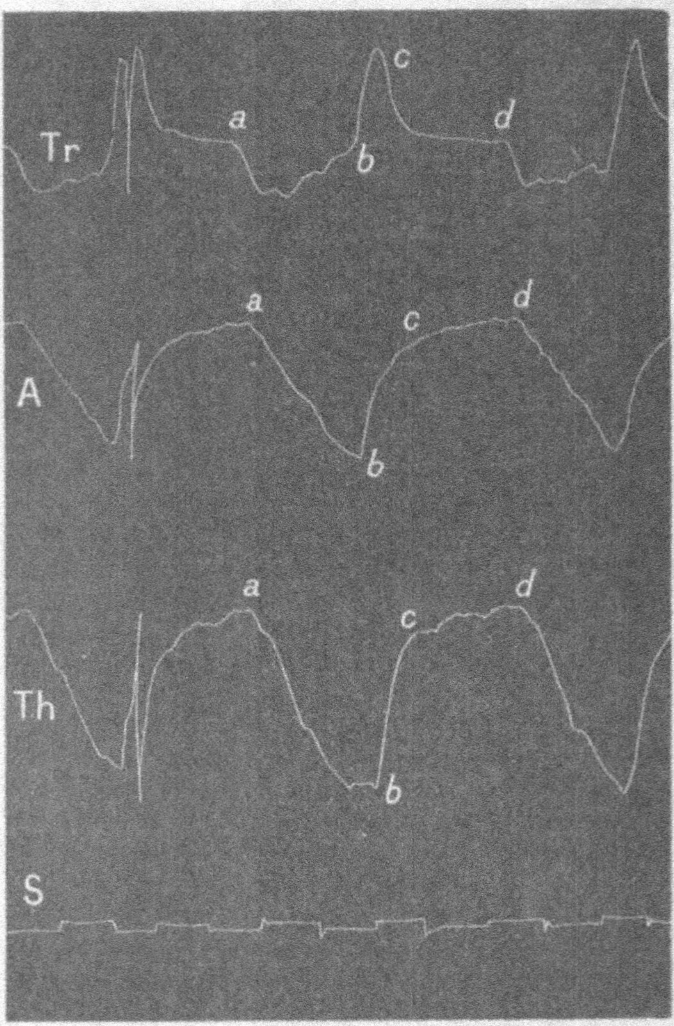

Fig. 17.

Courbes de la respiration normale chez l'homme (d'après LACLÈNIE).

Tr, courbe des variations de la pression de l'air dans la trachée ; *A*, courbe des variations du périmètre de l'abdomen ; *Th*, courbe de variations du périmètre du thorax ; *ab*, inspiration ; *bcd*, expiration ; *cd*, pause respiratoire.

normale, sans cesser d'être physiologique, puisque ses différentes modalités relèvent des variations de la teneur du sang en oxygène et en acide carbonique, qu'entraîne le fonctionnement exagéré de nos organes et la combustion trop intense de nos réserves ; — de la température du corps et de sa tendance à l'échauffement ou au refroidissement ; — du tonus régulateur de l'encéphale.

C'est la privation intermittente d'oxygène, l'anoxhémie, qui crée la sensation si spéciale à laquelle on a donné le nom de soif d'air, source de maladie pour nos centres respiratoires, que les branches centripètes des pneumogastriques avaient déjà excités, avant que la circulation ne les eut directement intoxiqués.

C'est pour cela que le rythme change avec l'âge, qu'il se modifie suivant la position de repos ou du mouvement, que le sexe l'influence, que l'état hygrométrique ou électrique, que la température de l'air l'altèrent, que l'activité cérébrale l'accélère, que la dépression mentale le ralentit. Son instabilité n'est pas telle néanmoins qu'on ne puisse comparer celui de diverses personnes entre elles et créer ainsi un type moyen, un peu artificiel sans doute, mais qui n'en est pas moins d'une très grande utilité, puisque tout se juge en somme par comparaison.

a. *Influence de l'âge.* — Dans l'enfance, le rythme respiratoire est précipité : le nombre des respirations comptées dans l'unité de temps, la minute, est beaucoup plus considérable que chez l'adulte ; dans l'âge adulte ce nombre devient définitif et presque immuable pour la personne en cause, sauf à s'élever légèrement en fin de vie. C'est ainsi qu'on compte environ 45 respirations par minute pendant la première année de la vie ; 30, pendant la seconde année ; 20 à la puberté et 18 dans l'âge adulte. Nous empruntons à QUÉTELET le tableau plus précis qui fait suite et résulte de moyennes prises sur 300 individus :

AGE	PAR MINUTE		MOYENNE	COMPARAISON avec les révolutions cardiaques.
	Maximum.	Minimum.		
Nouveau-né.	70	23	44	
1 à 5 ans.	32	23	26	
15 à 20 —	24	16	20	
20 à 25 —	24	14	18,7	Soit, en moyenne, une
25 à 30 —	21	15	16	respiration pour quatre
30 à 50 —	23	11	18,1	battements du cœur.

b. *Influence du sexe*. — Chez la femme, la respiration est en moyenne un peu plus rapide que chez l'homme, mais il ne semble pas en être ainsi avant l'âge adulte, car, dans l'enfance, quel que soit le sexe la respiration a une pareille fréquence.

c. *Autres influences*. — Elle s'accélère aussi sous l'influence d'un exercice violent tel que la course, le saut, l'ascension, au point de devenir halétante. C'est ainsi que Colin a pu noter qu'un cheval qui ne respire au repos que 10 fois par minute, fait 50 mouvements respiratoires après une course au trot de cinq minutes et 65 après une course au galop de même temps.

C'est que dans cette circonstance, comme le dit Ch. Richet[1], la contraction musculaire a développé des actions chimiques intra-musculaires, qui ont été elles-mêmes une source de chaleur. Il y a eu en même temps dégagement plus considérable d'acide carbonique dans les tissus et accumulation d'acide carbonique dans le sang. « Mais c'est précisément cette accumulation d'acide carbonique dans le sang qui va remédier au mal et remettre l'organisme à son niveau régulier. En effet, l'acide carbonique, en excès dans le sang, va stimuler le bulbe rachidien et déterminer des respirations plus actives. »

Il en est de même, de l'état météorologique ou électrique ; de l'altitude. Le nombre des respirations augmente de la station couchée à la station assise et de celle-ci à la station debout, dans la proportion de 13 à 19 et 23. Elle augmente

[1] Ch. Richet, *La chaleur animale*, p. 265.

enfin souvent dans les émotions un peu vives, tandis que le sommeil ralentit au maximum le rythme, soit d'un quart environ vis-à-vis de la vitesse normale (VIAULT et JOLYET).

Ch. RICHET a également démontré que la chaleur, soit extérieure à l'homme, soit produite par le travail, était une cause d'accélération de la respiration, qui en débarrassait l'organisme par un mécanisme analogue au départ de l'acide carbonique, c'est-à-dire par l'émission d'eau sous forme de vapeur, à la surface du poumon. A la vérité, il fait bien observer que cette régulation de la température par la respiration est une fonction qui appartient plutôt aux animaux chez lesquels la sudation est difficile et doit être par conséquent presque refusée à l'homme ; mais il n'en est pas moins facile de comprendre que la *polypnée thermique* pourrait facilement aussi s'observer chez ce dernier, au cas où il viendrait spontanément ou par l'extérieur à s'échauffer et si sa peau n'était plus capable, en raison de lésions acquises, de veiller à la régulation thermique par l'émission de vapeur d'eau.

Avant de tirer une conclusion quelconque des variations pathologiques du rythme, il était nécessaire d'établir ces moyennes normales et d'appeler l'attention sur les modifications profondes que peuvent leur faire subir les diverses circonstances physiologiques de la vie ordinaire. Une erreur commise dans ce sens, c'est-à-dire abstraction faite de toutes ces variantes physiologiques, conduirait aussitôt à un diagnostic également erroné ; il suffit pour l'éviter de se rappeler les moyennes énoncées plus haut et de savoir que toute modification physiologique du rythme est fatalement transitoire.

3° Types respiratoires. — Nous avons vu plus haut que la respiration s'effectuait dans son premier temps par amplification totale de la cage thoracique ; il semble cependant que le développement de celle-ci se fait avec une facilité plus grande, suivant l'âge et le sexe, dans des points déterminés. On désigne ces modifications à l'ampliation totale sous le nom de *types respiratoires*.

Il en existe trois variétés, qui sont :

1° Le *costo-supérieur*, observé surtout chez la femme, dans

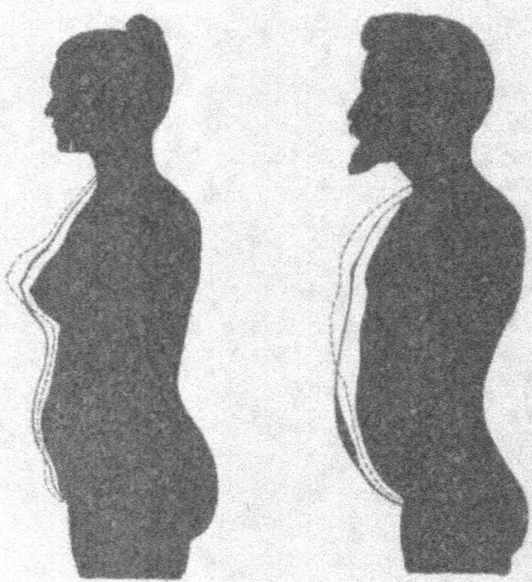

Fig. 18.
Silhouettes de Hutchinson.

lequel la partie inférieure de la poitrine est presque complète-

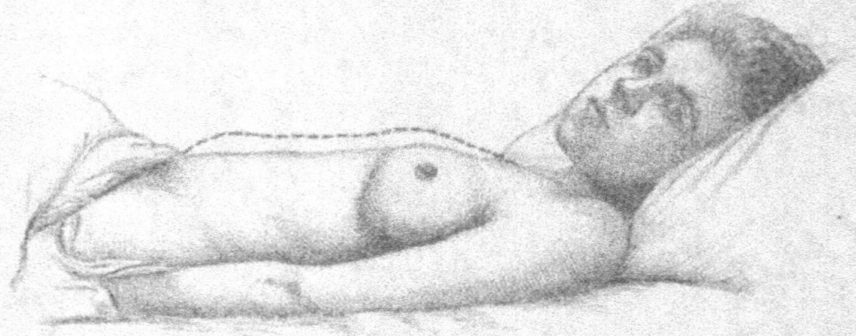

Fig. 19.
Silhouette montrant la modification apportée par le corset
au rythme respiratoire.

ment immobilisée, tout au moins dans les diamètres antéro-postérieur et transversal, tandis que la partie supérieure se développe au maximum (fig. 9). Il est probable, ainsi que vient encore de le soutenir HAYEM, que ce n'est là qu'un type artificiel, créé de toutes pièces par le vêtement de la femme et la constriction énergique qu'exerce le corset chez elle. La silhouette adjacente semble le démontrer (fig. 10). Quoi qu'il en soit de cette origine, il est certain néanmoins que l'habitude une fois prise se perpétue et que les côtes supérieures jouissent alors d'une aptitude plus grande au déplacement que les côtes inférieures. L'apparition de ce type, chez l'homme, est donc une preuve que la respiration est exagérée chez lui pour des besoins exceptionnels, ou en raison d'une lésion pulmonaire partielle, qui nécessite l'expansion des parties de l'organe restées saines encore.

2° Le *type costo-diaphragmatique*, ou type masculin, est celui dans lequel on observe une augmentation à la fois supérieure et inférieure, mais bien plus prononcée dans la région de la base, et plus exactement transmise alors à la paroi abdominale par l'intermédiaire du diaphragme ;

3° Le *type abdominal*, ou diaphragmatique, qui est l'apanage presque exclusif de l'enfant.

4° Résumé. — En résumé, l'homme adulte respire, en moyenne, 18 fois par minute ; sa respiration s'opère surtout par les côtes inférieures et le diaphragme, et se décompose en deux temps, de durée apparente inégale, d'un tiers plus longue pour l'inspiration. Susceptible de variations physiologiques et pathologiques, elle se fait d'une manière automatique que le bulbe règle soit par l'effet du tonus cérébral, soit spontanément ou sous l'influence d'excitations périphériques, par la mise en jeu des muscles inspirateurs qui soulèvent la paroi thoracique.

§3. — MODIFICATIONS PATHOLOGIQUES DU RYTHME RESPIRATOIRE

Le rythme normal suppose l'intégrité : 1° du poumon, qui doit s'amplifier et se contracter ; 2° du cœur et des vaisseaux, qui doivent apporter au poumon, dans un temps donné, la quantité de sang nécessaire aux besoins de nos organes, faute de quoi l'action pulmonaire est stérile et inefficace ; 3° du sang, dont les modifications peuvent entraîner des différences de rythme très marquées ; 4° du système nerveux périphérique et centripète ; 5° du système nerveux récepteur et automatique ; 6° du système nerveux cérébral ou régulateur; 7° du système nerveux périphérique et centrifuge ; 8° des muscles et de la paroi destinés à développer la cage thoracique, suivant l'ordre donné par le bulbe et transmis par les nerfs.

Lorsqu'une lésion quelconque gêne le jeu de l'un de ces organes dont l'intégrité est indispensable au bon fonctionnement de la respiration, il se produit une modification du rythme. Comme cette modification est souvent différente suivant la nature de la lésion produite, il est indispensable d'étudier les rythmes pathologiques par rapport aux divers organes lésés, ainsi que nous allons faire dans la suite.

1° Modifications d'origine pulmonaire. — Ces modifications d'origine pulmonaire sont dues : 1° à une oblitération partielle ou totale des bronches; 2° à une lésion pulmonaire.

A. Modifications dues a une oblitération partielle ou totale des bronches. — Nous avons vu que la respiration se faisait grâce à la résistance de la paroi bronchique, qui empêche l'affaissement de ce conduit aérien, et à l'élasticité de diverses parties constitutives du lobule pulmonaire.

a. *Abolition absolue de l'expansion thoracique par défaut de pénétration de l'air.* — Une première modification au rythme respiratoire s'observe dans les cas d'oblitération totale ou partielle, si elle est considérable, du calibre bronchique : c'est ainsi que l'on peut noter une abolition absolue de l'expansion thoracique, quand une tumeur vient affaisser la trachée, telle qu'un goitre plongeant, un anévrisme de l'aorte, un sarcome du médiastin ; — dans les lésions de la paroi même du larynx ou des bronches, comme dans l'œdème dur de la glotte des syphilitiques ou des tuberculeux, dans le laryngo-typhus, dans l'œdème sous-glottique de l'angine striduleuse, dans les sténoses post-varioliques ou gommeuses, etc. ; — enfin, quand l'obstacle, tout en n'intéressant ni directement ni indirectement la paroi trachéale ou bronchique, est cependant disposé de manière à gêner considérablement, ou à empêcher complètement la pénétration de l'air dans les voies aériennes.

C'est que, comme l'a indiqué MAREY, le rythme respiratoire est fonction de la pression à vaincre, c'est-à-dire de l'obstacle à surmonter pour inspirer ou expirer de l'air. Il en est ainsi, par exemple, dans la rétropulsion de la langue, que peut occasionner la résection médiane du maxillaire inférieur, par suite de la désinsertion des muscles génioglosses des apophyses géni sur lesquelles ils sont fixés ; dans les cas de glossite parenchymateuse, de cancer de la langue, de tumeurs de l'épiglotte, d'angines de Ludwig ou autres similaires, de phlegmon du plancher de la bouche qui, tous, agissent en abaissant l'opercule comme un couvercle sur le vestibule laryngé, congestionnant ce vestibule ou entraînant le spasme de la glotte. Le type le plus net de cette série résulte de l'introduction d'un corps étranger, venu de l'extérieur comme une bille à jouer, ou de l'intérieur comme une vésicule hydatique. Le résultat de ces lésions, si l'oblitération est totale, est l'arrêt complet de la respiration, auquel fait suite l'*asphyxie*.

Il est évident que lorsqu'on est appelé auprès d'un malade inconnu, subitement atteint d'un accès de suffocation immédiatement menaçant, le diagnostic de la cause d'oblitération reste en suspens. J'en ai vu un exemple très net chez une malade atteinte de bronchite diphtérique primitive, chez laquelle l'étiologie des accidents ne fut relevée que lorsque l'orage respiratoire fut calmé depuis quelques heures.

Il n'en est heureusement pas toujours ainsi et on peut parfois reconnaître l'origine réelle de la suffocation, lorsqu'il s'agit d'un corps étranger des voies respiratoires. Le premier accident qu'ils provoquent est, sans doute, un accès de suffocation violent, d'autant plus brutal que le corps étranger oblitère plus complètement l'aire bronchique, mais si le malade ne succombe pas aussitôt, on voit bientôt la respiration se rétablir dans son intégrité.

Plus tard, si le corps étranger ne se fixe pas, on assiste à de nouveaux accès de pénible dyspnée, auxquels font toujours suite des périodes de calme complet et ces alternances sont caractéristiques de son déplacement.

Enfin, quand l'étouffement n'est plus assez fort pour empêcher tout examen direct, on peut, à la fois par l'oreille et par la main, reconnaître le déplacement du corps étranger dans la lumière trachéale et le malade peut lui-même s'en rendre compte. Le bruit produit par cette translation et le frôlement exercé contre la paroi donnent alors naissance soit au *bruit de grelot* de Zuinger et de Dupuytren, soit au *bruit de soupape*, qui provient de la projection sur le bas du larynx du corps étranger en mouvement. Dans ce dernier cas, le bruit est souvent assez fort pour être entendu à distance.

b. *Rythmes de dyspnée, de polypnée et d'orthopnée par annihilation d'un large territoire pulmonaire.* — Si l'obstacle extrinsèque, pariétal ou intrinsèque, au lieu d'affecter la trachée ou tout tuyau bronchique correspondant à une étendue suffisante du poumon pour que sa suppression détermine l'arrêt brusque de la respiration, porte sur une bronche de moyen calibre et annihile aussi un territoire sinon indispensable, du moins fort utile, la respiration se précipite pour parer par des mouvements plus rapides à la diminution de l'hématose ; l'oreille saisit alors, dans le même temps que l'œil observe, un véritable halètement, pendant lequel on dit que le malade est atteint de *dyspnée*, de *polypnée* ou *d'orthopnée*, suivant l'intensité de la gêne perçue et la nature des attitudes prises pour la faire disparaître.

Les mêmes accidents se reproduisent encore quand une grosse bronche est en cause, mais à la condition que l'oblitération ait été lente, comme on le voit dans les sténoses bronchiques ou dans la diphtérie. — Si la lumière du tuyau respiratoire a été complètement comblée, l'auscultation, en outre, de la modification du rythme que nous étudions en ce moment, ne permet de constater que le silence respiratoire le plus complet. — Si la sténose a permis au contraire une certaine perméabilité, on note une inspiration fort obscure et une expiration plus nette, quelquefois même presque normale. Cette différence de l'intensité dans les deux temps tient uniquement à ce que les muscles expirateurs sont plus énergiques que les inspirateurs ; mais quand cette situation se prolonge, l'expiration diminue à son tour par suite de la production d'un emphysème aigu et souvent considérable de cette portion de poumon

Enfin on peut encore noter comme appartenant à la sténose bronchique et plus particulièrement à l'adénopathie ce que l'on a appelé le *signe de Smith*, c'est-à-dire un bruit de souffle, une sorte de murmure vasculaire, que l'on peut provoquer en renversant la tête en arrière, en raison de la compression qu'exercent sur les gros troncs veineux les gros ganglions qui les entourent.

c. *Type respiratoire dissocié, par expansion thoracique unilatérale.* — Enfin, on peut encore dans certaines lésions portant aussi sur les bronches, rencontrer un type respiratoire dissocié, dans lequel on note une expansion thoracique unilatérale : c'est lorsque l'un des deux poumons reste privé d'air et que, en sens inverse, le poumon opposé se distend davantage par simple effet de suppléance. Il en est ainsi quand un corps étranger s'est logé dans l'une des deux grosses bronches, ou si elle a été oblitérée par une tumeur du voisinage comme un anévrisme de la concavité de la crosse de l'aorte

Dans les trois ordres de faits sus-énoncés le type respiratoire n'est plus normal et on voit toujours les muscles inspirateurs supplémentaires entrer en jeu, comme l'indique le renversement de la tête en arrière et l'élévation du thorax, dus à l'action combinée du trapèze et du sterno-cléido-mastoïdien. En outre d'une plus grande amplitude de la cage thoracique cette attitude a pour résultat de rendre rectiligne l'ensemble des tubes aériens et, en effaçant les éperons que produisent les flexions de la paroi dans leur calibre, d'augmenter la ventilation pulmonaire.

B. MODIFICATIONS DUES A UNE LÉSION PULMONAIRE. — De même, à l'occasion d'une lésion pulmonaire, on peut noter les modifications très nettes du rythme respiratoire. Elles sont variables suivant que la lésion est localisée ou diffusée, mais elles paraissent indépendantes de sa nature, à la condition toutefois que le résultat mécanique soit le même toujours, c'est-à-dire qu'une égale quantité de tissu pulmonaire utile ait disparu.

C'est ainsi que si l'on suppose par le fait d'un cancer pulmonaire, d'un épanchement pleurétique total, d'un pneumo-thorax, tout un poumon annihilé, on notera une immobilisation presque complète de la paroi thoracique correspondante, comme dans le cas d'oblitération de l'une des deux grosses bronches, et la respiration se fera suivant le type unilatéral. — Que si, au contraire, les lésions pulmonaires se cantonnent dans les deux bases et en lignes de niveau, comme on peut le constater dans ces vieux œdèmes pulmonaires d'origine cardiaque qui entraînent à leur suite la carnification et la sclérose de l'organe, ou dans les hydrothorax, l'immobilisation ne sera plus unilatérale mais basale, et le type respiratoire deviendra costo-supérieur. — Enfin, si les deux sommets sont altérés au point de n'offrir plus aucune ressource à la respiration, celle-ci n'entraînera plus de soulèvement, à leur niveau de la paroi thoracique ; mais, par compensation, elle se déplacera plus que normalement dans les points restés sains, témoignant ainsi de l'activité plus grande de la partie pulmonaire sous-jacente. Le type sera alors diaphragmatique. — Des modifications analogues peuvent se produire si les lésions unilatérales n'affectent plus la *totalité* de l'organe, si elles deviennent *lobaires* ou *régionales*.

a. *Respiration inversée*. — Une autre particularité mérite encore d'être signalée, c'est celle que l'on désigne sous le nom le *type inversé* de la respiration. — Si l'on suppose, en effet, que par suite des besoins de l'hématose le bulbe ordonne aux muscles inspirateurs un effort considérable, que ces muscles accomplissent cet effort en tendant à l'extérieur et en relevant les arcs costaux, mais que le poumon sclérosé, emphysémateux, tuberculeux ou cancéreux, ait perdu son élasticité et irrité la plèvre qui recouvre au point d'y avoir déterminé le développement de fausses membranes dures et résistantes, il en résultera fatalement qu'ainsi fixé dans une coque inextensible et adhérant de plus à la grille costale, le poumon ne pourra plus combler le vide produit par le soulèvement de la paroi.

Les espaces intercostaux ne se dilateront donc plus, comme

ils le devraient, pendant l'inspiration ; ils paraîtront même s'approfondir, ce qui fera dire alors qu'ils sont *entraînés*. En réalité les espaces intercostaux ne bougent pas, ils sont fixés par le poumon ; mais à côté d'eux les côtes se soulèvent par suite de la traction qui leur est imprimée par les inspirateurs et se trouvent ainsi sur un plan surélevé à celui des espaces, et c'est cette apparence qui fait croire à l'aspiration de ces derniers.

D'habitude cette déformation *dynamique* n'est que localisée, comme les lésions qui l'occasionnent, et c'est ainsi que l'on observe l'entraînement des espaces intercostaux supérieurs dans les cas de symphyse pleurale, due à la tuberculose des sommets ; ou l'aspiration intra-thoracique, uni ou bilatérale, du diaphragme dans les cas d'adhérence phréno-costale, comme l'a signalé JACCOUD. Plus tard, lorsque la lésion s'accentue et que les fausses membranes se rétractent davantage encore, les espaces intercostaux se dépriment d'une manière définitive. Ils apparaissent alors creusés, même au repos, et de dynamique qu'elle était la déformation devient *statique*.

Si l'obstacle s'est produit sur les premières voies et qu'à la suite de la dilatation thoracique toutes les parties molles, qui sont mobiles, se précipitent dans sa cavité, attirées qu'elles sont par le vide, on dit que le malade présente du *tirage* et celui-ci est dénommé : sus-sternal, sus-claviculaire, sous-claviculaire, sous-sternal, intercostal et diaphragmatique en raison de ses différents sièges possibles. Le type respiratoire normal est alors *inversé*.

On peut encore observer dans d'autres conditions cette rétraction inspiratoire du thorax. DUCHENNE (de Boulogne) a établi qu'elle pouvait se produire à la suite de l'excitation du phrénique, quand le diaphragme ne trouve plus, pour sa contraction, un point d'appui suffisant sur le foie — et quand le soulèvement des côtes inférieures est impossible. — GERHARD vient, tout récemment, de contrôler cette affirmation de DUCHENNE et de constater que, chez les femmes entéroptosées et dont le foie manquait de fixité, il se produisait une rétraction inspiratoire de la partie inférieure du thorax, à l'occasion de chaque excitation du phrénique.

Le même phénomène apparaîtrait chez les emphysémateux, parce que les côtes étant soulevées au maximum pendant l'expiration, le développement inspiratoire du thorax ne peut plus s'opérer que par d'autres zones dont la distension appelle à l'intérieur de la poitrine les parties molles qui garnissent les espaces intercostaux inférieurs. Cette rétraction serait fréquente chez ces malades et accusée surtout au niveau de la sixième et septième côte et quelquefois même de l'appendice xyphoïde. Elle pourrait aller jusqu'à l'abaissement des côtes inférieures, dans l'inspiration, ce mouvement contrastant alors d'une manière frappante avec la projection exagérée en haut et en dehors des côtes supérieures. — J'ai eu la bonne fortune de constater la même rétraction inspiratoire chez un malade atteint de rétrécissement mitral à la suite duquel s'étaient produits de larges infarctus pulmonaires qui avaient développé au maximum et fixé la base du thorax.

Eichhorst fait aussi remarquer que le type respiratoire inversé de la femme est tout à fait l'opposé de celui que l'on rencontre chez l'homme. Lorsque chez ce dernier, en proie à une douleur abdominale ou para-diaphragmatique, l'inspiration s'opère, la poitrine se développe par les parties supérieures, incapables dans leurs mouvements d'augmenter la douleur préexistante, et de costal inférieur le type respiratoire devient supérieur ; — avec la même dilatation thoracique, il n'y aurait au contraire chez la femme qu'une simple exagération du rythme normal. Pour que, chez elle, la respiration s'inverse, il faut donc que l'obstacle à l'ampliation thoracique, douleur ou autre, siège sur les côtes supérieures : la femme respire alors comme l'homme, par les côtes inférieures et le diaphragme.

La respiration peut encore être inversée dans cette grave localisation de la sclérose intra-thoracique, qu'on appelle la *médiastinite tuberculeuse*. Quand le poumon s'est entouré, dans chacun de ses sommets, de cette pachypleurite qui le revêt comme une chape ; qu'il s'est rétracté de plus en plus dans la cage thoracique jusqu'à disparaître derrière la clavicule sans la dépasser, même au moment de l'inspiration ; qu'il s'est enfin fixé sur la paroi thoracique, il détermine dans toutes les masses celluleu ses qui l'entourent la production de brides fibreuses résistantes. Orientées soit autour de lui-même, soit autour des ganglions du

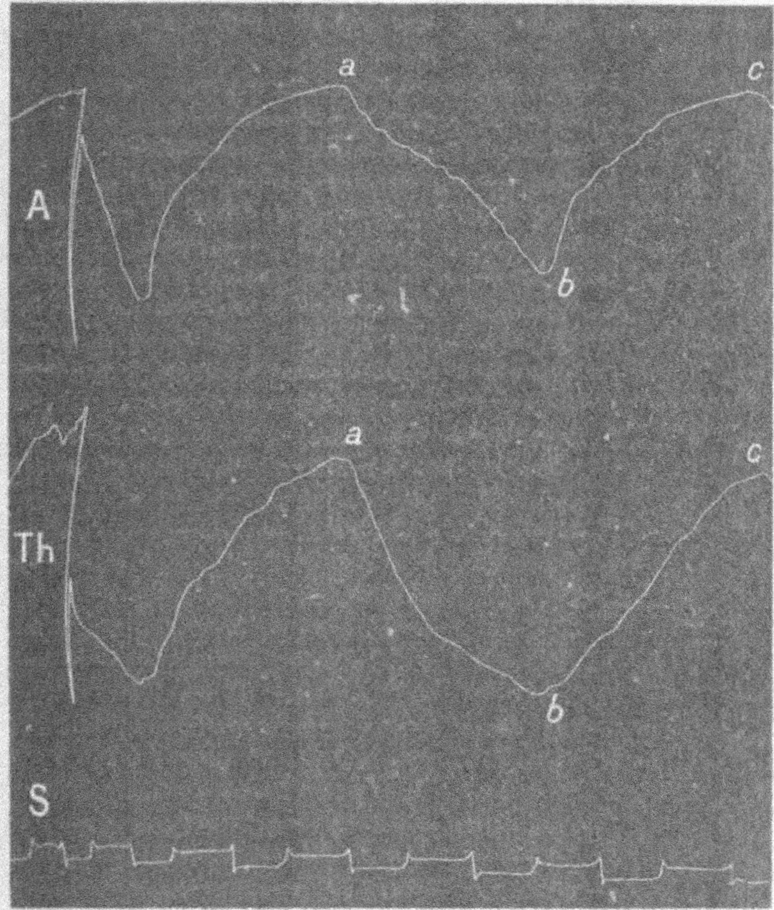

Fig. 20.

Courbes de la respiration normale du cheval (d'après LAULANIÉ).
Les lettres ont la même signification que dans la figure 17.

hile ou du médiastin, qui se sont infectés à leur tour, ces brides, fixées à leurs deux extrémités, se tendent quand les côtes s'élèvent du fait de l'inspiration. Elles aident ainsi à l'aspiration des parties molles qui entourent le thorax et d'autant plus énergiquement qu'elles sont plus anciennes, plus rétractées et plus courtes, et que la respiration est plus active.

On les reconnaît à ce fait que le tirage sus-claviculaire, sous-claviculaire, sus-sternal et intercostal supérieur est plus marqué, plus complètement diffusé aux deux côtés et qu'il s'accompagne ainsi de l'inversion de la circulation du retour. Je veux dire qu'au lieu de voir les vaisseaux veineux se désemplir par l'aspiration thoracique inspiratoire, ils se gonflent, comprimés qu'ils sont en ce moment par les brides tendues qui les oblitèrent complètement ou en partie. De même, le pouls peut disparaître au même moment, quand la médiastinite a occasionné aussi une péricardite externe symphysaire.

D'une manière générale il est vrai de dire que la gravité des lésions pulmonaires est en fonction de l'étendue de la rétraction inspiratoire, peu considérable quand elle est limitée, et beaucoup plus sérieuse quand elle porte sur tout un côté du thorax. Elle se différencie toujours des rétractions physiologiques par sa persistance au cours de tout l'acte inspiratoire. Celles qui sont physiologiques disparaissent au contraire quand, après la surprise des muscles intercostaux, on les voit passer, dès après le début de l'inspiration, de la phase d'atonie à celle de contraction pendant laquelle ils ne se laissent plus entraîner dans l'intérieur de la poitrine.

Il est souvent fort difficile de juger par la vue seule de la réalité de cette discordance de l'ampliation thoracique au niveau des sommets, parce que, pour bien voir, il faut examiner le malade à jour frisant et qu'ainsi l'œil ne peut se porter simultanément sur deux points homologues de la poitrine. Dans ce cas, il faut faire intervenir la palpation bimanuelle, qui donne de bons résultats comme Ruault vient à nouveau de le préciser.

Pour la pratiquer il faut placer, nu, devant soi, le malade dans une position symétrique ; puis, alors qu'il respire régulièrement, le médecin embrasse de ses mains la racine de son cou, en mettant les pouces en arrière, les doigts au-dessous des clavi-

cules en avant. Si la respiration est comparable des deux côtés
et que le malade n'élève pas les épaules, on sent depuis le creux
sous-claviculaire où sont placés les doigts, jusqu'au pouce en arrière « un soulèvement progressif, symétrique et synchrome des
deux côtés » qui va s'accentuant du commencement à la fin de
l'inspiration, et diminuant ensuite jusqu'à la fin de l'expiration.

Mais quand l'un des sommets est atteint de manière à ne pas
s'amplifier dans l'inspiration et surtout quand la lésion a occasionné une symphyse pleurale de large surface, on note un soulèvement beaucoup moindre de son côté. Parfois même la paroi
thoracique est inerte ; parfois au contraire, on la sent se soulever en retard, péniblement, par secousses, et c'est alors que
l'auscultation décèle au-dessous d'elle, ce type spécial qu'on
appelle la respiration saccadée.

Ce signe est d'une grande sensibilité et dénote le plus souvent
une tuberculose sous-jacente ; d'autres affections cependant,
comme le cancer, les pneumokonioses, les oblitérations bronchiques mènent à un résultat à peu près identique, de sorte que
l'indication fournie est plus anatomique qu'étiologique.

Du reste, l'*amplexation* de la poitrine (prise à deux mains)
donne des résultats analogues dans les cas de symphyse pleuro-
diaphragmatique, quand on a laissé guérir un épanchement,
comme autrefois, sans ponction et qu'il a déterminé des adhérences et un aplatissement marqué du thorax à son niveau.
J'en ai eu un moment un exemple extrêmement net dans mon
service d'hôpital.

b. *Voussure expiratoire.* — Quand l'expiration prolongée est
fort active, c'est-à-dire énergiquement poussée, elle peut s'accompagner soit dans toute l'étendue de la poitrine, soit dans
certaines régions, d'une véritable voussure expiratoire. On la
note, par exemple, dans l'emphysème pulmonaire, dans les
points du thorax où le poumon est mal soutenu comme au-dessus des clavicules. Eichhorst l'a signalé aussi dans certains cas
de tuberculose, quand une caverne très étendue et superficielle
n'est recouverte que par une séreuse très souple et nullement
stratifiée et que de plus elle est en communication facile avec
une bronche de grosse dimension.

c. *Expiration prolongée, active, poussée.* — Dans certaines affections pulmonaires et même laryngées ou trachéales, le rapport de la *durée* de l'inspiration à celle de l'expiration n'est plus de même sens : l'expiration au lieu d'être d'un tiers plus courte (en auscultation) que l'inspiration, augmente insensiblement. Elle se rapproche peu à peu de cette dernière, l'égalise en temps, la dépasse même quelquefois jusqu'à la tripler. On désigne cette modification au rythme normal par le terme de respiration *prolongée*. Plus tard l'élasticité pulmonaire étant vaincue, les alvéoles ne peuvent plus se désemplir que s'ils y sont sollicités par une force, celle des muscles expirateurs, qui se substitue à la rétraction alvéolaire. L'expiration devient alors *active, poussée* et on appelle, en vétérinaire, les animaux atteints de cette maladie, des animaux *poussifs*. Cette pousse se rencontre quand certains polypes ventriculaires glottiques ou sous-glottiques s'enchâssent dans la lumière du conduit aérien à l'occasion de l'expiration seule ; il suffit pour cela d'une disposition analogue à celle du clapet d'une pompe aspirante et foulante.

La respiration active fait encore partie du cortège symptomatique de l'emphysème pulmonaire, mais le mécanisme n'est pas le même dans ce cas ; elle est due au défaut d'élasticité pulmonaire qui fait que ce parenchyme, après avoir été dilaté par l'inspiration, ne peut plus se rétracter spontanément et provoquer l'expiration. Celle-ci, dans son entier, relève à ce moment de l'action des muscles expirateurs et se trouve constituée ainsi, non plus par un acte passif ou de retour à la dimension première d'un tissu étiré, mais par un acte nécessitant la mise en jeu d'une nouvelle force ; c'est pour cela qu'on la nomme active.

Elle se rencontre en outre dans la broncho-pneumonie infantile, où l'expiration peut devenir tellement courte qu'il est difficile de la reconnaître dans l'auscultation, si l'on ne tient compte de l'absence d'ampliation de la poitrine à ce moment. Plaintive aussi dans ce cas, elle paraît le résultat d'une lutte énergique engagée contre l'asphyxie imminente par l'organisme, qui tâche d'exprimer à chaque instant le poumon des liquides

qu'il contient, de le rendre par suite plus perméable à l'air et
d'augmenter en dernière analyse la durée du contact de cet air

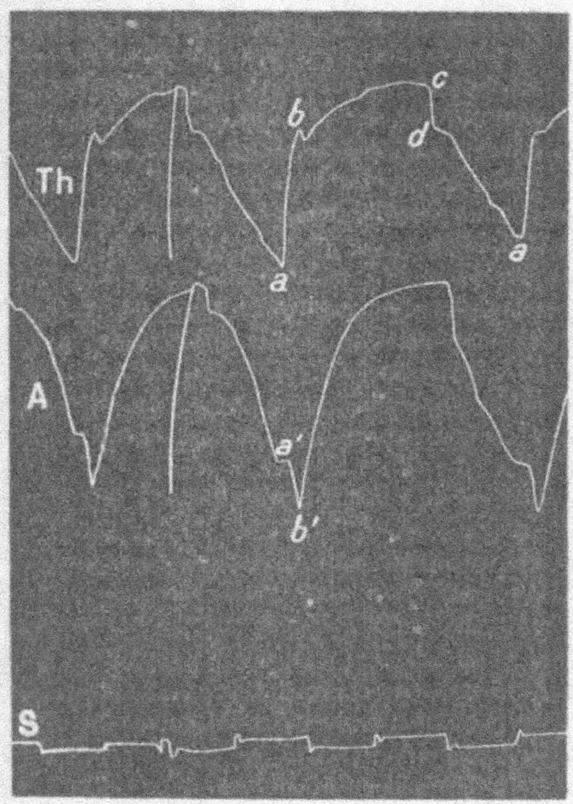

Fig. 21.

Courbes des mouvements respiratoires fournies par un cheval poussif
(d'après LAULANIÉ).

A, courbes du thorax ; Th, courbes de l'abdomen ; *ab*, rétraction brusque des
parois abdominales au début de l'expiration (soubresaut diaphragmatique) ; *a'b'*,
écartement des hypochondres au moment du soubresaut ; *cd*, chute des parois
abdominales au début de l'inspiration (soubresaut abdominal).

avec le sang qu'il doit oxygéner. Dans la broncho-pneumonie
infantile l'expiration active n'est donc pas définitive : elle n'a

que la durée de la broncho-pneumonie; elle n'est que la mise en
œuvre d'un procédé immédiat de défense de l'organisme contre
le danger imminent qui le menace.

d. *Inspiration saccadée.* — Enfin, l'inspiration peut être *saccadée*. Le développement du thorax, au lieu de se faire d'une
manière uniforme et méthodique, se produit par à-coups, par
secousses comparables en ampleur, ou discordantes quant à
leur durée. Cette modification inspiratoire s'observe dans des
maladies totalement différentes comme nature et comme siège.
On l'a notée par exemple, quand, à la suite d'un traumatisme
médullaire, le diaphragme seul préside à la dilatation thoracique et que, en raison de l'excès de travail qui lui est imposé, il
finit par se fatiguer, par se surmener : il ne se contracte dès
lors, ni périodiquement, ni même synergiquement dans toute
sa masse et l'action successive de chacune des parties restées saines et agissant pour leur propre compte entraîne ces dilatations
par à-coups du thorax, qui sont le propre de la respiration
saccadée.

Il en est de même lorsque les digitations diaphragmatiques
sont douloureuses, comme à la suite de la pleurésie du même
nom, et aussi quand un point de côté intense arrête les muscles en pleine contraction, comme dans la pneumonie, la broncho-pneumonie, la pleurodynie, la névralgie intercostale, les
fractures de côte, etc. Une fois arrêté, le muscle inspirateur
recommence bientôt en effet à se mouvoir, l'ordre lui ayant été
maintenu par le bulbe, dans le besoin persistant d'oxygène où
se trouve l'organisme.

L'inspiration est saccadée surtout dans la tuberculose et
l'emphysème ; dans les deux cas le mécanisme est comparable,
d'autant que l'emphysème complique bien souvent la tuberculose, dans sa variété fibro-ulcéreuse. Par suite des lésions anatomiques qui l'ont atteint, le poumon est alors peu élastique, et
les seules parties dont l'expansion est facile et peut se faire sans
dommage, sont celles qui cèdent tout d'abord à l'appel des
muscles inspirateurs ; puis le mouvement obtenu ne complétant
pas l'hématose, il s'opère une distension nouvelle dans une partie jusque-là au repos, et ainsi de suite, comme si toute une

série de bulles éclataient successivement dans cette sorte d'aspiration du poumon par le thorax mobilisé. La paroi thoracique enregistre d'une manière fort nette cette dilatation pulmonaire échelonnée et la traduit chez les animaux poussifs par des mouvements violents parfois des parties molles abdominales, que l'on désigne sous le nom de ressauts de la pousse ou de soubresauts du flanc. Ceux-ci sont souvent beaucoup plus sensibles à l'expiration et pour des raisons de même ordre.

Les mêmes saccades s'observeraient souvent, d'après POTAIN, sous l'influence des mouvements du cœur : il suffirait pour cela d'un ralentissement marqué de la respiration uni à des systoles plus énergiques sinon plus fréquentes. Le poumon serait ainsi, à chaque révolution cardiaque, gêné dans sa locomotion et même partiellement exprimé de l'air qu'il contenait, de là un soulèvement irrégulier. La constatation précédente est sans conteste fort exacte et tout le monde a perçu sur soi-même le résultat de cette compression intermittente du parenchyme pulmonaire dans les moments d'émotion violente. Les saccades s'accompagnent même presque toujours dans ces cas d'une sensation angoissante toute spéciale, d'après laquelle la poitrine semblerait trop étroite pour les organes qu'elle contient, et aussi d'un bruit trachéal, perceptible quand la bouche est ouverte, et dont le timbre spécial rappelle celui de pot fêlé. Ce n'est pas à dire, cependant, que la plupart des saccades doivent être considérées uniquement comme bruits extra-cardiaques, car elles n'ont pas pour siège le seul poumon qui entoure le cœur ; on les voit, on les entend aussi au sommet et même dans la base droite qui paraissent presque entièrement soustraits à l'action compressive des ventricules. On peut du reste juger de leur origine par rapport à la révolution cardiaque en notant la réalité ou l'absence de synchronisme entre les deux phénomènes.

2° Modifications d'origine cardiaque ou vasculaire ou sanguine. — J'ai rappelé plus haut qu'il était indispensable pour qu'une respiration fût complète et que la quantité de sang oxygéné fût suffisante pour les besoins de l'organisme, que les poumons augmentent d'un certain volume et que, dans le même temps,

le cœur leur envoie une masse de sang proportionnelle à ces
besoins; une lésion du cœur ou des vaisseaux pulmonaires,
capable de gêner sensiblement l'hydraulique cardiaque, ne
peut donc passer inaperçue au point de vue du rythme respiratoire.

a. *Arrêt de la respiration dans l'embolie pulmonaire.* —
Étudions tout d'abord les modifications du rythme qui relèvent des altérations des vaisseaux pulmonaires. Comme nous
l'avons déjà signalé pour les bronches, l'oblitération totale de
l'artère pulmonaire entraîne l'arrêt brusque de la respiration,
et celle-ci cesse définitivement après deux ou trois inspirations
d'une ampleur démesurée, derniers témoins des efforts déses-
pérés faits par l'organisme pour rétablir au plus tôt cette fonction indispensable à la vie. Il en est ainsi quand l'oblitération
est brutale, c'est-à-dire embolique. C'est alors, comme on l'a dit,
« la mort sans phrases », et celle-ci est occasionnée par la surprise où se trouve le cœur d'avoir à surmonter un obstacle
imprévu et considérable, devant lequel ses forces s'épuisent en
vain et aussitôt.

Si l'oblitération est d'origine thrombosique et se fait progressivement, sinon lentement, l'arrêt de la respiration n'est plus
aussi brusque que dans le cas antérieur : d'abord normale, la
respiration se précipite de plus en plus, devient irrégulière,
s'entre-coupe de pauses jusqu'à ce qu'enfin elle cesse pour
toujours. Il en est ainsi par exemple dans la thrombose cardiaque droite, où les accidents peuvent être prévus quand la matité
cardiaque s'exagère rapidement à droite du sternum, dans les
portions correspondant à l'oreillette ; quand le pouls se fait
plus rapide, plus petit ; qu'il s'entrecoupe de faux pas, d'irrégularités ; quand on voit enfin survenir les sueurs froides de l'ago-
nie et la cyanose ardoisée des extrémités. Ces deux fonctions,
respiratoire et cardiaque, sont alors si profondément modifiées,
qu'il serait impossible, si l'on n'avait la chronologie des faits,
d'attribuer à l'une ou l'autre l'origine de la dyspnée et la plus
grande part de responsabilité.

Il est une variété particulière d'accidents ayant leur point de
départ dans la circulation, qui modifient profondément le

rythme respiratoire, ce sont ceux qui sont consécutifs à l'entrée de l'air dans les veines, ou mieux encore, au dégagement spontané de gaz qui s'opèrent dans le cœur ou les vaisseaux des ouvriers tubistes, travaillant dans les caissons à air comprimé pour l'établissement de piles de ponts ou de fondations sous-marines. Dans ces cas, la caractéristique est l'apparition brusque des accidents que rien ne faisait prévoir. L'ouvrier tubiste quitte son chantier en bon état, respirant normalement après avoir été décomprimé ; puis, si la pression a été forte et égale près de trois atmosphères, il peut, une demi-heure environ après sa sortie, éprouver de l'angoisse respiratoire, une très grande soif d'air, pendant que sa poitrine présente un gargouillement cardiaque systolique inaccoutumée. Dès ce moment, il s'est fait chez lui un dégagement de gaz, a déplacement centripète quand ils ont pour siège les gros troncs veineux, qui s'accumulent peu à peu dans les colonnes charnues du cœur droit. Celui-ci se distend alors comme une poire de caoutchouc trop tendue et comme il n'envoie dans les vaisseaux pulmonaires que des colonnes de sang entrecoupées de gaz, le cheminement sanguin est rendu très difficile, l'hématose presque impossible et la respiration très haletante, jusqu'à ce qu'enfin les gaz se redissolvent à leur tour ou augmentent encore et que la mort s'ensuive par arrêt respiratoire.

Au lieu du tronc, si l'embolie ou la thrombose frappe un vaisseau de gros calibre, et tel que l'une des premières branches de division de l'artère pulmonaire, le résultat au point de vue de la survie est comparable à celui que nous venons d'enregistrer. Les mouvements respiratoires cessent plus tôt que si une bronche du calibre correspondant avait été oblitérée, parce qu'en outre de la restriction du champ de l'hématose, que provoque aussi l'oblitération bronchique, il se produit dans la thrombose pulmonaire un retentissement fâcheux sur l'action du cœur droit dont souffre, en dernière analyse et sans retard, la totalité de la circulation pulmonaire.

b. *Troubles respiratoires d'origine sanguine.* — Enfin, à côté de ces troubles respiratoires d'origine cardiaque ou vasculaire, il faut ranger ceux qui sont exclusivement d'origine sanguine.

Pour que l'hématose en effet se fasse normalement, il ne faut pas, nous l'avons déjà vu, qu'une perméabilité bronchique complète, mais encore une surface de globules rouges appropriée. Or celle-ci dépend du nombre et des dimensions respectives de ces globules rouges, de telles manières que la respiration peut être minime quand la valeur globulaire est maxima et que les mouvements respiratoires se précipitent au contraire, quand le nombre de ces globules rouges diminuent. Il en est ainsi dans les anémies aiguës.

On voit la même modification se produire quand ces globules rouges se noient en quelque sorte dans un liquide trop abondant, dans ce que l'on appelait autrefois les hydrémies. Mais les troubles respiratoires les plus graves s'observent dans les intoxications qui entachent la valeur hématosante de ces corpuscules et quand des composés difficilement modifiés par l'oxygène, se sont produits comme on l'observe dans l'empoisonnement par l'oxyde de carbone. La respiration après s'être précipitée tout d'abord, s'être faite en soubresauts irréguliers, s'espace ensuite, se ralentit et s'arrête dans un temps très court, quand ces gaz n'ont pas été seulement irrespirables, mais toxiques.

c. *Dyspnée d'effort.* — L'oblitération d'un plus ou moins grand nombre de vaisseaux terminaux cause une dyspnée permanente et paroxystique, si cette oblitération se fait par bouffées successives, comme dans les infarctus de Laennec. Elle s'accentue à l'occasion de tous les efforts, d'où la terminologie de *dyspnée d'effort*, quand le territoire vasculaire a sensiblement diminué par suite de la sclérose vasculaire qui, dans l'emphysème, fait suite à l'atrophie endothéliale pulmonaire, à l'effraction alvéolaire et à la rétraction en moignons des fibres élastiques qui forment sa charpente.

La même dyspnée apparaît encore quand les vaisseaux de retour, les veines pulmonaires, ne peuvent plus se désemplir par suite de l'existence d'un obstacle dans la région auriculaire gauche et tel qu'un rétrécissement mitral : la *courte haleine* est, dans le premier âge, un des meilleurs signes de l'existence de cette lésion, encore complètement compensée par ailleurs.

d. *Rythme de Cheyne-Stokes,
d'origine cardiaque.* — Toutes
les affections cardiaques, primitives, consécutives à une lésion pulmonaire ou vasculaire,
ou développées par voie réflexe, agissent dans le même
sens au point de vue du rythme
respiratoire, et celui-ci est
profondément altéré quand le
myocarde dégénéré ne suffit
plus à sa tâche, que ses contractions sont irrégulières, intermittentes, couplées, et que
l'asystolie est imminente ou
actuelle. Il y a longtemps que
Stokes a dit, à propos de la
dégénérescence graisseuse du
cœur, qu'elle s'accompagnait
d'accidents respiratoires qui
lui étaient particuliers et qui
se caractérisaient : 1° par une
première période pendant laquelle la suspension des fonctions respiratoires était complète en apparence ; 2° par une
seconde période où apparais-
saient des inspirations d'abord
faibles et courtes, qui augmentent progressivement de force
et de profondeur et acquièrent
enfin une violence extrême ; 3°
par une troisième période,
dont l'intensité suit une progression descendante jusqu'à
leur disparition complète, qui
commence une nouvelle phase

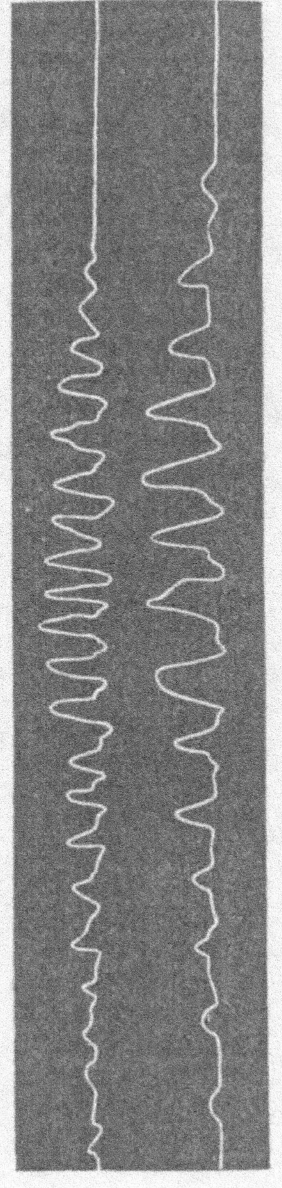

Fig. 22.

Rythme de Cheyne-Stokes.

apnéique. — C'est là, à proprement parler, le rythme, dit de CHEYNE-STOKES, que nous retrouverons encore plus tard ; mais il se différencie de celui qui paraît être d'origine bulbaire « par un soupir unique et profond, que le malade pousse à des intervalles irréguliers, surtout lorsqu'il est fatigué, qu'il a faim ou qu'il est privé de ses excitants habituels ». Ainsi modifié, ce rythme prend une ressemblance plus frappante à celui dit de BIOT, ou de respiration méningitique.

Dans toutes ces circonstances, le rythme respiratoire n'est pas seul modifié ; il en est de même du type. Il ne peut plus être question de type diaphragmatique ou costal inférieur : quand la lésion vasculaire ou cardiaque est grave au point de vue de la progression sanguine, la respiration devient aussitôt supérieure. Elle peut même s'arrêter complètement, en même temps du reste que la circulation, lorsqu'une cause quelconque d'irritation a frappé l'endocarde, ainsi que FR. FRANCK l'a démontré. L'arrêt est dû, dans ce cas, à un phénomène inhibitoire dont nous aurons sous peu à rechercher les voies de transmission.

3° Modifications d'origine nerveuse par action périphérique et centripète. — Les terminaisons nerveuses, que l'on observe dans le lobule pulmonaire et dans les bronchioles qui lui sont contiguës, sont constituées par les ultimes divisions des pneumogastriques ; elles se différencient, dans le tronc de ce nerf, de celles qu'il fournit, par l'intermédiaire du laryngé supérieur et peut-être aussi du laryngé inférieur et de l'anastomose de Galien, aux premières voies respiratoires, et notamment à la partie vestibulaire du larynx.

Mais là ne se borne pas la différence. Elle est encore accentuée par le rôle antagoniste de ces deux parties du nerf vague : une excitation portée sur le territoire muqueux du laryngé supérieur (portion sus-glottique du larynx) entraîne, par voie excito-réflexe, une toux impérieuse, convulsive, et une modification considérable du rythme respiratoire, dans lequel l'expiration prédomine aussitôt. Le laryngé supérieur est donc un nerf de garantie au point de vue de la sauvegarde pulmonaire, par le spasme expiratoire que provoque son irritation. — Par opposition, la partie inférieure du pneumogastrique contient des fibres excitatrices de l'inspiration : suivant que l'irritation est plus ou moins forte, on note, en effet, ou bien une accélération des mouvements respiratoires avec augmentation de l'amplitude de l'inspiration, ou bien un arrêt en inspiration forcée. Cette propriété explique la production de ces dyspnées asthmatiformes toutes les fois que le tronc du pneumogastrique est lésé par une tumeur, par un abcès du voisinage, ou qu'il a dégénéré et que sa structure a été altérée, comme dans certaines infections ou intoxications générales.

Mais, en outre de ce rôle indirectement ou même directement moteur (si l'on attribue au pneumogastrique l'innervation des muscles de REISSESSEN), le même nerf est doué de propriétés sensitives spéciales, différentes de celles qui sont du domaine de la sensibilité générale. Réactionnant peu, en effet, contre la présence d'un corps étranger introduit par surprise dans les bronches, il provoque violemment au contraire l'automatisme bulbaire, toutes les fois que par suite de l'apport d'un air défectueux dans sa teneur en oxygène, ou vicié par des gaz délétères, ou en raison d'un mauvais fonctionnement du lobule, l'air résidual est peu ventilé, reste chargé en acide carbonique et autres produits d'excrétion. Les ramifications lobulaires et bronchioliques des pneumogastriques sont alors irritées et provoquent une inspiration d'amplitude compensatrice.

En résumé, quand le nerf pneumogastrique est excité dans sa portion pulmonaire, il provoque une *inspiration forcée* ; quand il est irrité dans la zone du laryngé supérieur, il entraîne au contraire une *expiration plus effective*. Dans le premier cas, la dyspnée est *asthmatiforme* ; dans le second, la respiration est active, *poussée* comme dans l'emphysème, bien que le mécanisme soit différent, ou plutôt comme dans la coqueluche.

Cette opposition de fonction entre la portion laryngée et la partie pulmonaire du tronc du pneumogastrique est vraie dans son ensemble, mais il ne faudrait pas en conclure que le tronc ne contienne que des fibres inspiratoires. Là aussi, bien qu'en moins grand nombre, se rencontrent des fibres expiratoires et ce n'est que sur la différence de masse des deux espèces de filets que se peuvent produire les antagonismes apparents de fonctions que je viens de rappeler. Du reste il a été établi, par Hering et Breuer, que les fibres inspiratrices et expiratrices des pneumogastriques étaient sensibles aux états physiques de retrait et d'expansion du poumon, états qui constituaient pour ces fibres de véritables excitations mécaniques. Selon la formule de ces physiologistes, « l'inspiration appelait l'expiration comme l'expiration appelait l'inspiration ».

J'ai rappelé plus haut enfin qu'à la suite de lésions violentes de l'endocarde on pouvait, d'après Fr. Frankk, assister à un arrêt simultané de la respiration et de la circulation. Dans ces conditions l'arrêt est d'origine réflexe et ce sont les filets cardiaques sensitifs du pneumogastrique qui représentent la voie centripète : la preuve en est donnée par leur section, après laquelle l'arrêt respiratoire d'origine endocardiaque ne se reproduit plus.

Si une excitation trop forte, comme celle dont il vient d'être parlé à propos de filets endocardiaques, est capable de produire un arrêt respiratoire, il en est de même de la suppression de toute excitation ayant le poumon comme point de départ périphérique. Dans les cas de section des pneumogastriques, comme Laborde l'a démontré, il y a arrêt brusque de la respiration ; mais celle-ci reprend ensuite d'une manière progressive et assez tôt pour que l'arrêt puisse être considéré comme une véritable *syncope respiratoire*. Il faut bien reconnaître cependant que ces conditions se réalisent difficilement dans une lésion même traumatique, aussi intéressent-elles plutôt le physiologiste que le médecin.

A côté du pneumogastrique et peut-être au même titre que lui, puisqu'il n'est pas sûr que ce nerf agisse autrement que comme agent de transmission sensitive générale, d'autres nerfs, également sensitifs, peuvent provoquer des modifications rythmiques de la respiration, tels les nerfs optiques et le trijumeau dans ses branches nasales et oculaires : il suffit de rappeler les accès d'asthme, dont parle Trousseau, qui frappaient certains malades toutes les fois qu'ils sentaient une violette ou

criblaient de l'avoine, et la disparition de cette dyspnée, chez
quelques autres, quand, étant pris pendant la nuit, ils venaient
à allumer une chandelle. On peut encore signaler dans le
même ordre de faits deux cas de *spanopnée* ou de ralentissement de la respiration que Straubing a relevés à la suite d'excitation du laryngé supérieur et du trijumeau et aussi le réflexe
antithermique polypnéïque que Richet a prouvé être sous la
dépendance des filets cutanés des nerfs sensitifs.

4° Modifications d'origine bulbaire. — J'ai insisté plus
haut, sur l'indépendance de la respiration vis-à-vis de la
volonté, qui n'est capable d'agir sur elle qu'en diminuant sa
vitesse et son amplitude, et en accoutumant nos tissus à des
pauses respiratoires plus longues. Cette indépendance, outre
qu'elle est une source d'économie de travail, assure du même
coup la régularité de la respiration ; mais elle nécessite la spécialisation d'une certaine partie des masses nerveuses centrales
en un centre automatique et autonome.

a. *Siège du centre respiratoire*. — Ce centre existe sous le
plancher du quatrième ventricule, dans un lieu compris entre
la pointe du calamus et le centre vaso-moteur, au-dessus de
l'émergence des nerfs pneumogastriques et fut désigné par
Flourexs, en raison de son importance, sous le nom de *nœud
vital*. Son automatisme et sa spécialisation sont certifiés par le
fait que la destruction des centres cérébraux n'entraîne pas la
cessation de la respiration, comme on le voit par exemple
dans les lésions cérébrales qui ont détruit les hémisphères sans
comprimer le bulbe, et par cet autre, connexe du premier,
que la section de la moelle pratiquée ensuite, ne provoque pas
davantage d'arrêt inspiratoire. La preuve directe est enfin
fournie par l'arrêt que l'on obtient par la destruction du nœud
vital, encore en fonctions après les sections antérieures, et
même si on la pratique en dehors de toute autre lésion. Le
centre respiratoire est donc localisé ; son siège est dans le
bulbe.

b. *Automatisme de ce centre*. — Quant à son automatisme, il
devient évident si l'on isole cette partie du névraxe des troncs

nerveux qui y aboutissent et y apportent des incitations centripètes ; il ne relève que de la circulation. L'apport d'un sang plus ou moins oxygéné diminue ou augmente, proportionnellement à cette teneur, l'énergie de l'action bulbaire. Il n'est donc pas surprenant que le rythme respiratoire soit en fonction de l'activité des échanges ; que sa vitesse augmente quand ces combustions sont plus énergiques ; qu'elle augmente encore dans une atmosphère surchargée en acide carbonique, car la diffusion de ce gaz se faisant du milieu résidual dans le milieu extérieur avec une vitesse proportionnelle à la différence de tension dans ces deux milieux, il est possible que s'il y a trop d'acide carbonique dans l'atmosphère ambiante, celui qui est retenu dans le lobule et qui provient de la respiration ne puisse se dégager. Cette intoxication provoque alors la soif d'air, la dyspnée ou la polypnée.

En sens inverse, si l'atmosphère extérieure et, par contrecoup, le torrent circulatoire sont surchargés en oxygène, la respiration se ralentit de plus en plus et s'arrête même complètement ; on dit qu'il y a *apnée* dans ce cas (Rosenthal). L'apnée est donc le résultat de la mise au repos du nœud vital par l'oxygène en excès ; la *dyspnée* résulte de la diminution de cet oxygène et le tout est réglé par la circulation, dont l'importance énorme apparaît ici en tant qu'agent régulateur.

Or, il arrive fréquemment en somme, que le sang soit vicié, par des produits de l'extérieur, ou par des substances toxiques développées dans l'intimité de nos tissus, à l'occasion du diabète par exemple ou de certaines affections gastriques, etc., ou insuffisamment éliminées, comme dans l'urémie. Ce sang ainsi vicié irrite, fatigue, détraque si l'on peut dire, le centre respiratoire, de telle sorte que le rythme qu'il fournit normalement est modifié d'une manière profonde, mais non univoque. On désigne ainsi le rythme de Cheyne-Stokes.

c. *Rythme de Cheyne-Stokes, d'origine bulbaire.* — On supposait il y a peu de temps que ce n'était que par un abus de langage qu'on appelait *respirations bulbaires* ces rythmes modifiés, voulant ainsi préciser l'origine réelle de cette altération. On est obligé de convenir aujourd'hui que le terme était parfaitement adapté aux circonstances puisque la caractéristique de cette action bulbaire isolée est précisément la respiration périodique, que l'on doit toujours opposer à la respiration régulièrement rythmée ou encéphalique. Ce ne paraît donc pas être l'intoxication bulbaire, mais bien l'annihilation du pouvoir régulateur de l'encéphale vis-à-vis du bulbe, qui provoque ces rythmes spéciaux d'origine organique ou toxique.

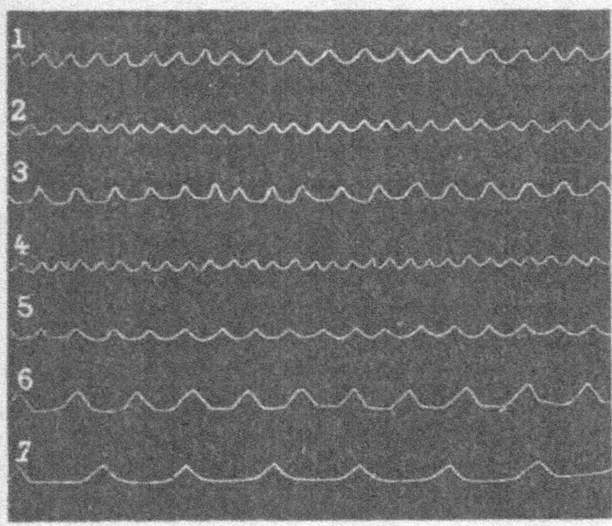

Fig. 23.

Tracés respiratoires d'un lapin inoculé de la rage (d'après FEBRÉ).

1, tracé normal ; — 2, accélération, commencement du 4ᵉ jour ; — 3, commencement du 5ᵉ jour ; — 4, commencement du 6ᵉ jour, phase d'accélération, envahissement du bulbe par le virus rabique ; — 5, 6, 7, période de ralentissement final, l'animal a succombé au commencement du 8ᵉ jour.

Dans ces respirations bulbaires, une surtout mérite d'être signalée ; c'est celle de CHEYNE-STOKES, du nom des auteurs qui l'ont décrite ; elle s'observe dans l'urémie.

Elle se compose de deux périodes successives et régulièrement alternantes, l'une de repos, dite *pause respiratoire*, et l'autre d'activité, qui contraste singulièrement avec la première.

A la suite d'une pause respiration, d'une durée si longue

parfois qu'elle rend anxieux et que j'ai pu souvent évaluer chez un malade à 45 secondes, on voit se produire une série d'inspirations, brèves d'abord, puis profondes, puis de plus en plus profondes et précipitées jusqu'à un maximum qu'elles n'atteignent que lorsque le malade, dans un effort suprême, a contracté tous ses muscles inspirateurs, relevé ses épaules, renversé sa tête en arrière et augmenté ainsi autant qu'il a été en son pouvoir la capacité de sa cage thoracique. Anxieux du résultat à obtenir et grisé par cette espèce de lutte, le malade a l'œil brillant, le verbe haut, le geste impératif et parfois convulsé ; il s'agite avec violence dans certains cas, crie, hurle, prend des attitudes hallucinatoires d'allure le plus habituellement terrifiante, puis est secoué de crises d'apparence tétanique ou épileptiforme.

Quand cet orage respiratoire est calmé et avant même que les mouvements thoraciques ne se soient profondément modifiés, cette folie passagère tombe brusquement et le malade se calme, se tait, s'arrête, se couche, s'assoupit et souvent s'endort au point d'interrompre la phase commencée, de ne plus sentir la piqûre et de simuler en un mot, une mort véritable de quelques secondes de durée. Dans cette seconde période, les oscillations respiratoires décroissent comme vitesse, diminuent d'amplitude et s'éteignent par cessation, semble-t-il, de la vitesse acquise, du mouvement d'inertie, comme font les ondulations de l'eau au fur et à mesure qu'elles s'éloignent du point où l'on a jeté la pierre. Puis, quand la pause a assez duré, que le cerveau et le bulbe ont récupéré assez de vigueur, le réveil de ce sommeil profond semble s'annoncer par quelques secousses passagères de la face ou des membres, plutôt du côté droit, et la poitrine enfin, qui semblait arrêtée pour toujours, se soulève à nouveau. Cependant le malade étonné ouvre péniblement les yeux, reprend la phase interrompue et la poursuit tranquillement, ou bruyamment, suivant qu'il était calme ou agité avant la pause. Enfin, il se soulève et retombe dans l'ancienne attitude et les choses se renouvellent ainsi incessamment pendant des semaines et quelquefois des mois.

Au début, semble-t-il, la plus longue de ces deux phases est

celle d'activité, tellement que la pause est difficilement perceptible ; mais plus tard, celle-ci augmente peu à peu et arrive à
égaler et parfois à dépasser la période inspiratoire ; dès lors, le
pronostic devient des plus sévères et le malade peut mourir,
sans avoir pu se réveiller de sa torpeur, bien que ce mode de
terminaison soit en somme exceptionnel.

Ce rythme si spécial ne s'observe pas que dans l'état de veille,
et l'on peut en voir, tout au moins des ébauches cliniques, pendant le plus profond sommeil. Il aurait en ce cas, d'après Rabé,
une grande importance clinique, car il témoignerait d'une irrigation encéphalique imparfaite et s'observerait, pour cette raison, de préférence dans l'artério-sclérose cérébrale.

d. Respiration bulbaire du diabète. — Dans le diabète, à la
phase d'intoxication diacéturique ou terminale, il peut se produire une respiration bulbaire, qui affecte un type légèrement
différent du précédent : l'inspiration est alors lente et profonde,
elle provoque en se terminant la contraction de tous les inspirateurs supplémentaires, puis l'expiration se produit courte,
brutale, active, poussée et souvent bruyante ; enfin il se fait
une pause respiratoire complète. La vitesse du rythme est néanmoins conservée et quelquefois même augmentée dans les
périodes terminales de l'affection. L'intoxication diabétique
agit sur les centres bulbaires en tant qu'excitant inspiratoire, ce
qui fait ressembler vaguement la dyspnée qu'elle provoque à
l'asthme dit essentiel.

Il serait facile de multiplier les types de respirations bulbaires en étudiant ceux que peuvent produire les tumeurs, les
inflammations, les ramollissements ischémiques du plancher
du quatrième ventricule, les lésions méningées aiguës ou chroniques, celles enfin qui agissent à distance comme les hémorragies cérébrales. Variables dans le détail, tous ces types sont peu
distincts les uns des autres dans l'ensemble ; ils sont caractérisés
principalement par les phases de repos intercalaires aux périodes
d'hyperexcitation inspiratoire, que traduit soit l'augmentation
de l'amplitude seule, soit l'augmentation d'amplitude et de
vitesse de la respiration.

Ces types spéciaux de respiration s'expliquent par cette particularité que la région bulbaire respiratoire semble être sensible entre toutes à l'action de certains agents physiques, tels que l'électrisation à haut potentiel (d'Arsonval), ou chimiques, tels que les vapeurs chloroformiques, ou toxiques et résultant soit d'une maladie infectieuse, telles que la rage, soit d'une intoxication lente et autochtone, comme je l'ai rappelé à propos du diabète et de l'urémie. Les travaux de Ferré, ont signalé cette prédilection toute spéciale du virus rabique pour les centres automoteurs respiratoires ; ils témoignent ainsi du grand intérêt que présentent ces modifications du rythme d'origine bulbaire et de l'importance que l'on doit attribuer à leur minutieuse recherche.

Tout dernièrement M. Gordon Sharp a signalé la possibilité d'accidents respiratoires graves dans le *goitre exophtalmique*. Ils peuvent se caractériser ou bien par un développement progressif du nombre des respirations au milieu des signes de la maladie de Basedow, ou bien par un accès subit de suffocation, dans lequel le nombre des respirations s'élève tout à coup et se maintient à 60 ou 65 par minute. La gêne éprouvée par le malade peut être telle qu'il soit bientôt sur le point de perdre connaissance par le seul fait de la dyspnée, si l'on ne lui fait prendre une préparation opiacée qui calme aussitôt l'orage quand la dose est suffisante pour provoquer l'assoupissement. Il semble que l'opium non seulement met au repos les centres bulbaires, mais empêche même leur imprégnation par des substances toxiques d'origine probablement thyroïdienne.

5° Modifications d'origine cérébrale. — On ne peut plus en ce moment passer sous silence les altérations du rythme qui relèvent de certaines lésions de l'encéphale et, dans un chapitre qui en traite, il est indispensable de les placer tout à côté des modifications d'origine bulbaire, puisque la modalité respiratoire du type de Cheyne-Stokes est considérée comme due au fonctionnement automatique du bulbe, c'est-à-dire indépendant du tonus cérébral. Il semble donc qu'il suffirait de connaître ce type, sans pousser plus avant l'analyse, s'il est vrai qu'il peut provenir ou d'une excitation directe du nœud vital, ou de la

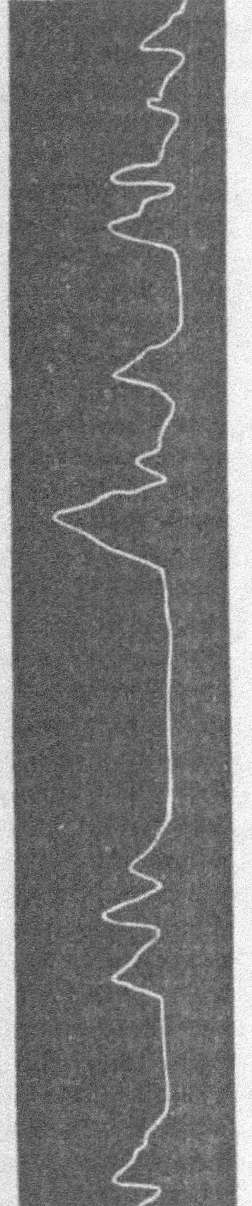

Fig. 24. — Respiration méningitique, ou de Biot.

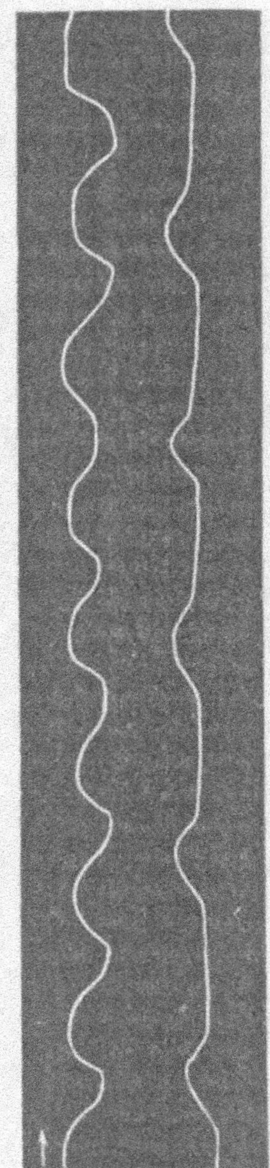

Fig. 25. — Respiration de paralytiques généraux (d'après Pachon).

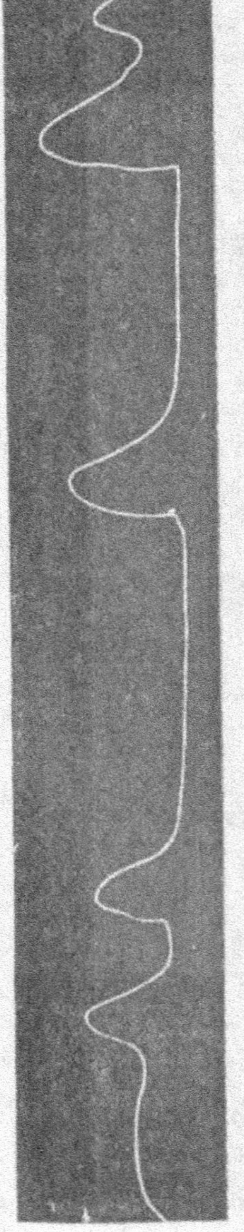

Fig. 26. — Rythme respiratoire périodique, arythmique, ralenti (d'après Pachon).

suppression du contrôle cérébral. — A voir les choses de plus près, il est certain cependant que si la respiration bulbaire et encéphalique se ressemblent considérablement et doivent être rangées à côté dans le seul cadre des types périodiques, chacune de ces variétés revêt bien un cachet personnel et suffisant pour le faire reconnaître. C'est du moins l'opinion exprimée par Biot et l'impression que laisse la lecture des graphiques que Pachon a fournis.

a. *Rythme méningitique ou de Biot.* — Pour Biot, à la respiration bulbaire ou de Cheyne-Stokes que nous connaissons déjà, il faudrait opposer le type *méningitique* ou encéphalique. Celui-ci se fait reconnaître à « une irrégularité non périodique des mouvements respiratoires, tantôt lents, tantôt rapides, les uns superficiels, les autres profonds, mais sans aucun rapport constant de succession entre ces deux modalités, avec des pauses survenant à des intervalles irréguliers, précédées et souvent suivies d'un soupir plus ou moins prolongé ».

Il y a loin évidemment de ce type « à l'évolution successive et régulière des périodes suivantes : pause ou apnée — reprise graduelle des mouvements respiratoires qui vont progressivement en croissant d'amplitude et de fréquence, jusqu'à un summum dépassant même l'état normal — décroissance graduelle des mouvements respiratoires devenant progressivement moins amples et moins rapides et finissant par une suspension complète — nouvelle pause — et ainsi de suite », tous symptômes du rythme de Cheyne-Stokes. La lecture du tracé précédent et sa comparaison avec ceux des respirations bulbaires en disent plus long, du reste, que toutes ces descriptions.

b. *Rythmes en fonction de l'activité psychique.* — Pachon a appuyé les conclusions précédentes par de fort intéressants graphiques, recueillis au cours tant de la paralysie générale que de diverses maladies mentales. Il a constaté « que les modifications respiratoires dans les maladies mentales sont fonction de l'état d'excitation ou de dépression psychique des divers malades, indépendamment de la nature anatomo-pathologique de la lésion qu'ils présentent, de sorte qu'elles se rapportent non au type nosographique, c'est-à-dire à l'espèce pathologique, mais à l'état actif ou lent de l'activité psychique. « Ainsi en est-il dans les deux tracés ci-joints pris sur deux paralytiques généraux, l'un ayant une activité psychique très intense, en proie constamment à un délire ambitieux, au milieu duquel il s'agitait halluciné montrant à chacun et à chaque instant la série de ses trésors et devisant sur sa gloire actuelle ; — le second, vraiment paralytique, absolument tranquille et ne quittant pas la chaise où il restait assis, béatement plongé dans une apathie parfaite. » — Dans le premier cas la respiration est très sensiblement accélérée ; elle est non moins ralentie dans le second.

Par opposition, dans les cas où l'activité psychique n'est pas seulement ralentie, mais presque supprimée, on constate un trouble très accentué des mouvements respiratoires qui se précipitent en nombre inconstant, dans des périodes d'intervalles inégaux, de manière à constituer une véritable respiration *périodique arythmique ralentie*. En présence de ces résultats et étant donné qu'il n'existait pas chez ce malade de lésion organique cérébrale, il paraît indiscutable que le fonctionnement, en masse et non par zones définies, de la masse encéphalique est suffisant pour stimuler l'action bulbaire et la respiration, puisque son annihilation est suivie du résultat contraire.

Enfin Pic vient tout dernièrement encore d'insister sur la

participation de l'écorce cérébrale à la production du phénomène morbide de la respiration périodique; mais, pour lui, le type clinique ne serait nécessairement pas dans ce cas le rythme précipité, singultueux ou arythmique ralenti; il pourrait quelquefois aussi prendre l'allure de celui de CHEYNE-STOKES.

Il importe donc de faire dans ce sens quelques nouvelles recherches dans le but de savoir si le cerveau seul ou le bulbe seul peuvent produire ces modifications, ou si la participation coordonnée de ces centres n'est pas indispensable. On pourrait en tirer la conclusion qu'il n'y aurait plus lieu de décrire en clinique ces espèces différentes de respiration périodique, au moins comme absolument distinctes les unes des autres, puisqu'elles relèveraient toutes d'une action synergique méningo-encéphalo-bulbaire. L'analyse du rythme respiratoire chez les enfants âgés seulement de quelques semaines et, mieux encore, chez ceux qui sont nés avant terme et dont la cérébration est si imparfaite que presque tous les actes s'accomplissent automatiquement et par voie réflexe, pourrait à ce sujet être d'une fort grande utilité. Ayant eu l'occasion de faire plusieurs fois ce contrôle, mais sans prendre de graphique, il est vrai, il m'a paru qu'il se rapprochait singulièrement du type périodique arythmique représenté précédemment.

6° Modifications d'origine nerveuse, par action périphérique et centrifuge. — En même temps que des fibres centripètes et inspiratoires, le nerf pneumogastrique contient aussi quelques fibres centrifuges et excitatrices de l'expiration; reconnaissant très probablement le spinal comme tronc d'origine, elles se rendent au niveau des parois bronchiques pour innerver les petits muscles dits de Reissesen, et les tétanisent, quand elles sont fortement excitées, comme on l'observe par exemple dans l'asthme. Quelle que soit la nature de cette excitation, sa quantité, son énergie importe donc seule; elle agit dans les deux sens, en modifiant à l'inspiration et à l'expiration le rythme respiratoire.

Les atteintes les plus graves sont celles qui frappent l'ensemble des nerfs périphériques, qui commandent aux muscles inspirateurs et expirateurs : il convient de citer surtout le phrénique, le spinal, les nerfs du plexus cervical, les nerfs thoraciques, les intercostaux, etc. Comme ces nerfs se rendent à des muscles divers, il est facile de conclure par une topographie même approximative, des muscles parésiés au siège exact de la lésion tronculaire ou radiculaire. L'usage prévaut cependant, car cette constatation est presque toujours suffisante en clinique, de rechercher uniquement si l'inspiration se fait encore par la seule contraction du diaphragme, par celle de tous les muscles inspirateurs thoraciques, ou par ceux-ci indépendamment du diaphragme précité.

Dans le premier cas, la cage thoracique s'immobilise absolument et, dilatée qu'elle est par le poumon rempli d'air, prend la forme d'un baril, comme dans l'emphysème prononcé ; puis l'abdomen se distend et devient fortement tympanique ; enfin il présente des oscillations très marquées et dues au défaut de résistance des muscles de la sangle abdominale vis-à-vis de l'action diaphragmatique. Le diaphragme est le seul muscle capable de se contracter en effet, quand toutes ces voies centrifuges, ou de commandement cérébral et bulbaire, ont été interrompues au-dessous de l'origine médullaire du nerf phrénique, c'est-à-dire au-dessous de la cinquième paire cervicale, par une lésion soit de la moelle, soit des racines antérieures qui lui font suite. Le fait s'observe notamment dans les luxations, fractures ou entorses de la colonne vertébrale, dans les cas de commotion médullaire violente, dans ceux d'épanchements extérieurs à la moelle (hématorachis), ou intrinsèques au névraxe (hémato-myélie), dans les cas de tumeurs ou d'inflammations agissant comme tumeurs, toutes les fois en un mot que l'altération primitive au secondaire de la moelle a pu produire un résultat comparable à celui de de la section totale au-dessous du phrénique.

Au contraire si le phrénique a été sectionné ou détruit isolément et que par ailleurs, les mouvements respiratoires soient normaux, le rythme se précipite tandis que le type respiratoire devient uniquement costal : le diaphragme obéit dès lors,

comme un voile inerte, aux différences de pressions intra-thoracique que produisent successivement l'inspiration et l'expi-

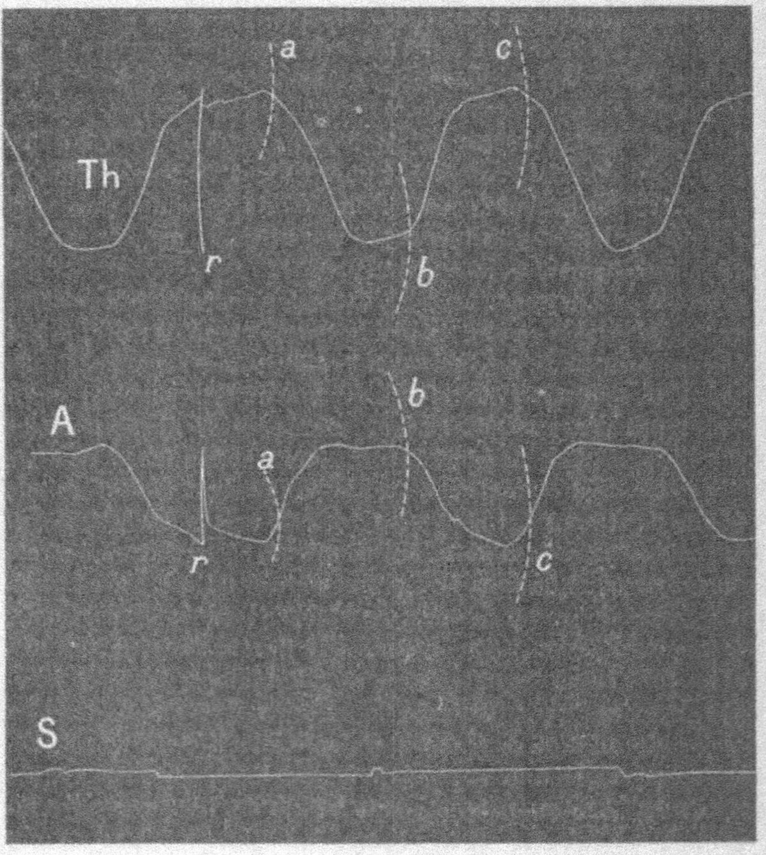

Fig. 27.

Courbes des mouvements respiratoires chez le cheval, après paralysie du diaphragme par section double des phréniques (d'après
LAULANIÉ). Les lettres ont la même signification que dans la
figure 17.

ration. Il se laissse entraîner au-dessous des fausses côtes par l'inspiration et soulever par l'expiration, fournissant ainsi un nouveau spécimen de respiration *inversée*, plus complet même que celui qui a été signalé plus haut à propos des adhérences phréno-costales.

7° Modifications d'origine pariétale. — Le rythme respiratoire peut enfin être modifié par une lésion de la paroi. S'il existe, par exemple, une déformation d'ensemble de la cage thoracique et telle qu'on la rencontre chez les bossus, on notera une dissociation très sensible des mouvements respiratoires, dont l'amplitude sera exagérée du côté de la convexité vertébrale et diminuée ou presque totalement abolie, suivant les cas, du côté sur lequel la flexion s'est opérée.

Une atrophie musculaire protopathique de cette même région est capable aussi d'amener des modifications du rythme et surtout du type respiratoire jusqu'à ce que, par suite d'une déplétion de moins en moins complète des bronches, due au défaut de compression pulmonaire, il se forme une sorte d'emphysème tout d'abord et d'engoûment pulmonaire ensuite, au droit duquel la paroi devra tôt ou tard devenir inerte. A ce moment le rythme varie suivant chaque cas particulier et dépend de la zone musculaire atteinte. Il en est exactement de même chez les hémiplégiques, dont l'hémithorax parésié entraîne une disparition proportionnelle du murmure vésiculaire sous-jacent.

On note aussi des altérations analogues quand la paroi est devenue inextensible, comme dans le cancer en cuirasse ou les brûlures étendues et profondes, dans les cas d'ossification des côtes et cartilages costaux ou de soudure des articulations costales.

8° Respiration hoquetée. — Enfin la douleur seule suffit amplement à gêner l'expansion de tout ou partie d'un poumon, en particulier celle qui résulte d'une névralgie intercostale, d'une pneumonie, d'une pleurésie surtout diaphragmatique, d'une péricardite, et dans laquelle toute une moitié du thorax peut être immobilisée. C'est là un point à retenir, car il peut être l'occasion d'une grossière erreur. Dans ce dernier cas l'inspiration n'est pas toujours diminuée ; elle peut en outre être irrégulière, saccadée, suspirieuse ou *hoquetée* ; elle s'accompagne alors d'une expiration courte, pénible, bruyante et d'une incurvation immédiate de la poitrine sur le côté atteint, dont la partie correspondante diaphragmatique est ainsi mise au repos.

9° Résumé. — En résumé, si la respiration se produit suivant un acte automatique, toujours régularisée par l'activité cérébrale et le plus souvent provoquée par une excitation centripète ou réflexe, il n'en résulte pas que sa vitesse, sa fréquence, son amplitude, son rythme soient fatalement identiques à eux-mêmes et ne soient jamais altérés soit dans leur ensemble, soit séparément. La régularité de cette fonction nécessite en effet l'intégrité physique et physiologique de trop d'organes : poumon, cœur, vaisseaux et sang, système nerveux central ou périphérique, muscles et parois du thorax, pour qu'on ne puisse à chaque instant observer les troubles d'ordres divers que les lésions de chacun d'eux peut y apporter.

Mais, en cette espèce, constater les modifications du rythme respiratoire n'est pas faire œuvre complète de clinicien, car elles ne relèvent pas toujours d'une cause univoque et nous avons pu voir notamment le type de Cheyne-Stokes prendre naissance, avec une similitude presque parfaite, dans les lésions stéatosantes du cœur ou dans celles du bulbe ; il faut de plus remonter à la cause, ce que facilitera la lecture du tableau suivant, parce qu'il permettra de reconnaître d'un coup d'œil le point de départ de cette altération du rythme :

TABLEAU SYNOPTIQUE DES TROUBLES RESPIRATOIRES

1re Vitesse

- **Accélération.**
  - *Début :* Au-dessus de 20 inspirations par minute chez l'adulte.
  - *Causes.*
    - *Extrinsèques.*
      - Chaleur ambiante, état électrique de l'air, décompression.
      - Altitude, composition chimique du milieu ambiant.
      - Emotions, Exercices physiques. Echauffement avec ou sans état fébrile. Travail intellectuel.
    - *Intrinsèques.*
      - Lésions pulmonaires.
        - Aiguës : bronchites, pneumonies, pleurésies, gangrènes, congestions, etc.
        - Chroniques : emphysème, tuberculose, etc.
      - Lésions cardiaques. — Péricardites, myocardites, endocardites, lésions orificielles.
      - Lésions vasculaires. — Rétrécissement de l'artère pulmonaire. Embolies pulmonaires. Thromboses.
      - Lésions sanguines. — Atrophie vasculaire du poumon. Anémie. par anémies, par infections, par intoxications, par réactions hématopoïétiques anormales.
      - Lésions nerveuses.
        - Périphériques. — Irritations centripètes du pneumogastrique, optique, trijumeau, de tous nerfs sensitifs.
        - Centrales.
          - Intoxications par les gaz irrespirables ou délétères.
          - Intoxications par des produits autochtones : diabète, urémie, rage.
          - Toutes causes d'excitation corticale ou bulbaire (hystérie), goitre exophtalmique.
      - Lésions pariétales. — Immobilisation ou déformation congénitale ou acquise.
  - *Pathogénie.*
    - Augmentation de la stimulation cérébrale.
    - Irritation des nerfs périphériques et réflectivité.
    - Troubles de l'oxygénation.
    - Une excitation faible ou moyenne des centres provoque l'accélération.
- **Ralentissement.**
  - *Début :* Au-dessous de 15 inspirations par minute, chez l'adulte.
  - *Causes.*
    - *Extrinsèques.* — Refroidissement. Teneur considérable en oxygène du milieu respiratoire. Air comprimé.

TABLEAU SYNOPTIQUE DES TROUBLES RESPIRATOIRES (suite)

1re VITESSE (suite).

Ralentissement. — Causes. — Intrinsèques.
- Lésions pulmonaires. { Toutes celles qui diminuent l'expansion du parenchyme et augmentent la durée de la révolution pulmonaire. Emphysème, sténoses laryngées et bronchiques. Symphyse pulmonaire.
- Lésions cardiaques. Forte excitation de l'endocarde. Périphériques : fortes excitations centripètes.
- Lésions nerveuses. — Centrales. { Toutes celles qui suppriment l'activité cérébrale. Lésions organiques. Intoxications : morphine, chloral, chloroforme.

Pathogénie. { Excitation exagérée des centres respiratoires ; en ce cas, spasmes divers (animaux vivant dans un milieu où O est en pression et en tension exagérée). Suppression de l'action stimulante du cerveau : respirations périodiques. Épuisement du centre automatique bulbaire.

Arrêt. { Obstacles à l'entrée de l'air, à l'apport du sang au poumon, à l'irrigation des centres nerveux. Destruction ou inhibition des centres bulbaires : syncope, — ou de tous les nerfs centrifuges respirateurs.

Direction. — Modifications uni ou bilatérales, permanentes ou passagères, par excès ou diminution.

Augmentation.
- Caractères. { Conservation du type respiratoire normal ; exagération de ce type. Respiration par les zones pulmonaires jusque-là au repos. D'où chez l'homme : type diaphragmatique, puis costal supérieur et, chez la femme, type costal supérieur, puis diaphragmatique. Dans les stades avancés, contraction des inspirateurs supplémentaires (trapèze, sterno-cléido-mastoïdien).
- Causes.
  - Extrinsèques. { Chaleur ambiante, modifications du milieu respiratoire, gêne exercée par les vêtements, etc. Repos. Emotions. Efforts.
  - Intrinsèques. { Lésions cérébrales ou méningées. Intoxications bulbaires : urémie, diabète, etc. Excitations nerveuses périphériques (trijumeau, autres nerfs sensitifs). Paralysie diaphragmatique ; péritonite ; épanchements péritonéaux. Tout obstacle mécanique à la respiration ; s'il est unilatéral, respiration de suppléance.

Caractères : { Conservation du type respiratoire normal. Apparence de cessation de la respiration. Repos absolu. Sommeil. Restriction volontaire (entraînement des pêcheurs de perles). Hypertension de l'O. dans le milieu ambiant. Réfrigération.
- Générales : Bronchites. Tuberculose. Emphysème. Pneumonie chronique.
- Corps étrangers, bronchites pseudo-membra...

2e AMPLITUDE.

3° Rythme

Diminution. — atteint et s'accompagne d'une exagération proportionnelle dans le côté opposé.

Respiration saccadée.

Pathogénie.

Lésions cardiaques. — Tels le rétrécissement mitral, les myocardites, agissent par congestion chronique ; le rétrécissement de l'artère pulmonaire, par accommodation des mouvements respiratoires à la petite masse de sang à oxygéner.

Lésions pariétales. — Ankylose des articulations costales, ossification des cartilages, rigidité des parties molles (cancer, cicatrices, adhérences, ou simple douleur).

Générale comme sa cause, ou locale comme elle (unilatérale ou partielle). Dans ce dernier cas, toujours produite par une lésion sous-jacente.

Modifications toujours automatiques et proportionnées aux besoins physiologiques ou pathologiques du moment. Relèvent quelquefois d'une lésion qui empêche le poumon d'obéir à l'ordre reçu.

Développement du poumon par zones successives, par à-coups.

Inspiration saccadée. — Causes.

Surmenage diaphragmatique (arythmie et dissociation).

Douleur diaphragmatique (pleurésie diaphragmatique).

Tuberculose. Emphysème pulmonaire (le poumon est alors peu élastique et les seules parties dont la dilatation est facile sont celles qui cèdent tout d'abord à l'appel des muscles inspirateurs ; puis les parties plus rigides se développent à leur tour et témoignent de leur dilatation par une secousse de la paroi qui les recouvre).

Expiration saccadée. — Très apparente chez les chevaux poussifs (emphysème pulmonaire). Due souvent à la propulsion cardiaque, qui peut aussi produire l'inspiration saccadée.

Expiration prolongée. — Prolongée seulement, quand le poumon revient sur lui par sa seule élasticité. Active, quand les muscles expirateurs sont obligés d'intervenir. S'observe dans la tuberculose pulmonaire, l'emphysème, les sténoses des premières voies, les polypes laryngiens.

Expiration raccourcie. — Bronchopneumonie infantile. Provoquée par l'imminence de l'asphyxie, bruyante alors et suivie immédiatement d'une inspiration très profonde.

Respiration koquetée. — Maladies du foie. Stéatose cardiaque. Dilatation de l'estomac. Pleurodynie de la base. Pleurésie diaphragmatique. Névralgie diaphragmatique. Certaines toxi-infections (fièvre typhoïde).

Respiration périodique. — Lésions méningées : type singultueux ou de Biot. Lésions cérébrales : respiration périodique arythmique. Lésions bulbaires : type de Cheyne-Stokes. Surcharge en oxygène (Rosenthal). Stéatose cardiaque (Stokes). Urémie : type de Cheyne-Stokes. Intoxications diverses (diabète) : type intermédiaire à ceux de Biot et de Cheyne-Stokes. Les respirations périodiques indiquent : la suppression de la « respiration de luxe » de Mosso, l'automatisme bulbaire ou l'épuisement des centres.

ARTICLE II

DU MURMURE VÉSICULAIRE

Le murmure vésiculaire étant produit par la pénétration de l'air jusqu'aux alvéoles pulmonaires devrait, semble-t-il, s'entendre avec une égale intensité dans toute l'étendue de la poitrine. On verra qu'il se trouve en réalité sous la dépendance de certaines dispositions anatomiques et que son intensité peut être modifiée par une série de lésions pulmonaires qui ont toujours pour résultat ou de favoriser ou de gêner la pénétration de l'air.

§ 1. — PROJECTION DU POUMON SUR LA PAROI

Avant d'entrer dans l'étude des bruits normaux produits par la respiration, il faut se renseigner sur le siège exact occupé par le poumon, considéré dans son état de repos et d'activité, au milieu de la cage thoracique, et aussi sur les relations que, dans ces états divers, il affecte avec la paroi. L'anatomie pathologique et l'expérience acquise par tous les observateurs qui nous ont précédés nous ayant appris que certaines lésions affectaient de préférence des régions pulmonaires à peu près fixes, il sera facile, par la connaissance des rapports du parenchyme avec la paroi, d'aller exactement à la recherche de la région pulmonaire suspectée, toutes les fois que la maladie susceptible de s'y localiser sera soupçonnée.

1° Forme du thorax. — Les poumons, nous l'avons déjà vu, sont des organes pairs, latéraux, symétriques, situés dans l'intérieur de la cage thoracique. Celle-ci est une cavité exactement close, ayant la forme d'un cône renflé à sa partie médiane à base inférieure, à sommet supérieur. La base est tout entière constituée par le diaphragme et celui-ci, par ses points d'attache tant costaux que vertébraux et sternaux, oblitère d'une manière parfaite cette partie du thorax. Cette base est mobile, s'abaisse dans l'inspiration et se relève dans l'expiration, augmentant ainsi la cavité thoracique et provoquant l'expansion du poumon sous-jacent, sans modifier du reste en aucune manière, sauf dans les sinus costo-diaphragmatiques, ses rapports avec lui.

Le sommet, tronqué, se continue sans ligne d'interruption définie soit avec les espaces sus-claviculaires, soit avec le cou, dont aucune cloison transversale analogue au diaphragme ne le sépare. L'oblitération n'en est pas moins complète dans la ligne médiane en raison de la présence des vaisseaux et de la trachée, qui par là abordent le poumon et le cœur, en constituant un véritable pédicule à peu près fixe et indéformable ; du reste, elle est facilitée par l'absence du parenchyme pulmonaire dans cette même région. En dehors de la ligne médiane, l'oblitération du sommet de la poitrine est moins parfaite et nous verrons tout à l'heure qu'il y a, au-dessus des clavicules, une zone dangereuse où le poumon serait facilement abordable par un traumatisme et où son développement pathologique est provoqué, dans certaines maladies, précisément par ce manque de soutènement.

Les côtés sont fermés par des cercles rigides, inextensibles mais mobiles, les côtes et leur cartilage. Fixés dans leur extrémité antérieure et postérieure, ces cercles sont libres dans leur partie médiane ; obliques en bas, dans leur position de repos, ils se redressent au moment de l'inspiration, en effectuant un mouvement étendu de rotation autour d'un axe qui passerait par leur insertion antérieure et leur articulation vertébrale. Il résulte de cette disposition que si les extrémités ne se meuvent que comme ferait un pivot dans une douille, chacune des parties de l'arc costal exécute un mouvement de translation d'autant plus étendu qu'elle se rapproche davantage de la flèche de cet arc, que présente l'angle externe de l'os. L'ampliation du poumon sera fatalement exagérée au droit de cet angle costal, mais il n'en résultera pas pour cela une très grande locomotion de l'organe dans cette même région, car il se trouvera fixé dans le sens vertical par les parties sus et sous-jacentes du parenchyme. Entre les arcs costaux, les parties molles, dans lesquelles les muscles intercostaux doivent être signalés, remplissent les espaces laissés libres et complètent la paroi.

2° Médiastin. — Limitée comme nous venons de le dire par le diaphragme, les côtes et la racine du cou, la cavité thoracique n'est pas unique chez l'homme, à l'encontre de ce que l'on constate chez certains animaux et notamment chez le cheval ; elle est divisée en deux parties latérales imparfaitement comparables, par une cloison médiane, que l'on nomme le *médiastin*. Cette cloison s'étend verticalement du sommet à la base de la poitrine. Au sommet, elle se confond avec le tissu cellulaire compris entre l'aponévrose moyenne et l'aponévrose profonde du cou et, à la base, avec les points d'attache du péricarde sur le diaphragme en avant, puis elle se continue en forme de cône entre le dôme du diaphragme et la face antérieure de la colonne vertébrale dans le profond sinus déterminé par leur juxtaposition.

Le médiastin affecte donc une disposition très nette en sablier dont la base supérieure serait représentée par son insertion cervicale, la base inférieure par l'insertion péricardique et le cône qui lui fait suite, l'étranglement enfin par la partie correspondante au pédicule du cœur, le cœur étant en effet compris dans l'épaisseur du médiastin. Ainsi située verticalement et d'avant en arrière, la cloison rencontre la paroi thoracique vers le milieu de la face antérieure et postérieure. Son intersection avec ces deux faces détermine la limitation de deux zones, fatalement silencieuses au point de vue de l'auscultation puisqu'elles ne possèdent pas de parenchyme pulmonaire, qui sont de projection irrégulière comme le médiastin qui leur a donné naissance, c'est-à-dire plus larges dans la région cervicale et diaphragmatique que dans la partie intermédiaire.

L'insertion du médiastin sur la paroi antérieure du thorax se fait dans l'espace laissé libre par les plèvres médiastines. Cet espace se trouve ainsi limité par les deux lignes suivantes :

à droite, la plèvre costale se réfléchit pour devenir médiastine
d'abord au niveau de l'espace situé en arrière du scalène (fig. 28),
au contact de la facette articulaire par laquelle la clavicule
repose sur la fourchette sternale ; puis elle se dirige obliquement vers la gauche et atteint ainsi la ligne médiane qu'elle
affleure et dépasse même souvent au droit de la 2e côte. Elle descend ensuite verticalement jusqu'à 2 centimètres de la base de

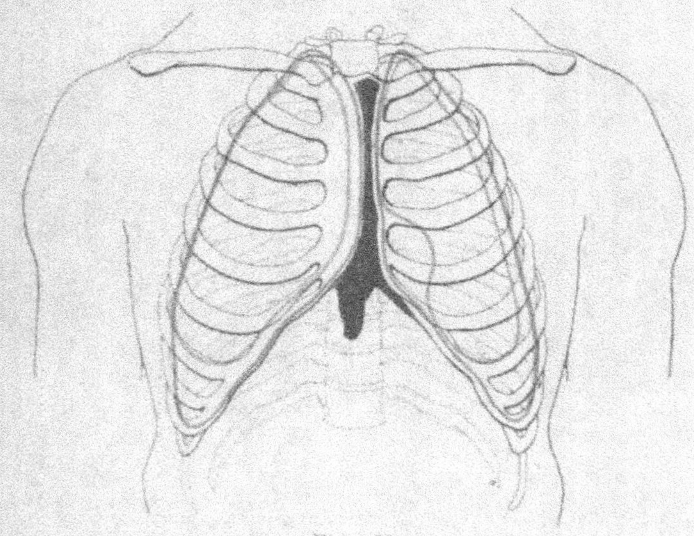

Fig. 28.
Rapports des plèvres médiastines avec le sternum.

l'appendice xyphoïde, puis s'infléchit en dehors de manière à
courir parallèlement au bord libre des cartilages costaux ; —
à gauche, depuis l'articulation sterno-claviculaire, elle descend
le long du bord gauche du sternum, ou en dehors de ce bord,
jusqu'au quatrième cartilage costal. Là, elle se sépare de la
plèvre droite de manière à former une région triangulaire à sommet supérieur, à base xyphoïdienne, dépourvue de plèvre et où
se trouve le cœur. Les dimensions de ce triangle sont un peu
variables suivant les individus. Il comprend à la fois toute la partie correspondante du sternum et les articulations voisines des

cinquième, sixième et septième cartilages costaux, soit une étendue transversale, au niveau de la base de l'appendice de 6 centimètres environ (TESTUT). Le poumon ne sera donc pas abordable dans cette région.

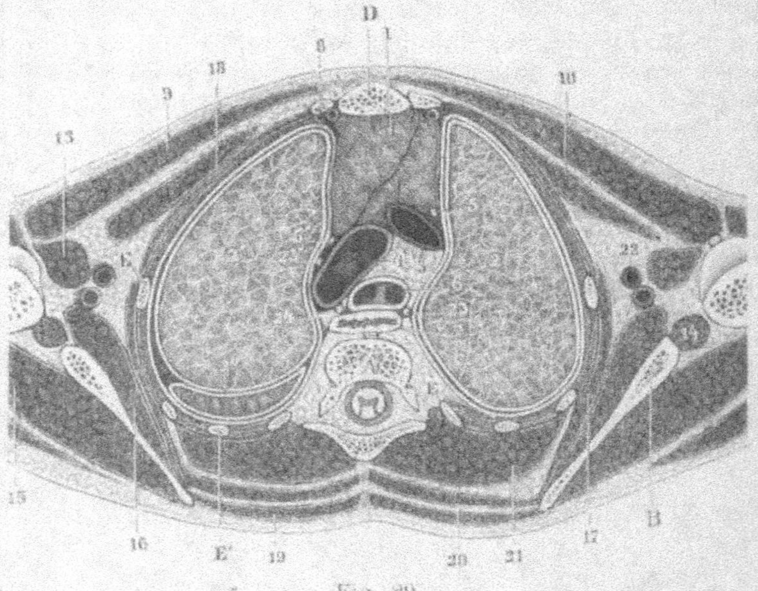

Fig. 29.

Coupe horizontale du tronc d'un nouveau-né, pratiquée au niveau de la crosse aortique, pour montrer la forme et les rapports du thymus (sujet congelé, segment inférieur de la coupe) (d'après TESTUT).

A, quatrième vertèbre dorsale. — B, omoplate. — D, sternum. — E, deuxième côte. — E, quatrième côte.

1, thymus avec ses deux lobes. — 2, 2', poumons droit et gauche, entourés par les plèvres; 2'', scissure interlobaire du poumon gauche. — 3, veine cave supérieure. — 4, crosse aortique. — 5, 5, nerfs phréniques droit et gauche. — 6, trachée. — 7, œsophage. — 8, vaisseaux mammaires internes. — 9, muscle grand pectoral. — 10, petit pectoral. — 13, coraco-brachial et courte portion du biceps. — 14, longue portion du biceps. — 15, sous-épineux. — 16, sous-scapulaire. — 17, grand dentelé. — 18, muscles intercostaux. — 19, trapèze. — 20, rhomboïde. — 21, muscles des gouttières vertébrales. — 22, vaisseaux axillaires. — 23 et 23', pneumogastriques droit et gauche. — 24, nerf récurrent gauche.

La même réflexion peut être faite à propos de l'insertion vertébrale du médiastin. Au niveau de la colonne osseuse la cage thoracique est dépourvue de parenchyme, aussi l'auscultation pratiquée en ce point ne donne-t-elle que des renseignements approximatifs, qui ont le tort de provenir d'une manière indistincte de l'un ou de l'autre côté. La séparation en deux moitiés de la cage thoracique a pour résultat de rendre possible une inflammation limitée à l'une des moitiés, par exemple une pleurésie unilatérale, à l'encontre de ce que l'on observe chez les animaux dépourvus de médiastin, qui ne peuvent avoir que des épanchements totaux.

3° Forme du poumon, régions pulmonaires accessibles à l'auscultation — Ces préliminaires étant posés et le poumon étant un parenchyme cloisonné et rempli d'air, c'est-à-dire un organe malléable, il est rationnel qu'il se moule sur la partie interne de la cage thoracique, en occupant la totalité de l'espace laissé libre par le médiastin et les organes qu'il contient, et qu'il affecte ainsi une disposition tout à fait comparable à celle de la cavité thoracique. Aussi présente-t-il, comme elle un sommet, une base et un bord convexe. Mais, en raison de leur dualité et de leurs rapports avec le médiastin, les poumons possèdent en outre une face interne, que sa situation profonde ne permet aucunement d'explorer par l'auscultation. Il ne peut être question de celle-ci en tant que représentation sur la paroi ; elle ne s'y projette que par les lignes qui limitent latéralement le médiastin, tant sur la face postérieure du sternum que sur la face antérieure des corps vertébraux.

Le *sommet* du poumon plus élevé qu'il ne paraît, d'après la forme de la cage thoracique, déborde la clavicule d'une hauteur qu'on peut normalement évaluer à 4 ou 5 centimètres. Cette élévation est variable du reste suivant l'inspiration et l'expiration, dans les limites assez étendues ; il est facile de s'en rendre compte en faisant tousser la personne examinée, parce que la brusque contraction des muscles expirateurs applique la paroi thoracique sur le parenchyme pulmonaire avant qu'il n'ait eu le temps de se désemplir de l'air qu'il contenait. Le poumon apparaît alors sous forme d'une calotte de sphère, qui comble une partie du creux sus-claviculaire derrière le tiers interne de la clavicule.

L'ascension du poumon est très apparente aussi durant l'inspiration et donne l'impression que la ventilation doit être très active à ce niveau. Il n'en est rien. L'élévation pulmonaire du sommet est due presque toute entière à la dilatation des parties sous-jacentes du parenchyme, celles qui correspondent à la seconde ou à la troisième côte. Le sommet ne reçoit de l'air en effet que par une sorte de reflux, les bronches qui le lui apportent se trouvant obliquement embranchées sur celles du pédicule, dans une direction presque opposée à celle que suit le courant aérien. Cette difficulté de la ventilation du sommet permet de comprendre que certaines affections dystrophiques, comme l'emphysème, ou infectieuses, comme la tuberculose, ou mécaniques, comme les pneumokonioses, affectent ce siège de préférence.

La *base*, exactement appliquée sur le dôme diaphragmatique, n'est abordable que par la ligne où elle se continue avec les faces antérieure et postérieure et le bord convexe de l'organe. Cette ligne est de siège variable, suivant l'état d'inspiration et d'expiration du poumon : en inspiration, le poumon tend à s'insinuer dans le sinus costo-diaphragmatique et s'abaisse alors de 3 à 4 centimètres ; en expiration, il s'en dégage d'une égale quantité. Par conséquent, même quand les poumons sont en inspiration physiologique, les sinus médiastinal et diaphragmatique ne sont pas entièrement occupés par ces organes : ils sont inhabités sur une hauteur de 1 centimètre à 3 et demi pour le médiastinal et de 3 à 5 centimètres pour le diaphragmatique (TESTUT). Le poumon droit ne descend pas plus bas que la dixième côte dans la ligne scapulaire ; le poumon gauche descend un peu plus bas.

La seule partie qui permette donc de juger exactement l'intensité de l'expansion pulmonaire est celle qui correspond à toute la portion convexe de l'organe, laquelle contient tout ce qu'on est convenu d'appeler la face antérieure, la face postérieure et le bord du poumon. Mais, comme le cœur à gauche et le foie à droite, entament considérablement la face antérieure, ce sera par la face postérieure que l'auscultation devra être pratiquée, quand elle n'aura pour but que de renseigner sur l'intensité de la ventilation.

Encore faut-il se rappeler que si cette ampliation se fait par une somme de deux mouvements de nom contraire portant, l'un, sur la paroi thoracique et, l'autre, sur le poumon, qui se déplacent l'un par rapport à l'autre dans des directions opposées, il existe des régions pulmonaires qui sont de véritables *points morts* dans la locomotion, à côté de *points très mobiles*. Les premiers ne pourront guère servir à reconnaître l'existence de lésions que peut seul traduire le chevauchement et telles que les frottements pleuraux ; les seconds seront parfaitement aptes au contraire à transmettre ces détails à l'oreille, mais ils n'indiqueront pas fatalement et pour cette seule raison une respiration plus active, comme nous l'avons déjà noté pour le sommet.

Les *points morts* du poumon, c'est-à-dire ceux qui, tout en se développant sur place dans l'inspiration, occupent toujours la même situation vis-à-vis de la paroi, correspondent à la plus grande partie de l'espace compris entre le sinus costo-vertébral et le bord convexe. Les *points mobiles* ont pour siège le bord convexe et la face antérieure ; ils le sont d'autant plus qu'on se rapproche davantage ou de ce bord convexe, ou du bord antérieur, ou du sommet.

Mais la mobilité pulmonaire, étant en somme peu marquée jusqu'au mamelon, en partant du sinus costo-vertébral, il s'ensuit que la région *optima* d'auscultation, toujours en se plaçant au point de vue de l'intensité de la ventilation, occupe toute l'étendue de la face postérieure, du bord convexe et de la face antérieure. Ces renseignements fournis vont en décroissant d'importance et de certitude en allant vers le sommet et notamment dans toute la fosse sus-épineuse. Or, comme au-dessous d'elles se trouve encore la masse considérable que constitue le squelette de l'omoplate et les muscles qui la recouvrent, le poumon se trouvera trop éloigné de l'oreille et là encore le bruit respiratoire sera insuffisamment perçu.

4° Scissures. — Pour en finir avec cette topographie pulmonaire, il reste à dire un mot de la projection sur la paroi des scissures interlobaires. Nous empruntons encore à TESTUT

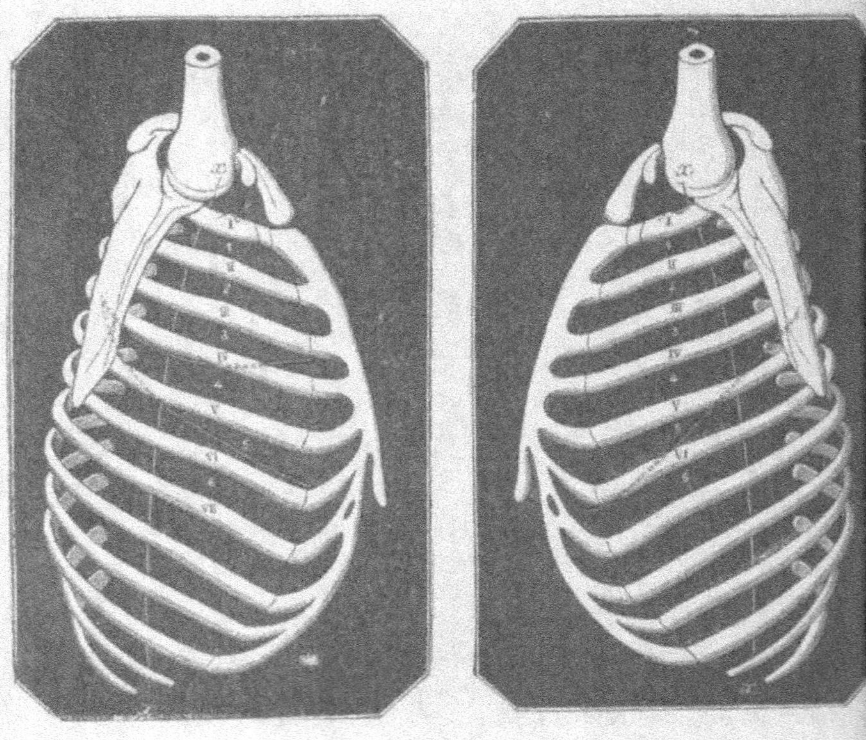

A   Fig. 30.   B

Rapports des scissures interlobaires avec la paroi thoracique (*schématique*) : A, côté droit ; B, côté gauche (d'après TESTUT).

(Les traits rouges indiquent le trajet des scissures interlobaires.)

I, II, III, IV, V, VI, VII, première, deuxième, troisième, quatrième, cinquième, sixième et septième côtes.

1, 2, 3, 4, 5 et 6, premier, deuxième, troisième, quatrième, cinquième et sixième espaces intercostaux. — *x, x*, ligne axillaire.

à la fois leur description et les figures qu'il donne à ce sujet, tout en faisant observer qu'elles n'ont qu'une importance moyenne, étant donnée la grande diversité que présente cette disposition chez les sujets examinés. — Le poumon *droit*, étant formé de trois lobes, présente deux scissures sur sa face externe : la première, ou scissure *oblique*, commence dans l'espace compris entre les attaches vertébrales de la 3e et de la 5e côte, pour se diriger obliquement en bas et en avant vers la partie inférieure de la 6e côte, où elle se termine à 5 ou 10 centimètres de la ligne médiane ; la seconde, *horizontale*, se détache de la précédente vers le quatrième espace intercostal, au-dessous de l'omoplate. De là elle se porte en avant, de manière à se terminer à la partie postérieure du sternum, en regard du troisième espace. — Le poumon *gauche* n'a qu'une scissure *oblique* dont l'extrémité supérieure correspond au troisième espace à côté de la colonne vertébrale et l'extrémité inférieure à la sixième côte. — En somme, les deux scissures obliques sont à peu près exactement couvertes par la cinquième côte de chaque côté.

5° Plèvres. — A plusieurs reprises il a été question d'expansion, de locomotion, de chevauchement pulmonaire : il est temps de dire comment cette mobilisation est possible. Elle s'effectue grâce à la présence, sur la face externe du poumon et de la face interne des deux cavités thoraciques, d'un feuillet qui porte le nom de viscéral ou de pariétal suivant ces connexions anatomiques et sans que pour cela il présente aucune discontinuité. En s'invaginant dans lui-même, il détermine la production d'un sac sans ouverture, qui, suivant la comparaison classique, coiffe le poumon sans le contenir, comme fait un bonnet de coton de la tête. Ce sac porte le nom de *plèvre*. Les deux feuillets sont tapissés l'un vers l'autre, c'est-à-dire du côté de la cavité pleurale, par un revêtement cellulaire dit endothélial, par lequel s'effectue la sécrétion d'un liquide destiné à lubréfier les surfaces et à favoriser le glissement. Le glissement est dès lors silencieux, comme il arrive toujours quand deux surfaces frottent l'une contre l'autre avec interposition d'une cloison liquide. Nous verrons plus tard que les irrégularités de cette surface, en augmentant l'adhérence de deux feuillets pleuraux, donnent naissance à un bruit spécial qu'on appelle un *frottement*.

§ 2. — DU BRUIT RESPIRATOIRE NORMAL
SES VARIÉTÉS PHYSIOLOGIQUES

1° Caractères du murmure vésiculaire. — En pénétrant dans le poumon l'air donne naissance à un bruit spécial, d'une intensité trop faible pour être perçu à distance, et que l'on ne peut saisir que par l'application exacte de l'oreille contre la poitrine ; c'est le *bruit respiratoire normal*. Perceptible pendant toute la durée de l'inspiration et durant le premier tiers seulement de l'expiration, il donne la sensation d'une sorte de murmure moelleux, discret et un peu éloigné, en même temps que d'une dilatation thoracique facile, souple et sans à-coup, qu'il est bien difficile d'isoler du véritable bruit produit. C'est pour cette raison qu'on le nomme aussi *murmure vésiculaire*.

Une description, pour si rapprochée de la vérité qu'on puisse la supposer, ne saurait donner à son sujet de renseignements suffisants et il est indispensable, comme du reste pour tous les autres signes que l'auscultation permet de recueillir, de le percevoir à plusieurs reprises, de préférence chez une personne indemne de toute affection thoracique et ne dépassant pas guère la vingtième année. Pour le faire reconnaître, chaque auteur s'est ingénié cependant à le comparer à tel ou tel autre bruit, facile à reproduire : celui qui provient d'un soufflet modérément pressé, ou lentement ouvert, est sensiblement comparable au bruit normal. Il en est de même de celui que l'on provoque en inspirant ou expirant doucement, la bouche ouverte à peine et les joues au contact des arcades dentaires, pour ne pas le dénaturer par la résonance buccale, et comme on fait involontairement durant un paisible sommeil.

2° Variations physiologiques du murmure vésiculaire. — Le murmure vésiculaire peut être modifié par un certain nombre de conditions anatomiques qu'il faut avoir toujours présentes à l'esprit.

a. *Il est d'autant plus facilement perceptible que le poumon est plus superficiel dans la région en cause.* Il sera donc moins net chez les personnes fortement *musclées* ou très grasses et il en est de ces dernières, surtout quand ce sont des femmes, où il paraît presque complètement aboli. Pour la même raison, il est beaucoup moins sensible au niveau de l'omoplate qui forme un coussinet souvent trop épais pour pouvoir être facilement traversé par des ondes sonores. — Chez les personnes *obèses* il se réfugie dans une étroite zone limitée en dedans par la colonne vertébrale et en dehors par le bord spinal de l'omoplate. On le retrouve aussi dans la région axillaire entre les cordes formées par le grand pectoral et le grand dorsal, quand le bras est élevé jusqu'à l'horizontale. Là, en effet, la grille costale est à peine recouverte par un peu de tissu cellulaire et les digitations du grand dentelé, ce qui rend beaucoup plus facilement abordable le poumon sous-jacent. — Par opposition, chez les femmes *maigres*, le murmure vésiculaire est bien entendu dans toute la poitrine, souvent même trop bien entendu, car il peut paraître exagéré quand il n'est que normal.

b. *Il faut tenir compte aussi*, exception faite de ces raisons, extérieures au poumon, qui augmentent ou diminuent le murmure, *de l'intensité de la ventilation normale dans le point exploré.* Pour des raisons exposées plus haut et sur lesquelles il est inutile de revenir, le murmure est plus fort dans toutes les parties postérieures du thorax et dans la région de l'aisselle jusqu'à la ligne mamelonnaire environ. Les lieux de ventilation moindre, comme le sommet, donnent plutôt des renseignements sur la locomotion pulmonaire. — Le bruit respiratoire me semble aussi, et je me range en cela à l'opinion de BAHRR et ROGER, être plus considérable dans le voisinage de la bronche droite. Quand donc on en juge par comparaison avec le côté opposé, ce qu'il est toujours nécessaire de faire en cas d'hésitation, on l'entend plus intense dans tout le sommet droit que dans le gauche, surtout au voisinage de la bronche droite, c'est-à-dire vers la troisième vertèbre dorsale. — D'une manière générale il est plus marqué dans la région claviculaire ou sous-claviculaire que dans les fosses sus ou sous-épineuses, mais il est presque impossible de le rechercher au-dessus de la clavicule en raison de la forme de la région.

c. *Le murmure se modifie encore avec l'âge et suivant le sexe.* — Très intense chez l'enfant nouveau-né, où il est de plus irrégulier et périodique en quelque sorte, ce qui vient à l'appui de la théorie de la régulation par le cerveau du rythme respiratoire; il s'éteint peu à peu au fur et à mesure que l'on avance en âge. Dès l'âge de dix ans il n'est déjà plus *puéril* et ne revêt plus les allures d'une sorte de respiration soufflante, mais il est encore trop fort pour être pris pour type. Ce n'est que vers la vingtième année qu'il acquiert les caractères de régularité et de mollesse que nous lui avons assignés plus haut. Plus tard, quand la maturité se parfait ou que la vieillesse s'avance, il s'altère profondément quelles qu'aient été du reste les conditions de la vie, car le poumon a toujours subi à cet âge toute une série de lésions qui se traduisent par des changements dans la transmission du murmure ; mais celui-ci devient dès lors pathologique tout au moins par places.

Il en est de même du *sexe*, mais une première restriction doit être aussitôt faite. S'il est vrai de dire que chez les femmes le murmure vésiculaire est d'habitude beaucoup moins fort que chez l'homme, cette opinion n'est cependant pas susceptible d'une généralisation absolue. Celles des femmes que leur genre de vie et leur profession rapprochent plus ou moins du type masculin, et dont la poitrine s'est par suite suffisamment développée pour se prêter à des exigences musculaires considérables, ne paraissent pas avoir un murmure vésiculaire moindre que celui des hommes. C'est ainsi qu'il est facile à percevoir chez les chanteuses et chez les femmes qui travaillent de peine, du moins aussi longtemps que ces deux genres de profession n'ont pas provoqué d'emphysème.

d. *Des modifications analogues sont perceptibles suivant les périodes de repos ou de travail,* qui diminuent ou augmentent la ventilation pulmonaire et partant le murmure vésiculaire.

Il devient donc plus bruyant au moment d'un violent exercice et peut même prendre alors quelques-uns des caractères d'un bruit nouveau pour nous, qu'on nomme le *cornage* et que nous aurons plus tard l'occasion de retrouver.

3° Points « optimum » d'auscultation. — Tout étant ainsi établi, si l'on voulait faire un schéma des points les plus

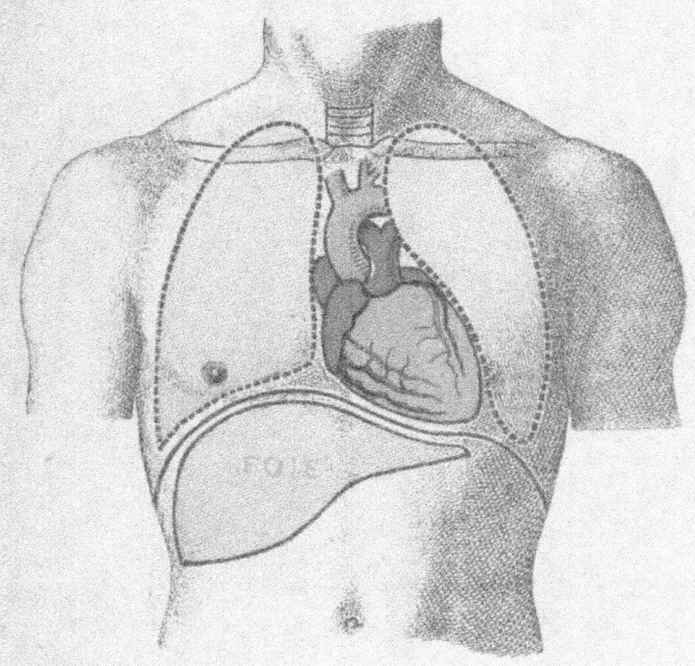

Fig. 31.
Zones de perception du murmure à la partie antérieure.

favorables à l'auscultation, il faudrait recommander, chez les personnes dont le murmure est difficile à percevoir, de le rechercher surtout dans le sinus costo-vertébral, en dedans de l'omoplate, dans la région axillaire, au-dessous de l'angle de l'omoplate, et même au-dessous de la clavicule; car si dans cette région la ventilation est moins efficace, sa superficialité la

corrige et le murmure est assez bien saisi. Il faut tenir compte
en outre que l'application de l'oreille est de beaucoup plus
facile dans cette région ; mais ceci nous conduit à rechercher en
ce moment la manière dont on doit pratiquer l'auscultation
dans les diverses parties de la poitrine (p. 52).

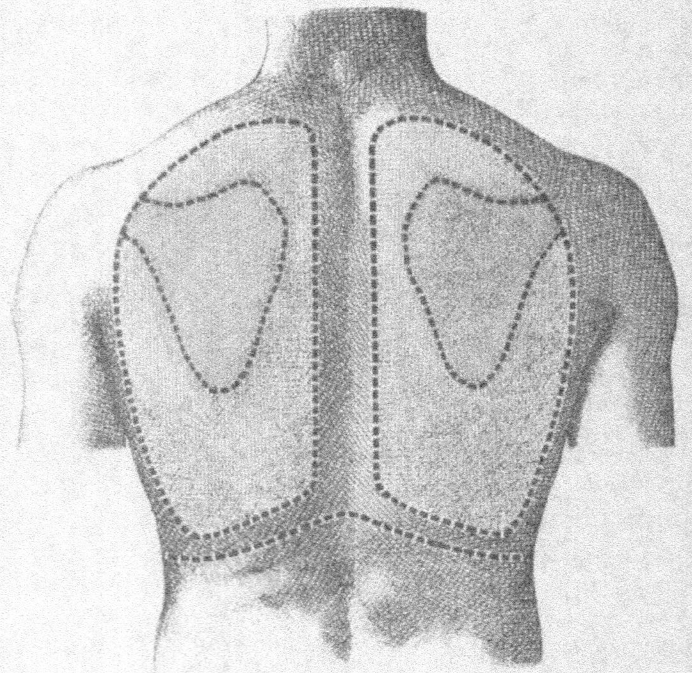

Fig. 32.
Zones de perception du murmure à la partie postérieure.

4° Manière de pratiquer l'auscultation de la poitrine.
— Pour explorer la poitrine on peut utiliser les deux espèces
d'auscultation que nous avons appris à connaître : l'auscultation *médiate* et *immédiate*. La seconde doit, dans la plupart des
cas, être préférée à la première parce qu'elle donne des renseignements régionaux, c'est-à-dire intéressant une grande masse
pulmonaire ; l'auscultation médiate ne permettant au contraire

de recueillir que des bruits plus limités. Il semble donc que l'auscultation immédiate devrait être la seule utilisée. Cependant chez les personnes très maigres dont les saillies osseuses sont fort prononcées, il peut être difficile d'appliquer exactement l'oreille sur toute la région scapulaire : l'appui ne se fait que par une partie de la conque, ce qui entraîne une déperdition assez sensible du bruit produit.

Dans ces cas, on peut parfaire son examen par l'emploi du stéthoscope rigide ou mieux encore de Constantin Paul. Ce mode d'exploration est moins rapide sans doute, mais si l'on prend soin de fixer la ventouse de manière à ne la déplacer successivement que d'une partie de l'aire qu'elle occupait antérieurement, on peut ainsi ausculter sans aucune interruption tout le terrain pulmonaire et juger de la gravité de la lésion. Il faut cependant avoir déjà acquis une certaine habitude de ce procédé pour l'utiliser comme il vient d'être dit, car les renseignements recueillis ont le tort d'être dissociés en quelque sorte, d'être analytiques, et ce n'est que par le souvenir et la comparaison des bruits perçus qu'on arrive à l'ensemble qu'eût permis de saisir l'oreille, par l'auscultation immédiate.

De même, les stéthoscopes peuvent seuls être employés pour l'auscultation de l'espace compris entre le sterno-cléido-mastoïdien et les scalènes dans lequel le poumon s'élève par l'expiration et notamment au moment de la toux. Il est presque impossible aussi, et souvent désagréable, d'ausculter avec l'oreille seule dans le creux axillaire, région très abordable au stéthoscope. L'exploration du larynx et de la trachée au-dessus du sternum ne peut se faire encore que par cet instrument.

Enfin l'auscultation médiate, dans un ensemble de bruits pathologiques un peu diffus, permet d'isoler certains d'entre eux, comme pourraient être par exemple quelques craquements humides qui seraient situés au-dessous de frottements. Mais au soin que nous venons de mettre à donner la plupart des cas particuliers, où l'auscultation médiate doit être préférée, il est facile de se rendre compte que celle que l'on pratique l'oreille nue, est bien véritablement la règle dont l'autre n'est que l'exception.

Il faut s'astreindre à toujours ausculter successivement des deux côtés, car on ne peut juger avec fruit que par comparaison. L'habitude antérieurement acquise renseigne sans doute sur l'existence ou l'absence du murmure ; mais, quand il n'est plus question que de nuances, il est impossible de les apprécier autrement que par des examens bilatéraux. L'idéal serait donc d'appliquer son oreille sur chacun des espaces intercostaux de l'un et de l'autre côté, mais on éparpillerait ainsi, si l'on veut employer cette expression, les résultats acquis au détriment de la conception d'ensemble et le mode d'exploration deviendrait fatiguant pour le malade. Il faut donc se contenter de comparer les régions homologues, par exemple les antérieures, les sus-épineuses, les sous-épineuses, les bases et les bords convexes y compris les creux axillaires. On a ainsi suffisamment de résultats pour arriver à la connaissance exacte de l'intensité normale du murmure, et par suite à celle de ses modifications, tant physiologiques que pathologiques.

Il faut se garer contre une erreur possible, qui se commettrait d'habitude chez les femmes à poitrine étroite, celle de croire à la disparition totale du murmure, quand il ne s'agit que d'une restriction volontaire ou involontaire. En limitant en effet l'expansion thoracique, on rend la respiration superficielle, suspirieuse, à peine perceptible ; dans ces conditions elle peut répondre encore aux besoins du moment, ainsi que nous l'avons vu à propos du rythme. On en juge rapidement en provoquant soit une quinte de toux, soit une apnée complète parce qu'une prise d'air plus grande étant nécessaire bientôt, elle augmente aussitôt la ventilation pulmonaire. Cette augmentation persiste ensuite un certain temps.

5° Origine du murmure vésiculaire. — Pour une saine interprétation des bruits pathologiques l'exacte connaissance de cette origine serait indispensable ; mais, malgré de nombreuses recherches publiées à ce sujet, aucune opinion n'est définitivement acceptée. Les diverses théories peuvent être divisées en *bronchique* et *vésiculaire*.

a. *Première théorie : le murmure vésiculaire prend naissance dans l'isthme de la gorge, dans la glotte ou les bronches.* — CHOMEL d'abord, puis BEAU, en font un bruit *guttural* déterminé par les courants inspiratoire et expiratoire de l'air au niveau de l'isthme. SEITZ en attribue la plus large part au rétrécissement *glottique*. BARTH et ROGER, puis BOUDET et CHAUVEAU, ont ruiné cette manière de voir en retrouvant le bruit respiratoire chez des animaux jugulés et des malades trachéotomisés, ou dont le voile du palais avait été détruit; la reproduction de ce même bruit par insufflation d'un poumon récemment enlevé vient déposer dans le même sens. Si donc il se produit un bruit au niveau de la glotte, on doit le considérer comme distinct du murmure vésiculaire.

D'après d'autres auteurs, le bruit respiratoire résulterait du frottement de la colonne d'air contre les parois *bronchiques*, l'inspiration et le début de l'expiration appliquant plus exactement la couche la plus externe de cette colonne d'air contre la muqueuse qui se mettrait à vibrer. C'est évidemment une erreur, car, ainsi que l'a démontré POISEUILLE, la couche du fluide en mouvement qui se trouve en contact immédiat avec la paroi du récipient, est immobile et ne peut par conséquent frotter. De plus, il ne peut y avoir de veine fluide dans un canal progressivement rétréci et comme serait un conduit cylindroconique. Il faut cependant se rappeler que la paroi bronchique n'est précisément pas régulière et qu'un grand nombre d'éperons l'entrecoupent aux points de bifurcation, où une certaine augmentation du calibre favorise la production du remous et des veines fluides. Il est possible qu'elles donnent naissance à un bruit spécial, que rien ne permet de considérer comme le véritable murmure vésiculaire.

b. *Deuxième théorie : le bruit respiratoire est d'origine vésiculaire.* — Il se produirait, d'après NIEMEYER, au point d'aboutissement des bronchioles dans les infundibula, en raison de la différence de calibre de ces deux parties et BOUDET ajoute que la bronchiole serait rétrécie par contraction du muscle de REISSESSEN. A proprement parler, cette contraction est difficile à admettre, car le murmure étant inspiratoire et expiratoire, elle devrait être permanente et cela ne répond pas à l'idée qu'on

se fait d'une contraction, phénomène essentiellement passager.
Peut-être faudrait-il parler plutôt de tonicité : la condensation
du muscle en sphincter à l'extrémité de la bronchiole détermine
au-dessus du vestibule comme une soupape incomplète, destinée à empêcher la chute des corps étrangers dans la zone
respiratoire et diminue l'aire de la bronchiole, qui devient très
inférieure à celle du vestibule. De là encore quelques veines
fluides dont la multiplicité donne lieu au murmure. Cette théorie rend compte en tout cas de la production du bruit respiratoire
à l'extrême périphérie pulmonaire. Barth et Roger en avaient
aussi attribué une grande part au déplissement alvéolaire, mais
cette opinion a été presque abandonnée. C. Gerhardt le rattache
à certaines vibrations du parenchyme pulmonaire en état de
tension.

c. *Troisième théorie : le murmure vésiculaire se produit par
résonance ou réflection dans les culs-de-sac aériens.* — Reste
enfin l'ingénieuse conception de Woillez, pour qui « l'ébranlement produit dans le mouvement moléculaire de l'air, soit
par la subdivision incessante de la colonne dans les conduits
bronchiques de plus en plus nombreux, soit par son brisement
au niveau des éperons bronchiques, au niveau des subdivisions,
ne peut se faire sans engendrer un bruit ou plutôt une multi-
tude de bruits. Ces bruits trop peu intenses pour être perçus par
l'oreille, vont se *réfléchir* dans les culs-de-sac aériens en raison
de la béance des conduits et y résonnent par suite de l'arrêt des
ondes sonores ou de l'écho à petite distance appelé *résonance* qui
me paraît applicable ici ».

Si donc il se produit des bruits glottiques, gutturaux ou bronchiques, ils sont éteints avant d'avoir pu traverser le parenchyme pulmonaire et ne sont aucunement transmis à l'oreille :
le murmure vésiculaire reconnaît bien pour origine la *zone
respiratoire.*

6° Signification du murmure vésiculaire normal. —
Pour être considéré comme normal le murmure devra donc
être perçu pendant toute l'inspiration et le premier tiers de
l'expiration, donner à l'oreille une sensation d'expansion

ample, facile, moelleuse, toutes qualités déjà connues. On en peut conclure que toutes les fois qu'il deviendra ou plus long ou plus court, que son intensité variera, qu'une certaine rudesse apparaîtra, ces modifications seront le fait d'une altération quelconque.

Toutes les lésions du poumon ne sont cependant pas également capables d'affecter le bruit respiratoire ; il faut que la zone atteinte soit considérable, si elle est intra-parenchymateuse, c'est-à-dire éloignée de l'oreille. La zone saine enveloppante peut cacher en effet le bruit sous-jacent. Par contre, si la lésion est superficielle, on peut souvent saisir des modifications du murmure qui ne reconnaissent pas pour origine une étendue plus grande que celle d'une pièce de cinq francs, comme dans l'infarctus de Laënnec. Le murmure vésiculaire résultant de la pénétration de l'air jusque dans les alvéoles, il prouve la perméabilité de tout l'arbre aérien. Certaines expériences de WOILLEZ tendent en outre à faire admettre que la présence du sang dans le parenchyme est nécessaire à sa production.

§ 3. — MODIFICATIONS PATHOLOGIQUES DU MURMURE VÉSICULAIRE

Nous diviserons les modifications pathologiques du murmure vésiculaire en deux grandes classes, suivant qu'elles sont d'ordre *général* ou *local*.

A) MODIFICATIONS GÉNÉRALES

Leur étude devrait viser la *rapidité*, la *durée*, l'*amplitude*, la *régularité*, du bruit respiratoire, mais ces diverses qualités ayant été analysées dans le chapitre du rythme, il n'y a pas lieu d'y revenir ici. Il ne reste donc qu'à voir les modifications qui relèvent de la *tonalité*, du *timbre* et de l'*intensité*.

1° Altération de la tonalité. — Le *ton* du murmure vésiculaire est normalement différent suivant que l'on envisage l'inspiration ou l'expiration : il est facile de se rendre compte qu'il est plus élevé dans l'inspiration. Peut-être l'est-il un peu moins à la périphérie pulmonaire qu'au niveau du pédicule, mais cette variante est fort difficile à saisir. — De même on peut constater qu'il est plus grave chez l'homme que chez la femme et chez l'adulte que chez l'enfant. Dans les deux sexes il s'élève dans la vieillesse.

Au point de vue pathologique, certaines altérations de la tonalité méritent d'être signalées, mais il faut se rappeler qu'elles demandent une oreille attentive et exercée au point de vue musical, car les modifications de tonalité s'accompagnent pour ainsi dire toujours de celles qui affectent l'intensité sans pouvoir en être guère isolés. — GRANCHER qui, surtout, a attiré l'attention sur ces diverses modalités du ton, fait remarquer que, dans les altérations légères du parenchyme, l'inspiration devient plus grave et donne la même note que l'expiration; cette chute de la tonalité coïncide avec la rudesse du murmure vésiculaire.

La coexistence de ces deux modifications portant sur le ton et le timbre, proviendrait du développement des rides qu'entraîne l'inflammation au niveau de la surface de la muqueuse bronchique, ses irrégularités ralentissant le courant et par conséquent abaissant la tonalité en même temps qu'elles gênent le glissement de la colonne d'air qui, dès lors, donne à l'oreille cette sensation spéciale de rudesse.

Dans d'autres circonstances, on pourrait au contraire constater une élévation sensible de la tonalité du murmure respiratoire : l'expiration commence alors par s'élever jusqu'à atteindre ou dépasser l'inspiration et, pour le dire en passant, c'est là une des causes principales des erreurs que l'on peut commettre à propos « du temps » de la révolution respiratoire, que l'on ne peut plus reconnaître en ce cas que par le sens où s'opère la mobilisation de la cage thoracique.

Puis, l'expiration qui s'était élevée se prolonge, devient soufflante et ne tarde pas à s'accompagner d'une modification parallèle du ton de l'inspiration : les deux bruits inspiratoire et expiratoire se trouvent bientôt transportés à une échelle toute différente de l'échelle normale et bien supérieure à celle-ci.

Pour Grancher, le « *souffle* » ainsi produit correspondrait à une induration du parenchyme pulmonaire, qui supprime une partie de la surface respiratoire et raccourcit d'autant la colonne d'air vibrant. On pourrait en donner peut-être une autre explication : l'élévation du ton des deux temps de la respiration pourrait être considérée comme due anatomiquement à l'induration pulmonaire, dont parle Grancher, ou plutôt à la suppression du murmure normal qui serait ainsi remplacé pour l'oreille, par le bruit bronchique périphérique, plus aigu, comme on sait, que le murmure vésiculaire. Ce fait semblerait d'autant mieux pouvoir être ainsi interprété que le « souffle » dont parle Grancher est surtout aigu, non dans la pneumonie franche, où il existe cependant une bien grande condensation pulmonaire, mais dans les pleurésies avec épanchement de moyenne abondance, parce qu'alors le murmure est complètement aboli, tandis que le bruit bronchique persiste avec ses caractères propres. Plus tard, quand les petites bronches sont affaissées aussi, tout souffle disparaît, bien que les conditions anatomiques lobulaires soient identiques.

2° Altération du timbre. — On sait que le timbre est cette qualité particulière des sons qui permet de les reconnaître entre eux, alors même qu'ils seraient d'une même tonalité, et par le fait qu'ils proviennent de deux sources différentes. Il nous importe peu de savoir ici quelles circonstances font les différenciations du timbre ; il suffit en auscultation de rechercher si les caractères de douceur, de mollesse, de bruit aspiratif, appartiennent toujours au murmure vésiculaire et si certaines lésions pulmonaires ne peuvent les modifier. Il serait donc de toute nécessité, pour la description, qu'une bonne définition du timbre pût être donnée ; mais comme les timbres sont aussi différents que les sources originelles des bruits, il est impossible de préciser le caractère de chacun d'eux : il faut les entendre et non les définir.

Les conditions pathologiques dans lesquelles le poumon est

quelquefois placé engendrent cependant des bruits qui, bien
qu'identiques au point de vue de la tonalité, ne donnent plus
cette sensation de glissement facile de la colonne d'air, que
l'on perçoit quand la bronche est indemne. Il semble qu'elle
heurte à chaque instant quelques obstacles, à peine saillants
ou plus élevés, contre lesquels elle se brise sans cesse, et cette
sensation de progression pénible réveille l'idée d'une surface
rugueuse et dépolie, en même temps que le bruit respiratoire
normal est profondément vicié. Il prend dès lors le nom de
respiration rude; on dit aussi *rudesse respiratoire, respiration
sèche, râpeuse,* et WOILLEZ ajoutait « *granuleuse* ».

Pour lui, le début de l'altération du timbre serait la respiration *granuleuse* qui affecterait avec la respiration *rude* ou
râpeuse les mêmes relations qu'un frôlement léger pourrait
avoir avec un frottement très accentué. La respiration devrait
donc être d'abord granuleuse avant de paraître rude, sèche et
surtout râpeuse. A la vérité, ce sont là des étapes peu importantes d'une même modification, qu'on pourrait souvent distinguer cependant par ces détails que la respiration granuleuse
est en même temps le plus souvent affaiblie (WOILLEZ) et la
respiration rude augmentée. Il n'y a donc pas identité de
nature entre la respiration rude et exagérée et c'est là une
erreur que l'on tend bien souvent à commettre.

La respiration peut être rude aux deux temps : à l'inspiration
et à l'expiration. Cette dernière revêtirait la première ce caractère, d'après BARTH et ROGER, tandis que pour GRANCHER, à l'opinion de qui FAISANS se rallie, et ainsi qu'il résulte des recherches
de contrôle que j'ai effectuées à ce sujet, la rudesse débuterait
presque toujours par l'inspiration et n'atteindrait que plus tard
l'expiration. Comme nous allons voir, les altérations du timbre
sont un peu variables suivant les causes qui les provoquent :

a. *Dans les compressions du poumon.* — La rudesse peut s'étendre à tout un poumon et prend le type granuleux quand ce
poumon a été condensé, soit par l'*ascension du diaphragme,* soit
par un *épanchement pleurétique.* Elle peut alors être confondue
tantôt avec un râle humide très léger ou peu distinct, tantôt
avec un de ces frôlements pleuraux que quelques auteurs, pour

cause d'insuffisance ou d'inattention dans l'auscultation, ont qualifié de *frottement-râle*. Elle se distingue du râle humide dont il vient d'être question par sa persistance indéfinie après la toux, par sa durée de plusieurs jours quelquefois, par l'absence de l'expectoration dont nous verrons la raison tout à l'heure. Elle se différencie du frôlement pleurétique par son exacte chronologie avec le murmure vésiculaire, par son exagération du fait de la toux qui devient rude elle-même, par sa régularité plus grande, par son siège plus profond, par sa douceur plus marquée que celle du frottement.

b. *Dans la bronchite.* — Elle peut aussi se généraliser à la totalité de l'arbre respiratoire et quand elle est ainsi étendue du sommet à la base et prédominante à celle-ci où le bord de l'organe, elle est l'indice d'une *bronchite aiguë, catarrhale*. Elle peut alors s'observer à deux phases tout à fait opposées de cette maladie, c'est-à-dire à la période d'invasion et de terminaison, parce que dans ces derniers cas les conditions anatomiques dans lesquelles se trouve la muqueuse bronchique sont identiques. Il faut, en effet, pour qu'elle prenne naissance, que la muqueuse des voies aériennes ne soit pas souple, régulière, polie à sa surface, mais qu'elle présente au contraire des aspérités, des boursouflements, des dépôts de mucosités encore peu abondantes à côté d'espaces relativement sains pour le moment. Dans ces conditions la colonne aérienne présente précisément ces heurts dont il était question plus haut et le timbre en est aussitôt profondément atteint. Si l'on joint à cela que le tissu pulmonaire est d'habitude congestionné et partant presque annihilé au point de vue de la production du murmure vésiculaire vrai, il s'ensuit que le seul bruit perçu est celui qui prend naissance et se développe dans les bronches, c'est-à-dire le bruit granuleux, rugueux ou râpeux, qui est envisagé ici. Au contraire, dans la phase intermédiaire, ou de coction de la bronchite, il cède la place aux râles humides.

c. *Dans les scléroses.* — La même rudesse peut encore être généralisée si le poumon a été altéré dans son ensemble soit par une *sclérose dystrophique*, soit par une sclérose par traumatisme direct, telle que celle des *pneumokonioses*.

d. Dans la congestion et la pneumonie. — Le plus souvent le murmure vésiculaire n'est rude que dans un point et celui-ci, peut être très variable. On peut l'observer en ligne de niveau, dans les deux bases, quand il existe une *congestion bilatérale* à laquelle a fait place une sorte de carnification de l'organe. — On la rencontre aussi au droit des foyers de congestion aiguë ou d'inflammation pulmonaire, tels que la *pneumonie*, à son début aussi bien que dans sa période terminale; mais elle cède plus vite alors que dans les bronchites, les conduits aériens étant à peine parties prenantes dans le processus inflammatoire.

e. Dans la tuberculose. — Son siège de prédilection est le sommet et le bord antérieur; j'y ajouterai le creux axillaire. Dans le *sommet* on a voulu en faire un signe certain de *tuberculose au début*, oubliant que la respiration est toujours plus bruyante en raison de sa superficialité sous les clavicules qu'ailleurs et que, du reste, il suffirait d'un maigre amaigrissement pour lui donner ce caractère. Elle n'en a pas moins une importance séméiologique considérable dans ce cas, surtout si on la sent augmenter de jour en jour sous l'oreille, si elle prédomine d'un côté, si elle est persistante et s'étend jusqu'au creux axillaire. Quand la respiration est en outre saccadée et l'expiration prolongée, la nature de l'affection est presque certaine ; elle peut du reste être contrôlée par d'autres modes d'investigation que nous aurons l'occasion d'étudier plus tard. Quand il s'agit de tuberculose, la respiration est plutôt râpeuse que rude.

f. Dans l'emphysème. — Au niveau des bords antérieurs, que la tuberculose atteint aussi très fréquemment, elle signifie plutôt *emphysème pulmonaire*. Elle est sèche et s'accompagne d'une diminution considérable, quelquefois même d'une disparition complète du murmure vésiculaire. Par opposition à ce que nous avons dit plus haut, elle est rarement unilatérale et semble symétrique au contraire. Enfin les déformations statiques du thorax sont tout opposées, la poitrine étant maigre dans la tuberculose et presque toujours étroite, large au contraire dans l'emphysème et le plus souvent bombée, notamment au-dessus et au-dessous des clavicules. Dans la suite nous aurons l'occasion de compléter ces différences.

3° Altération de l'intensité. — Le murmure vésiculaire peut être *exagéré, diminué* ou *aboli :*

A. EXAGÉRATION DU MURMURE VÉSICULAIRE. — On dit que le murmure vésiculaire est exagéré quand, au lieu d'être doux, aspiratif, à peine perceptible, il devient plus bruyant, plus ample et donne la sensation du passage d'un courant d'air avec une vitesse plus grande, la section du courant étant exactement conservée. Cette exagération n'étant que chose relative, on ne peut l'apprécier, dans son début, qu'autant qu'il y a été possible de juger antérieurement le régime de ventilation pulmonaire du malade examiné. Plus tard, si l'intensité augmente encore, elle peut devenir telle qu'aucun doute ne soit plus possible; on est aidé du reste, dans son interprétation, par la sensation d'amplitude facile et d'élasticité que présente la poitrine quand le murmure est normal.

Le murmure est exagéré dans trois cas : 1° quand la ventilation pulmonaire est devenue plus intense, soit par suite d'une augmentation de l'amplitude des mouvements respiratoires, soit en raison d'une plus grande fréquence : — 2° quand il est plus intégralement transmis à l'oreille; 3° dans certains cas de congestion pulmonaire ou de plus grande activité de la circulation.

a. *Par augmentation de la ventilation.* — Cette augmentation est physiologique au moment de l'effort, de l'échauffement, de l'asphyxie, d'une vive émotion, etc., mais alors elle est passagère. Elle se produit aussi toutes les fois que par suite de l'annihilation d'un grand territoire pulmonaire, les parties restées saines sont obligées de fonctionner avec une activité plus grande. Cette augmentation porte le nom de « *respiration de suppléance* ». On la constate dans le sommet dans les cas de congestion, de pneumonie, de compression, d'apoplexie, de kystes hydatiques, etc., de la base; elle s'observe aussi dans la base, quand il y existe un *épanchement pleurétique* moyen, et seulement au-dessus de lui.

Elle existe d'un seul côté quand il s'est développé, dans la plèvre ou le poumon opposé, une lésion qui intéresse toute cette partie de l'organe, par exemple dans le *pneumothorax*. Elle se produit à la base quand le sommet est profondément altéré, comme dans le cas de *tuberculose* ou de *cancer pulmonaire* consécutif au cancer du sein chez les femmes, ou dans ceux, beaucoup plus rares, de pleurésie enkystée du sommet, de la région médiastine ou précordiale. — L'exagération du murmure n'est donc pas nécessairement étendue à tout le parenchyme; elle n'a pas de signification directe et ne témoigne que d'une lésion massive produite à distance, du même côté si l'exagération est localisée, du côté opposé si elle est généralisée à tout un poumon. Dans les épanchements pleuraux, elle commence exactement au niveau de la limite supérieure du liquide, à moins de congestion pulmonaire concomitante et sous-jacente.

b. *Par transmission plus intégrale*. — L'intensité du murmure vésiculaire dépend aussi de l'épaisseur de la paroi thoracique, puisqu'il est démontré en physique que l'interposition entre l'oreille et la source d'un bruit, d'un coussinet d'inégale densité et formé de substances d'orientation variable, en altère souvent le timbre et diminue toujours l'intensité. C'est pour cette raison que le murmure est mieux perçu, qu'il paraît augmenté chez les personnes maigres, de même que chez celles dont la paroi a été atrophiée, soit à la suite d'un traumatisme, soit à la suite d'une névrite, ou d'une athropie musculaire protopathique ou deutéropathique.

Il peut arriver aussi qu'une condensation très légère du parenchyme pulmonaire semble exagérer le murmure vésiculaire. Mais, pour qu'il en soit ainsi, il est indispensable que les bronches soient encore perméables et que l'air circule sans obstacle dans leur calibre. Aussi une étude plus approfondie de ce symptôme doit-elle faire se demander si c'est bien le bruit respiratoire normal qui est augmenté dans ce cas, ou si ce n'est pas le bruit laryngien, trachéal ou bronchique, dissocié, isolé du véritable murmure, que le poumon condensé transmet sans altération. Il est quelquefois très difficile d'en juger. Certains signes permettent cependant de s'en rendre compte : quand le bruit propagé provient du larynx, il se diffuse d'habitude au delà de la zone de condensation pulmonaire et quelquefois même affecte le côté opposé; s'il est bronchique, on ne l'entend guère qu'au niveau des gros tuyaux bronchiques, c'est-à-dire au voisinage du pédicule ou dans le partie postérieure du thorax, depuis la troisième jusqu'à la cinquième vertèbre. Dans les deux cas, la tonalité est sensiblement plus élevée que lorsque l'exagération porte sur le véritable murmure vésiculaire, et ceci est peut-être encore le meilleur signe différentiel.

c. *Par augmentation de la circulation*. — Nous avons déjà vu que la condensation pulmonaire, quand elle ne forme qu'une coque au parenchyme, peut augmenter le murmure vésiculaire. Cette condensation reconnaît souvent pour cause la congestion active, ou même la simple suractivité circulatoire sans extravasation séreuse; elle méritait donc d'être signalée ici. C'est du reste le lieu de rappeler les expériences de WOILLEZ, d'après lesquelles « la présence du sang dans le poumon est indispensable à la transmission du murmure vésiculaire normal à l'oreille qui ausculte ».

B. DIMINUTION DU MURMURE VÉSICULAIRE. — Le murmure vésiculaire est diminué : 1° dans le cas de moindre ventilation pulmonaire ; 2° quand sa transmission est moins intégrale ; 3° dans certains troubles circulatoires du poumon.

a. *Par diminution de la ventilation*. — Cette diminution peut être physiologique et résulter du repos physique et intellectuel, du calme moral, du sommeil; elle dépend aussi de la composition du milieu respiratoire, l'augmentation en quantité et en tension de l'oxygène dans ce milieu abaissant la fréquence et modérant l'amplitude respiratoire, jusques et y compris l'apnée. L'anesthésie agit de même, notamment celle qui est obtenue par le chloroforme et le chloral.

Elle se produit aussi quand un territoire pulmonaire est supprimé au point de vue respiratoire, mais à la condition que les bronches ne soient plus béantes dans l'intérieur du bloc, car, alors, le murmure peut n'être pas complètement aboli et souvent il est remplacé par un bruit anormal, qu'on désigne sous le nom de *souffle*. On observe cette diminution du murmure dans la *pneumonie massive*, la *congestion pulmonaire œdémateuse aiguë*, la *broncho-pneumonie*, la *bronchite pseudo-membraneuse*, la *spléno-pneumonie*.

Elle résulte en outre de la gêne à la pénétration de l'air dans les canaux respiratoires, et c'est ainsi qu'on la signale dans l'œdème sus-glottique, glottique ou sous-glottique; quand des *fausses membranes* oblitèrent tout ou partie de l'arbre bronchique; si un *corps étranger* a pénétré dans leur lumière et effacé leur calibre; si une *lésion extérieure* à la paroi du conduit aérien a pu la comprimer suffisamment pour l'affaisser jusqu'au contact de la paroi opposée. Elle se produit aussi dans la partie postéro-inférieure du poumon gauche, quand, à la suite d'un *épanchement péricardique volumineux ou d'une énorme distension cardiaque*, le cœur ou le péricarde distendu vient appuyer sur le parenchyme pulmonaire et le comprimer contre la paroi inextensible du thorax.

Elle est surtout un des meilleurs signes de la *tuberculose* au début de l'*emphysème*, mais dans les deux cas le processus n'est pas univoque. Dans l'emphysème, ce n'est pas parce que le poumon est imperméable, que la respiration diminue et que le murmure peut même complètement s'éteindre, mais parce que le parenchyme ayant été forcé et ses fibres élastiques *exercées*, comme un fil de caoutchouc trop tendu, elles n'obéissent plus à l'appel musculaire et surtout ne se rétractent pas quand la dilatation inspiratoire de la cage thoracique est terminée. Les alvéoles restent distendues au maximum, l'aspiration lobulaire cesse et avec elle le brassage et la ventilation alvéolaire, dont dépend le murmure. Celui-ci est diminué dans ces cas des deux côtés, le plus habituellement et surtout au niveau des sommets, des bords antérieurs et des bords convexes, au-dessous de l'angle de l'omoplate et jusque dans l'aisselle.

Pour la *tuberculose* il n'en va pas tout à fait de même et l'interprétation de cette diminution est beaucoup plus complexe, sinon plus difficile. Là aussi il faut faire intervenir l'emphysème de voisinage, antérieur ou vicariant; mais, en outre, les follicules tuberculeux eux-mêmes conglomérés ou disséminés, la congestion et la sclérose péri-folliculaire, les lésions pleurales du voisinage, les atrophies des muscles inspirateurs et celle du muscle cardiaque, toutes choses agissant synergiquement pour, au total, diminuer l'apport de l'air, limiter le besoin d'oxygène à une masse circulante de sang moins considérable, ou empêcher la transmission, comme nous allons le voir maintenant.

Dans la tuberculose la diminution porte surtout sur un côté, le gauche de préférence, au-dessous de la clavicule ; quelquefois elle se produit en même temps en avant d'un côté et de l'autre en arrière. On peut dire que la diminution du murmure coexiste toujours, dans cette affection, avec la rudesse respiratoire. Ces deux signes augmentent ensuite parallèlement d'étendue, au fur et à mesure que les lésions progressent et jusqu'à affecter la totalité des deux lobes supérieurs, tant en avant qu'en arrière, et à droite qu'à gauche.

J'ai plus haut fait observer que la ventilation pouvait être diminuée, par le fait d'une *restriction* volontaire et involontaire, jusqu'au strict nécessaire avec les besoins chimiques du moment, abstraction faite par conséquent de toute la respiration « de luxe ».

Le murmure peut être faible encore quand la mobilisation de la paroi thoracique est diminuée, soit parce qu'une *déformation* congénitale ou acquise limite les mouvements de l'articulation costo-vertébrale, soit en raison de la *douleur* développée par ces mouvements. C'est ce que l'on constate par exemple chez les *gibbeux*, où la respiration est presque nulle dans la concavité du thorax, ou chez les *brûlés*, quand des brides cicatricielles énormes forment à la poitrine comme un corset inextensible ; c'est aussi ce qui se produit dans les *névralgies* intercostales, diaphragmatiques, cervicobrachiales ou autres, dans la *pleurodynie*, ou toutes les fois qu'un point de côté un peu intense se produit à la fin de l'inspiration. — Il en est de même du *cancer en cuirasse*, des *fractures de côtes*, d'un corset trop serré, etc., toutes choses déjà interprétées à propos du rythme dans le chapitre précédent.

C'est aussi l'un des signes des lésions organiques du poumon, telles que : sclérose pulmonaire avancée, cancer du poumon primitif ou secondaire à un cancer du sein, lympho-sarcome des ganglions bronchiques, gangrène pulmonaire massive, kystes hydatiques, syphilome, etc.

b. *Par transmission moins intégrale.* — L'interposition entre la périphérie pulmonaire et l'oreille d'un corps isolant quelconque étant l'une des causes principales de la respiration faible, il ne sera pas surprenant de la constater quand le parenchyme se trouve enserré dans un corps inextensible, tel que peut en produire cette variété de pleurésie que l'on a si justement comparée à la vaginalite et que l'on nomme la *pachypleurite.* Le poumon est alors complètement immobilisé et de plus éloigné de l'oreille par des stratifications superposées, parallèles les unes aux autres pour la plupart et réunies en outre par des petites cloisons d'orientation diverses, plus ou moins remplies de liquides, que le bruit respiratoire normal ne peut que difficilement traverser.

Il en est ainsi par exemple dans les *pleurites* tuberculeuses, dans certaines variétés de pleurésies aiguës avec épanchement, qui laissent derrière elles, au moment de leur résorption, d'abondants dépôts fibrineux. Parmi elles il convient de citer surtout les pleurésies *méta-pneumoniques.* Celles-ci affectent un type particulier qui provient de la soudure des lobes pulmonaires au contact, de la disparition de leur scissure; elles constituent en somme le type le plus parfait de ce que l'on désigne sous le nom de *symphyses pleuro-viscérales.* On note dans toutes ces affections, en même temps que la respiration faible dont il est question ici, une ampliation thoracique normale et souvent même exagérée de ce côté; cette dissociation symptomatique a été heureusement désignée par GRANCHER sous le nom de *respiration faible discordante.*

Le même phénomène prend encore naissance quand, au lieu de simples fausses membranes péri-pulmonaires, on en constate qui sont entrecoupées de follicules tuberculeux en voie de transformation graisseuse ou de fonte caséeuse, comme on le voit dans la pleurite lardacée. On l'observe aussi dans le *cancer* pleural primitif ou secondaire.

Mais il est surtout l'apanage des épanchements thoraciques,

qu'ils soient liquides, comme dans les *pleurésies*, séreuses, sanguines ou purulentes, ou dans les *hydrothorax*, ou gazeux, comme dans les *pneumothorax*. Par suite de ces épanchements, la respiration est faible, surtout dans les zones postéro-inférieures du thorax, savoir : en ligne de niveau et des deux côtés quand il s'agit d'hydrothorax, et sa limite est très mobile, comme la tranche du niveau du liquide épanché ; ou bien d'un seul côté et à une hauteur variant avec le volume de l'épanchement, quand il s'agit de pleurésie. Elle peut, comme elle, occuper bien d'autres sièges, quand la pleurésie est enkystée, par exemple : la région précordiale, le sommet, la région axillaire, la base (pleurésie diaphragmatique), le sinus costo-vertébral (pleurésie médiastine), une zone enfin qui correspond à la cinquième côte dans les cas de pleurésie enkystée interlobaire.

Dans le pneumothorax elle est presque constamment unilatérale et siège de préférence à gauche, où elle peut se cantonner dans la partie antérieure et au sommet : pneumothorax enkysté du sommet.

La respiration est faible toutes les fois que la paroi thoracique est épaisse : elle est donc l'apanage des *obèses*, chez qui le murmure est difficile à percevoir, surtout dans la région mammaire, et de toutes les femmes qui ont les seins un peu volumineux. On la retrouve chez tous les malades *œdématiés* et chez ceux, comme les cancéreux, où un néoplasme est venu surajouter sa masse à celle de la paroi. Elle est extrêmement prononcée enfin chez les personnes atteintes d'*emphysème sous-cutané*, d'autant que dans ce cas le murmure respiratoire normal est toujours recouvert par la crépitation gazeuse que provoque l'application de l'oreille.

Il faut enfin se préoccuper de la gêne que peut apporter à la transmission du murmure l'ascension dans le thorax d'une masse liquide ou solide, originelle des régions avoisinantes, telles qu'un kyste hydatique ou un abcès du foie, une hépatomégalie ou une mégalo-splénie.

c. *Par troubles circulatoires*. — Certains troubles circulatoires peuvent enfin provoquer la respiration faible ; ce sont ceux dans lesquels il s'est fait, en outre d'une augmentation de la masse sanguine dans l'intérieur des vaisseaux, une extravasation de sérum, soit dans les parois alvéolaires, soit dans l'intérieur des alvéoles. Le type le plus net de cette série est celui qui correspond à cet état si particulier du poumon que GRANCHER appelle la *spléno-pneumonie*; la diminution peut même alors s'accentuer progressivement jusqu'à l'abolition complète. — On la note aussi dans les congestions œdémateuses asystoliques, dans celles qui résultent d'un rétrécissement mitral non compensé, dans les myocardites, dans les *hypostases* comme chez les typhiques ou les vieillards immobilisés dans le décubitus dorsal, dans les bronchites emphysémateuses. Elle est encore plus marquée quand la circulation est totalement abolie dans un territoire pulmonaire, comme dans les embolies pulmonaires, les infarctus de Laënnec, et surtout dans l'*apoplexie pulmonaire* massive, où elle ne tarde pas à disparaître complètement. Elle fait enfin partie de certaines *congestions aiguës*, qui paraissent se développer dans le sommet, tout autour des follicules tuberculeux. Elle s'accompagne alors d'une élévation de la tonalité à la percussion et d'une exagération des vibrations thoraciques, de telle sorte qu'elle peut alors être schématiquement représentée, comme a fait GRANCHER, par la formule suivante : S + V + R —, c'est-à-dire : sonorité exagérée, vibrations augmentées, respiration diminuée (schéma n° 2 de GRANCHER).

C. ABOLITION DU MURMURE VÉSICULAIRE. — L'abolition absolue du murmure vésiculaire étant une chose relativement rare, on ne peut conclure à cette abolition qu'autant que toutes les causes d'erreur provenant d'un examen superficiel ou incomplet ont été écartées ; c'est ainsi qu'il est bon de faire profondément respirer le malade, ou le soumettre à une période apnéique assez longue pour réveiller chez lui une inspiration plus profonde.

Quoi qu'il en soit, on trouve, pour l'abolition du murmure, la même topographie que pour sa diminution, les deux phénomènes étant connexes et dans un simple rapport d'intensité. Aussi les causes qui produisent l'un d'eux sont-elles capables

d'engendrer le second quand elles viennent à se compléter.
Pour éviter des redites, une simple énumération sera donc suffisante. La respiration peut être nulle dans tous les cas d'*obstruction* laryngée, trachéale ou bronchique, d'origine extrinsèque,
pariétale ou intrinsèque (corps étranger), mais à la condition
que ledit obstacle empêche presque totalement la pénétration
de l'air dans le territoire silencieux. Il est une affection dans
laquelle cette condition se trouve réalisée au maximum, c'est
la *pneumonie massive* de GRANCHER, qu'il est bien difficile par
les seuls signes physiques de différencier de la pleurésie avec
épanchement, mais qui s'en éloigne par son début plus aigu et
plus fébrile, par sa rapide évolution. — La bronchite *chronique
pseudo-membraneuse* et les *fausses membranes diphtériques* entraînent le même résultat.

La *tuberculose* est capable de reproduire cette abolition du
murmure, quand elle a entaché à la fois le parenchyme et les
ganglions, et épaissi la plèvre. — On la retrouve aussi, et quelquefois sur une fort grande étendue du thorax, dans l'*emphysème*.
— On l'observe, en outre, dans le cancer pulmonaire, les
lympho-sarcomes, les syphilomes du pédicule, les kystes hydatiques et les foyers gangréneux. — Elle se produit dans tous les
épaississements de la plèvre, quand ils sont suffisants pour
étouffer le parenchyme, et dans les *épanchements* liquides ou
gazeux. La pleurésie et le pneumothorax en sont les facteurs les
plus ordinaires, mais on doit éviter toujours de les confondre
avec la splénopneumonie qui peut l'engendrer à son tour. Nous
aurons l'occasion de revenir plus tard sur les signes différentiels.

B) Modifications locales

Bien que celles-ci ne puissent constituer que la monnaie des
modifications générales du murmure, il peut être utile, pour la
facilité du diagnostic, d'appeler l'attention sur celles qui entachent d'habitude telle ou telle zone pulmonaire, car il sera dans
la suite plus aisé de remonter à la cause de la lésion par la simple constatation de son siège.

1° Par lésions laryngées. — Quand donc il existe une lésion *laryngée* capable d'amener la sténose de l'organe, suivant son importance, la respiration sera silencieuse ou bruyante à distance. Si l'obstacle est fixe comme insertion et implanté sur une surface suffisante pour ne pouvoir être déplacé par les courants alternativement rentrants ou sortants, les modifications laryngées de la respiration sont apparentes aux deux temps de la révolution respiratoire.

Si l'obstacle, papillome ou fausse membrane, n'est adhérent que par une minime partie de sa masse, il peut donner lieu à un bruit spécialisé comme temps, dans l'inspiration ou l'expiration, suivant sa situation par rapport aux cordes vocales, et comme timbre aussi : la comparaison du bruit produit par la fausse membrane avec celui d'un *drapeau* qui claque au vent est classique dans ce cas. — Si le bruit ne peut être perçu à distance, il est impossible de juger de son existence autrement que par l'application du stéthoscope de Piorry sur la face externe du cartilage thyroïde.

2° Par lésions trachéales. — Certains malades peuvent présenter une diminution très marquée du murmure vésiculaire dans les deux côtés de la poitrine, des accès de suffocation d'allure tout à fait spéciale, pendant lesquels la respiration se ralentit au point de ne se produire que 12 ou 15 fois pendant toute la durée de l'accès. La toux prend un timbre particulier : quelquefois un peu rauque, éteinte et presque éructante, le plus habituellement elle reste claire et bien timbrée. Cet accès dyspnéique et l'abolition du murmure vésiculaire doivent faire penser à un *rétrécissement trachéal*, surtout si le malade penche la tête en avant, pour diminuer la tension de la trachée artère, et par conséquent augmenter son calibre, au lieu de la renverser en arrière, comme le font ceux atteints de sténose laryngée. En plaçant le doigt alternativement sur le larynx et la trachée, on acquiert assez tôt une certitude plus grande, le rétrécissement du larynx produisant un bruit stridulent, isochrone soit avec l'inspiration et l'expiration, soit avec l'inspiration seule, tandis qu'il ne se produit qu'avec l'expiration s'il s'agit d'un rétrécissement de la trachée artère. Le siège de ce rétrécissement peut être dans la partie immédiatement sous-glottique de la trachée, et sur la totalité de son étendue, mais le plus souvent la sténose se cantonne au niveau du point de bifurcation et intéresse ainsi un peu plus complètement l'une des deux bronches de première division. — La cause la plus fréquente est une cicatrice post-ulcérative due à la *syphilis* ; j'ai pu en observer cependant un très beau cas, qui était consécutif à la *variole*.

3° **Par lésions bronchiques**. — Dans d'autres circonstances, la respiration, tant dans son stade d'inspiration que dans celui d'expiration, et surtout dans ce dernier, devient bruyante et dure au point d'être entendue à distance ; elle donne lieu à un bruit qui n'est autre que le bruit bronchique normal plus ou moins renforcé et qu'on nomme le *cornage*. Bien que ce cornage soit aussi l'apanage des rétrécissements trachéaux, quand ils sont très prononcés, il se produit surtout quand s'est faite une *oblitération partielle des bronches de gros calibre*. Il a donc un siège d'élection facile à déduire de ce fait, c'est le pédicule du poumon : on l'entend, en effet, surtout dans l'espace correspondant à l'étranglement médiastinal, c'est-à-dire au niveau des 3°, 4° et 5° vertèbres dorsales. Il est rare qu'il ne soit pas accompagné, dans tout le territoire qui dépend de la bronche comprimée, d'une diminution considérable et même d'une abolition complète du murmure vésiculaire. — Enfin, il peut coexister avec une paralysie de l'une des deux cordes vocales et certains accès dyspnéiques, quand le récurrent ou le pneumo-gastrique ont été enserrés dans la tumeur.

Presque constamment, en effet, le cornage bronchique est dû à un affaissement de la paroi occasionné par une tumeur médiastinale, et les plus fréquentes sont les adénopathies, les lympho-sarcomes, les syphilomes et les ectasies de la portion ascendante, transversale, et quelquefois même descendante de la crosse de l'aorte. On peut affirmer que l'oblitération est complète quand le murmure est totalement aboli. Le plus souvent le cornage est unilatéral, comme la lésion qui lui a donné naissance. Il disparaît quand la maladie a suffisamment évolué pour empêcher complètement l'entrée de l'air dans la bronche altérée.

4° Dans les affections du sommet. — Lorsque les modifications du murmure ont pour point de départ le *sommet* du poumon, il importe de savoir, non pas si elles se traduisent par une augmentation ou une diminution sensible, ce qui ne peut renseigner que sur l'étendue de la lésion, mais si elles sont bilatérales et à peu près également importantes des deux côtés. Dans ce dernier cas, il est évident qu'elles devront reconnaître pour origine une cause générale, capable de frapper à la fois et avec une même intensité ces deux côtés : cela se produit dans les scléroses pulmonaires dues à la pénétration dans l'arbre respiratoire de corps étrangers irritants par leur constitution physique, c'est-à-dire dans les *pneumokonioses*.

Il peut en être de même dans la *tuberculose pulmonaire*, mais il est rare que cette affection soit développée d'une manière identiquement comparable sous les deux clavicules ; le plus habituellement, l'infiltration est prédominante sous l'une d'elles et c'est précisément par comparaison avec le côté sain que l'on en peut juger. Nous avons déjà vu qu'il se produisait en outre, dans ces circonstances, de la rudesse respiratoire : que l'inspiration se faisait par saccades et que l'expiration se prolongeait. Plus tard, quand l'infection se continue et fait tache d'huile sur le poumon déjà altéré, quand elle s'étend au côté resté sain, les signes stéthoscopiques peuvent être superposables à droite et à gauche, mais les lésions étant plus anciennes d'un côté y revêtent quelques caractères nouveaux, que nous étudierons plus tard, et qui témoignent d'une certaine congestion autour du follicule ou de son ramollissement.

A cette période, il peut être difficile de faire le diagnostic différentiel de la tuberculose pulmonaire et de l'*emphysème*, qui peut aussi affecter le sommet. Dans les deux cas, l'inspiration est saccadée, l'expiration prolongée, le murmure vésiculaire diminué ou aboli et la respiration rude ; mais les vibrations thoraciques sont diminuées dans l'emphysème et augmentées dans l'infiltration du sommet, la sonorité est habituellement exagérée dans l'emphysème et diminuée dans la tuberculose. En outre, quelques autres signes distinctifs peuvent être fournis par la transsonance claviculaire et l'élasticité de la paroi, ce que nous aurons l'occasion de revoir. — L'emphysème rarement unilatéral, à l'encontre de la tuberculose, peut, comme elle aussi, se cantonner dans les bords antérieurs, mais ici une différence sensible se produit dans la forme de la poitrine. Comme nous le savons déjà, dans l'emphysème, la poitrine est globuleuse, le sternum surélevé de telle manière que l'angle formé par la réunion de ses deux premières pièces peut être fort saillant, les espaces intercostaux élargis et soulevés, tandis que dans la tuberculose la poitrine est serrée, plate et les espaces intercostaux enfoncés dans le thorax.

Le sommet peut être encore le siège du cancer, de la pneumonie massive ou autre, d'une broncho-pneumonie même unilatérale, de la gangrène pulmonaire, etc.; mais ce qui prédomine là, c'est la tuberculose, l'emphysème et les pneumokonioses (professions à poussières).

5° Dans les affections de la partie médiane. — Dans la partie *médiane*, outre les causes générales, bronchite, pneumonie, tuberculose, si l'on trouve une zone d'abolition complète du murmure obliquement dirigée d'arrière en avant et de haut en bas, à peu près suivant l'axe de la cinquième côte, on doit penser à une pleurésie enkystée interlobaire, et cette opinion doit prendre corps, si cette lésion paraît avoir eu pour point de départ une affection aiguë du parenchyme.

6° Dans les affections de la base. — A la base, quand les modifications du murmure sont bilatérales et se font suivant une ligne de niveau bien tracée, on doit les attribuer à une répercussion sur le poumon ou la plèvre d'une lésion éloignée, cardiaque ou rénale de préférence, puisque ce sont celles qui engendrent le plus souvent ces œdèmes généraux, dont l'œdème pulmonaire et l'hydrothorax sont parties constituantes. La pleurésie est rarement bilatérale; mais la congestion pulmonaire aiguë, l'apoplexie pulmonaire, les infarctus de LAENNEC, les embolies peuvent frapper à la fois les deux poumons. Dans ces cas on ne trouve plus de limites aussi nettes, dans les modifications du murmure, que celles qui ont été signalées plus haut, et souvent le bruit respiratoire est aboli de place en place, alors qu'autour de ces foyers il s'entend encore avec ses caractères normaux.

Quand ces modifications sont unilatérales, elles peuvent reconnaître un très grand nombre de causes. Si la respiration est totalement abolie, il faut penser soit à un pneumothorax, soit à une pleurésie, soit à un kyste hydatique, soit à une dégénérescence carcinomateuse, soit à une pneumonie massive ou enfin à une bronchite pseudo-membraneuse, à un corps étranger bronchique ou à une compression de l'un des tuyaux respiratoires. Dans le pneumothorax la percussion ou la succussion hippocratique permettent le diagnostic ; — comme la forme de la matité et son immuabilité, dans les kystes hydatiques, autant que l'origine des malades (pays à kystes hydatiques : Landes, Sologne, etc.) ; — comme les signes d'invasion, dans la pneumonie massive ; — l'expectoration intermittente avec hémorrhagie de moules fibrineux, dans la bronchite pseudo-membraneuse ; — le bruit de frôlement trachéal ou bronchique quand le corps étranger n'est pas fixé, — et le cornage dans les cas de compression sans oblitération des bronches.

Mais si la respiration est seulement diminuée, on doit penser à l'emphysème, à la pneumonie chronique, à la tuberculose qui, exceptionnellement et notamment chez les enfants, peut frapper la base, à la gangrène pulmonaire limitée, etc.

Comme on le voit, ce sont les lésions hypostatiques, surtout les pleurésies et les tumeurs des hypochondres, qui entraînent les altérations du murmure, quand elles ont la base pour siège.

ARTICLE III

AUSCULTATION DE LA VOIX ET DE LA TOUX

Dans l'article précédent nous avons vu combien étaient importantes les altérations du murmure vésiculaire, puisqu'elles nous renseignaient d'une manière certaine sur la perméabilité bronchique, l'état physique pulmonaire et le plus ou moins d'activité de la respiration. De temps à autre nous avons pu en même temps nous assurer qu'il peut être bien difficile de percevoir ces modifications, à peine sensibles quelquefois, soit parce que la paroi thoracique éteint le murmure, soit en raison d'une restriction volontaire ou involontaire de cette respiration. Il est donc indispensable de ne pas s'en tenir au seul bruit respiratoire et de chercher à apprécier, par toutes sortes de procédés d'investigation, le quantum d'intégrité du poumon : à cause de la ventilation plus grande qu'elles provoquent, des secousses qu'elles impriment à l'organe et des bruits qu'elles font naître, la *voix* et la *toux* sont de puissants auxiliaires, soit qu'elles se produisent spontanément, soit qu'elles soient réglementées en quelque sorte suivant les besoins de l'exploration thoracique.

§ 1. — AUSCULTATION DE LA VOIX

On désigne sous le nom de *voix*: *l'ensemble des bruits produits par l'organe de la phonation et destinés à mettre l'homme en relation avec ses semblables, par l'intermédiaire du sens de l'ouïe.* Ces bruits ou sons naissent seulement pendant l'expiration : ils n'existent, en effet, qu'autant qu'un courant d'air est chassé par la soufflerie pulmonaire avec une intensité suffisante sur les cordes vocales inférieures pour les faire entrer en vibration.

L'appareil vocal se compose donc de deux parties absolument distinctes, savoir : une *soufflerie* et un instrument *à anche*, d'ouverture variable, que représente l'aire glottique. De ces deux parties, l'une ne nous intéresse que peu, c'est le larynx, tout au moins au point de vue local, car, en raison de la superficialité de ses lésions, il est de règle que l'étude des modifications de la voix qui en relèvent est tout entière l'apanage des laryngologistes. Nous renvoyons donc aux Traités spéciaux pour tout ce qui concerne la voix *blanche*, la voix *éraillante*, la voix *bitonale*, la voix *éteinte*, que l'on observe dans la congestion laryngée, l'œdème glottique, le croup, la tuberculose ou la syphilis laryngée, etc.

De même, il est scientifiquement établi que la voix ne sort pas de la fente glottique avec les caractères acoustiques que nous lui connaissons, mais qu'elle se modifie, soit parce que le courant d'air se brise encore au-dessus du larynx, tant au niveau de l'isthme du gosier et des arcades dentaires que de la fente labiale, soit parce qu'il fait entrer en vibration la paroi des cavités voisines, nasales ou buccale. Suivant l'accord de celles-ci avec telle ou telle partie constituante du son vocal, la voix s'amplifie avec des caractères variables comme les diverses personnes et est émise à l'extérieur avec le *timbre* spécial, qui fait reconnaître la parole d'une personne déterminée au milieu de celles d'un grand nombre d'autres. Ce sont donc les cavités supérieures au larynx qui timbrent la voix, comme fait le nez par exemple pour la voie nasillarde, et, à ce titre, les modifications qui en résultent ne nous appartiennent aucunement.

On conçoit aussi théoriquement que l'intégrité de la soufflerie soit indispensable pour la production des sons vocaux ou, tout au moins, qu'une certaine vitesse et un volume déterminé de l'air expiré ne puissent être diminués encore sans qu'aussitôt la voix ait à en souffrir : de ce fait l'étude de la soufflerie pulmonaire nous reviendrait de plein droit. Il est certain qu'un énorme emphysème, que la paralysie du diaphragme, qu'une douleur intercostale, qu'un corps étranger intra-bronchique, etc., peuvent altérer gravement le caractère des sons émis ; mais ce n'est pas spécialement à ce point de vue de la mécanique vocale que doit se placer le médecin, quand il veut demander aux modifications de la voix la clef des altérations pathologiques de l'organe sous-jacent.

Il cherche à reconnaître la manière dont s'opère la transmission des bruits laryngiens au travers de la masse du parenchyme pulmonaire et dont elle peut être saisie sur le fait par les diverses méthodes de recherches et surtout par la palpation et l'auscultation. LAENNEC avait reconnu, en effet, que lorsqu'on applique la main sur la poitrine d'une personne qui parle, cette main perçoit toute une série de vibrations successives et très rapprochées, que l'on a désignées sous le nom de *frémissement* ou de *fremitus* vocal. De même que la main, l'oreille saisit une sensation analogue, qui devient acoustique au lieu d'être tactile, et acquiert ainsi une importance bien plus marquée que la première, en raison des innombrables nuances que lui donne son caractère musical. « Le tube trachéal et la cavité thoracique, dit GAVARRET, constituent une véritable caisse de résonance qui renforce le son laryngé. » (*Traité de la Phonation*, p. 334.)

Pour que la cavité trachéo-bronchique et la paroi thoracique puissent ainsi entrer en vibration en raison de la voix produite, il faut encore que celle-ci ait un certain volume. Toutes les voix ne sont donc pas capables de se transmettre également à la main : la *voix haute* sera facilement perceptible, la *voix basse* ou *chuchotée* passera inaperçue. L'auscultation permet, au contraire, de saisir l'une et l'autre, et nous allons voir maintenant comment elles se transmettent.

A) Voix haute ou voix de poitrine

On divise la voix haute en voix *de poitrine* et voix *de fausset*, que l'on différencie par leur hauteur et par leur timbre : la voix de fausset ou *de tête*, comme on l'appelle encore, étant plus élevée. De ces deux espèces de voix, on n'a l'habitude de s'occuper, en auscultation, que de la voix de la poitrine ; cela tient à ce que cette dernière est produite par la vibration totale des cordes vocales, qui éveille à son tour une plus forte résonance dans la trachée et ses ramifications, tandis que la voix de fausset n'entraîne la mise en mouvement que de la partie la plus extérieure des bords des cordes vocales, la glotte restant ouverte assez largement (de MEYER). Ainsi limitée, la vibration de la voix de tête ne se transmet que peu à la trachée et n'éveille pas de vives sensations tactiles. Néanmoins, et ne serait-ce qu'en raison de l'énergique appel de vent que nécessite la voix de fausset, celle-ci devrait être explorée d'habitude au même titre que la voix de poitrine, tout au moins chez les malades susceptibles de se livrer au petit exercice demandé et à la condition que leurs cordes vocales fussent indemnes.

1° Transmission, au travers du poumon, de la voix de poitrine. — Lorsqu'on ausculte, au moyen d'un stéthoscope appliqué sur les faces du cartilage thyroïde, la parole d'une personne quelconque, on perçoit avec une netteté parfaite les divers sons, mais on se rend compte aussitôt que leur timbre diffère de celui qui est la caractéristique de la voix entendue à distance. La voix laryngée ne donne donc pas la même sensation acoustique que la voix parlée. Elle est à peu près identique chez la plupart des personnes et ressemble à celle que l'on produirait en s'exprimant un jeton étant fixé entre les dents : elle est aiguë.

a. *Bourdonnement vocal*. — Au fur et à mesure que l'on s'éloigne de son lieu de production, en appliquant l'oreille ou l'instrument sur la région trachéale et bronchique, on est peu à peu surpris de ne plus saisir qu'une vibration de moins en moins distincte, bien que très forte encore, jusqu'à ce qu'arrivé à l'extrême périphérie pulmonaire le bruit ausculté ne soit plus que confus. Dans les conditions normales où se transmet la voix au travers d'un poumon sain, on ne doit entendre en effet au moment de son émission qu'un *bourdonnement sourd* et *confus*, qui éveille à la fois des sensations tactiles et acoustiques, mais dans lequel il n'est permis aucunement de préciser la succession des sons spéciaux qui constituent la parole. Il semble donc qu'il en est du poumon comme de ces épais tapis dont on capitonne les cloisons des appartements trop sonores.

Ce bourdonnement n'est exactement comparable ni de sexe à sexe, ni d'enfant à vieillard, ni même chez tous les individus : il est essentiellement variable, car il dépend à la fois et de la longueur des cordes vocales qui entrent en vibration et de la masse d'air trachéale et bronchique que la voix fait résonner. La capacité thoracique entre donc en ligne de compte pour une grande somme dans le plus ou moins de cette intensité, comme fait du reste la nature du son émis, puisque les cordes vocales s'adaptent comme longueur à la hauteur du son désiré et sont ainsi capables de faire naître la résonance dans des masses d'air fort différentes de volume.

Aussi doit-on, en fait d'auscultation de voix comme de murmure, avoir toujours présente à l'esprit cette proposition, à savoir : que l'on ne peut donner dans un ouvrage la note exacte de toutes les sensations provoquées sur l'ouïe par l'émission du son au travers du parenchyme et qu'il est indispensable d'en juger spécialement pour chaque cas. Il suffit pour cela de se placer dans des conditions toujours identiques à elles-mêmes, c'est-à-dire de l'un et de l'autre côté à distance égale de l'arbre trachéo-bronchique, puisque le bourdonnement se transmet à la fois à droite et à gauche, et à une égale hauteur par rapport au sommet.

b. *Manière de provoquer le bourdonnement vocal.* — Enfin il faut veiller, lorsqu'on fait parler les malades, à ce qu'ils ne laissent pas *tomber* leur voix, mais qu'ils la *portent* au contraire avec toujours la même intensité, et j'ajoute, comme faisait Lasègue, avec la même tonalité, comme il est facile de l'obtenir en faisant prononcer toujours le même mot. En France, depuis l'auteur précité, il est de règle d'employer pour cette recherche le mot « *trente-trois* » ou « *quarante-quatre* » à cause de l'*r* qui se répète dans ces mots : il faut cependant se mettre en garde contre les prononciations différentes, le mot « *trente-trois* » n'éveillant pas un égal frémissement s'il est prononcé successivement par des gens du Nord ou du Midi. Chez les femmes, les enfants et les hommes à voix eunuchoïde, le frémissement tactile et le bourdonnement sont difficilement appréciables ; il est plus fort chez les vieillards que chez l'adulte.

Il existe des points, déjà signalés par Laennec, où la voix normale se transmet avec une intensité plus grande : ce « sont l'aisselle, le dos entre le bord interne de l'omoplate et la colonne vertébrale, et la partie antérieure supérieure de la poitrine, vers l'angle formé par la réunion du sternum et de la clavicule. Lorsqu'on applique le cylindre sur ces points, la voix paraît plus forte et rapprochée de l'observateur qu'à l'oreille nue ; dans les autres parties de la poitrine, au contraire, et particulièrement en bas et en arrière, elle paraît plus faible et plus éloignée. » (P. 10.)

En outre de ces conditions d'âge, de sexe et de lieu d'auscultation, il en est d'autres qui peuvent modifier encore la transmission normale de la voix et celles-ci tiennent à l'état physique de la paroi. Le bourdonnement est *exagéré* chez les personnes maigres dont l'articulation est nette et la voix métallique est bien timbrée ; chez celles aussi qui ont l'habitude de donner un grand volume de voix. Il est *diminué*, par opposition, chez les obèses, chez ceux dont l'articulation est peu distincte et toutes les fois qu'une masse plus grande de parties molles s'interpose entre l'oreille et le thorax ; ainsi dans l'œdème de la paroi.

2° Modifications pathologiques de la voix haute. — Les altérations du bourdonnement normal, c'est-à-dire de la voix normale transmise au travers d'une couche de poumon sain, et relevant d'une lésion éloignée du poumon ou de la plèvre, sont caractérisées par les dénominations de : 1° *voix tubaire* ou *bronchophonie* ; 2° *voix chevrotante* ou *égrophonie* ; 3° *voix caverneuse* ; 4° *voix amphorique*.

A. De la bronchophonie. — En s'en rapportant à l'étymologie du mot, *bronchophonie* devrait vouloir dire « voix bronchique ». Là, cependant, n'est pas son sens exact. On désigne sous ce terme la transmission au travers du parenchyme pulmonaire de la voix avec tous ses caractères propres, de timbre, de tonalité et d'intensité. Il y a donc, de la bronchophonie à la transmission de la voix au travers d'un poumon normal, toute la distance qui sépare la parole nettement articulée du bourdonnement confus et indistinct, qui a été signalé plus haut. Ce n'est que par extension que l'on a donné à ce terme la valeur actuelle et parce que la sensation recueillie par l'oreille, sur le poumon, est à peu près identique à celle qui provient de l'auscultation trachéo-bronchique.

On appelle encore la bronchophonie voix *bronchique*, voix *tubaire*, voix *bourdonnante*. Comme nous avons eu l'occasion

de le voir déjà à propos de la voix normale, la bronchophonie
nécessite un volume de voix suffisant pour que la cavité trachéo-bronchique et le poumon qui lui fait suite puissent entrer
en vibration ; elle est donc plus marquée chez l'homme que
chez la femme, et chez l'adulte que chez l'enfant. Elle est perceptible surtout quand la voix est vibrante et métallique, davantage
quand sa tonalité est basse ; mais elle peut se produire aussi,
comme j'ai pu m'en assurer, pour la voix de tête ou de fausset.
Chez un malade j'ai pu même noter une transmission plus
intégrale de cette dernière.

La bronchophonie est donc, en somme, l'*exagération de la
voix normale perceptible dans tous les détails de l'auscultation
au travers du poumon*. Ainsi comprise, elle trouve une opposition complète dans un autre phénomène d'auscultation qui se
caractérise, lui, par la disparition totale non pas seulement
de la voix articulée, mais même du bourdonnement indistinct
qu'elle provoque à l'état sain. Cette *disparition totale* s'observe
en même temps que celle des vibrations thoraciques perceptibles à la main ; mais ces deux signes ne reconnaissent pour
siège, dans la plupart des cas, qu'une portion limitée du parenchyme. Pour que la transmission de la voix soit impossible, il
faut, en effet, que les tuyaux bronchiques soient imperméables,
comblés par un exsudat, muqueux, purulent ou fibrineux, peu
importe, comme celui que l'on observe dans la pneumonie
massive ou la bronchite chronique pseudo-membraneuse. L'air
ne passant plus ne peut plus faire entrer en vibration le
parenchyme sous-jacent. Une exception doit être faite cependant pour les cas où un lobe induré vient s'appuyer sur une
grosse bronche et transmet ses vibrations par simple contact,
alors même que cette bronche ne dépendrait pas du territoire
induré.

LAENNEC constata la première fois la bronchophonie chez une
jeune femme « attaquée d'une toux récente qui ne présentait
d'autres caractères que ceux d'un catarrhe pulmonaire. Lorsque
tenant le cylindre appliqué au-dessous de la partie moyenne de
la clavicule, dit cet auteur, je faisais parler la malade, *sa voix
semblait sortir directement de la poitrine et passer tout entière*

par le canal central du cylindre. Ce phénomène n'avait lieu que dans une étendue d'environ un pouce carré. Dans aucun autre point de la poitrine, on ne trouvait rien de semblable. » Ayant continué ses recherches chez un grand nombre de sujets et les ayant contrôlées sur le cadavre, LAENNEC en vint rapidement à incriminer les « ulcères » du poumon, comme cause de cette « pectoriloquie ». Aujourd'hui on différencie la véritable bronchophonie de cette voix caverneuse, comme nous aurons l'occasion de le voir plus tard.

Quoi qu'il en soit, la phrase de LAENNEC caractérise comme on ne saurait mieux faire cette sensation si spéciale que provoque la *voix tubaire*, qui est bien : nettement articulée, superficielle, comme extériorisée par rapport à la surface pulmonaire et comme produite dans l'oreille. Il importe d'ajouter encore qu'elle est rarement limitée aussi strictement que le disait cet auteur ; que d'habitude elle s'étend sur une surface assez grande, enfin qu'elle se propage en diminuant d'intensité à la zone pulmonaire du voisinage : nous tirerons profit dans quelques instants de ces caractères différentiels. L'emploi du stéthoscope n'est pas nécessaire pour juger de son existence et c'est encore l'un des signes que permet d'apprécier, d'une manière plus efficace, l'auscultation immédiate, tout au moins quand son lieu de production est de grande étendue. Cependant il ne faudrait pas rejeter à son sujet d'une manière absolue l'emploi de l'instrument, qui rend des services incontestables quand la bronchophonie est très limitée.

Nous avons rappelé plus haut que l'interposition entre l'oreille et la source d'un bruit, d'un coussinet formé de strates successives reliées entre elles par des cloisons diversement dirigées et remplies d'air, comme est le poumon vis-à-vis du larynx au moment de l'émission de la voix, avait pour résultat d'assourdir le bruit et de le rendre indistinct, sans diminuer considérablement son intensité. Par opposition, la propagation d'un bruit s'effectue avec une rapidité bien plus grande et sans aucune déperdition bien sensible, quand elle a lieu par l'intermédiaire d'une masse solide. *Toutes les causes de condensation pulmonaire seront donc capables d'engendrer la bronchophonie. Ces* causes relèvent de lésions pariétales des bronches, de lésions pulmonaires, ou d'affections du voisinage, para-bronchiques ou para-pulmonaires.

a. *Premier ordre de causes : maladies des bronches.* — Parmi les maladies *des bronches* qui peuvent occasionner la voix tubaire, il faut signaler tout d'abord la simple congestion, celle que nous avons relevée comme origine de la rudesse respiratoire, qui suit ou précède la période de coction de la *bronchite*, dans sa phase d'activité ou de résolution incomplète. La *sclérose bronchique* consécutive aux atteintes successives de la bronchite, ou développée comme chez les artério-scléreux par un trouble dystrophique diffusé ou péri-vasculaire, peu importe, peut aussi lui donner naissance. Dans ces deux cas la bronchophonie est étendue comme la bronchite ou la sclérose, c'est-à-dire le plus souvent des deux côtés et avec une intensité comparable ; exception doit être faite cependant pour certains cas où la bronchite est occasionnée par une épine locale. Elle est alors le résultat de la perte de souplesse de la paroi bronchique, de sa rigidité plus marquée, de sa densité plus grande ; c'est la véritable voix tubaire ou bronchique et on peut, sans forcer la comparaison, la rapprocher de la transmission de la voix parlée que Biot, le grand physicien français, avait pu ausculter à plus d'un kilomètre, dans les tuyaux métalliques des égouts de Paris.

Une autre affection bronchique peut se retrouver encore à l'origine de la bronchophonie : c'est la *dilatation des bronches*. Mais cette affection n'étant pas fatalement toujours identique à elle-même et pouvant entraîner des déformations du calibre, tantôt généralisées et cylindroïdes, tantôt localisées mais successives comme un chapelet, tantôt uniques et à la périphérie bronchique, il en résulte que la bronchophonie sera, comme elles, ou généralisée ou spécialisée à un seul point du poumon et, dans ce dernier cas, prêtera facilement à erreur. Il est vrai qu'elle ressemble plus alors à la voix caverneuse.

b. *Deuxième ordre de causes : affections pulmonaires.* — Les affections pulmonaires viennent ensuite. Les causes de condensation du poumon sont de deux ordres : aiguës ou chroniques. La bronchophonie suit la fortune de ces lésions et, comme elles, peut s'installer à demeure et devenir définitive, ou bien disparaître sans retour quand l'évolution de la maladie est terminée. Mais il faut retenir que, par évolution de la maladie, on ne peut comprendre seulement ces phénomènes généraux ou fonctionnels qui l'avaient spécialisée au début : quand la fièvre est tombée, que l'expectoration a cessé, il reste encore, tout comme pour la bronchite, une lésion pulmonaire incomplètement guérie et celle-ci se traduit toujours, en raison de la condensation qu'elle avait entraînée, par une bronchophonie plus ou moins apparente.

Ainsi en est-il de la *pneumonie*. Dans cette affection, en effet, c'est dès le début, quand s'opère la congestion initiale, qu'apparaît la voix tubaire ; elle se continue pendant la phase d'hépatisation rouge, persiste encore pendant celle d'hépatisation grise, bien que profondément altérée par les fort nombreux râles concomitants, et renaît enfin dans toute son intégrité pendant la convalescence. Elle survit à la disparition des signes généraux et s'éteint peu à peu, en demandant souvent plusieurs mois pour s'effacer entièrement ; encore qu'elle ne persiste pas d'une manière définitive quand le régime circulatoire du poumon est compromis par une lésion artérielle ou cardiaque.

Dans la pneumonie, la bronchophonie a un siège quelconque comme cette affection et sur lequel on ne peut insister ; mais elle revêt dans ces cas un caractère acoustique particulier. Au lieu d'être vibrante et timbrée comme la voix normale, elle s'accompagne, comme le faisait fort justement remarquer WOILLEZ, d'une certaine sensation stridente, métallique, et d'un souffle parallèle à l'émission de la voix, exactement comme il arrive quand on parle dans un tuyau de bronze. La transmission est forte aussi et l'on sent qu'il ne s'est fait pour ainsi dire aucune déperdition du bruit produit et que la voix est transmise à l'oreille avec les caractères qu'elle affecte au niveau de l'isthme glottique. Le fait que la voix est actionnée par un souffle spécial, dont elle ne peut s'isoler pendant toute la période active

de l'affection, est un des meilleurs caractères de la bronchophonie pneumonique ; elle redevient banale quand la lésion est
en voie de régression.

On l'observe aussi dans la *bronchopneumonie* ; mais alors
elle est variable de siège et d'étendue suivant la forme anatomique de l'affection. La broncho-pneumonie est-elle pseudo-
lobaire ? La voix tubaire ressemblera à la voix pneumonique.
Elle sera cependant moins nette, moins métallique et le souffle
concomitant sera moins apparent. Est-elle véritablement lobulaire ou à noyaux disséminés ? La bronchophonie sera bilatérale,
à peu près symétrique, peu apparente et peu stable, comme les
foyers de condensation pulmonaire qui lui auront donné naissance.

Résulte-t-elle d'une *apoplexie pulmonaire ?* elle aura son
siège de préférence dans les zones postérieures et inférieures
du poumon et s'accompagnera d'une vive dyspnée, d'un point
de côté souvent fort violent, d'une expectoration sanglante fort
abondante dans quelques cas ; elle se limitera tout d'abord
quand commencera la résorption du sang épanché, pour s'étendre ensuite au delà des limites de l'épanchement, aussitôt que
se produira dans le voisinage la congestion d'enkystement qui
est constante.

Si elle est consécutive à la *sclérose pulmonaire*, elle est souvent étendue à tout le poumon et peut être difficilement appréciable, car on ne peut plus juger de la partie saine à la partie
malade et l'évolution est trop lente pour pouvoir fixer d'une
manière précise des souvenirs d'auscultation : le régime normal de la transmission vocale étant méconnu pour le malade en cause. Cependant on peut l'entendre prédominer :
autour du pédicule pulmonaire et aux approches de la colonne
vertébrale, si la sclérose est péri-bronchique ; dans les sommets si elle est due à la pneumokoniose ; dans les bases enfin,
si elle est l'héritière des congestions répétées qu'entraînent
dans cette région les altérations valvulaires ou myocarditiques.

Il est une affection dans laquelle la bronchophonie est de
règle absolue, c'est la *tuberculose pulmonaire banale, fibro-ulcé-*

reuse ; elle revêt dans cette maladie un éclat très intense et constitue l'une des bases les plus sûres du diagnostic, quand elle s'allie à d'autres signes que nous connaissons déjà : l'inspiration saccadée, l'expiration prolongée, la diminution du murmure vésiculaire et la rudesse respiratoire. Elle se cantonne alors, tout autour du foyer des follicules tuberculeux, ici ou là, suivant les causes locales d'ensemencement pulmonaire, suivant les âges aussi, mais de préférence sur les languettes pulmonaires antérieures, dans la région axillaire, dans les fosses sus et sous-épineuses et surtout dans les régions sous-claviculaires ; nous avons vu que c'était dans ce dernier point que LAENNEC l'avait dépistée pour la première fois. Elle est l'apanage de toutes les périodes, de celle d'infiltration où le tubercule se produit au niveau du vestibule du lobule, de celle de congestion ou de réaction inflammatoire péri-folliculaire, de la seconde période où le ramollissement est à peine apparent, de la troisième enfin où la sclérose est fatale autour et bien loin des lésions fort avancées comme les cavernes.

La bronchophonie se retrouve enfin dans la mélanose, dans le cancer, etc. : il importe peu en somme de faire une énumération complète des causes qui peuvent lui donner naissance, quand, le mécanisme de son origine étant connu, il est toujours facile de reconnaître l'existence, sinon d'interpréter la nature des causes physiques de sa production. »

c. *Troisième ordre de causes : maladies para-bronchiques et para-pulmonaires.* — Toutes les causes de compression de la paroi bronchique, d'affaissement partiel de son calibre, sont susceptibles d'occasionner la bronchophonie et celle-ci coexiste dans ces cas avec le cornage. On la retrouvera donc dans l'adénopathie trachéo-bronchique, dans le lympho-sarcome du pédicule, dans les syphilomes péri-bronchiques, dans les médiastinites et dans l'anévrisme de la crosse de l'aorte ; mais elle aura une valeur fort inégale dans chacun de ces cas. Signe presque prédominant, avec la rudesse limitée à un territoire pulmonaire et la diminution corrélative du murmure dans les adénopathies, elle pourra n'être qu'un épiphénomène dans la médiastinite aiguë et ne servir qu'à parfaire un examen, s'il est question d'ectasie aortique fort développée et déjà constituée au titre de volumineuse tumeur.

De même, elle est occasionnée par toutes les causes d'*atélectasie pulmonaire* ; dans l'*embolie pulmonaire*, par exemple, elle se développe aussitôt que se fait l'extravasation séreuse qui fait suite à la suppression de la *vis à tergo*. On l'observe au même titre quand le poumon est mécaniquement affaissé, comme dans les parties postérieures du poumon gauche quand il existe une volumineuse péricardite avec épanchement, dans les kystes hydatiques et dans leur voisinage, dans les cas de tumeurs ascendantes du foie et de la rate, dans la pneumatose intestinale, dans l'ascite et la péritonite avec épanchement : dans ces derniers cas elle est unilatérale ou bilatérale, comme la cause originelle et son siège est dans l'une ou l'autre des deux bases. Elle est passagère aussi au début, avant que de cette atélectasie permanente n'ait résulté une carnification de l'organe. Que s'il existe une pleurésie médiastine, la bronchophonie pourra être perceptible sur le bord postérieur du poumon ; si elle est enkystée à la partie antérieure du sommet, elle sera postérieure par rapport à lui, comme nous l'avons vu faire pour le murmure vésiculaire, dit de suppléance.

La bronchophonie peut aussi être l'apanage de certaines *pleurésies sèches* dans lesquelles le poumon est enserré comme dans un étau et réduit à l'état de moignon inextensible, surtout s'il est enflammé chroniquement, comme CHARCOT l'a signalé dans les pneumonies pleurogènes, et si, consécutivement, il s'est fait des néo-membranes épaisses qui relient la surface pulmonaire à la grille costale en transmettant à cette dernière, en même temps que les vibrations tactiles, le *frémitus vocal* qui nous intéresse. Elle résulte enfin de toutes les *affections pariétales*, condensées sous forme de tumeur résistante, ou diffusées comme une cuirasse, parce que leur homogénéité et leur densité plus grande en font de meilleurs transmetteurs des sons. C'est de la même manière que peut être interprété le rôle d'une calcification anticipée ou plus complète des cartilages costaux, tels qu'on la rencontre chez les vieillards par l'âge, ou chez ceux qui le sont devenus prématurément à la suite d'une série d'affections dystrophiques.

B. DE L'ÉGOPHONIE. — Dans tout ce qui a été étudié précédemment, altération du rythme respiratoire, du murmure, de la voix, nous n'avons constaté que des modifications plus ou moins profondes d'un état normal antérieur et, pour la bronchophonie notamment, il eût été difficile d'assigner une limite précise à la transmission normale de la voix ou à celle qui résulte d'une condensation pulmonaire. Pour l'égophonie il n'en va plus de même. On ne retrouve rien de semblable chez une personne saine.

Appelée encore *voix de polichinelle, voix de mirliton, voix frémissante, voix chevrotante*, elle fut aussi nommée par LAENNEC *pectoriloquie chevrotante*. Étudiée avec un très grand soin par cet auteur, elle fut décrite par lui avec une précision magistrale, comme permettra d'en juger le passage suivant : « L'égophonie, dit-il, ressemble à la pectoriloquie (bronchophonie) en ce qu'elle consiste aussi en une forte résonance de la voix sous le cylindre. Assez rarement cependant la voix paraît s'introduire dans le tube, et presque jamais elle ne le traverse évidemment comme dans la pectoriloquie parfaite. La voix, *plus aiguë, plus aigre que celle du malade*, et en quelque sorte *argentine*, produit seulement une illusion telle qu'il semble que quelqu'un parle dans la poitrine du malade. Elle a, d'ailleurs, un caractère constant d'où j'ai cru devoir tirer le nom du phénomène : elle est en quelque sorte *tremblotante et saccadée comme celle d'une chèvre* ; et son timbre, d'après la description que nous venons d'en donner, se rapproche également de celui de la voix du même animal. Ce caractère ne présente que des variétés légères dont on peut se faire une idée exacte en se rappelant l'effet que produit un jeton placé entre les dents et les lèvres d'un homme qui parle, celui de la voix transmise à travers un roseau fêlé, ou le bredouillement nasal des bateleurs, qui font parler le fameux personnage de tréteaux connu sous le nom de *Polichinelle*. Cette dernière comparaison est souvent de la plus parfaite exactitude, surtout chez les hommes à voix un peu grave (§ 154).

« Cette espèce de chevrotement semble le plus souvent tenir à l'articulation même des mots, quoique la voix qui sort de la bouche du malade n'offre rien de semblable. Mais quelquefois il en est tout à fait distinct, et l'on entend séparément, quoique dans le même instant, la voix résonnante et le chevrotement, de manière que ce dernier semble se faire dans un point un peu plus éloigné ou plus rapproché de l'oreille de l'observateur que la résonance de la voix. Quelquefois même, lorsque le malade parle lentement et par mots entrecoupés, le chevrotement se fait entendre immédiatement après la voix, et non pas avec elle (§ 155). »

A l'encontre de ce qu'écrivait LAENNEC, l'égophonie peut être perçue avec une grande précision au moyen de l'auscultation immédiate et il n'est aucun besoin de recourir au stéthoscope pour la reconnaître : exception peut être faite cependant pour certains cas dans lesquels son foyer de production est très limité, son éloignement fort considérable et les autres signes, qui accompagnent la maladie qui la produit d'habitude, fortement discutables.

Elle ne se produirait, d'après cet auteur, que « chez des sujets attaqués de pleurésie aiguë ou chronique, avec un épanchement médiocrement abondant dans la plèvre. » Skoda fut un des premiers à réagir contre cette opinion trop absolue et on étend aujourd'hui à quelques autres affections pulmonaires la possibilité de la faire naître. On la trouve donc :

a. *Dans la pleurésie avec épanchement.* — Il faut néanmoins retenir cette impression que l'*égophonie vraie existe surtout dans la pleurésie avec épanchement* ; il serait plus exact de dire avec LAENNEC, dans tous les épanchements liquides des plèvres. — Elle n'apparaît d'ordinaire que le second, le troisième ou quatrième jour, et jamais avant que le murmure vésiculaire n'ait disparu et que la matité ne soit nette. — Elle cesse quand l'épanchement devient très abondant, que la poitrine se dilate, que le poumon se rétracte vers le médiastin ; elle se reproduit alors dès que s'est effectuée la résorption d'une partie du liquide épanché. Puis, elle peut persister fort longtemps, avec des alternatives d'évidence plus ou moins grande, tenant à des variations dans la quantité du liquide, jusqu'à ce qu'elle cesse graduellement et disparaisse avec lui.

L'égophonie n'est pas limitée comme la bronchophonie, mais s'entend toujours dans une certaine étendue. Le plus souvent elle est perceptible dans tout l'espace compris entre la colonne vertébrale et le bord interne de l'omoplate, au niveau de l'angle inférieur de cet os et sur une zone de quelques centimètres qui conduit du milieu de l'omoplate au sternum. Elle correspond aux points de la poitrine où le liquide forme à la surface du poumon une couche de peu d'épaisseur, et indique, par suite, la limite supérieure de l'épanchement : *aussi se mobilise-t-elle, comme le liquide lui-même, quand on place le malade dans une situation toute différente de celle qu'il occupait antérieurement.* Pour que ces changements de siège soient appréciables, il est indispensable que la dénivellation de l'épanchement soit assez prononcée : aussi ne les retrouve-t-on que lorsque la quantité du liquide épanché est moyenne. Aussitôt que cette dénivellation s'effectue, on perçoit une augmentation très apparente du murmure dans tous les points qu'occupait antérieurement le liquide et la respiration s'éteint, si elle était normale antérieurement, au droit du parenchyme que le liquide commence à comprimer.

L'égophonie est donc un *signe favorable* dans la pleurésie, puisqu'elle indique un épanchement d'une moyenne abondance. Sa persistance pendant plusieurs jours, et au delà de la période aiguë de la maladie, est d'un bon augure, puisqu'elle montre que l'épanchement n'augmente pas. Quand elle survit à la fièvre, on peut assurer sans crainte que la convalescence est proche.

Enfin, elle peut disparaître pour quelques heures, si les bronches s'oblitèrent, et se renouveler ensuite quand elles sont à nouveau perméables. Elle peut aussi coexister avec la bronchophonie et la voix caverneuse, quand au-dessus du liquide pleurétique le poumon est congestionné et augmenté de densité, ou se trouve le siège d'une assez volumineuse excavation.

b. *Dans la pneumonie.* — En outre de la pleurésie, on l'observe encore, dit Skoda, dans la *pneumonie* et dans les *infiltrations tuberculeuses* avec ou sans épanchement : il l'aurait même perçue, dans la région interscapulaire, chez des femmes et des enfants dont les poumons étaient parfaitement sains. C'est en tout cas, dans ces conditions, un phénomène extrêmement rare, et elle peut être facilement confondue avec une certaine variété de la bronchophonie, que l'on appelle aussi chevrotante, mais qui en diffère par l'éclat, le timbre, son extériorité par rapport au poumon et son siège au niveau du hile de l'organe.

c. *Dans la spléno-pneumonie.* — Il est une autre affection, aujourd'hui exactement connue depuis les travaux de GRANCHER (10 août 1883, *Société Méd. des Hôp.*), qui simule, à s'y méprendre, la pleurésie, et dans laquelle l'égophonie se retrouve d'une manière constante : c'est la *spléno-pneumonie.* Elle a pour siège dans ces cas le tiers ou les deux tiers inférieurs de la poitrine, c'est-à-dire le même que dans la pleurésie avec épanchement. Or, si l'on rapproche de ce premier signe le début brusque par des frissons répétés, un point de côté parfois très vif, une dyspnée plus ou moins accusée, et quelquefois suffocante, une toux pénible, quinteuse, une expectoration blanchâtre et gommeuse, on est conduit, pour ainsi dire fatalement, à soupçonner le pleurésie et l'examen du thorax est confirmatif de cette impression première. Le thorax est parfois amplifié en effet, plus souvent rétracté, les côtes immobilisées, et il peut exister une différence très sensible dans la mensuration des deux hémi-thorax dont rend facilement compte l'amplexation de la poitrine : la moitié malade est en effet sensiblement plus petite que la moitié saine. Enfin le doute se complète, quand on se rend compte que les vibrations vocales ont disparu, qu'il existe une matité absolue et que l'oreille perçoit un souffle surtout expiratoire à tonalité aiguë en tout analogue à celui de la pleurésie, et, avec lui, de la pectoriloquie aphone. Le cœur pouvant être un peu dévié ou recouvert, le choc cardiaque peut être aussi difficilement perceptible.

En présence de cette superposition presque complète des deux schémas descriptif et clinique, il est donc indispensable de procéder à une analyse plus rigoureuse de chacun des signes énumérés et plus particulièrement de l'égophonie, puis-

que c'est elle qui nous intéresse en ce moment et que, de plus,
LAENNEC et un très grand nombre d'auteurs après lui, en avaient
voulu faire le signe typique de l'épanchement intra-pleural et
comme son infaillible critérium.

Nous avons donc vu qu'il existait de l'égophonie dans les
deux affections, mais elle diffère légèrement dans l'un et
l'autre cas : expiratoire tout d'abord et puis expiratoire et inspiratoire à la fois, dans la pleurésie, elle est en même temps
d'une tonalité fort élevée, d'une aigreur fort marquée, d'un
parallélisme frappant avec l'évolution de la matité absolue,
c'est-à-dire de la collection liquide, et s'accompagne dans ce
cas d'un souffle de même nature et d'un silence respiratoire
complet à son siège habituel. — Dans la spléno-pneumonie,
au contraire, outre qu'elle n'intéresse guère que les hommes,
et se cantonne presque toujours du côté gauche, l'égophonie
est moins nette, moins aiguë, moins indiscutable et peut prêter
à confusion en tant que phénomène acoustique, soit avec la
broncho-égophonie, soit avec certaines variétés de bronchophonie chevrotante, c'est-à-dire intermittente.

Il y a plus : dans la spléno-pneumonie le silence respiratoire n'est pas absolu et l'on peut entendre, tout au moins
dans les inspirations forcées ou à la suite de quintes de toux
provoquées, soit une sorte de murmure vésiculaire atténué,
soit quelque rare crépitation accompagnée de légères sibilances
dans les points les plus mats à la percussion. — En outre, il
n'a été donné que peu d'exemples de modifications de l'espace de Traube, de refoulement du cœur vers la droite, de
déformation thoracique par entraînement du sternum vers le
côté malade, et ce sont là autant de signes qu'il est d'usage
de reconnaître dans tous les cas où l'épanchement liquide de
la plèvre est tant soit peu important. Quelquefois enfin, au lieu
d'être augmenté, le côté atteint diminue de volume, se
rétracte en son milieu et entraîne un fléchissement latéral du
malade. L'hémithorax présente en ce cas une sorte d'encoche
oblique sur tout le parcours du sixième et du septième espace
intercostal, que l'on ne retrouve dans les pleurésies que lorsque,
interlobaires, elles ont déterminé des adhérences qui ont survécu

à leur résorption : l'encoche signalée plus haut est alors quasiment définitive, tandis qu'elle disparaît avec la spléno-pneumonie, quand le poumon a récupéré sa perméabilité.

Que si l'on ajoute que dans la spléno-pneumonie il n'existe pas, comme dans la pleurésie, une ligne de niveau idéale et susceptible de se déplacer facilement, que la sonorité redevient progressivement normale sans être tympanique au-dessus de l'épanchement, que les vibrations qui avaient disparu au niveau du bloc pulmonaire renaissent peu à peu de manière à passer par une zone intermédiaire de moyenne intensité avant de récupérer leur intensité normale, et qu'on compare cet ensemble symptomatique au brusque arrêt de la matité de la pleurésie, au skodisme immédiatement sus-jacent, à la récupération subite des vibrations thoraciques, on aura confirmation qu'on avait bien jugé en tenant compte des caractères différentiels des deux égophonies, que j'indiquais plus haut.

En somme, quand l'égophonie est *très nette*, elle signifie *épanchement ;* et, quand elle l'est moins, invite à rechercher d'une manière plus exacte la cause de sa production, qui est le plus habituellement la *spléno-pneumonie*. Si, au lieu d'être cantonnée vers l'angle de l'omoplate, elle s'étend à tout le côté, c'est qu'il existe des *adhérences* qui fixent le poumon à la paroi et l'empêchent de se rétracter vers la colonne vertébrale (LAENNEC). Quand elle coexiste avec de la bronchophonie, elle est la preuve de la production simultanée d'une pleurésie avec épanchement et d'une congestion pulmonaire sous-jacente, c'est-à-dire d'une *pleuro-pneumonie*.

d. *Cause anatomique de l'égophonie.* — Pour LAENNEC l'égophonie serait due à la résonance naturelle de la voix dans les canaux bronchiques, transmise par l'intermédiaire d'une couche mince et tremblotante de liquide épanché ; elle deviendrait ainsi plus sensible à raison de la compression du tissu pulmonaire, qui le rend plus dense que dans l'état ordinaire, et par conséquent plus propre à transmettre le son. SKODA nie formellement la nécessité de la présence d'une couche liquide comme cause de l'égophonie. Pour lui, elle ne pourrait être le résultat que d'une série de chocs en retour, imprimés soit par la paroi bronchique, soit par des mucosités sur la masse d'air qui était entrée en vibration à la suite de sa consonance avec la voix et qui était incluse dans les tuyaux bronchiques. ARAN fait bonne justice de cette explication en faisant remarquer que l'égophonie devrait, si l'on acceptait l'explication de SKODA, se retrouver dans toutes les bronchites et dans tous les cas de condensation pulmonaire. — WOILLEZ attribue ce phénomène à l'interposition entre le poumon et la paroi d'une cloison liquide, susceptible de vibrer sous l'action de la voix par suite du peu de compression que lui fait subir le poumon, toujours en imminence de rétraction.

Cette explication ne peut s'appliquer à tous les cas, puisque nous avons appris d'une manière sûre, par les recherches de GRANCHER, que l'égophonie peut exister sans épanchement. WOILLEZ lui-même l'avait du reste constatée dans deux cas de congestion pulmonaire, où la plèvre fut trouvée saine à l'autopsie. Enfin dans un petit nombre d'autopsies de malades ayant présenté de l'égophonie, on n'a retrouvé que des congestions, et cette circonstance nous pousse à accepter encore l'opinion que GRANCHER se faisait, à priori, de l'origine de ce signe, à savoir qu'il était dû à la présence dans les alvéoles d'un exsudat séro-albumineux, se rapprochant plutôt de la densité de liquide que de celle des solides. L'obstacle opposé aux vibrations vocales serait ainsi à peu près le même qu'une couche de liquide intra-pleural.

C. DE LA VOIX CAVERNEUSE. — Ainsi dénommée par ARAN et décrite par LAENNEC sous le nom de *pectoriloquie*, la voix caverneuse est caractérisée par une articulation le plus souvent très nette, et par une transmission le plus habituellement si intégrale qu'elle paraît équivalente, comme intensité, à la voix entendue à distance. Elle a un siège limité de préférence au sommet des poumons, au-dessous des clavicules dans les fosses sus et sous-épineuses. Son foyer de production est restreint, puisque, ainsi que l'indique son nom, il ne dépasse pas l'étendue d'une *excavation pulmonaire*, d'un « ulcère » pour employer l'expression de LAENNEC. Comme ce dernier, elle peut cependant se produire exceptionnellement dans une autre partie du poumon et c'est ainsi qu'on peut l'entendre à la base à la suite de l'élimination d'un séquestre de parenchyme, ou même d'une caverne tuberculeuse exceptionnellement placée, ou d'une dilatation volumineuse des bronches.

La voix caverneuse doit, au point de vue acoustique, être considérée comme une simple modification de la bronchophonie vraie. Du reste, les causes anatomiques qui leur donnent naissance sont presque complètement comparables : dans les deux cas la voix est transmise par un parenchyme induré et la résonance se fait dans une cavité. Que celle-ci soit normale ou pathologique, il n'importe que pour le volume de la voix emmagasinée et pour son timbre.

Le timbre peut différer, en effet, dans chaque cas particulier de voix caverneuse, car il relève non seulement de l'importance de l'excavation, mais de la disposition de sa paroi, du mode d'abord et de communication des bronches, de l'épaisseur et de la rigidité de la coque ambiante. Si l'ulcère est comme cloisonné et formé de cellules juxtaposées, la voix caverneuse n'est plus qu'une somme de petites voix élevées, souvent différentes de tonalité même, et c'est, à mon avis, ce défaut d'uniformité dans le type de la voix caverneuse qu'on peut avec fruit opposer, ainsi que sa limitation, à la diffusion et à l'homogénéité de la bronchophonie vraie. Que si elle s'accompagne, comme il est assez fréquent, d'une variété spéciale de toux assourdie, sans éclat, éteinte, la pectoriloquie prend aussitôt le même type et celui-ci n'est véritablement pas discutable comme origine. Malgré l'opposition de STOKES, le type de voix caverneuse mérite donc d'être conservé ; les signes concomitants de l'excavation aident, du reste, à la reconnaître.

Il est cependant des cavernes qui ne donnent lieu à aucune modification acoustique de cet ordre, bien qu'elles soient indiscutables, et j'ai pu en observer un cas fort net chez une phtisique, dont le sommet tout entier du poumon droit, après avoir été très nettement atteint de fonte tuberculeuse, avait paru complètement guéri du moins en tant que signes cavitaires. La date récente de cette fonte et la reproduction presque immédiate de la voix caverneuse avec quelques autres signes du même ordre, consécutivement à cette nouvelle poussée tuberculeuse, s'inscrivirent bientôt en faux contre cette opinion. La caverne peut donc être *muette*, comme dit GRANCHER, tout aussi bien au point de vue vocal que des bruits anormaux ; mais nous aurons plus tard l'occasion de revenir sur ce sujet.

Il va sans dire que pour que la voix caverneuse puisse se produire il est indispensable que l'excavation ait pu se vider de ses mucosités : elle est donc plus facilement appréciable dans la journée qu'au réveil ; elle l'est davantage aussi quand sa superficialité permet une exploration plus parfaite.

D. VOIX AMPHORIQUE. — Ne différant de la précédente, au point de vue de ses origines, que par l'étendue de l'excavation qui lui a donné naissance, la voix amphorique se reconnaît à son timbre tout spécial ; elle est sonore, métallique, vibrante. Après son articulation toujours fort nette et comme dans l'oreille, elle s'accompagne d'un bourdonnement assez prolongé, analogue à celui que l'on obtient lorsque, parlant dans un vase, on ébranle ses parois pour un temps plus considérable que celui qui est nécessaire à l'articulation du mot. Ce qui la caractérise donc, c'est cette *résonance* qui lui est toute particulière.

La voix amphorique s'entend presque toujours au sommet des poumons, surtout du poumon gauche, quand il est le siège d'une *excavation très étendue*, limitée d'une paroi mince, dure et élastique, presque en continuité immédiate avec la cage thoracique. Mais on l'observe encore dans les cas de large communication d'une bronche avec la cavité pleurale et de *pneumothorax* consécutif, limité et enkysté, ou généralisé. Dans toutes les circonstances où la voix amphorique peut être entendue, elle est accompagnée de quelques autres signes qui permettent de la reconnaître ; ce sont : la toux amphorique, le souffle amphorique et le tintement métallique.

Dans le pneumothorax elle coexiste avec une abolition absolue du murmure vésiculaire, une sonorité exagérée, une ampliation avec immobilisation de presque toute une moitié de la cage thoracique et, enfin, ce que l'on désigne sous le nom de succussion hippocratique, terme dont nous apprendrons plus tard à connaître la valeur. Quand elle se produit à gauche, elle peut prendre le timbre métallique caractéristique, par consonance stomacale, d'une bronchophonie ayant la base pour siège ; mais alors le lieu de production est sous-diaphragmatique et les borborygmes, ou le bruit de chute que l'on provoque en faisant avaler des liquides, assurent d'une manière indiscutable le diagnostic.

B) MODIFICATIONS PATHOLOGIQUES DE LA VOIX BASSE

Lorsque, chez un homme sain, on étudie la transmission au travers du poumon de la voix *chuchotée*, comme nous l'avons fait pour la voix haute, on n'entend d'habitude aucune espèce de bruit distinct, ni même le bourdonnement confus dont il a été question à propos de la parole. La voix chuchotée est donc complètement éteinte par le parenchyme pulmonaire. Mais chez certains malades il n'en est plus ainsi, comme LAENNEC l'avait constaté : « L'extinction de voix portée au plus haut degré n'empêche pas la pectoriloquie d'avoir lieu. Je l'ai trouvée très évidente chez des sujets qui parlaient à voix si basse, qu'on ne pouvait les entendre à trois ou quatre pieds de distance. » (§ 73.) Ce phénomène fut depuis lors connu sous le nom de bronchophonie faible.

Après le médecin français, divers auteurs et, parmi eux, SKODA, se sont à nouveau occupés de la voix chuchotée, mais l'on doit à BACCELLI son étude la plus complète. Pour bien percevoir la *Pectoriloquie aphone*, comme il l'a désignée, il faut, d'après cet auteur : « boucher son oreille libre, ausculter au-dessous du creux axillaire en dehors des couches musculaires les plus épaisses, ou dans le dos à égale distance du rachis et de l'articulation scapulo-humérale ; dès lors, si l'on entend non pas quelques syllabes de la voix chuchotée, quelques finales de mots, mais les mots tout entiers, nettement articulés, aussi distincts que si le malade parlait à voix basse dans le conduit auditif du médecin, on peut conclure à l'existence de la pectoriloquie aphone. »

Baccelli attribua la transmissibilité de la voix chuchotée à l'homogénéité du liquide épanché et il en fit ainsi l'apanage des épanchements séreux. Les collections purulentes furent, par opposition, considérées comme incapables de laisser passer la voix basse, dont les vibrations étaient arrêtés par les *éléments morphologiques corpusculaires* en suspension dans le liquide. Il y avait donc là, de l'avis du savant italien, un procédé d'application facile, qui permettait le diagnostic de nature du liquide pleurétique, et il fut bientôt suivi dans cette voie par Noël Guéneau de Mussy et quelques autres. Aujourd'hui la valeur exacte de la pectoriloquie aphone dans la pleurésie est tout autrement appréciée : elle peut, en effet, faire défaut dans les épanchements les plus fluides et les plus homogènes et se retrouver, au contraire, dans ceux qui revêtent tous les caractères de la purulence. La constatation, bien que souvent très nette, ne peut donc aucunement servir à la reconnaissance de la nature du liquide, comme le prétendait Baccelli.

De plus, elle peut être très nette dans certaines cavernes; de même aussi quand les dernières bronchioles sont oblitérées par un exsudat muqueux ou albumineux qui fait du parenchyme correspondant un bloc imperméable. C'est ainsi qu'on la rencontre dans certaines pneumonies, dans quelques congestions œdémateuses et dans la splénopneumonie. La diversité des affections dont elle est l'apanage empêche de lui attribuer une valeur diagnostique quelconque; les recherches anatomiques la concernant ne sont pas non plus suffisamment nombreuses pour permettre de la rattacher à un état organique défini.

C) Autophonie

On a désigné sous ce terme l'auscultation, par le médecin, de sa propre voix réfléchie par la poitrine du malade à laquelle l'oreille est accolée. Il suffit donc pour en saisir l'existence de parler à haute voix en écoutant la résonance thoracique. Celle-ci modifierait le timbre de la voix de l'observateur quand la poitrine renfermerait un poumon imperméable et ne l'altérerait pas dans les cas d'épanchement pleural : aucune constatation identique ne m'a été permise chez des malades atteints soit de pleurésie avec liquide, soit de congestion pulmonaire aiguë ou passive et je n'ai noté aucune différence appréciable dans l'une ou l'autre de ces lésions. Malgré l'avis favorable émis par quelques auteurs à propos de l'autophonie, je ne puis donc la considérer comme capable de rendre des services, du moins dans l'état actuel de la science.

§ 2. — AUSCULTATION DE LA TOUX

Beaucoup moins importante que celle de la voix et surtout que celle du murmure vésiculaire, l'auscultation de la toux mérite cependant une étude spéciale, car, outre que seule elle peut donner naissance à certains bruits pathologiques, ou faire quelquefois réapparaître le bruit respiratoire normal, elle permet aussi par un contrôle des autres signes déjà perçus d'affirmer un diagnostic hésitant dans les circonstances difficiles.

Il est donc nécessaire pour en faire une étude rationnelle de l'analyser : 1° en tant que modificatrice des bruits respiratoires normaux ; 2° en tant que toux perceptible à distance ou au travers de la poitrine. C'est en réalité dans cette dernière forme qu'elle intéresse surtout l'auscultation, telle du moins que nous la comprenons, mais j'estime que dire quelques mots de la toux perceptible à distance ne constituera pas cependant un hors d'œuvre.

1° Des modifications imprimées par la toux au bruit respiratoire — On désigne sous le nom de *toux* un phénomène très complexe, *constitué par une expiration violente, subite, de courte durée et saccadée, que provoque une excitation centripète ou réflexe, dont le point de départ peut être très variable (zones tussigènes ou tussipares), et s'accompagnant d'un rétrécissement concomitant de la glotte plus ou moins considérable suivant les cas.*

A la suite de cette excitation centripète, il se produit tout d'abord une inspiration rapide et profonde qui permet d'emmagasiner dans les bronches et les lobules une masse d'air considérable, souvent très voisine de la capacité pulmonaire maxima ; puis, sans interruption, les muscles abdominaux se contractent énergiquement, violemment, par suite d'une sorte de convulsion, et repoussent dans la cage thoracique les organes abdominaux en rapport immédiat avec le diaphragme. Le diaphragme se trouve ainsi projeté dans l'intérieur de la cage thoracique et exprime subitement les bases pulmonaires de la grande masse d'air qu'elles contenaient. Les autres muscles expirateurs se contractent ensuite progressivement et agissent sur les parties du poumon qui n'avaient subi que d'une manière indirecte cette violente compression. L'air introduit dans les bronches par la grande inspiration dont il a été question plus haut, cède aussitôt à cet effort et s'échappe avec une vitesse très grande et sous forte pression au travers de la glotte : celle-ci ayant été rétrécie au préalable, il se produit à son niveau une veine fluide, intermittente comme les secousses expiratoires, et il en résulte un bruit variable suivant les cas, qui n'est autre que la toux.

De par ce mécanisme l'air se trouve donc soumis à une très haute pression, durant tout le temps de l'acte expiratoire : ne pouvant immédiatement s'échapper par la voie relativement obstruée de la glotte rétrécie, il fait effort contre la compression du parenchyme et souvent pénètre ainsi dans des parties de l'organe qui n'en contenaient qu'une masse bien moindre, soit que les bronches ou voies d'apport fussent aussi partiellement encombrées dans cette zone, soit qu'elle ne fût pas indispensable ou même utile pour les besoins respiratoires du moment. Cette pénétration dans les zones pulmonaires jusque-là silencieuses et dépourvues de murmure vésiculaire, y fait renaître le bruit respiratoire normal, comme cela s'observe par exemple dans les bases pulmonaires quand, après un long séjour au lit dans le décubitus dorsal, elles sont presque annihilées au point de vue respiratoire par la *congestion a vacuo* ou *atélectasique* dont elles sont le siège.

On s'explique aussi de la même manière, que la toux puisse faire pénétrer de l'air dans des lobules plus fortement congestionnés encore par suite d'un état inflammatoire aigu, ou chronique, ou tel qu'on l'observe dans les bronchites avec congestion péri-bronchique des emphysémateux en imminence de rupture de la compensation, et aussi dans les congestions pulmonaires aiguës à forme de pneumonie, ou de pleurésie, pour admettre avec GRANCHER l'équivalence du terme de spléno-pneumonie. — Dans les cas de bronchite, le murmure vésiculaire ne récupère pas dans les zones antérieurement silencieuses, le véritable caractère du bruit respiratoire normal; il s'accompagne le plus habituellement de rudesse et quelquefois aussi d'autres phénomènes nouveaux pour nous et qu'on désigne sous le nom de râles ronflants ou sibilants, de râles muqueux. C'est que, dans ces conditions, les canaux aériens ne sont pas plus indemnes que le reste du parenchyme, et qu'ayant été diminués de calibre et rendus irréguliers à leur surface par le fait de la congestion de la muqueuse qui les tapisse, ils font naître des nœuds de vibration, des veines fluides partielles où entraînent, quand il y a exsudation, une sorte de barbotage de l'air au travers des mucosités, d'où résultent les caractères de rudesse, de sibilance ou d'humidité signalés plus haut.

Dans la *spléno-pneumonie*, la reconnaissance des modifications imprimées par la toux au bruit respiratoire normal des zones silencieuses, ou celles qu'elle occasionne à ce même bruit en le transformant, emprunte une haute importance à la difficulté qu'il y a à distinguer cette affection d'une autre qui la simule à s'y méprendre bien souvent, c'est-à-dire de la pleurésie. Rien n'est de trop dans l'analyse des signes différentiels de ces cas difficiles, et il importe donc de préciser ce que peut fournir ce moyen d'exploration. Tout d'abord l'auscultation peut permettre de saisir, souvent il est vrai d'une manière tout à fait fugitive, des sibilances très assourdies et même un murmure vésiculaire presque normal, quand l'inspiration est profonde, comme il est nécessaire pour subvenir aux besoins d'une série d'expirations interrompues; elle peut permettre

aussi de percevoir comme le dit GRANCHER, « au foyer même
de la matité, des râles sous-crépitants, discrets et superficiels.
Ils sont fugitifs il est vrai, mais leur présence a une grande
valeur quoiqu'ils puissent être perçus à travers un épanchement lamelliforme » ; dans ces deux cas, ces râles sous-crépitants sont surtout expiratoires.

En somme rétablissement momentané du murmure vésiculaire, avec quelquefois ses qualités de murmure normal dans
les points du poumon qui en étaient dépourvus dans les inspirations moyennes ; apparition de sibilances, de rudesse respiratoire, de râles muqueux dans les expirations qui n'en pro-
duisaient pas sans la toux ; telles sont les deux séries de
modifications qu'entraîne ce phénomène, quand on le considère non en lui-même, mais par rapport au bruit respiratoire
normal. La toux peut donc prouver la continuité de la perméabilité pulmonaire dans des régions qui paraissaient soustraites
d'une manière définitive à l'action de l'air et, à ce titre, peut
servir, plus que toute autre recherche, au diagnostic différentiel d'un épanchement pleural et d'une congestion à type pleurétique.

Il va sans dire que, pour être à même de juger des modifications imprimées au régime de ventilation pulmonaire par
cette toux, il importe absolument d'avoir ausculté, avant que
de la provoquer, la région pulmonaire incriminée, en y apportant tout le soin et le temps suffisant pour affirmer, avec toutes
chances de succès, la réalité des variantes survenues.

2° De l'auscultation à distance de la toux. — Suivant le
mécanisme invoqué plus haut à propos de la toux, nous avons
vu que le bruit qui la caractérise reconnaissait pour origine
tout à la fois une très grande rapidité dans l'expulsion de l'air
et une contraction marquée de la glotte, au niveau de laquelle
naissaient dès lors des veines fluides sonores. La toux est donc
bruyante et perceptible à distance ; mais, pour reconnaître
chez tous un mécanisme identique, il ne s'ensuit pas fatalement qu'elle soit, chez tous aussi, tellement comparable qu'elle
ne puisse être reconnue : la vitesse de propulsion, la capacité

pulmonaire, le spasme glottique, les conditions anatomiques normales et pathologiques qui donnent naissance aux harmoniques, sont tellement variables d'un malade à un autre que, sans invoquer d'autres causes également actives, on peut les juger comme suffisantes pour expliquer les variations du timbre.

Si celles-ci sont spéciales à chaque malade, on doit aussi se rappeler qu'elles sont éminemment diverses chez lui, suivant la nature de son affection et l'intensité des lésions laryngées ou thoraciques qui la provoquent. C'est cette diversité précisément qui intéresse le pathologiste, car il pourra, tout au moins quelquefois, déduire des caractères de la toux la nature des lésions anatomiques produites, et peut-être aussi leur cause. Malheureusement, les affections qui lui donnent naissance sont si nombreuses qu'il est impossible, obligé que l'on est de se restreindre, d'étudier chaque type avec quelque détail. Voici cependant quelques exemples de toux reconnus à distance.

La toux peut être *fréquente* ou *rare*, *intermittente* et *posturale*, et l'on peut accepter comme vérité générale qu'elle est plus fréquente dans les affections des premières voies, surtout vestibulaires et si ces affections sont peu profondes; elle est alors *quinteuse*, *impérieuse* et quelquefois *coqueluchoïde*. Elle est *rare* dans certaines affections fort étendues du parenchyme ou des plèvres du voisinage quand le poumon s'est adapté à la lésion ou que la sensibilité bronchique s'est émoussée, par exemple dans les œdèmes cardiaques de la base du poumon. Elle est *intermittente* presque toujours, mais surtout dans les affections qui entraînent la production de mucosités considérables et se renouvelle dès que la masse de celles-ci est suffisante pour provoquer la gêne de la respiration ou venir au contact de parties moins tolérantes; on observe ce fait dans les vomiques par exemple, et dans les grandes excavations pulmonaires où la toux se produit surtout au réveil. Elle est *posturale* pour une raison identique de déplacement et de sensibilité, quand elle relève d'un épanchement pleurétique dont la mise en niveau excite des régions pleurales indemnes jusqu'alors de ce contact.

Elle est *forte* ou *faible* suivant l'énergie de la contraction musculaire, de la chasse aérienne, la rigidité trachéale ou bronchique, la perméabilité des sinus osseux du voisinage, l'intégrité de la glotte respiratoire et vocale, celle du voile du palais, la capacité thoracique et bien d'autres raisons encore.

Elle est *sèche*, ou *humide* et *grasse* suivant qu'elle s'accompagne ou non d'expectoration. Elle est quelquefois *éclatante*, *vibrante*, *métallique*, *déchirante* et pénible à l'oreille comme chez certaines hystériques; — *éteinte*, *aphone*, *inarticulée*, *étouffée* et *éructante*, dans les cas de rigidité, de tension permanente des cordes vocales, comme on le note dans certaines laryngites chroniques, telles que celles qui relèvent de la syphilis et de la tuberculose; — elle est *ronflante* dans les bronchites; — *sifflante* dans l'emphysème et dans l'asthme; — *assourdie* dans le croup; — *tremblante* et accompagnée comme du *bruit d'un drapeau* qui claque au vent, quand elle est provoquée par une fausse membrane partiellement détachée; — brusquement *suspendue*, quand elle résulte de la progression dans les bronches d'un corps étranger ou d'une vésicule hydatique.

Elle est *quinteuse*, *impérieuse* et *répétée avec reprises* dans la coqueluche ou dans les affections qui la simulent, comme l'adénopathie trachéo-bronchique et l'anévrisme de l'aorte; — elle est *brève* et comme *contenue*, si elle entraîne de la douleur; — elle est *avortée* et *comme sans but*, suivant l'expression de PETER, dans les petits épanchements pleuraux et dans les pharyngites sèches.

Les modes sous lesquels elle se présente sont bien plus nombreux encore, mais plus nombreuses aussi sont les causes qui peuvent lui donner naissance et il est rare que chaque type ne puisse relever à la fois de plusieurs d'entre elles : aussi est-il indispensable, quelle que soit la certitude morale acquise par suite de l'auscultation à distance et par le fait d'une longue expérience, de toujours contrôler par une minutieuse exploration de la poitrine l'impression première tout d'abord recueillie. Ainsi arrivera-t-on à se rendre compte de son origine véritable et évitera-t-on de rapporter à une lésion, supposée grave de la poitrine, une toux persistante, sèche, quinteuse et impérieuse, qui relèvera uniquement d'une lésion fort éloignée, utérine ou stomacale, par le processus un peu vague bien que réel de l'excitation centripète ou réflexe.

3° De l'auscultation de la toux au travers de la poitrine. — C'est surtout par ce dernier procédé que la toux mérite d'être analysée, car elle renseigne ainsi d'une manière précise sur l'état physique du poumon : sa densité, la perméabilité plus ou moins grande de ses voies aériennes et l'existence des lésions destructives fort graves, qui aboutissent en dernière analyse à la production d'excavations dénommées ulcérations ou cavernes pulmonaires. Les modes qu'il est possible d'isoler de cette manière sont ceux de la toux *bronchique* ou *tubaire*, de la *toux caverneuse*, de la *toux amphorique*.

A. Toux bronchique. — La toux bronchique ou *tubaire* se caractérise par un retentissement le long des gros tuyaux bronchiques, et avec les particularités spéciales d'intensité, de hauteur et de timbre que l'on perçoit à distance, du bruit que provoque la toux chez chaque malade. Cette propagation éclatante se faisant le long des canaux aériens se retrouve avec une facilité grande, le long du conduit trachéal et au niveau de son point de bifurcation, c'est-à-dire au voisinage de la troisième et de la quatrième vertèbre dorsale. De là elle se continue de l'un et de l'autre côté de la ligne médiane, suivant la direction des bronches de première division, pour s'éteindre de plus en plus, au fur et à mesure que l'on gagne la périphérie pulmonaire. Pour qu'il en soit ainsi, il faut de toute nécessité que la lésion siège ou bien au-dessus du point de bifurcation bronchique, c'est-à-dire sur la trachée, ou bien également sur l'ensemble des bronches des deux pédicules, pour intéresser à la fois ou également les deux poumons. Par contre il arrive fort souvent que la propagation est unilatérale ou plus marquée, comme étendue ou intensité, d'un côté que de l'autre. Cette prédominance locale tient à une lésion exclusivement locale ou plus marquée d'un côté et nous verrons plus tard quelle est habituellement sa nature.

Mais quels que soient la cause qui l'a produite et le siège de la lésion, la toux bronchique ou tubaire revêt toujours des caractères acoustiques identiques : multiple quant à ses origines elle est unique dans ses manifestations symptomatiques. Ses caractères sont les suivants : la toux est alors bruyante, éclatante, quelquefois déchirante et tellement rapprochée de l'oreille qu'il semble que quelque chose se rompt dans la poitrine pour permettre au bruit de se propager jusque dans la conque. Elle est souvent rude, rauque, comme si des aspérités s'étaient développées sur le passage de l'onde aérienne ; quelquefois au contraire plus élevée de timbre et comme sibilante quand les bronches sont contracturées et que l'inflammation a gagné celles qui se rapprochent de la périphérie et non pas seulement celles qui avoisinent le pédicule pulmonaire.

a. *Dans la bronchite*. — Une première lésion, la lésion de la paroi bronchique, surtout dans sa muqueuse, lui donne donc naissance et la toux tubaire fait ainsi partie, comme la bronchophonie, du cortège symptomatique de la période initiale et terminale des *bronchites aiguës*, c'est-à-dire alors que la congestion s'est déjà produite sans que l'exsudation ait eu lieu, ou que la condensation pulmonaire s'est maintenue quand l'exsudation disparut.

b. *Dans les dilatations bronchiques*. — On retrouve aussi cette toux dans les ampliations bronchiques localisées ou généralisées, en un mot dans toutes les *dilatations des bronches*, parce que le volume de l'onde sonore produite par la toux, qui vient consonner dans leur intérieur, est plus grand que celui que l'on note dans des bronches normales et devient ainsi plus appréciable pour l'oreille. Si la dilatation est terminale, ampullaire et considérable, la toux, au lieu d'être tubaire, peut devenir amphorique ou plutôt caverneuse. Dans ces deux maladies, bronchite et dilatation des bronches, la toux est le plus habituellement également tubaire des deux côtés. Il n'en va plus ainsi si la dilatation des bronches est due à la présence d'un corps étranger et, dans ce cas, elle se cantonne dans le point où ce corps étranger a produit les plus grosses lésions.

c. *Dans les condensations pulmonaires*. — Souvent ce n'est pas le calibre de la bronche qui doit être incriminé, non plus que le plus ou moins d'élasticité de sa paroi, et la toux tubaire peut aussi se rencontrer, toujours en se calquant sur la bronchophonie, dans les condensations du parenchyme. Celles-ci sont d'ordres divers : aiguës ou chroniques suivant les cas, les condensations du parenchyme sont localisées ou diffusées et peuvent occuper des siéges tout à fait différents. Si elles sont aiguës, comme dans la *congestion pulmonaire aiguë*, la *pneumonie*, la *bronchopneumonie*, la toux tubaire s'observera dans des points quelconques du poumon, mais le plus souvent sur les bords si les malades sont adultes, et dans les sommets s'ils sont jeunes ou vieux. Si elles sont chroniques, la même toux peut s'entendre dans le seul sommet, dans les deux bases, autour des grosses bronches, ou au voisinage de grosses travées fibreuses, sortes de cicatrices qui augmentent la transmission de la toux, de telle manière que, bien que normale, elle paraît néanmoins exagérée.

d. *Dans la tuberculose*. — Il en est ainsi dans la *tuberculose* et l'on peut dire, sauf de rares exceptions au nombre desquelles il faut placer surtout les scléroses professionnelles, comme les pneumokonioses, que toutes les fois que la toux devient tubaire dans les sommets, elle ne l'est qu'à raison de la maladie précitée. Elle s'accompagne toujours dans cette zone de diminution du murmure vésiculaire, de rudesse respiratoire et de bronchophonie.

Dans les bases la toux est bronchique, quand elles ont été le siége de *congestions chroniques* après lesquelles s'est installée une sclérose massive des travées inter-lobulaires, comme le fait s'observe dans les tumeurs abdominales, les ascites où le tympanisme, qui compriment habituellement le diaphragme ; c'est le processus qui la fait se produire aussi dans les hyposystolies à répétition.

On entend encore cette toux autour du pédicule pulmonaire dans les cas de *tumeurs médiastinales* et de *médiastinite* chronique, toutefois si la bronche a été comprimée sans être obstruée. On la note enfin, avons-nous vu, dans les cas de sclérose pulmonaire partielle, comme celle qui se développe autour des kystes hydatiques ou à leur place quand ils ont disparu, à moins que les bronches n'aient été complètement effacées, et dans les pneumonies chroniques pleurogènes. De toutes les lésions énumérées plus haut, celles qui lui donnent le plus facilement naissance sont les bronchites, la dilatation des bronches, la pneumonie et la tuberculose.

On doit aussi signaler comme pouvant la produire, quelquefois même avec un très grand caractère de rudesse, la *pleurésie avec épanchement*. Bien que la présence de celui-ci soit un obstacle évident à la transmission de la toux dans les bronches, et surtout à sa perception trans-pariétale, il n'en résulte pas moins que l'accolement de toute la masse pulmonaire en une sorte de moignon dans la gouttière costo-vertébrale, rapproche de l'oreille le siège de la résonance de la toux et permet d'en juger, les circonstances favorisantes de l'auscultation étant plus importantes au total que les circonstances défavorables.

B. TOUX CAVERNEUSE. — Il est moins nécessaire de s'étendre sur la toux caverneuse. Celle-ci participe d'une manière plus ou moins marquée, suivant l'importance de l'excavation, de la consonance dans cette excavation; elle acquiert donc un timbre tout à fait différent de celui de la voix tubaire et se cantonne d'une manière fort nette pour l'oreille dans les limites exactes de la caverne sous-jacente. Il n'en va plus ainsi quand, au lieu d'une ulcération pulmonaire, il en existe plusieurs disposées successivement, en communication assez large les unes avec les autres. Dans ces conditions, en effet, la toux fait entrer en vibration non simultanée les petites cellules juxtaposées, se brise contre les cloisons incomplètes qui les séparent et acquiert ainsi une série de timbres distincts comme le volume des cavernules. Il est donc impossible de décrire d'une manière satisfaisante la sensation éprouvée par l'oreille dans ces cas, mais c'est déjà un fort bon signe de l'existence de plusieurs cavernules, que ce brisement, cet éclatement successif de la toux, accompagnés de la production au même niveau des râles sous-crépitants, variables aussi de volume, par suite du brassage des mucosités par les veines fluides aériennes.

Ces râles, que nous retrouverons plus tard sous le nom de râles muqueux, cavernuleux ou caverneux, semblent souvent absolument superficiels, et il peut même arriver que la toux produise en les développant un véritable choc que l'oreille recueille et localise et que l'œil puisse apprécier ; c'est que, dans ces cas, la caverne est volumineuse et sa paroi peu épaisse. La toux prend aussitôt les caractères suivants ; elle devient subitement volumineuse dans une région donnée, s'éteint dans cette même région sans dépasser ses limites, peut quelquefois consonner partiellement par l'intermédiaire des grosses bronches dans les régions homologues du côté opposé, et se distingue de la toux tubaire par une tonalité moins élevée, une cessation plus rapide des vibrations qui l'accompagnent, sa localisation habituelle au sommet et dans les fosses épineuses, un assourdissement presque analogue à celui qu'on observe quand on perçoit à distance la toux d'un malade atteint de phtisie laryngée.

La toux caverneuse, comme la voix du même nom, est un des meilleurs signes des cavernes pulmonaires et partant de tuberculose. Elle s'observe encore cependant dans les grosses dilatations bronchiques, mais il est rare qu'elle acquière un volume aussi grand. Enfin elle peut se produire dans les abcès, les foyers de gangrène, mais on l'a entendue se transformer rapidement dans les jours antérieurs et on peut juger de la nature de la cause productrice par l'ensemble des signes concomitants, tels que ceux de la pneumonie ou l'expectoration si spéciale de la gangrène.

C. Toux amphorique. — La toux amphorique, bien que n'étant occasionnée que par un volume plus grand de l'excavation pulmonaire ou juxta-pulmonaire, quand il s'agit de pneumothorax, se différencie cependant de la toux caverneuse par des signes d'une grande précision. Comme la voix amphorique, elle est sonore, éclatante, métallique, vibrante, et ressemble d'une manière fort exacte à celle qu'on produit artificiellement quand on tousse dans une large cruche en grès. Comme dans ce dernier cas, elle s'accompagne d'un bourdonnement confus et prolongé après la cessation de la toux, analogue au bourdonnement des cloches qui ont fini de sonner.

Elle coexiste avec la voix amphorique, l'abolition complète du murmure vésiculaire et quelques autres signes que nous aurons l'occasion de rencontrer plus tard, parmi lesquels les plus importants sont la sonorité tympanique, la succession hippocratique et le tintement métallique. Elle est un signe indiscutable d'excavation fort large quand elle siège dans le sommet, et plus particulièrement de pneumothorax, soit enkysté, soit étendu à toute une moitié de la poitrine.

ARTICLE IV

DES SOUFFLES

Dans les articles où il a été parlé du murmure vésiculaire et de ses variations consécutives aux divers états anatomiques du poumon, nous avons vu que son intensité, sa tonalité et son timbre se modifiaient dans de très larges limites, puisqu'on pouvait noter sa diminution, son abolition complète, ou son exagération dans les points lésés de l'organe, ou dans ceux qui étaient obligés de suppléer à ces derniers.

Ce ne sont pas là les seules altérations du bruit respiratoire : il peut encore donner lieu à des bruits pathologiques qu'on désigne sous le nom de *respiration soufflante* et de *souffles*, en raison de leurs caractères acoustiques. Malgré la ressemblance assez grande qui fait ranger sous le même cadre ces deux variétés de bruits, amenant ainsi une regrettable confusion, il y a cependant entre eux des différences suffisamment pro-

noncées pour justifier une description particulière à chacun
d'eux.

§ 1. — RESPIRATION SOUFFLANTE

Malgré le rapprochement que nous faisons ici de la respiration soufflante et des souffles, il n'en faudrait pas conclure que
les deux termes sont à peu près identiques, comme on le dit
souvent. Ces deux variétés de bruit diffèrent sensiblement tant
en raison de la cause productrice que de leurs qualités propres.

1° Caractères de la respiration soufflante. — La respiration soufflante peut être considérée comme le degré le plus
élevé de la respiration puérile ou supplémentaire. Elle est
donc constituée par une *intensité considérable du murmure
vésiculaire, d'ailleurs normal quant à ses qualités de tonalité*.
Son timbre est souvent altéré dans ces cas, mais on peut
retrouver cependant dans la respiration soufflante toute la souplesse, toute la mollesse physiologique du murmure. Elle donne
ainsi la sensation d'une onde fluide passant au travers d'une
bronche normale avec une rapidité exagérée et sous une pression plus grande, et ressemble au bruit que provoque un
soufflet quand, au lieu d'être pressé modérément et lentement,
il vient à être comprimé fortement et rapidement. Souvent
cependant elle s'accompagne de rudesse et prend alors un
caractère de dureté pénible pour l'oreille, qui peut singulièrement la rapprocher du cornage.

La respiration soufflante est de toutes les régions : on peut
la constater aussi bien au sommet qu'à la base, mais elle affecte
de préférence certaines régions, et ce sont celles que leur
superficialité ou leurs rapports avec les grosses bronches
désignent comme capables de transmettre plus intégralement
les bruits intra-bronchiques. Que le bruit qui a pris naissance
dans le calibre de ces canaux ait eu une intensité plus grande,
ou ait subi une moindre extinction par un parenchyme peu
épaissi, il importe peu pour l'oreille. C'est ainsi que la respira-

tion soufflante s'observe très souvent dans la région correspondant à la bifurcation bronchique, à l'une ou l'autre des deux grosses bronches, c'est-à-dire des deux côtés de la quatrième dorsale, au sommet et plus particulièrement dans la région sous-claviculaire, dans le creux axillaire et au niveau du bord externe, dans la base de la poitrine.

Elle peut dans ces différents points être uniformément répartie et affecter par conséquent la totalité des deux parenchymes pour décroître au fur et à mesure qu'on s'éloigne du pédicule pulmonaire, vers sa superficie. Le plus souvent elle affecte d'une manière plus spéciale telle ou telle partie du poumon. Quand elle est bilatérale, elle indique évidemment soit une lésion des premières voies respiratoires entraînant une certaine consonance dans tout l'arbre bronchique, soit une lésion diffusée à la totalité de cet arbre bronchique; quand elle est limitée, elle est l'indice d'une lésion dont nous allons retrouver maintenant les caractères anatomiques et la nature.

2° Conditions de son développement. — Où qu'elle se produise, la respiration soufflante relève toujours de l'un ou l'autre des deux processus suivants : ou bien d'une *intensité plus grande de la ventilation pulmonaire* dans le point ausculté, ou bien d'une *modification de la paroi bronchique et du parenchyme* avoisinant, qui transmet plus intégralement le murmure vésiculaire.

Si la ventilation est peu exagérée, le murmure respiratoire reste moelleux et souple; si elle l'est davantage, la rudesse apparaît en même temps que la respiration soufflante. Celle-ci témoigne donc ou d'un besoin d'air momentanément plus considérable et cesse sans retard avec la cause qui l'a produite; ou d'une lésion affectant une étendue considérable d'une partie éloignée du parenchyme, qui oblige le point ausculté à une aération plus complète et plus souvent renouvelée. Dans cette dernière circonstance la respiration n'est soufflante que dans les régions saines, par conséquent dans les espaces limités; elle l'est partout, au contraire, et uniformément après un effort prolongé.

Le plus souvent elle est l'indice d'une altération bronchique ou parenchymateuse et coexiste toujours avec la rudesse dans ces conditions. Elle s'accompagne en outre de transmission plus intégrale de la voix, de bronchophonie, d'une exagération quelquefois très marquée des vibrations thoraciques, d'une perte plus ou moins complète de l'élasticité à la percussion ; elle prouve donc que le poumon sous-jacent est altéré, que les cloisons alvéolaires sont épaissies, que l'élasticité de l'organe est diminuée, que sa perméabilité est moindre. Elle est en un mot un signe de sclérose ou de congestion pulmonaire dans le point examiné.

Aussi les causes qui la produisent sont-elles nombreuses et l'on peut citer parmi elles la bronchite, les pneumokonioses, la tuberculose surtout, le cancer, les indurations inflammatoires ou atélectasiques, etc.

3° Maladies où on l'observe. — Dans la *bronchite*, la respiration soufflante apparaît dès la première période, ou d'invasion, quand les bronches se congestionnent, que la muqueuse se dépolit, que les éperons de bifurcation deviennent plus saillants, que le poumon se condense alentour ; puis, quand avec la période de coction se manifeste l'exsudation intra-bronchique, elle s'efface peu à peu devant le brassage des mucosités par les râles sibilants et ronflants ; enfin elle se manifeste à nouveau quand les tissus tendent à reprendre leur consistance et leur constitution normales, c'est-à-dire dans la période de défervescence. Elle survit néanmoins un certain temps encore aux autres signes physiques et fonctionnels et d'autant plus que l'atteinte du poumon avait été plus aiguë.

Elle est donc l'apanage non pas tant de bronchites bâtardes et hypostatiques que de celles qui entraînent une réaction inflammatoire nettement caractérisée : à ce titre son siège est variable suivant les cas. Unilatérale rarement, comme lorsqu'il existe un corps étranger intra-bronchique, elle est le plus souvent bilatérale s'entend au maximum au point de bifurcation trachéale, d'où elle s'étend peu à peu en allant vers la corticalité. Elle ne constitue dans cette affection qu'un signe peu important, à moins cependant qu'elle ne lui survive d'une manière définitive, car elle implique dans ce cas l'idée d'une sclérose pulmonaire permanente.

Dans les *pneumokonioses*, la respiration soufflante est plus constante, plus intense, plus facile à saisir et, il faut ajouter aussi, plus intéressante. Par suite de l'irritation incessante qu'entraînent au niveau du parenchyme les poussières acuminées que l'on respire dans différentes professions (meuniers, boulangers, cribleurs de charbon, ravaleurs, tailleurs de pierre, etc.), les points de ventilation moins active subissent une transformation lente, mais fatalement progressive. Toujours contusionné, le poumon réagit à sa manière par une production abondante de tissu conjonctif et cette sclérose, manifeste surtout au niveau des sommets et des bords antérieurs, se traduit par une intensité toujours plus grande du murmure vésiculaire. La localisation qui vient d'être signalée ne manque pas que d'occasionner des craintes légitimes sur la nature possible de la lésion, que l'on confond souvent à cette période avec la tuberculose pulmonaire, dont on peut la séparer cependant par la longue tolérance de l'organisme à son égard, mais qui la complique cependant le plus souvent.

Dans la *tuberculose* pulmonaire, elle s'observe principalement, dans sa variété fibro-ulcéreuse, au moment de l'invasion des tubercules avant qu'aucun signe de ramollissement n'apparaisse. Elle se cantonne d'une manière toute spéciale dans une zone tout d'abord fort restreinte de l'espace sous-claviculaire, de l'un ou de l'autre côté; plus fréquente à droite tout d'abord, elle ne tarde pas à envahir aussi l'autre poumon, soit dans la même région, où l'on dit qu'elle est *homologue*, soit dans la partie postérieure du sommet, c'est-à-dire dans les fosses sus et sous-épineuses, ce qui fait dire qu'elle est *croisée*. Enfin on la note aussi fréquemment en avant et en arrière du sommet du même poumon.

Elle s'accompagne de quelques autres signes, plus ou moins importants dans leur particulier, dont l'ensemble constitue un tout presque indiscutable et qui sont : un amaigrissement avec entraînement du premier et quelquefois du second espace intercostal, un défaut d'ampliation pulmonaire en ce point, une augmentation des vibrations thoraciques, une submatité assez marquée ou quelquefois un tympanisme élevé, une disparition plus ou moins complète du murmure vésiculaire à l'inspiration. On voit ainsi se constituer soit le type congestif, le schéma n° 2 de GRANCHER dont il a été question déjà, soit un type plus avancé encore où la congestion a fait place à l'induration pulmonaire. Dès lors la voix s'exagère sur le lieu de la respiration soufflante et la toux prend une intensité et une rudesse remarquables.

Elle peut, à la faveur de la même lésion, envahir par étapes successives de nouveaux départements pulmonaires et progresse mathématiquement, comme l'ensemencement pulmonaire, du sommet vers la base. Dans celle-ci la respiration soufflante est typique, quand dans le sommet ulcéré s'entend déjà un souffle quelquefois amphorique. Enfin elle peut anormalement siéger ici et là, à la base chez les enfants, au voisinage des ganglions caséeux du hile, ou sur une partie du parenchyme que le contact avec une lésion pleurale ou costale du voisinage a infecté.

Quand la respiration soufflante est limitée sous les clavicules et dans les fosses sus et sous-épineuses, elle constitue un des meilleurs signes et permet à elle seule d'affirmer presque le diagnostic de tuberculose.

On la rencontre en outre dans les lésions *inflammatoires* ou *atélectasiques*, dans le *cancer* et la *syphilis* pulmonaire, dans les vieilles *pleurites* qui entourent le poumon d'une gangue épaisse et inextensible, étouffant ainsi le parenchyme sous-jacent. Si elle relève dans tous ces cas d'un mécanisme identique, c'est-à-dire d'une ventilation plus énergique ou d'une transmission plus intégrale du bruit produit dans les bronches, son siège peut être variable, commandé qu'il est par une lésion toute de hasard. A elle seule, la respiration soufflante ne peut donc indiquer dans ces circonstances que l'état anatomique sans permettre de rien préjuger de la nature de cet état.

Nous aurons bientôt l'occasion de voir qu'il n'en est plus ainsi pour les *Souffles* qui indiquent bien une certaine modification dans l'état anatomique de l'organe, mais peuvent en outre permettre d'en spécialiser la cause, tout au moins dans les cas les plus fréquents.

§ 2. — DES SOUFFLES

A côté de la respiration soufflante sont les *souffles*. On en décrit plusieurs : le souffle *bronchique*, le souffle *tubaire*, le souffle *pleurétique*, le souffle *cavernuleux*, le souffle *caverneux*, le souffle *amphorique*, le souffle *pseudo-cavitaire*.

1° Caractères généraux des souffles. — Une première caractéristique permet d'isoler tous ces souffles tant de la respiration supplémentaire pour intense qu'elle soit, que de la respiration soufflante, *c'est la tonalité*. Il a été indiqué plus haut que la respiration soufflante n'était qu'un degré de plus de la respiration puérile, quant à l'intensité, mais qu'elle en différait par le timbre, la tonalité restant la même ; pour être plus précis, dans la respiration soufflante et puérile l'inspiration est plus élevée et l'expiration plus grave. La persistance de cette différence de tonalité constitue le caractère fondamental de la respiration soufflante.

Tout autres sont à ce point de vue les véritables souffles : *leur tonalité diffère absolument du murmure vésiculaire normal*. Elevée tout d'abord pendant l'expiration de manière à atteindre peu à peu ou même à dépasser celle de l'inspiration, cette tonalité devient de plus en plus aiguë au fur et à mesure que la lésion se complète et que le souffle augmente, puis elle affecte aussi l'inspiration. Dès lors, cette dernière change de tonalité, comme l'expiration, et constitue ainsi dans une partie de poumon bien isolée un bruit véritablement anormal, qu'il est facile de reconnaître par une auscultation symétrique et différentielle et d'isoler du véritable murmure vésiculaire. C'est donc, en thèse générale, *l'élévation du ton qui constitue le bruit du souffle*, mais celui-ci comporte des tempéraments évidents avec chaque cas particulier, comme le fait aussi est vrai du timbre, ce qui per-

mei de décrire non pas un souffle unique mais des souffles tout
à fait variables, suivant leur origine, comme nous allons voir à
l'instant.

2° Souffle bronchique. — Le souffle bronchique que souvent
on confond avec le souffle tubaire, doit en être isolé à mon avis.
On le reconnaît à son existence dans une zone limitée du poumon, à l'élévation de son timbre, à son apparition dans l'expiration tout d'abord, puis dans l'inspiration, à la sensation
d'éloignement qu'il fait naître dans l'oreille, à une certaine
indépendance de bruits pulmonaires concomitants et de voisinage. Il donne une impression semblable à celle que l'on ressent quand on souffle modérément dans un tube de verre de
quelques dizaines de centimètres de long et de trois à quatre
centimètres de diamètre. Il conserve donc presque toutes les
qualités du murmure vésiculaire normal et notamment sa mollesse et souvent son timbre et n'en diffère que par sa tonalité
plus élevée et sa limitation à un territoire pulmonaire distinct.

Il ressemble d'une manière très marquée au souffle laryngien
propagé en travers du poumon, ce qui peut occasionner une
erreur qu'il importe d'avoir toujours présente à l'esprit pour ne
pas faire d'une sténose buccale, bucco-pharyngée ou glottique,
une lésion grave du parenchyme pulmonaire. La dissociation
de ces deux bruits, de tous points comparables quant à leur
timbre et à leur tonalité, doit se faire par la limitation
habituelle du souffle bronchique, la bilatéralité du souffle
laryngien accidentel et sa décroissance symétrique depuis le
pédicule du poumon jusqu'aux terminaisons bronchiques, son
éloignement plus considérable, sa perception dans l'auscultation
à distance de la respiration et sa disparition absolue lorsqu'on
fait largement ouvrir la bouche du malade. Cette petite
pratique, en faisant aplanir les obstacles élevés sur le passage
de l'onde aérienne, dans les points que nous avons signalés plus
haut, la rend uniforme et empêche la production du souffle.

Le souffle bronchique est un signe de bronchite intense des
grosses bronches, de congestion pulmonaire, d'atélectasie par

compression comme dans les pleurésies à volumineux épanchements, de broncho-pneumonie à noyaux conglomérés ; il n'apparaît le plus souvent dans la broncho-pneumonie que dans les fortes ampliations thoraciques, surtout à l'expiration, avec une discrétion et une mollesse qui permettent souvent d'en discuter l'existence. Quelquefois cependant quand la congestion est ancienne, que le poumon s'est sclérosé définitivement et que son élasticité a disparu, il prend peu à peu un timbre de rudesse bien accentuée, qui le rapproche insensiblement du type suivant.

3° Souffle tubaire. — Le souffle tubaire est plus intense que le précédent, plus dur, souvent aussi plus rude et plus superficiel. Dans certaines circonstances il prend à l'oreille un timbre d'une certaine aigreur et donne la sensation d'une râpe, d'un bruit strident et vibrant, comme s'il était produit par le passage d'un courant d'air violent, au travers d'un tube large, métallique, dépoli, dont les parois épaisses entreraient violemment en mouvement sous son influence. Il ne se limite pas à la seule expiration et se propage rapidement à l'inspiration, dont la fin est plus apte à le faire naître ; quand cette inspiration est plus profonde comme dans le soupir, il peut acquérir une intensité considérable, une dureté exceptionnelle et semble alors presque complètement extériorisé par rapport à la surface pulmonaire.

La tonalité, plus élevée sensiblement que celle du murmure vésiculaire et tout d'abord à l'expiration, n'acquiert que rarement la hauteur du souffle bronchique et c'est là un nouveau caractère différentiel de ces deux bruits si rapprochés comme caractères et comme origine, qu'on doit plutôt en faire deux variétés d'une même espèce.

Le souffle tubaire ne peut s'entendre dans tous les points de la poitrine, car il semble que l'on peut dire de lui avec une apparence de raison, qu'il relève bien plutôt de la condensation pulmonaire et de l'oblitération alvéolaire que de la congestion bronchique ou péribronchique, cause du souffle bronchique. On comprend, s'il n'est aucun besoin pour lui de juxtaposition avec les grosses bronches, qu'il puisse s'installer partout, au gré de la localisation inflammatoire. Ainsi s'observe-t-il au sommet, plus particulièrement chez les enfants, les vieillards, les alcooliques et tous autres malades amoindris par une maladie ou une mauvaise hygiène antérieure, parce que c'est là que chez eux se cantonne de préférence la pneumonie; — sur la partie moyenne et le bord externe du poumon, chez les adultes; — à la base enfin, dans les congestions passives, dans les pneumonies bilatérales, les maladies du cœur à la période asystolique, dans la compression du poumon par une volumineuse tumeur abdominale.

Quant à sa signification anatomique, elle est tout entière dans ces deux mots : *perméabilité bronchique et condensation pulmonaire marquée*. Si, en effet, cette perméabilité bronchique vient à disparaître, quel que soit par ailleurs l'état du poumon, le souffle s'éteint aussitôt et fait place à une abolition complète de tout bruit respiratoire, à un silence absolu : il en est ainsi dans la pneumonie massive de Grancher, où les bronches sont obstruées par des exsudats fibrineux.

Or, de toutes les affections capables de déterminer au maximum l'ensemble de ces lésions anatomiques, la plus fréquente est la *pneumonie*. Il ne faut pas entendre sous ce vocable seulement cette maladie régulière et cyclique, que l'on désigne encore sous les noms de pneumonie franche et croupale (suivant la terminologie allemande), mais aussi tous les autres états congestifs avec forte condensation. Le souffle tubaire se retrouve, en effet, dans ces pneumonies avortées que l'on appelle avec Woillez les *congestions aiguës et idiopathiques* du poumon; et, au même titre, dans les *broncho-pneumonies pseudo-lobaires*. Peut-être a-t-il dans ce dernier cas une intensité moins grande et un plus petit éclat, à cause de l'oblitération de certaines bronchioles, mais on ne peut faire état d'une simple modalité dans l'intensité d'un bruit pour arriver à un diagnostic précis, car elle peut dépendre de tout autre chose que de l'état anatomique du poumon incriminé.

Le plus souvent le souffle tubaire est unilatéral, par opposition avec le souffle bronchique qui s'entend à droite et à gauche dans la pluralité des cas.

4° Souffle pleurétique. — Le souffle pleurétique est aussi discret que le précédent était bruyant, aussi difficile à percevoir que le souffle tubaire était net, aussi intermittent que le premier était fixé dès l'instant où il se produisait. Exclusivement expiratoire dès son début, puis atteignant un peu l'inspiration sans la couvrir absolument, le souffle pleurétique est encore *doux*, *lointain* et *voilé*. Souvent il n'apparaît que si l'on prend soin de faire tousser le malade; on l'entend alors quelquefois à la fin de l'inspiration forte qui précède la toux et toujours pendant l'expiration, à l'occasion de l'excès de pression intra-bronchique que provoque la chasse vigoureuse de l'air. Comme l'indique très bien l'expression de *lointain* et *voilé*, le souffle pleurétique ne semble être qu'un souffle bronchique entendu à fort grande distance et tout au travers d'une épaisse couche isolante, comme serait un gâteau de ouate. Nous aurons tout à l'heure l'occasion d'analyser de plus près cette sensation et de rechercher la lésion anatomique qui est capable de lui donner naissance.

Il a pour siège de prédilection et même presque unique la base de la poitrine et son bord convexe; il occupe surtout, dans cette base, la région qui correspond à l'angle de l'omoplate, où il faut le rechercher toujours. On peut le noter cependant dans d'autres situations exceptionnelles, notamment dans le creux de l'aisselle, sur la face antérieure du poumon et au voisinage de son sommet. Les localisations anormales doivent toujours appeler l'attention, car on ne les rencontre guère qu'en raison de certaines congestions pulmonaires que nous verrons plus tard, d'adhérences qui fixent l'organe en position vicieuse, ou entourent une collection liquide dans des points où il n'est pas coutume d'en exister.

a. *Dans la pleurésie*. — Le souffle pleurétique présente ce caractère extrêmement important pour le diagnostic de ces deux affections si superposables au point de vue de leurs signes, la pleurésie avec épanchement et la spléno-pneumonie, c'est qu'il est *mobilisable*, autrement dit qu'il *suit les déplacements du liquide pleurétique* et se met, comme lui, en ligne de niveau plus ou moins régulière. Aucune autre espèce de souffle ne lui est comparable à ce point de vue ou plutôt, pour être plus exact, le souffle doux, lointain, voilé, ne peut être dit *pleurétique* qu'à cette condition. On peut cependant le voir apparaître et disparaître plusieurs fois dans le même lieu, chez un même malade, dans une série de jours plus ou moins longue, sans qu'on puisse, tant s'en faut, conclure de sa disparition à une amélioration même momentanée.

Comme nous l'avons déjà vu à propos de l'égophonie, le souffle pleurétique suit en toute circonstance la fortune de l'épanchement pleural : assez marqué dès qu'il atteint quelques centaines de grammes, il monte avec la tranche du niveau du liquide quand celui-ci augmente, jusqu'à ce qu'il atteigne enfin l'angle de l'omoplate, son siège de prédilection, puis disparaît peu à peu quand le liquide s'élève encore. Par opposition, il renaît instantanément sous l'influence de la ponction thoracique, ou lentement par suite de la résorption spontanée du liquide et dès que sa quantité lui permet seulement d'affleurer le point scapulaire déjà signalé. S'il n'est pas absolument exact de dire qu'il indique exactement la hauteur du liquide, en se produisant à sa surface, il n'en est pas moins vrai qu'il n'existe qu'autant que la couche qui recouvre le poumon est moyennement épaisse et à ce titre, comme l'égophonie, il est un *signe surtout d'épanchement moyen*.

Ainsi donc que nous venons de le voir, le souffle doux, lointain et voilé est un signe de *pleurésie avec épanchement*, tant de la grande cavité pleurale que des petites cavités enkystées par de solides fausses membranes et qui portent le nom similaire de *pleurésies enkystées*. La nature du liquide importe peu à sa production et il est l'apanage aussi bien de ces épanchements extrémement fluides qu'on nomme des hydrothorax, que de la pleurésie séreuse, séro-fibrineuse, hémorragique et purulente. Il semble cependant être moins net dans ces deux dernières circonstances que dans la première.

b. *Dans la spléno-pneumonie.* — On l'observe encore avec une égale fréquence dans la *congestion-pleurésie* ou *spléno-pneumonie* de Grancher, où il peut être la source de nombreuses erreurs. On a bien dit que dans cette dernière maladie il était, moins doux, moins lointain, moins voilé que dans la pleurésie ; mais plus aigu, un peu plus dur et plus superficiel, de manière à représenter un type intermédiaire au souffle tubaire et au souffle pleurétique, mais ce sont là des caractères bien difficiles à percevoir, à interpréter quand ils sont perçus, et en tout état de cause absolument insuffisants pour un diagnostic différentiel. Cependant, la possibilité de *mise en niveau* doit être toujours recherchée dans ce cas, comme aussi les modifications de l'espace de Traube, rares dans la spléno-pneumonie et très fréquentes dans la pleurésie. De l'absence ou de la présence de ces signes, on pourra conclure à l'épanchement ou à la congestion, à plus forte raison aussi suivant le siège de ces signes, la spléno-pneumonie étant presque toujours localisée à gauche.

c. *Dans la pleuro-congestion.* — Bien plus considérables encore sont ces difficultés, si l'on a affaire à la *pleuro-congestion* de Potain. Là, le poumon enflammé et non pas seulement ratatiné et atélectasié, produit un véritable souffle tubaire ; mais celui-ci est atténué par la couche liquide sus-jacente ; est-il tubaire ou pleurétique ? on ne sait trop par la constatation de ses seuls caractères intrinsèques, et il faut chercher ailleurs et plus, pour arriver à un diagnostic souvent erroné malgré toute la prudence de l'investigation. Ce qu'il faut voir, c'est la persistance des vibrations malgré toute l'apparence d'un simple épanchement pleurétique, c'est l'état du poumon au-dessus de la tranche supérieure du liquide, c'est l'expectoration que ne comporte pas toujours l'état du poumon opposé, dans les cas de pleurésie simple.

En somme, quand un souffle est *véritablement* doux, lointain et voilé ; quand il siège aux abords de l'angle de l'omoplate, qu'il se mobilise par l'attitude du malade, qu'il est postural, qu'il apparaît ou disparaît pour se montrer à nouveau dans un espace de quelques jours, on peut conclure à l'existence d'une pleurésie avec épanchement, d'intensité moyenne ; d'intensité progressive aussi si le souffle s'était élevé dans la poitrine avant de s'éteindre définitivement. Dans tous les autres cas il signifie, soit spléno-pneumonie, soit pleuro-congestion, soit même tumeur pulmonaire, ce qu'il importe d'apprécier par le contexte, c'est-à-dire par l'ensemble de tous les autres signes concomitants.

5° **Souffles cavitaires**. — Les souffles dont nous allons maintenant entreprendre l'étude pourraient être appelés aussi *souffles par perte de substance*; ce sont les souffles cavernuleux, caverneux et amphorique.

A. SOUFFLE CAVERNULEUX. — Le souffle cavernuleux, le moins important des souffles cavitaires, est aussi le plus difficile à reconnaître, car, outre que son siège est restreint par définition même, son timbre ne diffère que très peu du murmure vésiculaire un peu intense, et sa mobilité est extrême; il suffit, en effet, d'une mucosité même peu considérable pour l'annihiler, et cependant l'exsudation purulente est indispensable dans la cavité qui lui donne naissance, pour qu'on puisse saisir et ses dimensions et sa situation dans l'intérieur du parenchyme.

Ces difficultés sont heureusement de beaucoup diminuées dans quelques cas et avec la suite de la maladie initiale, parce qu'il n'existe plus alors un seul souffle cavernuleux, mais des souffles cavernuleux juxtaposés, tous spécialisés quant à leur siège, à leur volume et à leur timbre, les uns accompagnés et les autres exempts de râles muqueux concomitants. C'est de la comparaison de tous ces bruits que relève la certitude et c'est, du reste, en cette proposition que se résume le plus net des caractères du souffle que nous étudions : les souffles *cavernuleux sont rarement isolés et de volume identique*, on les reconnaît surtout à *leur multiplicité dans une même région pulmonaire ou dans des régions plus ou moins éloignées.*

Outre cette conglomération dont nous verrons plus tard la cause anatomique, les souffles cavernuleux ont encore bien d'autres manières d'être, qui les stigmatisent en quelque sorte : leur volume, représentatif pour l'oreille (et c'est là un signe fort important) des dimensions de la cavité originelle, est extrêmement variable, et il est difficile vraiment de savoir quand il commence et où il finit. Cependant on peut admettre pour les besoins de la description, qu'un souffle est véritablement cavernuleux quand il semble provenir d'une cavité *égale en capacité au volume d'un gros pois* et qu'il devient caverneux quand celui-ci atteint les dimensions d'une petite noix : la *bille à jouer*, voilà donc *le volume moyen du souffle caverneux*.

Son *timbre* mérite aussi quelque considération ; ce souffle est d'habitude souple, facile, localisé aux deux temps de la respiration, bien qu'apparaissant de préférence dans les fortes expirations de la toux spontanée et provoquée, surtout quand elle n'a pas eu pour résultat de faire rejeter toutes les mucosités sécrétées par la paroi de la cavité. Il est doux, peu intense et mérite en un mot d'être recherché avec soin ; mais on est sûr de le rencontrer toujours dans le même siège dans la suite des jours, car s'il semble fugace et passager, sa disparition n'est que momentanée, et il reparaît bientôt, de préférence au réveil le matin, précisément avec son timbre si spécial, ou plutôt la diversité de ses timbres qui empêchent d'hésiter à son sujet. De plus, il est rare qu'autour de lui le poumon soit indemne absolument, et l'on entend aussi soit des râles ronflants et sibilants, si l'affection était primitivement bronchitique ; soit des râles sous-crépitants de volume variable, dont les râles cavernuleux ne sont qu'une variété exagérée.

Sa *tonalité* est toujours fort élevée, plus peut-être dans l'expiration que dans l'inspiration, mais il est souvent difficile de juger de ce détail ; elle est fort variable aussi, car ce souffle peut s'accompagner de sibilances très aiguës, de piaulements musicaux, qui n'occupent parfois qu'une partie de l'inspiration ou de l'expiration.

Son *siège* est assez fixe, et bien qu'on puisse le rencontrer exceptionnellement dans toutes les zones pulmonaires, il se cantonne plus fréquemment au niveau des sommets, soit en avant, dans la région sous-claviculaire, soit en arrière dans la fosse sus et sous-épineuse et le long du médiastin. Cette prédominance tient à la cause habituelle qui le produit : la *tuberculose*. C'est, en effet, lorsque les tubercules conglomérés subissent cette évolution fatale qui les fait passer, comme disait LAENNEC, de l'état de crudité à l'état de coction ; lorsque, au lieu de rester gris et durs, ils deviennent blanc grisâtre, jaunes et se liquéfient, qu'il se produit à la place préalablement occupée par leur masse une excavation d'un volume identique, comme serait un moule creux à la suite de l'ablation de la pièce qu'il renfermait.

a. *Dans la tuberculose.* — Le plus souvent, dans la tuberculose, les souffles caverneux sont bilatéraux, multiples, et quelquefois croisés, c'est-à-dire situés dans la région claviculaire d'un côté et dans la fosse sus et sous-épineuse de l'autre. Quand la maladie a fait de sensibles progrès, on peut les constater aussi dans le creux axillaire, et c'est même en ce point qu'ils peuvent être le plus nets. On peut enfin les retrouver à la base, notamment chez l'enfant et le vieillard, ou sur le bord externe du poumon, quand l'ensemencement bacillaire fut pleural tout d'abord et se communiqua plus tard au parenchyme adjacent.

Quel que soit son siège, si la tuberculose l'a engendré, le souffle caverneux a toujours été précédé, dans le lieu même où il existe, par tous les signes de l'induration pulmonaire : diminution du murmure vésiculaire, inspiration saccadée, expiration prolongée, respiration rude et soufflante, abolition presque complète de l'élasticité pulmonaire à la percussion et même submatité. Puis ont apparu les signes de ramollissement : râles fins tout d'abord, puis de plus en plus volumineux jusqu'à être caverneux, et ce sont les stades successifs de ces différents bruits, bien plutôt que leurs caractères particuliers, qui donnent la certitude.

b. *Dans les pneumokonioses.* — On retrouve encore le souffle caverneux dans ces maladies professionnelles et à poussière que l'on nomme les *pneumokonioses* : là aussi la localisation est presque toujours la même, le sommet. Elle tient à l'accumulation des poussières dans les points où la ventilation est moindre, les courants d'air moins rapides, de sorte que cette similitude de siège et d'effet acoustique n'entraîne pas peu de difficultés pour la reconnaissance de la maladie productrice, ou plutôt sur le fait de savoir si, à la suite de la sclérose ulcérative professionnelle, ne s'est pas sournoisement installée la tuberculose. L'élimination de parcelles végétales ou minérales par les crachats, et surtout la présence ou l'absence de bacilles sont seules capables, avec la conservation longtemps prolongée d'un bon état général, de permettre un diagnostic de toute sûreté.

c. *Dans les dilatations bronchiques.* — Certaines variétés de *bronchite chronique* semblent pouvoir aussi se manifester par les souffles cavernuleux ; mais il faut qu'elles aient produit en outre une lésion telle de la paroi que celle-ci ait cédé partiellement et donné lieu à une ectasie cylindroïde ou pariétale ; le souffle cavernuleux appartient donc surtout à la *dilatation secondaire* des bronches. Quoi qu'on en ait dit, il faut bien avouer qu'elle est rare dans ces cas et que presque toujours il est possible de différencier la tuberculose de cette dilatation, celle-ci frappant aussi bien la base que le sommet et ne s'accompagnant, pour ainsi dire jamais, dans une zone bien limitée, de cette conglomération de petits souffles actionnant de gros râles, sur laquelle nous avons plus haut insisté.

d. *Dans la gangrène pulmonaire.* — Il n'en va plus ainsi dans certaines espèces de *gangrène pulmonaire* quand, à la suite d'un foyer d'infection plus ou moins éloigné et portant même sur le poumon opposé, on voit se produire, par suite de l'aspiration des produits sécrétés, de nouvelles localisations gangréneuses diffuses. Le poumon ressemble dès cet instant à une éponge et paraît parsemé et comme sculpté de nombreuses anfractuosités : à leur niveau on trouve encore les souffles multiples, variables de timbre, de volume et de tonalité dont nous avons parlé ; on trouve aussi les gros râles sous-crépitants ; on constate enfin l'expectoration muco-purulente et quelquefois fétide de cette affection, de sorte qu'il est possible, et même facile, d'en porter un diagnostic anatomique précis et de représenter schématiquement l'état du poumon ausculté. Il l'est bien moins, au contraire, de reconnaître la cause indiscutable de cet état pulmonaire.

Plusieurs infections banales peuvent en effet lui donner naissance et j'ai eu l'occasion de rencontrer notamment trois infections streptococciques qui affectaient cette allure. Néanmoins, la coloration jus de pruneaux des crachats, leur abondance, leur fétidité, leur continuité pendant un temps fort long ou l'état général est peu atteint encore, sont des signes de probabilité qu'il ne saurait être question de tuberculose. Le mode d'envahissement pulmonaire est encore d'un grand secours pour le diagnostic, quand on a pu suivre souvent le malade pour en juger en toute sûreté. On constate, en effet, dans la gangrène une propagation excentrique de l'affection, le pédicule pulmonaire étant pris pour centre, parce que la greffe s'opère, comme nous l'avons dit plus haut, à la suite d'embolies bronchioliques, dues au transport jusqu'au lobule par les fortes inspirations des détritus sanieux déposés dans les premières voies. L'aspect du malade est différent du reste dans ce cas et affecte au plus haut point ce type spécial qu'on appelle le type pneumique.

e. *Dans la broncho-pneumonie.* — Le souffle cavernuleux est aussi l'une des manifestations de la *broncho-pneumonie* chronique, surtout chez les enfants débiles et rachitiques et chez les vieillards catarrheux. Peu à peu on voit s'installer, dans les points qui paraissent indemnes jusqu'alors, des sibilances, des couronnes de râles sous-crépitants fins; puis les sibilances et les râles augmentent parallèlement de volume jusqu'à constituer souffles et râles cavernuleux : ils sont bilatéraux, périphériques par rapport au poumon, souvent symétriques et s'observent dans les suites prolongées des diverses maladies éruptives, et surtout de la rougeole. Quelquefois cependant ils affectent une disposition un peu spéciale, c'est lorsqu'ils sont consécutifs soit à une sinusite suppurée, soit à une lésion ozénateuse du nez ou chez les adénoïdiens. On les entend à peu près toujours dans la région du bord postérieur du poumon, sous-jacente à la bifurcation bronchique, parce que c'est dans cette région que s'accumule le pus du nez ou des sinus, quand les malades dorment sur le dos. Les râles cavernuleux affectent alors la disposition d'une *chappe* mise sur les épaules.

f. *Dans les infarctus.* — Enfin, on constate le souffle cavernuleux dans certains troubles de la circulation pulmonaire, où se produit une stase complète dans les vaisseaux par suite de thrombose et d'embolie; si le sphacèle ischémique est aseptique, point de râles cavernuleux, mais ceux-ci apparaissent toujours dans les embolies infectieuses. Le type donnant le

plus nettement à l'oreille le souffle cavernuleux est l'*infarctus
de Laënnec*. Ce qui permet d'en reconnaître l'origine, c'est
l'existence d'une phlébite antérieure, de suites de couches
suspectes ; ce sont les oppressions subites, les hémoptysies
répétées de sang noir ; c'est la soudaineté et l'importance de
lésions pulmonaires largement diffusées, mais frappant les
deux bases, de préférence aux sommets.

Comme on le voit par cette énumération, les souffles cavernuleux se présentent avec des caractères particuliers, suivant
ces différentes causes ; ils sont de toutes les régions et par
eux-mêmes ne signifient qu'une chose : *excavation pulmonaire
de faible dimension*. Ce n'est que par les lésions simultanées ou
de voisinage, la conservation d'un bon état général, l'évolution
de la maladie, qu'on peut arriver à reconnaître d'une manière
sûre leur origine véritable.

B. Souffle caverneux. — Le souffle caverneux n'est qu'un
degré de plus du souffle cavitaire ; il est comme le rameau
plus développé d'une même souche. Il ne faudrait cependant
pas conclure de cette comparaison qu'il fait toujours suite au
précédent, qu'il se développe exactement dans les limites qui
avaient été assignées au premier. Outre qu'il résulte souvent
de la conglomération, de l'absorption de nombreux souffles
cavernuleux, comme une caverne se forme de plusieurs cavernules juxtaposées, il peut aussi se développer d'un seul coup,
sans phase ulcérative préparatoire, comme lorsqu'il fait suite
à un foyer de pneumonie suppurée ou de gangrène pulmonaire
étendue.

Au point de vue acoustique, le souffle caverneux est net,
bruyant, indiscutable. Localisé aux deux temps de la respiration, il n'affecte pas guère la mobilité et l'intermittence du
précédent, car son volume est tel d'habitude qu'il ne peut être
voilé par la masse plus ou moins considérable des mucosités
qu'il doit mouvoir. Il existe cependant, comme Grancher l'a
dit, des *cavernes muettes*, mais c'est là l'exception. Le souffle
caverneux est souvent rude, vibrant, et peut même donner la
sensation d'un véritable cornage. Si l'on voulait le représenter

artificiellement, il suffirait de souffler modérément dans la cavité d'un verre à liqueur. Par suite du remous du courant d'air produit dans ce cas, les parois entrent rapidement en vibration et la similitude au point de vue de l'oreille est pour ainsi dire absolue quand on a pris soin de déposer une mince couche de liquide dans le fond du verre. Ce liquide, agité par l'air transmis au moyen d'un chalumeau, reproduit à s'y méprendre, la vibration du verre aidant, l'ensemble de ces bruits cavitaires qu'on nomme les souffles et râles caverneux.

Comme nous venons de le dire, les souffles caverneux sont presque toujours en effet escortés de gros râles muqueux, dont les dimensions semblent à l'oreille comparables au volume d'une bille à jouer. S'il y a donc une corrélation certaine entre le volume du souffle et celui des râles actionnés, il ne faut pas penser à une absolue similitude, le souffle étant toujours plus volumineux que les râles.

La *tonalité* du souffle caverneux est plus basse que celle du précédent, et cela permet de distinguer facilement le lieu où se trouve la plus grande perte de substance quand, en outre du signe que nous étudions, il existe tout autour de lui, ce qui est fréquent, de nombreux râles cavernuleux. Cette juxtaposition est heureuse du reste pour le clinicien, qui pourrait être fort empêché de porter un diagnostic s'il se trouvait en présence d'une caverne en voie de dessiccation, d'une caverne unique ou vidée de toute mucosité au moment où on l'ausculte. Le souffle caverneux peut être méconnu en effet, négligé ou pris pour un bruit laryngien propagé, un simple souffle de condensation pulmonaire, comme nous avons vu par ailleurs que le souffle laryngien pouvait en imposer et en imposait souvent pour un souffle cavitaire, en l'absence de toute étude approfondie du bruit perçu et de tous autres juxtaposés.

Dans ces conditions, il suffit le plus ordinairement de faire fortement respirer le malade, de le faire tousser, de lui recommander de tenir la bouche largement ouverte, de ne pas faire de bruit en respirant, pour arriver à la dissociation de ces deux bruits : laryngien et caverneux. Que si, malgré ces précautions, la reconnaissance de l'un et de l'autre est néanmoins difficile,

il faut faire intervenir aussitôt l'instrument de Laënnec ou celui
de Piorry; de même, le stéthoscope de Constantin Paul peut
rendre dans ce cas de signalés services. Avec l'un ou l'autre de
ces procédés, on sent naître sous l'oreille, et jusque dans
l'oreille, le bruit perçu s'il est véritablement caverneux, de
même que la secousse de toux la plus légère est presque constamment suffisante pour ébranler les mucosités accumulées
dans une des déclivités de l'anfractuosité et faire vibrer la
paroi par leur éclatement successif. Le timbre et la tonalité de
la consonance donnent aussitôt des renseignements précis et
suffisants sur les dimensions de l'excavation.

a. *Dans la tuberculose*. — Le souffle caverneux, comme le
souffle cavernuleux, peut affecter diverses situations; mais il
est fréquent surtout dans les sommets du poumon, parce que
son origine presque constante est la *tuberculose pulmonaire*.
Il affecte là des dispositions analogues à celle du souffle
cavernuleux, sur lesquelles il est par conséquent inutile de
revenir. Il s'accompagne souvent dans cette région, en raison
de sa superficialité, d'une rétraction plus ou moins marquée
de la paroi thoracique, qui adhère par sa face profonde à
l'écorce du poumon; ou d'un frémissement vocal souvent très
intense et perceptible à la main; de râles muqueux que l'on
appelle caverneux en raison de leur dimension et de leur origine; de toux et de voix caverneuse. Enfin, la matité est complète tout autour de la caverne, l'élasticité pulmonaire annihilée. Ce sont là les *signes cavitaires du second degré*, le premier
relevant du type cavernuleux.

Ce ne sont précisément pas ces signes qui permettent de
diagnostiquer la tuberculose fibro-ulcéreuse du troisième degré,
mais bien ceux qui sont dus à l'état du poumon dans les parties
adjacentes et éloignées, car, à vrai dire, quelle que soit la cause
d'une excavation pulmonaire, elle produit toujours par elle-
même des signes identiques. Le reste du poumon est donc
altéré diversement suivant les zones, et du sommet à la base on
note une diminution parallèle du volume du souffle et des râles
qui, de caverneux qu'ils étaient, en arrivent peu à peu au
souffle cavernuleux, à la respiration soufflante ou supplémen-

taire, tandis que les râles humides s'effacent aussi jusqu'au volume d'un simple grain de mil. C'est cette déchéance par niveaux qui doit assurer le diagnostic de tuberculose pulmonaire, aucune autre affection ne pouvant la produire avec la même régularité.

b. *Dans la dilatation ampullaire.* — On observe ainsi le souffle caverneux dans la *dilatation ampullaire* des bronches, mais on peut dans cette affection, comme il a été dit à propos du souffle cavernuleux, faire aussi le diagnostic différentiel d'avec la tuberculose par la longue durée de la maladie, le peu d'atteinte à l'état général, le souvenir des lésions thoraciques antérieures comme la coqueluche. Ce diagnostic serait plus difficile si l'on voulait s'appuyer d'une manière exclusive sur les seuls signes locaux, car, les excavations pulmonaires étant comparables dans les deux cas, les signes qui les manifestent ne peuvent qu'être presque identiques dans leur généralité. Cependant dans la dilatation ampullaire, le souffle caverneux est unique, ne s'accompagne pas de souffles cavernuleux de voisinage, siége souvent dans des points comme la base ou le bord externe du poumon, où il n'est pas habituel de rencontrer de cavernes tuberculeuses, et ce sont là autant de points dont il faut tenir un compte exact pour arriver au diagnostic étiologique.

c. *Dans la gangrène pulmonaire massive.* — Le souffle caverneux est un des signes de la *gangrène pulmonaire* massive, comme nous avons vu le souffle cavernuleux se produire dans la gangrène pulmonaire diffuse et lobulaire. Ici encore l'évolution rapide de l'affection, l'expectoration si spéciale, l'amaigrissement subit, la fièvre d'allure pneumonique ou septicémique, ne permettent aucunement le change. Quant aux symptômes locaux, ils n'ont de particulier que l'extrême rapidité de leur évolution qui permet, dans l'espace de deux ou trois jours quelquefois, d'assister à une véritable fonte de tout un lobe pulmonaire; de plus, la gangrène pulmonaire affecte plus souvent la base que le sommet et elle est, à l'encontre de la tuberculose, rarement bilatérale.

d. *Dans la pneumonie.* — La *pneumonie franche* peut quel-

quefois se terminer par formation d'une ulcération pulmonaire
à type caverneux ; c'est lorsque vers la fin du septième jour les
crachats deviennent jaunâtres, grisâtres, véritablement purulents, témoignant ainsi de la transformation en hépatisation
grise de celle que l'on dit rouge dans le stade précédent.
L'évolution clinique, l'état de santé antérieur, la soudaineté du
début, les signes stéthoscopiques de la période d'envahissement
pulmonaire sont suffisants d'ordinaire pour empêcher toute
erreur. Ils sont plus importants à cette période que les signes
locaux, car, lorsque se forme une excavation au niveau d'un
foyer pneumonique, il est souvent bien difficile de différencier
le souffle tubaire antérieur de celui qui revêt le type caverneux.
Ce n'est que lorsque le séquestre pulmonaire a été éliminé,
qu'il s'installe de gros râles caverneux indiscutables, persistant
au delà de quelques jours, tandis que l'état général se détériore
malgré la cessation de la maladie aiguë, que l'on peut être
affirmatif. Du reste la pneumonie peut donner naissance à de
faux signes cavitaires, comme nous le verrons ultérieurement.

Le souffle caverneux est, en outre, l'apanage de quelques
petits kystes hydatiques, de quelques pleurésies interlobaires
enkystées et ouvertes dans les bronches, mais il est facile dans
presque toutes ces circonstances de remonter à l'origine de la
lésion et par suite d'en faire le diagnostic.

C. SOUFFLE AMPHORIQUE. — Le souffle amphorique constitue
la troisième et plus importante variété des souffles cavitaires,
non pas qu'il soit plus fréquent que les deux espèces précédentes, mais parce qu'il est l'indice et le témoin d'une destruction pulmonaire énorme, souvent irrémédiable, et qu'ainsi il est
par lui-même un facteur de grave pronostic. Rarement primitif
sauf dans les cas de pneumothorax total ou enkysté, il est plutôt secondaire aux souffles caverneux et n'est ainsi qu'une extension du précédent.

Les signes acoustiques qui le font reconnaître sont cependant sensiblement différents des précédents et quand on les
a nettement constatés, aucune discussion n'est possible sur
leur véritable caractère. Le souffle amphorique, en effet, se

perçoit aux deux temps; très apparent dans l'expiration tout d'abord, il devient très net ensuite dans l'inspiration, mais en aucun moment ne revêt le timbre rude que nous avons noté dans les autres espèces. Il est moelleux, éloigné de l'oreille, et très nettement métallique. Il ressemble d'une manière frappante au bruit que l'on produit dans une cruche en grès ou en métal, quand on souffle par le conduit d'échappement. Son intensité est variable suivant la rapidité du courant aérien et peut être très exactement reproduite par le procédé artificiel qui vient d'être signalé; il faut savoir cependant qu'il peut s'éteindre et s'effacer pour l'oreille si la respiration est ralentie et tout juste suffisante pour les moindres besoins de l'organisme. Il mérite donc d'être recherché avec soin chez certains malades.

L'*étendue* sur laquelle il se perçoit est extrêmement variable dans chaque cas particulier, mais il ne faut cependant pas oublier que presque toujours la région atteinte égale ou dépasse même jusqu'à la moitié d'un lobe pulmonaire. C'est dire que le côté affecté est presque totalement envahi quand il existe, comme il en a été fait mention déjà dans l'un des chapitres précédents traitant du rythme respiratoire. Il en est ainsi plus particulièrement dans les cas de pneumothorax. Mais il est des malades chez lesquels le souffle amphorique tend à se limiter et ne peut s'entendre que dans certains points différents de la poitrine, dont les principaux sont les sommets en avant et en arrière, le plus souvent la région antérieure du sommet gauche où le pneumothorax s'enkyste, enfin la région correspondant à la scissure interlobaire, quand il y a une pleurésie suppurée de même siège et vomique consécutive, comme le fait est souvent noté dans les pleurésies méta-pneumoniques.

La *tonalité* du souffle amphorique est de beaucoup plus élevée que celle du souffle caverneux et suffit à elle seule à les distinguer l'un de l'autre; il faut bien savoir qu'il n'en est pas d'elle comme de celle du souffle caverneux, à savoir qu'elle s'abaisse si l'excavation augmente. Il semble au contraire y avoir un rapport inverse entre la capacité de l'excavation pulmonaire ou pleurale et cette tonalité, celle-ci s'élevant quand les signes amphoriques dénotent une plus grande excavation.

Le souffle amphorique, comme le souffle caverneux, s'accompagne presque toujours, de bruits surajoutés; ceux-ci tiennent à l'exsudation de la paroi de l'excavation et participent de cette tonalité élevée et de ce timbre métallique qui viennent d'être signalés. Ce sont des râles humides que l'on nomme en raison de leur volume énorme des *gargouillements* Si l'on y ajoute quelques autres signes que nous aurons l'occasion d'étudier plus complètement dans la suite, comme le tintement métallique, la succussion hippocratique, ou que nous avons déjà notés comme la voix et la toux amphoriques, on fera facilement le diagnostic stéthoscopique du souffle du même nom.

Dans d'autres circonstances l'infiltration des tissus avoisinant les cavernes est si prononcée, que les souffles de condensation (bronchique ou tubaire) qui en résultent, couvrent complètement les bruits provenant de la caverne sous-jacente. Pour dissiper toute hésitation à cet égard, il suffit de tenir l'oreille à proximité de la bouche grande ouverte du malade pour entendre, dans la profondeur même du poumon et avec le plus grande netteté, les gargouillements qu'y fait naître une forte inspiration. La tonalité du souffle qui les accompagne, son timbre spécial, permettent de l'isoler des souffles bronchiques que percevait seul l'auscultation habituelle, aussi bien que des bruits trachéaux ou bronchiques (CYBULSKI).

Il est temps maintenant de dire quelques mots de certains bruits qui peuvent *le simuler*. Tout d'abord il faut se garder de confondre avec le véritable gargouillement les râles muqueux, sous-crépitants ou cavernuleux, qui se produisent au voisinage de la grosse excavation et revêtent le timbre amphorique par consonance dans la cavité du pneumothorax ou de la caverne. Ce n'est plus ici le timbre qu'il faut invoquer mais bien le volume du râle beaucoup plus considérable pour le gargouillement, sa situation intra-parenchymateuse, ses relations avec le souffle amphorique qui actionne toujours le gargouillement et reste sans effet sur les râles cavernuleux. Cette différenciation est de quelque utilité quand on ne sait ce qui a produit le souffle amphorique et qu'on se demande s'il est dû à une excavation pulmonaire ou à un pneumothorax.

Une autre variété de bruit peut encore être confondue avec le souffle amphorique, ce sont ceux qui prennent naissance dans l'estomac ou à son voisinage : le timbre métallique, la profondeur du bruit, sa tonalité élevée, sa coexistence avec des râles hydro-aériques semblables à ceux du gargouillement, sont absolument comparables au point de vue acoustique. On peut les distinguer par deux espèces de recherches : celles du siège exact du bruit, qui est sous-diaphragmatique dans les bruits ventriculaires, et sus-diaphragmatique s'il est question de pneumothorax; celles des modifications imprimées aux bruits amphoriques par la déglutition d'une petite masse de liquide, qui occasionnent un bruit de chute très appréciable vers la septième vertèbre dorsale, si les bruits entendus étaient stomacaux.

On peut enfin prendre pour des bruits amphoriques ceux du pyo-pneumothorax sub-phrenicus de Leyden : ce sont mêmes rapports avec les mouvements respiratoires, même amplification thoracique; mais le thorax est développé plus inférieurement que s'il est question de pneumothorax. De plus l'existence antérieure d'une lésion gastrique et l'absence de toute expectoration, partant de toute lésion ulcérative pulmonaire, suffit à faire le départ des deux affections.

On peut cependant éprouver quelques difficultés quand le pyo-pneumothorax sub-phrenicus ou, ce qui est identique au point de vue des signes acoustiques, l'épanchement simultané de liquide et de gaz au-dessous du diaphragme, se produit chez un malade inconnu, auprès duquel on n'est appelé précisément qu'en raison de la douleur atroce que provoque la rupture intra-péritonéale et de la dyspnée subite qui s'ensuit. La méconnaissance ou l'ignorance des signes antérieurs, d'une entéro-colite ulcérative considérée comme banale, peuvent faire penser de préférence à un pneumothorax véritable. Il est cependant un signe dont j'ai

pu apprécier chez quatre malades la très grande valeur, qui
permet d'assurer rapidement son diagnostic : c'est celui qui résulte de la compression exercée, pendant l'inspiration, par ce
diaphragme sur la collection hydroaérique sous-jacente. Sous
l'influence de cette compression on entend, dans la région pré-
hépatique, ou immédiatement en dessous du foie, soit en avant
et au niveau de la vésicule biliaire, soit en arrière dans la région correspondant aux fausses côtes, une *crépitation fine*, indiscutablement gazeuse, semblable à celle de l'emphysème sous-
cutané, persistant pour ainsi dire indéfiniment, et ainsi différente du froissement des caillots qui cesse dès qu'ils ont été
écrasés. Pour peu que la matité hépatique soit modifiée dans
le sens que j'indiquerai plus tard, la conviction se fera définitive.

Dans les jours ultérieurs, alors que les phénomènes réactionnels sont aussi bruyants, que la tolérance s'est faite davantage,
qu'une suppuration locale secondaire en se substituant à l'épanchement hydro-aérique primitif, a altéré la formule primaire
d'un épanchement en permettant à une partie des gaz de se résor-
ber et de disparaître, le doute peut encore se faire dans l'esprit.
Mais si l'on n'a pas assisté au début de la scène et que l'enkystement de l'épanchement en ait déjà fortement modifié et le siège
et l'étendue et la mobilité, on peut encore parfois, par une investigation chimique, faire un utile retour en arrière et c'est ainsi
que la constatation d'une très notable quantité d'urobiline dans
l'urine fera penser à une hémorragie abondante antérieure de la
région en cause, par suite de la quantité de matière colorante
sanguine résorbée et plus tard excrétée par les urines. Il reste
entendu en effet que si pareille recherche peut donner des résultats identiques quand il s'agit d'une hémothorax, aussi bien
que dans les kystes sanguins sous-diaphragmatiques, il ne
saurait y avoir d'erreur quant à la non-existence des premiers, tout épanchement sanguin abondant de la fièvre donnant lieu aux signes d'une pleurésie rapidement envahissante
comme on le voit par exemple dans l'apoplexie pulmonaire, et
se distinguant précisément par sa netteté du peu de précision
de l'épanchement sous-diaphragmatique.

Il faut en dernier lieu se garder de conclure à une large caverne lorsque quelques râles muqueux de la base gauche viennent, en raison de leur juxtaposition, consonner dans un estomac pneumatosé ; l'écho qu'ils éveillent doit être perçu avec soin et interprété avec rigueur pour éviter toute grossière erreur. Du reste, le bruit de chute précité peut encore être utilisé dans ces cas.

Maintenant que le bruit nous est bien connu au point de vue de ses caractères acoustiques, recherchons quelles sont les *lésions anatomiques* qui peuvent lui donner naissance. Abstraction faite de tout ce qui peut le simuler, le souffle amphorique ne s'observe que dans deux conditions : quand il existe une caverne fort étendue, ou s'il y a un pneumothorax enkysté ou diffus.

Les excavations pulmonaires qui lui donnent naissance sont presque toujours des *cavernes tuberculeuses*; on peut le rencontrer néanmoins dans les cas de *gangrène pulmonaire* lobaire ou de *pleurésie interlobaire enkystée*, en communication large avec les bronches et simulant, à s'y méprendre, une excavation intra-parenchymateuse. Encore faut-il, pour le constater dans ces cas, que la caverne soit fort volumineuse; qu'elle communique librement avec une bronche de large calibre; que sa paroi soit amincie et rigide, de manière à vibrer facilement; que les conditions anatomiques du poumon la rapprochent en un mot et le plus possible d'une petite cruche à minces parois. Si tous ces détails sont réunis, le souffle amphorique peut encore faire défaut quand la caverne est pleine de mucosités, ou si elle en est absolument dépourvue. Si elle est comblée, la pénétration de l'air est impossible et sa masse trop petite pour faire vibrer les parois; si elle est vide et que la respiration ait une minime intensité, l'onde fluide peut n'être pas assez intense pour lui donner naissance. Il s'observe donc surtout, quand, au fond de l'excavation tuberculeuse, se trouvent quelques mucosités qu'agite le courant d'air : les râles muqueux qui naissent dans ces circonstances, en éclatant successivement dans l'excavation, la font résonner avec le timbre qui lui est spécial.

Les mêmes observations peuvent être faites à propos du

pneumothorax : ici le volume est toujours suffisant, mais non la communication bronchique ; lorsqu'elle s'interrompt, le souffle amphorique disparaît. Il s'éteint aussi lorsque la cavité se comble de liquide séreux ou purulent, pour les mêmes raisons que nous avons données plus haut, et reparaît par conséquent dès que le liquide a été évacué en suffisante quantité. On fait le diagnostic d'avec les cavernes tuberculeuses par la mobilisation imposée au liquide quand on secoue vivement le malade et que l'on appelle la succussion hippocratique : les cavernes ne sont en effet que fort rarement assez considérables pour permettre cette accumulation et le bruit hydro-aérique qui accompagne la secousse. WOILLEZ avait même précisé les dimensions qu'elles devaient avoir pour permettre la succussion et les fixait à un cube de 8 centimètres de côté. Je viens cependant d'observer un cas où le phénomène d'Hippocrate se reproduisait avec facilité, bien que la lésion fût intra-pulmonaire. Dans ce cas particulier, comme dans tous les autres similaires, la distinction de la caverne et du pneumothorax était possible par la percussion, ce mode d'exploration déterminant un tympanisme élevé dans les cas de pneumothorax et une submatité très marquée quand il y a une caverne, parce que celle-ci est toujours entourée d'une zone pulmonaire indurée et résistante au doigt.

6° **Souffles pseudo-cavitaires**. — Restent les souffles pseudo-cavitaires. Comme l'indique leur nom, ces bruits revêtent d'une manière parfaite les allures des vrais souffles cavitaires et en diffèrent cependant par l'absence totale de toute excavation préalable. Cette variété ne reproduit pas toutefois l'ensemble des souffles cavernuleux, caverneux et amphoriques : ce sont les deux derniers et surtout le bruit amphorique qu'elle simule. Elle en diffère par le défaut de tintement métallique, de succussion hippocratique ; elle s'en rapproche quelquefois par une espèce de gargouillement.

Ces bruits pseudo-cavitaires ont des sièges variables, mais on les reconnaît plus souvent à la base ou dans la région axillaire ou le long du médiastin, surtout dans la partie située au-dessous du pédicule pulmonaire. De plus, ils sont rarement superficiels, comme dans les cas de véritable excavation, n'entrent pas dans l'oreille, dont ils semblent au contraire s'éloigner de toute l'épaisseur du parenchyme. Ils sont enfin un peu rudes d'habitude et le plus souvent éphémères.

On les observe dans un certain nombre d'affections tout à fait disparates, si l'on considère l'état anatomique pulmonaire qui en résulte, et notamment dans la pneumonie, certaines pleurésies et quelques néoplasmes.

a. *Dans la pneumonie.* — Dans la pneumonie, les souffles pseudo-cavitaires appartiennent à la période terminale de l'affection; ils apparaissent dès que l'exsudat commence à se ramollir et prennent d'emblée le type caverneux. Le souffle tubaire du début de la période congestive semble dans ces circonstances acquérir une plus grande intensité; il paraît aussi s'amplifier comme volume et son timbre rude, dur et un peu aigre du début, fait insensiblement place au souffle qui semble caverneux. L'illusion se complète encore lorsque apparaissent les râles de la liquéfaction de l'exsudat. Tout d'abord petits, réguliers, en bouffées, ils acquièrent dans le même temps que le souffle un volume de beaucoup supérieur au précédent et participent des râles cavitaires par le timbre tout particulier que leur concède le souffle. La bronchophonie peut enfin simuler de son côté la pectoriloquie, dont parlait LAENNEC. De cette triade, souffle, râle, retentissement de la voix, peut naître bien facilement l'erreur, si l'on ne tient compte du début de l'affection, de son extrême rapidité, de la nature de l'expectoration, de la disparition graduelle et parallèle des souffles et des râles.

b. *Dans la pleurésie avec épanchement.* — Dans la pleurésie avec épanchements les signes cavitaires peuvent être plus nets encore. Ils affectent de préférence les bases et surtout le voisinage de l'angle de l'omoplate. C'est là que l'on entend un souffle en tout comparable à un souffle amphorique de petites dimensions, avec une résonance métallique un peu effacée et des râles qui semblent naître du point même où se produit le bruit controversé. Ils diffèrent des véritables bruits cavitaires par leur siège, leur éloignement, leur situation profonde, l'absence d'expectoration, la matité absolue et tous les autres signes de l'épanchement.

Plus fréquents dans les pleurésies purulentes et de préférence cantonnés au côté droit, ils se rencontrent aussi dans les épanchements séro-fibrineux : comme ceux-ci ils peuvent avoir un siège quelconque, plus fréquemment la base et exceptionnellement le sommet, dans les pleurésies enkystées. C'est là surtout que le diagnostic différentiel d'avec la tuberculose pulmonaire ulcérative du troisième degré est difficile. Tout concourt à une confusion complète, savoir : les signes physiques locaux, l'auscultation qui permet de saisir les signes cavitaires sur le lieu d'élection de la tuberculose, le parallélisme du retentissement de l'épanchement et de la tuberculose sur l'état général.

Une confirmation presque absolue de l'opinion précitée relève de l'existence dans le sommet opposé des véritables signes cavitaires. Cependant l'abolition des vibrations thoraciques, la matité absolue, la disparition complète du murmure vésiculaire, qui sont l'apanage de l'épanchement, peuvent avec fruit être opposées à la conservation et même à l'exagération des vibrations, à la sonorité skodique ou au bruit de pot fêlé, à la rudesse respiratoire, à l'éclatement du gargouillement dans l'oreille qui relèvent de la tuberculose du sommet. Une nouvelle méthode permet de conclure avec certitude dans l'un et l'autre cas : la fluoroscopie. Dans les épanchements, l'arrêt des rayons est tel que tout le côté est obscur ; dans la tuberculose, l'obscurité est fort prononcée aussi, mais on observe toujours des taches, des transparences correspondant aux excavations. Cette lecture sur place de la lésion ne peut qu'enlever tous les doutes.

Il semble que quelque chose de particulier préside à la production de ce souffle amphorique dans les épanchements pleurétiques, car on peut assister à son développement chez des malades dont l'épanchement s'est accru dans des proportions souvent considérables et quelquefois au point de combler exactement toute la cavité de la séreuse. Il n'en est donc pas de lui comme du souffle doux, lointain et voilé de la pleurésie, que nous avons vu être un très bon signe des épanchements moyens, disparaître quand la collection du liquide s'exagère et se reproduire quand elle diminue.

En raison de ce fait et de quelques autres particularités acoustiques tenant au timbre nettement métallique dont s'accompagnent les pseudo-gargouillements des faux bruits cavitaires, l'origine de ces derniers et du souffle a été souvent discutée et différemment interprétée. On a dit qu'il fallait la coexistence d'une pneumonie lobaire et d'un épanchement la circonscrivant, pour que ces bruits simulent ceux d'une vaste caverne : cette interprétation est fausse si on la prend au pied de la lettre, car elle ne peut s'appliquer à tous les cas. Beaucoup de pleurésies s'accompagnent trop longtemps en effet de signes pseudo-cavitaires pour qu'on puisse les rapporter à une maladie inflammatoire d'un cycle aussi court que la pneumonie. Il faut bien dire cependant que cette affection si complexe que POTAIN a décrite sous le nom de pleuro-congestion se traduit par une modification très sensible des signes pneumoniques ordinaires, par le fait de leur fusion avec les signes pleurétiques ; mais les véritables signes pseudo-cavitaires sont fort rares dans cette espèce.

Il semble qu'un certain nombre de conditions anatomiques puissent leur donner naissance en ce cas, toutes ayant le même résultat au total, savoir : la suppression du coussinet aérien que forme tout autour des bronches le poumon insufflé, ce qui favorise la transmission plus intégrale du bruit produit dans ces mêmes bronches. Nous avons eu déjà en effet l'occasion de voir que le murmure vésiculaire normal était différent du bruit bronchique ; que celui-ci était atteint par le poumon, tandis que le murmure semblait prendre naissance au niveau des alvéoles : il ne répugne en rien d'admettre que c'est ce bruit bronchique qui donne lieu au souffle amphorique dans certaines conditions physiques qui l'amplifient pour l'oreille de l'observateur et annihilent du même coup le murmure vésiculaire sous-jacent.

Il suffit pour cela que les bronches soient enflammées ; que leur paroi ait perdu sa souplesse, son élasticité, que le poumon

transmettre intégralement les bruits produits par suite de son
atélectasie, de sa compression ou de sa congestion. Peut-être
même la compression exercée par l'épanchement sur le hile du
poumon, en diminuant le calibre des bronches, est-elle suffisante pour lui donner naissance. La bronche ainsi enflammée,
dilatée peut-être par places, affecte en effet avec le moignon
pulmonaire du voisinage une relation en tout comparable à
celle d'une caverne avec le tissu sclérosé qui lui est périphérique ; les bruits qui se passent dans son intérieur ressemblent
par suite à ceux que cette excavation produit elle-même.

La comparaison semble d'autant plus admissible que s'il
existe non pas de la bronchite seulement congestive, mais exsu-
dative et accompagnée d'expectoration, les râles muqueux qui
en résultent prennent aussitôt le type de gargouillement. Cela
tient à leur résonance dans l'excavation ; à la mise en action
de la paroi et du tissu condensé du voisinage, qui représente
ainsi dans presque tous ses détails cette coque de la caverne
que nous avons dit favoriser au plus haut point les bruits amphoriques quand elle est mince, vibrante, tendue et homogène.

Les signes pseudo-cavitaires de la pleurésie n'impliquent donc
par leur existence seule aucune modification au diagnostic fait
de pleurésie, non plus qu'au pronostic ; ils n'indiquent qu'un
état pulmonaire sous-jacent, que rien n'autorise à considérer
comme un facteur de gravité.

c. *Dans les néoplasmes pulmonaires.* — Enfin ces mêmes
bruits peuvent encore s'observer dans certains *néoplasmes pulmonaires.* J'ai pu noter leur existence dans un cas de récidive
pulmonaire d'un cancer du sein. Il existait chez cette malade
à la base gauche de la poitrine un foyer de souffles amphoriques avec gargouillements intermittents, qui me parurent
pouvoir être attribués à la congestion pulmonaire enkystant
la récidive ; ils augmentaient ou diminuaient au gré de l'infection bronchique surajoutée. Le gargouillement naissait alors
pour quelques jours, puis s'effaçait, sans que rien permît
d'affirmer l'existence soit d'une pleurésie avec épanchement, soit
d'une excavation, que ne révélait aucune espèce d'expectoration.

DUJARDIN-BEAUMETZ a signalé ces mêmes bruits dans les

cas de compression de la trachée par une tumeur solide de la racine du cou ou du médiastin et telle qu'un anévrisme de l'aorte et je viens tout récemment d'en rencontrer successivement deux exemples, le premier dans un cas d'adénopathie médiastinale, due à une récidive d'un cancer du sein; le second dans un cas de sarcome pleuro-pulmonaire, comprimant la trachée.

<h2 style="text-align:center">ARTICLE V</h2>

<h2 style="text-align:center">DES RÂLES</h2>

On désigne sous le nom de *râles* un ensemble de bruits fort différents provenant, les uns, d'une simple variation du murmure vésiculaire; les autres, de l'agitation des mucosités exsudées dans l'intérieur des bronches, ou des excavations pulmonaires. LAENNEC appela de cette manière l'ensemble des bruits produits par le passage de l'air à travers les liquides quelconques qui peuvent se trouver dans les bronches ou dans le tissu pulmonaire, à cause de leur ressemblance « avec le murmure bruyant que l'air fait entendre chez les mourants en traversant avec peine des crachats que les poumons ne peuvent plus expulser ». Les râles sont de deux sortes : *secs* et *humides*. Les râles secs se différencient très nettement des râles humides par leur caractère musical ; ils sont représentatifs de sons de tonalités diverses, qu'il serait facile de reproduire expérimentalement et de rattacher ainsi, suivant leur hauteur à des sections de canaux plus ou moins larges. C'est ainsi que se fait pour eux le diagnostic de siège et de lieu de production.

<h2 style="text-align:center">§ 1. — RÂLES SECS</h2>

Il existe deux variétés de râles secs : les *râles ronflants* et les *râles sibilants*.

1° Râles ronflants. — On décrit sous ce nom une série de bruits d'une intensité souvent considérable, perceptibles aux deux temps de la respiration et analogues à ceux que peuvent produire les machines soufflantes des hauts fourneaux, quand on les entend à distance. Ces râles ronflants ont une tonalité beaucoup plus élevée que celle du murmure vésiculaire normal et même que de la respiration soufflante ou du souffle bronchique ou tubaire. Ils sont rarement uniformes, les bronches où ils se produisent ne présentant pas toutes un calibre similaire ; mais ils se ressemblent suffisamment pour qu'aucun doute ne puisse s'élever à leur endroit, quand ils ont été perçus.

a. *Répartition*. — Ils peuvent exister dans la totalité de la masse pulmonaire ou seulement dans une de ses parties, suivant la nature de la lésion ; mais ils sont une preuve indiscutable, quand ils sont limités, que le territoire mis en cause a une étendue fort importante puisqu'une bronche de gros calibre a été intéressée. Le plus ordinairement mobiles, quand ils se retrouvent dans la totalité de la masse pulmonaire, ils sont souvent d'une désespérante fixité, quand ils n'en occupent qu'une partie limitée ; mais il ne faut pas entendre cette fixité comme témoignant d'une existence pour ainsi dire indéfinie et sans intermittences ou disparition momentanée. Le mot de fixité est synonyme ici de reproduction constante, après quelques instants de cessation, par le fait de la voix ou de la toux.

b. *Cause anatomique*. — Ils relèvent, au point de vue anatomique, d'une altération souvent superficielle de la paroi bronchique, mais il faut qu'elle soit assez intense pour entraîner une certaine irrégularité ds la partie en contact avec l'air circulant. L'inflammation de la muqueuse bronchique peut satisfaire seule à cette nécessité ; cependant les râles acquièrent une intensité et une rudesse plus grandes, si la charpente même de la bronche a été intéressée au point d'annihiler son élasticité, parce que les veines fluides sonores qui sont les résultats des brusques changements de calibre sont ainsi transmises à l'oreille sans déperdition.

c. *Causes pathologiques*. — De toutes les maladies capables de leur donner naissance la plus fréquente est la *bronchite catarrhale vulgaire*. Comme elle les râles ronflants sont alors *rentrants*, c'est-à-dire qu'au fur et à mesure que la lésion vieillit et se parfait jusqu'à son apogée, les râles ronflants qui affectaient tout d'abord l'espace inter-scapulo-vertébral des deux côtés, c'est-à-dire celui qui correspond à l'origine des grosses bronches, s'étendent peu à peu en suivant la direction des voies aériennes, de manière à gagner de proche en proche tout le poumon. — La durée de ces râles est presque toujours la même dans le cas d'une première atteinte ; si le poumon était sain au préalable, elle ne dépasse guère deux septénaires. Avant leur apparition et dès qu'on a cessé de les entendre, on a pu saisir nettement l'existence d'une respiration fortement soufflante. Il faut aussi signaler ce fait important que les râles ronflants appartiennent à la période de crudité et de terminaison de la bronchite, mais qu'ils sont voilés par les râles humides à la période de coction.

Dans les cas de *bronchite chronique*, leur durée est moins éphémère. Soumis à des périodes d'augment et de disparition, ils s'installent pour un temps beaucoup plus long lorsqu'ils se produisent. La *restitutio ad integrum* est moins facile et moins parfaite en effet que dans la bronchite aiguë, la muqueuse reste friable et congestionnée pendant plusieurs semaines ou plusieurs mois et ne guérit qu'en présentant de véritables boursouflures définitives. C'est en raison de la permanence de cette lésion qu'ils se reproduisent avec intensité dans les phases aiguës, qui entrecoupent la bronchite chronique catarrhale simple, quand l'exsudation se supprime pour quelque temps ; ou dans la forme dite de catarrhe sec, parce que les boursouflures plus haut signalées s'élèvent encore davantage au moment des poussées inflammatoires. Quelquefois, bien que relevant toujours d'une bronchite, les râles ronflants sont limités.

Il en est ainsi quand cette affection est occasionnée par une irritation *locale*, telle qu'un corps *étranger* ou une *lésion parenchymateuse*. S'il existe un corps étranger intrabronchique, on peut ne percevoir que le râle ronflant quand, en raison de l'attitude prise par le malade, le corps étranger reste fixé dans une situation telle que le courant d'air bronchique ne peut avoir sur lui aucune action. Au contraire, si le changement de position déplace le corps étranger, il peut devenir mobile au point d'entraîner une sorte de *bruit de grelot*, dû à son frottement contre la paroi bronchique. Ce bruit de grelot est alternativement ascendant et descendant, comme le courant d'air des deux temps de la respiration. Le râle ronflant disparaît quand l'air nécessaire à sa production ne pénètre plus dans les bronches oblitérées par le corps étranger.

De toutes les causes de localisation des râles ronflants la plus importante de beaucoup est la *tuberculose*, mais ce ne sont pas toutes les variétés de cette maladie qui peuvent les occasionner. On les observe surtout dans les *formes bronchitiques* et c'est dans ce cas qu'on note leur cantonnement dans une région souvent très limitée, leur reproduction incessante sous l'influence de causes insignifiantes, leur ténacité. Plus tard, quand au lieu d'avoir amené seulement la sclérose du parenchyme, la tuberculose s'est en outre traduite par une congestion péri-folliculaire avec exsudation, les râles ronflants semblent s'éteindre, ou se confondent avec diverses variétés de râles humides que nous retrouverons plus tard. Dans les cas de tuberculose, les râles ronflants affectent surtout les sommets, plus particulièrement la fosse sus-épineuse.

Ils font aussi partie du cortège symptomatique du début des *broncho-pneumonies*, ou même de quelques *pneumonies*.

On les retrouve dans l'*emphysème pulmonaire*, où, bien que ne témoignant que de l'existence d'une véritable complication, la bronchite surajoutée, ils s'accompagnent néanmoins d'une sensation spéciale que l'oreille et la main peuvent également saisir, celle d'une sorte de grincement, de râpe qui peut quelquefois induire en erreur en faisant songer à un autre bruit surajouté, le frottement pleural. C'est dans l'emphysème surtout que le ronflement peut devenir sonore et rappeler, comme disait Laennec, « le bruit d'une corde de basse ou le roucoulement de la tourterelle ».

Dans l'*asthme* essentiel ou symptomatique, dans la *grippe*, ainsi que dans toutes les autres variétés de *bronchites spasmodiques*, le ronflement apparaît encore. Il est partie tellement constitutive de l'appareil symptomatique de ces dernières que, sans lui, le diagnostic est impossible ; il disparaît, comme pour la bronchite simple, dans la période d'exsudation, quand l'asthme devient humide. Ainsi que dans l'emphysème, le ronflement dans ce cas est bilatéral et étendu à la totalité du poumon.

Il relève encore de la *compression bronchique*, sans qu'il importe qu'elle soit effectuée par une tumeur, une collection purulente du pédicule ou d'une simple médiastinite ; mais il faut, pour que le ronflement apparaisse, que la compression soit *légère*. Quand elle vient à augmenter, le *cornage* naît aussitôt, puis s'éteint pour faire place à un silence absolu lorsque la compression entraîne une oblitération presque complète de la bronche.

2° Râles sibilants. — Les râles sibilants apparaissent le plus ordinairement après les râles ronflants ; ils peuvent cependant être les premiers en date.

a. *Caractères*. — Le râle sibilant n'est qu'une variété peu distincte quelquefois du râle ronflant ; on le reconnaît à un moindre volume, à une superficialité plus grande, à une tonalité beaucoup plus élevée. Souvent il donne à l'oreille la sensation d'une véritable soufflerie pulmonaire, d'une sorte de coup de vent qui balayerait les bronches, comme il arrive les jours de tempête quand l'air pénètre sous les portes. Dans d'autres circonstances il est d'une discrétion bien plus grande et, au lieu de produire cet ensemble de sons divers qui fait, suivant l'expression de RÉCAMIER, ressembler le thorax à une « boîte à musique », il nécessite une investigation laborieuse et attentive avant d'être découvert. Encore faut-il quelquefois faire tousser à plusieurs reprises le malade pour le percevoir sans erreur possible, le murmure vésiculaire n'ayant pas une rapidité et une intensité suffisantes pour lui donner naissance dans les circonstances ordinaires. Il existe alors au sommet d'une manière plus particulière et constitue, ainsi limité, un bon signe avant-coureur de la *tuberculose*. Parfois enfin il ne couvre qu'une partie de la respiration totale ou même de l'expiration forcée et ressemble ainsi « à un petit piaulement, au cri plaintif d'un petit oiseau » et il est possible souvent de l'entendre sur soi, dans le début du coryza, en raison de la bronchite spasmodique qu'il occasionne par voie réflexe.

b. *Cause anatomique.* — Quelles que soient ses modalités, le râle sibilant comme le râle ronflant, est l'indice d'une augmentation de pression de l'air que renferment les bronches et d'une constriction régulière ou irrégulière de leur paroi, suffisante pour diminuer considérablement leur calibre. Cette constriction bronchique résultant bien plus de la contraction des muscles de Reissessen que de l'hypertrophie de la muqueuse, il s'ensuit que les sibilances sont plus transitoires et plus éphémères que les ronflements. Comme pour le ronflement on peut sentir en même temps que les sibilances une sorte de frémissement léger, qui va et vient suivant la nature du mouvement respiratoire, inspiratoire et expiratoire. Quand il fait défaut, son absence témoigne plutôt de la profondeur de la lésion par rapport à l'écorce pulmonaire que de son plus ou moins d'intensité. Il peut être souvent utile, pour la perception du râle sibilant, d'employer le stéthoscope : le plus commode pour cette recherche, à cause de l'amplification qu'il produit, est celui de Constantin Paul.

c. *Causes pathologiques.* — Les râles sibilants ayant, suivant les indications fournies par l'oreille, un volume bien moindre que les râles ronflants, doivent nécessairement se passer dans des bronches de moindres dimensions ; ils sont donc presque toujours consécutifs à une *trachéo-bronchite* en voie d'extension et prouvent ainsi la part prise par les bronches de petit calibre, au processus phlegmasique ou contracturant. S'il ne s'agit que de spasme, comme dans l'*asthme* ou l'*emphyseme*, le râle sibilant n'a que peu d'importance ; mais s'il s'agit d'inflammation catarrhale il n'en va plus ainsi, car il devient l'indice de l'atteinte portée aux bronches indispensables à la respiration.

La *bronchite capillaire* est l'affection la plus grave, dans laquelle on observe ces sibilances. Elles coexistent presque toujours dans ce cas avec une dyspnée profonde, une cyanose plus ou moins marquée et quelques autres signes qui relèvent du rétrécissement du champ de l'hématose.

En outre de cette affection, ils sont de toutes les *bronchites*, des *broncho-pneumonies* au début, des *congestions* aiguës ou hypostatiques, de la *coqueluche*, du *spasme de la glotte* et de la *tuberculose*, quand ils sont limités. Dans aucune de ces maladies ils ne méritent de description spéciale, car ils se modifient, ainsi que nous l'avons vu pour les râles ronflants, au gré de chacune d'elles.

§ 2. — DES RÂLES HUMIDES

Les râles humides sont dans la plupart des cas concomitants des râles secs et ont des volumes variables comme ceux de ces derniers ; quelquefois cependant ils peuvent s'en isoler et se produire pour leur propre compte. Dans le premier cas ils se passent dans l'intérieur de la lumière bronchique, où le courant d'air les fait se développer dans le même temps que les râles secs ; dans le second, ils ont pour origine des anfractuosités juxta-bronchiques qui ne sont pas nécessairement balayées par un intense courant d'air.

Presque toujours ils simulent le bruit que l'on peut produire en soufflant dans une masse de liquide, à l'aide d'un chalumeau. Suivant l'intensité du courant d'air ainsi projeté on entend une série d'éclatements successifs, de volume divers, qui représentent d'une manière fort exacte les diverses espèces qu'on en décrit. On peut encore les comparer au dégagement des gaz du milieu des liquides où ils ont été sursaturés, tels que le vin de champagne ou l'eau de seltz, aux gaz qui se produisent dans la putréfaction. Dans toutes ces circonstances ils déterminent dans l'oreille une sensation d'adhérence visqueuse, suivie de détachements successifs, bien différente de la vibration du râle ronflant ou sibilant et qui rappelant tout à fait l'agitation des liquides, justifie la qualification de *râles humides* qu'on leur a donnée.

Les râles humides sont *essentiellement mobiles* et toujours influencés par une forte inspiration, ou si la toux a été provoquée, et c'est là le caractère qui mérite le plus d'appeler l'attention, quand il faut les distinguer d'avec les frottements humides. Ils peuvent néanmoins se reproduire très rapidement dans le lieu même où on les avait primitivement perçus, mais il est rare qu'on ne puisse reconnaître lors de leur apparition nouvelle d'importantes modifications soit dans leur nombre, soit dans leur agencement, soit dans leur volume respectif, soit dans leur timbre, soit dans leur limitation par rapport aux deux temps de la respiration. En outre ils s'accompagnent toujours d'expectoration.

Pour quelques auteurs, ils seraient dus à l'éclatement, dans la masse même des mucosités, de bulles d'air que l'inspiration ou l'expiration y chasserait avec une certaine peine ; pour d'autres, le bruit serait produit par des séries de chocs en retour de la colonne liquide, qu'aurait au préalable chassé l'index gazeux ; il en est enfin qui acceptent, comme cause de leur production, le détachement suivi de projections de mucosités ayant presque la consistance de fausses membranes tant elles sont visqueuses. Cette dernière interprétation paraît être la vraie pour la variété dite *bruit de clapet.*

Les râles humides dépendent donc du brassage des mucosités par les courants d'air bronchiques. Ils sont d'autant plus nombreux que cette exsudation est plus abondante. On ne peut cependant pousser à l'extrême cette conclusion, car une trop grande quantité de liquide nuit à leur production. On peut en outre supposer théoriquement que si les parties centrales du poumon sont seules atteintes, les bruits normaux de la périphérie peuvent empêcher les râles humides de parvenir jusqu'à l'oreille. Leur production est liée aussi à l'énergie de la ventilation pulmonaire, qui doit être capable de soulever ces mucosités ; si elle les laisse inertes dans les rameaux aériens, quand l'inspiration et l'expiration se font avec modération, ils disparaissent momentanément.

On appelle encore les râles humides râles *muqueux, rhoncus crepitans,* ou *crépitations ;* tous ces termes sont synonymes. On les divise suivant le volume, la régularité ou le moment d'apparition de leurs bulles en : 1° *craquements ;* 2° *bruits de froissement ou de déplissement pulmonaire ; bruits de clapet ;* 3° râles *crépitants ;* 4° râles *sous-crépitants ;* 5° râles *cavitaires.*

1° **Craquements**. — Aussi souvent secs qu'humides, les craquements constituent une espèce toute particulière de bruits, qu'il est tout aussi difficile de faire rentrer dans la classe des râles secs que des râles humides. Néanmoins, comme ils ne présentent aucun caractère musical et n'ont aucune ressemblance avec les veines fluides des sibilances ou des ronflements, on peut les ranger artificiellement parmi les râles humides.

a. *Caractères.* — Ils se perçoivent le plus souvent à la fin de l'inspiration ; puis, à la fois dans l'inspiration et l'expiration. Leur siège de prédilection est le sommet aussi bien dans sa partie antérieure (région sous-claviculaire) que dans sa partie postérieure (fosse sus et sous-épineuse), et il est souvent nécessaire pour les reconnaître d'avoir recours au stéthoscope qui rend alors de réels services, d'autant qu'étant quelquefois profonds et toujours intermittents, l'oreille sera peut-être fort empêchée de les différencier de quelques autres bruits superficiels et très voisins de ceux-ci au point de vue acoustique. Il peut être indispensable de faire tousser les malades pour les reconnaître et apprécier leurs caractères ; ils éclatent alors à la fin de l'inspiration.

Toujours discrets et rares, ils sont d'habitude isolés les uns des autres par un temps assez long pour qu'il soit possible de juger des qualités de chacun des bruits qui les constituent : ils se présentent alors avec un volume fort irrégulier d'un bruit à l'autre et facilement modifié par la voix ou la toux.

Ils sont caractérisés surtout par la sensation d'éclatement qu'ils donnent à l'oreille, par une sorte de froissement vibrant que l'on pourrait comparer assez justement au claquement que

l'on produit en enfonçant ou remettant en place le fond d'une
boîte de conserves, ou insufflant, comme l'a dit LAENNEC, une
vessie sèche ou en la pressant entre les doigts pour en chasser
l'air qu'elle contenait. Quand le timbre est ainsi métallique, on
dit que le craquement est *sec*; plus tard il est moins strident,
plus cotonneux, moins bref, comme légèrement agglutiné, et
l'on dit alors que le craquement est *humide*.

b. *Origine*. — Méconnu depuis LAENNEC par un très grand
nombre d'auteurs, tour à tour accepté et refusé, le craquement constitue sans conteste un bruit bien spécial que
permet d'isoler une soigneuse auscultation; mais si son existence est indiscutable, son intreprétation ne laisse pas que
d'être fort difficile. LAENNEC en faisait « le signe pathognomonique de *l'emphysème pulmonaire* et de l'emphysème interlobu-
laire du poumon ». Il ajoutait qu'on éprouvait une sensation
analogue dans l'emphysème sous-cutané, en appliquant le
stéthoscope sur la partie affectée, de sorte que l'on pouvait
ainsi, dans les cas douteux, reconnaître l'emphysème inter-
musculaire et profond. Une première objection semble pouvoir
être faite à cette opinion, c'est celle que l'on peut tirer de la
prédominance des craquements dans les sommets : pourquoi
n'existent-ils pas aussi sur les bords du poumon, au dessous
de la paroi postérieure de l'aisselle, là où l'emphysème est
fréquemment cantonné ? Et s'ils sont dus véritablement à
l'emphysème, pourquoi donnent-ils quelquefois, ou pour mieux
dire toujours, après un certain temps d'existence, l'impression
de viscosité, d'humidité, qui a fait décrire leur seconde
variété ?

Ce n'est pas tant dans l'emphysème que dans la *tuberculose*
que ces bruits se rencontrent et ils peuvent, bien constatés
qu'ils soient et s'ils sont associés à la rudesse respiratoire, aux
saccades et à la diminution du murmure vésiculaire, faire
affirmer bien longtemps avant les signes de déchéance la
réalité du diagnostic. Il semble en raison de cette origine
qu'on puisse leur attribuer des causes différentes suivant leur
caractère de sécheresse ou d'humidité : dans le premier cas
on pourrait les rattacher à un phénomène identique à celui

qui occasionne la respiration saccadée, c'est-à-dire la perte par
régions de l'élasticité pulmonaire, qui résulte de la présence
des follicules tuberculeux. Le poumon gêné dans son expansion
inspiratoire ou dans son retrait expiratoire par les petites
nodosités se distend ou revient sur lui-même sans régularité
et par à-coups successifs ; ce sont ces derniers qui se traduisent
à l'œil par les saccades de la paroi et à l'oreille par les craquements. Pour les craquements humides on peut admettre de
plus qu'ils sont légèrement modifiés dans leur timbre tout
d'abord par les liquides qui proviennent de la congestion
inflammatoire péri-folliculaire, de la bronchite concomitante,
ou du ramollissement des tubercules, et qu'enfin ils disparaissent pour faire place aux véritables râles humides qu'engendre l'affection incriminée. Du reste ils ne précédent que de
très peu l'expectoration purulente.

Il faut se garder de les confondre avec certains bruits extra-
pulmonaires qui ne se perçoivent aussi que successivement
et sont empreints d'une rudesse très marquée : ce sont des
frottements intermittents du sommet ; ils s'en distinguent par
une moindre superficialité, une continuité moins absolue, une
sensation bullaire plus complète, le défaut de frémissement
que perçoit la main appliquée sur la paroi thoracique dans
les divers mouvements du poumon, quand il s'agit de frottements.

**2° Bruits de froissement pulmonaire, de déplissement;
bruit de clapet**. — Comme les précédents, ces bruits ne sont
étudiés au milieu des râles que pour la commodité de la description.

a. *Bruit de froissement pulmonaire*. — Parmi eux, celui de
froissement pulmonaire, qui « donnerait à l'oreille l'impression
du tissu pulmonaire luttant avec effort et avec bruit contre
l'obstacle qui gêne son expansion », est très controversé, malgré
le soin mis par FOURNET à le défendre. On peut cependant
entendre quelquefois sa troisième variété qui rappelle le bruit
« léger, rapide et sec que l'on obtient en soufflant sur du
papier sec et très fin », mais il semble qu'il s'agit là plutôt

d'un très léger frottement pleural que d'un bruit intrapulmonaire.

b. *Bruit de déplissement pulmonaire.* — Par contre, le bruit de *déplissement pulmonaire* est indiscutable. Il est facile de l'entendre chez les personnes qui ont gardé plusieurs jours cette attitude spéciale que l'on nomme le décubitus dorsal, dans laquelle la poitrine reposant sur le plan postérieur ne peut s'amplifier pour les besoins de la respiration que dans sa partie antérieure et son sommet. Les bases sont ainsi dans un certain état de compression et le poumon est légèrement atélectasié. Il suffit d'un changement d'attitude et, par exemple, de la station assise pour faciliter le développement de cette partie du poumon, qui se traduit par la production d'une série de petits claquements très secs, uniquement inspiratoires, de volume toujours comparable entre eux, éclatant en bouffées. Assez semblables au froissement de la neige ou de la soie, ces bruits sont extrêmement fugaces et cessent après quelques inspirations, ce qui vient encore témoigner en faveur de leur origine. Ils ne sont donc l'indice d'aucune lésion pulmonaire et ne pourraient être confondus qu'avec le râle crépitant de la pneumonie, s'il était persistant comme eux, et avec le bruit de Collin, que nous retrouverons plus tard.

c. *Bruit de clapet.* — Le bruit de clapet, désigné aussi sous le qualificatif de *bruit de soupape*, est caractérisé par un soulèvement suivi de chute bruyante d'une sorte d'opercule, comme serait le couvercle d'un vase. Produit par l'inspiration, il ne paraît se développer qu'autant qu'une cavité se trouve en communication intermittente avec une branche volumineuse, comme le fait existe pour les dilatations bronchiques qui font suite à certaines sténoses, pour les cavernes pulmonaires et certains pneumothorax. Le bruit de clapet est assez rare et ne doit pas être confondu avec certains râles bulbeux qui lui ressemblent assez parfaitement quand ils sont isolés.

3 **Râles crépitants**. — Le râle crépitant est le plus rare des râles humides.

a. *Caractères*. — Donné comme première variété des râles véritablement bulleux, celui qui nous occupe ne provoque pas toujours la sensation d'humidité qui s'attache à ce nom de bulle ; il peut au contraire simuler une sécheresse toute particulière, mais c'est là à son propos un détail sans importance. Il est constitué par une série de craquements en séries, très rapprochés les uns des autres, tout à fait comparables comme timbre, et représentatifs d'un volume fort petit, toujours égal à lui-même ; ces craquements sont d'habitude limités à l'inspiration. La plupart des auteurs ont même fait de cette localisation dans le temps le meilleur caractère de ce râle.

LAENNEC émettait l'opinion qu'ils se passaient évidemment dans le tissu pulmonaire et les comparait au bruit que « fait du sel que l'on fait décrépiter à une chaleur douce dans une bassine, à celui que donne une vessie sèche que l'on insuffle, ou mieux encore à celui que fait entendre le tissu d'un poumon sain et gonflé d'air que l'on presse entre les doigts. » WILLIAMS prétend qu'il est exactement représenté par le froissement des mèches de cheveux avoisinant les oreilles. Toutes ces comparaisons sont insuffisantes, parce que si elles rendent compte de la juxtaposition constante d'un grand nombre de ces bruits similaires, de leurs bouffées, elles n'indiquent pas assez la *progression* de ces bruits suivant un certain territoire pulmonaire. L'écrasement d'une poignée de paille par un rouleau qui avance lentement provoque une sensation plus parfaite peut-être que celles qui ont été données plus haut.

b. *Origine*. — Le râle crépitant fut donné par LAENNEC comme la caractéristique de la *pneumonie*. On la retrouve dans d'autres affections que nous étudierons dans la suite, mais il est bien vrai de dire que c'est surtout dans la fluxion de poitrine qu'on l'entend. Il s'observe alors le plus souvent d'un seul côté et plutôt à la base qu'au sommet ; absolument superficiel, il appartient à la corticalité pulmonaire et ne se développe qu'autant que l'expansion pulmonaire est déjà avancée, c'est-à-dire dans le dernier tiers surtout de l'inspiration. Il ne se constitue pas dès que se produit l'invasion pneumococcique et le point de côté ; et il ne s'installe que peu à peu dans les quelques heures qui suivent, mais son apparition est beaucoup plus rapide que ne le prétendent certains auteurs et on peut le reconnaître dès la fin du premier jour. Isolé dès le début et facile à percevoir à cause du silence respiratoire de la zone enflammée, il est couvert peu à peu dans les périodes qui suivent par le souffle tubaire et disparaît complètement quand la condensation pulmonaire se parfait ; il a donc une durée tout à fait éphémère dans cette maladie. Grâce à ces divers caractères et aux signes généraux d'infection qui l'ont précédé, il est d'un mauvais augure pour les jours qui vont suivre, puisqu'il fait présager une inflammation fort grave du parenchyme pulmonaire.

On l'observe encore dans la *congestion hémoptoïque* et siège alors à peu près aussi souvent à la base qu'au sommet, bien que dans des maladies fort différentes : au sommet dans les cas de tuberculose, à la base quand il s'est fait des infarctus, tels que les décrivait LAENNEC. Formé encore de bulles fines, égales entre elles et limitées à la seule inspiration, il ne représente cependant pas dans ces circonstances le véritable râle crépitant de la pneumonie. Outre que les bulles sont moins nombreuses, sensiblement plus grosses et beaucoup plus humides, elles sont aussi plus mobilisables par la voix et par la toux. De plus leur siège si spécial, leur disposition en couronne quand elles sont dues à un infarctus de Laënnec, les crachats hémoptoïques et le défaut de signes d'envahissement par une maladie infectieuse, sont autant de points particuliers qui permettent d'isoler ces deux formes.

On les décrit enfin dans l'*œdème pulmonaire*, peut-être à tort pourrait-on dire, malgré l'opinion de POTAIN, qui les a signalés dans cette maladie même pendant l'expiration. Cette extension aux deux temps d'un bruit que tous les auteurs spécialisent, peut-être trop schématiquement, à l'inspiration seulement, doit être rejetée à cause de la confusion qu'elle peut faire naître et on doit considérer comme sous-crépitants tous les râles, pour si petits qu'ils soient, qu'on entend aux deux temps. Quoi qu'il en soit, le râle crépitant de l'œdème s'entend surtout aux bases, dans une obscurité respiratoire profonde au milieu d'une zone mate, dans laquelle le développement du poumon est nul ou à peu près ; de ces quelques signes on peut conclure à la réalité de l'œdème, qui se confirme s'il existe chez le malade une affection cardiaque, vasculaire ou hydropique.

4° Râles sous-crépitants. — Les râles sous-crépitants sont les plus fréquents des râles humides.

A. CARACTÈRES. — Appelés encore *muqueux, râles bronchiques humides*, ils constituent le véritable type de râle bulleux et donnent à l'oreille une impression d'humidité, de viscosité absolument indiscutable et qu'on ne retrouve au même titre dans aucune des espèces précédentes. Les râles sous-crépitants ont un volume absolument différent suivant le territoire pulmonaire atteint et la section de la bronche enflammée : *petits* dans les petites bronches, ils sont *volumineux* dans celles de grande dimension et *moyens* dans les bronches moyennes. Aussi leur a-t-on décrit trois variétés qui n'ont qu'une importance relative, et qui ont, chacune, reçu un nom rappelant leur volume et par conséquent le lieu de leur production. Mais, ce qui importe plus encore, c'est de savoir que les bulles de râles sous-crépitants ne sont pas également volumineuses, qu'elles se succèdent avec des dimensions diverses et sans aucune périodicité. Leur volume, leur irrégularité, leur arythmie, leur isolement doivent être donc opposés à la régularité, au rythme et aux bouffées du râle crépitant et permettent déjà de reconnaître les uns et les autres.

De plus, les râles sous-crépitants appartiennent aux deux temps de la respiration, au lieu de n'être qu'inspiratoires. Si, dans quelques circonstances, on ne peut les entendre que dans le cours ou à la fin de l'inspiration, il suffit le plus souvent de faire tousser les malades pour qu'ils renaissent aussitôt à l'expiration. Il est facile en tout cas, dans la série des jours qui suivent, de les observer durant l'expiration avec leurs caractères particuliers, si l'on prend soin surtout de pratiquer cette recherche le matin, avant que l'expectoration ait débarrassé les bronches. Les râles sous-crépitants sont, en effet, moins éphémères que les précédents.

Ils peuvent cependant être entrecoupés de véritables intermittences ou se produire avec continuité ; leur signification n'est pas exactement la même dans les deux cas. Quand ils sont intermittents et disparaissent après l'expectoration de quelques mucosités, c'est qu'ils étaient bronchiques et que les exsudats qui leur donnaient naissance étaient ou trop peu abondants ou trop adhérents pour venir à chaque instant remplacer les mucosités que l'expectoration avait fait disparaître. Quand ils sont continus au contraire, c'est que les mucosités se renouvellent incessamment dans le point que l'on ausculte, parce que leur glissement est facilité par une très faible densité, ou bien que ces bruits ne sont pas seulement intra-bronchiques et qu'ils dépendent d'une congestion marquée du poumon avoisinant.

Leur *intensité* est variable de malade à malade : s'il faut quelquefois ausculter avec une extrême attention pour pouvoir affirmer leur présence, on peut souvent les entendre à distance. La respiration ressemble alors à un véritable bouillonnement. Ces différences tiennent au plus ou moins de superficialité des bulles, à leur nombre et à leur volume respectif. Quand elles sont séparées de l'oreille par une grosse épaisseur de poumon sain, elles sont difficiles à percevoir ; si leur nombre est considérable, la masse de bruit produit étant proportionnelle au nombre, l'intensité s'accroît ; il en est de même par l'éclatement de bulles grosses, qui fournissent un son plus grave.

Les râles sous-crépitants ont des *timbres* différents suivant leur origine et leur localisation : c'est ainsi qu'ils prennent un timbre nettement métallique et comme argentin, quand ils naissent dans la coque d'une grosse excavation pulmonaire et *consonnent* dans cette dernière. Il en est de même s'ils se produisent au voisinage d'un estomac dilaté et distendu par des gaz. Leur sonorité s'efface, en effet, devant le son de l'excavation voisine et peut induire en erreur. Nous verrons plus tard comment on peut distinguer les râles véritablement cavitaires de ceux qui consonnent dans les excavations.

Bien que dépendant le plus souvent des seuls mouvements respiratoires, ils peuvent cependant se développer sous l'influence d'autres causes. Nous avons déjà vu que la compression exercée par l'aorte sur la trachée ou les premières ramifications bronchiques était suffisante pour y faire naître un bruit synchrone à la systole, perceptible par le malade lui-même et entraînant une modification très sensible du murmure vésiculaire expiratoire. Si la trachée exsude à ce moment des liquides suffisamment abondants, ceux-ci peuvent être agités par ces systoles cardiaques et donner lieu à de véritables râles sous-crépitants intermittents. Le fait a été constaté par LAENNEC au voisinage de la sous-clavière, mais ces succussions ne sont possibles cependant que si les bronches sont fort dilatées au contact des vaisseaux ou si les râles sont produits dans l'intérieur d'une excavation pulmonaire.

Quand les râles sous-crépitants se produisent dans l'intérieur des bronches et que leur nombre est relativement peu élevé, on peut entendre dans le même temps qu'eux-mêmes des râles ronflants et sibilants ; quand leur nombre vient à s'accroître, ces derniers disparaissent devant eux.

B. ORIGINE. — On observe les râles sous-crépitants dans un grand nombre de maladies, parce que beaucoup s'accompagnent ou d'inflammation des bronches ou d'émission par cette voie de liquides collectés ailleurs.

a. *Dans la bronchite.* — La plus fréquente est la *bronchite.* Leur volume est variable suivant la localisation de l'affection : pendant tout le temps où elle n'affecte que les premières voies, c'est-à-dire la trachée et les premières bronches, ces râles sont isolés les uns des autres, irréguliers, toujours volumineux, localisés dans la région interscapulaire et essentiellement mobiles sous l'influence de la voix ou de la toux. Quand la bronchite *rentre* et se diffuse aux canaux de deuxième et de troisième division, ils deviennent plus nombreux ; leur volume est plus petit et moins inégal, ils s'étendent à une région considérable de la poitrine et symétriquement des deux côtés, tendent à devenir continus et cependant peuvent encore être fortement modifiés par la voix et par la toux. Enfin si l'inflammation intéresse même les bronches de dernière division, de manière à produire la bronchite dite capillaire, ils sont de plus en plus nombreux, d'un volume fort restreint ; leurs bulles semblent identiques les unes aux autres ; ils s'étendent absolument à toute la poitrine et ne ressentent que très superficiellement l'impression de la voix et de la toux, parce que les courants aériens qui nécessitent ces deux actes ont une intensité trop faible pour mouvoir facilement la totalité de la masse liquide qu'ils représentent.

Quand ils se limitent à un seul côté de la poitrine, et, plus encore, à un seul lobe ou à une partie d'un seul lobe, ils témoignent que la bronchite dont ils sont le signe n'est pas l'affection catarrhe vulgaire, mais qu'elle est occasionnée soit par la présence d'un corps étranger, soit par une épine ou lésion locale, qui fait d'elle au total une inflammation d'importance secondaire ; telle est la *tuberculose*.

Dans les cas de *bronchite chronique*, on observe une progression moins rationnelle vers la périphérie du poumon et l'extrémité des canaux aériens. Les râles sous-crépitants tendent en effet à se localiser souvent dans les deux bases ; ils sont volumineux, très irréguliers, facilement mobiles et s'observent surtout dans le temps où la réplétion bronchique est la plus complète, c'est-à-dire le matin. Ils s'accompagnent presque toujours, dans ces deux cas, d'une diminution très marquée du murmure vésiculaire, d'une rudesse respiratoire souvent considérable, d'une submatité ou d'une matité très apparente, d'une diminution très nette des vibrations thoraciques, d'une respiration supplémentaire dans les sommets.

b. *Dans la broncho-pneumonie.* — Dans la *broncho-pneumonie*, ils s'agglomèrent en foyers isolés par des intervalles de poumon sain et succèdent à des râles de bronchite dont on a pu juger facilement l'extension jusqu'aux plus fines ramifications ; il peut cependant arriver que le terme de passage manque entre la bronchite des grosses bronches et l'inflammation lobulaire. Le plus souvent on constate une différence très considérable dans le volume des râles quand il y a broncho-pneumonie : gros dans les bronches, ils sont très fins tout d'abord au niveau du lobule et se cantonnent à la fin de l'inspiration, de manière à figurer des râles crépitants indéniables ; puis ils augmentent de volume de manière à se trouver en disproportion évidente avec les bronches de leur voisinage et s'étendent aussitôt à l'expiration. C'est à ce moment que se forment les vacuoles lobulaires et que les crachats apparaissent nummulaires. Ces râles disparaissent enfin dans l'espace de deux ou trois jours au point considéré, pour se développer ailleurs au gré de la guérison ou de l'extension de l'affection. Ils sont donc essentiellement migrateurs et de plus très mobiles puisqu'ils peuvent disparaître momentanément sous les efforts d'une toux violente.

Ils coexistent à ce moment avec des râles ronflants et sibilants, très variables de tonalité, de timbre et d'intensité ; cet ensemble a été désigné d'un mot fort heureux par RÉCAMIER, celui de *bruit de tempête*.

c. Dans la congestion pulmonaire. — Dans la *congestion pulmonaire* aiguë ou idiopathique de WOILLEZ, comme dans la *pneumonie* à la phase d'envahissement pulmonaire, les râles entendus sont ceux qui ont été décrits précédemment sous le nom de râles crépitants. Puis, quand la maladie se complète et que se produit l'hépatisation, ceux-ci disparaissent pour faire place au souffle dur, râpeux, expiratoire et inspiratoire, déjà connu de nous sous le nom de souffle tubaire. Ce n'est donc que dans la troisième période de ces deux affections, très comparables au point de vue de l'auscultation, qu'apparaissent les râles souscrépitants. Encore faut-il faire un départ entre ceux qui naissent dès le début de la liquéfaction de l'exsudat et ceux qui terminent véritablement la maladie ; les premiers, souvent appelés *rhonchus crepitans redux* ou râles crépitants de retour, sont en effet constitués par un ensemble considérable de bulles fines, régulières, très rapprochées les unes des autres, éclatant en bouffées et simulant en somme le râle crépitant vrai. A l'encontre de ce dernier, elles ne s'observent pas seulement durant l'inspiration, mais aussi pendant l'expiration, et méritent par conséquent, pour cette seul propriété, d'être rangées parmi les râles sous-crépitants. Ce qui les en rapproche encore, c'est la sensation d'humidité plus complète, de viscosité plus grande qu'elles donnent ; c'est leur volume plus considérable que celui des râles crépitants, c'est leur mobilisation plus facile par la voix et la toux.

Plus tard, c'est-à-dire après quelques heures ou le lendemain, quand leur liquéfaction est plus complète, les râles grossissent, deviennent plus irréguliers, se succèdent sans rythme, donnent à l'oreille une impression de bruit plus marquée et souvent s'accompagnent d'une sorte de retentissement cavitaire dont il a été déjà question. C'est à ce moment que véritablement on peut les considérer comme râles bulleux ou sous-crépitants.

De même, dans les *congestions passives*, résultant d'un décubitus dorsal prolongé, d'une bronchite emphysémateuse, d'une lésion de l'orifice mitral ou d'une insuffisance fonctionnelle du ventricule droit, on peut entendre dans les deux bases des râles bulleux humides, volumineux et irréguliers, au milieu d'un silence respiratoire absolu. Leur situation dans les points déclives, leur arrêt suivant une ligne de niveau, les modifications de leur volume suivant qu'on les perçoit au-dessus du diaphragme ou en ascensionnant vers l'angle de l'omoplate où ils sont plus petits, leur continuité surtout et leur persistance pendant un temps souvent fort long et d'une durée de plusieurs mois quelquefois, permet de reconnaître leur origine.

d. *Dans les bronchorragies.* — Il existe encore des râles sous-crépitants dans les cas de *bronchorragies* ou d'*hémoptysies* vraies. Suivant qu'il s'est produit une lésion ulcérative unique ou plusieurs similaires, la localisation de ces bruits est absolument différente. Dans les cas de bronchorragies des artérioscléreux par exemple, quand les vaisseaux ont cédé soit à la partie inférieur de la trachée, soit dans l'une ou l'autre des grosses bronches, on peut entendre les râles sous-crépitants également des deux côtés de la poitrine, parce que le sang a été aspiré, ici et là, par les mouvements inspiratoires, et qu'il est brassé uniformément par les courants d'air alternativement rentrants et sortants. Mais si la rupture s'est produite sur les vaisseaux des bronches d'un lobe, dont la déclivité facilite l'évacuation vers le hile du poumon, les râles ne s'entendent plus que dans un point limité et correspondant au territoire pulmonaire sous la dépendance duquel se trouve la bronche. En outre de ceux-ci, il est presque constant de trouver dans ces cas des bruits analogues, à l'origine même du canal aérien, parce que là se trouve une épine inflammatoire qui amène une congestion plus ou moins forte.

e. Dans l'apoplexie pulmonaire. — Une limitation comparable quant à son origine, bien que différente quant à son siége, peut être notée dans les *apoplexies pulmonaires* étendues ou restreintes comme le sont les *infarctus* de Laënnec. La disposition apparait sensiblement la même que celle qui a été signalée pour la bronchopneumonie à noyaux disséminés, c'est-à-dire qu'on retrouve une même couronne de râles dans une zone saine en apparence, une égale disproportion entre leur volume définitif et celui de la bronche qui se rend au lobule, une semblable évolution, une disparition également rapide, une condensation pulmonaire aussi marquée pendant les jours qui suivent leur départ.

Comme les mucosités et le sang, le *pus* peut donner lieu a de râles sous-crépitants, quand il vient à s'accumuler dans les bronches. Que la pyorrhée soit bronchique ou résulte d'un abcès interlobaire (pleurésie enkystée), d'un abcès intra-pulmonaire (gangrène, kyste hydatique), d'une adénite ou d'une médiastinite ouverte dans les bronches, d'un abcès du foie, peu importe. Les conditions physiques du brassage du pus étant les mêmes toujours dans ces circonstances, les bruits que produit ce brassage sont également comparables en auscultation et il faut chercher les raisons capables d'entraîner la conviction au point de vue du diagnostic ailleurs que dans leur perception même, c'est-à-dire dans leur disposition, leur nombre, leur volume, leur intensité, leur persistance et aussi dans les autres signes concomitants tels que l'hecticité.

f. Dans la tuberculose. — De toutes les affections où les râles sous-crépitants sont dus a la présence du pus, la plus importante, en raison de sa fréquence et de sa gravité, c'est la *tuberculose*. Une distinction doit être faite tout d'abord à son sujet : tous les bruits hydroaériques bulleux que l'on peut entendre dans cette maladie n'ont pas une origine comparable. Il faut encore savoir où ils ont pris naissance, s'ils sont intra-bronchiques ou parenchymateux ; dans cette dernière hypothèse, on les a gratifiés en effet de noms spéciaux, que nous retrouverons plus tard. Quoi qu'il en soit, les véritables râles sous-crépitants existent à différentes phases de cette maladie : d'abord, quand l'infiltration du parenchyme s'est produite, soit par voie sanguine, soit par voie bronchique. Si la forme anatomique a été celle de tuberculose miliaire diffuse, à peine peut-on entendre quelquefois, au milieu d'une obscurité respiratoire souvent très profonde, quelques petits râles très fins, expiratoires autant qu'inspiratoires, disséminés dans toute l'étendue du poumon. — Si l'extension s'est faite au contraire par voie bronchique et a frappé l'organe uniquement à la surface des canaux aériens, le type d'auscultation est celui de la bronchite localisée. Il devient celui de la bronchopneumonie à noyaux isolés, ou de la pneumonie, suivant que plusieurs lobules ont été ensemencés, avec ou sans interruption par des bandes de tissu pulmonaire sain.

Mais les râles sous-crépitants deviennent beaucoup plus apparents encore quand, au lieu de la congestion telle qu'on l'a décrit autour des follicules tuberculeux, ils sont le résultat de la fonte des granulations. Quand le tubercule cru de Laënnec devient la granulation jaune et que le produit de cette désintégration graisseuse est éliminé par voie bronchique, la muqueuse se trouve aussitôt revêtue d'un exsudat très adhérent, très visqueux, peu aéré, que les efforts de la toux ne détachent qu'avec peine et qui donne aux crachats cet aspect spécial de calotte de sphère, de pièces de monnaie, qui les ont fait désigner sous le nom de crachats nummulaires. A cette période les râles sous-crépitants coexistent seulement avec des râles ronflants et sibilants. Il n'en va plus de même, comme nous allons le voir, quand la lésion dans sa marche fatale s'agrandit, se complète et entame le parenchyme.

5° Râles cavitaires. — On en décrit trois espèces : les râles *caverneux*, les râles *caverneux* et les râles *amphoriques*.

A. Râles caverneux. — Les râles caverneux sont appelés, par nombre de médecins, craquements humides et confondus ainsi avec les bruits du début des signes stéthoscopiques de la tuberculose. Comme les craquements, ils font partie, il est vrai, de la grande classe des râles bulleux, mais ils se séparent d'eux par leur coexistence avec le souffle cavernuleux et leur apparition au moment seulement de la fonte tuberculeuse.

a. *Caractères*. — Comme l'indique leur nom, ces bruits anormaux naissent dans des cavités formées de toutes pièces aux dépens du parenchyme pulmonaire, et que l'on désigne en raison de leur faible volume sous la dénomination de cavernules. Les râles bulleux, humides, qu'elles font naître, sont de gros râles sous-crépitants, en ce sens qu'ils sont formés de bruits plus ou moins nombreux, successifs, éclatant aux deux temps de la respiration, de volume irrégulier. Ils se différencient d'eux cependant par quelques particularités intéressantes.

Tout d'abord leur volume est beaucoup plus considérable et si le râle sous-crépitant peut être en moyenne représenté par une sphère comparable à un pois, le râle cavernuleux le serait par une bille à jouer. En raison de cette dimension plus grande, ils sont moins nombreux sur le lieu où ils se produisent ; leur tonalité est plus grave aussi. Mais ce ne sont là que modifications difficiles à saisir. Il n'en est plus de même de leur extrême irrégularité, des différences considérables de timbre qu'ils présentent d'un point à un autre et qui tiennent tant aux variations de capacité de cavernules en contact, qu'au plus ou moins de densité de leur paroi. Enfin et surtout les râles de cet ordre coexistent toujours avec le souffle cavernuleux et sont actionnés par lui. Râles et souffle constituent donc, comme j'ai déjà eu l'occasion de le dire, le *type cavitaire du premier degré*.

b. *Origine*. — Que si on a une hésitation quelconque à reconnaître ce dernier, il suffit, pour le reproduire, de faire tousser et cracher le malade. Un autre argument se tire en outre du siège de ces râles : quand ils sont cantonnés au sommet, qu'ils ont succédé à d'autres râles bulleux moins volumineux, et qu'ils ont été entrecoupés d'hémoptysies plus ou moins considérables, on ne peut avoir que peu de doutes sur la nature de la lésion qui les a produits, c'est la tuberculose.

Il peut arriver cependant qu'ils se généralisent ainsi à tout

un poumon, ou même dans les zones symétriques des deux
organes, ou qu'ils affectent de préférence l'une ou les deux
bases, sans avoir aucune relation autre que celle des signes
acoustiques avec la tuberculose. J'ai eu l'occasion d'observer
un assez grand nombre de malades de cet ordre et au moment
même où j'écris ces lignes j'ai en vue un homme de soixante
ans qui, tout d'un coup, a été pris des signes de l'hecticité, avec
bronchorragie et râles cavernuleux étendus à tout un côté de la
poitrine, sans que rien ait pu permettre de faire le diagnostic
de cause par la simple auscultation. Ce malade n'est atteint
que d'une affection streptococcique que le microscope a décelée.
J'ai fait part ailleurs des résultats identiques dus à des affections
broncho-pulmonaires diverses, parmi lesquelles les plus fréquentes ont été les infections pneumococciques, streptococciques ou spirillaires, qui rendent de plus en plus nécessaire le
contrôle bactériologique de tous les cas similaires, assez nombreux, qui ne paraissent pas pouvoir être exactement catégorisés
par le diagnostic clinique.

B. RÂLES CAVERNEUX. — Si la distance qui sépare le gros râle
sous-crépitant du râle cavernuleux était peu marquée tout à
l'heure, la limite de celui-ci et du râle caverneux est bien plus
difficile encore à trancher. Une chose permettait, il n'y a qu'un
instant de reconnaître le râle cavernuleux : c'était le souffle de
même nom ; mais ce souffle existe aussi dans le râle caverneux
et, dès lors, la distinction entre les deux premières variétés des
râles cavitaires ne repose plus que sur une appréciation de leur
volume.

a. *Caractères*. — Les râles caverneux, en effet, sont très volumineux et semblent éclater dans l'oreille sous forme de bulles
analogues aux dimensions d'une grosse noisette ; ce sont ceux-
là surtout qu'il est facile de reproduire en soufflant avec un
chalumeau dans de l'eau de savon. Ces râles se succèdent lentement, apparaissent sous forme de bulles isolées, et il est rare
que dans le cours d'une révolution respiratoire on puisse en
entendre plus de deux ou trois à l'inspiration et un nombre égal
à l'expiration. Ce volume et ces nombres sont variables du reste

suivant l'attitude du malade et le moment de la journée, c'est-
à-dire suivant la quantité de mucosités que contient l'excavation. Facilités évidemment par une demi-réplétion, ils ne
peuvent plus se produire si la cavité est asséchée ou sa communication avec les bronches interrompue. Comme il a déjà été
dit, la caverne devient alors muette.

Ces râles ont en outre ce caractère, que LAENNEC signala
aussitôt après les avoir perçus, de revêtir un timbre spécial de
creux du fait de l'excavation où ils se sont produits. Résonnant
après leur éclatement dans une cavité plus ou moins vaste, ils
éveillent en effet toujours comme un certain écho, et c'est celui-
ci plutôt que le râle lui-même qui peut faire juger des dimensions de cette excavation. Ce n'est pas le volume de la pierre
qui donne la sensation de *creux* que l'on perçoit quand elle
tombe au fond d'un puits. Cette résonance spéciale de la paroi
est variable avec les malades et suivant chaque souffle caverneux, car elle n'est jamais régulière, mais présente des saillies
et des retraites analogues aux arcs boutants et aux cellules des
édifices voûtés et le timbre que saisit l'oreille résulte ainsi d'un
ensemble et non d'un bruit isolé. — Ces irrégularités ont un
autre résultat encore, c'est de donner naissance à ce que BAAS
a appelé les *râles post-expiratoires*.

Ces derniers se distinguent uniquement par la manière dont
ils se comportent vis-à-vis des mouvements respiratoires, car en
tant que caractères acoustiques ils ne présentent rien de spécial.
Après une première série de bulles qui éclatent dans le cours de
l'expiration, il se produit quelquefois un léger temps d'arrêt ;
puis celui-ci est suivi lui-même de l'éclatement d'un certain
nombre de bulles nouvelles. Ces dernières bulles ne précèdent
que de très peu l'inspiration, vis-à-vis de laquelle elles affectent
une relation assez comparable à celle des bruits présystoliques
et de la systole. L'interprétation de ce phénomène a suscité des
appréciations très diverses suivant les auteurs ; pour BAAS, il
dépendrait de l'existence de cavernes multiloculaires susceptibles de s'obstruer momentanément par la présence de quelques mucosités, après le départ desquelles les bulles renaî-
traient avec la fin de l'expiration. GUTTMANN, au contraire,

ainsi que le signale Eichhorst, croirait plutôt qu'après le brassage inspiratoire et expiratoire, le liquide des cavernes ne revient que lentement au repos et se trouve à la fin de l'expiration agité encore de quelques secousses durant lesquelles les dernières bulles éclatent.

Les râles caverneux coexistent toujours avec le souffle caverneux. Le synchronisme de ces deux bruits, ou plutôt la dépendance des râles envers le souffle dont les caractères ont été énumérés plus haut, sont le garant le plus sûr du diagnostic. Il suffit donc de rendre le souffle apparent et d'appliquer ce précepte si juste sur lequel insistait Laségue, à savoir que quand il existe un bruit anormal, il faut toujours « rechercher l'état de la respiration sous-jacente ». Pour cela, il suffit de faire tousser les malades, parce que la consonance augmente dans la cavité pulmonaire, à cause de l'ébranlement sous plus forte pression de la masse d'air qui y est contenue et des parois de l'excavation, et en outre parce que la toux peut agiter des mucosités qui seraient stagnantes et immobiles avec une respiration moins active.

Le *siège* le plus ordinaire du râle caverneux est le sommet ; mais, à l'encontre de ce que l'on note pour les râles cavernuleux, les râles sous-crépitants de la bronchite tuberculeuse, et surtout les craquements, on ne l'entend pas dans l'extrême sommet, c'est-à-dire au-dessus de la clavicule et dans la partie la plus élevée de la fosse sus-épineuse. Pour qu'une caverne ait pu se former, il a fallu de toute nécessité que la zone atteinte du poumon eût une étendue assez considérable ; le pourtour de l'excavation étant d'habitude formé de tissu scléreux et ulcéré sous forme de cavernules, la caverne se trouve ainsi rapportée sur un plan un peu inférieur. On le constate le plus souvent à 2 ou 3 centimètres au-dessous des clavicules et dans la partie qui correspond à l'épine de l'omoplate.

On se rend compte de la profondeur de ces râles à ce niveau par l'éloignement du souffle qui les signale à l'oreille, par leur plus ou moins de netteté, par la superposition à eux-mêmes de râles cavernuleux plus ou moins nombreux ou de râles sous-crépitants consonnant dans la cavité de la caverne. Nous avons déjà vu quelle importance il fallait attribuer à cette extension d'un bruit limité et plus superficiel.

On est ainsi renseigné sur le siège, le nombre, l'étendue, la profondeur des cavernes ; sur leur état d'assèchement ou de sécrétion ; sur leur communication avec les cavités bronchiques ou leur isolement de ces cavités. Il ne reste plus qu'à connaître la nature de la lésion qui les a produites.

b. *Origine.* — De toutes les maladies capables d'altérer suffisamment la structure du poumon pour qu'il s'ensuive une excavation, la plus importante sans conteste est la *tuberculose.* Une première présomption pouvait être tirée de ce fait de la localisation au sommet, de la longue durée de l'affection, de l'amaigrissement et des autres phénomènes généraux qu'elle avait entraînés. La certitude est presque acquise quand, en outre de cette lésion principale, l'oreille permet de saisir toute une série de bruits similaires, bien que moins volumineux, tant autour de la caverne elle-même que dans les régions qui en sont souvent fort éloignées. La décroissance de ces bruits vers ces dernières ne se retrouve d'une manière aussi marquée dans aucune autre lésion pulmonaire ; enfin, la bilatéralité habituelle de la lésion est une preuve de même sens.

Seule la *dilatation des bronches,* telle qu'on l'observe chez les enfants après la coqueluche ou chez les personnes âgées et depuis longtemps atteintes de bronchite chronique, pourrait être confondue avec une lésion tuberculeuse ; mais il est rare que les signes cavitaires soient aussi considérables, que leur disposition soit aussi régulière du sommet à la base, que l'état général soit aussi altéré. En cas d'hésitation, le diagnostic est facilement complété par l'examen bactériologique des crachats.

La recherche des bacilles s'impose notamment chez certains malades dont les signes cavitaires sont plutôt caverculeux, il est vrai, que caverneux, qui présentent l'aspect général de tuberculeux, mais chez lesquels cependant le siège spécial des râles doit appeler l'attention. Ce sont les adénoïdiens à pharyngite ou sinusite suppurée, dont les lésions sont corticales et limitées à la partie postérieure des poumons, le long de la colonne vertébrale et jusqu'au-dessous des pédicules pulmonaires, tandis que les bords antérieurs et les sommets, dans leur face antérieure, sont indemnes en raison de ce fait que l'infection se produit pendant la nuit, dans le décubitus dorsal et entraine à la longue des déformations bronchiques importantes.

On peut cependant, en dehors de cette recherche des bacilles reconnaitre la véritable origine de la maladie, tout d'abord à cette disposition en chappe des râles cavitaires, ensuite à l'aspect si caractéristique des adénoïdiens dont la figure en lame de couteau, le nez déformé, la bouche ouverte, la projection antérieure de l'os incisif, la surdité parfois, l'aspect demi-hébété, ne peuvent que frapper. Et l'on acquiert une quasi-certitude, quand, les ayant découverts, on voit leur poitrine étroite et longiforme, l'enfoncement des espaces sous-claviculaires, le sternum en brechet, le cœur presque vertical, la déviation fréquente de la colonne vertébral, l'arrondissement du dos et enfin la limitation de l'incursion thoracique. Mais de telles déformations entrainant toujours une ventilation insuffisante, il est bon néanmoins de rechercher si la tuberculose ne s'est pas greffée au titre de complication sur un terrain aussi parfaitement préparé.

Il peut arriver aussi que l'on confonde avec la tuberculose certaines affections ulcéreuses qui relèvent d'une tout autre origine et qui se manifestent à l'oreille par un ensemble de signes tout à fait comparables. Telle est la *pleurésie interlobaire enkystée*, ouverte dans les bronches. La formation d'une coque épaisse, inextensible et surtout rigide, ce qui lui permet de ne point s'affaisser même quand la cavité est vide de ses mucosités, sa fistulisation vers les bronches, donnent lieu à un ensemble de dispositions physiques, en tout semblables à celles d'une caverne vis-à-vis des canaux aériens avec lesquels elle est en communication. Sa situation entre deux lobes, dans une cavité profonde protégée en avant et en arrière par une lame pulmonaire plus ou moins épaisse, fait croire le plus souvent à une lésion intra-parenchymateuse. On peut reconnaitre le siége exact et l'origine de l'affection en tenant compte de l'expectoration intermittente qui apparait sous forme de vomiques le matin, et de la région précise ou se développe le souffle : en cas de pleurésie interlobaire, les signes cavitaires s'observent d'arrière en avant, à peu près exactement au-dessous de la cinquième côte et d'une manière plus intense en arrière qu'en avant.

Quelquefois ces bruits se produisent à la base et succèdent alors soit à une *pneumonie suppurée*, soit à une *embolie septique* de grosses dimensions, soit à un foyer de *gangrène pulmonaire*, soit à un *kyste hydatique* ouvert dans les bronches ; l'origine des accidents permet, le plus souvent, d'en apprécier exactement la cause. De plus, il est rare que chez l'adulte l'évolution de la tuberculose soit assez rapide pour produire une excavation aussi volumineuse en quelques jours et le siège de prédilection est le sommet, comme nous l'avons déjà vu. Enfin, la nature de l'expectoration peut encore servir au diagnostic différentiel, puisqu'il permet de reconnaître la lésion exacte qui s'est produite : matière caséeuse de la tuberculose, vésicules hydatiques, parenchyme sphacélé, etc.

C. RÂLES AMPHORIQUES. — Les râles amphoriques sont ceux des râles cavitaires qui offrent le volume le plus considérable et éveillent par conséquent l'idée de la plus grave lésion ulcérative.

a. *Caractères.* — Ces râles se distinguent de ceux dont il a été question plus haut par un volume extrêmement considérable, qui les fait ressembler au bouillonnement d'un liquide sur le feu, d'où le nom qu'on leur a donné de *gargouillement*. Ils apportent donc à l'oreille une sensation de creux très considérable et souvent on peut apprécier que leur point d'éclatement est fort éloigné de la paroi de la cavité. Très peu nombreux dans une révolution respiratoire à cause de leurs dimensions, ils s'entendent mieux quelquefois à l'expiration qu'à l'inspiration, surtout quand ils s'observent dans les pyo-pneumothorax.

Leur caractéristique est fournie par le timbre spécial avec lequel ils se présentent et leur coexistance avec l'ensemble des autres bruits, dits amphoriques. Quand donc on les perçoit dans la totalité de leurs signes, ils semblent ébranler un récipient à parois métalliques ; s'accompagnent d'un souffle argentin fort éloigné et perceptible sur une grande surface ; de voix et de toux amphorique. La paroi est complètement immobilisée à leur niveau et rétractée ou bombée suivant la lésion originelle.

b. *Origine.* — S'agit-il d'une énorme caverne occupant tout un lobe du poumon ? Le souffle s'entend dans le sommet de cet organe et la paroi est entraînée par symphyse pulmonaire dans la profondeur du thorax. Est-ce, au contraire, un *pneumothorax* volumineux ? La poitrine est amplifiée sur tout le pourtour de l'épanchement gazeux. De plus, s'il peut exister, dans ces deux cas, le phénomène si spécial qu'on nomme la succussion hippocratique, elle s'accompagne de submatité ou de matité dans les cas de caverne et au contraire de tympanisme élevé en cas de pneumothorax.

L'attention a déjà été appelée sur la confusion possible d'un râle amphorique, prenant naissance dans une cavité thoracique dépendant du poumon ou de la plèvre et en communication avec les bronches, avec des bruits presque analogues pour l'oreille qui se produisent par le fait du voisinage de l'estomac distendu par les gaz. Il existe alors une disproportion énorme entre les petits râles ainsi modifiés et le véritable gargouillement ; les bruits de régurgitation gazeuse pourraient seuls le simuler, si on ne tenait compte de la différence de siège, sus-diaphragmatique dans un cas et sous-diaphragmatique dans un autre, et les changements imprimés aux bruits stomacaux, par l'absorption d'une quantité même minime de liquide.

Les mêmes signes peuvent encore se produire avec une similitude tellement parfaite dans le *pyo-pneumothorax sub-phrenicus*, qu'il n'est pas possible de les reconnaître en eux-mêmes. Étendue de l'excavation, timbre, gargouillement, etc., sont en effet presque identiques ; mais il est cependant un moyen de les différencier qui, dans six cas, m'a toujours été fidèle, c'est de noter le rôle de l'inspiration sur leur production. Sont-ils toujours sous sa dépendance et se reproduisent-ils à chaque contraction du diaphragme ? ils appartiennent alors au pyo-pneumothorax subphrénicus, comme le dénote aussi leur siège plus bas placé que le poumon.

En somme, les râles cavitaires, quel que soit leur volume

qu'ils méritent d'être appelés caverneux, caverneux ou amphoriques, relèvent toujours d'une excavation pulmonaire, en communication permanente avec les bronches. Cette perte de substance se manifeste toujours de façon identique, malgré la diversité des affections originelles, et il faut plus faire état, pour reconnaître celles-ci, de tous les autres signes concomitants : état du poumon au voisinage, siège des lésions, nature de l'expectoration, que du volume même de l'excavation.

<h2 style="text-align:center">ARTICLE VI</h2>

<h1 style="text-align:center">DES BRUITS PLEURAUX</h1>

Dans le second chapitre, alors que nous avons étudié l'expansion pulmonaire, nous avons vu que celle-ci est facilitée par l'interposition, entre la surface externe du poumon et la face interne de la grille costale, d'un sac sans ouverture, la *plèvre*, dont le feuillet viscéral recouvre très exactement le poumon et le feuillet pariétal, la paroi thoracique. Ces deux feuillets limités par une couche ininterrompue de cellules endothéliales glissent l'un sur l'autre grâce à la sécrétion d'une humeur lubréfiante insuffisamment abondante pour empêcher leur contact.

Il n'existe donc, de cette manière, qu'une *cavité virtuelle* au milieu du thorax, mais on comprend que par l'effet de l'éloignement des deux feuillets cette cavité *puisse devenir réelle* et contenir par la suite une *collection liquide* ou *gazeuse* plus ou moins abondante. De même, le liquide lubréfiant peut faire défaut, la surface de la séreuse se dépolir et présenter des aspérités, de manière que les deux feuillets ne glissent plus à frottements doux par l'intermédiaire de la cloison hydraulique interposée et *grippent* dès lors l'un sur l'autre. Il va sans dire que la superposition, à tout ou partie d'un poumon, d'un épanchement liquide ou gazeux, outre qu'elle entraîne un éloignement beaucoup plus considérable de la source du murmure vésiculaire, peut encore altérer ce dernier si la compression du parenchyme pulmonaire n'a pas été suffisante pour l'annihiler entièrement. Par opposition, les irrégularités des feuillets pleuraux sont capables d'engendrer des sortes de grincements qui nuisent tout d'abord à la perception des bruits pulmonaires normaux, ou pourront même les couvrir presque entièrement, à cause de leur intensité plus marquée et de leur superficialité.

Il faut donc étudier les bruits pleuraux comme résultant : 1° de *frottements* des deux feuillets de la plèvre ; 2° de la *présence de collections liquides ou gazeuses*, dans sa cavité.

§ 1. — BRUITS DE FROTTEMENT

L'existence même des bruits de frottement reconnus par HONORÉ et signalés à LAENNEC qui les étudia aussitôt, a été mise en doute depuis cette époque et plus particulièrement par LASÈGUE, qui, ignorant le chevauchement simultané durant l'inspiration et l'expiration, des deux feuillets de la plèvre, rapporte leur production soit à un œdème du poumon, soit à une inflammation de l'extrémité terminale des bronches. Aujourd'hui tous les observateurs les admettent à juste titre.

Chez certains malades, en effet, il suffit d'appliquer la main sur la poitrine à nu, pour ressentir d'une manière indiscutable une sorte de frémissement commandé par les mouvements d'ampliation et de retrait du thorax : cette sorte d'auscultation par la main est déjà caractéristique. Mais pour que cette sensation soit perçue, encore est-il indispensable que l'adhérence des deux feuillets soit suffisamment marquée pour ébranler assez fortement la paroi et réveiller une impression tactile. Le plus souvent le frottement ne peut être perçu que par l'application de l'oreille. Le bruit qu'elle recueille se présente alors avec quelques caractères fondamentaux qu'il importe de connaître.

1° Caractères du frottement. — L'ébranlement mécanique de la paroi, qui semble causé par une série de petites ondulations successives, est aussi sensible à l'oreille qu'à la main ; bien que distinct d'un véritable bruit acoustique il n'en doit pas moins éveiller l'attention. Il se compose d'une suite de petites secousses entrecoupées de temps d'arrêts, qui ne peuvent provenir que de la progression irrégulière du poumon sous-jacent.

Quant au frottement lui-même, il prend naissance *un peu après le début de l'inspiration*, ce qui permettrait de le qualifier, suivant le vocabulaire appliqué par POTAIN à la révolution cardiaque, du nom de *meso-inspiratoire*, puis il s'amplifie et *acquiert toute son importance à la fin même de l'inspiration*. Souvent il s'éteint avec elle et peut en raison de ce fait être confondu quelquefois avec le râle crépitant. Dans d'autres circonstances il dépasse les limites du premier temps de la respiration et se retrouve à l'expiration. Quand il existe ainsi aux deux temps, on l'appelle bruit de *va-et-vient*.

Les relations qu'il affecte avec les divers mouvements respiratoires l'avaient fait dénommer par LAENNEC bruit de *frottement ascendant et descendant*. Ce qualificatif signifie autre chose que le déplacement sonore des deux feuillets de la plèvre, l'un par rapport à l'autre ; il indique encore le sens dans lequel se propage le bruit. Pendant l'inspiration, en effet, alors que le poumon fixé dans sa partie postérieure et supérieure, ne peut s'amplifier qu'en se précipitant dans le sinus pleural antérieur et dans le sinus costo-diaphragmatique, dessinant ainsi une véritable translation de haut en bas et d'arrière en avant, le bruit de frottement se développe suivant la même direction ; il est donc *descendant*. En sens inverse, pendant l'expiration, quand le poumon, chassé de l'espace qu'il venait de remplir, se replie sur lui-même et se retire du côté du sinus costo-vertébral, le frottement peut se produire encore, mais avec une intensité moindre, car l'organe tend de plus en plus à s'isoler de la paroi ; il suit une fois de plus la ligne générale de mouvement de ce viscère et devient *ascendant*. Ce sont là des caractères de toute sûreté quand ils peuvent être saisis sur le fait : mais il faut pour cela que la région pulmonaire intéressée soit l'une des plus mobiles.

Bien que susceptible de prendre naissance sur la totalité de la surface externe du poumon, le bruit de frottement est beaucoup plus net dans certaines régions : ce sont les *régions mobiles*, qui ont été signalées dans un chapitre antérieur. Dans les *points morts*, au contraire, le frottement se fait sentir sur une surface moins considérable, se localise davantage, se diffuse moins loin. Il n'en revêt pas moins tous les autres caractères qui le font reconnaître. Il sera donc perceptible avec sa progression inspiratoire et expiratoire si particulière, surtout dans la région *axillaire* et *antérieure*, au *voisinage de la base*, *au sommet*, tandis que vers le hile et aux abords du sinus costo-diaphragmatique il sera plus difficilement reconnaissable. Là, il revêtira plutôt les caractères d'un bruit localisé à un point toujours fixe et, pour cette raison, sera pris le plus souvent pour un râle sous-crépitant.

La *durée* est variable aussi de malade à malade et il peut paraître intermittent. Absolument fugace dans certains cas et ne dépassant pas une durée de quelques heures, il peut aussi être d'une désespérante ténacité et persister des mois et même des années entières. Sans doute il est de règle dans ces cas que ses périodes d'apparition soient entrecoupées de quelques intermittences passagères, mais la réapparition constante du même bruit das une région toujours fixe est une preuve indiscutable de son identité.

On est quelquefois témoin de modifications sensibles dans ses caractères, durant le cours d'une auscultation de peu de durée ; ces changements si rapides ne sont pas sans conduire à des interprétations tout à fait divergentes. Cette mobilité ne s'observe que si la cause productrice est peu intense et la lésion de la plèvre tout à fait superficielle : il suffit alors de quelques mouvements de large amplitude du poumon pour niveler les quelques aspérités que présentait sa propre plèvre ou celle de la paroi. Il s'est produit dans ce cas un véritable *polissage* momentané, dont tout le bénéfice disparaîtra rapidement dans la suite. Une atténuation de même ordre peut avoir lieu quand l'auscultation est pratiquée à l'aide d'un stéthoscope rigide, et fortement appuyé, car cette recherche peut être la source d'une douleur suffisamment vive pour que le malade limite l'incursion pulmonaire en immobilisant son thorax.

La *continuité* de ce bruit n'est pas parfaite toujours, de sorte que si on l'entend constamment chez certains malades dans une partie de la respiration, il en est d'autres où, bien que réapparaissant à chaque nouvelle inspiration, il est cependant très nettement *intermittent*. Le frottement ressemble alors à certaines variétés de craquements secs du sommet, dont le diagnostic différentiel ne peut être fait que par les altérations d'ordre inverse que subissent du fait de la toux ces deux espèces de bruits : à la suite de la toux les craquements peuvent en effet cesser, ou donner à l'oreille une sensation bullaire d'une grande netteté, tandis que sous la même influence le frottement intermittent, qui n'était qu'inspiratoire, se continue pendant l'inspiration tout entière et même pendant l'expiration qui provoque la toux.

L'*intensité* change avec chaque malade et même chez un malade déterminé dans de très larges limites. Certains frottements sont tellement légers qu'une oreille même fort exercée peut avoir de grandes difficultés à les entendre ; quelques autres sont suffisamment forts pour qu'on puisse les reconnaître à distance : ce sont ceux que la main perçoit quand elle est appliquée à plat sur le thorax. Il peut arriver dans ces conditions que le malade lui-même se rende compte du lieu de leur production et en soit incommodé au point de ne pouvoir dormir. Ils augmentent sensiblement par une forte compression, telle que celle qui se produit quand on se couche sur le côté atteint. Quelques auteurs prétendent qu'une semblable exagération peut résulter de l'application du stéthoscope, comme il arrive pour le frottement péricardique ; je n'ai pu le constater que dans les régions antérieures de la poitrine. Dans les régions postérieures et dans les lignes axillaires l'application de l'instrument est moins efficace, à cause de la présence de parties molles épaisses. La dépression costale est en outre moins compète en raison d'une plus grande résistance des arcs costaux ; les deux feuillets de la plèvre restent donc à une distance toujours à peu près comparable à elle-même et le frottement est peu augmenté.

Le frottement est très peu modifié par la voix, la toux et les inspirations profondes, ou du moins peu altéré dans son timbre et en tout cas nullement éteint; ces divers modes d'exploration entraînent au contraire une augmentation très sensible de son intensité et c'est là l'une de ses meilleures caractéristiques. Cette augmentation a lieu tout d'abord à la fin de l'inspiration, puis s'étend à la totalité de l'inspiration, ce qui supprime les intermittences du frottement, et enfin à l'expiration même.

Le frottement enfin est un bruit *superficiel*, absolument sous l'oreille, à telle enseigne qu'il semble même quelquefois extériorisé par rapport à la cage thoracique. Cette localisation des bruits par plans successifs, parallèles à la surface du thorax et superposés les uns aux autres, doit être toujours recherchée avec un soin minutieux, car elle seule permet dans quelques cas de différencier les bruits pleuraux des bruits pulmonaires.

Les meilleurs signes du frottement sont donc : sa *superficialité*, son *extension possible aux deux temps de la respiration*, sa *résistance aux ampliations thoraciques* telles que peuvent les *commander la voix, la toux ou de profonds soupirs*; il faut y joindre enfin la *sensation de grincement qui peut se transmettre à la main* et *la translation ascendante et descendante* suivant, comme l'a indiqué Laennec, les mouvements d'inspiration et d'expiration d'intensité au moins moyenne.

2° Diagnostic du frottement, bruits avec lesquels on peut le confondre. — Dans le chapitre traitant « de l'auscultation en général », j'ai déjà signalé la nécessité d'ausculter les malades sans interposition d'aucune étoffe épaisse; et l'importance aussi de faire enlever tout vêtement de soie, parce que le *froissement de ce tissu* rappelle à s'y méprendre parfois certains bruits pathologiques. On peut en effet percevoir comme un véritable bruit *de cuir neuf*, quand la chemise se détache difficilement de la peau, mais l'origine des bruits peut être reconnue, dans les cas où les malades se refuseraient à enlever ce vêtement, en prenant soin de ne laisser s'appliquer que d'une manière moins intime et s'accoler moins complètement aux téguments.

Le frottement peut être confondu aussi avec le *râle crépitant* et le bruit de *déplissement pulmonaire*, quand il n'est perceptible que dans la seconde moitié de l'inspiration; on peut l'en différencier cependant. Tout d'abord le râle crépitant est plus fin, moins superficiel; les bruits qui le constituent, au lieu d'être isolés ou de se produire successivement, suivant une direction toujours identique, oblique en avant et en bas pour l'inspiration, sont conglomérés et réunis en des espèces de bouffées. Ils sont de plus d'un volume exactement semblable quelle que soit la région où on les entend, et le plus souvent éphémères. Enfin s'ils ne disparaissent ni par la voix, ni par la toux, comme font les frottements, ils deviennent par contre plus nombreux du fait de cette recherche et éclatent en nombreuses fusées.

Damoiseau a cependant décrit une variété spéciale de frottement, le *frottement-râle*, qui participerait de ces deux espèces de bruits, de telle manière qu'il serait impossible de dire ce qui revient à l'un ou à l'autre. On a peu de tendance aujourd'hui à admettre l'existence de cette espèce hybride, que pour ma part je n'ai jamais pu rencontrer; ce qui ne veut pas dire qu'aucune erreur d'interprétation ne puisse être commise entre le râle crépitant et le frottement, quand la recherche de leurs caractères respectifs a été incomplète.

Il est beaucoup plus facile de confondre le frottement avec la variété des râles sous-crépitants, qui a été décrite sous le nom de *râle crépitant de retour* ou *rhoncus crepitans redux*, qui s'observe à la période de résolution de la pneumonie ou dans l'œdème pulmonaire : les deux bruits se perçoivent en effet aux deux temps, ce qui permet au râle de retour de simuler jusqu'à un certain point le bruit de va-et-vient; ils sont presque également superficiels et résistants à la voix et à la toux, en raison de la reproduction incessante des bulles de l'œdème. Ils s'isolent cependant l'un de l'autre par la progression du frottement suivant des lignes déterminées, par sa transmission à la main, par sa rudesse plus marquée, par sa sécheresse indiscutable; par le fait qu'il ne s'accompagne d'aucune espèce d'expectoration et que les bruits qu'il développe n'ont ni la

constitution bullaire, ni la régularité de volume qu'on observe
dans le rhoncus redux.

Quand le frottement est humide, soit parce que les fausses
membranes nagent dans une mince couche de liquide, ou en
raison d'une sécrétion continue et peu considérable par la
surface dépolie de la plèvre, on peut le prendre pour un râle
sous-crépitant à bulles moyennes. Il en est ainsi dans les affections congestives du poumon s'accompagnant de la production
d'un exsudat intra-alvéolaire, d'abord assez condensé, qui se
fluidifie dans la suite, comme on le voit dans la spléno-pneumonie. Le départ entre les deux bruits se fait toujours par les
modifications que la voix et la toux impriment au râle sous-
crépitant, tandis qu'elles n'influencent aucunement le frottement humide; on doit aussi tenir le plus grand compte de la
continuité de ce dernier bruit et de l'absence d'expectoration
concomitante.

3° Variétés du frottement pleural. — Les types de frottement que l'on peut observer sont innombrables, car entre
les variétés les plus importantes, les intermédiaires peuvent
être seulement à peine nuancées. On en décrit cependant deux
principaux, l'un qui correspond en acoustique à la *crépitation
neigeuse*, l'autre au bruit de *cuir neuf*.

a. *Crépitation neigeuse*. — Ce frottement est peu intense, le
plus ordinairement continu, limité à la fin de l'inspiration,
relativement fugace et se cantonne surtout dans les zones pulmonaires latérales et inférieures ; il est tout à fait exceptionnel
vers le sommet et je ne l'ai jamais rencontré dans la fosse sus-
épineuse non plus que dans la région sous-claviculaire. Il ne
s'accompagne que bien rarement d'un ébranlement suffisant
de la paroi pour que la main puisse le ressentir et peut laisser
quelques doutes sur l'exacte situation qu'il occupe dans la poitrine ; c'est celui que l'on confond le plus facilement avec les
râles sous-crépitants fins. — Tout à fait semblable dans son
début au frôlement d'une étoffe de soie, il devient peu à peu
plus intense, plus sec et semble constitué par une série de
petits bruits stridents qui s'éteignent aussitôt sans entraîner la

moindre résonnance, comme fait la neige que l'on écrase entre les doigts ou en marchant, ou les bulles d'emphysème sous-cutané que l'on presse avec les mains et se reproduisent indéfiniment au même point. Le nom dont on l'a qualifié rend un compte fort exact de cette sensation si spéciale et équivaut à la meilleure description.

b. *Bruit de cuir neuf*. — Le bruit de cuir neuf est beaucoup plus intense, presque aussi souvent intermittent que continu, tenace dans le lieu où il se produit. Il apparaît dans l'expiration comme dans l'inspiration et peut se rencontrer dans toutes les régions de la poitrine. Il affecte cependant des allures différentes suivant son siège : continu à la base, il est nettement saccadé au sommet, comme le murmure vésiculaire sous-jacent, et peut être alors parfaitement confondu, comme nous l'avons vu, avec les craquements secs de la tuberculose. C'est lui qui se transmet à la main avec une violence considérable parfois et qui incommode souvent les malades. Pour lui il n'est aucune espèce de doute possible, il résulte sans conteste d'une affection pleurale et sa superficialité ne peut être discutée. — Comme son nom l'indique il est *sec*, *rugueux*, *râpeux*, *craquant* et peut même simuler des véritables *raclements*. Plus rare que le premier, il paraît indiquer une lésion plus profonde et être dû à des aspérités plus élevées des deux feuillets pleuraux.

4° Maladies dans lesquelles on entend les frottements. — Le frottement étant un bruit anormal qui résulte des irrégularités des surfaces des deux feuillets pleuraux, la lésion anatomique qui lui donne toujours naissance est l'inflammation de la plèvre, non accompagnée d'exsudation, du moins en quantité suffisante pour provoquer l'isolement des deux feuillets séreux. Cette maladie est appelée une *pleurite*. La pleurite peut exister pour son propre compte d'une manière définitive et elle relève, dans ces conditions, d'un certain nombre de causes soit locales, soit générales, qu'il est nécessaire d'indiquer brièvement.

a. *Influence des causes locales*. — Parmi les causes locales il faut citer tout d'abord les *traumatismes*, qui intéressent directement ou indirectement la plèvre, tels que les contusions. La pleurite se produit à leur occasion avec une grande rapidité, atteint presque d'emblée l'étendue maxima qu'elle aura dans la suite ou se limite même secondairement, pour disparaître à bref délai si la cause productrice n'a eu qu'une action momentanée. Au contraire si le choc a provoqué une lésion longue à disparaître, indépendante de la plèvre mais susceptible néanmoins de l'irriter par contact ou par voisinage, telle qu'une *fracture de côte* avec enfoncement, la durée de la pleurite symptomatique est beaucoup plus longue.

De même, si la lésion locale s'accompagne d'une inflammation plus ou moins vive et constitue une épine sans tendance à la disparition spontanée, la pleurite se perpétue comme elle. Il en est ainsi dans les *ostéites costales* et les *abcès sous-pleuraux*. Assez souvent dans ces cas l'irritation dépasse les limites de l'exsudation plastique et il se fait dans la séreuse une sécrétion abondante de pus ou de sérosité.

La pleurite s'observe encore quand le malade a été soumis à une cause de *refroidissement* local, telle qu'elle peut résulter de l'application d'un vêtement trop léger ou l'action d'un courant d'air sur la poitrine. Le plus souvent, il est vrai, la plèvre ne s'enflamme sous cette influence banale que si elle était peu saine au préalable ou si l'état général était peu satisfaisant.

Parmi les causes d'irrégularités pleurales, il faut citer en outre le *cancer* et la *tuberculose*, et on a même prétendu qu'on pouvait recueillir dans les caractères du bruit produit des indications suffisamment précises pour conclure à leur cause : le cancer, par exemple, donnerait toujours le bruit de cuir neuf parce que les aspérités pleurales sont alors très élevées, fortement imbriquées et la sécheresse de la plèvre très accentuée. Il ne paraît pas qu'il faille accorder aux sensations ainsi fournies à l'oreille une pareille importance et le diagnostic doit se faire surtout par l'interprétation de tous les autres signes concomitants et notamment d'après l'existence d'une tumeur de même ordre dans les organes du voisinage, tel un cancer du sein.

C'est surtout dans ces formes de cancer pulmonaire, qui simulent la tuberculose, que l'erreur est facile. Il n'est même guère possible de l'éviter que si on observe dans l'estomac ou ailleurs des traces indéniables du néoplasme.

Quant à *la tuberculose*, considérée comme lésion locale, elle entraîne très fréquemment aussi le dépoli de la séreuse et il ne peut pas être question, pour la reconnaître, de localisation plus spéciale dans telle ou telle région, comme il est de règle pour la tuberculose pulmonaire. La pleurite bacillaire peut s'observer, en effet, aussi bien à la base qu'au sommet. Il est même une variété d'infection dans laquelle on observe d'emblée et avec une évidente prédilection cette localisation dans la base, c'est la forme dite de tuberculose chronique des séreuses : le sommet est alors indemne, et le poumon sousjacent reste longtemps intact. — Dans la pleurite tuberculeuse du sommet, le frottement prend le caractère intermittent, qui a été signalé déjà à plusieurs reprises, notamment à propos des craquements.

La pleurite peut se développer au-dessus des petits *foyers pneumoniques*, *broncho-pneumoniques* ou *emboliques*, mais il est rare dans ces cas que la plèvre soit seulement dépolie : au contact des zones atteintes il se produit, en effet, des fausses membranes qui rendent plus irrégulière encore sa surface et leur densité, partant les rugosités qu'elles développent, varie avec la nature des fausses membranes.

b. *Influence des causes générales.* — La pleurite est une complication possible de *certains états généraux* : l'inflammation qui lui a donné naissance ne nécessite aucunement une lésion permanente de la séreuse, analogue au tubercule ou au noyau cancéreux ; elle peut être consécutive à la diffusion par voie sanguine de certaines substances toxiques que crée la maladie. Telle est la pleurite *rhumatismale* essentiellement transitoire, dont les migrations s'accommoderaient mal d'une lésion définitive. Telle encore celle qui peut se rattacher à la *diphtérie* et qu'il est possible de reproduire expérimentalement, par injection sous-cutanée ou intra-vasculaire de la toxine spéciale à cette infection.

Dans toutes ces circonstances où la pleurite devra rester ce qu'elle était, les signes qui la manifestent à l'oreille sont univoques et se résument en un mot : *frottement*.

Il n'en va pas toujours ainsi et cette inflammation plastique peut n'être pas l'alpha et l'oméga de l'irritation séreuse : elle peut précéder une autre lésion plus intense, la *pleurésie avec épanchement*, ou lui faire suite et se terminer par une symphyse des deux feuillets séreux. Quand elle est le point de départ de la pleurésie avec épanchement, comme celle-ci ne tarde pas à faire suite à l'inflammation sèche de la plèvre, le frottement qui s'étendait tout d'abord dans la base seule, ne se perçoit plus tard que sur une bande étroite, la *bande de limitation de cet épanchement* : elle monte alors comme ce dernier jusqu'à ce que la limite la plus élevée ait été atteinte et que l'affection ait acquis son acmé. Elle constitue dans ce cas un bon signe de diagnostic, un bon signe de pronostic aussi vis-à-vis de l'épanchement en lui-même, parce que sa production s'arrête évidemment dès que le frottement cesse de s'élever, puis celui-ci disparaît quand l'épanchement s'est définitivement développé. Il faut cependant faire une restriction pour toutes les pleurésies avec épanchement qui se développent avec une extrême rapidité, car elles ne sont pour ainsi dire jamais précédées ou accompagnées de frottement-limite.

Après ce premier frottement, on peut en observer un second dans la même pleurésie ; c'est celui qui dépend de la disparition rapide ou lente de l'épanchement, sans qu'il importe qu'elle soit spontanée ou qu'elle ait été provoquée. Ce second frottement est appelé le *frottement de retour*. Il est donc l'analogue du *rhoncus crepitans redux* ou râle sous-crépitant de retour de la pneumonie. Il constitue un signe de même ordre que le souffle pleurétique et donne des indications générales similaires, à telles enseignes qu'on peut dire de l'ascension du souffle et du frottement, qu'ils sont des signes d'augment de l'épanchement, — de la disparition du souffle, qu'elle fait préjuger une plus grande quantité de liquide, et, de celle du frottement initial, qu'elle témoigne de la cessation du stade d'envahissement. — En sens inverse, la réapparition du

souffle indique une diminution du liquide, et celle du frottement, sa disparition absolue dans la zone pleurale enkystée. —
Il renseigne donc d'une manière très exacte sur l'évolution de
l'affection.

Quand la pleurite guérit par symphyse pleurale, si tant est
que ce soit là une guérison, les signes stéthoscopiques du début
disparaissent et on observe bientôt les déformations statiques
et dynamiques, qui tiennent à la dépendance absolue des mouvements de la paroi vis-à-vis de l'ampliation pulmonaire. Il en
a été question déjà dans un chapitre précédent.

§ 2. — BRUITS RÉSULTANT DE LA PRÉSENCE DE COLLECTIONS LIQUIDES OU GAZEUSES INTRA-PLEURALES

Les collections liquides et gazeuses de la plèvre bien qu'ayant
un résultat commun, l'affaissement du poumon, ne se traduisent cependant pas à l'oreille de façon identique. Cette dissemblance dans leurs signes provient de la formation d'une
véritable caisse de résonance dans le pneumothorax et de sa
disparition dans les hydrothorax, de telle sorte que les bruits
autochtones ou nés dans le voisinage ne sauraient revêtir ni
même timbre, ni pareille intensité.

1° Collections liquides. — Toutes les modifications apportées au murmure vésiculaire par le fait de sa transformation, de
la production du souffle, ainsi que les altérations du timbre de
la voix, ont été déjà étudiées isolément, chacune dans son particulier. Nous avons vu en effet qu'il suffit de l'accumulation
d'un liquide séreux, hématique, ou purulent, dans la plèvre,
pour que le murmure vésiculaire disparaisse dans les points
où le poumon a été comprimé ; — que si la compression augmente, sans affaisser toutefois le parenchyme d'une manière
complète, il se produit un souffle doux, lointain et voilé ; —
que la voix devenait chevrotante, qu'elle se transmettait alors
même qu'elle était basse et prenait le type quelquefois de la
voix caverneuse. Il y aurait donc double emploi à en parler

encore dans l'étude des signes des collections pleurales liquides, et je renvoie pour ce qui les concerne, aux articles qui les visent plus haut.

2° Collections gazeuse, tintement métallique. — Il n'en va plus de même pour les collections gazeuses qui s'accompagnent de quelques signes déja décrits et de quelques autres inconnus encore. Ce sont respectivement : les *signes cavitaires du troisième degré* (souffle amphorique, voix et toux amphoriques, gargouillement), et, de plus, le *tintement métallique*, la *succussion hippocratique* qui, s'ils appartiennent aussi bien aux grandes excavations pulmonaires qu'au pneumothorax, s'observent plus fréquemment cependant dans cette dernière affection, uniquement parce qu'il est rare qu'une caverne présente des dimensions suffisantes pour leur permettre d'apparaitre avec netteté. Des signes cavitaires de troisième degré, déja décrits, il n'est nécessaire de rien dire : ils ne se modifient que par une plus grande ampleur quand ils se produisent dans la cavité pleurale, au lieu de prendre naissance dans une ulcération pulmonaire. Le *tintement métallique* et la *succussion hippocratique* trouveront donc seuls place ici.

On désigne sous ce nom de tintement un bruit tout particulier, très facile à saisir et à reconnaitre tant à cause de son timbre très clair et de sa tonalité fort élevée que de son apparition au milieu du silence respiratoire le plus complet, que nous avons vu être l'un des signes des épanchements gazeux intrapleuraux, c'est-à-dire du *pneumothorax*. Il est caractérisé par une note brève, perlée, que représente phonétiquement beaucoup mieux le mot latin *tintinnabulum* que le mot français de tintement et que l'on peut reproduire de suffisante manière par la répétition des deux syllabes « *tintin… tintin* ».

A. Caractères du tintement. — Le tintement est composé en effet d'un seul bruit, ou d'une courte série de petits bruits, tous identiques à eux-mêmes et isolés les uns des autres. On dirait l'éclatement d'une petite bulle de savon au-dessus d'un verre de cristal ; la chute isolée d'un grain de plomb dans une coupe d'argent ; le bruit produit par l'instrument de musique appelé triangle, ou celui que l'on fait quand, ayant posé deux pièces de métal sur l'extrémité de chacun des index, on les frappe doucement l'une contre l'autre. Le tintement métallique est un bruit discret, d'une très grande pureté au point de vue de la sonorité, d'une faible intensité. Quelquefois cependant il se produit trois ou quatre fois dans le cours des mouvements respiratoires, mais dans tous les cas il donne à l'oreille comme la sensation d'un petit éclatement et non celle de l'aplatissement d'une goutte sur la surface d'un liquide, comme il arrive quand on fait tomber un peu d'eau au fond d'un puits. Il me paraît que ce départ que peut faire l'oreille mérite d'être retenu, car il facilitera la compréhension de sa production dans la cavité pleurale.

On peut l'entendre à l'un ou l'autre temps de la respiration ou à tous deux, dans le cours d'une révolution respiratoire ; mais jamais il n'a une amplitude suffisante pour occuper totalement l'inspiration ou l'expiration, sans qu'il soit possible de saisir le souffle concomitant ou d'être frappé du silence absolu de la respiration, qui le précède ou qui le suit. Quand il se produit à l'*inspiration*, c'est plutôt dans sa partie terminale et tellement près de sa fin qu'on pourrait presque dire qu'il est post-inspiratoire ; quand il naît à l'*expiration*, il appartient au contraire à son début surtout, c'est-à-dire au moment où elle se produit avec intensité. Toujours et quelles que soient du reste sa fréquence et son intensité, il semble éloigné de l'oreille de plusieurs travers de doigt et donne aussi bien, sinon mieux que le gargouillement, de précieux renseignements sur la capacité de la cavité dont il a fait vibrer la paroi.

Le tintement métallique a un *siège de prédilection*, c'est la base ou le bord externe du poumon au-dessous de l'omoplate ; il peut cependant exister dans bien d'autres régions et notamment dans le creux de l'aisselle comme au sommet du thorax. Dans cette dernière circonstance il peut être rattaché soit à un *pneumothorax enkysté du sommet*, soit à une *excavation* très volumineuse ; mais il est rare qu'il acquière alors une pureté de timbre aussi marquée. On distingue le pneumothorax de la caverne tuberculeuse par le fait que les vibrations thoraciques sont abolies dans le premier cas, et persistantes ou même exagérées dans le cas de caverne, qui s'accompagne en outre de submatité au lieu de tympanisme.

Ce bruit est extrêmement sensible à tout ce qui peut modifier l'état de la respiration pendant le temps où elle est auscultée et il peut *disparaître momentanément* par le fait d'une situation anormale du corps ou inaccoutumée, par le fait d'une toux intense ou fréquente, d'une série de profondes inspirations. Ces derniers phénomènes au contraire, quand ils sont modérés, peuvent lui donner naissance avec un éclat tout particulier. Pour qu'il se produise enfin avec facilité, il importe que la cavité ainsi artificiellement créée ne soit pas comblée de liquide et même que le liquide n'y existe qu'à une dose modérée.

B. Diagnostic du tintement. — Ainsi constitué au point de vue de ses signes, le tintement métallique ne peut être confondu avec aucun autre bruit similaire, c'est-à-dire ayant la résonance métallique, sauf avec le *borborygme à petites bulles* de l'estomac. Quand il se fait un reflux des gaz intestinaux dans la cavité stomacale, ou plutôt, si quelques bulles adhérentes au fond du grand cul-de-sac s'élèvent dans la masse liquide qu'il contient et éclatent à sa surface, elles ébranlent toute la masse d'air superposée à la couche liquide et produisent un son, également aigu, de timbre aussi argentin que le tintement et qu'il est fréquent de confondre avec lui dans une auscultation rapide. Le bruit stomacal se distingue du précédent par une sensation bullaire plus nette, qui précède comme un sourd bouillonnement au moment où les bulles s'ébranlent et mettent le liquide en mouvement, sans avoir eu le temps encore d'éclater à sa surface, et par un timbre moins sec, moins vibrant, plus humide; il s'en distingue en outre par un siège sous-diaphragmatique et par la corrélation qu'il affecte avec le reflux buccal des gaz œsophagiens.

Skoda avait aussi confondu le tintement métallique avec l'écho amphorique de la voix ou de la toux, oubliant que toutes les résonances qui naissent de la voix ou de la toux se prolongent comme elles, tandis que le tintement toujours très court peut en être facilement isolé à cause de son indépendance.

La plupart des auteurs enfin décrivent comme à peu près similaires le tintement métallique et le bruit d'airain, qu'on observe aussi dans les pneumothorax; mais, outre que ce dernier n'est pas spontané, il se différencie encore du tintement par certaines autres particularités que nous retrouverons dans la suite.

C. Origine du tintement. — Le tintement métallique ne s'observe donc jamais qu'autant qu'une grosse masse d'air a pu être collectée, soit au milieu du poumon (caverne), soit dans la plèvre (pneumothorax); mais les circonstances anatomiques qui peuvent le faire se développer paraissent ne pas être univoques et bien des opinions diverses ont été émises à ce sujet.

On a dit tout d'abord, avec Laennec, qu'il était dû à la résonance « de l'air agité par la respiration, la toux ou la voix, à la surface d'un liquide » contenu dans une cavité contre nature formée dans la poitrine. Dans le cas de pneumothorax il serait nécessaire, d'après cet auteur, que la plèvre communique avec les bronches au moyen d'un conduit fistuleux; et, dans les cas de vomique, d'abcès, de gangrène ou de tuberculose, que les cavités ainsi formées s'ouvrent d'un côté dans la plèvre et de l'autre côté dans les bronches. L'air extérieur communiquant librement avec la cavité de la plèvre, « en s'agitant et frémissant au-dessus de la surface du liquide », déterminerait l'espèce de résonance qui caractérise le tintement métallique. Ce bruit serait très marqué dans les cas où la quantité des deux épanchements est à peu près égale. — Il peut cependant être indépendant de la voix, de la toux et de la respiration et se produire sans qu'il existe une communication fistuleuse de la plèvre et des bronches, c'est lorsque, le malade étant atteint de pneumothorax avec épanchement liquide, il arrive qu'une goutte restée au haut de la poitrine tombe sur le liquide accumulé au fond de la cavité. — Le tintement peut s'entendre encore quand la cavité pleurale se trouve en communication

avec l'extérieur par l'intermédiaire d'une fistule de petites
dimensions.

Ces trois opinions successives de LAENNEC ne paraissent pas
mériter une égale créance; il semble, en effet, qu'une certaine
confusion a été faite par cet auteur entre le bourdonnement
amphorique et le tintement véritable; le premier est sans
doute sous la domination de veines fluides respiratoires avec
lesquelles il se développe et s'éteint; mais le tintement en est
distinct, comme il a déjà été dit. Du reste, comme le fait
remarquer SKODA, la présence d'un liquide n'est aucunement
indispensable à la production de ce bruit et la preuve en est
donnée par sa reproduction expérimentale, par la projection
dans une cruche vide de quelques grains de plomb. De même
la communication fistuleuse des bronches et de la plèvre, avec
ou sans l'entremise d'une excavation pulmonaire, peut cesser
d'exister sans que le tintement disparaisse par le fait même.
ROUSKO a établi sans discussion possible son apparition dans
les cas de consonance intra-pleurale de certains bruits du voisinage et surtout des râles sous-crépitants intra-bronchiques ou
des râles caverneux.

Pour DANCE il n'en va plus de même relativement au mode
de production de ce bruit. Il écrit : « Lorsque le niveau du
liquide contenu dans la cavité des plèvres est supérieur à l'ouverture de la caverne, l'air qui entre à chaque inspiration dans
le poumon se précipite dans la cavité de la plèvre, s'élève en
forme de bulles à travers la couche de liquide, à la faveur de
sa légèreté spécifique, et arrive jusqu'à sa surface où la bulle
crève et donne lieu au tintement métallique. » Ainsi serait expli-
qué le tintement inspiratoire, mais non celui que l'on entend
dans l'expiration. Ce dernier relèverait, d'après BEAU, de l'état
de rigidité pulmonaire qui permettrait à l'air de passer dans la
plèvre pendant l'inspiration et d'y refluer aussi pendant l'expiration, à cause de l'excès de pression où il est soumis dans le
reste du parenchyme et du défaut de collapsus, d'affaissement
pulmonaire que devrait produire l'expiration.

SKODA émet l'opinion que le tintement peut être comme
l'écho d'un râle qui se passe dans une bronche éloignée, mais

communiquant avec l'excavation ; ou comme celui d'un râle qui a son origine à l'orifice de communication de l'excavation ; ou bien, lorsque plusieurs cavernes sont juxtaposées, comme « l'écho d'un râle produit à l'orifice de jonction. » Il pourrait enfin provenir de la consonance d'un râle sous-crépitant bronchique du voisinage, comme ROUSKO l'avait déjà signalé, ou de la chute d'une gouttelette de liquide, comme le pensait LAENNEC, ce phénomène devant bien rarement reconnaître une pareille cause.

En réalité, le tintement métallique ne paraît pas relever d'un seul ordre de lésions anatomiques et on peut certainement le rattacher à trois séries de faits :

a. *Origine fistulaire*. — Tout d'abord, il faut citer *l'origine fistulaire*, et un certain nombre de raisons plaident dans ce sens. Certains tintements métalliques ne peuvent être attribués avec justice ni à l'inspiration, ni à l'expiration ; ils se produisent indépendamment des mouvements de la respiration ou après eux, dans l'apnée post-inspiratoire ou le repos post-expiratoire ; ils existent encore quand la respiration a cessé. De plus, ils sont trop rares, trop discrets, pour être dus au brassage d'un liquide par une veine aérienne et ne ressemblent en rien comme timbre ou volume au râle sous-crépitant ou au gargouillement qui en relèvent. Le bruit qu'ils représentent et qu'on peut simuler par l'articulation plus ou moins répétée de la syllabe : bli... bli, en fait plutôt un bruit de clapet et semble rappeler une adhérence péniblement rompue.

On éprouve au moment de sa production la sensation que l'une des parties du poumon tiraillé à sa surface se détache par une moitié de son pourtour, comme fait un couvercle qui se soulève ; puis, si le couvercle retombe, le bruit cesse aussitôt pour se reproduire encore un assez grand nombre de fois. Le timbre si spécial ne tient pas en réalité au bruit lui-même, mais au voisinage de la cavité dont le contenu gazeux et la paroi résonnent aussitôt. Du reste, CASTELNAU a établi la réalité de cette interprétation par une expérience instituée dans des conditions à peu près analogues : si l'on adapte au goulot d'une bouteille vide une sonde de caoutchouc contenant un peu de liquide et qu'on agite celui-ci par un courant d'air, même peu intense, les bulles qui se produisent dans la sonde prennent aussitôt le timbre métallique et ressemblent au tintement. En agissant de même dans une cavité pleurale on obtient un résultat identique. L'oblitération cicatricielle de la fistule, en empêchant la production de ce bruit, plaide dans le même sens.

b. *Origine cavitaire*. — Le tintement peut être d'origine cavitaire; il relève alors des deux causes qui ont été successivement invoquées par LAENNEC et DANCE, c'est-à-dire l'éclatement de bulles qui, provenant de la bronche ouverte, traverseraient toute la couche liquide pour éclater à sa surface, et la chute de gouttes séreuses et purulentes du sommet de l'excavation sur la tranche de liquide de la base. Il y a lieu de distinguer ici plusieurs circonstances capables de favoriser l'apparition de ces bulles, tout d'abord celle invoquée par DANCE où l'orifice fistuleux est inférieur à la couche liquide et permet à l'air de barboter avant de se rendre dans la cavité; et une seconde qui tiendrait à une décompression intermittente inspiratoire des gaz en sursaturation sous forte pression dans le liquide.

Aucun auteur n'a indiqué la possibilité de cette origine, qui apparaît rationnelle cependant au premier chef. Il existe en effet des pneumothorax fermés dans lesquels, la pression étant très élevée, les gaz se trouvent en sursaturation dans le liquide, surtout au moment de la compression de ces mêmes gaz par le fait du retrait costal de l'expiration; mais lorsque l'inspiration se produit, amplifiant la cage thoracique et détendant par conséquent le gaz libre dans la cavité pleurale, il se fait une inégalité de tension entre le gaz libre et celui qui se trouve dissous dans le liquide. Le liquide cède alors à l'atmosphère gazeuse, par l'intermédiaire de sa tranche de surface, une partie des gaz qu'il tenait en sursaturation; mais ce départ est silencieux parce qu'il se fait par simple diffusion. Arrive un moment où cette diffusion sera insuffisante et le gaz dissous dans les couches profondes se collectera sous formes de bulles de plus en plus volumineuses, réparties sur la surface des aspérités de la paroi; puis, quand la bulle aura acquis un volume assez grand pour contre-balancer son adhérence, elle s'élèvera et éclatera au-dessus de la surface liquide, donnant le tintement bien connu.

On s'explique ainsi, bien mieux qu'en faisant intervenir le barbotage d'un gaz venu de la bronche voisine, que les bulles soient peu nombreuses, isolées les unes des autres et surtout inspiratoires. Quant à la chute des gouttelettes, elle a été constatée par LAENNEC sur un malade atteint de pneumothorax auquel il injectait lentement du liquide dans la poitrine : aussitôt qu'une goutte arrivait au fond de l'excavation, elle donnait lieu au bruit spécial qui en est cause.

c. *Origine extra-pleurale.* — Enfin le tintement peut être occasionné par une série nombreuse de bruits divers se passant tous en *dehors de la cavité pleurale dans les organes adjacents*, tels que les bronches, l'œsophage, le cœur, les organes abdominaux. Ces bruits, perdant leur timbre propre, se revêtent du timbre de l'excavation en s'uniformisant. Mais, ainsi que le fait remarquer WOILLEZ sans en donner d'explications, ce ne sont pas tous les râles bronchiques, tous les borborygmes œsophagiens, stomacaux ou intestinaux, qui prennent ainsi la consonance métallique, celle-ci paraît réservée à quelques-uns d'entre eux pour un malade déterminé. Cette différence est cependant facile à comprendre : la cavité thoracique pleine de gaz constitue une caisse de résonance ou plutôt un *véritable résonnateur physique*; or, les résonnateurs physiques ne pouvant se mettre à l'unisson de tous les sons produits à leur voisinage, qu'autant que leur propre volume est susceptible de se modifier d'un son à l'autre, il en résulte que lorsque le volume est constant, l'accord n'est possible qu'avec certains sons donnés ; ces sons étant variables comme le volume des épanchements gazeux de la plèvre, il s'ensuit que chez les différents malades ce seront différents bruits du voisinage et non fatalement les mêmes qui viendront consonner dans la cage thoracique en donnant lieu au tintement métallique : tantôt les râles bronchiques, tantôt les bruits du cœur, tantôt enfin les mouvements de la déglutition.

Ce qu'il importe en tous cas de ne point oublier, ce n'est pas tant l'une ou l'autre théorie qui explique plus ou moins parfaitement la production du tintement, que les conditions matérielles du poumon dans lequel il se développe; ce sont : *une vaste cavité taillée en plein poumon* (caverne) ou *formée aux dépens de la plèvre* (pneumothorax), une *collection liquide* non indispensable cependant et une *fistule broncho-pleurale* presque constante.

3° Collections à la fois liquides et gazeuses : fluctuation thoracique ou succussion.

— Plus connu sous le nom de *succussion hippocratique*, en souvenir de son inventeur, ce symptôme comporte l'existence, d'un épanchement non plus seulement liquide ou gazeux, mais liquide et gazeux à la fois. C'est, en effet, un bruit nettement hydro-aérique, développé sous l'influence du conflit de la collection liquide intra-pleurale avec le gaz qui remplit l'excavation, par le fait d'un changement brusque de situation ou d'une impulsion violente imprimée au malade. HIPPOCRATE l'avait déjà produite et précisé la méthode par laquelle on peut l'obtenir. Il la décrit dans les termes qui suivent : « Après avoir placé le malade dans un siège solide et qui ne puisse vaciller, faites tenir ses mains étendues par un aide, secouez-le ensuite par l'épaule afin d'entendre de quel côté la maladie produira du bruit. »

Après lui, ce procédé de recherche tomba dans l'oubli et on ne signala que rarement la reproduction de la fluctuation thoracique à propos de changements de position du malade. LAENNEC en refit l'étude systématique et fit voir qu'elle ne se rencontrait pas dans tous les cas d'empyème, mais seulement dans ceux où il s'est fait dans la cavité pleurale un épanchement gazeux en même temps que le liquide, dont l'hydro ou le pyo-pneumothorax est le type. Semblable constatation se retrouvait dans les livres hippocratiques qui signalent en outre l'impossibilité absolue de la reproduction de la fluctuation dans le cas où l'épanchement de liquide est fort abondant.

Pour provoquer ce bruit, on peut imprimer au tronc une forte secousse, ou même un grand mouvement; la crainte que cette oscillation subite peut amener quelques accidents chez le malade est mal fondée. Du reste, il peut suffire de secouer un peu rapidement l'épaule du malade, en ayant soin de borner le mouvement et de l'arrêter tout à coup. La fluctuation thoracique peut cependant apparaître spontanément : il suffit, pour cela, qu'un brusque déplacement de la masse liquide s'opère soit par un changement d'attitude du malade tel que le fait de se mettre sur son séant, de descendre un escalier, de sauter à cloche-pied, de se coucher latéralement, soit à l'occasion d'une violente quinte de toux ; mais c'est alors beaucoup plus rare.

A. CARACTÈRES DE LA SUCCUSSION. — Dans tous les cas, la sensation éprouvée est de deux ordres : *tactile* et *auditive*. En appliquant la main sur le thorax d'une personne présentant le phénomène de la fluctuation, on éprouve souvent, en effet, quand ce phénomène est intense, un véritable choc, analogue à celui que produit le marteau d'eau bien qu'avec une force moindre ; ce choc se reproduit à l'occasion de chaque ébranlement à grandes oscillations du liquide. Il peut être perçu par l'oreille au moment de son application aussi aisément que par la main. C'est là la *fluctuation* véritable, la sensation de flot qu'il ne faut pas confondre avec le phénomène acoustique. — Celui-ci est constitué tout entier par un bruit hydro-aérique, absolument comparable à celui que l'on peut expérimentalement reproduire en agitant une bouteille à moitié pleine. Cette sorte de *cliquetis*, ne pouvant exister qu'autant que la couche de surface de liquide a été dissociée par les gaz contenus dans la plèvre, il faut, pour la déterminer, que les oscillations imprimées au malade aient une grande amplitude ou se succèdent sans rythme régulier. — La pratique de LAENNEC, qui consistait à arrêter subitement le mouvement, est éminemment favorable à la détermination de ce conflit hydro-aérique.

L'expérience de la bouteille, dont il a été parlé plus haut, ne suffit pas seulement à faire reconnaître, *grosso modo*, les circonstances favorables à la production du bruit ; elle renseigne encore sur la quantité de liquide qui doit être épanché pour que le bruit puisse apparaître. En procédant par tâtonnements, on a bien vite fait de se rendre compte que la succussion est facile, surtout dans les cas où la collection liquide est peu considérable.

Il ne faudrait cependant pas appliquer à ce mode de recherches une créance trop absolue, car, outre que la cavité pleurale a une surface de section plus considérable que celle d'une bouteille, ce qui favorise la fluctuation, elle est rarement aussi lisse, aussi régulière que ce récipient, et il est évident que toute bride, toute adhérence contre laquelle le flot vient butter, est de nature à le diviser aussitôt et à donner lieu à la succussion que nous étudions.

On s'est demandé si la nature du liquide n'entrait pas pour quelque chose dans le développement de ce bruit : bien que Hippocrate ne le signale que pour les cas d'empyème, il est certain qu'il peut être provoqué également par un épanchement séreux ou hématique, comme je viens tout récemment de m'en rendre compte à nouveau. Les épanchements cloisonnés semblent seuls ne pouvoir le faire naître, même quand ils coexistent avec un volume considérable de gaz dans la plèvre, surtout si les cloisons sont résistantes, comme il arrive souvent avec les épanchements consécutifs à la pneumonie ou métapneumoniques. A vrai dire c'est là une pure conception théorique qu'il m'a été, jusqu'à l'heure, impossible de vérifier sur le malade et d'autant plus que les épanchements sont bien rarement cloisonnés quand ils coexistent avec un épanchement gazeux.

B. Circonstances dans lesquelles on peut produire la succussion. — La succussion hippocratique n'indique donc qu'une chose ; la *présence simultanée d'un gaz en quantité abondante et d'un peu de liquide dans la plèvre.* A ce titre même elle est importante, car peu nombreuses sont les affections qui remplissent cette double condition.

La plus fréquente est sans conteste le *pneumothorax* compliqué d'épanchement séreux, hématique ou purulent, c'est-à-dire l'*hydro-pneumothorax,* l'*hémo-pneumothorax* ou le *pyo-pneumothorax.* La fluctuation thoracique est nette dans ce cas, la sensation de flot qui l'accompagne indiscutable, la zone dans laquelle elle se produit fort étendue, le siège habituel dans la base et elle coexiste toujours avec l'ensemble des bruits amphoriques que nous connaissons déjà : silence respiratoire absolu, abolition complète des vibrations thoraciques, voix et toux amphoriques, souffle amphorique, tintement métallique. Il est rare qu'on l'observe d'emblée avec tous ces caractères, car, exception faite pour la rupture intra-pleurale d'un abcès pulmonaire ou ganglionnaire avec fistule bronchique, d'un kyste hydatique déjà ouvert dans une bronche, d'un foyer apoplectique, d'un anévrysme pulmonaire, les signes d'épanchement mixtes sont habituellement précédés de ceux du pneumothorax, isolé. Celui-ci ayant favorisé l'ensemencement de la plèvre par des microbes divers, la plèvre sécrète bientôt un liquide séreux ou purulent qui complique la situation physique de la séreuse. Le gaz existant déjà dans la cavité peut être augmenté du reste, par celui qui provient des fermentations putrides auxquelles donnent lieu les épanchements post-gangréneux.

Au lieu d'occuper le siège dont il vient d'être question, le pneumothorax compliqué de liquide peut se retrouver en outre dans d'autres situations, notamment au sommet du poumon, où il est limité et enkysté par d'épaisses fausses membranes. La netteté de la fluctuation est moindre dans ce cas, puisque le liquide qui peut être mis en mouvement est collecté en masse plus petite. Quand il occupe cette position anormale, le pneumothorax est presque toujours tuberculeux. Il l'est aussi le plus souvent quand il siège à la base, mais il peut cependant reconnaître plusieurs autres causes parmi lesquelles les plus fréquentes sont : les infarctus suppurés ouverts dans la plèvre, les infarctus ou foyers apoplectiques, la simple rupture d'une vésicule pulmonaire anormalement développée comme dans l'emphysème, ou insuffisamment résistante pour un violent effort, enfin les pneumothorax traumatiques.

En outre du pneumothorax avec liquide, on peut retrouver aussi et décrire comme cause de la succussion hippocratique les *cavernes pulmonaires*. Les conditions de production du bruit se retrouvent dans ce cas comme dans le précédent, puisque les cavernes suppurent et contiennent des gaz apportés par les bronches. La succussion s'entend alors au sommet. Elle est rare dans ces cas, parce qu'il faut une excavation exceptionnellement développée pour permettre la succussion ; certains auteurs la comparant à un cube de 7 à 8 centimètres de côté.

En outre des cavernes tuberculeuses, on peut encore retrouver la succussion hippocratique dans ces foyers de *gangrène lobaire*, d'*abcès post-pneumoniques* considérables, de *kystes hydatiques* à coque épaisse et en communication avec les bronches, d'*épanchement sanglant* ayant amené la destruction d'une grosse masse pulmonaire ; elle est fort rare dans toutes ces lésions.

Elle peut apparaître dans certains modes de guérison spontanée des épanchements pleuraux, quand ceux-ci tendent à s'ouvrir à l'extérieur en produisant ce qu'on appelle l'*empyème de nécessité*. Si ces abcès viennent à se collecter en avant de la région précordiale et à s'ouvrir sous la peau, ils s'emplissent partiellement de gaz que le cœur agite à chaque systole et ce brassage répété rappelle exactement une succussion hippocratique limitée. Elle peut se produire de même quand le cœur percute à chaque instant un hydro-pneumothorax gauche et il n'est pas besoin de secouer le malade pour l'entendre distinctement ; ce qui permet alors de distinguer son origine réelle, c'est le rythme spécial de la systole qui la rend apparente.

On peut confondre la succussion hippocratique thoracique avec quelques autres bruits similaires, véritables succussions aussi, qui se produisent au-dessous du diaphragme dans l'estomac et le côlon transverse. Les *bruits de flot*, le *clapotage*, se retrouvent comme signes de la dilatation de l'estomac et de l'ectasie colique. On les distingue facilement de la véritable fluctuation thoracique par l'absence de voix, de toux et de souffle amphoriques ; par les modifications que leur imprime l'absorption d'un liquide quand il s'agit de l'estomac ; par celles qui proviennent de la déplétion faite par une palpation profonde portée du cæcum vers l'S iliaque quand il s'agit de l'ectasie colique, et aussi par leur siège sous-diaphragmatique, sans compter tous les autres signes que nous verrons plus tard, à propos de la percussion seule ou de la percussion auscultée. Une erreur serait facilement commise cependant toutes les fois que la succussion et le tintement métalliques coexisteraient avec la déglutition d'un liquide ; il faudrait alors chercher à la reproduire dans le thorax, dans un moment où l'on

aurait tout lieu de croire que l'estomac est à l'état de vacuité.
On pourrait enfin s'en rendre compte de visu par le procédé de la
fluoroscopie ou simplement en appliquant alternativement un
stéthoscope sur la région épigastrique d'abord et vertébrale
ensuite, de manière à rechercher par l'oreille l'identité du bruit
de chute, en avant, et du gargouillement précardiaque, que
l'on perçoit facilement par l'auscultation vertébrale, quand le
liquide entre en collision dans les mouvements alternatifs d'ouverture et de fermeture œsophagienne qu'entraine la respiration,
avant que la déglutition ne soit définitive et n'ait projeté le
liquide de la cavité œsophagienne dans la cavité stomacale.

CHAPITRE III

AUSCULTATION DU CŒUR

L'auscultation du cœur a été étudiée d'après les principes qui nous ont guidé pour celle de la poitrine, c'est-à-dire que nous nous sommes astreint, après quelques mots d'historique, à appeler tout d'abord l'attention sur le soin qu'il fallait mettre à la pratiquer, sur l'attitude à donner aux malades et les instruments à employer.

La circulation a été décrite ensuite avec quelques détails capables de faire comprendre la raison de cette contraction cadencée et périodique des parois cardiaques qui produit le rythme. La connaissance du rythme et de ses modifications est de plus en plus importante en effet ; or l'étude de ses modalités ne se trouve systématiquement abordée dans aucun traité d'auscultation et nous avons pensé qu'il y avait lieu de combler cette lacune.

Les altérations de la tonalité et du timbre n'ont fait l'objet que de quelques explications, tant il nous a paru qu'elles devaient s'effacer devant celles qui concernaient l'intensité et les souffles.

Ceux-ci ont été passées en revue avec soin ; leurs caractères ont fait l'objet d'une description précise et pratique qui permit de les retrouver et de les différencier. Pour ce faire, chacun d'eux a été schématiquement reproduit dans le temps de la révolution cardiaque et par rapport à la paroi, afin que la vue vint le plus possible au secours de l'oreille.

Les lésions de la séreuse péricardique clôturent cette série,

tout comme celles de la plèvre avaient été passées en revue
postérieurement à celles du poumon.

Ce livre gagnera peut-être ainsi en unité.

ARTICLE PREMIER

CONSIDÉRATIONS GÉNÉRALES

Les origines de l'auscultation du cœur ne sont guère précises
et l'on ignore à son sujet aussi bien la date où elle fut pratiquée
pour la première fois que le nom de l'auteur auquel on en est
redevable. Il semble cependant que dès la fin du XVIIe siècle
quelques rares observateurs, plus sagaces, se soient préoccupés
de suivre par l'oreille les diverses phases de la révolution cardiaque. D'aucuns attribuent à HARVEY la première constatation
exacte faite à ce sujet. Bien que dans son livre remarquable
De Motu cordis, il ait consacré plusieurs chapitres à l'anatomie
et à l'hydraulique cardiaques et décrit avec un rare bonheur la
succession de la contraction des oreillettes et des ventricules,
la systole et la diastole, ainsi que le balancement de la pression
ventriculaire et de la dilatation artérielle, il ne semble pas
cependant que cet auteur ait attaché quelque importance à la
perception des bruits du cœur.

On s'accorde aussi le plus souvent à représenter CORVISART
comme un vulgarisateur de ce mode d'exploration : or, la lecture attentive de ses œuvres n'est que bien peu probante à cet
égard. On trouve, en effet, dans son *Essai sur les maladies et les
lésions organiques du cœur et des gros vaisseaux*, à la page 385,
les quelques lignes qui suivent : « Quelques auteurs assurent
avoir pu entendre, dans certaines maladies du cœur, le bruit
produit par les battements violents de ce viscère, même à une
certaine distance du lit du malade. Je n'ai jamais eu occasion,
je le répète, de vérifier ces observations bien rares, sans doute ;
j'ai seulement entendu ces battements en approchant l'oreille
de la poitrine du malade. » L'auscultation paraissait donc à cet
auteur être un mode de recherches tout à fait contingent et

capable de donner seulement des renseignements absolument problématiques.

Il faut donc encore en venir à LAENNEC pour retrouver une sérieuse étude des « bruits produits par les mouvements du cœur », du choc perceptible à la main comme à l'oreille, du mode d'auscultation à pratiquer, des lieux d'application du cylindre (stéthoscope), de la diversité des sensations ainsi recueillies, du mode de succession ou rythme des battements de l'organe, des modifications enfin qu'entraînent les différentes maladies à tous les signes de la révolution cardiaque, qui traduisent à la fois l'état de l'organe central et celui des vaisseaux par l'intermédiaire du pouls.

Malgré l'immense service que LAENNEC a ainsi rendu à la médecine, il n'en est pas moins vrai qu'il y a eu beaucoup à glaner encore après lui, le rythme du cœur étant d'une interprétation beaucoup plus difficile que celui de la respiration, les méthodes à mettre en œuvre pour en juger étant de beaucoup plus délicates, la sensation de profondeur ou de superficialité d'un bruit, sa place exacte dans la systole ou dans la diastole prêtant à interprétations plus larges.

Aussi voyons-nous, depuis cet auteur, les choses se compliquer de plus en plus en fait d'auscultation cardiaque, par suite de l'effort simultané de nombreux physiologistes et d'éminents cliniciens. A chaque instant, dans le cours des chapitres qui suivront, verrons-nous donc apparaître les noms célèbres de BOUILLAUD, de MONNERET, de BALFOUR, de PARROT, de CONSTANTIN PAUL, de FRANCK, de CHAUVEAU, de DUROZIEZ, de PETER et surtout de POTAIN, qui a tant fait pour la localisation des bruits, leur interprétation pathogénique, la recherche de leur valeur tant diagnostique que pronostique. L'historique se complétera ainsi de telle manière qu'il est inutile de pousser plus au loin la systématisation des idées de chacun dans un ouvrage qui doit avoir pour but principal et presque exclusif la connaissance du fait brutal, celle de son origine ou de son interprétation, et pour effet de rendre moins distinct l'effort dû à chacun des auteurs précédents, dût-il en résulter comme une apparence d'injustice à leur égard. Le fait apparaîtra ainsi dans toute sa simplicité, dégagé des détails qui pourraient en diminuer la valeur.

§ 1. — Manière de pratiquer l'auscultation du coeur

Considérations générales sur l'auscultation du coeur. — Renvoyant à tout ce qui a été écrit antérieurement sur l'auscultation en général, je ne m'appliquerai ici qu'à mettre en vedette quelques-unes des propositions qu'il est indispensable de ne point oublier quand on veut explorer le coeur. Elles concernent le *médecin*, le *malade* et le *choix de l'instrument* plus spécialement approprié au bruit à reconnaître.

1° Du médecin. — Plus encore que pour l'auscultation de la poitrine, le médecin doit prêter une attention profonde à tous les bruits qu'il lui est possible de percevoir; car, outre que leur point de départ est souvent fort discutable, il importe encore de connaître leur timbre, leur intensité, la manière dont ils se diffusent et se propagent dans les régions voisines, leur place exacte dans le temps de la révolution cardiaque, s'ils relèvent enfin de la production d'un choc surajouté ou d'une altération d'un bruit normal. Pour apprécier à leur juste valeur ces divers éléments de l'information clinique, il n'est certes pas de trop d'une concentration absolue de l'esprit, d'une abstraction complète de tout ce qui est étranger au bruit à interpréter, d'un isolement sévère du médecin et du malade, si l'on ne peut obtenir de l'entourage un religieux silence, tant sont délicates souvent les nuances qui permettront un diagnostic exact.

Précédée de l'inspection de la région précordiale, de la palpation qui réveille les zones douloureuses, qui fixe les limites de l'organe, qui renseigne sur la facilité de sa locomotion dans le sac qui le contient, qui apprécie la manière dont l'effort du ventricule se traduit sur la paroi thoracique et sur l'ondée sanguine dont rend compte le pouls, l'auscultation ne doit être

faite jamais qu'autant que le pouls peut être simultanément
exploré, car rien n'est plus utile que de savoir exactement le
rapport du bruit que l'on perçoit avec l'un ou l'autre temps de
la révolution cardiaque. Souvent même il ne suffit pas d'interroger une seule radiale et il convient encore de rechercher la
simultanéité ou le défaut de synchronisme de leur soulèvement,
puisqu'un certain nombre d'affections vasculaires, ayant un
retentissement immédiat sur le cœur, peuvent entraîner un
retard très sensible de l'ondée sanguine dans l'un des côtés du
corps et une diminution très appréciable de son ampleur, par
exemple les anévrismes de l'une des sous-clavières.

C'est dans l'auscultation du cœur surtout que le médecin
devra éviter avec soin la gêne qu'entraînerait la constriction
d'un vêtement trop serré et la flexion exagérée de la tête; la
carotide venant à s'écraser sur le rebord du col donne lieu par
son oblitération partielle et sa flexion à un souffle, recueilli
aussitôt par l'oreille située au voisinage et que l'on peut faus-
sement attribuer, quand on a peu d'expérience, au malade lui-
même. S'il n'y a pas de souffle, les battements du vaisseau
peuvent en ce cas devenir assez intenses pour rendre absolument
indistincts les bruits du cœur. Le médecin prendra donc une attitude aisée et s'abstiendra d'ausculter pendant tout le temps où
son cœur étant excité par suite d'une émotion violente, d'une
course rapide, d'une ascension pénible, d'un copieux repas ou
d'une intoxication légère (tabagique ou alcoolique), il donnerait
lieu à un soulèvement tumultueux de ses vaisseaux. De même
il évitera de trop baisser la tête, en raison de la congestion
qu'entraîne la déclivité, et il serait préférable, si le lit était trop
bas ou le malade trop petit, de le faire se lever, monter sur une
chaise, ou de se mettre soi-même à genoux.

2º **Du malade**. — Le *malade* devra être au repos depuis un
certain temps, dans l'attitude du *décubitus dorsal* qui nécessite
une impulsion cardiaque moindre et permet ainsi de juger d'une
manière plus exacte de l'énergie du myocarde. Elle a en outre
l'avantage de rendre plus vibrants les bruits de souffles, aussi
bien chez les enfants que chez les adultes, ainsi que l'ont établi

les recherches successives d'ELLIOTSON, de SIDNEY RINGER, de Jules SIMON. Il sera complètement dépouillé de ses vêtements dans la région à explorer, car la plus grande précision est indispensable dans la reconnaissance du point de départ et de la zone de propagation des bruits. La poitrine sera légèrement soulevée sur le plan du lit, surtout si le malade est anhélent, la dyspnée cardiaque étant des plus pénibles à endurer et des mieux faite pour rendre inutile, quand elle s'exaspère, l'auscultation du cœur.

Parfois cependant une certaine indécision peut naître d'un repos trop complet de l'organe, dont les maladies ne se manifestent avec éclat qu'à l'occasion de quelques mouvements énergiques : il suffit le plus habituellement de faire passer, dix ou douze fois de rang, de la situation couchée à la situation assise la personne que l'on examine, pour que, à l'occasion de ce surmenage momentané, les troubles circulatoires se produisent ou deviennent plus apparents. S'il ne suffit pas de cette courte gymnastique, il ne faut pas hésiter à demander un effort plus long et plus intense, tel que celui que nécessite l'ascension rapide d'un escalier ou une course un peu prolongée : souvent on est surpris d'entendre le cœur se régulariser ainsi, reprendre sa tonicité et de voir disparaître les phénomènes dyspnéiques que faisait naître une émotivité, une irritabilité trop grandes.

D'autres attitudes peuvent encore être recommandées suivant les circonstances, telle la station assise avec *projection du tronc en avant*, de manière que le cœur s'applique d'une manière plus intime sur la paroi thoracique : l'adhérence de sa face antérieure avec le péricarde pariétal dépoli augmentant par le fait même, il en résulte, comme pour la plèvre, une progression pénible et bruyante que l'on désigne d'un nom similaire, le *frottement péricardique*. En sens inverse, la flexion exagérée du tronc en arrière aidée d'une forte inspiration a pour résultat de mieux tendre aussi le feuillet péricardique pariétal et de le rapprocher d'avantage de la face antérieure des ventricules, partant de favoriser l'apparition du même frottement.

Tout récemment AZOULAY a conseillé *l'attitude relevée*, comme

particulièrement favorable au renforcement des bruits de souffle
organique. Elle consiste à mettre le malade dans le décubitus
dorsal le plus complet, à relever brusquement sa tête à l'aide
d'un traversin, de manière à lui faire décrire un angle droit
avec la colonne vertébrale, à rapprocher le menton jusqu'au
contact de la poitrine, à fléchir les cuisses et les jambes jusqu'à
ce que, les pieds reposant exactement sur le lit, les talons viennent toucher les ischions. Le malade élève alors le bras sans
à-coups ni secousses, les porte en arrière de sa tête jusque sur
le bord supérieur du lit sur lequel il les fixe. Il se produit dans
cette attitude trois colonnes sanguines, celles de la tête, des
bras et des jambes, qui s'orientent plus ou moins verticalement
et s'embranchent sous des angles plus ou moins droits sur la
direction générale du courant sanguin ; le travail du cœur
augmente ainsi dans la systole et les souffles peuvent apparaître avec une intensité plus grande quelquefois. Il faut pour
que le résultat soit obtenu, que la tonicité cardiaque soit suffisante encore, car si le cœur touche à l'asystolie, le souffle disparait pour cause d'excès de peine dans l'attitude précitée.
Par contre les bruits diastoliques deviennent toujours plus
éclatants.

Les changements d'attitude sont enfin d'un grand secours
pour la reconnaissance des bruits de souffle extra-cardiaques,
comme nous aurons l'occasion de le dire plus tard en détail ;
c'est même souvent sur la seule différence d'intensité, com-
mandée par ces attitudes diverses, et notamment par le passage de la station couchée à la station assise, que se base avec
raison le diagnostic.

3° Mode d'examen. — Quand le médecin a pris les dispositions nécessaires et que le malade a été placé dans la situation
de choix, l'auscultation peut être pratiquée suivant ses divers
modes.

a. *Auscultation immédiate*. — L'auscultation immédiate,
possible chez l'homme et chez les femmes maigres, devient plus
difficile quand le volume des seins ne permet pas l'exacte application de la tête sur la poitrine ; elle peut même être absolument

impraticable pour cette raison. Elle renseigne cependant sur quelques-unes des conditions de fonctionnement cardiaque, mieux que tout autre procédé, et notamment sur l'impulsion de l'organe contre la paroi par le fait de la contraction du ventricule et comme conséquence d'une trop grande excitation du myocarde. C'est d'elle que doit relever le plus habituellement le diagnostic, dans la difficulté qu'il y a d'apporter toujours avec soi un stéthoscope; elle doit donc être cultivée avec un soin jaloux et les deux oreilles devront être exercées également.

b. *Auscultation médiate, instruments utiles.* — L'auscultation médiate présente cependant quelques avantages sur elle : elle est plus précise parce qu'elle est plus localisée; plus nette, parce que les bruits qu'elle transmet sont mieux isolés de tous ceux qui se passent dans le voisinage; mieux appropriée à la nature des renseignements à recueillir, parce qu'elle indique plus sûrement le lieu d'origine exacte et le sens de la propagation des bruits du cœur. Elle peut enfin être modifiée au gré d'instruments variés, suivant la nature de ces mêmes bruits, de sorte que le renforcement obtenu peut mettre mieux en évidence quelques-unes des composantes des sonorités en discussion. — Il est sage, en somme, de se servir de l'instrument comme contrôle de l'oreille, les bénéfices à retirer de cette pratique étant beaucoup plus grands qu'à propos d'auscultation de la poitrine.

Les stéthoscopes à utiliser doivent être adaptés à la nature du bruit : toutes les fois qu'il peut être question d'analyser le choc de l'organe, les instruments rigides sont les meilleurs, parce que le choc est transmis plus intégralement à l'oreille. Quand on a cru à l'existence d'un dédoublement ou d'un souffle léger nécessitant une amplification sérieuse, celle-ci résultera de l'application du Constantin Paul; — enfin si les bruits sont tellement sourds que leur existence puisse être mise en doute, ils seront mieux perçus avec le modèle de Boudet. Par contre, les stéthoscopes en aluminium sont les meilleurs transmetteurs des souffles organiques et des frottements stridents : ils peuvent même déterminer, comme le Boudet, une sorte de sensation de déchirure, quelquefois très pénible pour l'oreille. — Enfin j'ai pu me rendre compte que lorsqu'il y a intérêt et difficulté à juger, sous un frottement péricardique, de l'état de la révolution cardiaque par ses différents bruits, mieux valait employer un stéthoscope analogue à celui de Piorry (l'instrument ordinaire), dont on n'aurait pas creusé le conduit central. Par sa chambre à air il collecte les bruits superficiels et profonds, mais éteint un peu les premiers de manière à éviter l'encombrement de l'oreille qu'ils produisent toujours dans ce cas. À chaque instant, du reste, j'aurai l'occasion de revenir sur chacun de ces détails.

§ 2. — DE LA CIRCULATION

1° Définition. — *La circulation est cette fonction de la vie végétative qui a pour but et pour résultat d'apporter la totalité du sang dans le parenchyme pulmonaire, pour le faire oxygéner et de le distribuer ensuite à tous les organes, suivant les besoins de chacun d'eux.*

Bien que soumis aux lois générales de la progression de la masse totale du sang, chaque organe se trouve donc en état d'en réclamer de temps à autre et suivant les nécessités de son fonctionnement, une quantité plus grande que celle qui devrait lui revenir au prorata de sa masse vis-à-vis de la masse totale du corps ; la circulation se trouve ainsi soumise à quelques lois de détail qui n'infirment rien en celles qui régissent la totalité de la masse.

2° Division de la circulation. — Pour être plus explicite, il existe deux espèces de circulations ou plutôt deux manières d'être de la circulation au point de vue physiologique : l'une, la *circulation générale*, qui tend à maintenir un équilibre constant entre le contenu des artères et des veines ; l'autre, les *circulations locales*, qui favorisent la vascularisation momentanée d'un organe sans que, pour arriver à ce résultat, il soit indispensable que la masse totale du sang soit mise en mouvement avec une vitesse plus grande.

Au point de vue anatomique, on distingue aussi deux espèces de circulation qui sont : 1° la *circulation pulmonaire* ou *petite circulation*, dans laquelle le sang va du cœur au poumon et du poumon au cœur; 2° la *grande circulation*, dans laquelle le sang part du cœur pour se rendre aux organes et revenir plus tard au cœur, d'où il passe dans le poumon. C'est en raison de cette progression suivant un circuit fermé que la marche du sang porte le nom de circulation.

Cette fonction s'opère grâce à l'impulsion que communique au sang un organe central appelé le *cœur* et à des canaux respectivement centrifuges et centripètes, dans lesquels le sang chemine, et qu'on désigne, les premiers, sous le nom d'*artères* et les seconds sous le nom de *veines*.

3° Cœur. — Le cœur est un organe creux, d'aspect pyramidal, adhérent par sa base au système des artères et des veines dont il vient d'être question et libre dans tout le reste de sa masse, qui se termine par une extrémité plus ou moins effilée, qu'on appelle *la pointe*. Les parois sont constituées par une masse charnue, épaisse d'une manière inégale pour des raisons que nous aurons plus tard à faire connaître, et fortement contractile.

a. *Forme du cœur*. — Appendu comme un cul-de-sac à l'extrémité des vaisseaux sanguins qui n'ont ni la même origine ni la même destination, le cœur se divise anatomiquement en deux parties, correspondant chacune à la masse du sang à mouvoir dans la petite circulation ou circulation pulmonaire, et dans la grande circulation; la première de ces moitiés symétriques constitue le *ventricule droit*; la seconde, le *ventricule gauche*. Ces deux ventricules sont isolés l'un de l'autre par une cloison également charnue et contractile, dirigée d'avant en arrière, de l'une à l'autre face, mais dépendant plutôt du ventricule gauche dont elle suit la courbure, que du ventricule droit sur lequel elle empiète souvent d'une manière très marquée. Comme l'indique la figure ci-contre, le ventricule gauche présente ainsi sur une section transversale la forme d'un cylindre aplati, sur l'un des bords duquel viendrait s'attacher un croissant représentant le ventricule droit.

Chacun des ventricules est muni à son tour d'une sorte de réservoir plus ou moins irrégulier, destiné à collecter le sang

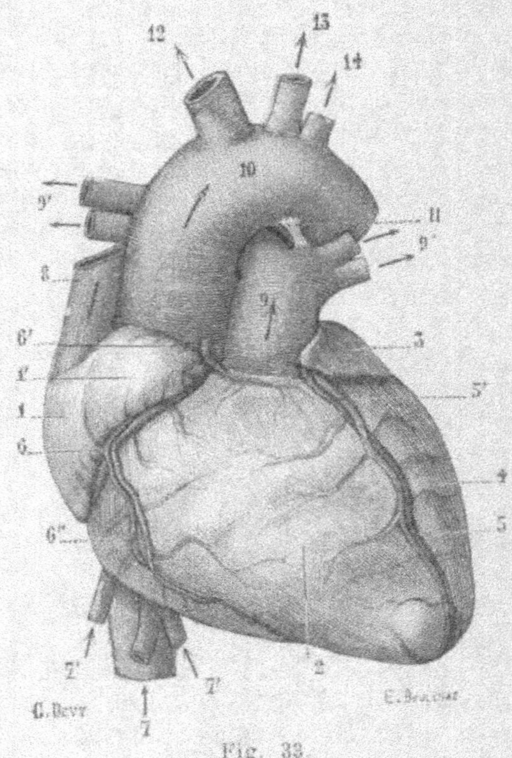

Fig. 33.

Cœur, face antérieure (d'après TESTUT).

1, oreillette droite avec 1', son auricule. — 2, ventricule droit. — 3, auricule gauche. — 4, ventricule gauche. — 5, sillon interventriculaire antérieur avec 5', la branche coronaire antérieure. — 6, sillon auriculo-ventriculaire droit, suivi par 6', l'artère coronaire postérieure. — 6", branche de cette artère longeant le bord droit du cœur. — 7, veine cave inférieure. — 7', veine sus-hépatique. — 8, veine cave supérieure. — 9, artère pulmonaire et 9', ses branches. — 10, aorte. — 11, cordon fibreux reliant l'artère pulmonaire et l'aorte, dernier vestige du canal artériel. — 12, tronc brachio-céphalique artériel. — 13, artère carotide primitive gauche. — 14, artère sous-clavière gauche.

qu'il devra mouvoir plus tard ; ce réservoir situé sur la base de chacun des ventricules s'appelle l'*oreillette*. Les oreillettes pré-

sentent elles-mêmes des prolongements plus ou moins profonds qu'on désigne sous le terme d'*auricules*. — Les oreillettes,
étant destinées à recevoir le sang avant qu'il ne passe par les
ventricules, sont en communication directe avec les vaisseaux
centripètes ou veineux. L'oreillette droite reçoit aussi la *veine
cave supérieure* qui lui apporte le sang usagé dans les membres
supérieurs, la tête et une partie du tronc ; la *veine cave inférieure* qui est l'aboutissant de tout le système veineux sous-dia-

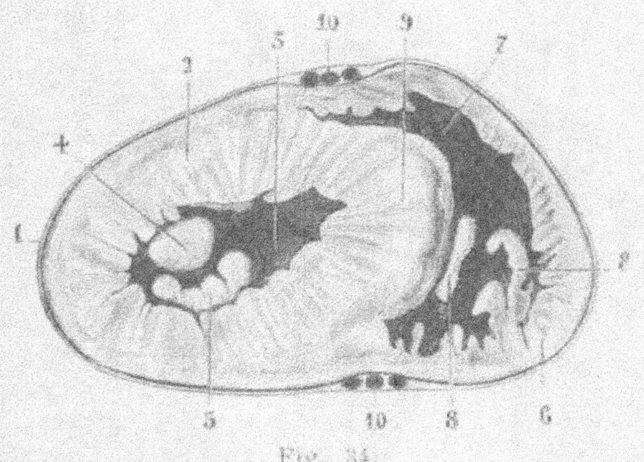

Fig. 34.

Coupe transversale des ventricules pour montrer la disposition
des piliers (d'après Testut).

1, péricarde. — 2, paroi du ventricule gauche. — 3, cavité de ce ventricule et
canal aortique de M. Séé. — 4, pilier antérieur de la valvule mitrale. — 5, pilier
postérieur. — 6, paroi du ventricule droit. — 7, cavité de ce ventricule et canal
pulmonaire. — 8, pilier de la valvule tricuspide. — 9, cloison interventriculaire. —
10, 10', vaisseaux cardiaques antérieurs et postérieurs.

phragmatique et d'une partie du tronc. — L'oreillette gauche
est en communication avec les *veines pulmonaires*, dont le sang
vient tout récemment d'être oxygéné pour pouvoir servir à
nouveau à la nutrition de nos tissus.

Par la face où elles s'appliquent sur la base des ventricules,
les oreillettes s'ouvrent dans ces derniers au moyen d'un orifice
que d'un terme générique on désigne sous le nom d'orifice
inter-auriculo-ventriculaire ; le droit, portant le nom spécifique
d'orifice *tricuspide* ; le gauche celui d'orifice *mitral*. — Comme

les ventricules, les oreillettes sont isolées l'une de l'autre par une cloison verticale, exactement superposée à la cloison interventriculaire et dans la même direction.,

b. *Structure et texture du cœur.* — Le cœur se trouve divisé de la sorte en quatre cavités qui sont, en les énumérant dans la direction du courant sanguin : l'*oreillette droite*, le *ventricule droit*, l'*oreillette gauche* et le *ventricule gauche*. Malgré cette dis-

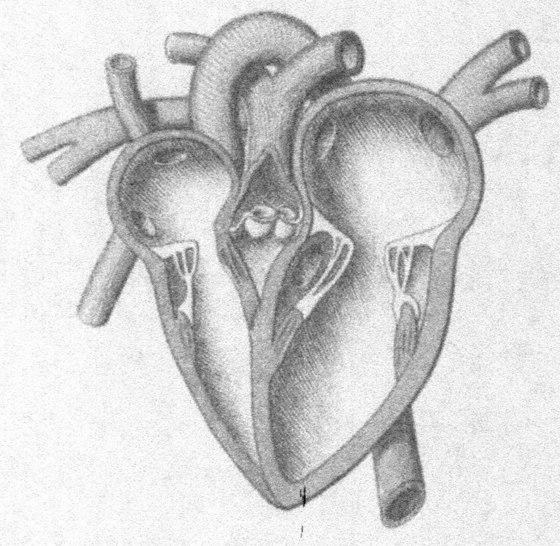

Fig. 35.

Coupe longitudinale du cœur, avec ses quatre cavités.

tribution et la spécialisation apparente de chacune de ces parties, elles ne sont cependant pas absolument indépendantes les unes des autres au point de vue anatomique : le tissu qui les constitue est tout à fait comparable dans les oreillettes et les ventricules, ces derniers ne se distinguant entre eux que par une inégale répartition de la masse musculaire.

c. *Myocarde.* — Ce tissu, contractile et par conséquent musculaire, est formé par des éléments nucléés, présentant sur les bords de la masse protoplasmique une double striation qu'au-

cune membrane analogue au sarcolemme ne limite à la périphérie. Ces éléments se différencient, en outre du détail précédent, du tissu musculaire strié des muscles de la vie de
relation, par leur bifurcation au niveau de l'une de leurs extrémités : cette disposition est fort importante, car elle établit
une union tout intime, une dépen-
dance absolue de toutes les régions
musculaires vis-à-vis les unes des
autres et assure ainsi la simultanéité
d'action, la synergie de toute la
masse contractile cardiaque.

Réunis les uns aux autres par un
ciment fort résistant, les segments
contractiles dont il vient d'être parlé
peuvent, par suite d'affections fort
diverses, s'isoler, se dissocier, et il
est facile de comprendre que l'action
simultanée de la paroi, dont il a été
question plus haut, puisse disparaître
ainsi pour faire place à des contractions limitées, partielles, inefficaces pour assurer une circulation
normale. Aussi peut-on observer dans
ces conditions des modifications fort
sensibles du rythme cardiaque et
partant du pouls comme de l'intensité du choc de la pointe. Cette désintégration des massses musculaires
est favorisée chez l'homme par le

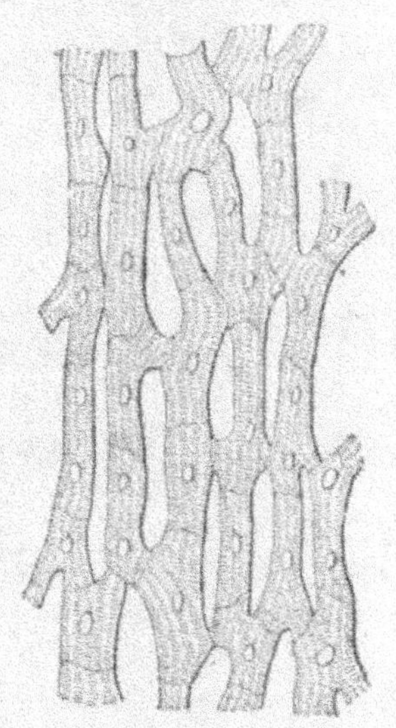

Fig. 36.

Réseau musculaire du
cœur, représentant les
cellules cardiaques anas-
tomosées et séparées par
des traits scalariformes
(d'après Testut).

contact permanent du protoplasma strié avec la lymphe ambiante, déjà chargée des produits de la contraction, tels que
l'acide sarco-lactique, dont l'action est désunissante au premier
chef.

Ce tissu musculaire anastomotique, bien que formant une
intrication absolue, peut néanmoins se réunir en certaines
régions sous forme de bandes épaisses destinées à souder,
d'une manière plus intime encore, les parties du cœur qui

dévront agir simultanément : il en est ainsi, par exemple, pour la face antérieure des deux oreillettes et pour les deux ventricules, qui, outre leur tissu propre, sont encore renforcés de ces fibres unitives.

La musculature est néanmoins différente d'un ventricule à l'autre, le gauche présentant une épaisseur de parois cinq fois plus considérable environ que le droit : nous verrons plus tard que cette diversité tient uniquement aux quantités de travail à fournir, qui sont variables dans les mêmes proportions pour chacun des ventricules. On observe des modifications de texture tout à fait comparables à la face interne de l'organe, où l'on voit des parcelles de muscles, véritables colonnes, faire saillie dans l'intérieur de la cavité avec d'autant plus de relief que le muscle devra être plus énergique : bien qu'affectant à peu près la même disposition dans les deux cœurs, elles sont donc plus marquées dans le ventricule gauche.

d. *Endocarde*. — Le muscle cardiaque ne se trouve pas en contact immédiat avec le sang qu'il est destiné à mouvoir : une membrane interne d'enveloppe, l'*endocarde*, l'en sépare, comme fait sa continuation, l'endartère et l'endoveine, au niveau des deux espèces de vaisseaux. Cette membrane s'adosse à elle-même au pourtour des orifices auriculo-ventriculaires pour former ainsi des replis plus ou moins volumineux, qu'on nomme des *valvules*, destinés à oblitérer le point de communication des cavités auriculaires et ventriculaires correspondantes. Au nombre de deux pour le ventricule gauche et de trois pour le droit, ces replis sont fixés sur la totalité du pourtour des orifices par leur base ; leur partie libre, variable de forme pour chacun d'eux, flotte dans la cavité du ventricule. Sur le sommet de cette partie libre s'attachent de petits tendons courts, isolés les uns des autres, qui se rendent en convergeant vers des colonnes charnues volumineuses, fixées seulement par leur base sur les parois du cœur ; on les nomme les *piliers*. Ces organes, les tendons ou *cordages* qui leur font suite, et le bord libre des valvules, sont d'une importance extrême en auscultation cardiaque : suivant qu'ils sont rapetissés ou rétractés, ou suivant qu'ils présentent des déformations verruqueuses plus ou moins accentuées, ils deviennent incapables d'oblitérer complètement les orifices, ou diminuent leur calibre, de telle manière que le sang est souvent gêné pour passer de l'oreillette dans le ventricule ou refluer de ce dernier dans le réservoir qui lui est supérieur. Dans l'un et l'autre cas, la lésion se traduit par un bruit anormal que saisit l'oreille.

Ce n'est pas au niveau seulement des orifices *tricuspide* et *mitral* qu'on observe des replis endocardiques : les orifices artériels, *aortique* et *pulmonaire*, en sont pareillement munis, mais leur disposition est toute différente; ils se présentent sous l'aspect de demi-cupules limitées par un plan vertical auquel elles adhèrent, ce qui, suivant la comparaison classique, les fait ressembler à des nids de pigeon. En s'abaissant sous l'influence du poids de la colonne sanguine, ils viennent au contact par leur bord libre et portent au sommet de sa courbe un petit nodule qui parfait l'oblitération. On compte ainsi trois valvules *sigmoïdes* pour chacun des orifices. Aussi importantes que les replis de la tricuspide et de la mitrale, au point de vue acoustique, les sigmoïdes déterminent par leur chute la production du second bruit normal du cœur et peuvent occasionner des bruits insolites, toutes les fois que, par suite de leur déformation, de leur rigidité ou de leur inocclusion, elles mettent obstacle à l'issue du sang à l'extérieur du cœur ou n'empêchent pas sa chute en reflux quand il a déjà été projeté dans les vaisseaux.

Quelques autres lésions différemment placées, ulcéreuses ou variqueuses, peuvent également amener des modifications sensibles des bruits, celles notamment qui prennent naissance au point où les sigmoïdes de l'aorte rejoignent la face centrale de la grande valve de la mitrale, point qu'on désigne sous le nom de *sinus mitro-sigmoïdien*. Les signes qui les traduisent peuvent, dans ce cas, être modifiés légèrement.

e. *Péricarde*. — En raison de ces changements fréquents de volume, le cœur est entouré, comme le poumon, d'un sac sans ouverture, le *péricarde*, dans lequel il se dilate et se contracte suivant les besoins de la circulation. A l'une ou l'autre de ces modifications de forme, il adhère, d'une manière plus ou moins forte à la face interne du feuillet pariétal de cette séreuse, et, quand la surface de celle-ci est irrégulière et tomenteuse, détermine la production d'un bruit comparable au frottement pleu-

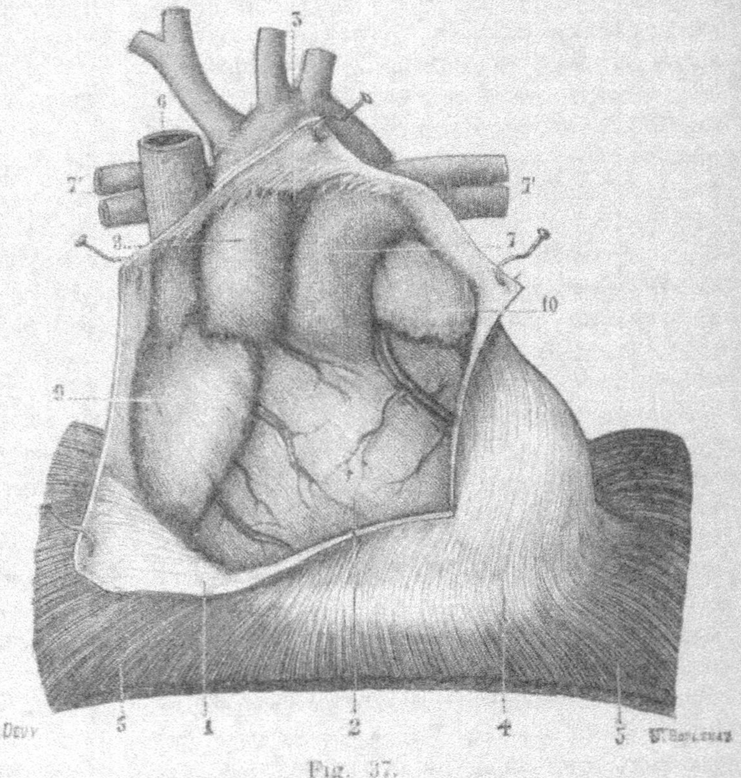

Fig. 57.

Cœur dans le péricarde, vue antérieure (d'après TESTUT).

1, le péricarde sectionné et érigné pour montrer. — 2, la face antérieure du cœur recouverte par le feuillet viscéral de la séreuse. — 3, cul-de-sac supérieur du péricarde. — 4, attaches du sac fibreux du péricarde sur le diaphragme, 5. — 6, veine cave supérieure. — 7, artère pulmonaire. — 7', ses branches. — 8, aorte. — 9, oreillette droite. — 10, auricule gauche.

rétique, si l'on se place au point de vue pathogénétique et même acoustique.

1. *Vaisseaux*. — Les vaisseaux étant des conduits dans lesquels circule le sang vers les organes ou vers le cœur doivent

également être interrogés par l'auscultation, soit à leur point d'origine, soit même à une certaine distance, comme nous le verrons plus tard, quand nous aurons à faire leur projection sur la paroi et à délimiter, par conséquent, la région où ils sont accessibles.

§ 3. — Comment se fait la circulation

La circulation est le résultat de la projection du sang dans les artères par le fait de la contraction ventriculaire. Cette contraction étant intermittente, la circulation devrait, semble-t-il, ne se faire que de la même manière ; elle est cependant continue, grâce à l'élasticité de la paroi artérielle qui emmagasine la presque totalité de la force de propulsion, pour la restituer plus tard au sang et le faire continuer sa course durant la période de repos du cœur. La régularité du débit, sa rapidité, est ainsi assurée, et par elle l'irrigation des organes. Pour que les deux circulations se trouvent, d'une manière constante, en équilibre l'une par rapport à l'autre, il est indispensable que, pour chacune d'elles, le débit soit égal dans le même temps. Or, la masse de sang contenue dans la circulation pulmonaire n'étant que le cinquième de celle que contient la grande circulation, il en résulte que, pour que le débit reste le même, sa vitesse devra être cinq fois supérieure ; par opposition, la force destinée à la mouvoir ne sera que le cinquième de celle qui devra actionner la grande circulation. L'ensemble de ces propositions visant le débit, la vitesse et les pressions, permet de comprendre que la paroi du ventricule droit soit, comme nous l'avons signalé, beaucoup moins épaisse que celle du cœur gauche, que sa fatigue s'observe avec une facilité plus grande et se traduise par un certain nombre de signes au nombre desquels l'auscultation reconnaît ceux qui relèvent de la dilatation tricuspidienne.

1° Rythme cardiaque. — Quelles que soient les causes adjuvantes de la circulation : déplétion veineuse agissant comme une aspiration artérielle, contractions musculaires exprimant les vaisseaux dans le sens où court le sang, contractilité et élasticité de la paroi lui permettant de comprimer le liquide alors que le cœur est déjà au repos, aspiration intra-thoracique inspiratoire, il n'en est pas moins vrai que ce régime d'écoulement doit être assuré d'une manière permanente par une force initiale, celle du ventricule. Le ventricule se contracte donc plus ou moins vite, plus ou moins amplement, suivant les besoins d'irrigation de nos organes ; cette cadence proportionnée du nombre et de l'ampleur des contractions, suivant le fonctionnement des diverses parties de notre organisme et leur besoin, constitue le *rythme cardiaque.*

2° Modifications du rythme. — Le rythme cardiaque se modifie, dans le même sens que celui de la respiration, suivant un certain nombre de circonstances ou de conditions physiologiques, dont les principales sont les suivantes :

a. *Influence de l'âge.* — Dans la première enfance, le cœur se contracte ou bat, suivant l'expression adoptée, un très grand nombre de fois, environ 130 ou 140 par minute, puis il se ralentit, et vers l'âge de cinq ans on n'entend que 90 pulsations environ, puis 70 à 75 chez un homme adulte.

b. *Influence du sexe.* — La moyenne de la femme est plus élevée que celle de l'homme, et au lieu du chiffre précédent, on observe souvent celui de 80 par minute.

c. *Autres influences.* — Parmi celles qui sont capables d'altérer physiologiquement le rythme, de manière à ralentir ou à précipiter la vitesse de contraction du myocarde, il faut signaler surtout les émotions qui, suivant leur intensité, amènent l'un des deux résultats précités ; l'échauffement artificiel ou spontané tel qu'il résulte d'un exercice violent, l'attitude du corps, l'intensité des phénomènes intellectuels, etc.

Bien que les variations physiologiques du rythme, considéré seulement dans sa fréquence, puissent être extrêmement considérables du fait des quelques circonstances précitées, il est cependant facile d'en reconnaître toujours l'origine à leur caractère transitoire.

Tout ne se borne pas à constater cette fréquence ; bien d'autres modifications peuvent l'altérer, qui nécessitent quelques autres considérations physiologiques préalables.

3° Bruits du cœur. — On désigne sous le nom de *révolution cardiaque* l'ensemble de toutes les situations successives de travail et de repos par lesquelles passe le cœur, avant de recommencer une série identique. Si l'on appelle, avec HARVEY, *systole*, la contraction ventriculaire et *diastole*, la phase de repos qui lui fait suite, on voit qu'une *révolution cardiaque correspond au total de cette systole et de cette diastole ventriculaire*. La diastole est traversée quelques instants avant sa terminaison par un phénomène surajouté, véritable équivalent physiologique du rôle que joue anatomiquement l'oreillette vis-à-vis du ventricule, c'est la contraction de cette même oreillette ou *systole auriculaire*. — Destinée à précipiter dans l'intérieur du ventricule le sang qu'elle avait accumulé pendant toute la phase de repos du cœur, en le laissant cependant s'écouler librement par l'orifice entr'ouvert de la valvule mitrale ou tricuspide, l'oreillette se contracte brusquement vers la fin de cette réplétion pour parfaire la charge du ventricule et le réveiller de sa torpeur. Sous l'influence de cette excitation intermittente, le ventricule se contracte à son tour et projette dans le vaisseau correspondant, artère pulmonaire ou aorte, tout le sang qu'il avait emmagasiné. — La révolution cardiaque correspond donc à toute la durée de la *systole ventriculaire et de la diastole ventriculaire, dont la terminaison est le signal de la contraction de l'oreillette*.

Mais le cœur étant double et fournissant un travail comparable exactement des deux côtés, au point de vue des temps où il se produit, bien que différent en intensité, il en résulte qu'une révolution cardiaque correspond exactement : 1° à la *systole simultanée* du ventricule droit et du ventricule gauche ; 2° à la *diastole simultanée* des deux ventricules ; 3° à la *systole simultanée des deux oreillettes*, qu'on observe au moment où les ventricules sont encore au repos. Cette notion de la synergie des diverses parties du cœur, considérées deux à deux, horizontalement et non verticalement, ne doit jamais être perdue de vue si l'on veut interpréter avec facilité les modifications du rythme que l'oreille peut saisir.

Il faut enfin se souvenir que, dès l'instant où le ventricule se contracte, il chasse le sang qu'il contenait dans l'artère qui naît sur sa paroi, en transmettant à cette dernière presque toute la force dont il était animé ; puis, fatigué, il se repose.

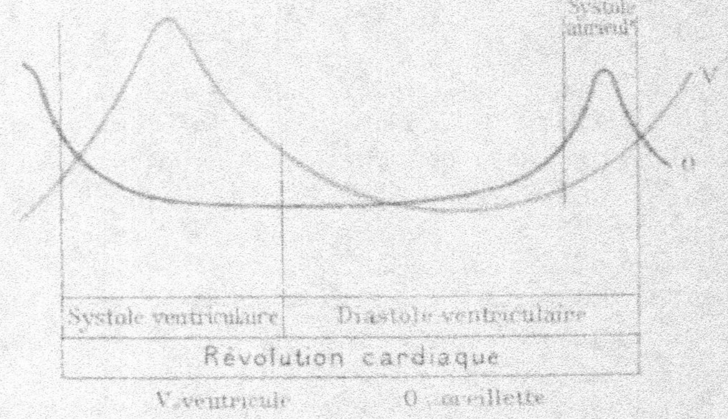

Fig. 38.

Schéma des temps où apparaissent la systole et la diastole ventriculaires, la systole auriculaire et leur durée relative.

A son tour, l'artère, tout d'abord distendue, revient sur elle-même et presse le sang qu'elle contient. Celui-ci, tendant à échapper à cette compression, cherche d'abord à revenir vers le cœur, mais, à l'instant où il reflue vers la cavité ventriculaire, d'où il vient de sortir, il rencontre l'ensemble des valvules sigmoïdes, qui se redressent aussitôt et oblitèrent l'aire vasculaire en venant en contact par leur bord libre.

De ce concept physiologique, deux points sont à retenir en auscultation : *la contraction du ventricule marque le début de la systole*, c'est-à-dire de la révolution cardiaque, la *chute des sigmoïdes se fait pendant la durée de la diastole*. Or, ces deux phénomènes : systole ventriculaire et chute des sigmoïdes, donnent naissance à *deux bruits*, qui se succèdent à intervalles rapprochés, pour se reproduire après un laps de temps plus long que celui qui les séparait l'un de l'autre. Un schéma fera mieux saisir ces différentes phases de la révolution cardiaque, en tenant compte que sa durée totale est égale à 8/10 de seconde, dans laquelle la systole intervient pour 3/10 et la diastole ventriculaire pour 5/10, la contraction de l'oreillette apparaissant 1/10 de seconde avant la terminaison de la diastole ventriculaire.

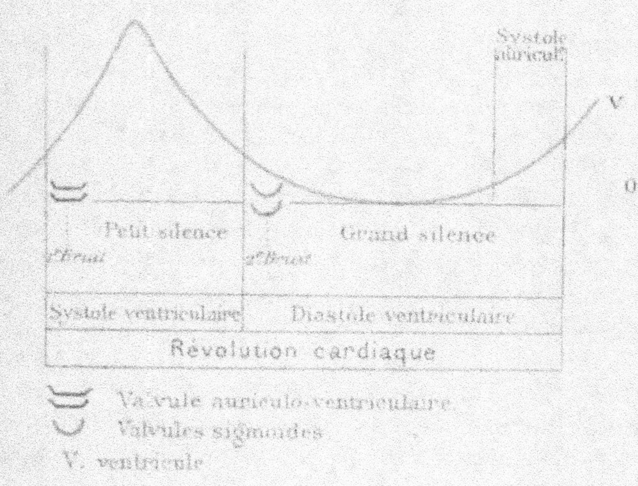

Fig. 39.

Schéma des temps où se produisent le premier et le second bruit du cœur, vis-à-vis de la révolution cardiaque et aussi le petit et le grand silence qui les séparent.

Dans l'ensemble de cette révolution cardiaque, on note, venons-nous de voir, *deux bruits distincts* : l'un, synchrone au soulèvement de la poitrine par la contraction du ventricule, ou *systolique* ; l'autre, un peu éloigné du premier, dont l'apparition a lieu dès la cessation de la contraction ventriculaire et qu'on appelle *diastolique*. Ils portent encore les noms respectifs de *premier* bruit et de *second* bruit. Ils se trouvent ainsi séparés par des intervalles d'étendue fort différente, pendant lesquels l'auscultation est négative, d'où l'appellation de *silences*. Il existe donc *deux silences*, savoir : un premier ou *petit silence*, séparant le premier du second bruit et mesurant le temps qui s'écoule entre le début de la contraction ventriculaire et le moment de sa diastole, pendant lequel la réaction artérielle entraîne, comme nous savons déjà, la chute des valvules sigmoïdes ; un second ou *grand silence*, qui comprend toute la partie de la révolution cardiaque qui va du bruit diastolique au début de la systole ventriculaire. Un schéma fera mieux comprendre leur situation dans la révolution cardiaque.

Comme on peut s'en rendre compte par la lecture, le *premier bruit* a été considéré comme *formé par la superposition de deux bruits semblables* et de *même le second*, en vertu de la simultanéité d'action des deux ventricules. Plus tard, nous aurons occasion de voir que tout peut être changé dans ce rythme, tant par l'égalisation en durée des deux silences que par la multiplicité des bruits du premier et du second temps, qu'entraînent fatalement la dyssynergie ou dissociation des deux ventricules.

4° Caractères de chaque bruit. — Chacune des deux phases précédentes du cœur peut être facilement reconnue par l'auscultation qui donne des résultats sensiblement différents dans les deux cas.

Le *premier bruit*, outre qu'il s'accompagne d'une sensation très appréciable de choc et de violente tension, est grave et sourd, perceptible en même temps que le pouls et se prolonge un assez long temps ; il peut être représenté par la syllabe : *toumm*. Son point optimum de perception est le voisinage de la pointe sur une région assez étendue comprise entre elle et le bord gauche du sternum, dans le quatrième espace intercostal, immédiatement au-dessus de la cinquième côte.

Le *second bruit* se perçoit simultanément à un affaissement sensible de la paroi thoracique et semble produit par le brusque déplacement d'une membrane élastique, comme serait le fond d'une boîte de conserve ; aussi est-il court, sec, net, clair, comme le claquement que l'on peut faire avec la langue et peut-il être représenté par la syllabe : *clac*. Il est perçu dans toute sa valeur des deux côtés du sternum, dans le deuxième espace intercostal : nous en reconnaîtrons plus tard la raison.

5° Origine des bruits du cœur. — Outre leurs caractères acoustiques et leur chronologie par rapport à la révolution cardiaque, ils se distinguent encore par leur origine : mais celle-ci a prêté à nombreuses discussions. Le premier bruit attribué par LAENNEC et quelques autres à la seule contraction ventriculaire, fut considéré plus tard comme dû au choc du sang contre les parois ventriculaires pendant la diastole, — à la projection de la pointe du cœur contre le thorax, — au redressement des valvules sigmoïdes par la systole, etc., mais ROUANET le rapporta à la tension des valvules auriculo-ventriculaires. Cette opinion fut contrôlée expérimentalement par CHAUVEAU et FAIVRE sur le cœur de grands animaux qu'ils avaient mis à nu, et dont ils avaient ausculté les diverses parties durant toutes les périodes de la révolution cardiaque.

Ils ont établi que, si on pince avec la main une oreillette pendant qu'on l'ausculte elle-même, ou l'un des troncs artériels qui partent de la base du cœur, on sent sa paroi se contracter assez longtemps avant que l'oreille ne perçoive un bruit quelconque ; la *contraction auriculaire est donc silencieuse* ; elle appartient à l'un des intervalles qui séparent l'un de l'autre les deux bruits du cœur. Mais si la main s'applique sur les ventricules, elle saisit sa contraction au moment précis où l'oreille perçoit le premier bruit de la révolution cardiaque, celui que nous avons vu être grave, sourd, prolongé et que nous avons représenté par la syllabe *toumm* : le *premier bruit est donc systolique*. Le second au contraire s'entend quand le ventricule entre en relâchement et s'affaisse sous la main ; le *second bruit est donc diastolique*.

Comme ROUANET et BOUILLAUD l'avaient prévu, CHAUVEAU et FAIVRE ont en outre démontré que le premier bruit était bien dû à la contraction des valvules auriculo-ventriculaires, en

faisant les expériences suivantes. La section des cordages ten-
dineux des valvules fait disparaître le premier bruit malgré la
persistance de la contraction ventriculaire : celle-ci est donc
incapable de produire ce bruit. De même l'interposition entre
ces valvules d'un corps volumineux empêchant leur coaptation
peut produire un semblable résultat et le premier bruit dispa-

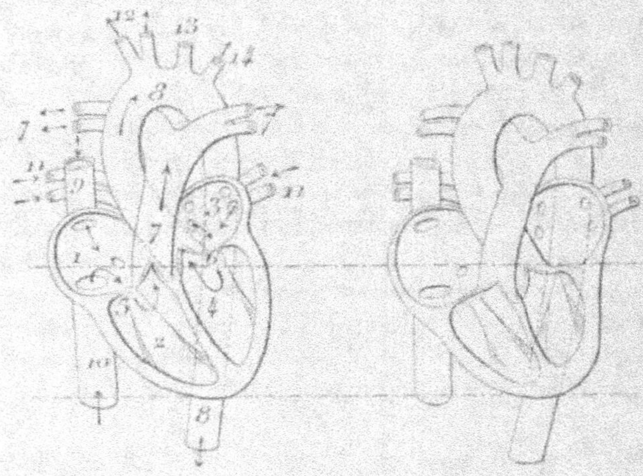

Fig. 40.

Schéma montrant le recul bolistique du cœur et l'aspiration du sang
dans les oreillettes (d'après Combeau).

1, oreillette droite ; — 2, ventricule droit ; — 3, oreillette gauche ; — 4, ventricule
gauche ; — 5, orifice auriculo-ventriculaire droit ; — 6, orifice auriculo-ventriculaire gauche ; — 7, artère pulmonaire ; — 8, crosse de l'aorte ; — 9, veine cave
descendante ; — 10, veine cave ascendante ; — 11, veines pulmonaires ; — 12, tronc
brachio-céphalique ; — 13, carotide gauche ; — 14, sous-clavière gauche.

raît encore quand on détache complétement ces valvules de leur
base d'implantation. *Le premier bruit ou bruit systolique est donc
provoqué par le redressement brusque et la tension des valvules
auriculo-ventriculaires.*

Celle-ci s'explique par la disposition de ces replis : adhérents
par leur base à tout le pourtour de l'orifice, libres sur leurs deux
faces, et fixés à leur sommet par leurs tendons, cordages et
muscles papillaires, ils peuvent obéir exactement à toute poussée agissant sur l'une ou sur l'autre face, à la condition de

tirailler leurs points d'attache et de se *tendre*. Ils prennent alors la forme d'une voile gonflée par le vent et arrivent au contact, parce que la cause qui a produit ce gonflement, et qui n'est autre que la contraction ventriculaire exercée sur le sang contenu dans le ventricule, émane d'un corps cylindrique (le ventricule), dont l'effort aboutit à un centre déterminé et se propage vers lui comme les rayons d'un cercle. Le centre est ici l'axe du canal auriculo-ventriculaire et c'est vers lui que se produit la convexité du voile membraneux soulevé par le sang. On peut admettre en outre, comme cause de renforcement de ces bruits, celui que provoque le choc du sang contre la paroi cardiaque sous la poussée auriculaire, le choc du cœur contre la paroi thoracique et les vibrations mêmes de cette paroi ; mais ce ne sont là que des valeurs sans importance.

Le *second bruit* dépendait, d'après LAENNEC, de la contraction auriculaire, de la projection du sang dans les artères, de la réplétion des oreillettes par la colonne sanguine veineuse, etc., suivant quelques autres auteurs. Ce fut encore ROUANET qui lui attribua son origine véritable et le rattacha au claquement des valvules sigmoïdes abaissées par les colonnes sanguines artérielles au moment de la diastole ; il fut suivi dans cette voie par les comités de Dublin, de Londres et de Philadelphie et plus tard par HOPE, SKODA, CHAUVEAU, FAIVRE et MAREY.

Ces derniers auteurs ont établi par des expériences, dont les résultats ont été rappelés plus haut, que le second bruit du cœur se produisait au moment du repos ventriculaire et dès son début : il est donc, comme nous avons déjà dit, *diastolique* et séparé du premier qui se produit au début de la systole, ou protosystolique, par toute la fin de cette systole ou petit silence.

Quant à sa véritable origine, elle peut être interprétée avec justesse à la suite des expériences faites par CHAUVEAU et FAIVRE et attribuée avec eux à *la chute des valvules sigmoïdes sous la poussée de l'ondée sanguine en retour*, que provoque la réaction de la paroi artérielle antérieurement distendue par la systole ventriculaire. Ces auteurs l'ont prouvé en pinçant les gros troncs artériels au-dessus des sigmoïdes, dont le claquement disparaît aussitôt annihilant ainsi le second bruit ; comme fait aussi du reste l'interposition entre elles d'un corps volumineux qui empêche leur contact ou leur application à l'aide d'un crochet contre la paroi du vaisseau.

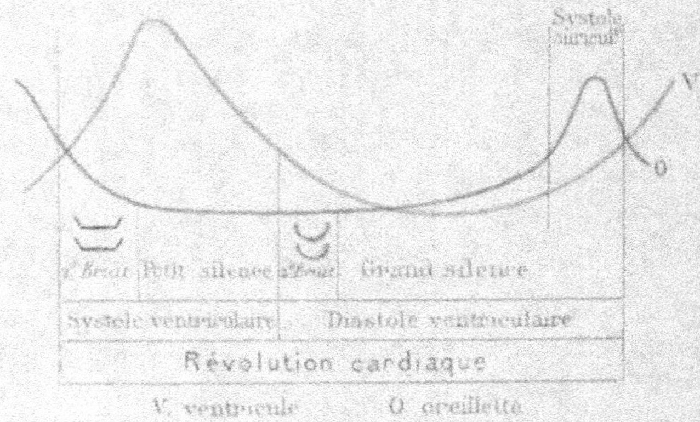

Fig. 41.

Schéma des temps où se produisent le premier bruit, le petit silence, le second bruit, le grand silence ; de leur durée comparative, et reproduisant exactement la révolution cardiaque telle que l'oreille la saisit. On peut se rendre compte, en outre, de la coïncidence du premier bruit et de la systole ventriculaire, du second bruit et du début de la diastole ventriculaire, du moment où se produit la systole auriculaire, toujours silencieuse dans un cœur normal. La diastole ventriculaire comporte ainsi une étendue égale au second bruit, au grand silence et a la systole auriculaire additionnés.

Le second bruit est donc un bruit *sigmoïdien* ; mais comme il résulte non d'une contraction musculaire comme le premier, c'est-à-dire d'une cause persistant un temps assez long, mais de cette chute d'une colonne liquide, à peu près comparable au marteau d'eau, qui est consécutive à la réaction des parois artérielles, il est clair, net, sec et court, et ne donne aucunement la sensation de tension d'un cordage quelconque. Il est dès lors facile de comprendre qu'il y ait des *sièges d'auscultation diffé-*

rents pour les deux espèces de valvules et de bruits ; nous les indiquerons quand nous étudierons la projection du cœur sur la paroi dans un chapitre ultérieur. Il suffit de savoir pour le moment que le premier bruit est mieux entendu vers la pointe du cœur et le second vers la base.

De tout ce qui précède il faut retenir qu'au point de vue de l'examen du cœur par l'auscultation, la révolution cardiaque ne commence qu'avec le premier bruit, qui donne le signal de la contraction du ventricule, qu'elle se continue pendant le petit silence, pendant le second bruit et le grand silence, pour recommencer ensuite suivant une série identique. Il ne faut pas ignorer cependant qu'il se produit à la fin du grand silence une modification dans la manière d'être de l'oreillette, qui passe brusquement de la phase de repos à la phase de travail. Nous verrons plus tard que cette contraction, pour être habituellement silencieuse, peut quelquefois donner lieu à un bruit anormal, dit présystolique, en raison de sa situation dans la révolution cardiaque, jugée par l'auscultation. A chaque révolution totale du cœur correspond une seule pulsation artérielle ; celle-ci marque donc la cadence du rythme cardiaque tel que nous le connaissons en ce moment avec un petit retard, il est vrai, mais pratiquement négligeable pour l'auscultation.

ARTICLE II

VARIATIONS DU RYTHME CIRCULATOIRE

Les bruits du cœur étant perçus dans toute l'étendue de la région précordiale avec une intensité suffisante pour qu'on puisse conclure de leur auscultation au mode général de contraction du cœur, il importe peu pour le moment d'étudier la relation de ce viscère avec la paroi thoracique et de rechercher les altérations spéciales de chacun des orifices. Les modifications du rythme notamment peuvent être aussi bien interprétées par une

auscultation régionale que si on la limite à telle ou telle partie ;
il semble donc qu'il soit plus rationnel d'indiquer exactement
le point où se trouve un orifice par rapport à la paroi, à l'instant seulement où cette connaissance anatomique pourra
aussitôt être utilisée avec fruit ; aussi renvoyons-nous à un
chapitre ultérieur pour la connaissance de ces renseignements
anatomiques.

Nous avons vu plus haut que le cœur passait d'une manière
intermittente et successive de sa position de contraction (systole)
à celle de dilatation (diastole), et que ces deux états étaient
commandés par la structure même et les fonctions physiologiques de cet organe qui, étant contractile, n'est capable de
fournir un travail efficace qu'autant qu'un repos réparateur et
proportionné en durée à l'effort qu'il vient de faire, lui est
assuré par la suite. Encore faut-il connaître d'une manière
plus précise le point exact de notre organisme qui préside à
cette relation constante du travail à accomplir et de l'effort
correspondant, pour en déduire d'une manière rationnelle le
lieu même où siégera très probablement la lésion, quand on
aura l'occasion de constater certaines variations considérables
de ce rythme.

Or, il est aujourd'hui définitivement démontré que le *rythme*,
c'est-à-dire *le pouvoir de contractions entrecoupées de stades de
repos, appartient en propre à la fibre musculaire cardiaque*,
même incomplètement développée. Le cœur se contracte en
effet, lorsqu'il n'est pas encore innervé, vers le quatrième mois
de la vie intra-utérine, et ses contractions augmentent de force
au fur et à mesure que se parfait la structure de sa paroi. De
plus, si on isole par une pince, sur une grenouille vivante, la
pointe du cœur du reste du ventricule, de manière à interrompre
la continuité nerveuse, sans oblitérer la cavité ventriculaire,
la pointe s'arrête aussitôt non point parce que le rythme n'est
pas de son fait, mais parce que le muscle manque à chaque instant de l'excitation à se contracter que lui apportent les diverses
terminaisons nerveuses. La séparation complète de cette pointe
et son excitation par des secousses électriques *juste suffisantes*
et assez rapprochées, entraînent non plus une seule contraction

cardiaque ou la fusion de plusieurs de ces contractions en un tétanos comparable à celui des muscles striés, mais bien une série de contractions ventriculaires, semblables à celles qui se produisent dans un cœur normal et rappelant absolument un rythme. Celui-ci est donc une fonction propre à la seule *fibre musculaire du cœur*, et on comprend déjà de quelle importance sera cette constatation dans l'étude des variations pathologiques de ce rythme.

Cette propriété toute spéciale à cet organe tient à l'inefficacité momentanée des excitants continus et moyennement intenses du cœur, quelle que soit du reste leur nature (influx nerveux, sang, choc d'induction) ; elle relève de la loi d'inexcitabilité périodique du cœur, grâce à laquelle, lorsque le ventricule ou l'oreillette sont en période contractile, l'agent qui eût été capable, en temps ordinaire, de les faire entrer en action semble indifférent pour eux pendant tout le reste de la systole. Au contraire, si le même agent intervient alors que le cœur entre en repos, c'est-à-dire dans sa phase diastolique, il le réveille du même coup et avec une suffisante intensité pour le faire se contracter à nouveau.

Il faut donc au cœur, pour qu'il se contracte avec son rythme connu et pendant un temps donné, une véritable réserve énergétique, sans quoi ses secousses seraient isolées ou uniques. Expérimentalement on a pu établir que cette incitation permanente pouvait relever d'une série de facteurs, qu'il est nécessaire d'énumérer brièvement ; ce sont : l'action du sang et celle des chocs d'induction *tout juste suffisants*.

Lorsque sur la pointe est portée une pince isolante, comme il a été dit plus haut, de manière à interrompre entre elle et les ganglions nerveux du cœur situés à la base toute communication physiologique, cette pointe s'arrête. Elle forme cependant une cavité toujours perméable au sang, mais celui-ci sous la pression ordinaire de la circulation est incapable de l'exciter au point de la tirer de sa torpeur ; qu'à ce moment on vienne à comprimer l'aorte, et sous l'influence de ce nouvel obstacle la pression augmente aussitôt dans le ventricule et la pointe reprend pour toute la durée de la compression aortique son rythme accoutumé. Cette expérience prouve que si la contractilité rythmique appartient en propre à la fibre musculaire, elle a cependant besoin d'être entretenue par un excitant assez fort ; et que le sang, sous une certaine pression, est capable de remplir ce rôle.

Le même résultat est obtenu sur une pointe sectionnée, en communication avec un vase rempli de sang défibriné et mobile dans le sens vertical. Pendant tout le temps où ce vase n'atteint qu'une certaine hauteur, variable avec les ventricules expérimentés, ceux-ci restent au repos, mais dès que le vase s'élève et la pression avec lui, on voit aussitôt les contractions renaître, pour cesser et renaître encore dans des conditions d'expérimentation identiques. *Le sang sous pression est donc un excitant suffisant pour entretenir le rythme cardiaque.*

Il en est de même du choc d'induction avec lequel, pourvu que son intensité ne soit pas trop élevée et sa reproduction pas trop rapide, on peut exactement renouveler les phénomènes précédents.

On comprend donc que les oreillettes et les ventricules, passagèrement inexcitables durant leur systole, soient en état de réagir avec une extrême facilité quand leur cavité se remplit de plus en plus d'un sang dont la pression s'exagère simultanément, jusqu'à ce que, arrivés ainsi à la limite de tolérance, ils réagissent contre leur contenu et entrent en contraction. Mais il est à considérer que, en raison de son siège anatomique, qui lui fait recevoir tout d'abord le sang qui provient des vaisseaux de retour, et de la minceur de sa paroi, qui favorise sa rapide distension, l'oreillette se contracte la première. Elle a, pour ce fait, un droit de priorité indéniable et qui rend compte de sa contraction préalable. Puis, comme par sa contraction le sang qu'elle contenait est précipité dans le ventricule, dont la capacité n'était pas encore satisfaite, celui-ci entre en réaction à son tour et se contracte aussi. C'est pour cela qu'est entretenu, au dire de VIAULT et JOLYET, le rythme successif des oreillettes et des ventricules dont la raison est unique et absolument comparable, mais n'agit pas dans des *temps identiques.*

Reste à savoir si les excitations *nerveuses* sont de même ordre que celles qui proviennent du choc d'induction et si elles agissent sur le muscle avec le même mode. Les choses ne se passent pas chez l'animal vivant avec la même simplicité que dans l'expérimentation ; au lieu d'un simple appareil d'entretien, de régu-

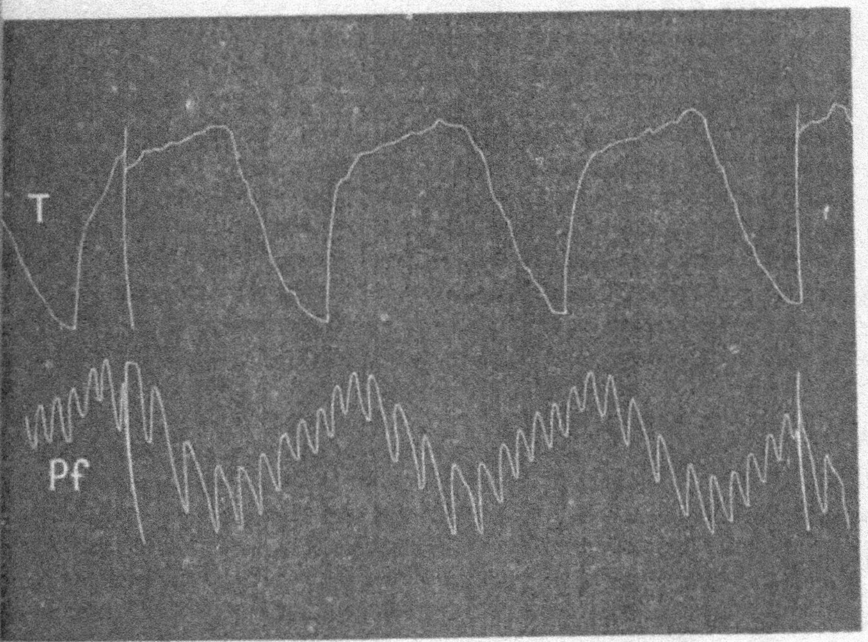

Fig. 42.

Variations de la pression artérielle, chez le chien, en fonction de la respiration (d'après Laulanié).

T, mouvements respiratoires (l'inspiration est descendante) ; — Pf, pression dans la fémorale.

larisation du rythme, de tonicité pure, il en existe deux absolument opposés dans leur résultat, l'un modérateur, l'autre excitateur de la fibre musculaire cardiaque.

Le premier ou *modérateur*, se résume dans le système du *pneumogastrique*, que l'on qualifie à raison de cette action, de *nerf d'arrêt.* Son excitation assez forte amène un ralentissement fort appréciable de la révolution cardiaque et peut même tellement développer son action suspensive, qu'il en résulte un arrêt complet du cœur. Le pneumogastrique étant un nerf de la vie végétative n'est que fort peu soumis à la volonté et c'est là l'explication du peu d'importance de cette dernière vis-à-vis du rythme cardiaque.

Le second, ou *excitateur* de la fibre musculaire cardiaque, est constitué par le *cordon sympathique* et les branches qui en émanent, les nerfs cardiaques. C'est un nerf accélérateur dont l'excitation se traduit par une précipitation extrêmement considérable quelquefois des battements et la diminution de leur amplitude, qui contrebalance le premier effet suivant la loi d'uniformité de travail du cœur. Comme le premier, le nerf sympathique est indépendant de la volition, qui n'a qu'une prise sur le cœur à peu près insignifiante et est incapable en tout cas de maintenir pendant un temps assez long une excitation de cet ordre.

Ces deux systèmes, ainsi disposés en dehors de la sphère cérébrale, réglementent par leur action spontanée l'amplitude et le nombre des pulsations cardiaques, de telle manière que, s'il existe une tendance trop marquée à la précipitation, le pneumogastrique par son contrôle efficace diminue aussitôt cet excès et que si, par opposition, le cœur vient à être trop lent, le sympathique intervient à son tour pour l'accélérer suivant les besoins de l'organisme. L'un et l'autre sont prévenus de ces derniers par la voie de réflexes périphérique et viscéraux et par l'intermédiaire de leurs centres bulbo-médullaires respectifs.

Il faudrait donc, semble-t-il, procéder pour les variations du rythme cardiaque comme il a été fait pour celles de la respiration et étudier séparément la part qui peut revenir au myocarde seul, celle du système modérateur périphérique, du système accélérateur périphérique, des centres auto-moteurs bulbo-médullaires, des nerfs sensitifs, etc. La circulation et partant le rythme cardiaque se trouvant d'une manière plus ou moins manifeste sous la dépendance de l'activité psychique et respiratoire, du retentissement sur cette dernière d'un grand nombre de lésions abdominales, il faudrait poursuivre dans ces directions multiples la source de ces mêmes altérations du rythme. Une pareille manière de procéder ne présente pas pour le cœur les mêmes avantages que nous en avons retirés pour l'étude des variations du rythme respiratoire, car, outre que les premiers sont beaucoup plus difficiles à reconnaître et partant à interpréter, si rien ne guide au préalable l'esprit à leur égard, les seconds sont d'une constatation journalière et constituent ainsi un fondement clinique qu'il faut tout d'abord enregistrer, pour essayer plus tard à leur sujet une interprétation plus ou moins heureuse. Nouvelle preuve que les opérations de l'esprit doivent s'adapter à chaque fait ou ordre de faits particuliers, pour en rendre plus facile l'exacte compréhension.

Nous plaçant donc sur le seul terrain clinique, nous aurons successivement à étudier les modifications de ce rythme qui relèvent de sa *vitesse*, de la *valeur de chacune des parties constitutives de la révolution cardiaque les unes envers les autres*, des *changements de nombre* des *bruits* du cœur, toutes choses que résume le tableau suivant :

	1° Modification de la vitesse.	Ralentissement ou bradycardie. Accélération ou tachycardie.
VARIATIONS DU RYTHME PAR	2° Altérations de la durée de chacune des parties de la révolution cardiaque.	Irrégularité, arythmie. Égalisation des deux silences. Rythme couplé.
	3° Modifications du nombre des bruits.	Rythme à 1 temps. Rythme à 2 temps. Rythme à 4 temps. Rythme à 5 temps.

§ 1. — ALTÉRATIONS DU RYTHME PAR MODIFICATION DE SA VITESSE

1° Ralentissement des battements du cœur ou bradycardie. — Au moment de conclure au ralentissement des systoles cardiaques, il importe de se rappeler avec précision les moyennes physiologiques suivant les âges et le sexe; elles ne sont variables du reste chez l'adulte, comme nous l'avons vu que dans des limites extrêmement restreintes. Chez l'homme, le cœur bat de 70 à 75 fois par minute jusque vers l'âge de cinquante ans, puis se ralentit très modérément; chez la femme la moyenne est de 75 à 80 pulsations dans le même temps.

On considère qu'il n'y a pas de ralentissement tant que le cœur se contracte 65 fois et qu'il est *modéré* ou *grave*, suivant qu'il descend jusqu'à 40 ou au-dessous; mais il ne faut pas oublier que ces limites sont artificielles et ne s'appliquent qu'à des moyennes, chaque cas particulier ne relevant que de lui-même. Le ralentissement peut en outre être *passager* ou *persistant* et c'est là un de ses caractères les plus importants.

A. RALENTISSEMENT PASSAGER. — On peut observer cette modification du rythme dans certaines conditions *physiologiques* ou à la suite d'affections *pathologiques* diverses.

a. *Causes physiologiques du ralentissement passager*. — Lorsqu'on examine le cœur dans la série animale au point de vue de la rapidité de son rythme, on est frappé de la relation constante de la *taille* de l'animal et du nombre de pulsations de son cœur, celui-ci se contractant d'autant moins souvent que l'animal est plus volumineux. Il en est de même chez l'homme; les individus de grande taille ayant des pulsations moins fréquentes que ceux de petite stature, mais il est cependant exagéré de dire à leur sujet qu'ils présentent la bradycardie. Le plus souvent cette altération du rythme chez le malade que l'on considère correspond à une disposition congénitale analogue à celle dont était porteur Napoléon Ier qui ne présenta jamais, au dire de CORVISART, plus de 40 pulsations à la minute.

On peut encore constater un ralentissement considérable dans certaines variantes du milieu extérieur auxquelles s'adapte le cœur et celles-ci tiennent à la *pression atmosphérique* et à la *teneur en oxygène* du mélange respiratoire : Lorsque la pression est artificiellement élevée comme dans les caissons où travaillent les ouvriers tubistes, le cœur se ralentit. Il en est de même si on fait respirer un animal dans une atmosphère où la tension de l'oxygène est élevée et ce ralentissement correspond exactement dans ce cas à cette altération de la respiration qu'on appelle l'apnée. Dans aucun de ces deux cas le ralentissement n'a d'importance, puisqu'il disparaît quand l'homme est replacé dans les conditions ordinaires de respiration. Il est du reste rationnel, si l'on tient compte que la principale fonction de la circulation étant l'oxygénation du sang dans le poumon, pour pouvoir suffire plus tard aux besoins de la respiration interne; cette hématose se fait avec d'autant plus de facilité que la teneur en oxygène du milieu respiratoire est plus grande, ce qui permet au cœur de produire avec un moindre effort le même résultat et par suite de se ralentir.

Le cœur est ralenti souvent pendant l'*accouchement* quand les douleurs sont très intenses et l'effort fourni par la parturiente, très considérable; dans ces conditions il ne dure que le temps de la douleur, c'est-à-dire une minute et demie environ. Puis, quand les couches ont eu lieu et que le placenta a été expulsé, on peut noter encore un ralentissement très marqué et celui-ci peut être considéré comme ayant une bonne valeur pronostique, puisqu'il n'apparaît qu'autant qu'il persiste, malgré la déplétion utérine, une tension artérielle forte. Or, celle-ci n'étant possible qu'autant que la masse de sang à mouvoir est considérable, il en résulte que la bradycardie des accouchées n'existe pas si elles ont eu d'abondantes hémorragies. Ce signe peut persister avec toute sa valeur pendant une durée plus ou moins longue, de 1 à 10 jours, suivant la quantité de sang perdue par la parturiente et l'activité de sa sécrétion lactée; la bradycardie disparaît rapidement chez les nourrices. Dans tous ces cas elle est *modérée*.

b. *Causes pathologiques du ralentissement passager.* — On relève à l'origine de ce trouble des lésions fort disparates qui portent les unes sur la fibre *musculaire cardiaque*, les autres sur le *système nerveux*.

Parmi les *premières*, on peut citer la *bradycardie des convalescents*, que l'on rencontre surtout après les fièvres typhoïdes prolongées, les pneumonies adynamiques, l'érysipèle grave, le typhus exanthématique, la scarlatine, la grippe, la variole, etc.;

et celle que l'on observe aussi dans le *jeûne prolongé*. Modérée le plus souvent, elle ne tient pas d'une manière exclusive, quoi qu'on en ait dit, au défaut de neurilité ou à cet épuisement des centres qui fait toujours suite aux maladies de quelque importance : elle a été souvent précédée en effet de profondes lésions de la fibre musculaire du cœur et de son surmenage, après lesquels, par voie de réaction contraire, se produit une période d'apaisement, de repos relatif qui correspond à la rénovation musculaire et au regain de vitalité de l'organe. C'est cet apaisement qui produit la bradycardie : celle-ci doit donc être recherchée avec soin après les maladies infectieuses, parce qu'elle témoigne d'un état de débilité prononcé de l'élément contractile auquel tout effort superflu devra par suite être évité avec le soin le plus extrême, sous peine d'accidents rapidement mortels. Telle celle qui résulte de la *stéatose cardiaque* et surtout de la dissociation des segments de Weismann au niveau des traits scalariformes d'Eberth, telle qu'on l'observe surtout dans les convalescences des fièvres typhoïdes graves.

Parmi les causes de ce ralentissement qui tiennent à des *modifications du système nerveux*, les unes relèvent de véritables lésions organiques, les autres d'une sorte de névrose, ou même d'une intoxication plus ou moins profonde dont l'action s'exerce le plus habituellement sur les centres modérateurs. Les lésions organiques qui entraînent un ralentissement prononcé n'ont pas toujours une action passagère ; mais on note le plus souvent cependant après lui une véritable réaction de mauvais augure dans laquelle le pouls se relève vivement au point d'atteindre et de dépasser bientôt la normale, d'une proportion très élevée quelquefois.

C'est ainsi qu'agit la *méningite tuberculeuse*, dans laquelle existe cette dissociation classique du pouls et de la température qui fait que le premier se ralentit considérablement quelquefois pendant que la seconde s'élève. Précédée d'une phase d'accélération de peu d'importance, elle est suivie toujours d'une augmentation très marquée des pulsations quand l'affection augmente de gravité. Il en est de même pour les *autres méningites*, pour les *méningo-encéphalites*, pour *certains abcès cérébraux*.

— Les *tumeurs volumineuses*, les *grosses hémorragies cérébrales* dans le moment qui suit leur production, s'accompagnent du même phénomène pendant toute la période où elles excitent ou compriment à distance le bulbe, c'est-à-dire quand la pulpe cérébrale n'a pas été complètement détruite. — La *contusion* et la *commotion cérébrale* peuvent de même altérer le rythme du cœur, même jusqu'à l'arrêt et à la syncope, et, comme dans les circonstances précédentes, en même temps que ralenti il devient alors irrégulier.

Ce ne sont pas seulement les lésions cérébrales ou bulbaires qui entraînent le rythme en question, mais aussi celles qui atteignent la *moelle* et le *système nerveux périphérique*. Parmi les lésions médullaires, il faut citer particulièrement celles qui résultent d'une compression portant au niveau de la partie inférieure de la région cervicale et de la partie supérieure de la région dorsale, telles que peuvent les produire les *luxations*, les *fractures avec enfoncement*, les *tumeurs*, les *collections liquides du canal rachidien*; ou qui proviennent d'une altération protopathique de la même région et résultent par exemple d'une myélite diffuse, localisée ou ascendante. Dans ce dernier cas, le ralentissement est un signe pronostique presque fatal; presque toujours la tachycardie ou accélération se substitue rapidement à elle par prédominance de l'action accélératrice du sympathique, dont les centres sont plus échelonnés vers la périphérie.

Au nombre des lésions *périphériques* susceptibles de provoquer le ralentissement du cœur, il convient de citer toutes les affections douloureuses, quel que soit leur siège : il est du reste, de connaissance vulgaire qu'un élancement violent, tel que celui de l'odontalgie s'accompagne aussitôt d'une sensation prononcée de spasme intra-thoracique et de disparition momentanée du pouls. On peut en dire autant de la sciatique et de la plupart des douleurs viscéralgiques, gastralgiques, entéralgiques, hépatalgiques et de celle qu'occasionne la contusion de l'épigastre qui peut aller, ainsi que le savent bien les boxeurs, jusqu'à la syncope et à la mort. On peut y joindre les *compressions continues du tronc du pneumogastrique* qui, en raison de leur durée,

pourraient faire craindre le développement du pouls lent permanent et n'entraînent le plus souvent cependant qu'un ralentissement passager, du moins chez les animaux soumis à cette
expérience.

Quant aux *névroses*, elles agissent de même, et il n'est pas un
neurasthénique qui n'ait ressenti de temps à autre, entre ses
crises tachycardiques, la sensation d'arrêt du cœur avec ralentissement simultané du pouls. De même peut agir l'hystérie et
surtout l'épilepsie; de même aussi cet état d'instabilité nerveuse
profonde, d'extrême impressionnabilité, qui est l'apanage des
dégénérés. Peut-être doit-on ranger sous la même rubrique,
sans aucunement faire intervenir le surmenage de l'organe, les
accidents que l'on voit apparaître à la suite d'excès du coït et
dont les animaux pourraient également être atteints, puisque,
au dire de Cadéac, les étalons y seraient sujets aussi.

Il reste enfin à signaler, comme se traduisant de même, certaines *intoxications autochtones* comme celle qui résulte de la
diffusion des poisons biliaires, ou de la formation de violentes
toxines dans l'estomac des hyperchlohydriques (Cassaet); ou les
intoxications exogènes qui résultent de l'emploi de substances
pharmaceutiques comme l'opium, la nicotine, la digitale, la
pilocarpine, la muscarine; enfin celles qui se trouvent sous la
dépendance de toxines microbiennes diverses, parmi lesquelles
il faut citer surtout celle du *bacille diphtérique*.

B. Ralentissement permanent. — On a encore désigné cette
affection sous le nom de *pouls lent permanent*, mais c'est là un
abus de langage, car, à s'en rapporter au pouls seul, on peut
être amené à croire à une altération du rythme plus grande que
celle qui existe en réalité, certaines systoles n'étant qu'avortées.
Il faut cependant se hâter d'ajouter que toutes les fois qu'une
systole est incapable de se traduire par un soulèvement de la
radiale, elle peut être considérée comme non avenue en
pratique et le pouls mesure ainsi la valeur exacte du ralentissement.

Il existe entre le véritable pouls lent permanent et les brachy-
cardies passagères dont il a été question plus haut, plus qu'une

différence de degrés, car si la première a toute la gravité d'une affection organique entachant des centres nerveux nécessaires à la vie, les autres peuvent n'avoir qu'une importance secondaire. Mais ceci est déjà affaire d'interprétation et il convient au préalable de connaître le symptôme en lui-même.

a. Caractères du pouls lent permanent. — Le *pouls lent permanent* se caractérise par une altération considérable du rythme du cœur, dont les révolutions cardiaques arrivent à se succéder quelquefois avec une extrême lenteur, et si le chiffre de 40 pulsations par minute est fréquent dans cette maladie, on peut

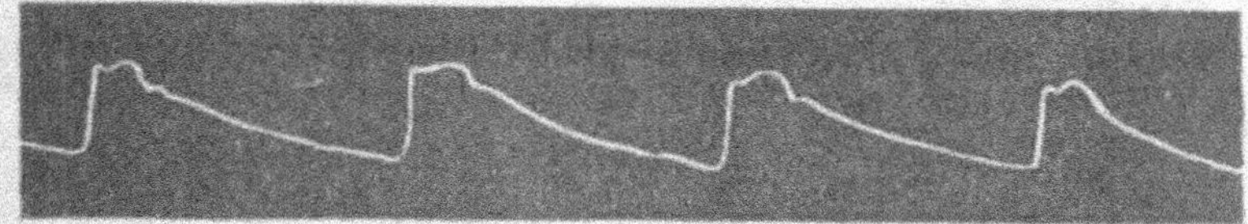

Fig. 43
Pouls lent permanent.

aussi n'en compter que 30, 25 ou même 10. Les systoles se font dans ce cas avec une ampleur plus grande : l'élévation du levier est brusque, étendue, verticale ; la ligne de descente oblique et entrecoupée parfois d'un léger dicrotisme, ce dont on se rend un compte exacte et facile par la simple lecture du tracé sphygmographique.

Le ralentissement s'accompagne presque toujours d'une série d'autres accidents plus ou moins disparates, mais comportant tous une altération vasculaire de l'organe intéressé et tels qu'une oligurie constante, bientôt accompagnée d'urémie ; une sensation de constriction, d'angoisse, de mort prochaine, avec douleurs souvent fort vives et irradiées vers la racine du cou et la région claviculaire, comme dans l'angine de poitrine ; des arrêts complets du pouls, que suit bientôt le rythme respiratoire de Cheyne-Stokes, une syncope ou la mort subite. Parfois ce sont des vertiges de Ménière, avec bourdonnements d'oreilles et chute suivie de perte de connaissance. Chez quelques malades le pouls lent s'observe en même temps que certains troubles intellec-

tuels et mentaux, tels qu'une obnubilation persistante, à demi
consciente et même un coma véritable. Enfin on peut noter
aussi des signes de cardiopathie artérielle avec tendance à
l'hyposystolie et à la dilatation, comme il est de règle quand
le cœur a été fortement envahi par la sclérose péri-vasculaire et que sa masse musculaire a été ou détruite ou dissociée.

En opposition avec ces formes associées et aggravées du pouls
lent, il peut en exister de frustes qu'il faut bien connaître aussi
et que Huchard surtout a décrites avec soin : ce sont celles dans
lesquelles les systoles avortées, dont il a été question plus haut,
ne sont pas encore absolument inefficaces et aboutissent à un
soulèvement de la radiale, fort léger à la vérité, donnant alors
la sensation d'une pulsation forte précédant une seconde pulsation de beaucoup amoindrie et dont l'atténuation de plus en plus
marquée conduit fort exactement au pouls lent permanent, tel
qu'il a été décrit plus haut. Nous les retrouverons sous la dénomination de rythme couplé.

b. *Causes du pouls lent permanent.* — Les causes du pouls lent
permanent sont diverses au point de vue de leur nature, mais
constantes dans leur localisation anatomique spéciale, ce qui leur
permet d'agir immédiatement ou indirectement sur le cœur, de
manière à amener ce qu'on a justement appelé sa *claudication
intermittente.* Parmi ces causes, il convient de citer tout d'abord
l'*athérome des vaisseaux bulbo-protubérantiels* et notamment du
tronc basilaire, dont le calibre ne peut plus donner passage qu'à
une quantité de sang tout juste suffisante pour provoquer, par
l'intermédiaire des centres nerveux, une seule contraction cardiaque suivie d'un long repos. Que si les besoins de ces centres
viennent à augmenter brusquement, l'apport restant toujours
le même, l'irrigation est du même coup amoindrie, et il en
résulte pour eux un malaise qu'ils traduisent, soit par un arrêt
des fonctions respiratoires ou cardiaques, soit par une syncope,
soit par des mouvements épileptiformes, soit encore par la
mort subite.

Il n'est pas indispensable du reste que l'athérome soit surtout
marqué sur le tronc basilaire, car on a pu noter les mêmes

accidents dans les cas de dégénérescence des branches collatérales et même des cérébelleuses, comme HAXOT en a donné un bel exemple.

Le plus souvent un certain nombre de lésions cardiaques s'associent à celles dont il vient d'être question et bien qu'ayant une commune origine, peuvent se distribuer irrégulièrement. Tel est l'*athérome des coronaires*, qui se traduit plus particulièrement par les signes angineux et la dégénérescence scléreuse ou graisseuse du myocarde, et celle-ci par la tendance à l'hyposystolie et à la dilatation; telle encore la péricardite avec épanchement, la myocardite chronique, les lésions du système nerveux intra-cardiaque. Ainsi s'établit, par cette complicité la prédominance des manifestations cardiaques à l'occasion d'une lésion vasculaire bulbaire, de même qu'on peut noter, en même temps que le pouls permanent, la production d'attaques épileptiformes, syncopales et apoplectiformes, quand le rein remplit mal son rôle de filtre dépurateur. Il y a donc le plus grand intérêt à tenir compte de ces nuances dans le cas de pouls lent permanent, car elles indiquent l'aide que peut prêter à cette lésion celles des divers organes entachés secondairement et desquelles peut aussi venir le danger.

2° Accélération des battements du cœur ou tachycardie. — Comme pour le ralentissement, on peut observer toute une série de modes d'accélération du cœur qui relèvent de tout autant de causes plus ou moins précises; ces accélérations peuvent ainsi être *modérées* ou *graves* et *passagères* ou *persistantes*, mais elles ne méritent véritablement le nom de tachycardie que lorsqu'elles atteignent une rapidité extrême.

A. ACCÉLÉRATIONS MODÉRÉES. — Elles sont d'ordre *physiologique* ou *pathologique*.

a. *Physiologiques.* — On ne peut, chez l'homme adulte, conclure à une accélération certaine qu'autant que le chiffre souvent constaté des pulsations égale au moins 80 par minute, et chez la femme 90. Dans les âges intermédiaires les moyennes sont variables, comme en ont témoigné les tableaux que nous avons donnés plus haut. Certaines conditions de la vie journalière peuvent aussi augmenter le nombre des pulsations du cœur : parmi les plus importantes il faut tout d'abord signaler le changement d'attitude tel que le passage de la station couchée à la station assise et celle-ci à la station debout ; la marche un peu accélérée ; l'influence de la digestion qui peut être fort importante (Potain) ; la diminution de la pression barométrique, comme celle que l'on note dans les journées d'orage, à la suite d'une rapide décompression ou d'une ascension en montagne ou en ballon ; l'échauffement (Ch. Richer), les émotions violentes. Il faut ajouter à ces causes l'action de l'activité cérébrale, qui accélère les mouvements du cœur comme ceux de la respiration.

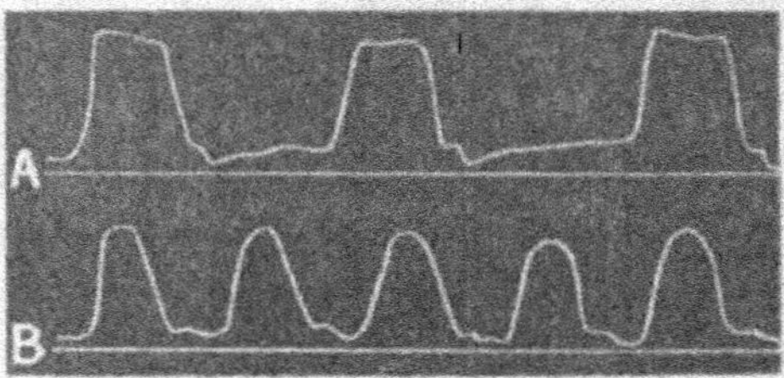

Fig. 44.

Troubles du rythme portant sur la durée des actes constitutifs d'une révolution cardiaque. Raccourcissement de la pause dans l'accélération du cœur provoquée par la section des vagues (Antoine).

Dans toutes ces conditions physiologiques l'accélération n'est pas toujours comparable à elle-même en tant que *vitesse* et on peut compter aussi souvent le chiffre de 120 que celui de 90, mais elles se caractérisent toutes par une *brièveté* manifeste, par une intermittence constante ; leur reproduction à l'occasion des circonstances plus haut énumérées suffit à les faire reconnaître. Le plus souvent elles n'ont pas de gravité.

b. *Pathologiques*. — Nombreuses sont les maladies capables d'entraîner à leur suite une accélération marquée des battements du cœur et presque aussi disparates les procédés utilisés par elles pour arriver à cette accélération. La plupart des *maladies fébriles* occasionnent cette excitation anormale et tout le monde sait le rôle que joue la prise du pouls dans la reconnaissance de la fièvre. Quelques affections fébriles méritent cependant d'être isolées à ce sujet : ce sont plus particulièrement celles qui se localisent primitivement ou secondairement dans les régions encéphaliques, au voisinage du bulbe, dont le centre modérateur peut ainsi être plus facilement excité. Du reste, un grand compte doit être tenu aussi à cet égard de l'état antérieur du sujet, de l'intégrité de ses organes et de la stabilité de son système nerveux. Il convient néanmoins de citer les méningites, à leur période de début et d'état, la fièvre typhoïde et quelquefois la grippe, au nombre de celles où la température ne marche pas de pair avec l'accélération du pouls.

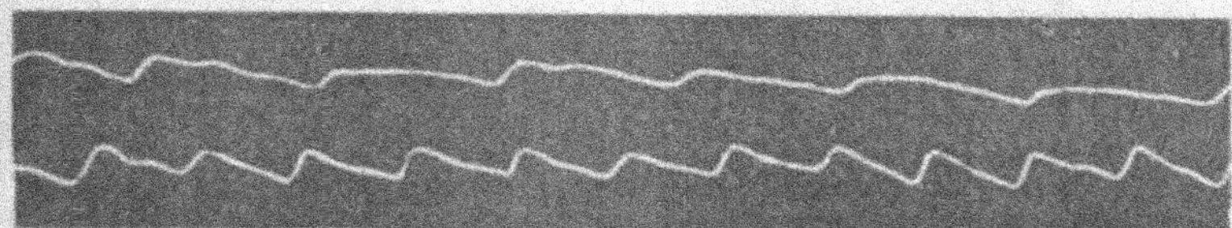

Fig. 45.

Tracés d'un pouls normal et d'un pouls fébrile accéléré superposés.

Ces accélérations dans les pyrexies peuvent relever d'une série de faits, tous synergiques, et qui sont : l'excitation directe de la fibre musculaire cardiaque, la vaso-dilatation périphérique par asthénie ou stéatose des capillaires ; celle qui résulte de la diffusion de certaines toxines microbiennes, de l'excitation des centres bulbaires non modérateurs, du mauvais fonctionnement de la peau et de son défaut de rayonnement, de l'échauffement du corps, de l'activité des échanges nutritifs dans l'intimité des tissus et au niveau de la surface pulmonaire, etc. Sauf de rares exceptions, quand cette accélération se produit et atteint un degré assez prononcé, elle est d'un mauvais indice et peut faire naître des accidents de collapsus cardiaque ou l'installation d'une lésion définitive du cœur.

A côté de ces pyrexies, une place doit être réservée pour toutes les *malformations* ou maladies qui entraînent la production de certaines lésions cardiaques. Tout motif de débilité de cet organe tel que son atrophie, sa dissociation, sa sclérose, sa dégénérescence graisseuse, son envahissement par des néoplasmes divers, ou le défaut de nutrition de sa fibre, conduit au même résultat et il se passe alors ce fait important à savoir, que l'accélération peut disparaître au repos pour se reproduire à l'occasion de l'effort le moins considérable. Ainsi en est-il dans la *convalescence* des maladies infectieuses.

Quelquefois au contraire ce sont les *altérations du sang* qui sont la cause exacte de cette excitation, et toutes celles qui sont profondes et entament la charpente globulaire sont dans ce cas. A côté d'elles il faut citer les intoxications du globule rouge par les divers médicaments capables de produire de la méthémoglobine, comme les hydrazines. Dans ce groupe rentrent l'anémie, la chlorose, le choléra, la grippe, le typhus exanthématique, le charbon, etc., quelques maladies hépatiques comme l'ictère grave, ou celui que provoque l'intoxication phosphorée.

Enfin il est des *maladies infectieuses* comme la tuberculose, la diphtérie, la morve, la rage, qui provoquent le même résultat par la nature même des poisons auxquels elles donnent naissance et dont la diffusion peut être signalée précisément par l'accélération du cœur et du pouls.

Restent à signaler certaines *névroses*, comme la névrose cérébro-cardiaque de Krishaber, la neurasthénie, l'hystérie, le goître exophtalmique, la dégénérescence, comme capables de produire cette accélération.

Mais au-dessus de toutes les maladies que nous venons d'énumérer, il importe d'insister sur celles qui entachent le cœur au niveau de ses *orifices*, de l'endocarde, du myocarde ou du péricarde, d'une manière chronique. L'accélération passe souvent inaperçue au repos dans ces cas, mais elle se manifeste bruyamment à l'occasion de tout effort et s'accompagne d'une gêne semblable de la respiration. De même, les inflammations aiguës ou chroniques des gros vaisseaux, la sténose des artères périphériques suivie de distensions paralytiques comme chez les émotifs, aboutissent à une accélération comparable.

Dans toutes les conditions qui précèdent, l'accélération est intermittente, sinon de courte durée; elle peut être provoquée pour ainsi dire à volonté, même expérimentalement (tuberculine, toxine diphtérique) : elle n'est jamais extrêmement intense et par là se différencie absolument de la tachycardie véritable.

B. Accélération grave ou tachycardie. — Pour qu'il y ait tachycardie, l'accélération anormale du pouls doit dépasser cent pulsations à la minute pendant un temps assez prolongé; ce n'est au début que par la durée que l'on peut en effet distinguer les tachycardies des accélérations physiologiques. Cependant l'extrême précipitation peut être entrecoupée de phases de repos dans la forme dite *paroxystique*. Etudiée et ainsi dénommée par Gerhardt, elle fut vulgarisée par Proebsting. Puis Letulle signala la possibilité de sa production à la suite de certaines lésions du pneumogastrique et Bristowe celles de son indépendance de toute lésion cardiaque. Enfin Bouveret isola la forme *essentielle et paroxystique*, tandis que Debove et ses élèves s'attachaient aux troubles vasculaires et urinaires qu'elle peut provoquer.

a. *Symptômes principaux de la tachycardie essentielle et paroxystique.* — Elle se caractérise par trois ordres de symptômes principaux et quelques autres secondaires. Les symptômes principaux sont : 1° l'accélération des battements du cœur; 2° l'hypotension artérielle; 3° certains troubles de la qualité et de la quantité des urines; les symptômes secondaires sont d'origine cérébrale, cardiaque ou thermique. — L'*accélération des battements du cœur est énorme* et s'élève de 150 à 200 ou même 300 pulsations à la minute : les battements sont réguliers, mais en raison de leur précipitation, le grand silence disparaît presque complètement, ce qui donne naissance à un rythme spécial, le *rythme fœtal*, que nous retrouverons plus tard. Les bruits sont nets, la contraction cardiaque violente et le soulèvement de la région précordiale étendu. Parfois, cependant, on peut entendre un petit souffle systolique léger, mobile, transitoire, sans lésions valvulaires sous-jacentes. — L'*hypotension artérielle* mise en vedette par Huchard contraste avec la violence des contractions cardiaques. Donnée comme indispensable à la constitution de la maladie par DEBOVE et BOULAY, elle serait problématique pour POTAIN. En tout cas la rapidité et l'hypotension peuvent être dissociées et la première peut se continuer tandis que le pouls se fortifie de plus en plus. Puis, quand le myocarde faiblit comme dans la période agonique, sans accélération nouvelle, le pouls perd peu à peu de son intensité et devient à peine perceptible. Enfin le retour à l'état normal est consommé par deux ou trois pulsations fortes. — Les *troubles de la sécrétion rénale* sont d'ordre divers ; cependant la sécrétion diminue considérablement d'abondance surtout pendant les accès longs, et l'albuminurie est alors fréquente, comme souvent l'azoturie. Dans les intervalles d'hypoazoturie la sécrétion se relève et la polyurie même peut apparaître. Enfin HUCHARD a signalé la glycosurie temporaire.

b. *Symptômes secondaires.* — Parmi les symptômes secondaires il faut citer, avec BOUVERET, la pâleur de la face, des muqueuses et même de la surface du corps si les accès sont courts ; l'aspect rouge, vultueux, cyanotique, la turgescence et les battements des veines du cou, même le pouls veineux si les accès sont longs ; quelques phénomènes cérébraux chez les malades à hérédité nerveuse tels que l'inquiétude, l'agitation, l'insomnie ou des rêves pénibles, ou au contraire la courbature, la prostration et l'accablement. Puis il se produit quelques sensations d'angoisse cardiaque, les oreillettes se surchargent, les ventricules se dilatent et tous les signes de l'asystolie se complètent successivement.

Avec eux on note quelquefois du myosis, des sueurs ou des diarrhées profuses qui dénotent la part prise par le sympathique à la production de l'affection. Enfin, comme dans le goitre exphtalmique ou dans la rage, la température peut s'élever considérablement sans qu'aucune lésion puisse en rendre compte, autre que l'envahissement du bulbe au delà des parties qui commandent à la contraction du cœur et jusque dans les centres thermiques.

c. *Crises de tachycardie.* — Le plus souvent la maladie se développe par *accès* et quelquefois les prodromes ont été assez peu importants pour passer inaperçus. Du reste le début est souvent brusque « et en quelques secondes l'accès est fait ». La durée est variable : quand il est court il ne dépasse guère trois ou cinq jours (BOUVERET) : mais il peut être long, atteindre la durée d'un mois et plus, ce qui entraîne souvent la dilatation du cœur. Celle-ci peut augmenter incessamment de gravité et conduire le malade à la mort ou s'améliorer lentement. Parfois, au contraire, le retour à la santé est brusque et le cœur revient immédiatement à son rythme normal, mais il reste encore un peu irritable. Après un premier accès comme celui dont il vient d'être question, la tachycardie essentielle paroxystique peut encore en faire développer plusieurs et dès lors la gravité de la maladie augmente, d'autant plus que dans leur intervalle il survient parfois un état mental assez prononcé et qui peut être accompagné d'une pseudo-chorée.

d. Pathogénie de la tachycardie. — La tachycardie est bien, comme on le voit, tout à fait différente des accélérations symptomatiques des battements du cœur et on l'a tour à tour rattachée au goitre exophtalmique et à l'épilepsie; mais il semble plus exact d'en faire, avec BOUVERET, une névrose bulbaire en raison de la simultanéité des troubles sécrétoires, cardiaques, respiratoires et thermiques, et surtout de cette modification si intense et si subite parfois du rythme cardiaque.

§ 2. — ALTÉRATIONS DU RYTHME PAR MODIFICATIONS DANS LA DURÉE DE CHACUNE DES PARTIES CONSTITUTIVES DE LA RÉVOLUTION CARDIAQUE.

1° Irrégularité des battements du cœur. — A propos du rythme cardiaque nous avons vu que les révolutions cardiaques se succédaient toujours dans une certaine cadence proportionnée aux besoins de l'organisme et que, dans le plus ou moins de précipitation des révolutions cardiaques, chacune de leurs parties consécutives conserverait sa valeur proportionnelle, ou, pour parler plus exactement, que la systole et la diastole avaient chacune une longueur facile à déterminer à l'avance et sensiblement égale aux systoles et diastoles voisines. Or, il peut arriver qu'il n'en soit plus ainsi et que le rythme du cœur soit altéré par des modifications survenues dans la durée de chacune de ses parties.

a. *Intermittences.* — La première à signaler est celle que l'on désigne sous le nom d'*intermittence*. On peut définir l'intermittence : l'*absence simultanée d'une systole et de la pulsation arté-*

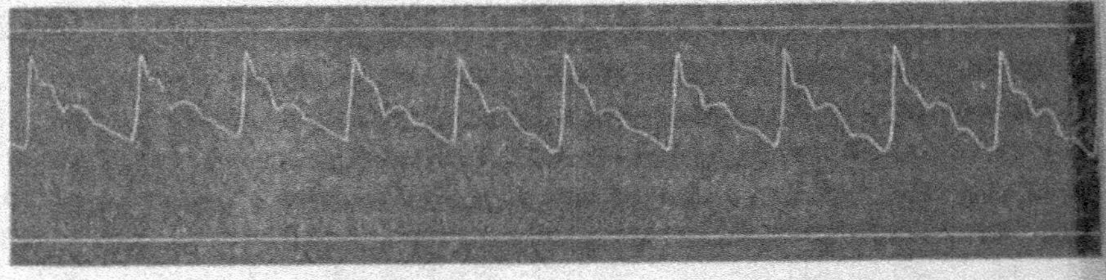

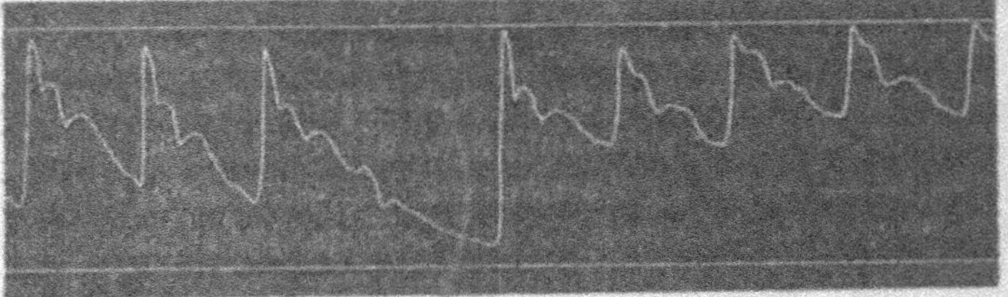

Fig. 46.

Le tracé sphygmographique supérieur est celui du cœur dans son fonctionnement normal. Le tracé inférieure est celui du même malade, alors qu'il présentait passagèrement des intermittences (Claude Martin).

rielle correspondante. A la place de la systole absente on constate donc une sorte de temps d'arrêt, une *pause.* Ces pauses peuvent ainsi se reproduire à date fixe et être par conséquent séparées pour un nombre *toujours égal* de battements; parfois, au contraire, elles sont *inégalement espacées*, mais dans le second cas comme dans le premier elles conservent toujours le même caractère. A la suite de ce repos transitoire que le muscle vient de prendre, son action est un peu plus énergique dès la première contraction qui suit le temps d'arrêt, aussi cette *première systole est-elle généralement un peu plus forte.*

Les personnes qui présentent cette légère altération du rythme jouissent presque toujours d'une bonne santé; pour LASÈGUE, le fait de l'intermittence impliquait même un fonctionnement vigoureux de l'organe. Cependant la plupart d'entre elles sont de souche neuro-arthritique et présentent elles-mêmes certains signes indiscutables de nervosisme, d'irritabilité, de défaut de pondération ou de neurasthénie, et se trouvent partant plus sensibles à toute cause de perturbation, comme peut être une vive émotion et surtout une affection intestinale sans gravité. Une observation intéressante peut être faite à ce sujet, c'est que les intermittences disparaissent quand la gravité de l'affection du tractus grastro-intestinal s'exagère.

Les intermittences peuvent être parfaitement méconnues des intéressés, ou n'être affirmées qu'autant qu'ils recherchent eux-mêmes ce phénomène par l'exploration méthodique du pouls. Parfois cependant certain malaise indéfinissable, une sorte d'impotence intellectuelle passagère et une véritable angoisse précordiale peuvent la faire préjuger; dans ces conditions, elles ne sont pas l'indice d'une importance plus grande, mais d'une origine plus certaine, un état dyspeptique léger, stomacal ou intestinal.

A côté de cette intermittence vraie, on décrit souvent une *fausse intermittence,* dans laquelle l'absence d'une pulsation artérielle ne correspondrait en réalité aucunement à l'absence similaire d'une systole. Celle-ci existe bien, mais elle est insuffisante en tant qu'énergie pour chasser une colonne sanguine capable de soulever la paroi des vaisseaux, c'est-à-dire de provoquer le pouls. C'est cette forme spéciale que BEAU avait dit être sous la dépendance d'un *faux pas du cœur.* Cette constatation doit toujours éveiller l'idée de la nécessité du contrôle, par l'auscultation du cœur, de la première impression recueillie par la recherche du pouls, qui est manifestement insuffisante dans ce cas.

Les intermittences sont rarement établies pour une longue période; elles vont et viennent et disparaissent pour revenir bientôt ; quelquefois cependant elles ne se produisent que pendant la durée d'une crise. Chez les nerveux héréditaires dont il a été parlé plus haut, elles peuvent cependant apparaître avec régularité à l'occasion de toute sorte de surmenage ou de maladie intercurrente.

Il ne faut cependant pas refuser à ce signe toute espèce de valeur : chez les malades qui ont une *hérédité cardiaque* fâcheuse et particulièrement chez les femmes dont les ascendants ont succombé à la myocardite chronique sans lésions orificielles, les intermittences peuvent précéder d'un grand nombre d'années les

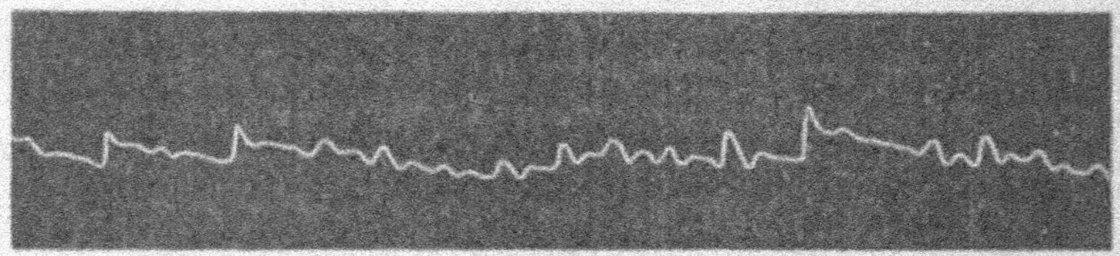

Fig. 47.

Tracé d'un pouls arythmique, chez un asystolique (d'après Huchard).

signes indubitables de fatigue du cœur. Elles sont dans ce cas faciles à reproduire et souvent angoissantes, s'accompagnent d'une instabilité très marquée dans l'état des vaisseaux et d'une méiopragie de l'organe très facile à mettre en vedette.

b. *Arythmie.* — On peut noter dans le rythme certaines irrégularités d'ordre très variable, comme celles qui proviennent de la précipitation momentanée des révolutions cardiaques et de leur ralentissement ultérieur, du plus ou moins d'énergie des systoles, de leur éloignement respectif, de sorte qu'il n'existe plus ni *équidistance*, ni *régularité dans la vitesse*, ni *égalité dans l'impulsion cardiaque*. Ainsi considérées ces irrégularités portent le nom d'*arythmie*. D'habitude les pulsations sont tout d'abord fortes, tumultueuses et précipitées, puis, comme le cœur est incapable de soutenir un semblable effort, elles deviennent plus faibles, de moins en moins apparentes pour cesser tout à fait, jusqu'à ce qu'en raison de l'énergie accumulée dans le muscle par le fait de son repos, il se contracte encore avec une force souvent différente de celle du début. Ce qui frappe le plus dans l'auscultation de semblables malades, c'est la sensation éprouvée par l'oreille que la masse totale du myocarde ne se contracte pas d'un seul coup, pour un résultat commun à toute cette masse; il semble au contraire qu'une sorte d'anarchie, de dissociation, préside à cet acte important, et qu'il se produira ainsi avec une énergie différente, suivant la quantité du tissu musculaire qui répond à l'appel et le siège variable de ce tissu contractile.

Ce qui permet de comprendre cette *folie du cœur*, comme l'appelait BEAU, c'est la propriété singulière qu'a son muscle de se contracter méthodiquement, successivement, avec des périodes de repos proportionnées à son travail, comme nous l'avons vu plus haut à l'occasion du rythme. Aussi peut-on dire que ces irrégularités sont l'indice d'une grave altération myocarditique qui ne nécessite aucunement la coexistence de lésions orificielles. Bien plus, quand elle se surajoute à ces dernières (ce sont presque toujours des affections mitrales), l'arythmie est un signe d'aggravation indéniable et une menace incessante d'asystolie, comme permet tout d'abord d'en juger la disparition ou l'atténuation des bruits de souffle. Elle a donc un tout autre caractère de gravité que l'intermittence et s'observe du reste dans des maladies qui diffèrent totalement de celles où l'on note ce dernier symptôme.

Parmi les affections capables de lui donner naissance, il faut signaler tout d'abord les maladies *infectieuses*, dont quelques-unes semblent la produire avec une facilité plus grande; ce sont celles qui désunissent les fibres cardiaques, soit en les isolant les unes des autres, par destruction du ciment situé sur le trait scalariforme d'Eberth, comme ferait la fièvre typhoïde au dire de quelques auteurs, soit en les comprimant par l'apport de nombreuses cellules leucocytiques dans les interstices qu'elles laissent libres ou la production de ce que l'on nomme les nids de cellules phagocytaires. Au nombre des affections capables de déterminer ce dernier processus, il faut placer la *diphtérie* maligne ou toxique. Dans cette première catégorie se rangent aussi la pneumonie ou la grippe, mais bien souvent, comme le dit HUCHARD, elles ne font que déceler une lésion préexistante, celle que nous allons étudier à l'instant. Elles comportent en tout cas un pronostic fâcheux.

La maladie latente est l'*artério-sclérose du cœur*. Repoussée par un certain nombre d'auteurs en tant que cause éventuelle d'arythmie, elle serait cependant capable de la produire, au dire de HUCHARD, à la condition que la région myocarditique touchée fût l'une de celles qu'il appelle *intolérantes*, c'est-à-dire surtout les piliers et la cloison interventriculaire, dont le rôle précisément est d'assurer la dépendance absolue des deux ventricules. Quand cette dernière est atteinte, l'impulsion cardiaque peut être forte, le pouls plein et vibrant, et l'arythmie très marquée cependant, à cause de la dyssynergie des parties constituantes des deux ventricules. — La symphyse péricardique partielle, ou soudure du cœur au feuillet pariétal du péricarde, peut entraîner les mêmes désordres. — L'arythmie de la cardio-sclérose se présenterait, d'après HUCHARD, suivant trois types divers : 1° il se produit une série de pulsations rapides et précipitées, terminées par une ou plusieurs pulsations ordinairement plus fortes et surtout plus lentes (*arythmie d'après le nombre*); 2° quelquefois ces mêmes contractions sont d'inégale force (*arythmie d'après la force*); 3° les pulsations sont telles que le tracé sphygmographique peut prendre rapidement les caractères successifs ou simultanés du pouls mitral aortique (pouls mitro-aortique) constituant une arythmie *d'après la forme* ou bien encore une inégalité cardiaque.

La *myocardite interstitielle inflammatoire chronique* amènerait, d'après BARD et PHILIPPE, une arythmie caractérisée par des *salves* de battements précipités, séparés les uns des autres par un certain nombre de pulsations rythmiques.

On peut encore citer comme causes les *intoxications exogènes* accidentelles ou thérapeutiques, les *auto-intoxications*, telles que peuvent les produire les troubles digestifs par surcharge alimentaire, que dénotent la constipation, la diarrhée et la septicémie gastro-intestinale. Il faut enfin y ajouter l'helminthiase abdominale, dont l'action est surtout marquée chez les enfants.

2° Égalisation des deux silences. — L'égalisation des deux

silences peut être sous la dépendance de plusieurs facteurs,
savoir : l'extrême rapidité de battements unie à la diminution
de leur énergie, au raccourcissement du grand silence, etc. La
pathogénie de cette altération du rythme est tout à fait différente dans les deux cas, comme nous le verrons dans le cours
des lignes qui suivent.

a. *Embryocardie.* — Cette égalisation, quelles qu'en soient la
cause et la pathogénie, a pour résultat immédiat de rendre le
rythme du cœur de l'adulte tout à fait comparable à celui du
fœtus ou de lui imprimer, comme disait STOKES, un *caractère
fœtal.* C'est à cet auteur, en effet, que revient le mérite de la

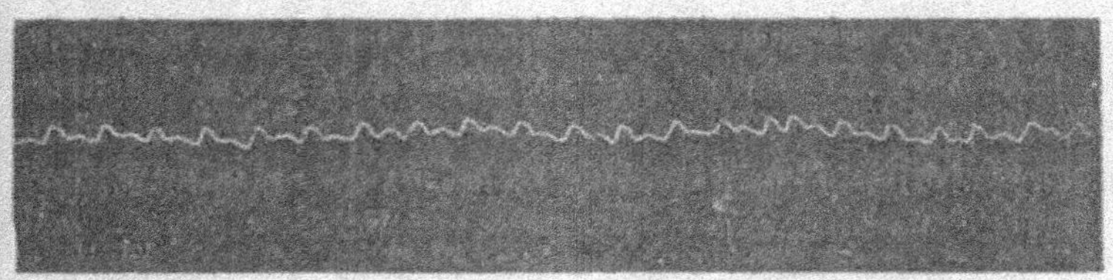

Fig. 48.
Rythme embryocardique (d'après HUCHARD).

découverte de ce signe, suivant HUCHARD, qui en fit comprendre
ultérieurement toute la valeur. « L'extinction de l'un ou
de l'autre bruit cardiaque (dans le typhus) n'a pas lieu,
dit STOKES; seulement, ils sont tous deux moins forts et deviennent presque complètement identiques. Nous avons donné à
cet état le nom de *caractère fœtal,* tiré de la ressemblance
étroite qu'il y a entre ce phénomène et les bruits du cœur du
fœtus pendant la gestation. Cette similitude est presque absolue
lorsque le pouls a une rapidité de 125 à 140 pulsations à la
minute. »

L'embryocardie serait donc caractérisée pour STOKES par la
diminution de l'énergie des battements, par leur identité ou
plutôt leur similitude, par leur ressemblance avec le rythme
du cœur fœtal. HUCHARD fait observer en outre qu'on ne l'observe jamais isolée de la tachycardie et que les deux silences
sont égalisés. Il la rattache à la myocardite qui entraînerait

« l'affaiblissement du cœur et, à sa suite, l'abaissement de la tension artérielle », toutes conditions capables de présider aux accidents graves connus sous le nom de *collapsus*.

Elles constitueraient pour cet auteur un signe d'une gravité extrême et les malades succomberaient en pleine cyanose, au milieu de symptômes asphyxiques peu de jours après son développement. Elle est surtout l'apanage du *typhus* et de la *fièvre typhoïde*, mais on la retrouve aussi dans les *méningites*, dans les *varioles*, les *rougeoles* et les *scarlatines graves*, dans la *diphtérie*, dans la *grippe* et à la dernière période des maladies cachectiques ou consomptives, comme la *tuberculose* et le *cancer*. Bien que l'embryocardie soit toujours de bien mauvais augure, elle peut cependant ne pas entraîner la mort du malade qui l'a nettement présentée, j'ai eu l'occasion de le constater notamment chez une jeune fille à la période terminale d'une fièvre typhoïde grave, sans qu'il en soit résulté rien de fâcheux pour elle.

b. *Rythme pendulaire, embryocardie dissociée.* — L'égalisation des deux temps de la révolution cardiaque ne provient pas toujours, comme nous venons de le voir, de la précipitation et de la diminution de l'énergie des battements du cœur ; elle peut aussi, suivant Barth et Roger, relever du raccourcissement du grand silence. « Le raccourcissement de ce grand silence, surtout avec allongement du petit, a pour effet de convertir en quelque sorte le rythme du cœur en une mesure à deux temps et les bruits cardiaques ressemblent alors à ceux des oscillations d'un pendule. — C'est une particularité assez fréquente dans l'âge avancé, lorsque le cœur est gros et flasque et que l'aorte, graduellement dilatée, a perdu la souplesse et la contractilité de ses parois. » Pour bien faire comprendre leur pensée, ces auteurs opposent immédiatement cette variation du rythme à celle que provoquerait l'allongement du grand silence.

Grasset ne donne pas une interprétation identique de ce phénomène. Pour lui, il serait produit par le retard apporté à la chute des valvules sigmoïdes, dont l'interprétation est facile du reste. Au moment de la systole ventriculaire, quand le sang

est chassé avec force dans les vaisseaux, il vient battre tout
d'abord une région bien nettement décrite par BROCA, située
au point de réflexion de la crosse et dans lequel le tissu élastique serait fort abondant ; en raison de son extrême élasticité,
ce point précis se dilate aussitôt, emmagasinant ainsi la plus
grande partie de la force qui lui a été transmise par le ventricule. Puis, quand celui-ci cesse de se contracter, l'aorte pri-

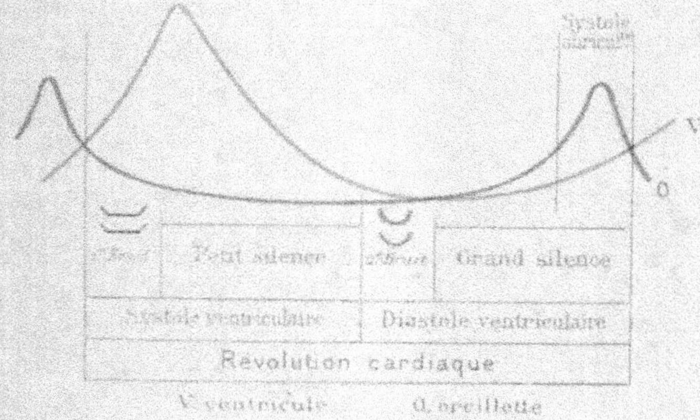

Fig. 49.

Schéma d'un rythme pendulaire. On y voit l'égalisation
des deux silences.

mitivement distendue revient sur elle-même et restitue ainsi à
la colonne sanguine la force qu'elle avait emmagasinée ; aussitôt on entend la chute des sigmoïdes qui obturent son orifice.
— Mais que, par suite de son altération, la paroi du vaisseau
soit plus rigide, moins élastique, peu à peu elle se laissera
définitivement distendre et en tout cas ne réagira qu'avec
mollesse sur la colonne qu'elle contient. Cette dernière agira
avec moins de précipitation sur la face supérieure des sigmoïdes, dont la chute sera retardée d'autant, ce qui tendra à
égaliser la durée des deux silences.

c. *Rythme de déclanchement.* — Sous ce nom, PERRET a décrit
une altération du rythme cardiaque consistant essentiellement
dans un tel rapprochement des deux bruits du cœur que le

petit silence en disparaît presque complètement. C'est quelque
chose comme le bruit du marteau frappant sur l'enclume quand
on *tape devant*, ou celui que produit cette répétition rapide du
coup de fusil qu'on appelle un *doublé*. Le pouls est en outre

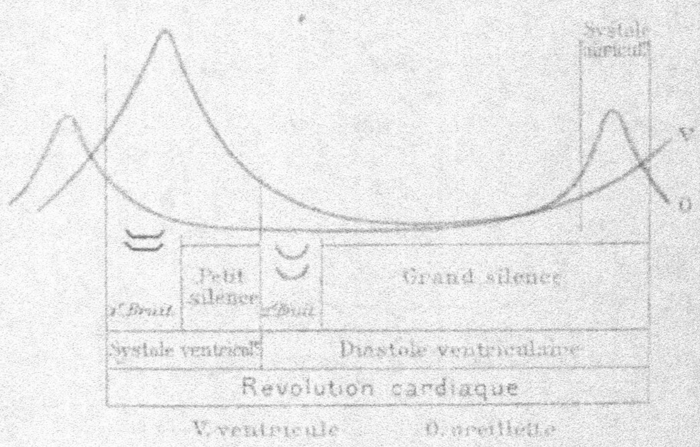

Fig. 50.

Schéma d'un rythme de déclenchement. On y voit l'extrême rapprochement des deux bruits et l'augmentation du grand silence.

rapide et petit et cet ensemble indiquerait une gravité telle
que, peu de jours après sa constatation, tous les enfants qui en
étaient porteurs auraient rapidement succombé.

3° **Rythme couplé**. — D'une manière générale, on désigne
sous ce terme une sorte d'*arythmie cadencée* (*allorythmie* de
Huchard), dans laquelle les révolutions cardiaques se succèdent assez rapidement et se réunissent par groupes, après lesquels se produit un silence plus long que celui qui sépare chacun des éléments du groupe. Ces derniers présentent en outre
cette particularité qu'ils sont d'intensité décroissante les uns
par rapport aux autres, de sorte que les pulsations de la radiale
ne correspondent pas toujours d'une manière exacte au nombre
des systoles cardiaques, ce qui peut faire confondre le rythme
couplé avec le pouls lent permanent ou tout au moins avec un

ralentissement passager. La description de chaque type permettra de comprendre plus exactement chacun de ces détails. Il existe en effet plusieurs variétés de rythmes couplés et nous décrirons : le *rythme bicouplé*, le *rythme tricouplé*, le *rythme couplé irrégulier* et le *rythme alternant*.

a. *Rythme couplé ou bicouplé.* — Dans cette variété, le groupe des systoles se compose de *deux*, très rapprochées l'une de l'autre et suivies d'un grand silence, d'une durée plus grande que celle d'un grand silence normal, puisqu'en outre de celui-ci il correspond aussi à la partie du petit silence qui a été supprimée. BARD a fait judicieusement remarquer en effet que, dans le rythme couplé, la révolution cardiaque nécessite un temps

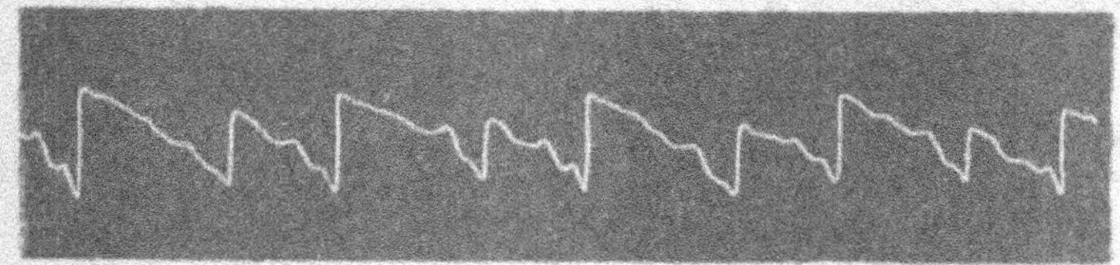

Fig. 51.

Sphygmographie d'un rythme bicouplé (HUCHARD).

sensiblement égal à une révolution normale. Des deux systoles du rythme couplé, la première est énergique et la seconde plus faible, sauf très rares exceptions où elle est plus forte au contraire. Quand la seconde systole est faible, elle peut, très souvent, ne pas occasionner de soulèvement de la radiale, et le pouls est plus rare que les battements du cœur dans la proportion de moitié ; c'est alors qu'il ressemble au pouls lent permanent.

Il peut arriver cependant que la seconde systole, bien qu'affaiblie, donne lieu à une pulsation de la radiale ; le pouls présente, dans ce cas, un rythme de tous points comparable au rythme couplé du cœur, et pour cette raison prend le nom de *pouls bigéminé*.

b. *Rythme tricouplé.* — Celui-ci diffère du précédent par le nombre de pulsations qui constituent le groupe ; elles sont au nombre de *trois*, comme le nom l'indique. La première est la plus forte, puis vient la seconde et enfin la troisième. La différence de valeur de l'une a l'autre est en proportion directe de leur rapprochement ; plus elles sont éloignées, plus elles ont de tendance à s'égaliser. Après chaque groupe de trois pulsations se produit encore un silence exagéré.

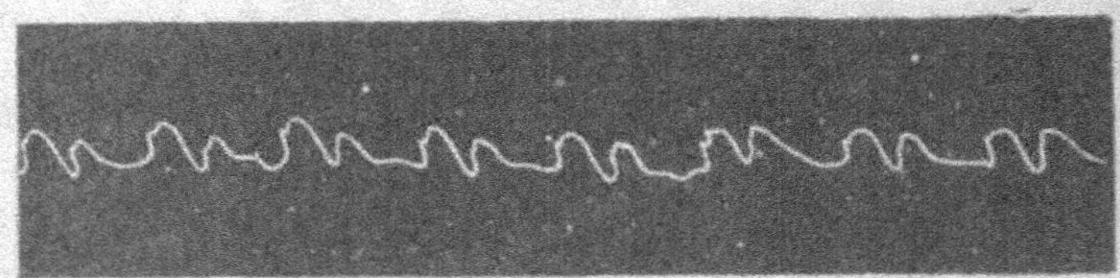

Fig. 52.
Cardiographie d'un rythme bicouplé (Hochard).

Le retentissement sur le pouls de cette variation du rythme est de même ordre que pour le précédent : quand les deux dernières systoles sont incapables de produire le pouls, celui-ci prend le caractère du pouls lent permanent ; si la dernière seule

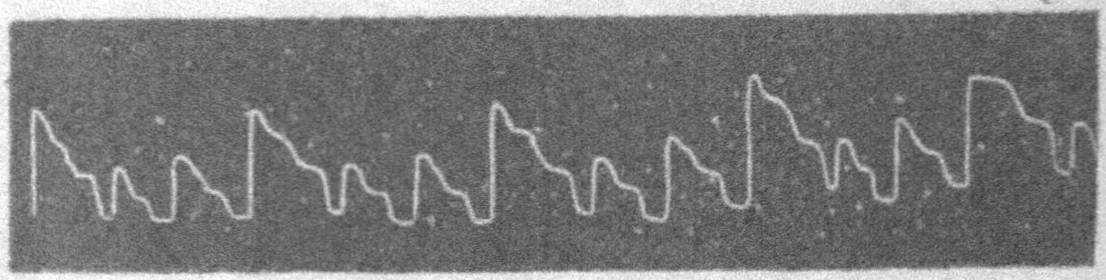

Fig. 53.
Rythme tricouplé (Hochard).

est insuffisante, le pouls est *bigéminé, mais inégal* ; enfin, si les trois systoles sont efficaces, le pouls est lui-même *trigéminé*.

c. *Rythme couplé irrégulier.* — On appelle ainsi celui dans lequel, après une série de deux ou trois systoles rapprochées, suivant qu'il s'agit d'un rythme couplé ou tricouplé, il se produit une petite systole incomplète ou avortée.

d. *Pouls alternant.* — Dans cette variété, on constate une succession ininterrompue de pulsations faibles et fortes, sans augmentation du grand silence, sans qu'elles soient, par conséquent, disposées en séries ou en couples. L'alternance est variable et peut se présenter suivant les trois types principaux suivants : *a)* deux systoles faibles sont suivies de deux systoles

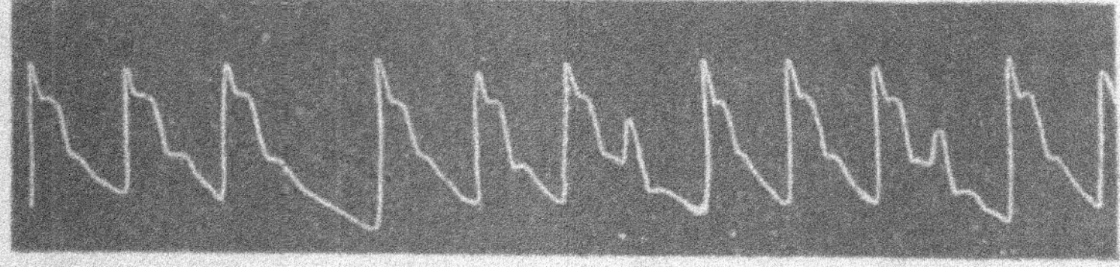

Fig. 54.
Rythme couplé irrégulier (HUCHARD).

fortes, et ainsi de suite ; — *b)* quatre à cinq systoles faibles sont suivies d'un égal nombre ou d'un nombre plus élevé de systoles fortes (TRAUBE) ; — une systole faible est suivie d'une systole forte. Quelquefois enfin l'alternance se produit du rythme couplé au rythme tricouplé, c'est-à-dire que les deux

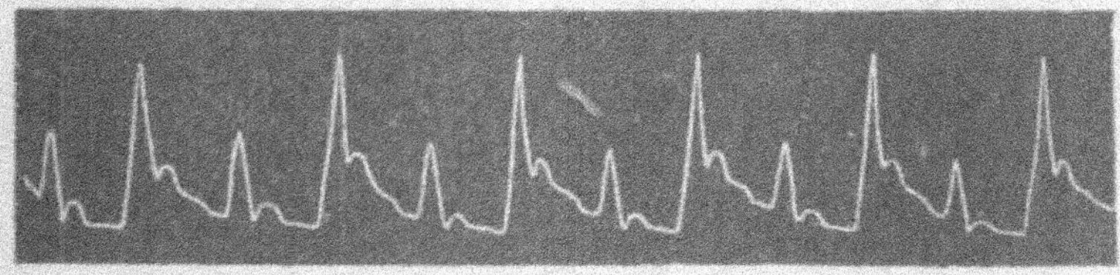

Fig. 55.
Pouls alternant régulier (HUCHARD).

systoles du rythme couplé sont immédiatement suivies des trois systoles décroissantes du rythme tricouplé, et celui-ci d'un long silence, après quoi tout recommence suivant le même type. Les rythmes couplés coexistent souvent aussi avec le pouls lent permanent dont ils ne sont peut-être qu'un terme de passage.

4° Valeur séméiologique et pathogénie de ces rythmes.
— Le rythme couplé coexistant tantôt avec le pouls veineux
de la jugulaire, tantôt avec l'athérome artériel, alternant avec
des périodes de rythme normal, de pouls lent permanent ou
d'arythmie complète, ne semble pas devoir relever d'une seule
série de faits étiologiques. Il peut, du reste, passer inaperçu ou
être pris, tantôt pour le dédoublement de l'un des bruits du
cœur à cause du rapprochement des systoles, tantôt pour un
rythme simplement ralenti, la seconde systole paraissant constituer le bruit diastolique du claquement des sigmoïdes et non
le début d'une nouvelle révolution cardiaque.

Ce rythme se retrouve dans un certain ordre de faits complétement disparates les uns des autres. Traube l'a signalé dans
l'intoxication par la digitale, et il est, dans ce cas, de mauvais
augure, car il prouve que le myocarde n'obéit plus sans très
grande fatigue à l'incitation du médicament, et que la dilatation du cœur ou même l'asystolie complète sont proches. Il
faut donc surveiller attentivement le cœur des personnes soumises à ce médicament, car, en raison de ses profondes atteintes
antérieures, son surmenage peut être extrêmement rapide.

On le rencontre encore dans quelques cardiopathies, celles
qui relèvent plus particulièrement de l'athérome artériel avec
périartérite chronique et myocardite scléreuse par îlots. Il
coexiste souvent dans ces cas avec l'athérome artériel généralisé, avec l'athérome des vaisseaux bulbo-protubérantiels et
apparaît en même temps que le pouls lent permanent, avec ses
crises apoplectiformes ou syncopales.

Enfin, on l'a noté aussi dans les cas d'anémie profonde, où
le cœur, insuffisamment nourri, aboutit très rapidement à l'extrême effort qu'il est susceptible de donner et traduit ainsi
l'excès de travail qui lui est imposé.

Quant à sa pathogénie, elle a suscité de nombreuses théories qui ont eu pour point de départ sa coexistence avec un
certain nombre d'autres symptômes, tels que le pouls veineux,
que Stokes signala pour la première fois et dont il dit qu'il
pouvait avoir une rapidité double du nombre des pulsations
artérielles.

A la suite de CHARCELLAY, quelques auteurs, et notamment LEYDEN, pensèrent que les deux ventricules pouvaient se contracter isolément, donnant ainsi lieu à ce qu'ils qualifièrent de *hémisystolie*, sans qu'il fût nécessaire que le nombre total des contractions de chacun d'eux fût le même que celui de son congénère ; dans le cas actuel, le ventricule droit se contractant plus souvent que le gauche dans la proportion du double, pouvait donner lieu à un pouls veineux également plus précipité.

Cette dissociation des ventricules paraît en opposition formelle avec le résultat des recherches des physiologistes et surtout de Fr. FRANCK.

Pour TRIPIER et BARD, la différence d'intensité des systoles et la disparition de quelques-unes des pulsations de la radiale seraient dues à l'inégalité du travail effectué par le cœur. — On peut comprendre en effet que cet organe, se trouvant fatigué, ne soit en état que de produire une seule contraction énergique, après laquelle la seconde est moins forte par suite de l'épuisement du cœur, qui devient tel quand elle est terminée que le repos s'impose pour lui.

CHAUVEAU et POTAIN à sa suite ont pensé que cette différence dans le nombre des pulsations veineuses et aortiques tenait à la contraction isolée des oreillettes et des ventricules, les premiers conservant leur rythme, tandis que les ventricules se ralentissaient, comme on peut l'obtenir expérimentalement par l'excitation du bout périphérique du pneumogastrique chez le cheval. MERCKLEN fait fort judicieusement observer à ce sujet que cette théorie est incapable de rendre compte de l'origine du pouls bigéminé, égal ou inégal peu importe, qui coexiste assez souvent, comme nous l'avons vu, avec le rythme couplé.

Il est bien plus probable, comme le dit HUCHARD, que les oreillettes et les ventricules se contractent un même nombre de fois. Si le pouls veineux est plus fréquent que le pouls artériel, on peut supposer que cela tient uniquement à la différence de résistance opposée par les colonnes sanguines des deux systèmes et à la différence d'éloignement de ces deux ordres de vaisseaux vis-à-vis des centres de propulsion cardiaque.

§ 3. — ALTÉRATIONS DU RYTHME PAR MODIFICATION DU NOMBRE DES BRUITS

1° Rythme à un temps. — A propos de la révolution cardiaque, nous avons vu que, dès le début de la systole ventriculaire, il se produisait un premier bruit grave, sourd, prolongé, synchrone à une sensation très appréciable de choc et de tension et que, durant la diastole, il s'en produisait un second qui, par opposition au premier, était court, sec, net, claqué. Ce sont ces deux bruits que l'on appelle quelquefois les *temps* de la révolution cardiaque, de sorte que lorsqu'on dit qu'il existe un rythme à un temps, cela signifie seulement que pendant toute l'étendue de la révolution cardiaque un seul bruit est perceptible. D'après cette définition, on conçoit que le rythme à un temps puisse être dû à la *disparition* soit *du bruit systolique*, soit *du bruit diastolique* ; l'une et l'autre ne reconnaissant pas des causes similaires.

a. *Dû à une prolongation du premier bruit*. — Quand le seul bruit perçu est *systolique*, c'est qu'il est exceptionnellement vibrant et prolongé. Cette prolongation relève de deux ordres de faits : ou bien d'une excitation cardiaque énorme provoquée par une résistance inaccoutumée du système artériel, ou d'une irritation du système automoteur du cœur, comme dans les cas d'intoxication par le tabac, l'alcool, le thé, le café, la digitale et les autres toniques du cœur. Dans ces cas, le rythme n'est pas nécessairement accéléré ; il peut même être ralenti. On retrouve encore cette même prolongation du premier bruit dans les cas de tachycardie émotive, où, par suite du raccourcissement des révolutions cardiaques, le temps de repos du cœur est réduit à son minimum et où une systole est à peine terminée qu'elle se reproduit aussitôt. La chute des sigmoïdes passe inaperçue dans ces cas. Ce qui le prouve, c'est qu'il suffit ou de ralentir les mouvements du cœur par

des applications de glace, par la digitale ou par tout autre
procédé, ou de faire respirer les malades très amplement, pour
que, aussitôt, réapparaisse le second bruit ; le rythme à *un
temps* redevient ainsi le rythme à *deux temps*, bien qu'un peu
précipité.

b. *Dû à un souffle systolique, couvrant le second bruit.* — Dans
d'autres circonstances, le premier temps n'est aussi exceptionnellement prolongé qu'en raison du développement, au moment

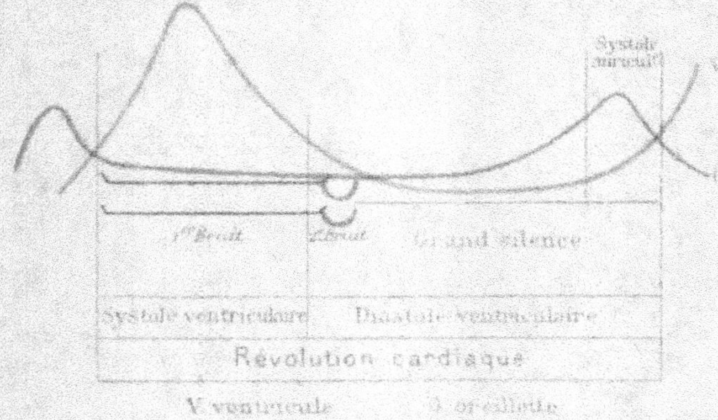

Fig. 56.

Rythme à un temps par prolongation du premier bruit.

où il se produit, d'un souffle ou d'un frottement qui le lie au
second et de deux n'en fait qu'un.

Dans ces deux circonstances, prolongement du premier bruit
ou production d'un souffle à l'occasion de ce bruit et couvrant
le second, le maximum de perception du rythme à *un* temps a
lieu au niveau de la pointe du cœur.

c. *Dû à la disparition du premier bruit.* — Enfin chez certains
malades le point *optimum* de perception du rythme à *un*
temps se trouve au niveau de la base, au-dessus de l'un des
deux orifices, pulmonaire ou aortique. La prééminence du
bruit dans cette région tient à la disparition complète du
bruit systolique ou de tension des valvules auriculo-ventriculaires. Pour que celui-ci ne se perçoive plus, il faut donc que
la contractilité du myocarde soit gravement atteinte ; aussi

est-ce surtout dans certaines maladies infectieuses dont le
retentissement sur le cœur est profond et rapide que l'on note
cette particularité; ainsi en est-il de la fièvre typhoïde dans
laquelle le rythme à un temps serait d'un très fâcheux augure
(PICOT).

2° Rythme à trois temps. — Le rythme à trois temps peut
reconnaître pour cause : un dédoublement du premier bruit
suivi de la chute normale et simultanée des sigmoïdes; — un

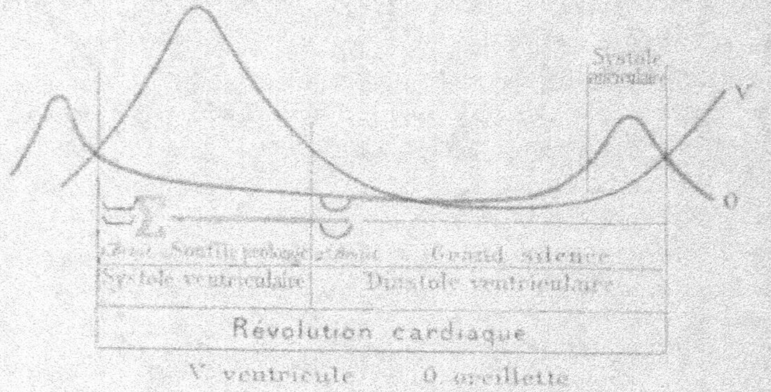

Fig. 57.

Rythme à un temps par souffle systolique étendu jusqu'à couvrir
le second bruit.

dédoublement du second bruit précédé de la tension normale
et simultanée des valvules auriculo-ventriculaires; — l'existence
des deux bruits normaux du cœur et d'un troisième surajouté
qui peut s'entendre soit avant le bruit systolique et il est dit
alors présystolique, soit entre le premier et le second bruit du
cœur, comme peut faire un frottement péricardique, soit au
milieu de la diastole comme nous aurons l'occasion de le voir
plus tard, et il est dit dans ce dernier cas *proto* ou *méso-diastolique*, suivant qu'il est plus ou moins rapproché de la chute des
sigmoïdes. Dans ce grand nombre de rythmes à trois temps,
l'usage a consacré l'utilité qu'il y avait à en étudier plus particulièrement deux, savoir : celui qui est produit au premier
temps (grâce à un bruit surajouté) et qu'on nomme *bruit de*

galop, et celui qui résulte du dédoublement du second bruit et
que, pour cette raison, on appelle *bruit de rappel*, parce qu'il
imite le rappel de la caille.

A. BRUIT DE GALOP. — Ce bruit est ainsi désigné parce qu'il
représente exactement à l'oreille la cadence du bruit que fait
un cheval au galop de chasse et non au galop de course. On dit
aussi qu'il peut être schématiquement représenté par la
mesure de versification qu'on appelle l'*anapeste* et qui est

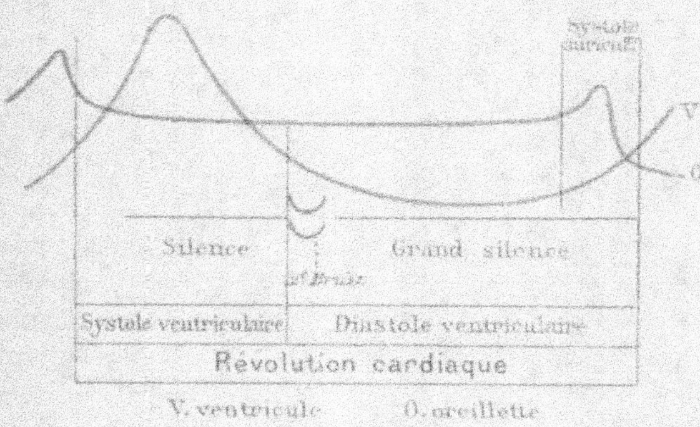

Fig. 58.
Rythme à un temps par disparition du premier bruit.

constituée par deux brèves et une longue : UU — ; cette comparaison n'est cependant pas exacte car, pas plus dans le
galop d'un cheval que dans le bruit que perçoit l'oreille, la
troisième sensation acoustique n'est une longue. Formée du
reste par la chute des sigmoïdes, elle ne peut donner une sensation de durée plus longue que celle que peut fournir la tension des valvules auriculo-ventriculaires (se reporter à la
description des bruits); en réalité les trois bruits du galop
sont d'égale valeur et devraient être représentés par trois brèves :
U U U ou trois croches.
Le bruit de galop étant perçu avec une intensité plus
grande, tantôt au niveau du ventricule droit et tantôt au niveau

du ventricule gauche, on décrit *deux* bruits de galop : le *galop gauche* et le *galop droit*.

B. Bruit de galop gauche. — Le bruit de galop gauche est le plus fréquent et le plus important.

a. *Caractères*. — On peut dire qu'il existe un bruit de galop *gauche*, quand l'oreille perçoit un rythme à trois temps, composé : 1° d'un bruit surajouté, antérieur aux bruits normaux du cœur, et 2° des deux bruits normaux. Il faut en outre que

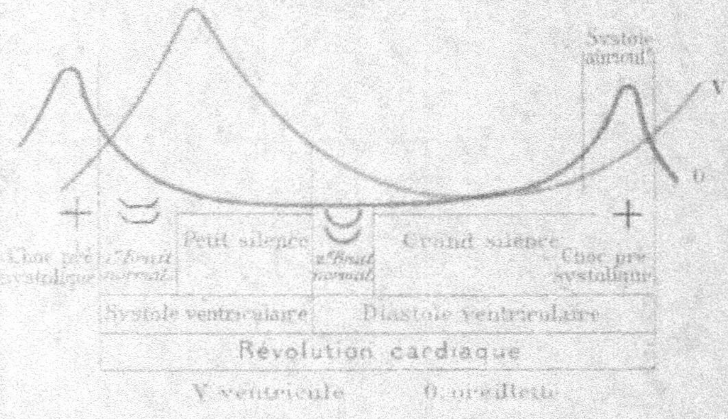

Fig. 59.
Rythme à trois temps du galop gauche.

le maximum de perception de ce bruit surajouté ait pour siége une région située au-dessus de la pointe du cœur, vers la ligne qui limite à gauche sa matité, c'est-à-dire vers le quatrième espace intercostal. Quand il est *gauche*, le bruit de galop s'accompagne en outre de quelques autres signes complémentaires qui sont les suivants : la pointe est abaissée un peu en dedans du mamelon sans déviation vers l'aisselle et la matité est plutôt verticale; le pouls est très dur et la tension artérielle exagérée, comme permet de le constater le sphygmomanomètre de Potain, qui indique une pression égale à 25 ou 30 centimètres de mercure. Cet excès de pression amène une accentuation manifeste du bruit diastolique, au niveau de l'aorte, c'est-à-dire à la partie interne du deuxième espace intercostal droit.

Nous avons vu plus haut que le bruit de galop était constitué, en plus de ceux que le cœur provoque normalement, par un bruit *surajouté*. Celui-ci, qui précède immédiatement les deux autres, en diffère en effet par plusieurs caractères importants que permet de reconnaître l'oreille seule. Ce sont : un timbre plus assourdi, « à peine un bruit; plutôt un choc, un soulèvement diffus de la région du cœur, ayant surtout et le plus souvent son maximum vers la partie moyenne. Il produit pour l'oreille une sensation tactile plutôt qu'une sensation auditive, et ce qui le prouve bien, c'est qu'il n'est pas transmis par les stéthoscopes flexibles. Cette impulsion vague et étalée précède le plus souvent le premier bruit du cœur; on dit alors que le bruit de galop est présystolique. C'est sa forme la plus habituelle. » (POTAIN.) Ce bruit n'est pas complètement éteint par le stéthoscope flexible, comme l'a dit POTAIN, mais seulement assourdi.

Quant à la place de ce bruit surajouté dans la révolution cardiaque, elle a été interprétée de manière fort diverse par les auteurs. SIBSON a écrit, il y a un peu plus de vingt ans, que ce symptôme était dû à l'anachronisme des contractions cardiaques, à leur dissociation et à l'anticipation du claquement de la tricuspide qui, isolé du claquement de la mitrale, produirait avec celui-ci un double bruit et par conséquent le rythme à trois temps, en y comprenant la chute normale des sigmoïdes.

PETER avait de son côté invoqué, plus tard, un mécanisme à peu près similaire, quand il disait qu'on devait l'attribuer à une prédominance contractile du ventricule gauche, laquelle se trouvait à son tour sous la dépendance du système artériel. Quand les lésions du système artériel étaient généralisées, le ventricule gauche s'hypertrophiait et le galop était permanent ; quand, au contraire, la tension artérielle n'était augmentée que pour un temps, le ventricule ne s'hypertrophiait pas et le galop n'était perceptible que d'une manière intermittente et durant cet excès de tension.

Le bruit de galop serait encore *systolique* pour BOUVERET et CHABALIER, mais, au lieu de provenir comme dans les théories précédentes d'une dissociation des systoles, il relèverait de la contraction des ventricules en deux temps, c'est-à-dire en deux poussées successives, sans que les ventricules fussent isolés dans leur action, et ce parce que ces ventricules éprouveraient une certaine peine à se vider d'un seul coup du sang qu'ils contenaient. Cette contraction en plusieurs temps peut du reste s'observer normalement chez le cheval.

Il faut citer enfin les vues d'EXCHAQUET et de SCHMALL, pour lesquels la contraction exagérée de l'oreillette serait suffisante à la production de ce bruit.

Quelques considérations, entrevues déjà, s'opposent à l'acceptation de ces diverses théories. Exception faite du timbre différent, il existe entre ce bruit surajouté et celui qui résulte de la tension des valvules tricuspide et mitrale un temps trop long pour qu'on l'attribue au dédoublement de ce premier bruit; de plus, s'il était occasionné par une occlusion anticipée de la tricuspide, son maximum de perception devrait se trouver à l'appendice xiphoïde et nous avons vu qu'il n'en est rien. A cette série de preuves, la plupart tirées de l'enseignement de POTAIN, BARIÉ en ajoute une autre péremptoire, c'est que le galop peut s'entendre, dans de rares circonstances il est vrai, immédiatement avant que le premier bruit ne se dédouble; il en est donc indépendant et doit être admis en tant que *surajouté* à ceux qui dépendent de la révolution cardiaque.

Le bruit de galop est *diastolique* et entendu, suivant sa place dans la phase de repos du cœur, à la fin, au milieu, ou au commencement de cette diastole, d'où la terminologie que POTAIN lui a appliquée de : *présystolique*, *mésodiastolique* et *protodiastolique*.

b. *Origine.* — Le bruit de galop étant diastolique, il importe de préciser exactement son origine. On peut à ce point de vue tirer grand parti de la lecture d'un tracé cardiographique normal. Celui-ci présente toujours, dans la phase qui précède immédiatement la systole ventriculaire, c'est-à-dire la longue ascension du levier, un petit soulèvement composé d'une partie ascendante, d'un sommet et d'une portion descendante, comme

celui qui répond à la contraction du ventricule; cette légère
ondulation correspond à la contraction auriculaire. Elle est
donc présystolique et résulte d'un choc imprimé à la paroi
cardiaque et thoracique, par une distension du cœur trop peu
considérable pour pouvoir être reconnue si elle n'a pas été
enregistrée. C'est là l'amorce du véritable bruit de galop. Est-
ce à dire qu'on doit admettre avec Exchaquet l'opinion que le
bruit de galop n'est qu'une exagération de cet état physiologique et qu'il suffit pour le produire d'une augmentation
d'énergie de la systole auriculaire? C'est ce que dit très nettement Barié; mais il faudrait pour Potain l'intervention d'un

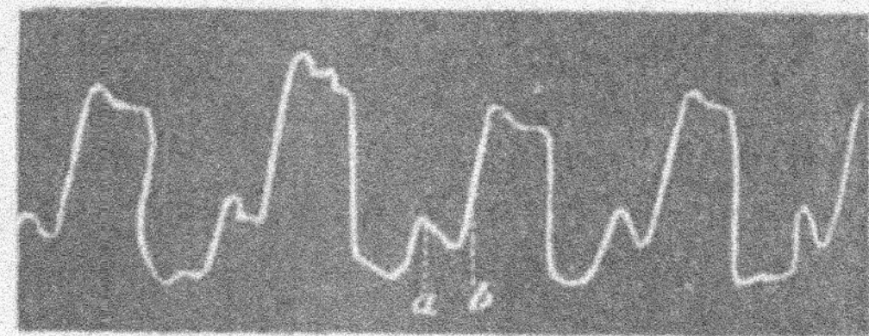

Fig. 60.
Galop présystolique (Potain).

autre élément, tout à fait indépendant de l'action de l'oreillette
et tenant uniquement au plus ou moins de résistance ou plutôt
de tonicité de la paroi ventriculaire. Ce qui le prouverait sans
discussion possible, serait la possibilité de la production d'un
galop par bruit surajouté, non plus dans la présystole mais au
milieu ou même au début de la diastole, le galop *méso* ou *pro-*
todiastolique dont nous avons parlé. Il est en effet évident que
la contraction de l'oreillette n'a rien à voir à aucun de ces stades de la révolution cardiaque.

Dès lors, la véritable interprétation serait la suivante (Potain):
sous l'influence de maladies diverses la paroi du ventricule
peut s'altérer de manière à se transformer soit en tissu
fibreux, soit en un tissu n'ayant plus que l'apparence de la fibre
musculaire; qu'elle soit ainsi sclérosée ou atteinte de l'une
quelconque des formes de la dégénérescence, cette paroi

n'est plus douée de cette propriété spéciale qu'on appelle la
tonicité, puisqu'elle est l'apanage du tissu musculaire seul.
Or, quand la pénétration du sang s'opère dans le cœur, ce
fluide éprouve une certaine résistance avant de le remplir,

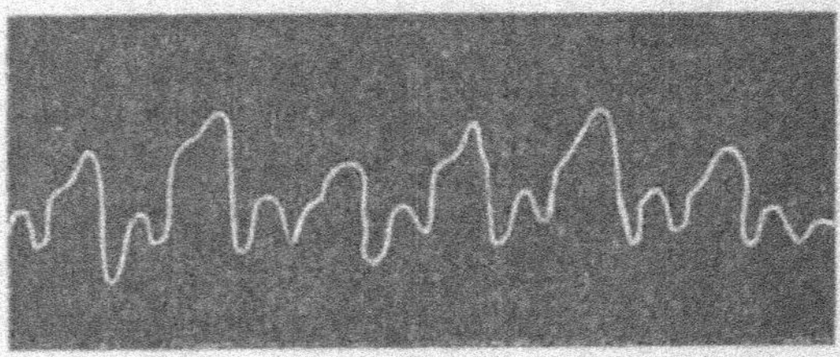

Fig. 61.
Galop méso-diastolique (POTAIN).

occasionnée par la tonicité dont il vient d'être question; mais
cette opposition n'est pas brusque, elle cède peu à peu, de sorte
que l'application du ventricule contre la paroi ne saurait s'opérer que lentement; au contraire sa distension est brusque et se

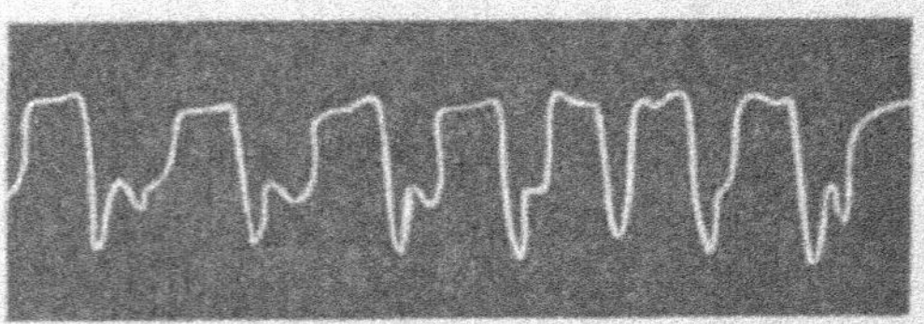

Fig. 62.
Galop proto-diastolique (POTAIN).

traduit par un choc quand le muscle a disparu sous l'influence
des maladies précitées. L'oreillette n'intervient donc ici qu'à
titre secondaire, pour parfaire cette réplétion ventriculaire, déjà
commencée dès le début de la diastole, mais son rôle n'est pas
indispensable à tous les cas.

Du reste son apparition est souvent facilitée par une série de
causes indépendantes de la contraction auriculaire, comme la

station horizontale, où le cœur est plus dilaté. Il en est de même de la réplétion plus ou moins parfaite du système veineux au voisinage du cœur (c'est-à-dire des veines caves pour le cœur droit et pulmonaire pour le gauche), parce que l'excès de pression qui détermine la brusque distension du ventricule est facilité d'autant par celle déjà existante dans les vaisseaux d'apport. Que si à cette distension vasculaire il vient se joindre une grande accélération du cœur, dans laquelle les révolutions cardiaques se raccourcissent et où les bruits systoliques tendent de plus en plus à se rapprocher de ceux que provoque la chute des sigmoïdes, il s'ensuit que la réplétion brusque du ventricule et le choc qui l'enregistre et constitue le galop, ont une tendance de plus en plus grande à se rapprocher à leur tour de ce bruit sigmoïdien. C'est ainsi qu'il devient tout d'abord méso-diastolique et plus tard proto-diastolique, si l'accélération devient plus grande encore.

e. *Diagnostique du bruit de galop gauche.* — Il semble que les caractères sus-énoncés, c'est-à-dire : rythme à trois temps formé par un bruit surajouté, entendu d'une manière plus spéciale un peu au-dessus et en dedans de la pointe, chez un malade présentant en outre de l'hypertrophie ventriculaire, un pouls dur et une grande tension artérielle, soient suffisants pour permettre un facile diagnostic. Quelquefois cependant la reconnaissance du bruit de galop est délicate, c'est quand on ne tient pas compte de cette sensation de choc sur laquelle POTAIN a justement insisté. De plus, quand la contractilité de la fibre musculaire baisse et que le rythme tend à s'altérer davantage et touche à la folie cardiaque, le bruit de galop s'atténue considérablement. — Enfin on peut très facilement le confondre avec un souffle ou un ronflement présystolique, comme celui que l'on observe dans le rétrécissement mitral. Il en est ainsi surtout quand le cœur va se laisser distendre et l'on peut alors, avec une suffisante habitude de l'auscultation, saisir le terme de passage et la transformation progressive du bruit de galop en souffle présystolique. On a dans ce cas une précieuse ressource, c'est d'ausculter aussitôt la base du cœur pour y chercher le dédoublement du second bruit, classique dans le rétrécissement

mitral, et au besoin la base de la poitrine où il est rare de ne
pas observer dans les mêmes conditions toute une série de râles
par congestion hypostatique. Néanmoins le diagnostic peut être
presque impossible en dehors du tracé cardiographique, quand
il coexiste un souffle mitral.

d. *Maladie où on entend ce bruit de galop*. — Quand il est
présystolique et accompagné des autres signes cardio-vasculaires énumérés plus haut, le bruit de galop s'observe surtout
dans la *néphrite interstitielle* ; mais si le cœur est encore peu
altéré, il peut apparaître ou disparaître suivant la résistance
dont il est doué vis-à-vis des efforts qu'on lui impose. C'est
ainsi qu'il cesse avec le repos et se reproduit après la marche,
comme l'a indiqué HUCHARD. En se plaçant dans ces conditions
favorables, on peut l'observer d'une manière presque constante. Pour POTAIN, il aurait même, dans cette maladie, une
très haute valeur diagnostique, car il peut précéder pendant
longtemps les signes de sclérose rénale et même les poussées
albuminuriques intermittentes qui l'accompagnent. Il a aussi
une grande importance pronostique, car on ne le constate
guère avec une certaine intensité que chez les personnes sur-
menées et dont le myocarde est sur le point de faire faillite ;
il suffit dans les premiers temps d'un peu de digitale et du
repos absolu pour faciliter sa disparition ou tout au moins
provoquer son atténuation, mais plus tard il n'en va plus ainsi
et malgré digitale et repos, il s'installe à demeure et de façon
définitive.

Nous avons vu plus haut que PETER faisait jouer à l'*artério-
sclérose* un très grand rôle dans sa production. On a noté
encore le bruit de galop gauche dans quelques cas de néphrite
aiguë, dans les péricardites et surtout dans la symphyse cardiaque, où le bruit de choc est le plus important des trois qui
le composent ; chez certains malades atteints d'insuffisance aortique où il n'est pas toujours présystolique ; dans la fièvre
typhoïde et quelques autres maladies infectieuses, parce qu'aux
lésions du myocarde s'ajoute toujours une activité circulatoire
assez grande. Dans ces derniers cas il est habituellement passager à moins que, comme dans la diphtérie toxique, il ne

signale une néphrite en voie d'évolution, qui pourra plus tard devenir définitive et entraîner avec elle le galop gauche.

C. BRUIT DE GALOP DROIT. — Le bruit de galop droit passe souvent inaperçu, confondu qu'il est avec le gauche. On peut cependant l'en différencier par les caractères qui suivent.

a. *Caractères.* — Dans cette variété de bruit de galop, le rythme à trois temps est constitué par un bruit surajouté aux deux bruits normaux, qui dépendent de la tension des valvules auriculo-ventriculaires et de l'occlusion des sigmoïdes. Il en est donc de lui, à ce sujet, comme du galop gauche, mais le maximum de perception diffère : au lieu de s'entendre surtout à gauche de la matité précordiale, au-dessus de la pointe du cœur, il se perçoit avec son intensité maxima vers l'appendice xyphoïde, un peu à gauche de celui-ci, c'est-à-dire dans la région qui correspond exactement à la base du cœur droit.

De plus, les signes complémentaires qui l'accompagnent sont tout à fait l'opposé de ceux qu'on note dans le galop gauche. Ce sont donc une augmentation transversale et non verticale de la matité, une déviation de la pointe vers la ligne axillaire et non pas son abaissement simple, une accentuation de la chute des sigmoïdes pulmonaires et non aortiques, une faiblesse, une mollesse, une dépressibilité du pouls, qui contrastent absolument avec l'hypertension artérielle de la néphrite interstitielle et témoignent de l'hypotension de tout ce système vasculaire.

Comme pour le cœur gauche, le bruit *surajouté* se différencie des claquements valvulaires par des caractères acoustiques en tout semblables à ceux que nous avons donnés déjà; il occupe dans la révolution cardiaque une place en tout comparable à celle de son congénère. Suivant la vitesse des contractions il est donc présystolique, mésodiastolique ou protodiastolique, mais il est rare que le soulèvement qu'il provoque ait la dureté de celui du galop gauche.

b. *Origine du bruit du galop droit.* — Son origine cependant est tout à fait différente. Il n'est plus question dans cette

espèce ni de néphrite interstitielle ni d'artério-sclérose, ni guère
de péricardite, mais de troubles gastriques, intestinaux, hépatiques et rarement génitaux. — Les troubles *gastriques* sont
tous d'origine superficielle, comme si les lésions plus profondes
déterminaient la destruction du système nerveux absolument
indispensable à sa production; ce sont des irritations de la
muqueuse, son catarrhe comme dans l'embarras gastrique sai-
sonnier, et quelquefois cette variété spéciale de dyspepsie
caractérisée par l'hyperchlorhydrie intermittente. Le bruit de
galop apparaît alors après le repas. Il s'accompagne quelquefois de douleurs épigastriques vives si la muqueuse était exul-
cérée et, presque toujours, d'accès de suffocation et de cyanose
à l'occasion de la prise d'aliments en quantité même extrêmement minime.

Les accidents inflammatoires de l'*intestin* qui l'occasionnent,
rentrent surtout dans le cadre de l'entéro-colite, principalement
dans le cadre de sa variété dite pseudo-membraneuse. J'ai pu
même noter un cas où le pseudo-accès angineux était occasionné
fort nettement par les décharges intra-intestinales qu'occasion-
nait une intolérance gastrique presque absolue. Le galop et le
pseudo-accès disparurent par un régime plus rationnel. Quand
le galop a pour origine une lésion intestinale, il s'accompagne d'une sensation accusée de défaillance, de refroidissement, de contracture des extrémités, d'extrême pâleur de la
face et de sueurs froides abondantes; puis, quand l'excitation
intestinale a cessé du fait de l'évacuation des matières, les sensations d'oppression disparaissent et le cœur rentre dans l'ordre. Il en est ainsi surtout dans les crises diarrhéiques du
matin.

Les lésions *superficielles des voies biliaires* entraînent des
résultats aussi graves; la muqueuse est fort sensible du reste,
comme il est facile de le prouver expérimentalement en introduisant un stylet dans le canal cholédoque, de sorte qu'il suffit
de l'enclavement d'un calcul, ou mieux de sa progression par
des surfaces à arêtes vives, pour voir se renouveler ces accidents.
Le galop peut ainsi apparaître et cesser au gré de la progression
du calcul, jusqu'à ce qu'enfin le myocarde, se trouvant épuisé

sous ces efforts successifs, succombe et se distende d'une manière définitive. Par opposition, les grosses lésions hépatiques
qui mettent en cause le parenchyme, restent muettes à ce point
de vue et ne se traduisent jamais par les accidents du galop et
ceux qui l'accompagnent.

Enfin, le bruit de galop droit se retrouve encore dans les
hypertensions permanentes de la circulation pulmonaire, surtout quand elles ont occasionné une certaine dégénérescence de
la fibre musculaire et il précède en ce cas les signes d'insuffisance tricuspidienne. On l'observe alors dans l'emphysème, dans

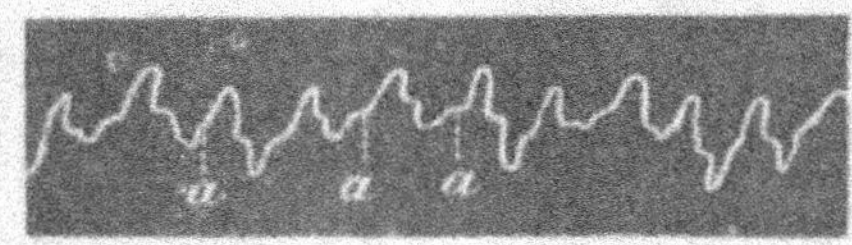

Fig. 63.
Galop droit (POTAIN).

les congestions pulmonaires, la carnification des bases, la dégénérescence brune du poumon, mais il se reproduit de préférence
au moment de l'effort, et constitue l'un des signes somatiques
importants de la *dyspnée d'effort*.

c. *Mécanisme du bruit de galop droit*. — Il faudrait citer encore
les lésions ovariennes, utérines, tubaires et péritonéales pour
avoir épuisé la liste de ces causes; mais il est préférables de dire
dès à présent quelques mots du *mécanisme* de ce galop, quand il
provient d'une excitation réflexe à point de départ abdominal.
Il se produirait, d'après BARIÉ et POTAIN, à la suite d'une excitation centripète qui actionnerait, grâce à l'intervention du
bulbe, la contractilité des vaisseaux pulmonaires; en diminuant
de calibre ceux-ci augmentent par le fait même la pression dans
le système pulmonaire et le ventricule droit se distend. Puis,
quand l'excès de travail se continue pendant un assez long temps,
si le cœur droit s'hypertrophie, s'il peut suffire à sa nouvelle
tâche, il augmente la pression dans le ventricule gauche et
les vaisseaux artériels; mais il diminue par contre-coup celle
du système veineux qui se déverse dans sa cavité, de sorte que

cette cavité est à peine remplie dès le début de la diastole. Pour que le ventricule contienne donc la quantité de sang nécessaire pour sa contraction, il faut que l'oreillette intervienne. Sous l'influence de cette action surajoutée, la paroi ventriculaire brusquement surprise se dilate tout d'un coup et, en s'appliquant contre la paroi thoracique, la soulève en donnant ainsi lieu au bruit surajouté qui complète le galop ou rythme à trois temps. Dans ce réflexe la voie centripète est celle du sympathique abdominal, le point de réflexion, le bulbe, et la voie centrifuge, la moelle cervicale, puis les filets sympathiques des plexus pulmonaires.

D. Bauit de galop systolique. — Les deux variétés étudiées précédemment sont nettement diastoliques: à côté d'elles

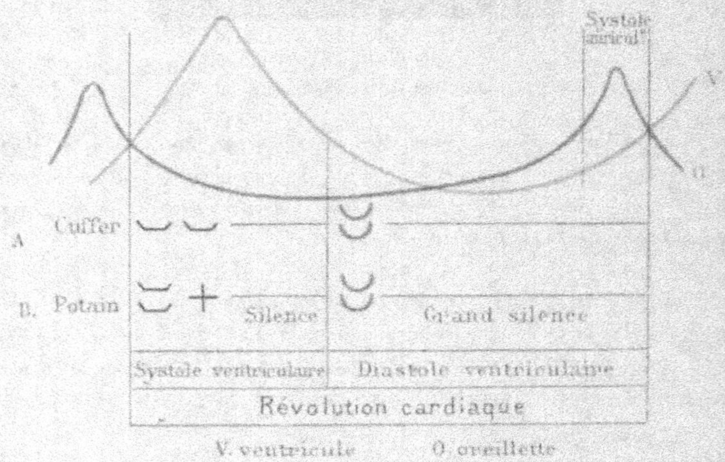

Fig. 64.
Schéma du galop systolique, d'après les idées de Cuffer et de Potain.

on a décrit aussi un galop systolique. Cuffer, qui l'a observé dans certaines fièvres typhoïdes, a dit de lui qu'il serait comme un redoublement du premier bruit et l'interprétation qu'il en donne est schématisée en *a*, de la figure précédente. Pour Potain il n'en saurait être ainsi et le bruit occasionnant le

galop serait bien indépendant de ceux de la révolution cardiaque et surajouté à eux, comme l'indique la ligne B. Dans
ce cas, il devrait être attibué à l'existence d'une ectasie aortique, dont la paroi serait violemment distendue par l'ondée
sanguine chassée par le cœur. Ainsi surprise cette paroi donnerait lieu à un bruit assez net qui, en se répercutant sur le
cœur, engendrerait le rythme à trois temps dont il a été question.

E. Bruit de rappel ou dédoublement du second bruit; ses
caractères. — La seconde classe de rythmes à trois temps est
constituée par une sensation acoustique qui ressemble très exac-

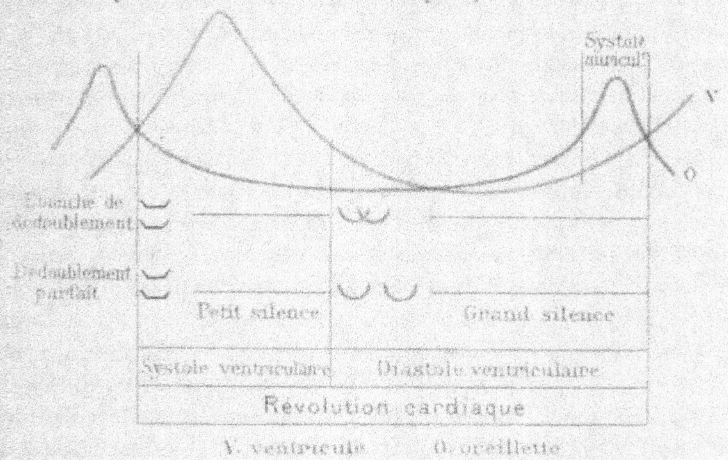

Fig. 65.
Schéma du bruit de rappel.

tement au chant de la caille qui *rappelle*, et est désigné pour
cette raison sous le nom de bruit de *rappel*. Dans ce rythme à
trois temps le troisième bruit n'est plus surajouté; c'est un
dédoublement du second bruit, comme permettent de l'affirmer
la similitude parfaite du timbre et l'extrême rapprochement des
chocs, que produit la chute dissociée des deux sigmoïdes. Il
arrive même parfois que ces chocs ne sont pas complètement
isolés, qu'ils chevauchent l'un sur l'autre et qu'on pourrait ins-

crire le bruit produit en admettant les signes conventionnels déjà utilisés (voir schéma du bruit de rappel) :

Plus tard le rythme se complète, l'occlusion des sigmoïdes s'opère en deux temps nettement différents et avec un intervalle suffisant pour que l'oreille les distingue facilement et enregistre le bruit de rappel. La formule devient en ce cas celle du dédoublement parfait.

a. *Caractères.* — On se rend compte de cette altération des bruits du cœur, en auscultant successivement à la pointe, à l'appendice xyphoïde et à la base. Quand le rythme à trois temps est dû à un galop, le maximum de perception se trouve, comme nous l'avons vu, soit à gauche, soit à droite de la matité cardiaque, en des sièges précisés plus haut, mais jamais à la base ; c'est précisément *à la base que le bruit de rappel est entendu le plus nettement.* Une autre particularité permet encore de distinguer le rappel du galop, c'est leur place différente dans la révolution cardiaque : dans le galop, le bruit surajouté est présystolique ; dans le rappel, le *troisième bruit est immédiatement consécutif au second.* Enfin dans le premier cas on entend une vibration longue, sourde et accompagnée d'un choc ; dans le second le timbre est clair, net, vibrant et le bruit perçu d'une courte durée.

Ce dédoublement du second bruit peut être *irrégulier, périodique* ou *permanent,* et dans tous ces cas semble d'une signification tout à fait différente. Il est *irrégulier,* quand on l'entend pendant quelques minutes après lesquelles il cesse complètement et que la chute des sigmoïdes n'est pas enregistrée avec une dissociation très nette ; c'est le cas des dédoublements émotifs ou de ceux qu'occasionnent les palpitations violentes. — Il est *périodique,* comme l'a indiqué POTAIN, quand il est sous la dépendance étroite de la respiration et rythmé par elle : on l'entend dans ce cas vers la fin de l'inspiration et le commencement de l'expiration. Or, comme les battements du cœur se produisent avec une rapidité moyenne de quatre à cinq fois plus considérable que celle des mouvements respiratoires, il en résulte que le dédoublement physiologique ne se perçoit que toutes les quatre ou cinq révolutions cardiaques.

Enfin le dédoublement peut être *permanent*, comme Bouillaud l'a depuis longtemps enseigné. Il est dans ce cas toujours
identique à lui-même, absolument indépendant des mouvements
respiratoires et constitue la variété la plus distincte. — Il indique
le plus souvent un *rétrécissement mitral* pur ou combiné à
l'insuffisance du même orifice, suivant qu'il coexiste ou non
avec un souffle systolique de la pointe, comme nous aurons
l'occasion de le voir dans la suite. C'est le signe le plus constant
de cette maladie ; il suffit à la faire reconnaître, surtout quand
la main perçoit dans la région précordiale une sorte de frémissement au milieu de la diastole. — On peut cependant l'observer
dans toutes les maladies chroniques du poumon qui amènent
une hypertension pulmonaire considérable et par exemple dans
l'emphysème, dans les scléroses pulmonaires, dans les symphyses pleurales de quelque étendue. En ces cas il existe toujours
seul et ne s'accompagne de souffles orificiels qu'autant que le
cœur a faibli et, succombant à la tâche, s'est dilaté.

b. *Diagnostic du bruit de rappel.* — Le diagnostic du dédoublement du second temps est facile d'habitude, à moins que le cœur
ne batte d'un rythme si précipité que la chute de la sigmoïde
en retard ne semble se produire dans la période qui précède
immédiatement la systole et ne figure ainsi un véritable bruit
de galop. Il suffit de permettre au cœur de se calmer pour faire
le départ de ces deux modalités différentes.

c. *Mécanisme du bruit de rappel.* — Quant à son mécanisme,
il a été interprété de diverses manières : pour quelques auteurs
le dédoublement serait dû à la chute anticipée de la sigmoïde
pulmonaire, en raison de la pression plus grande qu'elle supporte quand le sang est contenu dans le vaisseau sous une
pression plus élevée ; ainsi en serait-il dans les embolies, les
thromboses, les spasmes vasculaires du poumon, les inflammations de quelque étendue et surtout le rétrécissement mitral.
Cette interprétation serait fausse d'après Potain. Il pense au
contraire qu'en raison du rétrécissement mitral le ventricule
gauche se trouve relativement privé de sang, que sa systole a
moins de durée que celle du ventricule droit et qu'après elle il
se produit comme un sorte d'aspiration des valvules sigmoïdes

aortiques, qui *anticipent* sur les pulmonaires et tombent avant elles. Il en donne une preuve difficile à saisir, car elle nécessite une oreille tout particulièrement expérimentée, c'est la suivante : en cas d'anticipation des sigmoïdes aortiques, le premier des deux bruits dédoublé devrait s'entendre à droite avec le plus d'éclat, et le second à gauche avec les mêmes qualités. Il faudrait reconnaître que la preuve peut paraître souvent douteuse, mais la difficulté de perception n'infirme en rien la valeur de cette interprétation. Il arrive cependant, presque aussi fréquemment, que le choc sigmoïdien pulmonaire augmente d'intensité jusqu'à égaler ou même dépasser le choc aortique. Dès lors, son anticipation ne se fait plus guère attendre et le dédoublement ne peut plus être attribué qu'à l'hypertension pulmonaire.

d. *Origine et signification du bruit de rappel*. — Quoi qu'il en soit de cette interprétation, il faut retenir l'extrême importance du dédoublement permanent et sa signification pathologique, qui en fait l'un des *points de repere du rétrecissement mitral*.

F. Autres rythmes a trois temps. — En outre du galop et du rappel, il existe quelques autres types de rythme à trois temps.

a. *Dédoublement du premier bruit*. — Le premier à signaler en raison du rôle qu'on lui a fait jouer est le *dédoublement du premier bruit*. Il se caractérise, en auscultation, par la production rapide d'un second bruit, en tout analogue au premier, lequel est le bruit systolique. Cet extrême rapprochement, l'égalité de durée, la similitude du timbre, sont tels qu'il est souvent fort difficile d'affirmer qu'on a affaire plutôt à un dédoublement qu'à un bruit seulement prolongé. Le point optimum d'auscultation est environ le milieu de la matité précordiale à gauche du sternum. Ce dédoublement du premier bruit a des significations différentes, suivant les cas où on le considère : tantôt *physiologique* pour ainsi dire, il est irrégulier, intermittent, de courte durée, et s'observe chez quelques personnes dont le cœur est normal ou du moins le paraît, quel que soit le mode d'exploration employé. Il est alors l'apanage principalement des personnes de souche neuro-arthritique, entachées de nervosisme elles-mêmes et sujettes à des palpitations.

A côté de cette espèce il en faut signaler une autre, *pathologique* celle-ci, dont la signification n'est pas connue exactement. Quelques auteurs parlent de dissociation ventriculaire, de contraction isolée de l'un des ventricules, sans que rien dans l'expérimentation actuelle puisse permettre une pareille opinion, la synergie ventriculaire semblant être un postulatum inattaquable. Cependant c'est à cette interprétation que s'arrête PETER à propos du galop gauche de l'artério-sclérose, et SIBSON l'admet aussi, comme nous avons eu l'occasion de le voir. Des recherches ultérieures, tant physiologiques que cliniques, seraient indispensables pour vider définitivement cette question.

b. *Rythme à trois temps par adjonction d'un frottement péricardique.* — A côté du dédoublement du premier bruit il faut placer encore le rythme à trois temps, qui provient de l'existence d'un *frottement péricardique*, entre le premier et le second bruit du cœur, ou après ce dernier seulement. Sa superficialité, son défaut de diffusion aux régions voisines, son timbre râpeux, l'augmentation de son intensité quand on applique plus fortement le stéthoscope sur la paroi thoracique, son chevauchement sur la systole et la diastole peuvent le faire reconnaître, comme aussi son apparition dans l'attitude assise, le corps penché en avant, et sa disparition possible dans le décubitus dorsal. Le bruit surajouté est alors l'indice d'une péricardite sèche.

c. *Rythme à trois temps par adjonction du claquement d'ouverture de la mitrale.* — Le bruit surajouté peut ne pas être un frottement et s'entendre dans la diastole, où il aide à constituer le rythme que nous étudions : c'est le *claquement d'ouverture de la mitrale*, que décrivit d'abord SAMSON et POTAIN après lui. Les caractères seraient les suivants, d'après ce dernier auteur.

Pendant le silence diastolique qui suit le deuxième bruit du cœur, la valvule mitrale s'ouvre pour laisser l'oreillette se vider dans le ventricule, sans produire de bruit appréciable si elle est normale. Mais si elle est soudée sur ses bords de manière à créer comme une sorte d'entonnoir qui rétrécit son aire habituelle, après une certaine ouverture silencieuse, elle se tend brusquement, quand elle est arrivée à l'extrême limite de son élasticité. Cette tension subite détermine un bruit net, bref, claquant, qui se place après le deuxième bruit du cœur et dont le maximum est à la pointe. Il se distingue par ce dernier caractère du dédoublement qui s'entend mieux à la base et du galop par son timbre plus clair, par son siège d'auscultation, la pointe même et non la région sus-apexienne, enfin par sa place dans la révolution cardiaque, où on l'observe sans accélération du cœur au milieu de la diastole, tandis que dans des conditions identiques le galop est présystolique. Nous verrons plus tard qu'il peut aider aussi à constituer d'autres rythmes que celui à trois temps.

d. *Rythme à trois temps par souffle présystolique.* — On doit enfin décrire comme rythme à trois temps, bien que cette modalité soit assez rare, celui que produit un *souffle présystolique* dont le caractère soufflant est peu net, uni à un premier bruit du cœur normal et à un second non dédoublé. Nous avons déjà vu que l'ensemble de ces bruits pouvait en imposer pour un galop gauche ; je me hâte d'ajouter qu'il est rare de rencontrer pareille combinaison et que le rétrécissement mitral qui l'a occasionnée s'accompagne bien plus souvent d'une sorte de rythme à quatre temps.

3° Rythme à quatre temps. — Les rythmes à quatre temps sont beaucoup plus rares que les rythmes à trois temps, plus difficiles à constater aussi, car on peut les prendre pour les rythmes couplés ou alternants, quand une pause assez longue suit la série ou couple. On peut en décrire plusieurs variétés dont l'importance n'est pas égale, et qui sont *physiologiques* ou *pathologiques*.

a. *Par dédoublement successif des deux bruits.* — La première est constituée par le dédoublement successif du premier et du second temps ; elle peut s'inscrire comme dans la figure précédente.

Ce type semble pouvoir être considéré comme sans importance pathologique, car on l'observe chez des personnes n'ayant en ni antérieurement, ni dans la suite aucune tare cardiaque ; du reste, sa disparition rapide, sa reproduction facile à l'occasion d'une émotion quelconque, déposent dans le même sens. Il faut cependant que les malades soient entachés héréditairement ou personnellement d'un certain degré de nervosisme pour faciliter

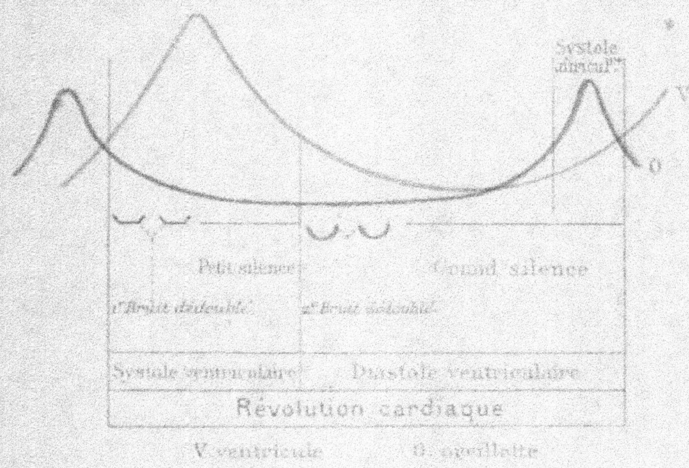

Fig. 66.

Rythme à quatre temps par dédoublement successif
des deux bruits.

sa production ; la neurasthénie est une affection qui semble plus particulièrement la permettre.

J'ai eu cependant, il y a seulement quelques mois, l'occasion de voir naître, se développer et disparaître, un bruit à quatre temps, par dissociation ventriculaire et redoublement successif de chacun des deux bruits, chez une femme âgée de mon service. — Il apparut à la suite d'une infection digestive prolongée, avec indicanurie intense, dont la persistance ne tarda pas à occasionner un délire très net d'intoxication, nocturne d'abord, et, plus tard, nocturne et partiellement diurne. — La corrélation de cause à effet me parut indiscutable, quand je la

vis s'atténuer et disparaître, au fur et à mesure que l'embarras
gastrique s'améliorait. Le second temps redevint d'abord
unique, puis ce fut le premier ; dans l'intervalle, le rythme se fit
à trois temps et figura un galop droit, et enfin le cœur reprit tous
ses caractères normaux.

b. *Rythme du rétrécissement mitral pur.* — Comme second
type, d'une importance pathologique considérable cette fois,

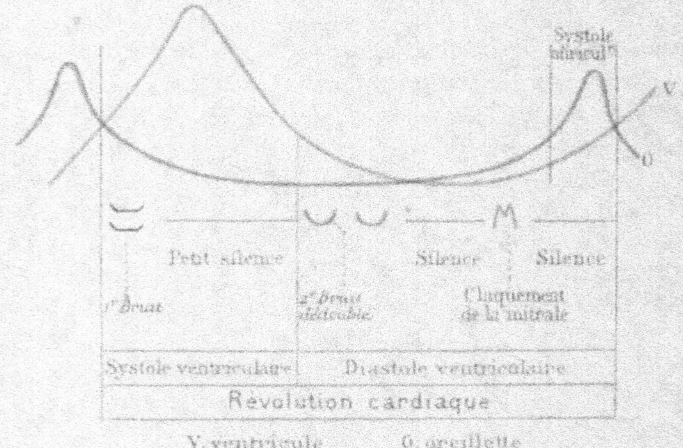

Fig. 67.

Schéma d'un rythme à quatre temps par dédoublement du second
bruit et claquement d'ouverture de la mitrale.

il faut signaler en passant le *rythme du rétrécissement mitral
pur,* que nous aurons l'occasion de revoir plus complètement
dans la suite, d'enregistrer aussi, et qui se compose : d'un souffle présystolique (premier bruit), du bruit systolique normal
(deuxième bruit) et du dédoublement du bruit diastolique
occasionné par la chute des sigmoïdes (troisième et quatrième
bruit).

Quelquefois le rétrécissement mitral pur paraît pouvoir
s'accompagner plutôt du claquement d'ouverture de la mitrale
que du souffle présystolique : il n'en existe pas moins
un rythme à quatre temps, mais il se décompose de manière

différente et peut s'inscrire comme dans la figure qui précède.

c. *Rythme à quatre temps des péricardites.* — Si un frottement s'interpose entre le premier et le second bruit et que celui-ci se dédouble, comme le fait arrive dans la péricardite, il naît un rythme à quatre temps avec bruit surajouté extra-péricardique. Il peut en être de même pour un frottement pleural rythmé par le cœur, mais dans toutes ces circonstances la différence du

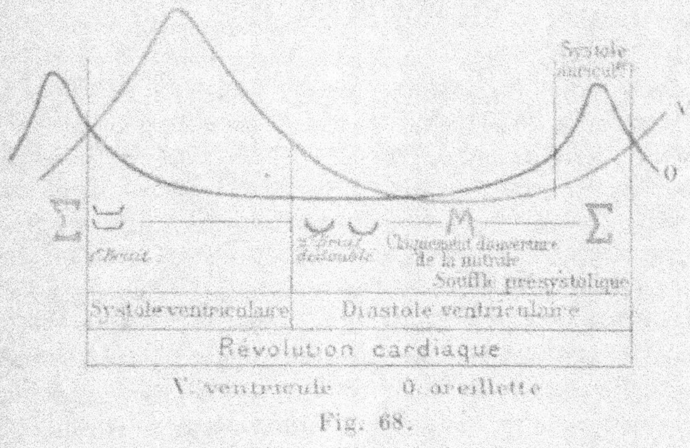

Fig. 68.

Schéma d'un rythme à cinq temps.

siège de ces bruits est suffisante pour permettre leur diagnostic, c'est-à-dire leur interprétation.

4° Rythme à cinq temps. — On peut quelquefois être exposé à rencontrer dans le rétrécissement mitral pur un rythme à cinq temps quand le claquement d'ouverture de la mitrale est suivi à quelque distance du souffle présystolique. La série peut alors se décomposer de la manière suivante : après un premier bruit normal apparaît un second bruit dédoublé, puis la mitrale se tend brusquement en déterminant une nouvelle sensation acoustique et celle-ci est à peine éteinte que se produit le souffle présystolique. Ce sont là, à vrai parler, finesses de description plus encore que de perception, car il faut une oreille absolument sûre et très experte et un cœur fort ralenti pour saisir les parties constituantes d'un rythme aussi complexe, les isoler et les apprécier à leur juste valeur.

ARTICLE III

ALTÉRATIONS DE LA TONALITÉ, DU TIMBRE
ET DE L'INTENSITÉ

Beaucoup moins importantes que les variations du rythme les altérations de la *tonalité*, du *timbre* et surtout de *l'intensité* ont cependant un intérêt réel, car elles permettent de reconnaître la distance qui sépare le cœur de la paroi, l'énergie de sa masse musculaire, l'intégrité ou l'inflammation des valvules qui ferment ses orifices, sans qu'elles soient insuffisantes ou rétrécies. Elles nous arrêteront donc quelques instants.

Avant d'entrer dans le détail, il est nécessaire d'avoir toujours présente à l'esprit cette proposition que la tonalité, le timbre et l'intensité des bruits du cœur sont essentiellement variables ; que les sensations qu'on accepte comme point de comparaison ne sont constituées que par de vagues moyennes intéressantes sans doute pour une description dogmatique, mais d'un secours bien plus problématique dans les cas particuliers. Il ne peut en être pour elle en effet comme du rythme, où tout repose en somme ou à peu près sur l'amplitude et le nombre des contractions cardiaques, chose facile à enregistrer, appartenant par suite au domaine de l'absolu et indiscutable en soi ; les questions de tonalité, de timbre et d'intensité nécessitent au contraire une éducation toute spéciale, une oreille rompue à la pratique de l'auscultation. Elles rentrent ainsi dans le cadre des choses *interprétées* et d'autant plus sujettes à la critique qu'étant d'ordre presque subjectif, elles peuvent conduire à des erreurs qui résultent à la fois de perceptions quelquefois défectueuses et de raisonnements qui aggravent l'erreur parce que leur point de départ était faux. Aussi ne faut-il user qu'avec une sage réserve et sous bénéfice de critiques des impressions recueillies par ces méthodes d'examen. Du reste les altérations de la tonalité, du timbre et de l'intensité, sont rarement isolables et l'on peut les percevoir simultanément, comme nous avons vu la respiration devenir rude dans presque tous les cas où elle était exagérée.

Ces modifications peuvent avoir pour origine l'action même du muscle cardiaque et se généraliser aux deux cœurs, elles donnent alors des impressions d'ensemble. Quelquefois au contraire elles ne s'entendent que dans les régions qui, plus particulièrement, correspondent aux divers orifices ; elles relèvent dans ces cas de l'état anatomique des valvules sousjacentes, sans que l'on ait à faire intervenir les lésions myo-carditiques.

1° Altérations de la tonalité — Pour en juger il faudrait inscrire, *ne varietur*, *le ton* de chacun des bruits du cœur pour chaque malade ausculté, car l'on pourrait ainsi saisir sur le fait les variations les plus sensibles de cette tonalité ; mais c'est chose véritablement impraticable. Il faut donc s'en tenir aux généralités.

Des deux bruits du cœur le premier, *toumm*, est plus long, moins éclatant, mais plus élevé que le second : *chac*. La différence n'est pas très considérable entre eux ; elle est moins marquée que celle qui sépare l'inspiration de l'expiration. Elle est proportionnellement la même de l'un à l'autre bruit dans tous les âges, mais la tonalité change cependant avec chaque personne considérée, notamment suivant son âge, son sexe, sa stature et son habitude de vie ; les enfants, les femmes, les personnes à poitrine étroite et peu habituées aux exercices physiques, ayant des bruits d'une tonalité plus élevée.

Cette tonalité est susceptible de se modifier suivant l'état de travail ou du repos du cœur ; elle s'élève d'une manière fort sensible quelquefois quand le cœur se précipite. Il en est de même dans certaines lésions orificielles qui rétrécissent moyennement les points d'abouchement des oreillettes ou des vaisseaux dans les ventricules, et il peut même se faire alors que l'élévation du ton ne soit pas identique à elle-même dans toute la durée de la contraction cardiaque ; ainsi en est-il dans le *piaulement*. Mais, à tout prendre, il n'est pas possible de faire grand fond pour le diagnostic sur les modifications de la tonalité.

1° Altérations du timbre. — Elles peuvent porter sur le *premier* ou le *second bruit*.

a. *Premier bruit*. — A propos du *premier bruit*, nous avons déjà vu qu'il était dû à la brusque tension des valvules auriculo-ventriculaires, droite et gauche, quand les ventricules étant remplis du sang des oreillettes, ils le déversaient par leur systole dans l'intérieur des vaisseaux efférents : aussi est-il un peu prolongé et donne-t-il à l'oreille une sensation simultanée de choc et de vibration sourde de cordages fortement tendus. Ce timbre spécial peut s'altérer en plus ou moins : le premier bruit est alors vibrant, strident, ou au contraire étouffé et aussitôt éteint, comme fait une corde pincée que l'on arrête dans son mouvement.

Il est *vibrant*, strident, quand les cordages qui font suite aux muscles papillaires et s'insèrent sur le bord libre des grandes valvules, sont enflammés, épaissis, raccourcis et manquent d'élasticité ; ils se trouvent ainsi en forte tension avec une contraction moyenne du ventricule, et en tension très exagérée quand les contractions ventriculaires deviennent violentes ; ils peuvent même se rompre dans ce cas. Ce raccourcissement des cordages ne s'observe que dans les inflammations chroniques du bord libre des valvules et quand, entre leurs insertions, s'est déposée une matière plastique qui les réunit, les sonde sur une grande partie de leur parcours. La portion mobile est plus courte, plus vibrante et donne un son d'une tonalité plus élevée ; il en est ainsi dans le *rétrécissement mitral*. Encore faut-il, pour que cette exagération au début soit perceptible, que le myocarde soit en état de se contracter normalement. Qu'on le suppose dégénéré en effet et, malgré la lésion tendineuse, le bruit conservera son timbre antérieur ou même deviendra sourd et étouffé.

Ce que peut faire le raccourcissement passif des tendons valvulaires peut être produit aussi par l'excès de tension ou de contraction papillaire. Que le myocarde soit excité, comme au début de ses lésions inflammatoires, dans l'échauffement, après la course ou tout autre exercice physique violent, ou par suite d'une vive émotion, et le timbre du premier bruit deviendra vibrant ; mais dans ces conditions les modifications ne sont que transitoires, elles cessent aussitôt après la mise en repos du myocarde. Il en est de même quand, en raison de la vacuité relative des ventricules, les valvules sont presque flottantes et plus facilement agitées par la contraction de la masse musculaire.

Le premier bruit est *étouffé*, cotonneux, indistinct même, dans deux conditions différentes : c'est-à-dire quand le bord libre des valvules est épaissi, *matelassé* et comme ouaté, et quand la contraction du myocarde est à peine apparente. Dans les endocardites, en effet, et particulièrement dans la variété mitrale rhumatismale, comme le fait remarquer avec insistance POTAIN, l'intime application du bord libre des valvules ne peut plus se faire librement. Il s'interpose entre elles cette sorte de coussin, de bourrelet dont nous parlions plus haut, qui arrête la vibration, ne permet le contact qu'entre parties peu denses et partant peu susceptibles de vibrer, et amortit le bruit comme font les lisières que l'on place sur les portes qui battent. Cette altération du timbre, cet *enrouement*, comme disait BOUILLAUD, précède souvent de très peu le souffle de l'insuffisance. Il est facile de comprendre, du reste, qu'il suffit de l'augmentation de volume du bord valvulaire sur un point limité pour que, la coaptation exacte n'étant plus possible, il y ait une perte dans le jeu des soupapes, perte que traduit le souffle.

Le premier bruit est assourdi bien davantage encore dans les *lésions dégénératives* de la fibre musculaire cardiaque, dans la stéatose, la surcharge graisseuse et les diverses dissociations musculaires, comme celle que RENAUT a décrite sous le nom de myocardite segmentaire. Le fait s'observe notamment dans la *fièvre typhoïde*, comme nous aurons occasion de le revoir dans un instant à propos de l'intensité.

b. *Second bruit*. — Le second bruit est occasionné par la chute simultanée des valvules sigmoïdes, droites et gauches, quand le sang a été lancé dans la grande et la petite circulation, et que les artères, après avoir été dilatées par cette pression anormale, reviennent sur elles-mêmes et compriment leur contenu. Celui-ci essayant de s'échapper de toutes parts fuit dans toutes les directions et tend à revenir vers le cœur ; aussitôt les valvules sigmoïdes se redressent, s'appliquent étroitement et oblitèrent l'aire vasculaire. Le second bruit, étant occasionné par cette sorte de marteau d'eau, qu'est la colonne sanguine, donne l'impression d'un choc brusque : il est bref, net, clair et simule parfaitement un rapide claquement. Comme le premier bruit, il dépend donc de l'*intégrité de l'appareil valvulaire et de l'appareil contractile*, de sorte que ses variations sont ainsi sous la dépendance de l'une ou l'autre espèce de lésions.

Le second bruit est *mou*, sourd, comme traînant un peu, quand la propulsion myocarditique est faible et que la colonne sanguine qui devra refluer sur les sigmoïdes est peu considérable. Il en est ainsi dans les cas d'hypotension artérielle permanente ou momentanée. Aussi le signe en question se retrouve-t-il dans les lésions dégénératives du myocarde, graisseuse, vitreuse, pigmentaire, segmentaire, il n'importe que pour la quantité du muscle détruit ; et dans les anémies qui sont contemporaines ou immédiatement consécutives aux hémorragies. Cette modification du timbre n'a pas grand intérêt. Il n'en est pas de même pour les cas où le second claquement tend à disparaitre rapidement à l'un des orifices et s'accompagne aussitôt d'insuffisance, parce qu'alors il s'est interposé, entre les faces ventriculaires des sigmoïdes, des productions verruqueuses qui empêchent le contact de leur bord libre. Suivant leur fixation ou leur déplacement, leur développement ou leur disparition, le bruit de souffle s'accentue, ou disparait pour faire place au claquement normal.

Il n'en va plus ainsi quand, au lieu d'être aussi net, le timbre devient plus vibrant, plus claquant. Il manque souvent de souplesse et donne à l'oreille comme une sensation de *dureté*, de froissement de papier, de prochaine déchirure. BOUILLAUD disait de lui qu'il était *parcheminé* dans ces cas ; cette sorte de claquement isolé de chacune des parties constitutives de la valvule représente bien en effet le bruit de parchemin. On observe ce fait quand les valvules sont denses, encroûtées de sels calcaires comme dans les vieux athéromes, ou simplement fibreuses à l'excès comme dans les chroniques inflammations, parce qu'elles n'obéissent pas dans ces cas, simultanément pour toute l'étendue de leur surface, à l'énorme poussée qu'elles reçoivent. La sensation éprouvée peut être même *métallique* et le timbre devenir quelquefois si bruyant qu'il arrive à simuler le claquement *d'une tôle*, suivant PETER.

Les altérations de l'ordre que nous venons d'énumérer étant rares au niveau des sigmoïdes pulmonaires, ce n'est guère qu'au-dessus de l'origine de l'aorte, c'est-à-dire en arrière de la poignée du sternum, qu'on constate ces modifications du timbre. Suivant leur limitation au siège même d'auscultation de l'orifice aortique ou leur diffusion dans les régions voisines, on doit penser à une lésion seulement orificielle ou orificielle et aortique, comme nous aurons l'occasion de le dire plus tard.

3° Altérations de l'intensité. — Il n'est point rare de lire qu'aucune distinction sérieuse ne doit être établie entre le timbre et l'intensité du bruit du cœur ; ce sont choses absolument différentes cependant. On peut en effet noter une propulsion cardiaque énergique, comme en témoignent à la fois la vivacité du choc précordial et la plénitude du pouls, dans des circonstances où les claquements valvulaires manquent de netteté. Pour être la plus habituellement coexistantes, elles doivent être isolées.

A. DIMINUTION. — Cette *intensité* des bruits du cœur dépend de deux facteurs tout à fait différents l'un de l'autre, mais agissant dans le même sens, ce sont : *l'énergie du myocarde* et le *mode de transmission des bruits* que la première fait naître. La *transmission* de ces bruits est en effet variable suivant les malades, car il est loin d'être indifférent que la paroi antérieure du thorax soit ou non recouverte d'une épaisse couche adipeuse. Un cœur qui serait entendu avec précision chez une personne maigre peut souvent paraître affaibli chez une personne grasse et surtout chez une femme dont les seins sont gros, étalés et flasques. Mais ce n'est pas là l'origine la plus importante de cette diminution.

Comme nous aurons l'occasion de le voir bientôt en étudiant la projection du cœur sur la paroi, cet organe est partiellement recouvert sur son bord gauche par la languette antérieure du poumon adjacent. Cette superposition se fait dans une étendue variable dans chaque cas, mais égale le plus souvent à 2 centimètres ; de même le pédicule est en contact immédiat avec le poumon droit et l'aorte le plus souvent à peine apparente. Or, cette disposition normale peut être exagérée, tant du côté du pédicule que du bord gauche du cœur : au niveau de la base, l'aorte peut ainsi disparaître complètement, de même que le ventricule gauche peut être entièrement recouvert et avec lui une partie notable de la surface du ventricule droit.

Dans son ensemble l'organe se trouve isolé de la paroi par une couche de plusieurs centimètres d'épaisseur quelquefois ; il en est ainsi dans les cas d'emphysème pulmonaire avancé, dans certains œdèmes pulmonaires aigus ou chroniques, ou à la suite d'anciennes adhérences développées dans le sinus pleural antérieur, qui fixent le poumon au fond de ce sinus. L'existence dans le parenchyme pulmonaire de cloisons entrecoupées, dirigées dans divers sens de manière à limiter des loges inégales, la réplétion de ces loges par de l'air à tension variable, entraîne un amortissement extrêmement marqué des bruits qui se passent dans le cœur. La percussion rend vite compte de l'origine de cette modification de l'intensité.

On doit signaler aussi, comme agissant de la même manière, les *épanchements intra-péricardiques*, à la condition qu'ils soient suffisamment abondants pour entourer complètement le ventricule : les bruits sont éteints presque complètement quelquefois. De même, ils peuvent diminuer dans la péricardite sèche, quand les fausses membranes sont épaisses et continues, comme dans certains cas de tuberculose de cette séreuse, ou encore quand l'inflammation, au lieu d'avoir altéré le péricarde à sa surface interne, ne l'a intéressé qu'à l'extérieur sous forme de péricardite externe ou de médiastinite ; mais alors la diminution est moins marquée.

A côté de ces causes extrinsèques au cœur, il est d'autres conditions qui entraînent une diminution de l'intensité de ses battements, par altération de la fibre. Ce sont toutes les *dégénérescences* : graisseuse, pigmentaire, vitreuse, etc. ; la sclérose cardiaque vers la fin de son évolution, la myocardite segmentaire. Ce faiblissement de la systole et des bruits du cœur qu'elle produit s'observe dans toutes les maladies infectieuses et plus particulièrement dans la *fièvre typhoïde*, dans la diphtérie, dans la tuberculose, même quand elle s'accompagne d'atrophie cardiaque, dans l'alcoolisme, la polysarcie, le diabète quelquefois, dans toutes les cachexies, dans l'asystolie à répétition où l'impuissance du muscle se traduit par une sorte de *murmure*, comme l'a signalé PARROT. Dans quelques-unes de ces affections, et notamment dans la fièvre typhoïde, cette diminution de l'intensité du premier bruit serait d'un très fâcheux augure suivant PICOT, qui a publié des observations où il n'avait précédé la mort que de très peu de temps.

B. AUGMENTATION DE L'INTENSITÉ. — A côté de ces conditions anatomiques qui entraînent la diminution des bruits, on peut signaler d'autres états tout à fait opposés où les battements sont plus sensibles. Ce sont : la diminution d'épaisseur de la paroi thoracique, l'intensité plus grande du contact du ventricule avec cette paroi quand le poumon s'écarte de lui par suite d'une disposition congénitale ou d'une inflammation pleurale, ainsi que POTAIN le signale à propos de l'aorte. Dans le cas de pleurite, le poumon est rétracté en dehors de la zone cardiaque et fixé par des adhérences. Les bruits du cœur peuvent être augmentés encore dans les cas de sclérose pulmonaire, de tuberculose fibreuse ou dans toutes les autres condensations.

non pas parce qu'en réalité l'intensité serait plus grande, mais parce que la transmission serait plus parfaite.

Quand le cœur est excité par une maladie de son myocarde, une incitation nerveuse exagérée et sous la dépendance d'une névrose ou de toute autre cause, par un entraînement progressif qui le rend plus vigoureux, ses bruits sont accrus proportionnellement. Il en est ainsi dans les *hypertrophies* concentriques ou dans celles qui sont consécutives aux néphrites interstitielles et aux artérites chroniques; de même aussi dans les vives émotions. Quelques-uns de ces états peuvent cependant produire l'effet inverse quand le cœur surexcité succombe sous l'effort et se laisse distendre.

Mais il n'importe pas seulement de décrire d'ensemble ces modifications en plus ou en moins de l'intensité, il faut encore préciser pour chacun des orifices du cœur, car l'interprétation de la cause productrice de ces altérations en devient plus facile.

a. *Premier bruit.* — Le premier bruit, ou systolique, est exagéré ou diminué simultanément dans les deux ventricules, par les causes génératrices d'excès ou de diminution de pression d'ordre général, que nous venons de voir : résistance de la part des vaisseaux, surexcitation accidentelle du cœur, etc. Dans le *ventricule gauche*, le premier bruit est augmenté dans les cas d'aortites chroniques, d'artério-sclérose généralisée, de néphrite interstitielle au début, d'embolies périphériques multiples solides ou gazeuses. Duroziez, Traube, Potain et quelques autres ont entendu, dès le début même du rétrécissement mitral et pendant la totalité de son évolution ultérieure, une augmentation considérable de l'intensité du premier bruit à la pointe. Il était suffisant, d'après Duroziez, pour permettre à lui seul le diagnostic de la future lésion et tenait à l'épaississement de la valvule. On a dit aussi qu'on devait l'attribuer à la réplétion insuffisante du ventricule, qui permettrait une brusque tension des valvules non prévenues par la présence du sang et encore au repos.

Il est probable qu'on doit admettre à côté de ces raisons et comme cause de cette intensité exagérée le raccourcissement des cordages et l'énorme tension qu'ils supportent par le fait d'une systole de moyenne énergie. Dans le *ventricule droit*, le même phénomène s'observe tout autant que le muscle ne faiblit pas à la tâche, quand il se produit des embolies pulmonaires gazeuses, liquides ou solides, une sténose vasculaire par atrophie partielle des capillaires (emphysème), par vaso-constriction réflexe, comme nous l'avons vu exister quand on entend un bruit de galop droit. Il existe aussi dans les affections aiguës ou chroniques, pneumonie, tuberculose ou autres, qui restreignent le champ de l'hématose et augmentent le travail à effectuer.

En sens inverse tout ce qui facilite la circulation pulmonaire ou périphérique et diminue par contre-coup la tension de la grande et de la petite circulation, atténue rapidement ce premier bruit ; ainsi en est-il des saignées, des hémorragies successives et des vaso-dilatations spontanées, comme on les observe parfois dans les neurasthénies, ou médicamenteuses, comme dans les cas d'administration de la trinitrine ou l'emploi prolongé des iodures.

b. *Second bruit*. — Le second bruit est moins intense dans les cas d'hyposystolie, d'asthénie cardiaque, parce que la pression sous laquelle s'effectue la *chasse* sanguine est moins considérable de ce fait que normalement. Toutes les dégénérescences tant aiguës que chroniques en arrivent donc à ce point et notamment la stéatose cardiaque et les myocardites scléreuses. Mais, à l'encontre de ce que devrait faire supposer la théorie, il n'en est plus ainsi dans les cas d'anémie où les bruits diastoliques sont au contraire exagérés, sans qu'on en puisse donner une raison valable.

La chute des sigmoïdes *gauches* est très exagérée dans les cas d'hypertension artérielle, comme en produit la ligature d'un gros vaisseau, où elle est momentanée, dans l'artérite oblitérante, l'artério-sclérose généralisée, l'athérome avec ectasie aortique, la compression des gros vaisseaux, la néphrite interstitielle, le saturnisme, certaines lésions syphilitiques, à la condition expresse que la musculature cardiaque soit non seulement respectée mais même exagérée et hypertrophiée pour correspondre exactement au surcroît de travail imposé.

Celle des *sigmoïdes droites* est plus bruyante dans tous les cas de gène circulatoire pulmonaire, savoir : dans les déformations thoraciques, les gibbosités, les compressions pulmonaires par tumeurs extérieures au thorax ou par épanchements pleuraux, celles qui résultent de l'étranglement de cet organe par d'épaisses fausses membranes, par un anévrisme de l'aorte ou une tumeur du médiastin ; dans les lésions pulmonaires anciennes ou récentes, pourvu qu'elles soient étendues et entrainent simultanément une diminution des canaux aériens et des vaisseaux sanguins. Il en est de même quand les vaisseaux conservent leur calibre normal, mais sont oblitérés dans leur lumière par ces corps étrangers qui constituent les embolies ; mais au nombre de ces causes diverses d'augmentation du second bruit, il faut citer surtout quelques affections particulières. Ce sont les embolies pulmonaires, l'infarctus de Laënnec, l'apoplexie pulmonaire, l'emphysème, la tuberculose, le rétrécissement mitral et les lésions gastro-intestinales, comme l'a démontré Potain. Elle a dans ces conditions une valeur égale à celle des sigmoïdes aortiques, quand il y a artério-sclérose généralisée.

ARTICLE IV

DES SOUFFLES

« Le cœur et les artères, dit Laënnec, donnent dans certaines circonstances, au lieu du bruit qui accompagne naturellement (leur diastole), celui que je désigne sous le nom générique de *bruit de soufflet*, parce que, dans le plus grand nombre des cas, il ressemble exactement à celui que produit cet instrument lorsqu'on s'en sert pour animer le feu d'une cheminée, et il est souvent tout aussi intense. » Cette comparaison est de la plus parfaite exactitude. Ces souffles, ajoute-t-il, peuvent présenter un certain nombre de variétés ; ce dernier caractère faisant qu'ils ne peuvent être reconnus que par une méthode d'exploration, que Skoda fixa bientôt d'une manière précise.

Pour arriver au diagnostic et à la détermination de ce qu'il appelait les murmures du cœur, cet auteur formula un certain nombre de règles qui ont conservé toute leur valeur encore de nos jours. Il s'exprime à cet égard de la manière suivante :

1° Les tons du cœur, aussi bien que les murmures, sont toujours plus forts et plus distincts dans les points du thorax qui sont plus *rapprochés de leur origine*..... Conformément à ce qui a été établi plus haut, nous rapportons au ventricule gauche l'origine de tous les tons ou murmures que l'on entend très distinctement dans le point des parois thoraciques contre lequel vient frapper la pointe du cœur, et au ventricule droit, ceux qu'on entend très clairement au niveau de ce ventricule...

2° Une chose fort importante, c'est de déterminer si les murmures qu'on perçoit se produisent dans le cœur et dans les artères, ou dans le péricarde...

3° Après s'être assuré des points du thorax où ce murmure s'entend à son maximum et avoir déterminé *son siège* d'une manière satisfaisante, « il reste à s'assurer si le ton ou le murmure est *isochrone avec la systole ou la diastole du cœur* ».

La recherche de ces trois caractères primordiaux indiqués par Skoda : *siège* du maximum du souffle, *profondeur* du souffle, *place de ce souffle dans la révolution cardiaque*, nécessite un certain nombre de connaissances préliminaires, sans lesquelles il ne serait pas possible de reporter à une partie quelconque du cœur le bruit localisé au préalable sur la paroi thoracique ; la plus importante sans conteste est celle qui résume les rapports de la face antérieure du cœur avec la paroi thoracique. Mais prise en masse la connaissance de ces rapports est insuffisante et il faut surtout rechercher ceux qu'affectent les divers orifices avec elle.

§ 1. — Projection du cœur sur la paroi

Nous examinerons successivement à ce point de vue : 1° les cavités cardiaques ; 2° les orifices qui les font communiquer entre elles.

1° Cavités cardiaques. — Le cœur est un organe impair, médian, composé de deux parties symétriques, le cœur droit et le cœur gauche, qui sont à leur tour formées chacune d'une partie supérieure constituant sa base, *l'oreillette*, et d'une partie inférieure, où se trouve la pointe, qu'on appelle le *ventricule*. La juxtaposition des deux oreillettes et des deux ventricules donne à cet organe la forme d'un cône aplati, à base supérieure, à sommet inférieur.

Le cœur se trouve situé dans la cage thoracique où il est contenu dans la cloison antéro-postérieure, le *médiastin*, qui la divise en deux cavités secondaires. Il affecte là d'intimes rapports avec les poumons, surtout avec le gauche, à la face interne duquel il s'est creusé un lit de profondeur variable suivant les cas ; ses rapports avec le poumon droit sont moins étendus. Du reste, ce ne sont pas les régions homologues de ce viscère qui s'appuient sur l'un et l'autre poumon, car au lieu d'affecter une disposition parallèle à leur surface interne qui est verticale d'ensemble, il a une direction oblique de haut en bas, de droite à gauche et d'arrière en avant. Cette direction tend ainsi à éloigner davantage de la paroi la base de cet organe et les vaisseaux qui en partent : artères pulmonaires et aorte. Or, comme le pédicule vasculaire auquel le cœur est attaché, est situé sur la ligne médiane au-dessus de l'encoche du sternum, il résulte de l'obliquité de direction dont il était question plus haut, que le cœur empiète sur le côté gauche de la poitrine. Il ne faudrait cependant pas exagérer, avec la croyance vulgaire, cette disposition topographique, et il est admis que si le cœur déborde à gauche la ligne médiane du corps des deux tiers de sa surface, il se trouve néanmoins reporté pour un tiers à droite de cette même ligne.

Dans la région qu'il occupe, le cœur est en contact avec la paroi thoracique par l'intermédiaire du seul feuillet externe du péricarde, dont l'épaisseur est négligeable pour l'auscultation, tout au moins quand il est normal ; la portion de paroi thoracique qui lui correspond et le recouvre porte le nom de *région précordiale*. Elle est située en arrière du sternum, depuis la base de l'appendice xiphoïde en bas jusqu'à la limite supé-

rieure de l'insertion du deuxième cartilage costal. Elle se limite
à droite par une ligne parallèle au bord droit de cet os, dont
elle s'écarte de 2 centimètres environ ; cette ligne part du
milieu du second espace intercostal en haut pour s'arrêter

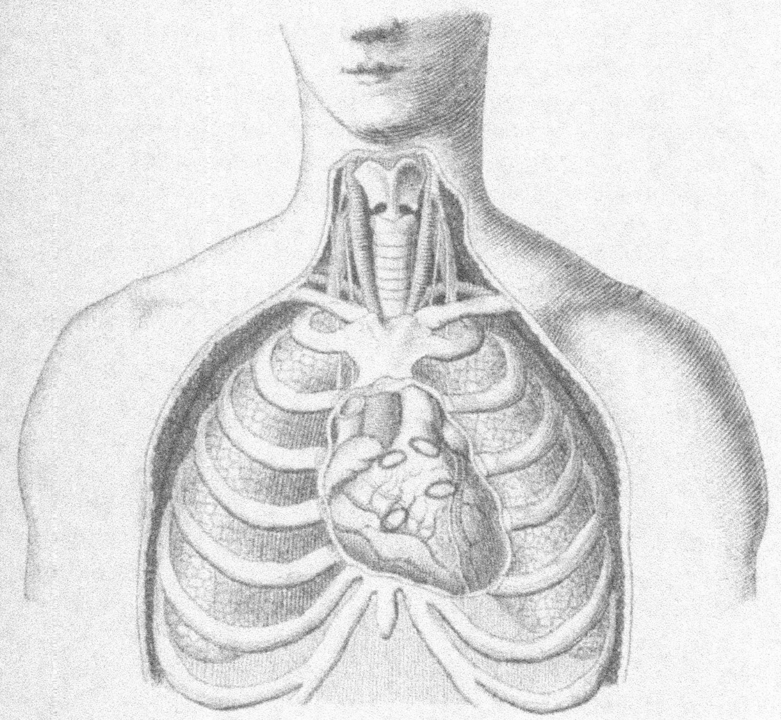

Fig. 69.

Projection du péricarde et du cœur sur la paroi thoracique.

vers l'insertion de la cinquième côte. — A gauche, la limite de
l'espace précordial est tracée par une ligne un peu convexe,
partant du second espace intercostal à 2 centimètres du
sternum et aboutissant un peu en dehors de la pointe du cœur,
c'est-à-dire à 8 centimètres environ de la ligne médiane. —
La limite inférieure est fournie par le diaphragme entre ce
dernier point et l'insertion du cinquième cartilage costal droit.

— La limite supérieure est moins précise, car le péricarde se prolonge plus ou moins sur le pédicule vasculaire qui, à son origine, fait partie de la région précordiale ; elle est parallèle et peu éloignée du bord inférieur des deuxièmes cartilages costaux.

Le cœur n'occupe pas la totalité de cette région quadrilatère : étant conique lui-même, il laisse certaines portions de la séreuse inoccupées sous forme de culs-de-sac du péricarde. Ces culs-de-sac sont au nombre de quatre : deux supérieurs, peu importants pour l'auscultation, situés de chaque côté du pédicule ; deux inférieurs, dont l'un correspond au bord droit du sternum au niveau de l'insertion de la cinquième côte et dont l'autre entoure la pointe de l'organe, dont il s'éloigne d'une manière sensible quand le cœur est en systole. Il existe en outre un léger écartement entre la surface externe du cœur et les portions du péricarde pariétal qui en sont les plus rapprochés ; il peut être estimé à un centimètre et entraîne une erreur appréciable dans l'estimation de la surface de matité de l'organe, comme nous le verrons.

Le viscère n'affecte donc pas avec la paroi des rapports aussi étendus que pourrait le faire supposer le contact péricardique : leur complexité est du reste telle qu'une notion d'ensemble est tout à fait insuffisante pour les besoins de la pratique journalière ; il faut donc préciser les points où les oreillettes et les ventricules se projettent. Ce sont les suivants :

L'*oreillette droite* correspond au creux épigastrique, c'est-à-dire au sinus inférieur droit du péricarde. Elle déborde de un demi-centimètre environ, à l'état de vacuité, le bord droit du sternum, mais ses limites sont de beaucoup plus éloignées quand elle est hypertrophiée ou distendue ; quant à sa limite inférieure que forme le sillon inter-auriculo-ventriculaire, elle se trouve reportée sur la ligne médiane, au regard de laquelle elle est oblique de bas en haut et de droite à gauche.

Le *ventricule droit* est tout entier couché sur le dôme du diaphragme, dont la convexité s'efface à son niveau pour faciliter son adhérence ; il constitue ainsi le plancher de la région précordiale qu'il arrête en bas et s'étend depuis la ligne médiane jusque dans la région de la pointe dont il reste éloigné de un demi-centimètre.

L'oreillette gauche est mi-partie à droite et mi-partie à gauche de la ligne médiane, qui se trouve à peu près au niveau du point d'intersection de la cloison inter-auriculaire et du sillon inter-auriculo-ventriculaire. Cette oreillette est donc recouverte par le sternum entre les troisièmes espaces, mais elle le déborde à gauche de 3 à 4 centimètres.

Le *ventricule gauche* enfin se trouve situé au-dessous du troisième espace, de la quatrième côte et du quatrième espace, dans la portion attenante à l'extrême limite de la matité cardiaque et sur une étendue transversale de 2 centimètres et demi environ. Ce ventricule contracte donc avec la paroi thoracique des rapports de juxtaposition beaucoup moins importants que ceux du ventricule droit ou même des oreillettes. C'est lui qui forme la pointe.

2° Orifices. — Les orifices méritent d'être recherchés avec un soin plus minutieux, car si nous rappelons la règle de SKODA d'après laquelle les bruits sont toujours plus forts et plus distincts dans les points du thorax qui sont le plus rapprochés des orifices, il y a un intérêt considérable à savoir quel est l'orifice sous-jacent à un foyer de ces bruits. On peut les localiser comme suit :

L'orifice *tricuspide*, ou de communication de l'oreillette et du ventricule droits, se trouve situé au-dessous du sternum, dans le point qui correspond à l'insertion des cinquièmes cartilages costaux, un peu à gauche de la ligne médiane, en un mot au niveau de la base de l'appendice xiphoïde.

L'orifice pulmonaire, ou de communication de l'infundibulum pulmonaire (base du ventricule droit) et de l'artère pulmonaire, est placé dans le deuxième espace intercostal gauche à 1 centimètre du bord du sternum, plus près du troisième que du second cartilage costal.

L'orifice mitral, ou de communication de l'oreillette et du ventricule gauche, répond à l'insertion de la troisième côte gauche et au troisième espace intercostal, à 2 centimètres du bord gauche du sternum. (Nous verrons plus tard que la loi de Skoda, ou de superposition des bruits de souffle et du point de projection de l'orifice, se trouve en défaut pour l'ori-

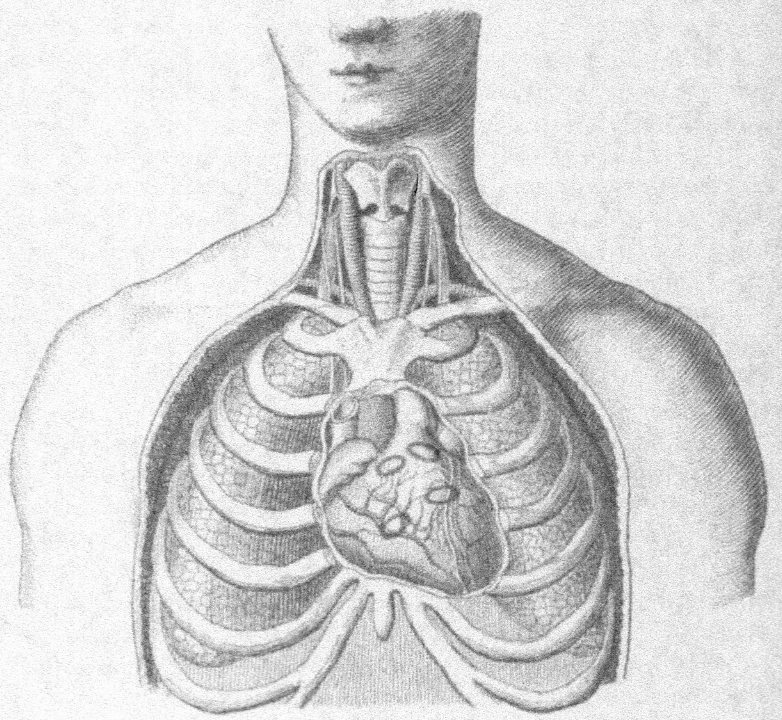

Fig. 70.
Projection des orifices cardiaques sur la paroi thoracique.

fice mitral, en raison de l'éloignement de cet orifice par le fait de l'interposition entre la surface du cœur et la paroi thoracique d'une languette pulmonaire.)

L'orifice aortique, ou de continuité du ventricule gauche et de l'aorte, correspond à l'extrémité interne du deuxième espace intercostal droit, ou plutôt à l'insertion de la troisième côte et à la portion du sternum sur laquelle elle s'appuie.

Pour la plupart des anatomistes, les limites données plus haut ne seraient pas absolument exactes : il en est qui font déborder le sternum de 2 ou 3 centimètres à droite, mais c'est une disposition que je n'ai jamais rencontrée avec des cœurs normaux ; d'autres font descendre le cœur jusqu'au cinquième espace intercostal et transportent la pointe jusqu'à la ligne mamelonnaire ; ce sont, me semble-t-il, autant d'exagérations. Il peut arriver néanmoins que, sans être malade, le cœur soit situé à un niveau bien inférieur au précédent et j'ai pu en observer un cas indiscutable : il s'agissait d'un rétrécissement laryngé chronique assez prononcé, qui avait entraîné un allongement fort sensible des premières voies respiratoires et avait eu pour résultat d'éloigner considérablement de la racine du cou le point de bifurcation trachéale. Le cœur avait suivi nécessairement et se trouvait transposé ainsi jusque dans le creux épigastrique, c'est-à-dire vers le sixième espace ; il était *normal quant au reste*.

§ 2. — SOUFFLES EN GÉNÉRAL

Nous avons vu plus haut que LAENNEC avait appliqué le mot de *souffles* à des bruits spéciaux, qui avaient pour caractère principal de ressembler d'une manière exacte au bruit que l'on produit quand on se sert d'un soufflet pour animer le feu. La limitation de ce terme ainsi comprise n'est plus admise aujourd'hui ; on range sous cette appellation la généralité des bruits intra-cardiaques, sans qu'il importe qu'il y ait une ressemblance quelconque au point de vue acoustique entre eux et celui d'un soufflet : quelques exceptions devront être signalées toutefois.

On n'a donné ainsi une extension plus grande à ce mot que parce que beaucoup de ces bruits intra-cardiaques ont un timbre très différent suivant l'intensité de la lésion ou la disposition des parties enflammées et malades, sans que rien, dans leur mode de développement ou leur importance au point de vue hydraulique, permette une distinction basée uniquement sur la variabilité de ce timbre. Il est dès lors indifférent que le souffle soit un souffle véritable, un bruit de scie ou de piaulement, les modifications du timbre ne correspondant qu'à de légers détails anatomiques.

Ainsi compris ces bruits anormaux sont tous sous la dépendance de lésions orificielles durables et méritent par conséquent l'épithète de *solidiens* dont les avait qualifiés Monneret, ou celle d'*organiques*, sous laquelle on les désigne aujourd'hui. Mais il en existe d'autres, que leurs caractères acoustiques ne permettent pas d'isoler des premiers, et qui prennent naissance en dehors du cœur, indépendamment par conséquent de ses lésions et du sens du courant sanguin. On les appelle pour cette raison *souffles anorganiques*. Ne se différenciant guère des premiers que par des détails de siége, de place dans la révolution cardiaque, ils seront décrits à part et comparés à chaque instant à ceux de la première catégorie.

A) Bruits de souffle intra-cardiaques ou organiques

1° Conditions anatomiques de leur production. — Lorsqu'on applique l'oreille sur la poitrine d'une personne dont le cœur est normal et qu'on écoute avec soin pendant toutes les phases de la révolution cardiaque, on entend, avons-nous déjà dit, un premier bruit sourd, prolongé, d'un timbre assez élevé, qui, coïncidant avec un brusque soulèvement de la paroi, correspond d'une manière exacte à la contraction ventriculaire ou systole. Il suffit du reste de saisir le moment où le pouls soulève le doigt pour se rendre compte que la pulsation artérielle est en léger retard sur le choc thoracique et que celui-ci régle celle-là. Plus tard, dans les quelques instants qui suivent le pouls et sans que le doigt soit soulevé à nouveau, l'oreille perçoit un second bruit, court, net, clair et claqué, qui prend le nom de bruit diastolique, en raison de son indépendance du mouvement de contraction du ventricule et des relations qu'il affecte avec le retour du sang vers les cavités

cardiaques dont il vient d'être chassé pour être projeté dans les
vaisseaux. Mais dans ces différentes périodes l'oreille ne saisit
aucunement le mode de progression du sang, non plus que son
passage des cavités auriculaires dans celles du ventricule, ou de
celles-ci dans les vaisseaux artériels. Le cours du sang est donc
silencieux normalement.

Il n'en est plus ainsi si les diverses dispositions anatomiques
qui assurent et favorisent l'hydraulique cardiaque sont sensiblement modifiées, par exemple quand le sang éprouve une
certaine difficulté à franchir un orifice, qui aurait besoin d'être
plus large pour que l'écoulement fût rapide, ou si les replis valvulaires ne remplissent plus exactement le rôle de soupape
qui leur est dévolu et laissent le sang pénétrer, durant la systole
ou la diastole, dans des cavités qu'il aurait dû quitter pour n'y
plus revenir.

Dans le premier cas, c'est-à-dire quand le sang ne passe
qu'avec peine d'une cavité dans une autre (peu importe qu'elle
soit cardiaque ou vasculaire) on dit que le souffle est dû à un
rétrécissement de l'orifice ; dans le second, au contraire, c'est-à-
dire quand le sang revient dans une cavité qu'il venait de quitter et change ainsi la direction de son courant, on dit que le
souffle provient d'une *insuffisance* valvulaire. Ces termes s'appliquent exactement aux deux espèces d'orifices, auriculo-ventriculaires ou artériels. Quand les oreillettes ne peuvent se vider
dans les ventricules qu'avec effort, c'est qu'il existe un rétrécissement auriculo-ventriculaire et celui-ci prend le nom de
l'orifice en cause : *rétrécissement tricuspidien ou mitral*. Quand le
sang reflue pendant la contraction du ventricule, de sa cavité
dans celle de l'oreillette, qui eût dû lui être fermée par les valvules auriculo-ventriculaires, c'est qu'il existe une insuffisance
de celles-ci, et cette insuffisance prend le nom de la valvule
atteinte : *insuffisance tricuspidienne ou mitrale*.

De même, les orifices artériels sont le siège de rétrécissement et d'insuffisance. Il y a *rétrécissement aortique et pulmonaire* quand les ventricules gauche et droit ne peuvent qu'au
prix d'un violent effort faire passer leur contenu dans l'intérieur
des vaisseaux correspondants ; ces mêmes orifices sont *insuffi-*

sants quand le sang retombe dans ces mêmes ventricules, après avoir été projeté dans l'aorte ou l'artère pulmonaire, par suite de l'inocclusion de leur orifice de communication par les valvules sigmoïdes altérées ou malformées.

2° Temps du bruit de souffle. — Ce ne sont donc pas toujours les mêmes parties de la révolution cardiaque qui produisent ces bruits, puisqu'on peut les entendre aussi bien dans la phase de travail que dans les moments de repos de l'organe. Les premiers sont dits *souffles systoliques*; les seconds sont appelés *souffles diastoliques*; mais ces appellations n'indiquent pas des lésion identiques, quand elles s'adressent aux orifices auriculo-ventriculaires ou artériels. Les souffles systoliques comportent en effet l'existence d'insuffisance, quand ils s'entendent au niveau des orifices auriculo-ventriculaire, parceque les valvules tricuspide ou mitrale ne sont plus en état d'obturer les orifices homonymes et que le sang pénètre du ventricule dans l'oreillette à l'occasion de la systole ventriculaire. Les souffles systoliques observés au niveau des orifices artériels sont au contraire signes de rétrécissement, car le but de la contraction du ventricule est précisément de chasser par ces orifices le sang dans les vaisseaux.

Les souffles diastoliques sont une preuve de rétrécissement quand ils ont pour origine les orifices auriculo-ventriculaires, et d'insuffisance, quand ils naissent dans les orifices artériels; mais leur place dans la diastole est tout à fait différente dans l'un et l'autre cas. Les souffles diastoliques des orifices auriculo-ventriculaires sont le plus souvent *termino-diastoliques*, ils précèdent immédiatement la contraction du ventricule d'où encore leur nom de *présystoliques*. Leur production à ce moment tient à ce fait que l'écoulement du sang par l'orifice toujours uniformément rétréci se précipite, quand l'oreillette se vide dans le ventricule, et que la réplétion de celui-ci ne s'opère plus par la simple *vis a tergo*, mais aussi par l'effort de contraction du réservoir surajouté. Quelquefois cependant il est difficile de l'entendre seulement au moment de la contraction de l'oreillette, il la précède de quelques instants et l'accompagne quand le rétrécissement est très prononcé.

Les souffles diastoliques des orifices artériels sont des signes d'insuffisance, parce que pendant tout le temps de la contraction cardiaque le sang passe du ventricule dans le vaisseau. Ce n'est que lorsque cette propulsion cesse par la mise en repos du cœur, c'est-à-dire dans la diastole, que le sang peut refluer dans le ventricule; mais le souffle apparaît dès le début de cette diastole, au commencement du grand silence, en se substituant au second bruit normal qui disparaît.

Il est donc extrêmement important, lorsqu'on ausculte cet orifice et qu'on y entend un bruit anormal, de pouvoir distinguer à quelle période de la révolution cardiaque il appartient, s'il est systolique ou diastolique, car l'interprétation de la lésion est tout à fait l'opposé dans l'un et l'autre cas. Pour cela, il n'est nécessaire que de saisir le pouls pendant le temps où l'oreille est appuyée sur la poitrine : suivant que le souffle s'entend assez longtemps avant, ou pendant, ou après que la pulsation artérielle a été ressentie, on dit qu'il est *présystolique*, *systolique* ou *diastolique*. Si le pouls radial n'est pas perceptible, il faut faire la même recherche vis-à-vis du pouls carotidien, et en cas d'impossibilité d'explorer aussi ce vaisseau, se rendre compte des relations de temps que le souffle affecte avec le choc de la pointe qui est sensiblement systolique. Une erreur pourrait être commise s'il existait un bruit de galop gauche, parce qu'il produit un choc thoracique anticipé par rapport à la systole. Il faudrait dans ce dernier cas contrôler les résultats obtenus, en auscultant successivement tous les orifices, parce qu'il est rare de ne pas entendre, tout au moins à l'un d'eux, un premier ou un second bruit normal, qui aide sans peine à reconstituer pour l'orifice soufflé le véritable rythme circulatoire.

3° D'où vient le bruit de souffle. — LAENNEC écrivait à son sujet qu'il était « dû à une véritable contraction spasmodique, soit du cœur, soit des artères », dont la possibilité n'avait pas besoin d'être démontrée puisque ces organes étaient musculaires. Du reste LAENNEC s'appuyait sur des expériences d'ERNON et de WOLLASTON et celles-ci semblaient donner une certaine autorité à son interprétation, que nous verrons revivre sous une

autre forme quand nous étudierons les souffles liquidiens et anémiques.

Depuis cette époque, et de nos jours encore, un grand
nombre d'auteurs attribuent les souffles organiques du cœur et
des vaisseaux au frottement de la colonne sanguine contre la
paroi des orifices rétrécis ou le sommet des rugosités, disant que
l'adhérence du sang à l'arête de ces rugosités ou du rétrécissement est plus grande évidemment de par le fait de la lésion
qu'elle ne le serait sans elle. Il y a là une erreur matérielle
contre laquelle s'élèvent à juste titre les physiciens. En effet,
lorsque les fluides progressent dans des canaux, ils se comportent d'une manière différente vis-à-vis de leur paroi, suivant
qu'ils sont ou non susceptibles de la mouiller. Dans ce second
cas, qui est celui du sang pour l'endothélium cardiaque et vasculaire, le liquide adhère fortement par sa couche extrême
à la paroi du récipient, et cette couche est ainsi immobilisée;
la progression ne s'exerce plus que par les tranches du
liquide qui se trouvent vers le centre de sa masse et son mouvement est d'autant plus rapide qu'on se rapproche davantage
de l'axe du vaisseau. Il ne peut donc pas être question de
frottement.

Par un grand nombre d'expériences, CHAUVEAU a prouvé du
reste que la production de rugosités intra-vasculaires, occasionnées par le pincement de l'artère, le broiement de sa tunique
interne, ou par tous autres procédés, est insuffisante pour
donner naissance au bruit de souffle. La paroi n'intervient
donc pas par elle-même, mais en raison des modifications
qu'elle imprime à la colonne sanguine, de sorte que tout le
monde admet aujourd'hui que les bruits de souffle sont d'*origine sanguine.*

Voici quelle serait leur véritable raison, d'après les travaux
de CHAUVEAU et de MAREY : pour qu'un liquide puisse donner
lieu à un *murmure*, suivant l'expression anglaise, ou à un bruit
de souffle, il faut qu'il puisse se produire une *veine fluide* et
celle-ci ne naît qu'à la condition que la progression de ce
liquide s'effectue par des sections de canaux extrêmement irrégulières. Quand le sang passe ainsi d'une portion rétrécie dans

la portion dilatée qui lui fait suite, son jet ne reste plus uniforme; il se produit dans la portion dilatée une série d'oscillations, de vibrations, qui deviennent sonores et se transmettent à l'oreille par la paroi du cœur ou des vaisseaux. Celleci ne sert plus ainsi que d'agent intermédiaire et passif. Encore faut-il, pour que cette veine fluide se développe, que les différences de calibre entre les portions rétrécies et dilatées, *soient considérables*; que le courant sanguin soit rapide et s'effectue sous une *pression assez élevée*, égale à 5 millimètres de mercure environ (MAREY).

Cette pression se développe facilement par le fait de l'existence même de la sténose, en amont du point où elle existe, mais elle se produit en des points différents de la colonne liquide d'un moment à l'autre : ce sont d'abord les portions latérales qui s'écoulent au travers du rétrécissement et plus tard les portions centrales au détriment des premières. Le jet devient ainsi intermittent et explique la formation des nœuds et des ventres que l'on observe sur la veine fluide, quand elle arrive dans le point dilaté. Là, étant moins comprimée, en raison de l'éloignement des parois du récipient (cœur ou artères) elle favorise le ralentissement de sa masse dans les parties latérales, c'est-à-dire en dehors de la poussée axiale du liquide. Ce ralentissement opposé à la rapidité d'écoulement du centre de la masse donne lieu à la production de tourbillons ou de remous immédiatement au-dessous du point rétréci (HEYNSIUS).

Cette nécessité de la pression en amont de l'obstacle ou du rétrécissement n'est pas admise sans conteste. Il paraît certain que les mêmes souffles ou murmures peuvent se développer dans un même rétrécissement, quand, au lieu d'être comprimée au-dessus de lui par une action propulsive considérable et sous forte pression, la masse liquide se trouve passer au travers du rétrécissement avec une grande vitesse, comme celle que peut occasionner l'aspiration. Ce sont donc les questions de vitesse qui paraissent intervenir plutôt que celles des pressions; mais dans la pratique cette distinction est moins fondamentale que l'on ne pourrait croire, car c'est surtout l'action propulsive du cœur qui engendre la vitesse d'écoulement sanguin, la tonicité vasculaire et sa résistance au courant restant à peu près toujours comparables à elles-mêmes. — De même la théorie du remous de HEYNSIUS est à peu près abandonnée.

Nous avons vu plus haut qu'on attribuait à une veine fluide les bruits entendus dans les rétrécissements cardiaques. BERGEON a établi que la diversité des sections vasculaires pouvait être comparée : 1° à celle d'un manchon de petit calibre pénétrant dans un plus gros (n° 1) ; — 2° à celle d'un manchon pénétrant dans une ampoule (n° 2) ; — 3° à celle d'un manchon diaphragmé (n° 3) ; — mais, pour cet auteur, le souffle peut se produire encore quand le courant passe d'une portion plus large dans une portion plus rétrécie, à la condition que la portion rétrécie pénètre dans la plus large, de manière à former autour de son abouchement un cul-de-sac circulaire comme dans le n° 4.

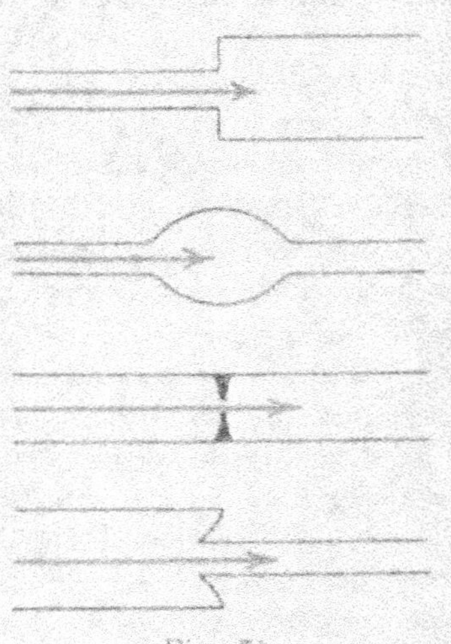

Fig. 71.
Schémas des sections vasculaires nécessaires pour la production des souffles.

Cette dernière conclusion de BERGEON est d'une extrême importance, ainsi que le remarque WOILLEZ, car elle peut faire admettre que les aspérités rugueuses qui limitent l'un des orifices du cœur ou d'un anévrisme peuvent facilement affecter cette disposition en cul-de-sac. Elles donnent lieu ainsi à ces différences de timbres que n'expliquent pas suffisamment sans elles l'égalité d'ouverture de l'orifice, origine du bruit de souffle qui, si elle intervenait seule, devrait donner toujours un bruit comparable, doux, râpeux, en scie ou un piaulement. Nous aurons l'occasion d'y revenir à propos du mode de propagation des souffles cardiaques.

4° Caractères généraux des bruits de souffle. — Nous rappelons que les caractères principaux des bruits de souffle sont ceux qui tiennent, au moment de leur apparition dans la révolution cardiaque, au siège de leur maximum et à leur propagation. Ce ne sont pas les seuls comme nous allons voir.

a. *Temps d'apparition.* — Avec Skoda, nous avons déjà insisté sur l'un des caractères primordiaux de ces bruits, celui qui relève de leur place dans la révolution cardiaque, ou du *temps* auquel ils se produisent, et nous les avons à cet égard divisés en souffles : *pré-systoliques, systoliques* et *diastoliques* ; nous n'y reviendrons pas.

b. *Siège du maximum de souffle.* — Nous avons encore rappelé cette seconde proposition du même auteur, à savoir : qu'en règle générale le maximum du bruit anormal se perçoit dans les endroit les plus rapprochés du lieu d'origine ; de sorte qu'il suffirait de connaître le *siège* de ces orifices et leur *projection* sur la paroi, pour avoir le droit de conclure qu'un bruit développé avec son intensité maxima dans le point superposé à l'orifice reconnaissait bien celui-ci pour origine. Il y a quelques exceptions à cette règle que nous noterons dans chaque cas particulier. Il faut cependant se rappeler d'une manière précise : 1° que *tout souffle dont le maximum se trouve à la base du cœur* (deuxièmes espaces) *est un souffle artériel*, puisque c'est là le siège des orifices des vaisseaux efférents du cœur et que, *suivant que ce maximum est à droite ou à gauche du sternum, le souffle dépend d'une lésion de l'orifice aortique ou pulmonaire ; — 2° que tout souffle entendu vers la pointe relève d'une lésion des orifices auriculo-ventriculaires*, savoir : de *l'orifice tricuspide*, s'il a son maximum à la base de l'appendice xyphoïde et de *l'orifice mitral*, si ce maximum est à la pointe de l'organe.

Il nous reste à parler maintenant de la *tonalité* du *timbre*, de l'*intensité* et de la *propagation* des souffles.

c. *Tonalité.* — La tonalité du bruit de souffle est essentiellement variable, sans que l'on puisse toujours incriminer des différences organiques, c'est-à-dire tenant au plus ou moins de rétrécissement, non plus qu'à l'aspérité du contour de l'orifice, comme le prouvent les variations des *tons* entendus chez un même malade à quelques heures de distance, ou même dans les instants qui se suivent immédiatement. Ces variations peuvent résulter en effet des changements dans la vitesse d'écoulement du sang, la tonalité s'élevant comme la vitesse.

On peut dire cependant en règle générale qu'un souffle est d'autant plus grave que l'orifice est de section plus grande;

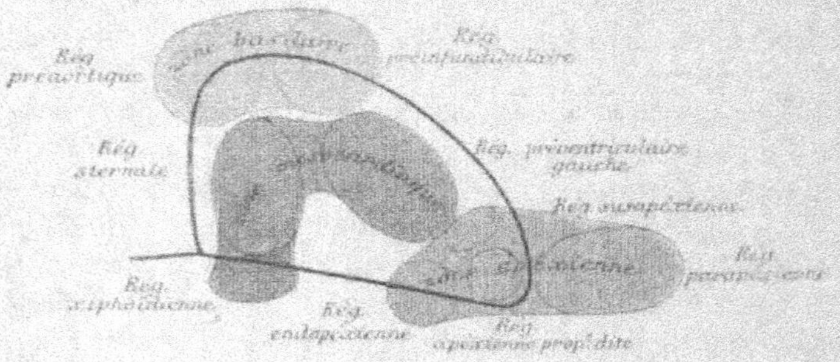

Fig. 72.

Zones et régions correspondant aux foyers des souffles extra-cardiaques (d'après POTAIN).

qu'il est plus élevé quand l'orifice se rétrécit encore; mais on ne peut pousser plus loin cette conclusion, car si l'orifice est extrêmement étroit, le souffle disparaît.

Le souffle est rarement formé par une note unique et toujours identique à elle-même. Le plus souvent il est constitué par un ensemble de tons différents qui se réunissent de manière à former comme une petite *phrase* musicale. Celle-ci se reproduit sans cesse quand le cœur se meut également, mais elle disparaît pour faire place à des sons sans suite régulière, quand les battements deviennent tumultueux ou irréguliers, comme dans les émotions violentes; puis, quand le cœur se calme et se repose à nouveau, la phrase se renouvelle encore : ainsi d'une sorte de *leit-motiv*.

d. *Timbre.* — Le timbre des bruits de souffle est plus variable encore que leur tonalité. Semblables le plus souvent au bruit de *soufflet*, comme l'avait indiqué LAENNEC, ils sont dans d'autres circonstances formés comme par un courant d'air de direction tout opposée, et il semble alors qu'il résulte d'une sorte d'inspiration, tandis que les précédents seraient occasionnés par une expiration. Les souffles d'inspiration ont été appelés par BOUILLAUD *aspiratifs*, en raison de la sensation qu'ils provoquent et qui correspond par ailleurs à la réalité du mouvement du sang, les souffles aspiratifs ne s'observant que dans la diastole et par suite du reflux dans le ventricule gauche du sang chassé au préalable dans le tronc aortique. Quand ils sont aspiratifs, les souffles sont toujours doux et légèrement prolongés, sans couvrir cependant la totalité du grand silence.

Ils peuvent encore ressembler à un *jet de vapeur*, à un bruit de *scie*, de *lime* ou de *râpe* (LAENNEC); reproduire un bruit musical comme le piaulement d'un jeune poulet (BOUILLAUD), le chant d'une tourterelle (WATSON), acquérir une consonance métallique par le fait du voisinage d'une vaste excavation telle que le pneumothorax, ou celui de pot fêlé quand la bouche est ouverte, et par percussion de la trachée, dans les émotions violentes.

Ces timbres divers sont surajoutés souvent au véritable bruit de souffle et n'ont pas, par conséquent, sa fixité; on les entend apparaître ou disparaître dans l'espace de quelques jours et ils s'accompagnent souvent dans ces conditions d'une rudesse toute particulière. Il en serait ainsi du piaulement pour PETER, qui, ayant assisté à ses modifications rapides, a pensé qu'il devait avoir pour origine des coagulations fibrineuses apposées à des bourrelets d'ancienne endocardite, que le courant sanguin dissocierait plus tard et entraînerait. On peut saisir sur le fait quelquefois la cause de ces timbres spéciaux, quand on assiste à leur développement dans l'espace de quelques jours et à leur brusque disparition, en même temps que se produit une embolie de siège quelconque : la simultanéité de ces deux faits, embolie et disparition du souffle, prouve la corrélation étiologique qui les unit.

POTAIN a décrit aussi un souffle à tonalité basse et vibrante dont le siège est dans le quatrième espace et l'a comparé au bruit d'une *guimbarde*, sorte de jouet consistant en deux branches métalliques en forme de lyre que l'on fixait sur les arcades dentaires et au milieu desquelles se trouvait une languette flexible, recourbée, en acier, que l'on faisait vibrer avec le doigt. Le timbre de ce bruit, autant que son siège anormal en dehors de tout orifice, serait pour cet auteur la preuve que ce bruit doit être attribué à un *tendon aberrant du cœur*.

Malgré ces quelques exemples qui dénotent l'importance du timbre du souffle cardiaque, il faut bien savoir cependant que sa recherche est le plus souvent infructueuse et qu'il est difficile de par ce caractère de conclure à une nature particulière de lésion. On peut dire seulement que plus ces lésions orificielles sont anciennes et surtout si elles sont fibreuses, dures, crétacées, plus les souffles qu'elles font naître sont intenses, vibrants et râpeux ; tandis que dans les lésions récentes et constituées en partie par des exsudations molles et semi-liquides les bruits sont enroués, éteints, comme étouffés, parce que les parties originelles représentent assez bien une matelassure qui empêche la production du bruit. POTAIN a même établi que l'extinction du bruit peut être complète, quand l'orifice est rétréci par des espèces de végétations polypiformes sur lesquelles se dépose une couche de fibrine comme effilochée, et il attribue cette atténuation si considérable du souffle à l'extrême division de la colonne sanguine, dont le morcellement ne correspond plus aux conditions nécessaires à la production des bruits morbides.

c. *Intensité*. — L'intensité des bruits présente les mêmes différences que leur tonalité et leur timbre, à telles enseignes que si quelques-uns ne peuvent être perçus qu'avec une attention extrême et à la condition que l'oreille soit aidée d'un stéthoscope capable d'isoler et de renforcer le souffle, d'autres sont au contraire perçus à distance et jusqu'à plusieurs pieds du malade.

Ces modifications peuvent se percevoir non seulement sur des malades distincts, mais sur le même malade ; elles tiennent à ses attitudes diverses. Nous avons vu déjà dans le cours de cet ouvrage que AZOULAY avait préconisé une station spéciale, dont nous avons reproduit les détails, celle du décubitus dorsal, la tête étant fléchie à angle droit et les bras relevés, comme capable de renforcer les souffles. Ils se renforcent aussi dans le simple décubitus dorsal, parce que les contractions du cœur se ralentissent, alors qu'elles expulsent une quantité de sang plus grande que dans la station assise ou debout, par suite de l'efficacité plus grande du travail effectué par le cœur. De là l'indication de faire changer l'attitude du malade quand le souffle n'est pas d'une netteté absolue.

Nous avons vu, à propos des bruits du cœur, qu'ils pouvaient être exagérés chez certaines personnes dont le poumon se retirait de la face antérieure du viscère et le laissait ainsi à nu et en contact plus intime avec la paroi thoracique. Ce qui est vrai des bruits normaux l'est encore des souffles, de sorte que l'on a de cette manière un procédé facile de les rendre plus apparents ou de les diminuer. Ils deviennent plus apparents quand les poumons se rétractent au maximum comme dans les expirations forcées, et s'éteignent par opposition quand ces organes s'amplifient, comme dans les inspirations profondes, parce que, en changeant ainsi de forme, ils éloignent le cœur de l'oreille ou l'en rapprochent.

L'intensité n'est pas constante et toujours comparable à elle-même pendant toute la durée du bruit pathologique : dans quelques souffles elle est *décroissante*, dans d'autres au contraire elle *augmente*, à mesure que le bruit se prolonge, et se trouve à son maximum quand il cesse. Elle est décroissante, toutes les fois que le souffle est sous la dépendance de la mise en équilibre de deux masses liquides, contenues sous des pressions différentes dans des loges contiguës et en continuité. Il en est ainsi pour le souffle diastolique de l'insuffisance aortique où, grâce à la lésion des valvules sigmoïdes, le sang retombe dans le ventricule gauche pendant le repos de ce dernier. La masse de sang mise en mouvement étant considérable surtout quand la systole du ventricule se termine, la pression se trouvant maxima à ce même moment, le reflux dans le ventricule s'effectue tout d'abord avec une extrême rapidité et sous forte pression. Puis, au fur et à mesure que l'équilibre se rétablit, vitesse et pression diminuent et le souffle avec elles ; c'est pour cela qu'il est dit aspiratif et décroissant. Ainsi en est-il encore dans les insuffisances auriculo-ventriculaires parce que, durant la pénétration du sang dans les oreillettes, ce liquide s'échappe aussi par les orifices artériels, ce qui fait qu'il s'accumule sans aucune peine dans l'oreillette, bien que la contraction ventriculaire devienne de plus en plus énergique jusqu'à sa terminaison.

Par opposition, les souffles sont *progressivement plus intenses* dans les rétrécissements auriculo-ventriculaires ou artériels, parce que la veine fluide, qui dépend des changements de calibre, devient de plus en plus volumineuse jusqu'à la fin de la contraction de l'oreillette ou du ventricule, ou plutôt de plus en plus sonore parce que la vitesse d'écoulement s'accentue. Ainsi en est-il du souffle présystolique du rétrécissement mitral, où le coup de pompe de l'oreillette augmente subitement la pression, et des rétrécissements pulmonaire et aortique. Dans cette dernière affection le ventricule est obligé de faire un dernier et violent effort à la fin de la systole, pour se désemplir du sang, qui éprouve une difficulté plus grande à s'échapper, en raison de l'opposition de plus en plus considérable que lui fait la colonne sanguine, déjà chassée dans ces deux ordres de vaisseaux.

La *pression* intervient donc de manière à exagérer ou à atténuer l'intensité des bruits de souffle, et c'est pour cela que cette intensité n'est pas la même dans toutes les affections myocarditiques. Si le cœur est vigoureux, ou s'est hypertrophié en raison de l'obstacle, le souffle est plus intense ; s'il est faible au contraire, ou surmené par le travail à accomplir, le souffle diminue, de sorte que ce dernier caractère a une importance capitale. Le souffle peut diminuer en effet sans que cette diminution soit le prélude ou le signe d'une amélioration, bien au contraire.

A la fin des vieilles affections du cœur et surtout des rétrécissements un peu serrés, le cœur faiblit et succombe à la tâche. N'ayant pas l'énergie suffisante pour chasser vivement l'ondée sanguine dans les vaisseaux, celle-ci ne forme plus de veine fluide vibrante, le sang s'écoule lentement, péniblement, sans pression et la lésion devient silencieuse. Qu'à ce moment l'organe récupère par le repos, ou par suite de la médication, une partie de son énergie passée et le souffle renaît de ses cendres, pour s'éteindre encore jusqu'à ce que mort s'ensuive. Il en va de même dans toutes les maladies graves dont est traversée la vie des personnes atteintes d'affections orificielles du cœur, parce qu'elles ont le plus souvent pour résultat d'entacher la fibre cardiaque dans sa structure et de diminuer son pouvoir propulseur, ce qui, au point de vue de l'hydraulique, conduit au même résultat que l'augmentation de l'obstacle à surmonter et du travail à accomplir.

C'est pour une raison identique que le souffle est plus net dans les émotions un peu vives, à moins cependant que les contractions se précipitent au point qu'elles chevauchent presque les unes sur les autres, auquel cas le bruit est écourté, dans la proportion de la révolution cardiaque, et rendu ainsi peu sensible.

Par contre, BARIÉ a prouvé que la forme de l'orifice rétréci n'influençait en rien le bruit produit et il est établi par nombre d'observations authentiques, qu'il pouvait s'atténuer et même définitivement disparaître par guérison de la maladie.

À propos de l'intensité, il est bon de noter en outre que les bruits du souffle sont plus ou moins vibrants suivant leur cause, et qu'on ne les retrouve pas identiques à eux-mêmes quand ils ont été provoqués, par exemple, par une endocardite récente ou par une myocardite ancienne. Dans le premier cas, le cœur a conservé la totalité de son énergie contractile et celle-ci se révèle à la fois par l'auscultation, qui reconnaît un bruit franchement actionné par les mouvements du cœur, et par le palper, qui sent à la pointe un soulèvement des plus vigoureux.

On peut joindre à ces caractères ceux qui proviennent des complications apportées par l'endocardite elle-même et qui ont pour siège soit le cœur lui-même, soit les organes éloignés. Au niveau du cœur, on observe parfois la cessation subite du souffle quand, par exemple, il avait été occasionné par une verrucosité qui s'est détachée; ou la production subite d'un souffle différent, comme lorsque les valvules aortiques ont été perforées, dans l'endocardite maligne ulcéro-végétante. Les autres organes peuvent aussi être actionnés par l'endocardite quand leur circulation est troublée par des embolies d'origine endocarditique et c'est ainsi que l'on note le ramollissement cérébral, les embolies pulmonaires, rénales, spléniques ou intestinales, toutes séquelles de la lésion en cause.

Dans le cas de myocardite, au contraire, le bruit de souffle est variable comme l'est encore le pouvoir de contractibilité du myocarde et c'est pour cela que, selon la fatigue du cœur, on le perçoit avec plus ou moins de facilité. En outre, comme dans cette affection, la synergie musculaire n'est pas toujours existante, on peut noter aussi un certain amollissement du choc de la pointe, sa diffusion sur une très large surface de la paroi thoracique et une sorte de reptation de contractilité qui fait penser à une mise en action successive des diverses portions des ventricules et c'est là un des meilleurs signes du diagnostic. Quand, en outre, on note une pâleur habituelle, avec une certaine coloration ardoisée des pommettes, l'irrégularité des contractions cardiaques, les tendances au pouls bigéminé ou alternant, enfin la faiblesse du premier bruit du cœur, l'augmentation du claquement sigmoïdien de la pulmonaire et la tendance aux œdèmes, la myocardite peut être affirmée.

f. *Propagation des bruits de souffle.* — Aussi importante que la connaissance du siège du maximum du souffle est celle de sa propagation. Elle sert, comme la première, à établir un diagnostic précis parce qu'elle s'opère toujours dans le même sens, pour un orifice donné, et pour chacune des lésions qui peuvent l'atteindre. Cette propagation se fait, comme l'a établi CHAUVEAU, *dans la direction du courant sanguin*, mais cette proposition ne signifie aucunement que le courant du sang ici considéré soit celui de la circulation générale, la direction peut changer en effet du fait de la lésion elle-même et par suite de sa disposition.

Néanmoins, dans les rétrécissements artériels, la propagation se fait dans la continuité de l'axe du vaisseau, par exemple pour l'*orifice aortique*, vers l'articulation sterno-claviculaire droite, puis dans la direction des carotides et de l'aorte descendante. Il peut même arriver que le souffle soit plus facilement perçu le long de la colonne vertébrale qu'au niveau de l'orifice. De même, le souffle du *rétrécissement pulmonaire* se propage vers le milieu de la clavicule gauche, de sorte que si on hésite sur l'origine du souffle systolique de la base et qu'on ne sache exactement à laquelle des deux artères malades il le faut rattacher, il suffit, comme le fait remarquer justement EICHHORST, d'éloigner le stéthoscope de la ligne médiane en partant des deux orifices. La diffusion s'opérant non seulement dans la direction du courant, mais un peu aussi dans les zones avoisinantes, on peut rapporter à une lésion aortique l'origine d'un souffle qui s'entendrait encore légèrement dans le second espace intercostal droit, alors qu'il aurait disparu de la même région du côté gauche à une distance égale.

Pour les insuffisances artérielles, comme le prouve celle de l'aorte, la loi de CHAUVEAU est encore applicable : le souffle se propage dans le sens de l'*onde de reflux*, c'est-à-dire vers la base de l'appendice xiphoïde, en obliquant légèrement du côté gauche, un peu au delà de l'insertion de la cinquième côte.

Les lésions auriculo-ventriculaires, entraînant rétrécissement, se comportent d'une manière identique et le souffle du rétrécissement mitral se propage vers la pointe du cœur, ou plutôt s'entend dans cette région et se propage dans l'aisselle. Nous avons vu que le maximum ne se trouvait dans ce point qu'en raison du dégagement de la pointe du cœur de la lame pulmonaire qui recouvrait une partie de sa surface. Quant à sa propagation vers l'aisselle, elle paraît tenir surtout aux variations de son intensité et à la facilité de la diffusion du son, dans une région plus accessible à l'auscultation parce qu'elle est presque complètement dépouillée et que l'oreille est en relation presque immédiate avec le cœur.

Il ne faut pas oublier que c'est également à la pointe que l'on entend le souffle d'insuffisance mitrale, dont la lésion comporte une disposition totalement différente de celle du rétrécissement au point de vue de l'hydraulique cardiaque, puisque l'une gêne le passage du sang de l'oreillette dans le ventricule et que l'autre favorise son retour dans l'oreillette

qui eût dû lui être fermée. La propagation du souffle d'insuffisance devrait donc se faire, semble-t-il, vers la base du cœur.
La disposition opposée est facile à interpréter, grâce à l'expérience de BERGEON n° 4, celle dans laquelle il se produit un
souffle quand le courant passe d'un tuyau large dans un second
plus étroit, à la condition qu'autour de l'abouchement de ce dernier existe un cul-de-sac circulaire.

BERGEON a prouvé, en effet, que si le souffle se produit avec
cette dernière disposition, il se propage *dans un sens opposé à
celui du courant sanguin*, parce que l'ébranlement primitif
s'opère par la percussion exercée dans la rainure périphérique
au point d'abouchement. Il en est de même pour l'orifice mitral
insuffisant. Autour des valvules entr'ouvertes il existe en effet
une profonde rainure, formée par la paroi ventriculaire et la
face pariétale de ces valvules; c'est dans cette rainure que se
produit l'ébranlement primitif du sang qui, se trouvant arrêté
là, reflue vers la pointe et entraine avec lui, si l'on peut dire,
le souffle produit par cette collision.

**5° Coexistence des bruits de souffle avec d'autres
bruits**. — Les souffles ne sont pas toujours uniques et dans le
siège d'auscultation des divers orifices on peut les entendre à la
fois pendant la systole et la diastole, avec une fréquence différente, il est vrai, pour chacun de ces orifices. La coexistence de
deux souffles indique celle d'une double lésion. — Ils peuvent
encore s'entendre en même temps que des bruits extérieurs au
cœur, comme nous l'avons noté à propos du rythme, simultanément à une sorte de choc, de *ton* suivant l'expression de
SKODA, quand l'ondée sanguine vient butter après l'orifice cardiaque contre la paroi d'une poche ou d'un cul-de-sac anévrismal.

Enfin ils peuvent s'accompagner de *frémissement cataire*. On
désigne ainsi une sensation tactile particulière qu'il est facile
de percevoir dans certains rétrécissements mitraux, durant la
période diastolique de la révolution cardiaque et à la fin de celle-ci, c'est-à-dire au moment de la présystole. Il a pour maximum le milieu de la région précordiale ou plutôt le quatrième

espace intercostal, d'où il se perçoit avec de plus en plus d'intensité jusqu'à la pointe. Il ressemble à la vibration que l'on ressent quand on promène son doigt mouillé sur un carreau de vitre, au ronron d'un chat que l'on caresse. Quelquefois ces vibrations sont plus rudes, plus intenses et acquièrent l'acuité de la friction d'une brosse rude ou d'une râpe.

Pour être fréquent surtout dans l'affection sus-indiquée, le frémissement cataire ne se limite pas à elle; il est aussi l'apanage de l'insuffisance mitrale ancienne, due à une forte induration des valvules; mais au lieu d'être présystolique dans ces conditions, il est synchrone au souffle et se confond avec lui, de manière que l'oreille perçoit à la fois une sensation acoustique et tactile, celle-ci représentant le frémissement en question. — Il existe encore dans le rétrécissement pulmonaire et dans le rétrécissement aortique, mais son siège est alors à la base; enfin il est un bon signe de péricardite, affection dans laquelle nous le retrouverons plus tard.

B) Bruits de souffles anorganiques

« J'ai vu mourir de maladies aiguës ou chroniques très variées un assez grand nombre de sujets qui avaient présenté le bruit de soufflet pendant les derniers temps de leur vie, et quelquefois pendant plusieurs mois, d'une manière très manifeste, dans le cœur et dans diverses artères; et à l'ouverture de leur corps, je n'ai trouvé aucune lésion organique qui coïncidât constamment avec ces phénomènes, et qui ne se rencontre fréquemment chez des sujets qui ne les ont nullement présentés. Le bruit de soufflet du cœur se rencontre aussi très fréquemment chez des sujets qui n'ont aucune affection organique de ce viscère. » (Laennec, 2ᵉ éd.) Par ce passage précité, l'auteur ouvrait la voie à de nombreuses recherches, qui établirent dans la suite le bien fondé de son opinion, bien qu'il ne fût pas toujours facile d'apprécier la cause exacte et le mécanisme de ces bruits anormaux, dont l'interprétation est encore obscure par bien des points.

On peut les diviser en : 1ᵒ *souffles liquidiens* et 2ᵒ *souffles extra-cardiaques*. Les *souffles liquidiens* ne sont pas ici entendus au sens exact que Monneret attachait à ce mot; car, s'il est établi que la paroi n'intervient que très peu dans la production des bruits anormaux, tous les souffles devraient être liquidiens quand ils se développent à l'intérieur du cœur ou des vaisseaux. L'épithète de *liquidiens* est ici employée en tant que représentative de l'origine intra-cardiaque ou vasculaire du bruit de souffle et de l'indépendance qu'il affecte au droit des lésions organiques orificielles; elle a été choisie pour faire opposition au terme de *extra-cardiaques*, créé par Potain, dans l'impossibilité de dire intra-cardiaques ces bruits anormaux qui auraient été confondus avec les véritables souffles organiques.

1° Souffles anorganiques liquidiens. — Par essence et par définition, ces bruits sont indépendants de toute lésion des orifices du cœur; mais il ne s'ensuit pas qu'il n'y ait jamais aucun changement dans la situation des parties solides ou élastiques qui constituent la paroi des organes cardio-vasculaires, et que l'aire de l'orifice soit toujours identique à elle-même.

A. Conditions anatomiques de leur production. — Nous avons déjà connaissance de l'opinion de Laennec, qui attribuait sans preuves à un spasme du cœur et des artères l'origine des souffles, quels qu'ils fussent.

Pour la plupart de ceux qui en ont écrit après lui, les souffles anorganiques liquidiens auraient pour point de départ un ensemble des troubles *fonctionnels*, résultant non pas d'une lésion définitivement constituée des orifices cardiaques, mais des manières d'être intermittentes de ces orifices et de l'appareil valvulaire qui sert à les obturer. Il y aurait là en un mot quelque chose d'analogue au processus auquel Potain rattache le bruit de galop droit auquel peuvent être attribuées aussi quelques-unes des insuffisances de la valvule tricuspide.

Ces troubles fonctionnels se rangeraient dans les catégories suivantes :

a. *Origine musculaire.* — Ces souffles seraient d'*origine mus-*

culaire et deviendraient ainsi la représentation acoustique des contractions violentes ayant le cœur (LAENNEC) ou les muscles de la paroi, pour point de départ. On peut objecter à cette opinion que le souffle ne ressemble aucunement au bruit rotatoire et que le cœur est dans l'impossibilité de produire cette variété de bruits qui relève de la tétanisation des muscles, puisque le muscle cardiaque dans son fonctionnement normal ne saurait en être atteint.

b. *Origine valvulaire ou vasculaire.* — Ils seraient d'origine *valvulaire ou vasculaire* et tiendraient soit à la contraction exagérée de la partie musculaire de ces organes, soit à leur relâchement. Tel serait le *spasme* de l'artère pulmonaire provoqué par l'anémie, grâce auquel CONSTANTIN PAUL prétendit que pouvait naître l'un des souffles anorganiques de la base, le souffle *anémo-spasmodique.* Telle encore la *trémulation* dont serait, au dire de SANSOM, agité l'infundibulum pulmonaire chez les malades également anémiques, parce que la pression augmenterait chez eux du fait de la masse sanguine à mouvoir, que la paroi infundibulaire ne pourrait réagir en raison de sa minceur, et que du reste elle serait peu poussée à se contracter, uniformément et rythmiquement, par un système nerveux instable et manquant de tonicité. Les trémulations musculaires en agitant le sang seraient l'origine de collisions d'où naîtrait le souffle.

On peut ranger dans le même cadre les *insuffisances,* dites *relatives* ou *fonctionnelles,* auxquelles on a rattaché ces bruits et dont les sièges diffèrent suivant les auteurs : à la tricuspide pour P'ARROT, à la valvule mitrale pour BALFOUR. Ces modifications fonctionnelles des orifices pourraient avoir du reste une cause prochaine ou éloignée. Comme cause prochaine, la plus importante à faire intervenir serait l'altération du muscle par dégénérescence, ou son surmenage qui traduirait la moindre lésion portant sur les piliers; et comme cause éloignée l'augmentation de pression, comme HUCHARD la signale au niveau des capillaires des chlorotiques. Le mécanisme serait le même dans tous les cas. Le cœur insuffisamment résistant céderait à la tâche et se dilaterait dans toute sa masse ; les anneaux de limitation des orifices et les piliers céderaient sous l'effort, de sorte que l'aire de ces orifices serait accrue considérablement. Les valvules ne pouvant s'hypertrophier pour établir une sorte de compensation à cet état d'asthénie, le sang refluerait du ventricule dans l'oreillette et l'insuffisance serait constituée.

De ces quelques théories, il en est qui prêtent vivement à la critique, celle des bruits *anémo-spasmodiques* tout d'abord. Pour qu'un spasme pût ainsi donner lieu à un souffle, il faudrait indiscutablement qu'il entraînât de sensibles différences de calibre dans des points très rapprochés, afin que la veine fluide de Chauveau et Marey pût naître et devenir sonore. Que si ce spasme porte sur la totalité du vaisseau, la pression est seulement augmentée et avec elle la vitesse du sang, mais aucun bruit ne peut se développer; il faudrait que la contraction fût limitée et transversale, comme celle d'un sphincter, et qu'en aval le vaisseau fût distendu, ce qui n'a pas encore été prouvé.

La trémulation invoquée par Sansom ne paraît pas en état de provoquer la production d'un souffle, fût-il léger, l'ondée sanguine devant alors manquer de la vitesse et de la pression indispensables à ce bruit.

Les rétrécissements vasculaires généralisés, comme celui que Virchow a décrit chez les chlorotiques, l'aplasie artérielle des obèses et des géants, sont encore incapables de déterminer ces souffles; car les artères sont toujours régulièrement calibrées dans ces cas.

Restent les insuffisances, dont il est difficile de dire qu'elles n'existent aucunement. Potain, il est vrai, les rejette absolument, notamment celle de la tricuspide que Parrot acceptait, parce que les souffles inorganiques s'observent rarement à leur siège d'auscultation, que les pulsations veineuses des jugulaires ne sont la plupart du temps que de faux pouls veineux, enfin parce que les souffles dits d'insuffisance mitrale fonctionnelle n'ont pas les caractères précis de ceux des lésions organiques. Quelques auteurs cependant semblent avoir prouvé sans discussion possible, que le myocarde cédait parfois et se distendait, à la suite de maladies fébriles telles que la malaria (Rauzier) ou de surmenage. J'ai pu moi-même tout dernièrement constater la réalité d'un souffle mitral, intense quoique sans rudesse, avec siège à la pointe et propagation dans l'aisselle et le dos, chez une dame dont le cœur me préoccupe depuis bien des années et chez laquelle il ne n'avait jamais été permis d'entendre le moindre bruit anormal. La cause du souffle tenait à l'ascension de l'escalier qu'avait dû monter cette personne pour arriver dans mon cabinet, et au surmenage que lui avait imposé un séjour à la ville de quelques jours et la montée de plusieurs étages à laquelle elle était inaccoutumée. Du reste, le cœur était très distendu, le pouls petit et un certain œdème des jambes témoignait d'un début d'asthénie vasculaire. Après quelques instants de repos, le souffle disparut complètement et l'essoufflement avec lui.

Dans le même ordre d'idées il faut signaler les souffles subits qui se développent chez les gens impressionnables, chez les neurasthéniques, malgré la régularité de leur respiration, ou ceux mêmes que l'on sent naître *sur soi* et que l'on ausculte dans les périodes de malaise cardiaque, auquel le spasme de Laënnec n'est peut-être pas étranger, alors que dans les périodes de calme de l'organe rien de pareil ne se peut percevoir.

Cette question en tout cas mérite d'être reprise encore et d'être contrôlée à nouveau, malgré la magistrale critique que POTAIN a faite de tous ces faits.

c. *Origine dyscrasique : les souffles pourraient enfin tenir à diverses altérations du liquide sanguin.* — Au nombre des auteurs qui ont insisté le plus sur cette pathogénie, il faut citer surtout MONNERET, qui s'exprime en ces termes dans son *Compendium* : « Le bruit de soufflet qui est un signe précieux des rétrécissements et de l'insuffisance des valvules, et qui peut même faire découvrir les cavités et la valvule où siège la maladie, se manifeste dans les circonstances les plus variées : *quantité plus considérable de sang; diminution de quantité de ce fluide; qualité plus stimulante; hydroémie, état nerveux, chlorotique; déperdition rapide du sang;* simple hypertrophie des parois du cœur, ne sont-ce pas là les conditions variées qui souvent président à la production du symptôme? »

L'altération du sang la plus incriminée est celle qui tient à sa composition chimique. Elle relève, suivant les auteurs, ou de la diminution de sa densité, occasionnée elle-même soit par une rapide déglobulisation, soit par une augmentation proportionnelle de la masse liquide, comme le voulait BOUILLAUD à propos de l'anémie, ou de la quantité plus ou moins grande d'oxygène qu'il contient. Cette teneur expliquerait la localisation de ces souffles dans le sytème veineux et même dans l'artère pulmonaire (CONSTANTIN PAUL), qui appartient évidemment au même système.

Si cette dernière opinion n'est pas soutenable, puisque les souffles anorganiques liquidiens s'entendent aussi vis-à-vis du siège d'auscultation de l'aorte et de la mitrale (BALFOUR), il n'en est pas absolument de même de la première. Par le fait de la déglobulisation, la densité du sang ayant diminué, sa progression dans les vaisseaux s'active considérablement et, comme les souffles sont en partie fonction de la vitesse d'écoulement, il peut ainsi s'en produire qui n'eussent pas été apparents sans elle. Reste à savoir s'ils sont véritablement liquidiens, ou s'ils tiennent à une lésion endocarditique insoupçonnée, ou sont seulement extra-cardiaques, comme le veut POTAIN; ils se produisent en tout cas dans les déglobulisations extrêmes qu'on peut occasionner expérimentalement par de nombreuses saignées. POTAIN en a donné une interprétation que nous retrouverons plus tard

De même, l'abaissement supposé de la pression artérielle dans l'anémie est tout à fait problématique; il n'a aucunement été retrouvé par l'auteur précité.

Bien d'autres opinions secondaires ont été encore émises, mais, comme elles ne sont que des variations des précédentes, il est inutile d'en surcharger la description.

B. SIÈGE DES SOUFFLES ANORGANIQUES LIQUIDIENS. — Ce sont des souffles de la *base*, a dit PETER; plus particulièrement de l'orifice *aortique*, suivant BOUILLAUD, et de l'orifice *pulmonaire* (CONSTANTIN PAUL). BALFOUR en faisait au contraire des souffles *mitraux* et PARROT les attribuait à une insuffisance *tricuspidienne* fonctionnelle.

La diversité des opinions émises à ce sujet tient à la variabilité même des souffles liquidiens ; et celle-ci résulte du fait qu'ils sont indépendants de toute lésion organique et fixe par conséquent. En dehors des raisons d'ordre général plus haut rappelées et tenant soit à l'excitation des muscles, soit à la disposition et au fonctionnement des valvules, soit aux altérations du fluide sanguin, il peut y avoir des lésions locales qui favorisent, dans un point plutôt que dans un autre, la production de ces bruits anormaux.

Ces lésions sont par exemple la compression du tronc de l'artère pulmonaire par une tumeur extrinsèque à ses parois et qui, développée dans les ganglions ou le tissu cellulaire du voisinage, peut à un moment de son évolution acquérir un volume suffisant pour affaisser la paroi de l'artère et effacer partiellement son calibre. Le vaisseau affecte dès lors la disposition que Bergeon a schématiquement représentée dans son expérience n° 3, c'est-à-dire qu'il est partiellement diaphragmé. En arrière du rétrécissement et à cause de lui, le calibre normal remplit l'office d'une portion distendue, où naît la veine fluide sonore que pourrait traduire le souffle. Ce souffle indépendant d'une lésion organique *cardiaque* se rencontre en effet, bien que rarement, et peut s'entendre notamment dans les cas de médiastinite fibreuse avec adénite. On peut diagnostiquer leur nature quand ils sont dus à la compression exercée par de gros ganglions, par la matité spéciale, rétro-sternale et interscapulaire, que donnent les ganglions, par la présence de tumeurs analogues le long du cou ou de la sous-clavière, par l'existence antérieure d'une coqueluche, enfin par la continuité des lésions des muqueuses supérieures (coryza chronique, etc.) capables d'infecter ce groupe ganglionnaire.

Mais quand, au contraire, il n'existe pas de ganglions capables de comprimer les vaisseaux du pédicule cardiaque et particulièrement l'artère pulmonaire, les souffles ne peuvent être appelés liquidiens qu'autant qu'ils obéissent aux règles suivantes : *a*) qu'ils coexistent avec une anémie marquée et non douteuse ; *b*) qu'il n'y ait aucun souvenir d'une affection fébrile ayant pu intéresser les parenchymes en corrélation avec le coeur

(reins) ou le cœur lui-même ; *c*) que le souffle soit systolique,
bien que, d'après POTAIN, on puisse aussi les retrouver à la
diastole ; *d*) qu'ils ne s'accompagnent d'aucun renforcement du
bruit de chute des sigmoïdes pulmonaires, qui témoignerait
d'une hypertension de la petite circulation ; *e*) enfin qu'ils ne
provoquent aucune augmentation de matité du cœur, ces deux
derniers signes étant parmi les plus importants du diagnostic
différentiel.

C. TEMPS DES BRUITS DE SOUFFLE ANORGANIQUES LIQUIDIENS. —
Nous avons vu à diverses reprises que les souffles liquidiens
simulaient soit les rétrécissements artériels (aorte et artère pulmonaire), soit les insuffisances auriculo-ventriculaires ; ils sont
donc considérés comme *systoliques*. Telle est l'opinion que
PETER exprimait en ces termes trop limitatifs : « Sont anorganiques les seuls souffles systoliques de la base, doux, faibles,
sans propagation », et celle de BOUILLAUD, qui ne considérait
comme anorganiques que « les souffles doux, du premier temps,
entendus à la base du cœur et se propageant dans les vaisseaux
du cou ». Ces propositions, jugées fausses dans leur ensemble
par POTAIN, indiquent tout au moins la préoccupation de restreindre au premier temps la production des bruits anormaux.
Ces souffles peuvent néanmoins être *diastoliques*.

D. TONALITÉ, TIMBRE, INTENSITÉ. — Ces caractères sont
variables pour les souffles anorganiques liquidiens comme
pour les souffles organiques. La *tonalité* peut être grave,
mais le plus souvent elle est assez élevée ; le *timbre* est doux,
moelleux, velouté, et le bruit anormal ne s'accompagne
qu'exceptionnellement de frémissement cataire. Quelquefois
cependant le souffle est rude et râpeux. L'*intensité* est bien
moins considérable que dans les lésions orificielles, bien que
de temps à autre on ait pu signaler quelque rare exception de
souffle anorganique bruyant, tel celui de Barié que rapporte
POTAIN dans son ouvrage et qu'on pouvait encore percevoir
à 4 mètres.

Ce qui semble surtout caractériser tous ces souffles c'est leur
irrégularité, leur *extrême variabilité*, leur *mobilité*, qui les font

apparaître sous l'influence de la moindre émotion (*souffles
d'auscultation*, c'est-à-dire produits à l'occasion de cette investigation), et disparaître pour toujours par un traitement tonique
approprié.

Ils n'ont pas davantage de *propagation* ou de *diffusion*, et
bien qu'ils semblent quelquefois s'étendre, dans la direction
du courant sanguin, ils meurent rapidement, presque sur place,
et ne se retrouvent en tous cas jamais, avec un maximum d'intensité, en dehors de l'aire où ils ont pris naissance, comme
nous aurons l'occasion de le voir pour ceux dépendant des lésions
aortiques et mitrales.

2° Souffles anorganiques extracardiaques. — Appelés
aussi *cardio-pulmonaires*, ces bruits avaient été explicitement
signalés par LAENNEC; puis ils furent complètement perdus de
vue. POTAIN les retira de l'injuste oubli dans lequel ils étaient
tombés et, par ses travaux ou ceux de ses divers élèves, notamment de CHOVAL, MEZ-BOURIAN, CUFFER, fixa d'une manière précise leurs caractères. Ce sont les suivants :

A. CARACTÈRES GÉNÉRAUX DES SOUFFLES EXTRA-CARDIAQUES. —
a. *Siège*. — Ils peuvent exister sur tous les *points* de la région
précordiale, où ils occupent une surface restreinte ou très étendue. Leurs foyers sont *multiples*, *différents* de ceux des souffles
organiques, et acquièrent par là une grande importance diagnostique; mais ils ne peuvent être schématisés par une projection exacte sur la paroi, car ils dépendent de l'étendue et des
dimensions du cœur qui sont, comme on le sait, extrêmement
variables chez les divers malades. Il faut donc pour les reconnaître percuter exactement le cœur suivant un procédé qui sera
indiqué dans la suite.

Suivant POTAIN, dont on ne peut qu'accepter en cette circonstance la terminologie, puisque sans elle tout serait erreur
ou confusion à propos des souffles extra-cardiaques, la région
précordiale peut être divisée en régions secondaires. Ce sont, en
raison de leurs relations avec les diverses parties du cœur lui-
même : la *zone basilaire* ou de la base; la *zone apexienne*, ou

de la pointe; la *zone mésocardique*, intermédiaire aux précédentes.

Dans la zone *basilaire*, deux parties sont à distinguer : une droite ou *préaortique*, une gauche ou *préinfundibulaire*, correspondant chacune aux artères aorte et pulmonaire.

Dans la zone *mésocardique*, un point important doit être fixé tout d'abord : au niveau de la limite externe de la matité car-

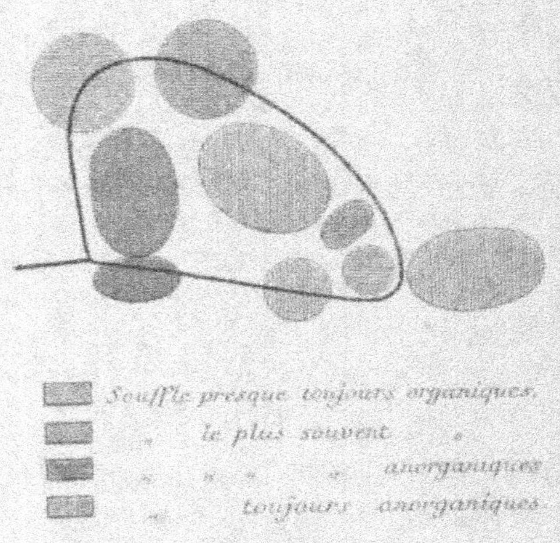

Fig. 73.

Sièges des souffles extra-cardiaques (d'après POTAIN).

diaque se trouve le ventricule gauche, que recouvre une lame pulmonaire variable d'épaisseur et d'étendue; c'est la partie *préventriculaire de la zone*. Dans tout le reste de la région mésocardiaque le cœur est au contraire à découvert et en contact avec la paroi par l'intermédiaire, soit du corps du sternum, *partie sternale*, soit de son appendice xiphoïde, *partie xiphoïdienne*.

Dans la *zone apexienne*, ou de la pointe, il faut enfin faire quatre subdivisions, savoir : la région précise de la pointe, dont l'importance est extrême et qui se nomme région *apexienne* proprement dite; — une seconde région située immédiatement au-dessus de la première, entre elle et la région préventriculaire, et dénommée *sus-apexienne*; — une trosième, située en dehors de la pointe à 3 ou 4 centimètres de la ligne verticale paramamelonnaire effleurant la pointe, c'est la région *parapexienne*; — une quatrième enfin, située sur le point de projection du ventricule droit, c'est-à-dire en dedans de la pointe, et appelée pour cette raison *endapexienne*.

Ceci étant posé, les souffles cardio-pulmonaires affectent vis-à-vis de cette topographie très simple des sièges variés, qu'il faut actuellement reconnaître :

Dans la *zone basilaire*, on peut entendre des bruits extra-cardiaques aussi bien dans la région pré-aortique que dans celle qui se trouve au-devant de l'infundibulum. Fort rares dans le premier cas, ils sont extrêmement fréquents dans le second.

Dans la zone *mésocardique*, on n'entend qu'exceptionnellement des souffles dans les parties sternale et xiphoïdienne. Leur siège de prédilection est la région dite pré-ventriculaire, c'est-à-dire la portion du troisième espace intercostal et de la quatrième côte qui se trouve au voisinage de la terminaison de la matité précordiale, environ 4 ou 5 centimètres de la ligne médiane.

Dans la *zone apexienne*, ou de la pointe, les souffles cardio-pulmonaires n'ont jamais leur maximum au siège même de la pointe. On les entend avec une assez grande facilité dans la région parapexienne, où le maximum est caractéristique, et endapexienne. Ils sont plus rares dans la région sus-apexienne.

Si l'on voulait donc les classer suivant ordre de fréquence et de localisation, on verrait que leur *siège de prédilection* est l'ensemble des régions pré-infundibulaire (artère pulmonaire), préventriculaire (troisième espace intercostal gauche, à 4 centimètres de la ligne médiane), et parapexienne (3 centimètres en dehors du siège vérifié de la pointe) ; — qu'on les trouve ensuite *assez fréquemment* dans la région endapexienne ; — *plus rarement* dans les régions sus-apexienne et pré-aortique ; *très rarement* dans les régions sternale et xiphoïdienne ; — et *jamais* dans la zone de matité absolue du cœur.

b. *Temps des souffles extra-cardiaques*. — Les souffles organiques qui s'entendent au premier temps du cœur, occupent toute la durée de la systole, parce que l'obstacle qui les a fait naître persiste sans interruption ; ils sont donc *holosystoliques* (ὅλος, entier). — Les souffles extra-cardiaques n'en occupent, au contraire, qu'une partie : ils sont donc *mérosystoliques* (μέρος, portion). Ils peuvent alors se produire : 1° dans la période de début de la systole et cesser avant qu'elle ne se termine, souffles *protosystoliques*; 2° dans la période moyenne de la systole, c'est-à-dire après le premier bruit normalement frappé, et cesser encore avant la terminaison de la contraction ventriculaire : souffles *mésosystoliques*; 3° ils ne se font entendre que vers la fin de la systole, souffles *télésystoliques*.

Si les souffles extra-cardiaques sont *diastoliques*, ils peuvent être facilement pris pour des souffles organiques, puisque ces derniers peuvent se dévolopper également dans tous les temps de la diastole ; néanmoins les souffles extra-cardiaques sont assez rares à cette période de la révolution cardiaque. Quand donc on entend un souffle diastolique de l'aorte ou de la pulmonaire, il a de grandes chances d'être organique. Il l'est même sûrement s'il commence au début même de cette diastole, les souffles extra-cardiaques étant, au contraire, *mésodiastoliques*. Ils pourraient être plus facilement confondus avec les souffles du rétrécissement mitral, surtout si le cœur est ralenti.

c. Tonalité, timbre et intensité. — La tonalité des souffles extra-cardiaques est extrêmement variable et ne peut tenir lieu de signe différentiel; elle est habituellement peu élevée. — Le timbre est le plus souvent doux, aspiratif, superficiel; mais, comme il peut être fort rude aussi, on ne peut se baser sur le timbre pour faire un diagnostic. — Il en est de même de l'intensité. Si ces souffles sont le plus souvent fort légers, nous avons vu par l'exemple de Baris qu'ils pouvaient acquérir une force suffisante pour être encore distinctement perçus à une distance de 4 mètres. Ces caractères sont donc tout à fait secondaires.

d. Mutabilité. — A la fixité des souffles organiques il convient d'opposer l'*extrême mutabilité* des souffles extra-cardiaques ; ils apparaissent, disparaissent, changent de siège, de temps, de rythme, de timbre, d'un jour à l'autre, « parfois d'un instant à l'autre ». — Cette mutabilité peut être artificielle et provoquée expérimentalement en faisant modifier : 1° la respiration; 2° la position du malade. — La suspension ou l'exagération des mouvements respiratoires n'a qu'un rôle très limité dans la mutabilité des souffles : ils peuvent être interrompus quelquefois par les suspensions de la respiration; ils se transforment parfois en *respiration saccadée* par l'exagération de la respiration.

Les changements de position sont bien plus importants. On peut même à ce sujet conclure que « tout souffle qui disparaît entièrement ou se modifie considérablement sous l'influence d'un changement de position, doit être considéré comme un bruit anorganique ». Les choses se passent comme il suit : quand, dans la position horizontale, il existe un souffle cardio-pulmonaire, il disparaît ou s'atténue dès que le malade s'assied. Les bruits organiques subissent une diminution de même ordre, mais beaucoup moins marquée. De même, certains malades qui ne présentent aucun souffle dans le décubitus dorsal n'ont qu'à se mettre debout pour qu'il s'en produise aussitôt de fort accentués. Nous en verrons plus tard le mécanisme.

e. *Propagation.* — La propagation, qui constitue l'un des caractères essentiels des souffles organiques, n'existe pas pour les souffles extra-cardiaques; ils naissent et meurent sur place, comme font, du reste, les frottements péricardiques.

f. *Moment de leur apparition.* — Les souffles extra-cardiaques étant provoqués, comme nous le verrons plus tard, par les relations que le cœur affecte avec le poumon dans la région précordiale, ne peuvent exister qu'autant que le poumon s'interpose entre le cœur et la paroi thoracique. Or, dans les deux premières années de la vie, le cœur se trouvant, par la presque totalité de sa surface, immédiatement sous-jacent au sternum et aux côtes, il en résulte que, à cet âge, les souffles extra-cardiaques ne peuvent s'observer.

Plus tard ils ne sont perceptibles qu'à la condition expresse que cette disposition anatomique se produise, et c'est pour cette raison qu'on ne les perçoit jamais chez les femmes dont le poumon s'est atrophié au point de se rétracter, en se sclérosant, juqu'au niveau de la ligne axillaire antérieure.

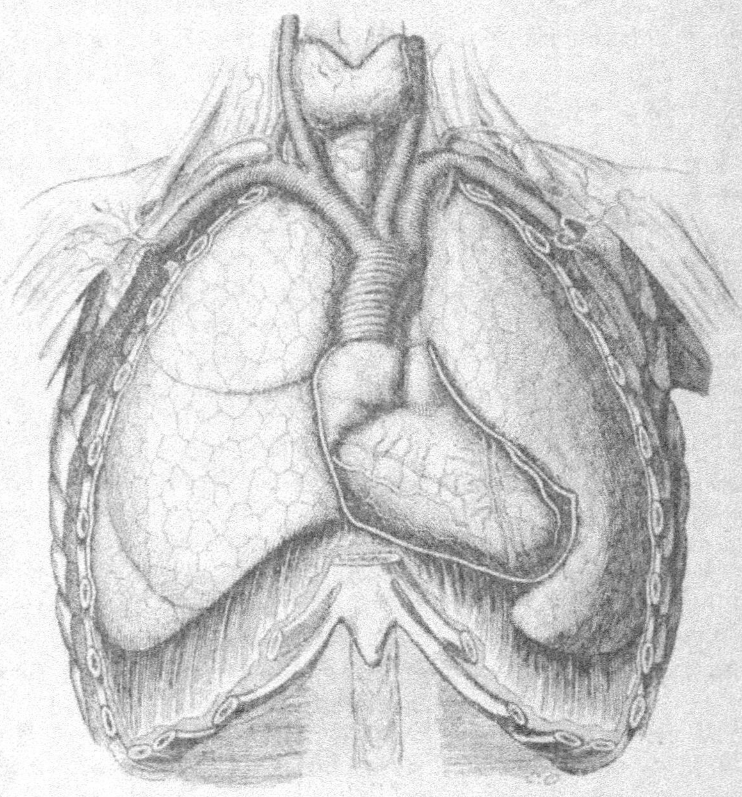

Fig. 74.

Rapports de la face antérieure du cœur avec les poumons
(d'après BONAMY et BROCA).

B. MÉCANISME DES SOUFFLES EXTRA-CARDIAQUES. — En dehors de quelques faits d'insuffisance auriculo-ventriculaire transitoire, tricuspidienne ou mitrale, et de quelques autres où le souffle se rattache a l'extrême déglobulisation du sang, la plupart des souffles anorganiques peuvent être considérés comme extra-cardiaques. Or, ceux-ci prennent toujours naissance dans les parties du *poumon* qui recouvrent le cœur. Les raisons à produire sont les suivantes :

Ils sont indépendants des orifices, puisque le plus grand nombre ont comme maximum un siège fort éloigné de celui où nous avons noté la projection orificielle ; il en est ainsi pour les souffles des régions préventriculaire, endapexienne et parapexienne. De plus, l'anatomie pathologique a également établi qu'ils ne coexistent jamais ni avec une dilatation sans lésion des orifices, ni avec des lésions endocardiques ou péricardiques, capables de les expliquer. Ils sont donc pulmonaires. Fr. FRANCK a établi du reste, par l'expérience, qu'on peut les faire disparaître ou faciliter leur reproduction, par exemple en écartant du cœur avec un crochet la lame du poumon qui leur donnait naissance.

Ils peuvent se transformer en un bruit respiratoire, de manière qu'on peut observer chez le même sujet les trois stades suivants : respiration normale, respiration saccadée, souffles respiratoires rythmés par le cœur, et cette triple transformation est caractéristique.

Les souffles extra-cardiaques résultent de la pénétration ou de l'expulsion de l'air contenu dans les poumons ; mais, comme ils ne s'entendent qu'à un temps, ils ne dépendent que de l'un de ces deux mouvements respiratoires.

POTAIN les explique d'une manière très ingénieuse ; lorsque le cœur est peu volumineux, qu'il est recouvert d'une lame pulmonaire mince et compressible, les mouvements de sa surface se transmettent sans déperdition à la lame pulmonaire voisine. Or, ces mouvements de surface sont de trois ordres : un mouvement vertical, négligeable pour l'étude des bruits cardio-pulmonaires ; un mouvement de translation vers la droite ; un mouvement de retrait vers la profondeur. Pendant le mouvement de retrait, le poumon se trouve subitement décomprimé ; de là une expansion pulmonaire immédiate, entraînant aspiration de l'air contenu dans les bronches voisines ; c'est cette aspiration qui produit le souffle. Or, comme le mouvement de retrait est surtout considérable dans les régions pré-infundibulaire et préventriculaire gauche, il sera rationnel de rencontrer fréquemment en ces points des souffles extra-cardiaques. — Au niveau de la pointe, il faut noter, outre ce retrait, un mouvement accentué dans la translation, de sorte que le souffle revêt un certain caractère de froissement pulmonaire dans la région parapexienne. — Il y a plus : le retrait se faisant d'abord à la base puis à la région médiane et enfin à la pointe, on comprend que les souffles soient comparativement *proto*, *méso* et *télésystoliques* dans chacune de ces régions.

Pour que ces souffles puissent se produire, il est indispensable, nous l'avons vu, que la lame pulmonaire soit mince et compressible ; c'est pour cette raison que les emphysémateux ne présentent jamais de semblables phénomènes.

C. Maladies où on les observe. — Dans le *goitre exophtalmique*, l'existence des souffles extra-cardiaques est presque la règle. On les entend fréquemment dans la chlorose, puis dans un certain nombre de maladies aiguës : fièvres éruptives, rhumatisme, fièvre typhoïde et saturnisme.

Ils existent plus rarement dans les affections pulmonaires : congestion, phtisie, pneumonie ; dans les affections cérébrales ; dans les maladies du foie, du rein, dans les angines et même dans quelques affections organiques du cœur.

Ils prennent dans chacune de ces affections quelques caractères particuliers, sur lesquels il serait oiseux d'insister dans ce traité.

D. Diagnostic général des souffles extra-cardiaques. — Il se fait à l'aide de quelques caractères principaux qui affectent le timbre, la tonalité et le rythme.

a. Timbre. — Le timbre est généralement plus doux que dans les souffles organiques et ressemble parfois à celui du murmure vésiculaire, cas où il est véritablement typique ; quelquefois le bruit semble superficiel et c'est aussi un signe de bonne valeur.

b. Tonalité. — Les tonalités très basses (roulement diastolique) ou très élevées (insuffisance mitrale) appartiennent aux souffles organiques. Les tonalités moyennes sont celles des bruits

extra-cardiaques. Pas plus que le timbre elles n'aident dans une
grande mesure à faire le diagnostic.

c. Rythme. — Le rythme est plus net : les souffles extra-cardiaques n'occupent qu'une partie de la systole, ils sont le plus
souvent mésosystoliques et possèdent seuls ce caractère. — Ils
siègent en dehors des zones orificielles le plus généralement et
surtout dans les régions préventriculaire et para-pexienne —
Ils ne se *propagent* pas et sont aptes à *disparaître* ou à se transformer.

§ 3. — SOUFFLES EN PARTICULIER

Les différents bruits de souffles seront décrits 1° en tant que
se rattachant à des lésions des orifices normaux du cœur : ce
seront les souffles *orificiels*; 2° en tant que provoqués par des
anomalies de développement : ce seront les souffles de *malformation*.

A) SOUFFLES ORIFICIELS CONSIDÉRÉS ISOLÉMENT

Leur étude sera faite dans le sens du courant sanguin, c'est-
à-dire depuis l'oreillette droite jusqu'à l'origine de l'aorte, sans
qu'il en résulte aucunement que les premiers soient les plus
importants.

1° Souffles de l'orifice tricuspidien. — Il existe comme
manifestation des lésions de l'orifice tricuspide deux espèces de
souffles : l'un, *présystolique* ou *diastolique*, indice d'un rétrécissement de l'orifice ; l'autre, *systolique*, indice d'une insuffisance
de la valvule tricuspide.

A. SOUFFLE PRÉSYSTOLIQUE OU DE RÉTRÉCISSEMENT. — Ce souffle
est extrêmement rare, la lésion qu'il représente étant tout à
fait exceptionnelle. Comme, de plus, elle n'est guère isolée et
coexiste le plus souvent avec un rétrécissement mitral, dont la
symptomatologie peut être exactement superposée à celle de la
lésion précédente, tout au moins au point de vue acoustique, il

en résulte une difficulté extrême à le reconnaître. — Quand il
existe, il est ou présystolique ou mésodiastolique, son maximum
s'entend au lieu d'auscultation de la tricuspide, c'est-à-dire au
niveau de l'insertion de la cinquième côte gauche sur le sternum;
il est précédé d'un roulement diastolique grave, s'accompagne
de frémissement cataire souvent très prononcé et se *propage*
dans la direction du creux épigastrique. Quand il est isolé de

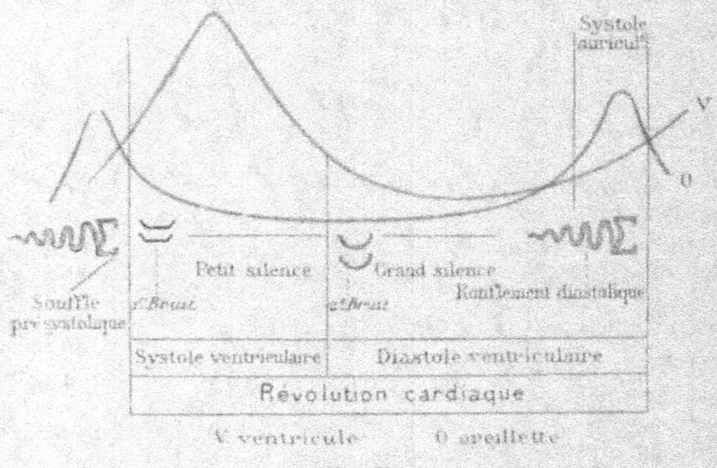

Fig. 75.

Schéma du moment de production du souffle présystolique
dans le rétrécissement tricuspidien.

tout rétrécissement mitral, on le reconnaît à ce fait qu'en outre
du rythme à trois temps dont nous parlions tout à l'heure (ronflement diastolique (premier et deuxième temps), il ne se manifeste par rien qui puisse rappeler le rétrécissement mitral; le
second temps notamment n'est jamais dédoublé. Enfin il faut
à son égard prendre aussi en considération ce fait physiologique
que, par suite de la surdistension de l'oreillette droite, les vaisseaux qui y aboutissent ne se désemplissent qu'avec peine et
c'est pour cela qu'on peut parfois observer la dilatation des
jugulaires, qui doit appeler partiellement l'attention.

En outre du souffle du rétrécissement mitral, il ne peut

guère être confondu qu'avec les souffles anorganiques liquidiens qui relèvent d'une insuffisance tricuspide transitoire,
ou avec un souffle extra-cardiaque xiphoïdien. Dans le premier cas, le cœur est dilaté et les phénomènes dyspnéiques
intenses, mais pendant la seule durée de la dilatation, et

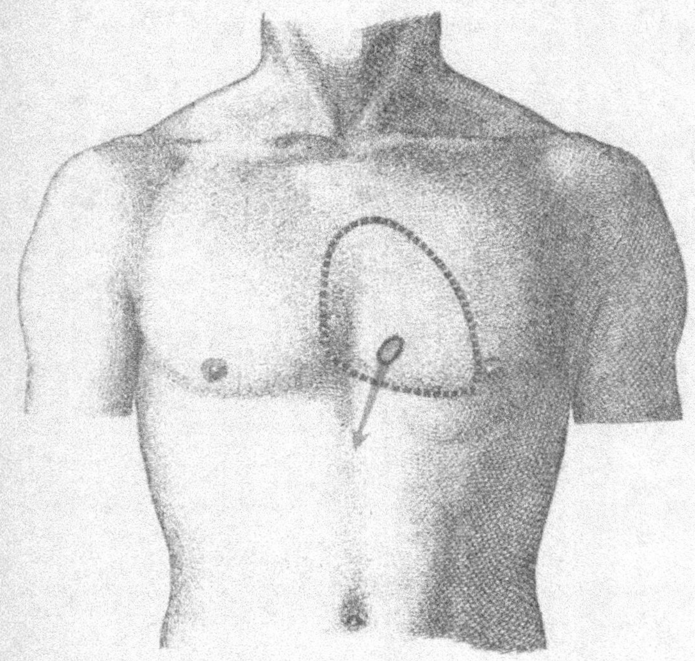

Fig. 76.
Siége et mode de propagation du souffle du rétrécissement
tricuspidien.

le souffle est systolique; dans le second cas, le souffle est fort
rare, le plus souvent doux, et ne s'accompagne jamais de frémissement.

B. Souffle systolique ou d'insuffisance. — Le souffle systolique de l'orifice tricuspidien est un signe d'*insuffisance* de la
valvule de même nom, ou de reflux du sang dans l'oreillette au

moment de la contraction du ventricule. Il est donc l'homologue du souffle systolique de la pointe, ou souffle d'insuffisance mitrale.

Il a pour caractères : d'avoir un maximum au siège d'auscultation de la tricuspide, c'est-à-dire au *point d'insertion du cinquième cartilage sur le bord gauche du sternum*; de s'entendre dès le début et pendant toute la durée de la systole; d'être le

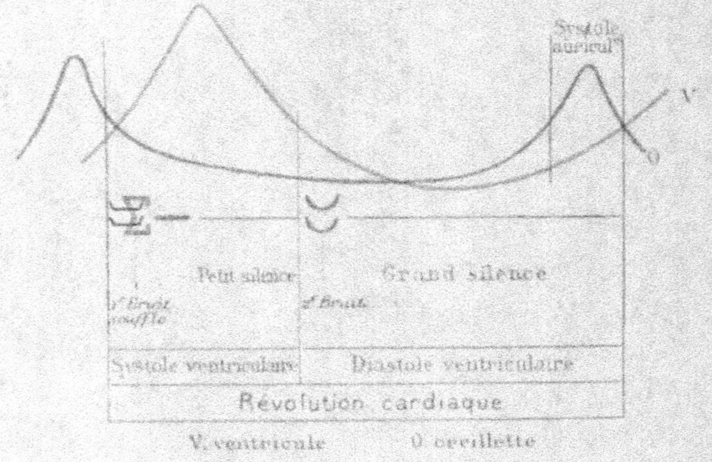

Fig. 77.

Schéma du moment de production du souffle systolique,
dans l'insuffisance tricuspidienne.

plus habituellement doux, grave et peu intense; de *se propager* vers le milieu du sternum sans dépasser guère en hauteur l'insertion des quatrièmes côtes, mais en atteignant quelquefois la ligne axillaire droite, qu'il peut même dépasser dans quelques cas, où on le perçoit encore sous l'omoplate du même côté. — Exceptionnellement il peut s'entendre dans toute l'étendue du ventricule droit, sans arriver jusqu'à la pointe, et quelquefois avec une intensité plus grande sous le rebord des fausses côtes. Il peut aussi présenter un caractère de rudesse accentuée quand, au lieu de résulter d'une simple insuffisance

relative, c'est-à-dire par distension orificielle sans lésion endocarditique, il peut être attribué à des verrucosités de cet orifice,
comme le fait peut se produire dans le rhumatisme (LEUDET),
dans l'endocardite pneumococcique, ou dans toute autre variété
septique et infectante.

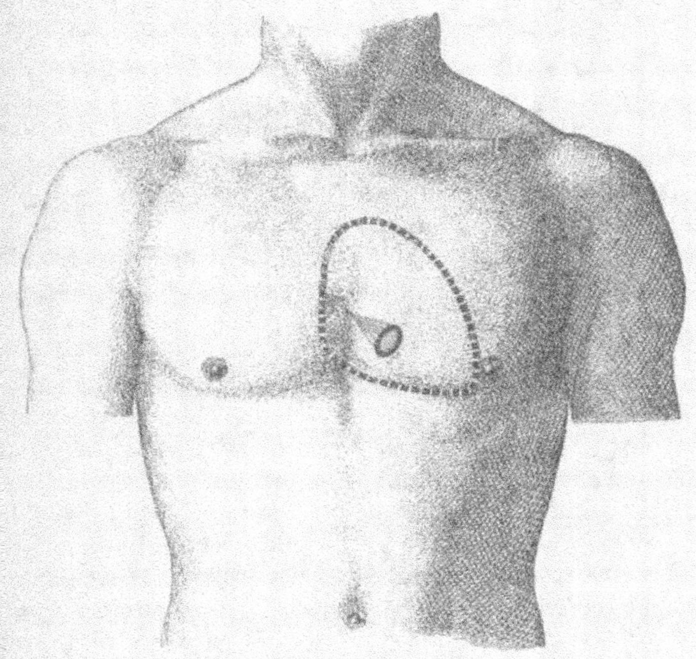

Fig. 78.
Siège et mode de propagation du souffle de l'insuffisance
tricuspidienne.

En raison de sa fréquence le souffle systolique tricuspidien
mérite d'être exactement apprécié. Or, même quand il est
certainement organique, il présente une sorte de mutabilité
sous l'influence du repos, qui peut prêter à confusion; il peut
encore disparaître quand l'énergie myocardique fait faillite
devant l'obstacle et que le cœur se force définitivement.

Ce souffle peut donc être la source de fréquentes erreurs et être confondu soit avec un souffle anorganique liquidien, soit avec un souffle extra-cardiaque. Dans les cas d'anémie profonde, surtout dans celle qui est symptomatique d'une ancienne cachexie et plus particulièrement de la cachexie cancéreuse, il peut se développer dans la même région et au même temps un souffle anorganique; il se différencie de celui de l'insuffisance tricuspidienne par l'absence des troubles généraux de la circulation et par son peu de diffusion vers le sternum et la ligne axillaire droite. Quand ces signes sont insuffisants pour les différencier, il faut s'en rapporter à ceux qui affectent la circulation périphérique. — Quant au souffle extra-cardiaque, il n'est jamais franchement systolique. Possible seulement quand le cœur est recouvert d'une lame pulmonaire, il disparaît quand le poumon s'écarte de plus en plus sous l'influence de la dilatation du cœur, c'est-à-dire quand la lésion se complète, et ne s'accompagne jamais de vrai pouls veineux ou de battements hépatiques.

Le souffle systolique tricuspidien peut être confondu avec le souffle mitral, qui lui est concomitant dans les cas de dilatation totale du cœur. Il s'en distingue par la cessation de propagation mitrale avant que d'arriver au siége de l'auscultation de la tricuspide, de sorte que dans une région intermédiaire aux deux orifices on peut entendre à la fois le souffle de la mitrale et le claquement de la tricuspide, ce qui est caractéristique.

Quand ce souffle est dû à une insuffisance relative, c'est-à-dire par distension cardiaque sans coexistence d'endocardite, il est doux et accompagné de cyanose, de vrai pouls veineux des jugulaires, de battements hépatiques et plus tard d'anasarque. — Quand il relève d'une insuffisance tricuspide endocarditique, développée surtout dans l'enfance ou à la suite de maladies infectieuses générales, plus particulierement de la pneumonie, le souffle est rude, quelquefois accompagné de frémissement systolique. Il augmente ensuite de jour en jour d'intensité sans que les phénomènes vasculaires périphériques aient une importance proportionnée à l'intensité du souffle. Cette disproportion est un bon signe de cette endocardite rapide; mais la lésion devient certaine quand quelques parcelles verruqueuses se détachent pour donner lieu à la production d'embolies pulmonaires, qui aboutissent à l'infarctus de Laënnec, et se traduisent le plus souvent par des hémoptysies répétées de sang noir et peu aéré.

2ᵉ Souffles de l'orifice pulmonaire. — On peut entendre au niveau de l'artère pulmonaire deux souffles : un souffle *systolique* et un souffle *diastolique*.

A. SOUFFLE SYSTOLIQUE. — Le souffle systolique ou du premier temps est organique ou anorganique. Anorganique, il est occasionné soit par certaines modifications profondes du sang telles qu'on peut les observer chez les anémiques, soit par la présence d'une lame pulmonaire au-devant du cœur qui, alternativement, la comprime et la décomprime ; suivant cette double origine on le nomme : *liquidien* ou *extra-cardiaque*. Nous ne nous occuperons que du souffle organique dans la description, quitte à rappeler au diagnostic les caractères des deux autres variétés.

Le souffle systolique organique est le signe de rétrécissement de l'artère pulmonaire ; il est assez fréquent.

Il a pour caractères de présenter un maximum au niveau du deuxième espace intercostal gauche le long du bord du sternum ; d'être précédé d'un frémissement cataire souvent fort sensible ; de se développer dès le début de la contraction ventriculaire pour ne cesser qu'à la fin de la systole. Il est en outre rude, râpeux, superficiel, fort intense le plus souvent, ce qui permet quelquefois de l'entendre à distance, et se *propage* vers le milieu de la clavicule gauche. Au voisinage de la pointe il peut se percevoir, mais fort atténué. Enfin il subit de profondes modifications par le passage du décubitus dorsal à la position assise, par l'expiration forcée dans laquelle il disparaît presque complètement à cause de la gêne qu'éprouve alors la circulation pulmonaire, tandis qu'il augmente proportionnellement à la rapidité de la respiration.

Exceptionnellement, son siège diffère un peu du précédent et doit être rapporté à 3 centimètres du sternum, quand le rétrécissement, au lieu d'être *infundibulaire*, est véritablement *valvulaire*, et se trouve suivi d'une dilatation de l'artère pulmonaire dans laquelle se produit la veine fluide sonore. Sa durée semble parfois plus grande que la systole, de sorte qu'il se continue pendant tout le petit silence et couvre même le second bruit, mais il débute toujours en même temps que la contraction ventriculaire. Il se propage quelquefois à une distance plus consi-

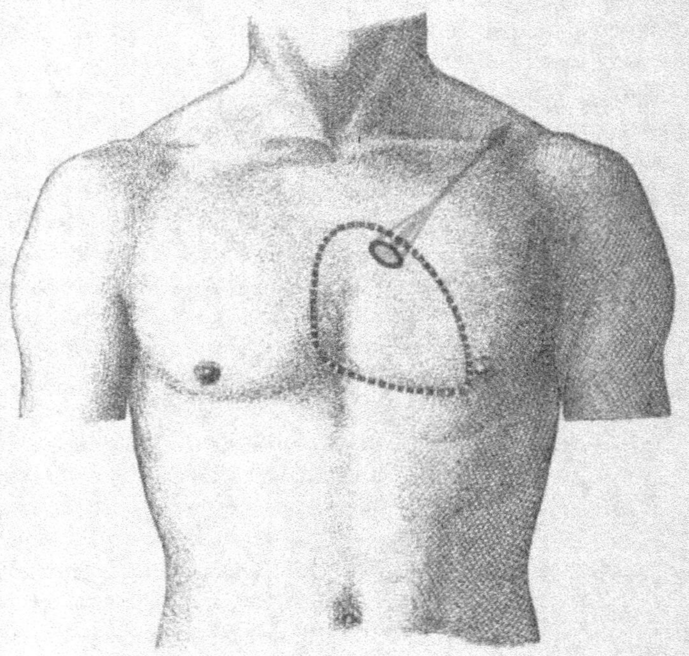

Fig. 79.
Siège et mode de propagation du souffle du rétrécissement pulmonaire.

dérable que celle qui a été signalée plus haut et peut se diffuser sans limites bien précises à tout le sommet de la poitrine, quand les poumons sont indurés par infiltration tuberculeuse ; cette affection coexiste du reste habituellement avec le rétrécissement qui favorise l'ensemencement bacillaire du poumon.

Chez d'autres malades, le souffle systolique pulmonaire a un siège plus anormal, c'est lorsqu'il relève non d'un rétrécisse-

ment orificiel mais d'une compression du tronc ou de l'une des
grosses branches de l'artère pulmonaire, par une tumeur
médiastinale. On le provoque aussi par la compression du stéthoscope sur le deuxième espace, du moins chez les enfants et
les personnes dont la cage thoracique est souple. Il résulterait
en ce cas, d'après FRIEDREICH, de la déformation que subit à
cette occasion l'artère pulmonaire, suivant le mécanisme que
nous invoquerons plus tard pour le frottement péricardique.

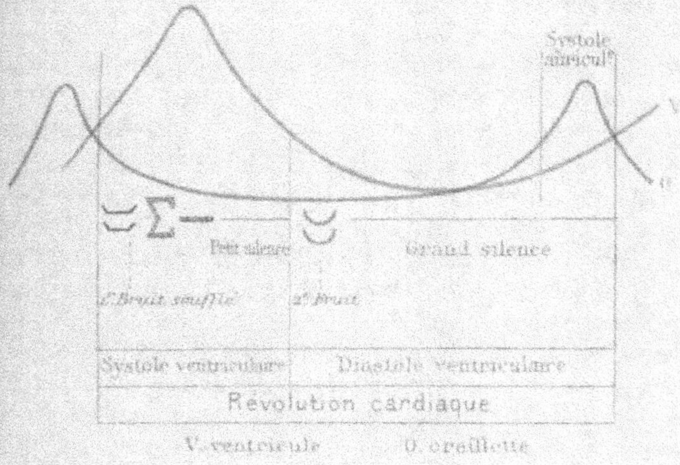

Fig. 80.

Schéma du moment de production du souffle systolique
du rétrécissement pulmonaire.

MERKLEN insiste à juste titre avec LÉON sur un maximum qui
peut exister en arrière, entre l'omoplate et la colonne vertébrale, quand la compression du tronc se fait par une tumeur
du médiastin postérieur ; le second bruit de la pulmonaire est
exagéré dans ce cas, par suite de l'hypertension concomitante
de la circulation pulmonaire.

Le souffle systolique pulmonaire peut être *confondu* avec le
souffle systolique de l'*orifice aortique* dont nous le différencierons
bientôt ; avec le souffle de *compression de l'artère pulmonaire* par
un *épanchement pleurétique*, mais ce dernier disparaît aussitôt

après la thoracenthèse; avec un souffle *de la sous-clavière* gauche, quand elle est embarrassée par des adhérences qui en
fixent le pourtour à la plèvre rétroclaviculaire et débordent le
feuillet externe de celle-ci. Ce dernier souffle ne s'entend que
dans les inspirations calmes, lorsque l'artère est attirée et
infléchie par les mouvements du poumon (MERKLEN); son maximum se trouve immédiatement au-dessous de la clavicule.

En outre de ces bruits tenant à des déformations plus ou
moins marquées de l'appareil vasculaire, nous avons vu déjà
que les souffles anorganiques liquidiens et extracardiaques
avaient pour siége fréquent la région pré-infundibulaire. Les
souffles *liquidiens* se différencient de celui du rétrécissement
pulmonaire par la douceur de leur timbre, leur peu d'intensité
habituelle, le manque de frémissement cataire, leur extrême
mobilité et leur défaut de propagation ou plutôt d'orientation,
c'est-à-dire le manque de maximum, d'où ils décroîtraient d'une
manière régulière, comme fait le souffle de rétrécissement. Ils
sont plutôt diffus, vagues, très rares et ne s'observent guère
que dans les anémies cachectiques. Les souffles *extra-cardiaques
systoliques* pré-infundibulaires sont, comme les souffles liquidiens, diffus, sans propagation déterminée et faciles à suivre
avec le stéthoscope, sans frémissement cataire, extrêmement
mobiles et faciles à transformer par les changements de position; ils sont en outre limités à une partie de la systole, tandis
que le souffle organique l'occupe tout entière et au delà même
quelquefois.

Le souffle de rétrécissement pulmonaire peut surtout être
confondu avec celui qui signale la maladie de Roger, ou communication interventriculaire. Les deux sont systoliques; les
deux sont aussi bruyants, siègent dans des régions identiques et
en tous cas fort voisines; ils manquent de netteté dans leur
propagation et se diffusent loin de leur siège d'origine. Ils
ont cependant quelques différences dont les principales
sont la propagation vers la clavicule gauche du souffle pulmonaire et vers le mamelon droit pour le souffle interventriculaire; la diminution considérable qu'impose l'expiration forcée
au souffle pulmonaire, alors qu'elle n'influence pas le souffle

de Roger ; le frémissement enfin, dont s'accompagne le souffle pulmonaire et que ne présente pas toujours celui de Roger. Malgré la netteté de ces caractères différentiels, le diagnostic peut néanmoins être délicat entre les deux lésions.

B. SOUFFLE DIASTOLIQUE. — Signe d'*insuffisance pulmonaire*, c'est-à-dire des valvules sigmoïdes qui se trouvent à l'origine de

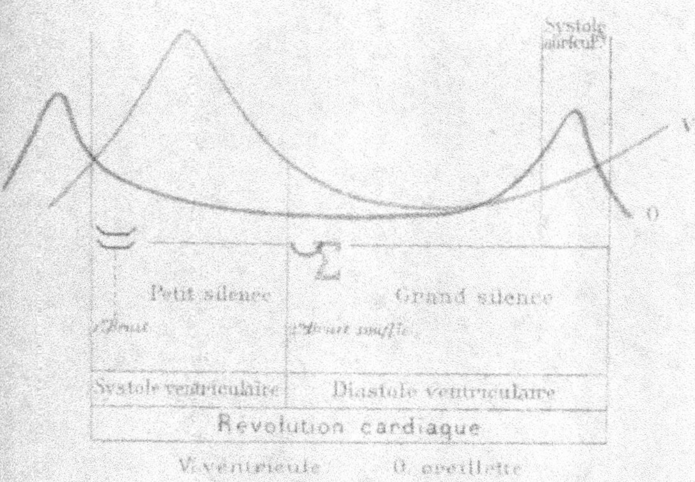

Fig. 81.

Schéma du moment de production du souffle diastolique
de l'insuffisance pulmonaire.

l'artère pulmonaire, ce souffle est beaucoup plus rare que le souffle systolique et d'importance beaucoup moindre.

Il a pour principaux caractères : d'être localisé au niveau du deuxième espace intercostal gauche, près du sternum ; d'être d'une basse tonalité ; d'un timbre rude, accompagné de frémissement ; de se propager vers la base de l'appendice xiphoïde ; de coïncider souvent avec le souffle systolique de la pulmonaire et même avec celui de l'insuffisance tricuspide, car il a pour résultat d'entraîner rapidement la dilatation du cœur droit.

À ces signes GERHARDT en a ajouté d'autres : par comparai-

son avec le pouls capillaire de l'insuffisance aortique, cet auteur
a pensé que l'insuffisance pulmonaire devait s'accompagner
d'un même pouls capillaire *pulmonaire*. Or, comme il est
établi depuis les expériences de WOILLEZ que toutes les fois que
l'apport du sang au poumon est gêné, le murmure vésiculaire

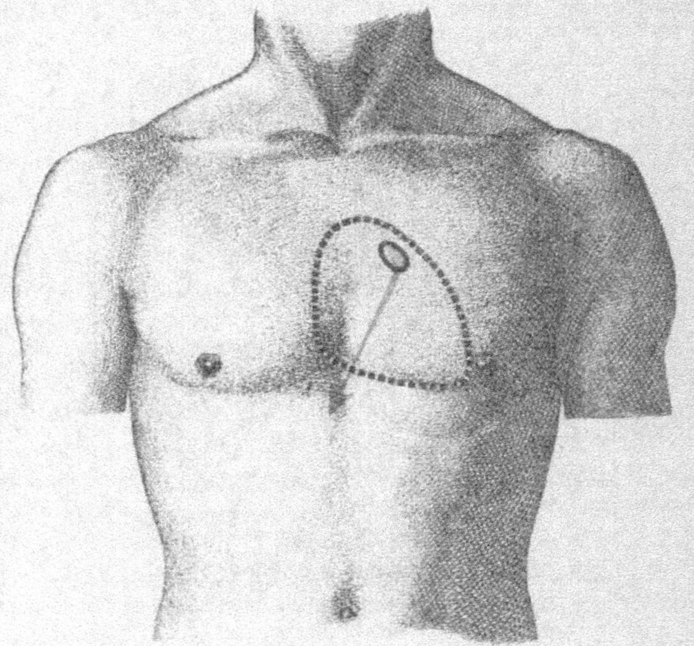

Fig. 82.

Siége et mode de propagation du souffle de l'insuffisance pulmonaire.

diminue dans la proportion de cette gêne, il s'ensuivra que
dans l'insuffisance pulmonaire on notera une diminution du
bruit respiratoire à l'occasion de la systole et la diastole du
ventricule droit. C'est un signe évidemment fort difficile à
apprécier et dont le contrôle n'a jamais été nettement établi.
Le même auteur signale, en outre, en même temps que ce
souffle diastolique, l'allongement et la flexuosité des artères,
l'existence de râles fins dans les deux bases du poumon, que

les battements du cœur rendraient plus apparents pour la même raison que dessus. En somme, c'est un souffle difficile à reconnaître en l'absence de toute autre lésion concomitante du ventricule droit.

Il peut être *confondu* avec le souffle de l'insuffisance aortique, que nous caractériserons bientôt, et avec un souffle extra-cardiaque, mais les bruits extra-cardiaques diastoliques sont extrêmement rares, sans propagation, et ne débutent pas exactement avec la diastole. Leur siège n'est pas exactement le même que celui du souffle organique, mais se trouve un peu en dehors. Enfin il s'accompagne presque toujours d'un retrait synchrone de la paroi (POTAIN) et jamais de frémissement. — Le souffle organique se développe en outre à l'occasion de maladies infectieuses (puerpérisme, pneumococcie) qui peuvent entraîner après lui la production d'accidents emboliques pulmonaires de même ordre que ceux que nous avons notés, dans le rétrécissement.

3° Souffles de l'orifice mitral. — Ils peuvent être *diastoliques* et *présystoliques ou systoliques*, comme ceux de l'orifice tricuspide.

A. SOUFFLES DIASTOLIQUE ET PRÉSYSTOLIQUE. — Ils sont fréquents et témoignent de l'existence d'un *rétrécissement mitral*, mais ils ne constituent pas à eux seuls toute la symptomatologie de cette lésion, qui comporte en outre l'existence d'un bruit antérieur au souffle présystolique et d'un dédoublement du second bruit. Leur ensemble a été qualifié par DUROSIEZ de *rythme mitral* et donne lieu véritablement à une cadence particulière à chaque instant reproduite.

Mais, avant que d'étudier dans ses détails chacune des périodes de ce rythme, il importe, malgré le danger de s'exposer à des redites, de rappeler comment progresse l'ondée sanguine de l'oreillette dans le ventricule gauche. Quand donc celui-ci entre en repos, à la fin de sa période de contraction, c'est-à-dire quand la diastole commence, les parois qui étaient venues presque au contact se relâchent et s'éloignent ; du même coup la cavité ventriculaire s'agandit et devient ainsi toute prête à

recevoir une nouvelle quantité de sang que le ventricule chassera
encore dans les vaisseaux, et la série se continue toujours semblable à elle-même.

Mais, pendant tout le temps où le ventricule se contracte et
que se trouve fermée sa communication avec le réservoir qui
lui est surajouté, l'oreillette, celle-ci se remplit peu à peu du
sang que lui apportent les vaisseaux de retour; puis la valvule
mitrale s'ouvre avec la diastole, et par simple mise en équi-

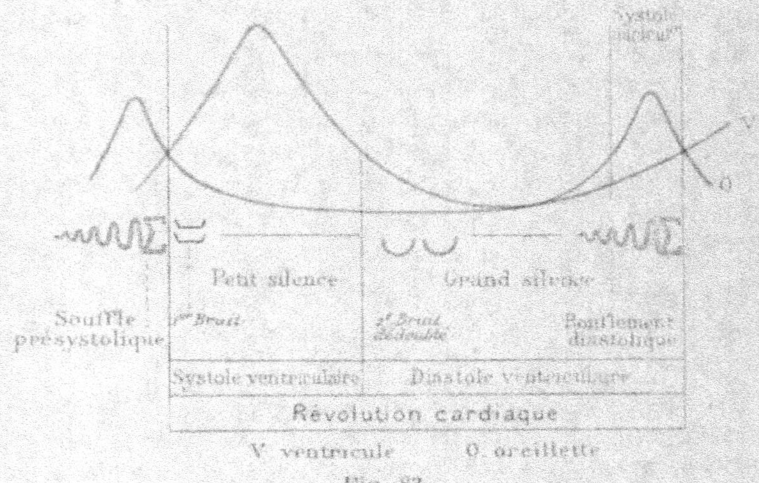

Fig. 83.

Schéma du rythme mitral constitué par un ronflement diastolique,
un souffle présystolique et le dédoublement du second bruit.

libre de pression des deux cavités, le sang quitte l'oreillette
pour tomber dans le ventricule. Or l'orifice mitral n'a plus,
dans la maladie qui nous occupe, les dimensions normales non
plus que la forme habituelle; il est plus ou moins resserré et,
par le fait de la coalescence des deux valves de la mitrale,
transformé en un canal étroit dont les parois sont rigides et
dont l'extrémité se trouve libre au milieu de la cavité ventriculaire. Le sang tombe ainsi en cascade ininterrompue sur les parois
ventriculaires, et si la vitesse et la pression sont suffisantes et
que le rétrécissement ne soit pas trop serré, donne lieu à un

bruit grave, non soufflé, mais semblable plutôt à un *roulement*, d'après DUROSIEZ. On pourrait encore le comparer avec fruit au bruit de chute que l'on entend quand le vin tombe dans les caves à moitié pleines et qu'une assez grande distance l'assourdit. L'auteur précité le représente heureusement par la syllabe : *rrou*.

Puis, la diastole se prolonge et le roulement avec elle, jusqu'à ce que l'oreillette soit enfin pleine et que le temps de se contracter soit venu pour elle. Elle précipite alors sous forte pression dans l'intérieur du ventricule le sang qu'elle avait retenu ; celui-ci traverse avec une énergie incessamment accrue le détroit orificiel dont il a été question, et il arrive enfin dans la cavité ventriculaire qui constitue pour ce fleuve comme un golfe où il s'épanouit. Les différences brusques de vitesse et surtout de calibre en ces parties en immédiate succession donnent lieu à la veine fluide qui devient soufflante avant que le ventricule n'entre encore en contraction, d'où le nom très justifié de *souffle présystolique* qui lui a été donné. En raison de sa cause, ce souffle présystolique s'exagère de plus en plus jusqu'à ce qu'il cesse brusquement avec la systole de l'oreillette : cette augmentation graduelle et sa brusque suspension semblent constituer le meilleur de ses caractères.

Il faut un certain temps, comme on vient de le voir, pour que le *roulement* ou *ronflement diastolique* soit suivi du *souffle présystolique*, le *ffoui* de DUROSIEZ : ce n'est en effet que dans les révolutions cardiaques lentes que le premier bruit est exactement perceptible tandis qu'il fait complètement défaut dans les systoles précipitées. Quand le cœur se contracte rapidement en effet, sans diastole longue, la réplétion ventriculaire n'a plus le temps de s'opérer par la seule *vis à tergo*, c'est-à-dire par l'écoulement du sang des vaisseaux dans le ventricule. Grâce à la pression où il était contenu dans les premiers, il faut de toute nécessité que l'oreillette active sa marche pour fournir à ce ventricule la quantité de liquide indispensable à son fonctionnement. Le ronflement diastolique est donc un bruit sensible au maximum dans les cas de ralentissement du cœur ; plus il est prolongé et moins le souffle présystolique le sera, puisque, en dehors de la contraction de l'oreillette, la réplétion ventriculaire aura été effectuée.

De même le souffle n'est pas fatalement présystolique ; il peut anticiper sur la diastole comme il en a déjà été question, de manière à s'entendre en son milieu ou son commencement et à se rapprocher ainsi du bruit causé par la chute des sigmoïdes. La contraction de l'oreillette ne saurait l'expliquer dans ce cas.

Aussitôt que le ventricule est plein de sang, il entre en travail et dès le début de sa contraction tend vivement les cordages et les valves de la mitrale. Celle-ci n'étant libre que sur une partie de son étendue devient rigide rapidement et son claquement se traduit par une intensité insolite : la *dureté du premier bruit* serait, suivant POTAIN, tellement marquée dans quelques circonstances qu'elle suffirait amplement à assurer le diagnostic.

Enfin la systole se termine ; toute l'ondée a quitté les ventricules pour les artères correspondantes et celles-ci se ferment grâce à leurs valvules sigmoïdes pour empêcher le retour du sang dans leur cavité. Mais, au lieu d'être simultanée, la chute de ces valvules s'opère successivement et l'on entend le bruit *de rappel*, dont il a été longuement question au chapitre du *Rythme* et sur lequel il est par suite inutile de revenir, sauf pour indiquer à nouveau qu'il s'entend plus nettement à la base qu'à la pointe. Le *rythme mitral se compose donc* : 1° du *roulement diastolique* ; 2° du *souffle présystolique* ; 3° du *dédoublement du second bruit*, ce que DUROSIEZ a traduit par l'onomatopée: *rrouffout-ta-ta*, bien connue de tous.

Le souffle présystolique du rétrécissement mitral a pour *siège* la pointe. Or, si l'on se reporte à ce que nous avons dit de la projection du cœur et de ses orifices sur la paroi, on constate que le maximum du bruit ne concorde pas avec le siège de l'orifice. Cette anomalie tient à la difficulté qu'il y a à se mettre en relations immédiates avec la valvule mitrale, à cause de son éloignement de l'oreille et de la présence d'une languette pulmonaire qui assourdit le bruit. Celui-ci s'entend dès lors sur le point de parcours de l'ondée qui est à la fois le plus près de l'orifice et de la paroi thoracique, c'est-à-dire un peu au-dessus et en dedans de la pointe. Il ne peut donc plus être question ici ni de côte, ni d'espace, puisque la pointe s'élève ou s'abaisse suivant l'état de distension ou de vacuité du ventricule, et suivant qu'il est dilaté ou normal, d'où la nécessité absolue de chercher avec précision cette pointe par une minutieuse exploration de la paroi.

Quelquefois le bruit présystolique paraît sourd même dans cette région, c'est lorsque le ventricule est recouvert par une lame pulmonaire épaisse, comme il arrive chez les emphysémateux. Il peut devenir nécessaire de l'en dégager par un petit artifice ; celui-ci consiste à faire coucher le malade sur le côté droit parce que le cœur se déplace dans cette situation vers la ligne médiane, dont il se rapproche de plusieurs centimètres, et se met en contact plus intime avec la paroi. L'exploration en est facilitée d'autant et aussi la transmission des bruits qui se passent à cet orifice.

Pour se rendre compte du *temps* où se produisent les bruits anormaux, il est indispensable de saisir tout d'abord le pouls du malade, d'en apprécier le rythme avec précision et de s'assurer qu'il est encore exactement perceptible au doigt quand on ausculte le malade. Quand on est maître de cette sensation tactile et qu'on est certain de pouvoir l'utiliser avec fruit pendant l'auscultation, on recherche la relation affectée par le bruit ausculté avec la pulsation artérielle. Dans les cas de rétrécissements mitraux moyennement prononcés, si le cœur bat lentement, le souffle présystolique peut être facilement distingué des bruits normaux par le fait qu'il est notablement antérieur à la pulsation radiale, qu'il précède immédiatement. Il constitue dans ce cas la variété *présystolique*.

Les souffles *méso-diastolique* et *proto-diastolique* sont plus difficiles à reconnaître, habitué que l'on est à entendre le souffle du rétrécissement immédiatement avant la pulsation cardiaque ; on les isole en auscultant d'abord le premier bruit seul, puis le second, jusqu'à ce qu'on ait, nettement dans l'oreille la cadence qui rappelle leur relation. Quand un souffle se produit à peu de distance du second bruit considéré en lui-même, et que le pouls ne se sent qu'après un assez long espace de temps, le souffle est *proto* ou *méso-diastolique*, suivant qu'il est plus ou moins rapproché de ce second bruit.

Le souffle du rétrécissement est grave et sa tonalité est basse ; son timbre est souvent rude, râpeux et il peut même ressembler

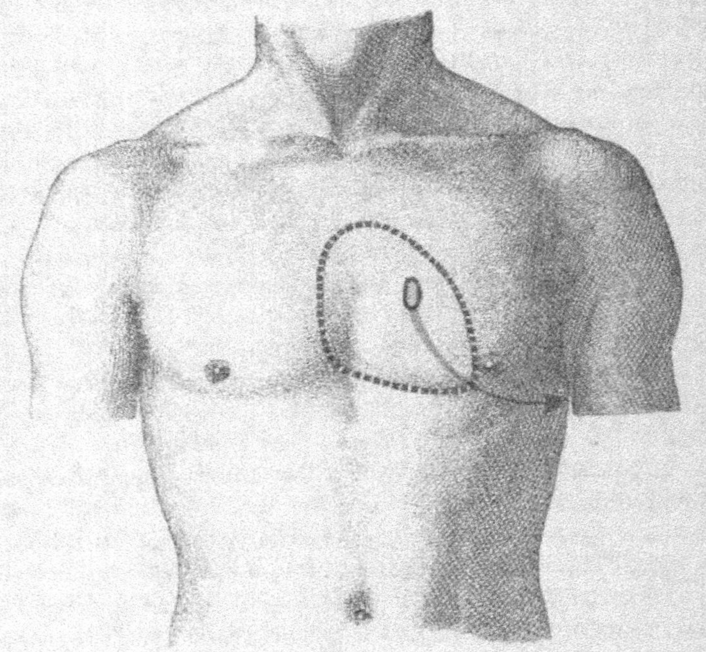

Fig. 84.
Siège et mode de propagation du souffle présystolique
du rétrécissement mitral.

à un bruit de scie. Son intensité enfin peut être considérable et permettre de le reconnaître à distance. Ce qui frappe le plus dans ces trois caractères, c'est qu'ils se modifient parallèlement et augmentent d'intensité d'une manière progressive du commencement à la fin de la contraction auriculaire ; c'est donc lorsqu'il a acquis une tonalité plus élevée, une rudesse plus grande et son intensité maxima, qu'il cesse brusquement

Il se *propage* dans le sens du courant sanguin, c'est-à-dire suivant l'axe du canal formé par la juxtaposition et l'adhérence des valves de la mitrale, depuis la base du ventricule gauche jusque vers sa pointe ; aussi le perçoit-on encore en dedans de celle-ci, sur le milieu de l'espace qui la sépare du bord gauche du sternum, où le bruit meurt d'habitude, quand il ne s'accompagne pas d'une forte vibration de la paroi. Par contre il peut arriver que le canal mitral ait son axe dirigé un peu en dehors de la pointe ; la propagation du souffle s'effectue cette fois plutôt vers la ligne axillaire, mais sans avoir tendance à remonter jusqu'à la racine du bras, comme nous le verrons pour le souffle de l'insuffisance. Il s'éteint peu à peu vers la dernière fausse côte.

Dans les cas difficiles où il est peu serré, le diagnostic du rétrécissement peut susciter quelques hésitations qu'un nouveau signe, le *frémissement cataire*, peut faire disparaître. Celui-ci se perçoit aussi bien et mieux peut-être par le toucher que par l'auscultation. Il suffit pour apprécier son intensité d'appliquer exactement mais non fortement la pulpe de deux ou trois doigts dans l'espace intercostal situé au-dessus du siège de la pointe. Là on éprouve une sorte de *thrill*, une sensation analogue à celle que provoque l'ébranlement d'une vitre par le passage dans le voisinage d'une charrette lourdement chargée, une vibration plus ou moins intense, souvent de longue durée, mais quelquefois subitement éteinte, à peine perceptible parfois, ou suffisante pour se transmettre fortement à la main : c'est le *frémissement*. On l'appelle *cataire*, en raison d'une vague analogie avec le *ron-ron* que fait un chat que l'on caresse.

Ce frémissement, quand il est reconnu sans doute possible, constitue l'un des meilleurs signes du rétrécissement mitral ; il entraîne la conviction si l'on note son exacte terminaison au moment de la poussée systolique ventriculaire. Il peut cependant être ou paraître tellement superficiel, que l'oreille a une certaine peine à reconnaître après lui les bruits normaux du cœur, à cause de la persistance de la sensation qu'il a provoquée. Il ressemble à s'y méprendre au frottement péricardique, mais on peut l'en distinguer et le classer exactement à sa place dans la révolution cardiaque en utilisant un stéthoscope ordinaire de Piorry dont on prend soin de boucher le cylindre. A l'aide d'un instrument construit sur cette donnée, il m'a souvent été possible d'amoindrir le bruit trop intense, ou plutôt la vibration du frémissement, et d'entendre en dehors d'elle, mais *au même niveau*, le premier bruit du cœur, ce qui fixe aussitôt le diagnostic.

De tous ces signes : ronflement diastolique, souffle proto, mésodiastolique et présystolique, dureté du premier bruit, dédoublement du second bruit, frémissement cataire, il en est d'habituels tandis que d'autres sont mobiles et tous n'ont pas une importance égale : il faut donc les hiérarchiser. Le ronflement diastolique est en fonction de l'étroitesse du rétrécissement jusqu'à ce qu'il ait acquis une certaine dimension. Puis il disparaît si le calibre se resserre encore ; c'est donc un signe de la période moyenne de l'évolution de la lésion et ne se trouve à aucun de ses points extrêmes. De plus, il peut disparaître chez le même malade et d'un moment à l'autre, suivant les modifications du rythme. Quand le cœur est considérablement ralenti et que le sang s'écoule ainsi lentement de l'oreillette dans le ventricule, le rétrécissement devient muet, le ronflement s'éteint ; quand, au contraire, le cœur est agité, tumultueux, que ses contractions deviennent plus actives sans atteindre encore une extrême vitesse, le roulement se produit avec intensité ; enfin il n'a plus le temps de se produire dans les cas de tachycardie et la lésion ne se manifeste plus alors que par certains de ses autres signes.

Ce qui précède peut s'appliquer également aux divers souffles qui sont aussi sous la dépendance de la propulsion auriculaire, du rythme cardiaque et de la quantité de rétrécissement. Ils sont variables aussi de malade à malade, ou d'un instant à l'autre, et peuvent par suite être facilement confondus avec les souffles extra-cardiaques de la région, si l'on ne tient compte que de ce caractère.

Le signe *le plus constant de la lésion est le dédoublement* du second bruit qui, pour être caractéristique, doit s'entendre à chacune des révolutions cardiaques. Il pourrait même, au dire de Potain, servir au diagnostic de l'évolution de l'affection suivant qu'il peut être attribué à une chute anticipée des sigmoïdes aortiques ou pulmonaires, ce dont on se rend compte par l'intensité plus grande du premier des deux bruits de rappel, à droite ou à gauche du sternum. Quand le premier des bruits dédoublés est plus fort à droite, il est occasionné par la *précession* des valvules aortiques, et, s'il s'entend plus intense à gauche, il relève de la chute *anticipée* des valvules pulmonaires. Dans le premier cas, la lésion est à son début, puisque la précession des valvules aortiques ne tient qu'à une aspiration de la colonne sanguine aortique, par le vide ventriculaire relatif qu'occasionne le rétrécissement mitral. Dans le second, la gêne de la circulation pulmonaire augmentant tous les jours, il se produit une hypertension pulmonaire considérable, qui accélère la chute des sigmoïdes correspondantes, de sorte que la lésion dépasse bientôt la période de compensation du cœur et occasionne sa faillite. Entre ces deux époques il en est rationnellement une troisième, intermédiaire, où le dédoublement à son tour fait défaut ; c'est lorsque l'hypertension pulmonaire fait regagner, aux sigmoïdes du même nom, le temps qu'elles avaient perdu vis-à-vis des sigmoïdes aortiques, et que la chute de ces deux espèces de valvules redevient simultanée pour un temps de peu de durée.

La dureté du premier bruit est aussi d'un bon secours pour le diagnostic, mais elle est difficile à reconnaître à moins qu'elle ne soit précédée du léger frémissement diastolique qu'on peut encore percevoir en dehors du ronflement ou du souffle présystolique.

Le rythme mitral incomplet, c'est-à-dire formé seulement du souffle présystolique et du dédoublement du second bruit, peut être pris pour un bruit de galop gauche, à la condition que le souffle se confonde avec le premier bruit et qu'il en résulte ainsi un faux rythme à trois temps. Dans les deux cas il y a trois bruits ; dans les deux cas l'un de ces bruits anticipe sur la pulsation de l'artère ; quelquefois le galop se transforme peu à peu en un souffle du premier temps ou d'insuffisance mitrale. Ce sont surtout ces raisons qui expliquent l'erreur qui vient d'être signalée. Le diagnostic qui rend incertain cette quasi-similitude s'établit par les signes concomitants : existence ou absence du frémissement cataire, de dédoublement du second bruit, d'hypertrophie ventriculaire gauche, auxquels il faut joindre, dans les périodes avancées, les signes qui résultent de l'hypostase pulmonaire, comme il a été dit dans le chapitre du murmure vésiculaire de *l'auscultation de la poitrine*.

Le souffle présystolique peut s'entendre dans certains cas d'insuffisance aortique sans rétrécissement et peut s'expliquer de la manière suivante : au moment où s'opère le passage du sang de l'oreillette dans le ventricule le cœur se trouve en diastole, or, comme les valvules sigmoïdes de l'aorte sont insuffisantes pour oblitérer sa lumière, le sang reflue par cette voie dans l'intérieur du ventricule gauche. Il y pénètre donc simultanément par deux voies différentes : la voie sigmoïdienne et la voie auriculo-ventriculaire. Des deux courants, le plus fort au début étant le courant aortique, il en résulte que la grande valve de la mitrale, qui limite en dehors l'orifice aortique, se trouve déplacée aux dépens de l'orifice mitral qu'elle obstrue ou oblitère partiellement. Quand donc le sang de l'oreillette s'écoule dans le ventricule avec une certaine pression et une vitesse qu'accélère la contraction de cette oreillette, il se trouve passer par un orifice en quelque sorte rétréci par la disposition que nous avons signalée plus haut, et il donne lieu ainsi à un véritable souffle présystolique. L'erreur est fatale dans ce cas et ne peut être reconnue qu'à l'autopsie.

Une autre erreur facile à commettre est celle où le souffle est confondu avec celui de l'insuffisance mitrale parce qu'on ne peut exactement saisir ses rapports avec la systole ventriculaire ; les signes concomitants des deux lésions remettent dans la bonne voie.

Les signes différentiels d'avec les frottements seront donnés dans un chapitre ultérieur. Enfin il faut savoir qu'une lésion organique peut réellement entraîner le rétrécissement mitral, sans aucunement se manifester à l'auscultation : c'est lorsqu'il est occasionné, nous l'avons noté déjà à propos des souffles en général, par une endocardite récente dont les produits inflammatoires sont épars, mobiles, dissociés et comme effilochés. Le *rétrécissement est muet* par division extrême de l'ondée sanguine. Muet, il le devient encore quand l'énergie de contraction du ventricule et de l'oreillette a faibli et que le cœur se trouve momentanément ou pour toujours inférieur à sa tâche ; mais cette manière d'être n'est aucunement spéciale à la lésion en cause.

Les souffles du rétrécissement tricuspidien, qui sont également présystoliques et précédés aussi d'un roulement diastolique, se distinguent de ceux que nous étudions, par leur siége à gauche du sternum, au point d'insertion du cinquième cartilage costal, et leur propagation vers le creux épigastrique. Les deux lésions sont souvent connexes, c'est-à-dire que si le rétrécissement mitral peut exister seul, il en est rarement de même du rétrécissement tricuspidien qui coexiste avec le premier le plus habituellement.

Enfin la distinction d'avec les souffles cardio-pulmonaires est assez facile. On la base sur l'orientation du souffle, qui ne se propage pas quand il est extra-cardiaque, sur son timbre et le frémissement qui l'accompagne, sur le dédoublement du second bruit et la dureté du premier, qui n'existent pas en dehors des souffles organiques, enfin sur le retentissement de ces lésions sur la circulation pulmonaire.

Les divers signes dont il a été question dans les pages précédentes et dont la valeur respective a été discutée, ne se rencontrent à l'état d'isolement que lorsque le rétrécissement mitral est *pur*. En outre de ce premier cas, ils ne peuvent être dissociés que théoriquement, car ils se trouvent associés à ceux d'une autre lésion du même orifice, l'insuffisance mitrale, avec laquelle ils constituent ce que quelques auteurs ont appelé d'une manière générique la *maladie mitrale*. En tant que pur, le rétrécissement relève d'une malformation congénitale et sera plus tard retrouvé à ce titre ; en tant qu'uni à l'insuffisance, il est toujours acquis, et peut être occasionné par un grand nombre d'affections dont le rhumatisme est la plus fréquente.

B. SOUFFLE SYSTOLIQUE. — Le souffle systolique de la pointe constitue celle des manifestations organiques qu'on a le plus coutume de rencontrer ; il est l'indice d'une *insuffisance de la valvule mitrale*. Quand, par suite d'un raccourcissement des valves, de la production d'un bourrelet inflammatoire, d'une déchirure, de la dilatation de leur anneau d'insertion, ou pour toute autre cause, l'orifice mitral ne peut être oblitéré complétement au moment de la systole ventriculaire, le sang reflue

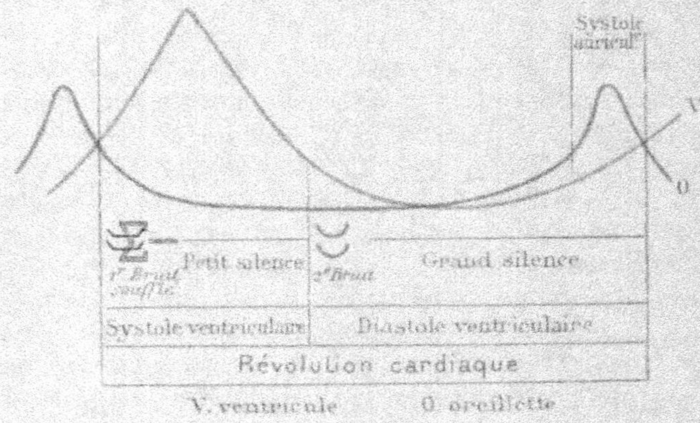

Fig. 85.

Schéma du moment de production du souffle systolique
de l'insuffisance mitrale.

jusque dans l'oreillette en même temps qu'il s'échappe par l'orifice aortique. Son passage au travers de l'orifice mitral coïncide donc exactement avec la contraction du ventricule ; il est *systolique*.

Mais en raison de l'action exercée par les parois ventriculaires sur leur contenu, le sang ne tarde pas à disparaître pour la plus grande partie de sa masse à la fois dans l'aorte et dans l'oreillette ; la pression qu'il reçoit des parois ventriculaires est donc marquée surtout au début de leur contraction et c'est pour cette raison que l'intensité du souffle est maxima à ce moment précis. Puis, quand le sang s'échappe avec de plus en plus de facilité, que la pression diminue et que l'oreillette s'emplit peu à peu, c'est-à-dire vers la fin de la systole, le souffle devient de moins en moins intense et cesse avec la contraction cardiaque. Il est donc d'*intensité décroissante* et fait ainsi une formelle opposition avec le souffle présystolique, qui est de plus en plus prononcé. Cela ne veut pas dire que le souffle systolique soit court, il s'étend souvent au contraire à une partie du petit silence qu'il peut couvrir complètement, comme le second bruit après lui, méritant bien ainsi le nom qu'on lui a donné de *souffle prolongé de la pointe*.

En outre de ce premier caractère, qui relève du moment précis où il se place dans le *temps* de la révolution cardiaque, le souffle systolique en possède quelques autres également importants. Son *siège* devrait être sur le lieu de projection de l'orifice mitral et cependant son intensité maxima se trouve exactement à la pointe (POTAIN) ; l'opinion de PETER, qui voudrait qu'on l'entendît mieux au milieu de la région précordiale, ne paraissant être vraie que pour quelques rares cas. Cette exception à la loi générale de SKODA peut être interprétée de la manière suivante : dans l'insuffisance mitrale le souffle s'entend de préférence à la pointe, parce que le cœur est plus abordable à ce niveau que vers la région de l'orifice mitral où le poumon le recouvre le plus souvent ; de plus, il se perçoit ainsi suivant la véritable direction du courant sanguin, mais ceci demande quelques explications.

Quand, en effet, le sang passe, à l'occasion de l'insuffisance mitrale, du ventricule dans l'oreillette, il semble que le souffle devrait se propager de la pointe vers la base, puisque, en définitive, c'est ainsi que se mobilise le sang. Il n'en est rien cependant en raison de la disposition affectée par l'orifice malade. Celui-ci se trouve limité en effet par deux valves qui font saillie dans la cavité ventriculaire, de sorte qu'autour d'elles et jusqu'à leur insertion sur les parois, il se trouve une rigole circulaire, analogue à celle qui est figurée au schéma n° 4 de Bergeon. C'est au fond de ce cul-de-sac que le sang est projeté pour la plus grande partie ; il y forme un tourbillon qui le ramène le long de la paroi du ventricule jusqu'à la pointe, à laquelle il transmet ainsi le bruit produit par la collision des molécules liquides, c'est-à-dire le souffle. Le souffle répond donc à la loi de Skoda, qui veut qu'il se transmette dans la direction du courant, et c'est pour cela qu'il est indispensable de chercher avec la plus grande précision le siége de la pointe.

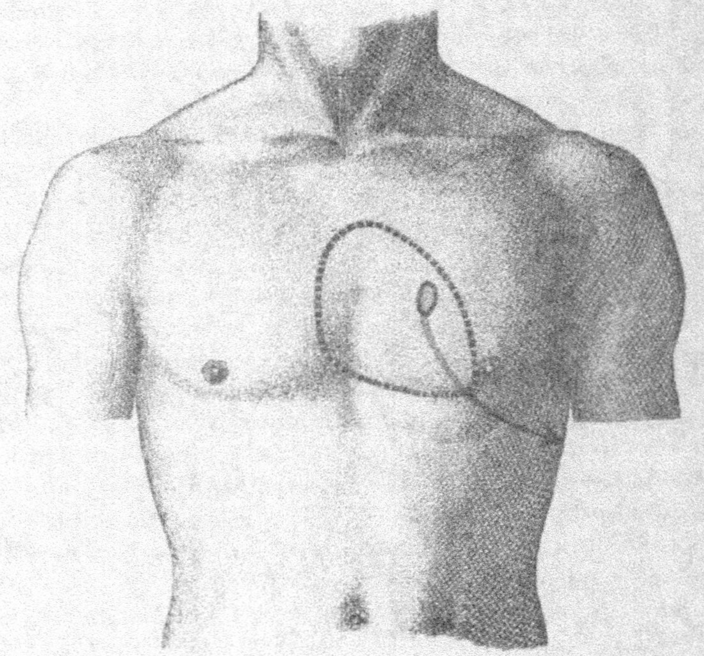

Fig. 86.
Siége et mode de propagation du souffle systolique
de l'insuffisance mitrale.

De la pointe il se *propage* dans la direction de l'aisselle, dans le creux de laquelle il s'éteint d'habitude et ce signe est de première valeur. Quelquefois même la propagation est plus éloignée encore et l'on peut entendre le souffle *tourner* en arrière de l'aisselle, gagner l'extrémité inférieure de l'omoplate et rejoindre même la colonne vertébrale, au niveau de laquelle il peut être perçu sur une grande hauteur. Il est possible alors de le confondre avec deux autres souffles également systoliques, celui du rétrécissement aortique ou d'aortite chronique et celui du rétrécissement pulmonaire sus-sigmoïdien, d'origine extravasculaire, et dû habituellement à la présence d'une tumeur médiastinale. Nous verrons bientôt les caractères différentiels du premier de ces deux bruits. Quant au second, le bruit pulmonaire, il se distingue du souffle de l'insuffisance mitrale par son défaut de propagation vers l'aisselle, par l'impossibilité où l'on est de le suivre depuis la pointe jusqu'à la colonne vertébrale, par sa limitation enfin dans l'espace compris entre le bord interne de l'omoplate gauche et la colonne vertébrale. Il ne s'accompagne pas non plus de troubles généraux de la circulation.

Il est des cas cependant où la propagation serait différente. Lorsque le poumon n'est pas susjacent au ventricule, le souffle se perçoit vers le troisième espace et perd ainsi un peu de son intensité jusque vers la pointe. Quand l'auricule se trouve dégagé de la lame pulmonaire, le souffle peut se propager par son intermédiaire jusqu'au quatrième espace (NAUNYN). Quand enfin l'insuffisance est fonctionnelle, qu'elle relève d'une distension de l'orifice et celles-ci ne sont plus placées en

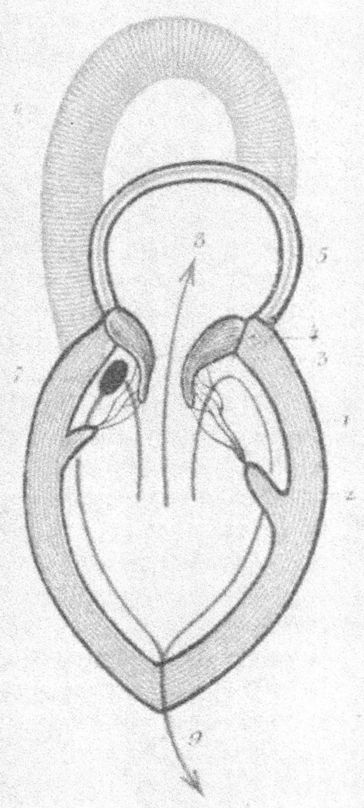

Fig. 87.

Figure montrant le chemin parcouru par le sang pour transmettre à la pointe le souffle d'insuffisance mitrale.

d'une fatigue des piliers ou non d'une lésion des valves, entonnoir fixe comme il a été

dit plus haut et la disposition du schéma n° 4 de Bergeon fait
défaut. Le souffle, suivant encore la loi de Skoda, se propage
en ce cas vers la base comme le courant sanguin, ainsi que
PARROT l'a fait remarquer.

Ce sont là les meilleurs signes de ce souffle d'insuffisance
mitrale. Il en est d'autres qui tiennent à son *timbre* et à son
intensité. — Le *timbre* est différent suivant la nature de l'affection qui a causé le bruit de souffle. Quand il est dû à une
insuffisance valvulaire relative, telle qu'on l'observe dans les
cas de dilatation totale du cœur, ou à un défaut de fonctionnement des piliers, la surface des valvules étant régulière et polie,
le souffle est doux, décroissant, et analogue au bruit de soufflet.
Au contraire, quand l'insuffisance est occasionnée par une
endocardite ancienne, entraînant la présence d'irrégularités sur
le bord libre des valves, de bourgeonnements, de verrucosités,
le souffle prend un timbre plus dur, plus rude, râpeux et quelquefois strident. Il peut même devenir musical, ressembler à
un piaulement intense, assez semblable à celui que l'on peut
artificiellement produire en comprimant brusquement une balle
de caoutchouc perforé. Sa *tonalité* s'élève dans ces circonstances
d'une manière très notable.

L'*intensité* du souffle mérite aussi considération. Son maximum doit tout d'abord être exactement recherché. PORAIX en
faisait le signe caractéristique de sa valeur organique, quand
il se trouve « au centre de figure de la pointe ». Cette intensité
est plus ou moins grande suivant la quantité d'insuffisance, c'est-
à-dire la section de l'ouverture par laquelle le sang pénètre
dans l'oreillette, et aussi suivant l'énergie de contraction
cardiaque. Quand l'ouverture auriculo-ventriculaire est large
et facilite au maximum la pénétration du sang, la vitesse
de celui-ci et la pression qu'il supporte sont diminuées d'autant.
Il en est ainsi dans les insuffisances par dilatation, dites encore
relatives ou fonctionnelles, de sorte que le souffle est peu
marqué.

Au contraire, quand l'insuffisance est due à une fixation
anormale des valvules et s'accompagne de rigidité de ces replis,
la section orificielle est étroite, les parois sont facilement,

impressionnées par les mouvements du liquide, et le souffle devient intense. Nous avons vu que ce caractère dépendait encore de l'activité, de l'*énergie* de la contraction cardiaque : quand le cœur est excité par une émotion quelconque ou sous l'influence d'un médicament tonique, le souffle s'exagère. Il diminue ou disparaît quand les parois ventriculaires se contractent mollement et avec peine, comme dans l'asystolie.

La réapparition du souffle peut donc être un signe d'*amélioration* et les phases par lesquelles il passe sont les suivantes, comme j'ai pu en constater un exemple très net. Quand le cœur est dilaté (dilatation totale) et asystolique, on n'entend plus qu'un murmure sans rythme précis ; puis, quand les toniques ont agi et que la musculature a récupéré une faible partie de son énergie, le souffle renaît, faible d'abord et puis intense ; enfin, si l'amélioration se poursuit au delà de ce premier stade, le souffle décroît à son tour. Mais, au lieu de n'entendre plus que le murmure dont il était question plus haut, les bruits reprennent, nettement espacés et frappés, cependant que la matité cardiaque s'est considérablement réduite. En sens inverse, quand le cœur faiblit à nouveau, le souffle se renouvelle aussi, jusqu'à ce qu'il disparaisse quand le cœur se distend encore davantage. Dans tous les cas où l'intensité du souffle est grande, grande aussi est sa propagation ; et c'est dans ces cas qu'on l'entend dans le dos où il *tourne* et même au niveau de quelques orifices voisins vers lesquels il se diffuse : tel l'orifice aortique.

Le *diagnostic* du souffle d'insuffisance mitrale pure s'appuie donc sur l'ensemble de ses caractères : *production absolument synchrone à la systole, décroissance depuis son début jusqu'à la fin, maximum au siège exact de la pointe, propagation habituelle dans l'aisselle et jusque dans le dos, rudesse assez marquée, tonalité élevée et intensité considérable.*

Il peut néanmoins être confondu avec d'autres bruits analogues, ayant ou paraissant avoir le même point de départ et la même propagation. Ce sont : le souffle du rétrécissement mitral, tout d'abord, dont la coexistence avec celui de l'insuffisance est très fréquente, mais qui s'en distingue par son anté-

riorité vis-à-vis du pouls radial, par le dédoublement du
second bruit dont il s'accompagne constamment, par le roulement diastolique, la dureté du premier bruit et l'ensemble des
troubles pulmonaires, congestion de la base et autres, qui sont
comme les précurseurs de l'affection cardiaque.

Le souffle du rétrécissement aortique et celui de l'aortite chronique peuvent également en imposer, car ils sont tous deux
systoliques et se diffusent vers la pointe, comme celui de
l'insuffisance mitrale se diffuse vers la base. Cette convergence
rend difficile parfois la distinction de l'un et de l'autre, d'autant
que lorsque l'on ausculte dans le dos, la propagation pour les deux
espèces est souvent fort sensible et nuit à leur reconnaissance.
On peut les distinguer en auscultant de proche en proche de
l'un à l'autre orifice, jusqu'à ce qu'on ait un maximum bien
net qui fixe sur l'origine. Que si ce maximum est distinct, il
suffit d'ausculter à droite du sternum et vers la clavicule tout
d'abord, puis à gauche de la pointe et vers le creux axillaire,
pour noter les lignes de propagation : jamais un souffle aortique ne se propage avec force vers l'aisselle et jamais non plus
un souffle mitral ne se propage vers la clavicule droite.

Restent les souffles extra-cardiaques, dont la reconnaissance
est véritablement délicate parfois. Comme celui de l'insuffisance, ils peuvent être rudes, en effet, de tonalité élevée et
paraître exactement *apexiens*. Si l'on songe qu'ils sont toujours systoliques, on verra combien délicate peut être l'analyse de leurs symptômes. Leur diagnostic ne peut être basé
que sur la vérification certaine de leur *siège* : au lieu d'être
apexiens, c'est-à-dire d'avoir leur maximum au centre même
de la figure de la pointe, ils sont *parapexiens* et se trouvent ainsi
reportés à 2 ou 3 centimètres *en dehors* de celle-ci. De là,
l'importance extrême qu'il y a à constater le siège exact de
la pointe et à lui superposer le maximum du bruit perçu.
Malheureusement la chose n'est pas aussi facile à faire qu'à
dire chez les personnes obèses ou très musclées, dont la grille
costale ne donne lieu qu'à une sensation obtuse et peu précise. Le souffle parapexien se propage très peu dans l'aisselle,
malgré son intensité, et ne tourne jamais dans le dos. Les

autres souffles extracardiaques de la même zone, qu'ils soient endapexiens, susapexiens ou apexiens même, sont d'un diagnostic plus aisé, car ils chevauchent d'habitude sur la systole et la diastole ; leur défaut de synchronisme avec la contraction ventriculaire sert à les faire reconnaître.

4° Souffles de l'orifice aortique. — Le souffle, encore ici, est systolique et diastolique ;

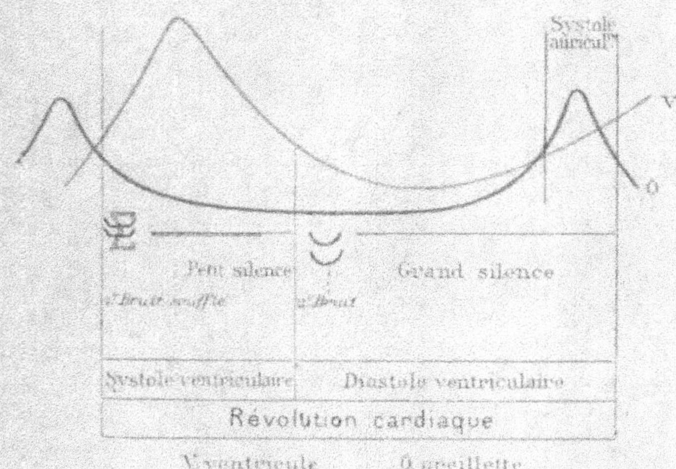

Fig. 88.
Schéma du moment d'apparition du souffle systolique
du rétrécissement aortique.

A. Souffle systolique. — Le souffle systolique de l'orifice aortique est dans la grande généralité des cas un signe de *rétrécissement aortique*.

Ce souffle est exactement *systolique*, car occasionné par la projection du sang au travers d'un orifice rétréci par la contraction du ventricule gauche, il commence avec elle, persiste pendant la plus grande partie de sa durée et ne s'éteint guère qu'au moment où se produit la chute des sigmoïdes ; il est donc *holosystolique*. Ce caractère est important.

Son *siège* est difficile à préciser parfois, car il se diffuse très

souvent dans les régions voisines avec une telle intensité, que
son maximum se reconnaît avec peine. Il est du reste un peu
variable, car l'orifice n'occupe pas une situation absolument fixe
et comparable chez tous les malades, ou même chez un seul
malade, suivant les diverses attitudes en lesquelles il est aus-

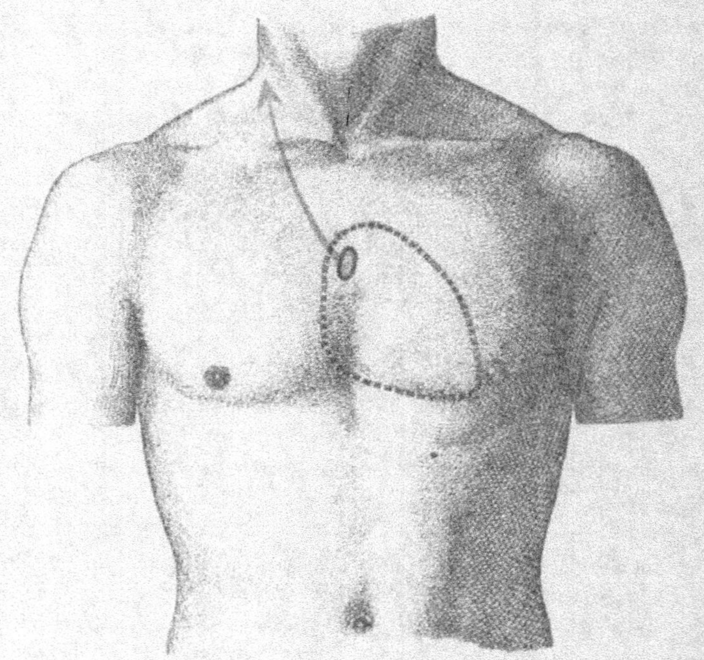

Fig. 89.
Siège et mode de propagation du souffle systolique
du rétrécissement aortique.

culté. Lorsque le cœur est très volumineux, flasque comme dans
les périodes hyposystoliques ou asystoliques, et que le malade
est ausculté debout d'abord et couché ensuite, le pédicule peut
être entraîné jusqu'à 2 centimètres de son siège primitif,
comme j'en donnerai un exemple à propos de la percussion du
cœur. L'orifice fait alors un déplacement comparable et le maximum du bruit qui se produit à son niveau change ainsi de siège.

Néanmoins le maximum du souffle s'entend en règle générale au point même de projection de l'orifice aortique sur la paroi, c'est-à-dire au niveau de l'insertion de la troisième côte droite sur le sternum ou un peu au-dessus d'elle.

Le souffle systolique de l'aorte a une *tonalité* fort variable : habituellement grave, il peut devenir plus aigu et même musical, quand l'orifice est fort rétréci par des lésions anciennes et fibreuses. Il a un *timbre* quelquefois doux, mais le plus souvent rude, dur, râpeux, vibrant et même strident, dont rend compte jusqu'à gêner considérablement l'observateur l'emploi d'un stéthoscope en aluminium. Le timbre ne change ainsi de caractère qu'avec les anciennes lésions ; il dépend presque toujours, quand il est rude, d'irrégularités des bords de l'orifice et de la rigidité des valvules sigmoïdes. Son *intensité* est toujours grande et permet sa diffusion dans les régions du pédicule cardiaque, dans celles mêmes de l'espace précordial, ce qui explique la difficulté de la reconnaissance de son maximum. Elle n'est pas identique cependant dans toute la durée de la systole. La pression tendant vainement à s'égaliser, à la fin de la contraction ventriculaire, au-dessus et au-dessous du rétrécissement, celui-ci reste sonore, mais le souffle est d'*intensité* légèrement décroissante, puis il s'éteint brusquement au moment de la chute des sigmoïdes, alors qu'il était encore nettement perceptible.

Le souffle du rétrécissement aortique *se propage* dans une direction toujours constante, celle de l'articulation sterno-claviculaire droite et de la carotide droite. Il ne se limite cependant pas à ce vaisseau et peut se percevoir aussi avec netteté dans la carotide gauche, même dans l'aorte descendante jusqu'à la région abdominale. Dans ce dernier cas, le souffle n'est pas dû seulement à la lésion de l'orifice, mais encore à celle de l'aorte, comme nous le verrons dans un chapitre ultérieur. On ne doit pas confondre cette propagation avec la diffusion dont il a été parlé plus haut.

Il s'accompagne d'un *frémissement cataire*, systolique, perceptible à la base du cœur, par l'application de la pulpe des doigts dans le second espace intercostal droit ; le frémissement peut même être perçu par le stéthoscope rigide. Quand cette sensation tactile se joint à la sensation acoustique du bruit anormal, il en résulte deux sortes de grincements, qu'on ne retrouve au même titre dans aucune autre lésion orificielle et que la péricardite sèche peut seule donner. Dans le cas de grincement prononcé la diffusion du bruit aortique est telle qu'on peut l'entendre presque aussi bien au niveau de l'orifice mitral qu'à la base, de sorte que les deux lésions seraient facilement confondues si l'on ne tenait un compte exact du moment d'apparition du souffle et du dédoublement du second bruit, dont s'accompagne le rétrécissement mitral.

Le souffle systolique de la base coexiste, quand il est organique, avec une pâleur prononcée de la face et des téguments, un pouls petit et régulier, de la céphalée et des vertiges nauséeux, une gastralgie douloureuse, surtout à jeun et dans la position debout ; ce sont ces caractères qui souvent servent au diagnostic différentiel de la lésion.

Le rétrécissement aortique peut être confondu facilement avec le *rétrécissement pulmonaire* : les deux sont systoliques et ont la base pour siège ; les deux s'accompagnent aussi de frémissement cataire et d'augmentation de la matité précordiale ; les deux peuvent se propager dans le dos, mais il existe cependant des signes diagnostiques précis. Leur maximum diffère en effet : l'un a son siège à droite et l'autre à gauche du sternum ; celui qui a l'aorte pour origine se propage vers la clavicule droite et celui de la pulmonaire vers la clavicule gauche. Quand la propagation se fait vers le dos, elle est médiane, *vertébrale* et d'intensité décroissante, pour le souffle aortique ; elle est *latérale* pour le souffle pulmonaire, qui se perçoit dans ce cas entre la vertébrale et le bord de l'omoplate gauche. De plus, le souffle de rétrécissement pulmonaire ne peut s'entendre dans ce cas sans interruption depuis l'orifice pulmonaire jusque dans le dos, puisqu'il est occasionné par une compression exercée sur le tronc du vaisseau, au-dessus des sigmoïdes, par une tumeur médiastinale quelconque. Ce dernier souffle est du reste doux, tandis que l'aortique est dur. Enfin la matité cardiaque change de forme dans les deux cas : exagérée vers le ventricule gauche pour le rétrécissement aortique, elle l'est vers l'infundibulum et

le ventricule droit pour le rétrécissement pulmonaire, et c'est
là un bon signe différentiel. Nous avons vu en outre les divers
caractères du pouls du rétrécissement aortique, qui ne se
retrouvent pas au même titre pour le rétrécissement pulmonaire.

Le souffle aortique peut aussi être pris pour un souffle de
rétrécissement mitral, quand il se propage vers la pointe : nous
avons signalé déjà les diverses particularités qui les distinguent.

De même on peut prendre pour une lésion orificielle aortique
ce qui n'est qu'une *lésion sus-sigmoïdienne*, comme il arrive
dans les cas d'aortite chronique ou d'anévrisme de l'aorte ascendante; nous le verrons plus tard.

Les souffles *extra-cardiaques* de cette région sont plus superficiels, plus doux, sans maximum absolument précis : leur intensité est moins grande, leurs relations avec la systole moins précises. Ils ne s'accompagnent jamais de frémissement cataire et
ne se propagent pas dans l'aorte : nous avons vu plus haut que
ces deux lignes étaient de ceux que l'on pouvait invoquer avec
le plus de fruit pour faire le diagnostic de lésions organiques.
De plus, les modifications de l'intensité sont plus apparentes
dans les changements de position pour les souffles extra-cardiaques
que pour les souffles organiques.

Les souffles *liquidiens*, qui ont l'orifice aortique pour *siege*,
sont bien plus difficiles à distinguer des souffles solidiens ou
organiques, car ils sont exactement et totalement systoliques
comme ces derniers, rudes aussi et propagés dans la direction
de l'aorte et de la sous-clavière droite. Mais, par contre, ils sont
instables, facilement transformés, assez rapidement modifiés
par le traitement, ne s'accompagnent aucunement de petitesse
du pouls non plus que d'hypertrophie, mais au contraire d'atrophie ventriculaire, et ils s'entendent dans des conditions qui ne
se produisent que très rarement, c'est-à-dire en cas d'anémie,
surtout symptomatique et extrêmement prononcée.

B. Souffle diastolique. — Le souffle diastolique de l'aorte est
un signe d'*insuffisance aortique*.

Occasionné par le reflux dans le ventricule du sang qui avait été projeté dans les vaisseaux, grâce à la malformation, à l'altération des valvules sigmoïdes ou à la dilatation de leur anneau d'insertion, il naît dès le début même de la *diastole* et se produit exactement au moment de la chute des sigmoïdes. Suivant la nature et la forme de la lésion, il peut, ou bien se substituer complétement à leur claquement, ou bien se produire en même

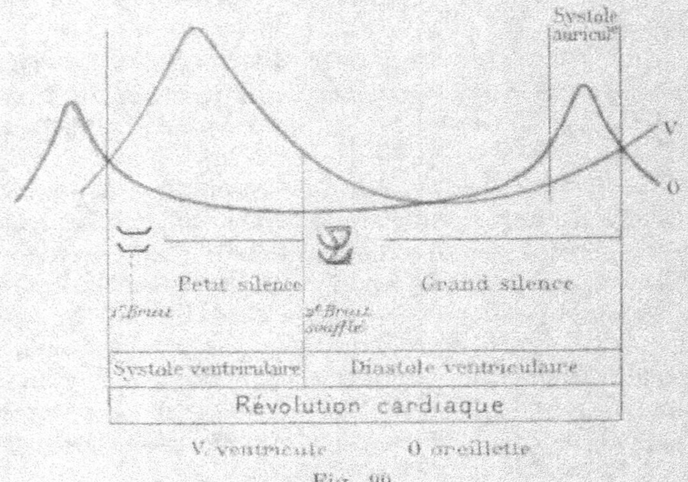

Fig. 90.

Schéma du moment d'apparition du souffle diastolique
de l'insuffisance aortique.

temps que ce dernier, que l'on peut percevoir dans le même temps que le souffle.

Ce souffle a pour *siège* le lieu de projection de l'orifice aortique, c'est-à-dire l'extrémité interne du second espace intercostal droit, l'insertion de la troisième côte, ou mieux le milieu d'une ligne rejoignant le second espace intercostal droit au troisième intercostal gauche.

De là il se *propage* dans le sens du courant sanguin de reflux, c'est-à-dire vers l'appendice xiphoïde pour les uns et vers la pointe pour les autres. Ces deux opinions sont également vraies et on peut l'entendre, suivant les cas, aussi bien dans l'une que

dans l'autre région : c'est affaire de direction de l'axe orificiel
que la rétraction plus prononcée de l'une quelconque des valvules sigmoïdes fait orienter plutôt vers la pointe que vers
l'appendice, ou inversement (POTAIN).

Quand la propagation se fait vers l'appendice xiphoïde, on

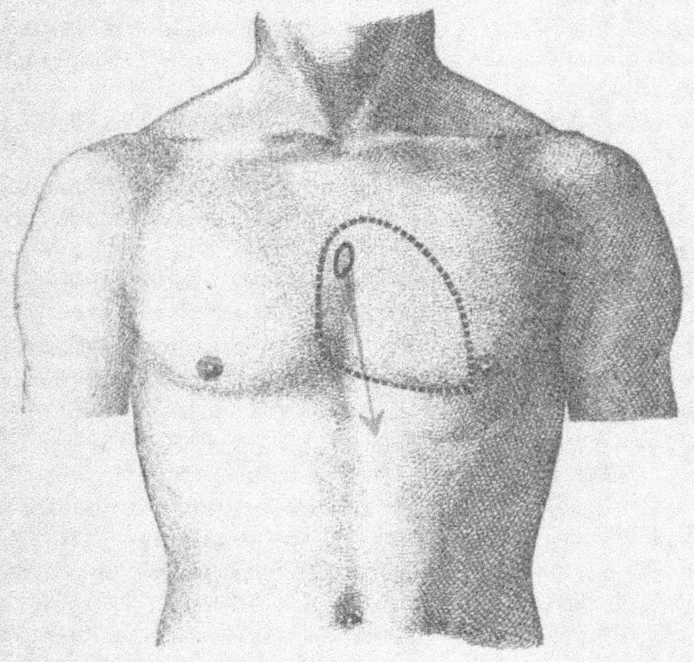

Fig. 91.
Siège et mode de propagation du souffle diastolique
de l'insuffisance aortique.

entend de proche en proche le souffle se diriger vers la ligne
médiane, puis vers le bord gauche du sternum qu'il effleure au
droit du cinquième espace intercostal gauche ; le souffle se perd
ensuite à gauche du creux épigastrique. Quand la propagation a
lieu vers la pointe, on note quelquefois ce fait singulier que le
maximum du souffle s'entend précisément en ce dernier siège,
sans qu'une explication suffisante de cette modification ait été

fournie; dans cette circonstance, il est souvent confondu avec le souffle diastolique mitral. On l'en distingue par l'ensemble des troubles vasculaires qui accompagnent l'insuffisance aortique. En outre de cette propagation, on peut noter ainsi une diffusion assez marquée au-dessus de l'orifice aortique, vers l'insertion de la seconde côte et la terminaison interne du premier espace intercostal droit, mais elle n'intéresse que rarement le système vasculaire du voisinage, comme nous l'avons vu faire par le rétrécissement.

Quant à ses caractères de *tonalité*, de *timbre* et d'*intensité*, ils méritent aussi quelque considération. La *tonalité* est élevée et le souffle aigu, quand le cœur est vigoureux, hypertrophié, capable de lancer encore le sang avec une certaine énergie et que l'orifice valvulaire est peu large, de sorte que le reflux du sang se fait avec une grande vitesse en travers de cet orifice rétréci et une pression assez prononcée. La tonalité devient plus grave au fur et à mesure que l'orifice s'ouvre plus largement. — Le *timbre* est doux, aspiratif, en jet de vapeur, parce que l'onde fluide de retour est produite par *décompression* et non par compression, c'est-à-dire par une véritable aspiration du ventricule, dilaté brusquement au moment de la diastole.

Cette disposition explique aussi que l'*intensité* du souffle ne soit jamais très marquée, malgré sa propagation jusqu'à l'appendice ou la pointe; qu'elle décroisse depuis le commencement jusqu'à la fin, où l'équilibre de pression se rétablit peu à peu tant dans la cavité vasculaire que dans le ventricule, du fait de la réplétion de ce dernier. A considérer l'intensité chez des malades divers, on la voit très différente, de même que chez un seul malade, où le souffle peut ne s'entendre que dans quelques situations spéciales. Ces modifications tiennent à l'attitude et à l'aire de l'orifice anormal.

Quand l'insuffisance est de large calibre et laisse ouverte à peu près la totalité de la section transversale de l'aorte, le reflux du sang dans le ventricule est tellement facile, qu'aucune veine fluide ne se produit, la différence de section de l'aorte et de la cavité ventriculaire n'étant pas assez marquée. Si elle est un peu moins prononcée, mais cependant silencieuse encore par le fait de l'attitude couchée, il suffit d'augmenter, par un changement de position, la vitesse d'écoulement de l'onde de reflux, pour que la veine fluide et partant le souffle apparaisse. C'est ainsi qu'agit la méthode dont il a été déjà parlé, et celle aussi de Leure et de Sansom qui préconisent l'attitude verticale ou l'élévation du bras. C'est enfin la raison qui permet de comprendre ces disparitions et réapparitions du souffle que Duroziez a signalées, sans qu'ils cessent pour cela d'être organiques.

Ainsi qualifié, le souffle de l'insuffisance aortique peut néanmoins prêter à confusion. Il peut être pris entre autres pour un souffle d'*insuffisance pulmonaire*, car celui-ci est également un souffle diastolique, en jet de vapeur, et son maximum est à la base. Sans tenir compte de l'extrême rareté de l'insuffisance pulmonaire, on peut cependant le différencier de l'insuffisance aortique, par la localisation à droite du sternum du bruit diastolique dans ce dernier cas et par les coexistences de tous les signes vasculaires complémentaires, c'est-à-dire du pouls de Corrigan, de Frantz Muller, du pouls capillaire, du double souffle intermittent crural de Duroziez.

Ces mêmes signes vasculaires permettent aussi d'isoler l'insuffisance aortique du *rétrécissement mitral*, qui s'accompagne parfois d'un souffle protodiastolique. De plus, outre que ce souffle ne cache jamais le second bruit du cœur, on peut facilement le faire se rapprocher de la contraction ventriculaire jusqu'à le rendre présystolique, en accélérant la révolution cardiaque; c'est une chose absolument impossible pour le souffle aortique, qui conserve toujours sa place vis-à-vis du premier bruit du cœur. Nous avons déjà vu que lorsque le reflux intraventriculaire du sang contenu dans l'aorte se faisait facilement, largement, il pouvait en résulter une déviation de la grande valve de la mitrale et une sorte de rétrécissement relatif; celui-ci devenait apparent dès l'instant où se produisait la contraction de l'oreillette pour parfaire la charge sanguine du ventricule. L'insuffisance aortique peut donc *occasionner un véritable souffle diastolique mitral*, sans lésions dans cette dernière valvule. Nous verrons plus tard que les deux lésions peuvent être associées.

Plus tard aussi seront discutés les signes de l'anévrisme de

l'aorte, qui s'accompagne si souvent d'un souffle diastolique de
la base.

Dans les régions préaortique, sternale et xiphoïdienne, on
peut entendre aussi des *souffles extra-cardiaques diastoliques* :
le siège et le temps d'apparition étant très comparables, il est
facile de commettre une erreur à leur propos. On peut cependant reconnaître qu'ils ne sont ni constants, ni exactement
diastoliques, qu'ils sont « en retard sur le second bruit normal,
ce qui déjà est un motif de distinction absolument suffisant »
(POTAIN) ; qu'ils ne se propagent pas ; qu'ils sont modifiés facilement par la situation, enfin qu'ils ne coexistent jamais avec les
signes vasculaires plus haut énumérés.

Tels sont les caractères principaux des divers bruits des souffles
orificiels. Il en est d'autres qui tiennent à des *malformations
cardiaques*.

B) SOUFFLES DE MALFORMATIONS CARDIAQUES

Les malformations cardiaques peuvent être multiples et complexes ; on peut cependant les rattacher presque toujours soit à
une *lésion orificielle congénitale*, soit à une perte de substance de
la *cloison interauriculaire* ou *interventriculaire*, isolées ou diversement réunies.

1° Lésions orificielles isolées. — Il convient d'étudier successivement : 1° les lésions des orifices définitifs ; 2° les lésions
orificielles par persistance de dispositions fœtales ; 3° les perforations des cloisons.

A. LÉSIONS DES ORIFICES DÉFINITIFS. — Celles que l'on observe
le plus souvent sont : le rétrécissement pulmonaire, le rétrécissement aortique et le rétrécissement mitral pur.

a. *Rétrécissement de l'artère pulmonaire*. — Le rétrécissement
de l'artère pulmonaire, quand il est congénital, est presque toujours isolé : l'insuffisance qui pourrait le compliquer étant plus
rare encore dans les malformations cardiaques que dans les
endocardites.

Comme le rétrécissement acquis, il a pour signes un souffle de la base, ayant son maximum au niveau du second espace intercostal gauche, à 1 centimètre et demi du sternum, fort et rude, diffusé vers les parties voisines, propagé vers le milieu de la clavicule gauche et facile à entendre quelquefois dans l'espace omo-vertébral gauche. Il s'accompagne d'un frémissement cataire exactement systolique comme lui, dont les vibrations pourraient s'enregistrer ; d'une hypertrophie très apparente des cavités droites ; d'une tendance marquée à la cyanose, qui n'est cependant pas fatale.

b. *Rétrécissement de l'artère aorte.* — Le rétrécissement aortique est beaucoup plus rare que celui de l'artère pulmonaire ; rare aussi sa coexistence avec l'insuffisance aortique. Il peut présenter trois types :

1° *Le rétrécissement est orificiel* et se caractérise par les signes déjà connus de la lésion acquise, c'est-à-dire un souffle systolique du deuxième espace intercostal droit, rude, accompagné de frémissement, propagé vers l'insertion claviculaire droite, la sous-clavière du même côté et les vaisseaux du cou ; de pâleur de la face, de petitesse et de régularité du pouls, etc.

2° *Le rétrécissement peut être uniforme et étendu sur une grande partie ou toute l'aorte.* N'entraînant pas dans ce cas de différence nette de calibre, puisqu'en arrière de lui il n'existe pas de dilatation, il revêt les signes de l'affection dite *hypoplasie artérielle*, c'est-à-dire la petitesse du pouls, le peu de développement des artères, la pâleur habituelle de la face et des téguments, les symptômes de la chloro-anémie et quelquefois de l'obésité, mais il est rare qu'il se traduise par un signe stéthoscopique quelconque, aucune veine fluide ne pouvant naître dans un canal uniformément rétréci.

3° *Le vaisseau peut être diaphragmé loin de son origine* et le rétrécissement s'observe souvent dans ce cas au point de jonction de l'aorte thoracique et abdominale. Là, peut naître un souffle si les différences de calibre sont accentuées et brusques ; mais comme la disposition de la lésion est extrêmement variable d'un malade à l'autre, le souffle change lui-même de

nature et de siège et se prête peu par conséquent à description.
En outre de ce signe, on note un développement exagéré de
tout le système artériel qui précède l'obstacle et une diminution très sensible de celui qui le suit. Le premier se caractérise
par une dilatation, avec flexuosités, de toutes les artères
supérieures, dans lesquelles le stéthoscope permet de percevoir un murmure ou même un souffle très marqué (Baıué) ;
la seconde, par une petitesse du pouls et un retard très apparent. Plus tard, l'obstacle aortique fait naître une dilatation
secondaire des cavités gauches avec tous les signes stéthoscopiques de l'insuffisance mitrale quand le cœur se laisse distendre.

c. *Rétrécissement mitral pur*. — Le rétrécissement mitral pur
s'observe aussi dans des conditions identiques et se traduit au
point de vue acoustique par l'ensemble des signes de la même
lésion quand elle est acquise. Rien ne doit donc être ajouté à
ce qui a été dit à ce sujet, sauf en ce qui concerne le type clinique de l'affection, qui est tout à fait spécial lorsqu'elle est
congénitale ; les malades revêtent alors l'allure de pseudo-
chlorotiques, pseudo-tuberculeux ou pseudo-ulcéreux (de l'estomac), de sorte que la maladie cardiaque peut ainsi passer inaperçue.

B. Lésions orificielles par persistance de dispositions vasculaires fœtales ; persistance du canal artériel. — A côté des
lésions orificielles, il convient de placer les souffles qui sont dus
à la persistance de certaines dispositions vasculaires fœtales,
telles que celle du *canal artériel*.

On désigne sous ce nom un vaisseau anastomotique de l'artère
pulmonaire et de l'aorte, placé au-dessus de la bifurcation de
l'artère pulmonaire, dans la continuité de son axe, et la reliant
à la concavité de la crosse de l'aorte. Il est destiné à établir une
dérivation, vers la circulation générale, du sang primitivement
contenu dans le ventricule droit, qui ne saurait pénétrer dans
les poumons, ces organes étant affaissés pendant la vie intra-
utérine. Mais quand, après la naissance, la respiration se fait à
l'air libre, que les poumons se remplissent d'air et appellent

a eux le sang contenu dans le ventricule droit, le canal artériel devenu inutile se comble. Or, il peut arriver que cette oblitération n'ait pas lieu et qu'ainsi persiste la disposition fœtale sus-indiquée ; le sang arrive alors dans l'aorte descendante deux voies bien distinctes : la voie aortique et celle du canal artériel.

Cette persistance du canal artériel donne lieu à un ensemble de signes que F. FRANCK a très nettement établis. Ils sont constitués par un souffle fort, perceptible dans la partie postérieure du thorax au niveau des troisième et quatrième vertèbres dorsales, un peu à gauche de la colonne vertébrale et assez semblable par conséquent comme siège au souffle du rétrécissement pulmonaire. Il s'en différencie par un renforcement notable durant l'inspiration et une diminution expiratoire prononcée, par un affaissement du pouls également inspiratoire, auquel fait suite une augmentation d'amplitude et de force durant l'expiration et ce pendant cinq ou six systoles dans l'une et l'autre série. L'augmentation du souffle et la diminution du pouls dans l'inspiration s'expliquent par le fait que le poumon appelle à lui, dans son ampliation, la presque totalité du sang que contient l'artère pulmonaire et une partie de celui de l'aorte. La vitesse de propagation du sang s'exagère en effet dans le canal artériel à cette occasion et, avec elle, l'intensité du souffle qu'elle fait naître. Mais, dans le même temps, une partie du sang ayant été détournée de l'aorte, le pouls, qui témoigne de la tension où le sang se trouve dans ce vaisseau, baisse aussitôt pendant la même durée de l'inspiration. Les phénomènes inverses relèvent de la disposition contraire.

Il pourrait y avoir en outre hypertrophie des cavités droites avec ou sans souffle systolique, dilatation du tronc pulmonaire, tendance à une légère cyanose ou pâleur très exagérée.

C. PERFORATION DES CLOISONS. — La perforation peut porter, suivant les cas, sur la cloison interauriculaire et sur la cloison interventriculaire.

a. *Perforation de la cloison interauriculaire.* — Il existe, durant la vie intra-utérine, un orifice de communication entre l'oreillette droite et l'oreillette gauche. Il est destiné à diriger le sang de la première vers la seconde, pour qu'il puisse être lancé dans la circulation générale, au détriment de la circulation pulmonaire encore latente ; c'est le *trou de Botal* limité par l'*anneau de Vieussens*. Il peut se faire que cet orifice per-

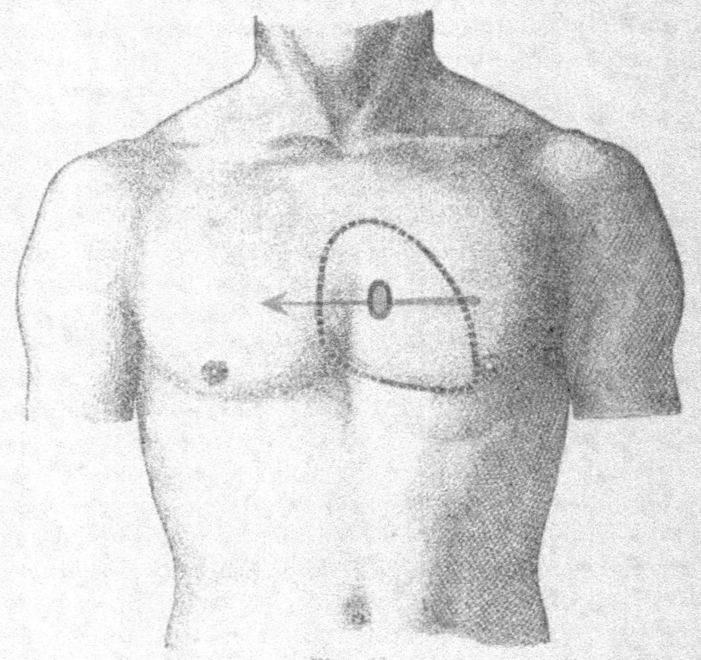

Fig. 92.
Siège et mode de propagation du souffle systolique
de la communication interventriculaire.

siste après la naissance ou ne se ferme que par une valvule appliquée seulement sur l'anneau de Vieussens sans y adhérer. Le reflux du sang de l'oreillette gauche dans la droite est ainsi empêché par cette sorte de clapet, de même que sa pénétration dans l'oreillette gauche, à cause de la prédominance habituelle de la pression de ce côté. Mais si les pressions se renversent, qu'elles s'exagèrent dans l'oreillette droite au point d'y devenir prédominantes, la valvule s'écarte en ce cas peu à peu de l'anneau et laisse entre elle et lui un espace libre par lequel s'opère le reflux du sang. Le fait s'observe dans l'asystolie ou même si le cœur droit se dilate.

On s'est demandé si cette disposition congénitale ou acquise était susceptible de donner lieu à un souffle. Pour Jules Simon, outre que cette disposition amènerait un mélange des deux sangs avec une coloration particulière des tissus qu'il nomme la cyanose blanche, il pourrait dans ce cas se produire un souffle présystolique, prolongé pendant le premier temps de la révolution cardiaque, ayant pour siège le milieu du sternum. Ce souffle n'a pas été retrouvé dans les cas de persistance du trou de Botal ; on l'a signalé dans les cas du soulèvement de la valvule, au moment des attaques d'asystolie ; il serait le troisième espace intercostal gauche au bord du sternum et s'accompagnerait de cyanose. Potain nie formellement l'existence de ces signes ; ils ne pourraient se développer suivant lui, à cause de la petitesse de l'ondée sanguine et du peu de force de projection de l'oreillette.

b. *Perforation de la cloison interventriculaire.* — Pour qu'il existe quelque modification des bruits normaux du cœur dans de semblables conditions, il faut que la cloison ne fasse pas totalement défaut et qu'elle soit seulement perforée. On peut alors entendre « un souffle systolique, siégeant dans le troisième espace intercostal, à gauche du sternum : il se propage transversalement le long de cet espace et *vers le même* espace du côté opposé. Il est superficiel, car le cœur en ce point est rapproché de la paroi mais en même temps il est rude, sa tonalité est très élevée et il s'accompagne toujours de frémissement. Il suffit de l'avoir entendu une fois pour le reconnaître à coup sûr. Il est important à connaître, car la lésion n'est pas exceptionnelle, même en dehors de tout rétrécissement de l'artère pulmonaire ; il est souvent effrayant d'intensité, mais, comme H. Roger l'a montré, il fait beaucoup plus de bruit qu'il n'est grave et la lésion qu'il révèle n'a en réalité rien de menaçant pour celui qui la porte. » (Potain.) C'est ce souffle qui constitue en effet le meilleur signe de la *maladie de Roger*.

2° Malformations associées. — Dans l'étude qu'il en a faite, Moussous fait très justement remarquer que, malgré la fréquence relative de ces associations et bien qu'elles proviennent souvent de la superposition de lésions diverses, nettement établies au point de vue anatomique et clinique, leur ensemble n'offre pas fatalement un tableau qui ne serait que la résultante de toutes les lésions isolées et comme le total de leurs signes. Il donne comme exemples d'associations les plus fréquentes ceux qui vont suivre.

a. *Rétrécissement de l'artère pulmonaire avec communication interauriculaire.* — Les signes sont : une cyanose peu marquée ou intermittente, mais constamment notée, soit dès la naissance, soit plus tard ; une hypertrophie avec dilatation des cavités droites, un souffle systolique superficiel du deuxième espace intercostal gauche, propagé vers la clavicule, avec frémissement. (Il n'y a donc pas de signes acoustiques de la communication interauriculaire.)

b. *Rétrécissement de l'artère pulmonaire avec communication inter-ventriculaire.* — Les signes sont : une cyanose prononcée et précoce, sans augmentation de la matité précordiale et quelques autres signes variables qui se présentent suivant les quatre types suivants : 1° deux souffles systoliques distincts, avec frémissement cataire : l'un, celui du rétrécissement, superficiel, occupant le second espace intercostal gauche, propagé vers la clavicule gauche ; l'autre, celui de la perforation, profond, intense, siégeant à la partie moyenne du cœur, au niveau du troisième espace ou de la quatrième côte ; 2° un souffle systolique unique avec frémissement cataire ; c'est le souffle du rétrécissement pulmonaire (voir plus haut) ; 3° le souffle systolique du rétrécissement pulmonaire, mais entendu aussi à l'aorte et propagé dans le cou ; 4° il peut enfin exister des anomalies de construction très nettes, sans qu'elles se manifestent à l'auscultation.

c. *Rétrécissement de l'artère pulmonaire avec communications interauriculaire et interventriculaire combinées.* — Mêmes signes que dans le cas précédent.

d. *Interversion des troncs artériels avec communication inter-*

ventriculaire. — Cyanose interne, tendance à l'asphyxie ; matité
précordiale étendue ; souffle systolique de la base sans propagation précise.

e. *Tronc artériel unique et communication interventriculaire*.
— Cyanose très marquée ; matité étendue, souffle systolique
intense, sur la ligne médiane de la base du cœur, propagé dans
les vaisseaux du cou ; quelquefois deux souffles : l'un systolique,
l'autre diastolique, au même siège.

§ 4. — Souffles associés

Les associations des divers souffles peuvent être extrêmement
complexes. On peut trouver réunis : 1° des souffles organiques
d'un seul ou de plusieurs orifices ; 2° des souffles organiques
et des souffles extracardiaques ; 3° des souffles organiques
acquis et des souffles orificiels ou vasculaires dus à des malformations ; 4° des souffles organiques acquis et des souffles de
perforation ; 5° des souffles organiques et des souffles liquidiens ;
6° des souffles anorganiques multiples ; 7° des souffles de multiples malformations. (Nous nous sommes déjà occupé de ces
derniers.)

1° **Souffles organiques associés, d'un seul ou de plusieurs orifices**. — Dans le chapitre qui précède, nous avons
longuement apprécié les caractères spéciaux de chacun des
souffles des divers orifices et interprété par la suite leur
réelle valeur ; mais il s'en faut de beaucoup que les manifestations organiques cardiaques soient assez schématiquement produites toujours, pour qu'on puisse ainsi les disséquer isolément
et les considérer dans leur indépendance réelle de toute autre
lésion voisine. On observe au contraire à chaque instant, et le
plus souvent par suite de complications intrinsèquement contenues dans les lésions premières, des souffles nouveaux qui font
suite aux premiers, témoignant ainsi que des lésions secondaires,
en voie de production, viennent de surgir et de compléter l'état
cardiaque primitif.

En outre de ces lésions de complication, comme on pourrait

les appeler, il en est d'autres encore qui méritent de nous arrêter, non pas parce que lorsqu'on les considère isolément elles affectent des caractères que nous ne connaissions pas encore, mais parce qu'elles se trouvent en ce cas sous la dépendance d'une maladie de même ordre, qui a tendance à se diffuser à plusieurs régions cardiaques plutôt qu'à se cantonner à l'une d'elles. De ce fait, l'allure de la maladie change évidemment et il peut être délicat de rapporter à l'une plutôt qu'à l'autre des lésions produites le premier pas, dans la conception de la gravité de l'affection cardiaque et de son retentissement sur les vaisseaux. Nous avons ainsi deux cas principaux à considérer.

A. *Souffles de complications cardiaques*. — Ils peuvent être divisés en deux classes, suivant qu'ils frappent le même orifice ou des orifices différents.

a) *Souffles multiples d'un seul orifice*. — Quand ils frappent le même orifice, ils ne se différencient, au point de vue de l'auscultation, en rien de ce qu'ils auraient été s'ils avaient été entendus isolément, mais ils n'en témoignent pas moins que la maladie a changé de nature ou qu'elle a entraîné un état myocarditique différent, capable d'influencer l'hydraulique cardiaque. Les principaux types de ces souffles multiples d'un seul orifice sont : ceux du *rétrécissement* et de *l'insuffisance aortique simultanée* (maladie de Hogdson, quand elle a un point de départ artériel); ceux du *rétrécissement* et de *l'insuffisance mitrale* (maladie mitrale). Il est rare au contraire d'observer la double lésion simultanée des deux autres orifices, pulmonaire et tricuspidien, le rétrécissement tricuspidien et l'insuffisance pulmonaire étant tout à fait exceptionnels.

Il est à considérer, à propos de ces souffles complexes d'un seul orifice, qu'ils peuvent se développer, ou subitement ou progressivement. Quand leur apparition est subite, et que, par exemple une insuffisance aortique se greffe sur un rétrécissement de date récente, c'est que l'une des valvules s'est fenétrée comme on le voit dans l'endocardite ulcéro-végétante et dans les anévrysmes valvulaires; quand la production est simultanée ou successive, mais plus lente que précédemment, c'est que la double lésion relève de produits plastiques ou scléreux qui déforment peu à

peu les valvules et les fixent dans des positions anormales, ou
les recroquevillent de manière à en faire des clapets trop petits
pour l'orifice à obturer.

Cependant le souffle du premier temps, qui coexiste avec
celui de l'insuffisance aortique, n'indique pas toujours une
double lésion orificielle, car le premier peut relever d'une
simple inflammation chronique de l'aorte. Dans quelques cas
d'insuffisance pure, GENDRIN a signalé aussi des souffles aortiques
systoliques. Il existait en ces cas une hypertrophie ventriculaire
considérable, capable de chasser avec une grande vitesse le sang
dans le tronc de l'aorte ; or, comme celui-ci était, du fait de
l'insuffisance, à peu près complétement dépourvu de sang, il
s'ensuivait la production d'une veine fluide accompagnée rapidement d'un souffle (MAREY), mais ces faits sont exceptionnels.

b) Souffles de complications étendues à plusieurs orifices. — Par
suite de l'évolution naturelle de quelques lésions et des troubles
apportés à l'hydraulique cardiaque, on peut assister parfois au
développement de souffles en des sièges où il n'en existait point
et d'où parfois aussi ils peuvent disparaître, suivant que les
complications qui avaient surgi se sont maintenues ou se
sont éteintes. Il suffit pour le comprendre de se remémorer
quelques-uns des principes qui régissent l'hydraulique cardiaque.

Quand donc un orifice est le siège d'une lésion unique, rétrécissement ou insuffisance, ou de ces deux lésions simultanées,
la cavité cardiaque située en amont de l'orifice malade reçoit
aussitôt le contre-coup du trouble apporté à la circulation sanguine. Le rétrécissement est-il assez serré pour gêner sensiblement la progression sanguine ? on verra la cavité sus-jacente
s'agrandir tout d'abord, pour suppléer par une capacité plus
grande à une moindre rapidité d'écoulement, surtout quand la
gêne, c'est-à-dire le rétrécissement, s'est installée dans un court
délai. Mais quand le rétrécissement a été progressif et a mis
des semaines et des mois à s'établir, le cœur n'a pas eu besoin
de se distendre partiellement pour suppléer à la gêne d'écoulement, il a suffi, la fonction créant l'organe, qu'il puisse
augmenter sa puissance de propulsion et qu'il s'hypertrophie,
pour vaincre, à la suite d'une vigueur accrue et proportionnelle

à l'obstacle, l'augmentation de gêne produite par cet obstacle. Il y a eu là une adaptation *providentielle* et l'on dit que la lésion a été *compensée*.

Mais quand la gêne circulatoire augmente encore, ou que la puissance de contractilité du myocarde fléchit par suite d'une intoxication passagère, d'un surmenage momentané, ou de toute autre cause, on peut voir la cavité située en amont du rétrécissement s'agrandir à nouveau et de telle manière que l'orifice par où elle reçoit elle-même le sang, qu'elle chasse ensuite au travers du rétrécissement, ne peut plus être clos. L'aire d'insertion des valvules, leur anneau d'insertion se distend ; l'occlusion n'est plus parfaite et il se produit un souffle de complication, souffle secondaire au point de vue chronologique, que l'on appelle encore un souffle d'insuffisance *relative*.

Ces insuffisances sont donc postérieures aux obstacles ; elles dépendent de la *vis à tergo* et varient, par conséquent, suivant le siège même de ces obstacles. Elles ont ce caractère générique, sur lequel je reviens encore, que n'ayant été produites qu'au titre de complication mécanique et non *sponte tuâ*, elles ont certaine fragilité et suivent la fortune de la maladie initiale, du rétrécissement primitif.

Quand je dis rétrécissement primitif, ce n'est pas dans un but d'exclusion et pour faire remonter à cette seule nature de lésions la possibilité de production de la lésion de complication ; les insuffisances de l'un des orifices peuvent entraîner par voie rétrograde, c'est-à-dire en amont d'elles-mêmes, d'autres lésions de complications, d'autres insuffisances relatives, au même titre que les rétrécissements.

Pour juger de la vérité de ces conceptions théoriques et pour fixer aussi les idées, il est bon d'aborder des exemples. Pour cela et afin d'uniformiser l'étude des lésions cardiaques, nous suivrons à nouveau le cours du sang à partir de l'orifice ventriculaire droit, *ou tricuspide*. — Quand donc, par suite d'un rétrécissement serré de l'infundibulum pulmonaire, des sigmoïdes pulmonaires, du tronc de l'artère pulmonaire ; — par suite aussi de l'oblitération de ce tronc par une tumeur médiastinale ; — ou si un grand nombre de branches de l'artère pulmonaire ont été oblitérées sur place, par thrombose ou embolie, il se produit une forte hypertension dans le ventricule droit, qui ne se vide plus qu'avec peine, on note tous les signes de la révolte cardiaque contre l'obstacle nouveau ou aggravé. Les signes de cette révolte sont au point de vue de l'examen du cœur : une dilatation suffisante du ventricule droit pour déborder les limites de son ordinaire matité comme nous le verrons plus tard, et, dans leur succession, une *augmentation du claquement sigmoïdien des pulmonaires*, puis un *dédoublement du second temps* par anticipation de la chute des sigmoïdes pulmonaires, à la suite de l'hypertension de la petite circulation, en même temps que les battements du cœur augmentent de violence ; — en troisième lieu, enfin, un *souffle systolique* de *l'orifice tricuspide* témoignant de l'insuffisance du ventricule droit à se désemplir du sang qu'il contient en excès et du relâchement qui est ainsi imposé à sa musculature. Quand le cœur s'est ainsi *laissé forcer*, on dit que la lésion *n'est plus compensée*, qu'il y a rupture de la *compensation*.

Or, ce ne sont pas les seules lésions énumérées déjà qui peuvent occasionner cette rupture de la compensation et on en trouve encore, qui ont pour siège les vaisseaux situés en aval des grosses branches de l'artère pulmonaire, auxquelles nous nous étions arrêtés tout à l'heure. C'est ainsi que les raréfactions étendues de la circulation pulmonaire, telles que les provoque l'*emphysème* pulmonaire ; que les *congestions aiguës* ou *passives* de grande surface ; que les *scléroses pulmonaires* ; les *symphyses pulmonaires* peuvent aussi se rencontrer à l'origine de la rupture de compensation.

Dans d'autres circonstances, certainement plus importantes même que toutes celles déjà passées en revue, ce n'est plus la lésion pulmonaire ou vasculaire qui doit être incriminée, mais celles qui siègent à l'orifice mitral sans qu'il importe que ce soit de préférence le rétrécissement ou l'insuffisance ; et c'est ainsi que l'on peut entendre un souffle d'insuffisance tricuspidienne comme complication de cette lésion, simple ou double, de l'orifice mitral, dont nous venons de parler.

Enfin on peut noter encore, toujours au titre de complication, la production d'un souffle d'insuffisance tricuspidienne, à la suite de certaines excitations périphériques intenses, et plus particulièrement quand elles portent sur le domaine du sympathique abdominal. Depuis les beaux travaux de DASTRE, GANGOLPHE, ARLOING, F. FRANCK et, surtout POTAIN, on sait, en effet, qu'une douleur intestinale forte, une colique hépatique, une colique néphrétique, certaines lésions utéro-ovariennes ou péritonéales sont capables, par l'intermédiaire du rétrécissement réflexe qu'elles imposent aux capillaires pulmonaires, de faire une telle hypertension de la circulation pulmonaire que le cœur droit en soit absolument distendu. Le souffle peut alors être passager comme l'excitation.

Ce n'est pas seulement du côté de l'orifice tricuspide que l'on note un pareil retentissement ; on peut voir aussi se produire pareille distension du cœur gauche, pareille fatigue des piliers de la mitrale et entendre en fin de compte un souffle d'*insuffisance mitrale relative*, tout comme nous avions déjà constaté un souffle d'insuffisance tricuspidienne relative. Le souffle systolique qui en témoigne se développe particulièrement après les rétrécissements aortiques isolés, ou doublés de l'insuffisance du même orifice, soit par suite de la fatigue constante qu'impose au ventricule gauche le rétrécissement un peu serré, soit par suite d'un effort quelconque qui suscite de la part du cœur un travail qu'il est incapable de fournir sans en souffrir.

Enfin, tous les orifices du cœur peuvent, à un moment, souffler par distension, quand le cœur a été forcé dans toutes ses parois et que toutes ses cavités se sont agrandies outre mesure.

En outre de ces complications cardio-cardiaques, il en est d'autres aussi qui ont le cœur pour siège, alors que leur point de départ est exclusivement vasculaire : telles sont les insuffisances aortiques qui sont sous la dépendance immédiate de l'ectasie artérielle sus-sigmoïdienne.

C. Souffles de lésions simultanées de plusieurs orifices. — Nous en arrivons maintenant à ces lésions de siège multiple et d'origine commune qui, tout en frappant à la fois plusieurs orifices, modifient profondément la circulation pulmonaire et souvent d'une manière tout autre qu'aurait fait chacune des lésions isolées du cœur.

Une des plus frappantes, dont nous avons déjà parlé et que nous ne ferons par conséquent que rappeler, est celle qui provoque simultanément le rétrécissement tricuspidien et mitral; on peut la considérer presque toujours comme d'origine congénitale. Je ne reviendrai pas sur les caractères déjà énoncés à propos du rétrécissement tricuspidien.

Déjà aussi, nous avons noté la coexistence de l'insuffisance ou du rétrécissement aortique et du souffle d'insuffisance mitrale, mais en ne considérant cette dernière que comme une complication et nous avons dit que cette insuffisance pouvait, au début, n'être que relative. Dans d'autres cas la succession chronologique n'existe plus et l'insuffisance mitrale est la contemporaine des lésions aortiques; elle affecte alors un caractère spécial qui consiste dans la fixité de ses signes, et la seule possibilité de leur aggravation du fait du surmenage ou de tout autre cause accidentelle.

Enfin, au nombre des lésions que nous passons ici en revue, il faut noter particulièrement la coexistence de l'insuffisance aortique et du rétrécissement mitral, parce qu'elle affecte au plus haut point la circulation sanguine et modifie profondément les troubles que chaque lésion est capable d'entraîner dans son particulier. C'est ainsi que Mercklen a pu analyser, avec minutie, ce qui revenait à chacune de ces lésions dans un cas analogue à celui que nous avons en vue. Il a rapporté à l'insuffisance aortique et comme de justice le souffle diastolique de la base, le choc en dôme, le double souffle crural de Duroziez; mais il n'a noté ni l'hyperpulsabilité, ni l'hypertension artérielle habituelle, en faisant remarquer que ces modifications tenaient à la diminution de débit du ventricule gauche, occasionné par le rétrécissement mitral. La colonne sanguine de reflux qui pénètre dans le ventricule gauche au commencement de la diastole, à la faveur de l'insuffisance aortique, ne compense pas la diminution d'apport qui résulte du rétrécissement de l'orifice auriculo-ventriculaire, et les artères, au lieu de recevoir plus de sang que normalement, comme cela se produit habituellement dans l'insuffisance aortique, en reçoivent moins; aussi la pression artérielle est-elle inférieure à la normale. Le petit débit

du rétrécissement mitral corrige ainsi parfois le débit normal
ou exagéré du cœur hyperexcitable de l'insuffisance aortique.

Les lésions aortiques ne retentissent sur l'orifice tricuspide
que par l'intermédiaire de l'orifice mitral, c'est-à-dire après avoir
entraîné l'insuffisance mitrale.

Enfin il peut se développer, dans le même temps et sous l'influence de la même cause, des lésions mitrales et tricuspidiennes,
pulmonaires et aortiques, ou totales, dans quelques circonstances très exceptionnelles d'endocardite également généralisée
aux deux cœurs.

**2° Souffles organiques associés à des souffles extra-car-
diaques.** — « Il n'est aucune des affections organiques du
cœur qui ne puisse s'accompager de bruits anorganiques en
quelque sorte supplémentaires. Et l'on comprend assez les
embarras et les incertitudes que cela peut introduire dans la
séméiologie cardiaque. » (Potain.) Ces difficultés ne sont pas
toujours insurmontables et on peut faire un diagnostic assez
ferme quand une lésion orificielle de la pointe s'accompagne
d'un souffle anorganique de la base, par exemple : la mutabilité,
le défaut de propagation de celui-ci constituent les signes les
plus importants.

Il n'en va plus ainsi quand, à la suite d'une affection dont les
atteintes endocarditiques sont fort communes, comme le rhumatisme articulaire aigu, on entend certains souffles qui semblent
correspondre nettement au siège des lésions orificielles et se
cantonnent, comme elles, à certains moments de la révolution
cardiaque qui leur paraissent réservés, comme la présystole.
Le maximum et ce temps d'apparition étant identiques, il est
bien difficile de faire sur-le-champ un diagnostic précis. Il en
est ainsi chez un malade que j'ai en ce moment l'occasion de
suivre. Il présente dans la zone de la pointe un souffle dur,
rude, légèrement présystolique, systolique aussi, diffusé à quelques centimètres dans l'aisselle et au-dessous de son point
d'auscultation, pour lequel une opinion ferme est impossible.
S'il ne s'accompagne pas encore de dédoublement du second
bruit à la base, non plus que de propagation dans le dos, il est

en telle situation par rapport à la pointe qu'on ne peut en dire qu'il est apexien ou parapexien, le choc de la pointe n'étant pas perceptible.

En ces espèces, il faut faire fond surtout sur l'évolution du souffle et de la maladie et sur leurs caractères de fixité. Si le timbre, le siège, le temps, la diffusion, la hauteur, l'intensité du souffle changent à bref délai et ne s'accompagnent pas de troubles vasculaires, le souffle était anorganique. Leur apparition durant le rhumatisme n'est du reste pas une preuve en sens inverse, car dans cette affection les souffles anorganiques sont fréquents.

3° Souffles organiques acquis associés à des souffles orificiels ou vasculaires, dus à des malformations. — Les malformations vasculaires, telles que le rétrécissement pulmonaire infundibulaire, sigmoïdien ou sus-sigmoïdien, telles aussi que la sténose éloignée de l'aorte, peuvent entraîner dans les périodes de fatigue cardiaque une distension de l'anneau d'insertion des valvules et un souffle d'insuffisance dite relative. Cette insuffisance est mitrale ou tricuspidienne suivant la localisation primitive de la lésion à la pulmonaire ou à l'aorte ; elle est précédée d'une période préparante de longue durée, dans laquelle la circulation est pénible et la dyspnée prononcée.

4° Souffles organiques acquis et souffles de perforation. — De même on peut noter la coexistence des souffles de perforation interventriculaire et quelquefois interauriculaire et des souffles organiques orificiels ; mais ce n'est pas en raison de la lésion dont les premiers sont témoins que les autres se développent, car il y a peu de retentissement de ces perforations, nous l'avons vu, sur l'hydraulique cardiaque. Les souffles orificiels résultent alors d'une endocardite surajoutée.

5° Associations de souffles organiques et de souffles liquidiens. — Lorsque nous avons étudié l'origine de ces derniers, nous avons établi qu'ils étaient liés presque toujours à ces anémies profondes qui sont consécutives à un état cachectique prononcé, telle celle des cancéreux. Dans les déglobulisations extrêmes on entend alors un souffle de la base, souvent aortique, propagé dans les vaisseaux du cou, de timbre très variable, de durée proportionnée à celle de l'anémie. Or, cette déglobulisation peut apparaître chez un malade déjà porteur d'une tare organique cardiaque, ou même, en raison de la diminution de résistance de l'organisme, il peut se produire certaines endocardites qui, pour être latentes et apyrétiques, n'en sont pas moins infectieuses et conduisent au bourrelet inflammatoire des valvules : le souffle organique qui en résulte et se développe rapidement coexiste en ce cas avec le souffle liquidien de la déglobulisation. Il s'en distingue par son siège habituellement mitral et par les troubles vasculaires qu'il occasionne, par sa fixité plus grande et quelquefois par des phénomènes emboliques surajoutés.

6° Souffles anorganiques multiples. — Il peut enfin exister toute une série de souffles, sans lésions orificielles, de siège variable, à la fois aortiques et pulmonaires, ou aortiques et parapexiens, sur lesquels il est inutile d'insister en ce moment, l'étude générale des souffles extra-cardiaques étant bien suffisante à leur égard.

7° Souffles de multiples malformations. — Ceux-ci ont déjà été passés en revue dans le paragraphe précédent des *malformations cardiaques*. Nous avons vu à ce moment qu'il existait fréquemment des lésions orificielles unies à des pertes de substance des cloisons auriculaires ou ventriculaires, isolées ou combinées. Il suffit de se reporter à ce paragraphe pour connaître avec détail tous les souffles qui en proviennent.

ARTICLE V

BRUITS PÉRICARDIQUES ET RYTHMÉS

PAR LE COEUR

Il existe autour du cœur, comme autour des poumons, un sac sans ouverture qui coiffe l'organe sans le contenir et est destiné à faciliter les changements de dimension et de forme que comportent les états différents et successifs de systole ou de contraction, et de diastole ou de repos ; ce sac est le *péricarde*. Il a les mêmes fonctions et la même structure que la plèvre, qui remplit le même office pour le poumon.

Étroitement appliqué d'une part sur l'ensemble des organes qui l'environnent et notamment sur les plèvres médiastinales et le tissu cellulaire de la cloison ; fortement adhérent par sa base au centre phrénique du diaphragme et soutenu par sa partie supérieure qui se fusionne avec la paroi externe des gros vaisseaux de la base du cœur, le péricarde est, d'autre part, intimement uni à la face extérieure de cet organe. Il présente ainsi à considérer, comme la plèvre, deux feuillets d'importance diverse et de résistance inégale, l'un fibreux ou extérieur, l'autre plus mince, plus délicat ou intérieur. Ces deux feuillets sont, sur leur face libre, recouverts d'une couche uniforme de cellules plates ou de revêtement, qui se trouvent avoir ainsi des rapports immédiats de contact incessant. Celui-ci, il est vrai, ne s'opère que par l'intermédiaire d'une lame liquide de minceur extrême ; c'est le liquide péricardique, que sécrète normalement la surface endothéliale de revêtement. Ainsi se trouvent favorisés la locomotion du cœur dans le sac fibreux qui l'entoure et aussi ses changements de volume.

Mais, par suite de sa situation dans l'intérieur de la poitrine, le péricarde se trouve soumis à des changements de pression assez marqués, suivant que se produit l'inspiration ou l'expiration. Dans l'inspiration, la poitrine se développe sans doute et il semble au premier abord que, en raison de la place plus grande mise pendant un temps à la disposition du cœur, le feuillet externe du péricarde devrait tendre à s'éloigner de la surface de l'organe et n'avoir plus avec lui que des rapports moins précis ; c'est cependant le contraire qui est vrai. Cette disposition tient à l'existence au voisinage du cœur de ces autres organes que nous avons vus si rapidement obéir à la pression négative intra-thoracique de l'inspiration, les poumons ; ils recouvrent partiellement, en effet, la face antérieure du cœur par le moyen de leurs languettes médiastinales, et

comme celles-ci pénètrent profondément dans les sinus pleuraux au moment de chaque inspiration, il en résulte qu'elles
compriment le cœur et appliquent ainsi le feuillet externe sur
le feuillet interne du péricarde.

Les contractions diaphragmatiques agissent dans le même
sens. Tiraillé par le centre phrénique au moment où il s'abaisse
dans l'inspiration, le feuillet externe du sac se tend de plus en
plus dans le sens de la verticale, alors que le cœur est relativement stationnaire, et s'accole à sa surface; les mouvements du
cœur, ses divers changements de volume, intéressent ainsi d'une
manière plus considérable les deux feuillets du péricarde, de
sorte que si une altération quelconque vient à se produire sur
leur surface, elle est bien plus apparente au moment précis de
l'inspiration que dans toute autre phase respiratoire. — C'est
dans cette application plus intime des deux feuillets péricardiques que réside presque tout le secret des bruits produits par le
péricarde, sans qu'il importe du reste qu'elle soit artificiellement provoquée, ou résulte des diverses modifications de pression occasionnées par l'inspiration, comme il vient d'être dit.

Il ne faudrait cependant pas attribuer la totalité de cet accolement des deux feuillets péricardiques au seul déplacement du
feuillet externe, car il arrive aussi quelquefois, et c'est surtout
lorsque la tonicité cardiaque est diminuée, que le cœur se laisse
partiellement distendre par le vide négatif intra-thoracique
de l'inspiration et fait effort contre le feuillet pariétal de la séreuse. Les bruits péricardiques de frottement en sont dès lors
augmentés d'autant plus. J'ai même pu ausculter pendant plusieurs jours un jeune enfant atteint de grippe pulmonaire fort
grave chez lequel, au moment de l'inspiration, la dilatation du
cœur était telle qu'il en résultait un souffle d'insuffisance mitrale, accompagné de fléchissement du pouls. Le tout disparut
pendant la convalescence.

En sens inverse, il est facile de comprendre que toute cause
d'éloignement et de séparation des deux feuillets, telle que
peut la provoquer la présence d'un épanchement gazeux ou
liquide, entraînera une atténuation ou un changement de
timbre des bruits du cœur. Comme il a été fait pour la plèvre,

nous passerons donc en revue successivement les bruits péricardiques résultant : 1° d'un glissement bruyant des deux feuillets ou de *frottements*; 2° de la présence de *collections liquides ou gazeuses dans sa cavité*; 3° nous aurons en outre à nous préoccuper de certains bruits de voisinage, rythmés par le cœur, qui, présentant des caractères acoustiques à peu près identiques aux véritables bruits péricardiques, deviennent fort importants par le fait même. Tels sont les épanchements *hydro-aériques médiastinaux*, certains frottements pleuraux, et quelques bruits anormaux de la paroi du thorax.

§ 1. — BRUITS DE FROTTEMENT

LAENNEC avait certainement reconnu le bruit de frottement et il l'attribua même, pendant un certain temps, à son origine véritable, la péricardite; puis, sans raison bien précise de revirement, il abandonna cette interprétation ainsi qu'il résulte du passage suivant, p. 757 : « Dans d'autres cas, j'ai entendu dans la même région, mais plus profondément, un bruit semblable au *cri du cuir* d'une selle neuve sous le cavalier. J'ai cru pendant quelque temps que ce bruit pouvait être un signe de péricardite, mais je me suis convaincu depuis qu'il n'en était rien. Il m'a paru qu'il avait lieu quand le cœur, volumineux ou distendu par le sang, se trouve à l'étroit dans le médiastin inférieur, qu'il y a quelques bulles d'air dans le péricarde etc. » Après lui, COLLIN entreprit à nouveau son étude et établit les incontestables relations qui unissaient le craquement de *cuir neuf* à la péricardite. Ce fut dans le même sens que conclurent bientôt DEVILLIERS, STOKES, BOUILLAUD et un grand nombre d'autres auteurs.

1° Caractères. — En raison de sa superficialité le frottement présente un certain nombre de caractères perceptibles pour la main comme pour l'oreille; d'autres ne peuvent au contraire être reconnus que par l'auscultation, ainsi que nous allons voir.

a. *Sensation tactile déterminée par le frottement.* — Dans

le cours de certaines maladies aiguës et plus particulièrement dans le rhumatisme, dans la tuberculose, le scorbut et bien d'autres, la main appliquée sur la région précordiale peut à un moment donné percevoir une sorte de vibration, de frémissement, d'ondulation, en corrélation évidente avec les diverses phases de la révolution cardiaque. Localisée quelquefois à la systole seule, ou à celle-ci et à la diastole, cette sensation éveille bientôt l'idée d'une adhérence assez marquée, d'une gêne dans la locomotion du cœur sur les parois qui l'environnent. Les vibrations peuvent n'être perçues que par intermittences et à-coups, comme si le déplacement de cet organe mobile ne se faisait que péniblement ou par saccades successives. Cette *sensation tactile* s'accompagne dans le même temps d'une impression auditive aussi nette; il arrive même souvent que le stéthoscope décèle un bruit là où la main était incapable de percevoir un bruissement quelconque, mais le siège, l'étendue, le timbre, etc., sont essentiellement variables.

b. Siège du frottement. — Le frottement peut avoir pour siège tout ou partie de la région précordiale ; en tout cas il ne l'occupe en totalité qu'après quelques jours d'existence et après s'être cantonné ici ou là, au niveau de la surface du cœur. Les points de celle-ci qui sont atteints le plus souvent sont : le *sinus péricardique supérieur*, c'est-à-dire le point de réflexion du péricarde pariétal sur le péricarde viscérale ; la *région péricardique inférieure*, au voisinage de la pointe, et la *région moyenne*, dans le point qui correspond au maximum de courbure des ventricules et à leur application étroite contre la paroi. De ces trois zones, deux sont le siège de mouvements étendus, tant à cause du changement de volume des parties qui les occupent que de leur locomotion dans la translation systolique et diastolique du cœur, ce sont le sinus supérieur et la région apexienne; la troisième, ou zone moyenne, est relativement immobile et constitue comme un point mort de la surface cardiaque.

Dans la première zone se trouvent en effet les vaisseaux émergeant du cœur, l'artère pulmonaire et l'aorte, l'auricule droite et l'auricule gauche, dont les dimensions varient considérablement dans des délais très rapprochés, permettant ainsi au feuillet viscéral du péricarde de s'appliquer longuement sur le feuillet pariétal et de déterminer un frottement prolongé même pour une lésion de petite surface. De même, dans la région apexienne, les locomotions systolique et diastolique de la pointe rendent facilement apparents des désordres anatomiques même très localisés. La région moyenne au contraire étant comme le centre des déplacements cardiaques, le point à partir duquel se font les changements de volume des cavités, est relativement immobile et nécessite pour une même intensité de bruit une lésion véritablement plus considérable. Une certaine relation se retrouve du reste entre l'intensité et la rudesse du bruit, d'une part, et son étendue d'autre part, de telle sorte que lorsque ce même bruit est doux, léger, semblable à un frôlement, il a plus de tendance à se limiter à une partie quelconque de la région précordiale. La raison de la limitation dans les points sus-énoncés n'est pas absolument connue, et, à côté des cas où elle est provoquée par des traces d'une inflammation similaire ancienne, il en est d'autres où le péricarde était certainement indemne dans les points où il fut plus tard le siège de la péricardite.

A côté de ces cas, depuis longtemps classiques, où le frottement apparaissait tellement limité qu'on devait souvent le confondre avec un souffle orificiel, il faut aujourd'hui faire une large place à ceux dans lesquels le frottement peut être méconnu en raison de sa diffusion tout à fait exceptionnelle. Après d'autres auteurs, j'ai pu [1] en effet attirer l'attention sur l'extension que peut prendre ce bruit bien au delà de la région précordiale, et même dans les aisselles et dans le dos, chez les *péricardiques brightiques à gros cœur*. Pour qu'il en soit ainsi, il paraît indispensable que le cœur soit en contact avec un poumon capable de transmettre ses bruits ; or la seule condensation pulmonaire peut amener ce résultat, soit qu'elle provienne d'une

---

[1] E. CASSAET : De quelques-unes des causes de la complexité des bruits péricardiques et de la possibilité de leur propagation (*Journal de médecine de Bordeaux*, 18 septembre 1903).

légère congestion, soit qu'elle ait été occasionnée par un faible
épanchement de la base gauche.

c. *Temps d'apparition de frottement.* — Le *temps* d'apparition
du frottement par rapport à la révolution cardiaque mérite
aussi d'être précisé. Nous avons vu plus haut, à propos de la
sensation tactile ressentie, qu'elle pouvait être recueillie par
la main, soit pendant la systole, soit au moment de la diastole.
Le frottement peut donc être *systolique* ou *diastolique*, ou systolique et diastolique pour un même bruit ; il devient en ce cas
un bruit de *va-et-vient*. Ce n'est cependant pas au moment exact
de la contraction ventriculaire, dont témoigne le choc de la
pointe, que s'entend le plus souvent le frottement de la systole ;
comme pour le bruit pleural il s'est écoulé d'habitude un temps
plus ou moins long entre le choc de la pointe et son apparition.
Le retard vis-à-vis de la contraction cardiaque peut aller même
jusqu'à le faire se produire durant le petit silence, et la chose
est facile à comprendre. Quand le cœur entre en contraction et
qu'il éprouve la série des mouvements qui aboutissent à sa translation de gauche à droite de la surface qui tourne autour de
l'axe vertical, il peut se faire que les parties dépolies du péricarde ne se trouvent superposées qu'à la fin de cette translation ;
or, celle-ci est séparée du début de la systole par toute sa durée,
de sorte que le bruit de frottement qu'elle engendre, pour être
véritablement produit par elle, n'en est pas moins perçu, qu'au
moment de sa terminaison.

Le bruit peut être *diastolique* aussi et occuper des temps
divers vis-à-vis de la phase du repos du cœur : tantôt il est véritablement diastolique et s'entend après la chute des sigmoïdes
dont le sépare un certain intervalle ; tantôt il est exactement
présystolique et peut s'accompagner d'un choc analogue à celui
du galop droit. La confusion est alors très facile soit avec celui-
ci, soit avec un rétrécissement mitral. Quelquefois on pourrait,
d'après TRAUBE, entendre indépendamment des bruits normaux
du cœur un frottement auriculaire et deux ventriculaires, l'un
systolique et l'autre diastolique. Leur complexité peut être plus
grande encore et donner lieu à quatre ou plus de bruits successifs, intermittents comme les frottements pleuraux du sommet,

qui ressemblent aux craquements de la même région. Souvent, enfin, ils chevauchent sur la systole et la diastole, comme les souffles extra-cardiaques.

d. *Tonalité*. — La tonalité des frottements peut aller des bruits les plus graves à des bruits très aigus et simuler un véritable son; on dit alors qu'il est musical. Ce caractère ne comporte du reste aucune lésion ou altération péricardique particulière : les bruits musicaux pouvant succéder à la sensation de cuir neuf ou en être suivis.

e. *Timbre*. — Le timbre constitue l'un des caractères les plus importants, malgré ce qu'a pu en dire EICHHORST qui prétend que les « divers termes de comparaison employés n'ont aucune importance pratique ». Ils fixent cependant le souvenir du bruit perçu et permettent souvent de le reconnaître quand il affecte le même timbre. Le frottement péricardique peut donc être *doux*, léger, délicat comme le frôlement d'une étoffe de soie; quelquefois il affecte un caractère de sécheresse plus prononcé, sans pour cela présenter une plus grande intensité et ressemble à la flexion d'une membrane parcheminée ou au froissement d'un billet de banque. Il en est ainsi quand le bruit est unique et occasionné par un simple dépolissement de la séreuse sur laquelle ont pu aussi se déposer des fausses membranes molles, lisses, visqueuses, non organisées.

Quand, au contraire, la surface du cœur est comme papillomateuse (langue de chat), rugueuse et recouverte d'un exsudat ancien, dur et fibreux, le bruit de frottement devient intense, *rude*, râpeux, saccadé et s'accompagne du frémissement vibratoire perceptible à la main. Si l'exsudat s'encroûte de sels calcaires ou devient cartilagineux, le bruit ressemble souvent à un râclement bruyant et peut être entendu à distance.

S'il se produit à la fois dans la systole et la diastole, constituant le *va-et-vient* dont il a été question, et s'accompagne d'une grande rudesse, il reçoit à juste titre le nom de bruit *d'étrille*. Comme pour les souffles orificiels, il y a donc une certaine corrélation entre l'intensité et la rudesse du bruit d'une part, et la nature de la lésion productive d'autre part. On pourrait répéter en effet au sujet de l'*intensité* ce qui vient d'être dit du timbre.

f. *Mutabilité*. — Le frottement est facilement modifié et l'*attitude* peut avoir à ce sujet une importance considérable. Quand le frottement est l'indice d'une péricardite et que celle-ci évolue au delà de la période où on la dit sèche et s'accompagne d'un épanchement, il peut apparaître ou disparaître suivant la quantité d'épanchement et l'attitude du malade. Il constitue à cet égard un signe de valeur égale à celle du frottement pleural dans la pleurésie, apparaissant dès la période de congestion de la séreuse, disparaissant quand l'épanchement s'est produit et se renouvelant quand il se résorbe. Il constitue donc vis-à-vis de cet épanchement un signe favorable, mais non pas au point de vue du pronostic général, car la persistance d'une péricardite sèche peut entraîner plus tard une lésion extrêmement grave pour le cœur, la symphyse.

Quand donc une péricardite sèche entraîne la production d'un bruit de frottement, celui-ci peut être assez léger pour prêter à discussion : on le rend plus sensible à l'oreille en faisant respirer fortement le malade, en appuyant énergiquement la tête sur le stéthoscope ou en recommandant à une tierce personne de comprimer la paroi antérieure du thorax pendant que l'on ausculte. Par l'un quelconque de ces trois procédés on déprime assez fortement le feuillet péricardique antérieur et on l'applique plus complètement sur la face antérieure de l'organe. Quand celui-ci se meut dans ces conditions, il adhère plus intimement au feuillet pariétal et frotte contre lui, en donnant naissance à un bruit souvent très intense. Il ne faut cependant pas exagérer la compression, car si elle est trop marquée, elle gêne le cœur et éteint aussitôt le bruit produit.

Pour qu'un épanchement soit suffisant pour faire disparaître le bruit, il faut que son volume soit tel, dans le décubitus dorsal, qu'il puisse *tourner* et de postéro-inférieur devenir antérieur. Le cœur s'élève tout d'abord et le frottement avec lui ; il passe alors de l'espace intercostal inférieur dans le supérieur, souvent dans le délai de vingt-quatre heures. Puis, si l'épanchement s'accroît, il baigne l'organe sur toute sa surface et le sépare ainsi du feuillet péricardique pariétal antérieur ; pour ce faire, il faut qu'il ait un volume de 450 centimètres cubes environ pour un cœur normal, mais cette quantité est en réalité proportionnelle au volume du cœur et il ne faut pas oublier que ce liquide ne peut *tourner*, qu'autant qu'il n'existe pas d'adhérences antérieures. C'est quand la cloison liquide est plus épaisse en avant du cœur, que la pression du *stéthoscope* peut faire renaître le bruit qui vient de disparaître.

C'est aussi dans ces conditions que le changement d'attitude le renouvelle. Quand on fait pencher en avant le malade, le cœur s'appliquant plus exactement contre la paroi, le frottement s'entend à nouveau. Si l'épanchement est volumineux, il se perçoit au niveau de la base, dans la station assise, ou sur le bord gauche du sternum, quand on incline le malade sur le plan latéral gauche. Le frottement peut enfin disparaître pour quelques jours, et réapparaître plus tard, et il peut suffire d'un simple topique pour en atténuer l'intensité.

2° Coexistence du frottement avec d'autres bruits. — Le frottement peut *coexister* avec un frottement pleural ou péritonéal, rythmé soit par le cœur, soit par la respiration ; avec un souffle ou des souffles d'origines diverses : mitraux, aortiques ou pulmonaires, sans qu'il soit facile toujours de dire s'ils sont endocarditiques, extra-cardiaques ou liquidiens. Il suffit en effet d'un volumineux épanchement intrapéricardique pour que les vaisseaux puissent être comprimés au niveau du sinus supérieur et être affaissés partiellement ; il se produit alors un rétrécissement relatif, aortique ou surtout pulmonaire sus-sigmoïdien, dont l'existence est révélée par un souffle du dos perçu le long de la colonne vertébrale s'il s'agit de l'aorte, ou entre elle et le bord spinal de l'omoplate s'il s'agit de la pulmonaire.

On distingue les frottements péricardiques, des frottements pleuraux rythmés par le cœur à ces faits que les premiers ne sont provoqués que par le cœur, alors que les autres sont aussi actionnés par la respiration et qu'on les retrouve le plus souvent dans les espaces intercostaux, dans des points où l'inspiration et l'expiration sont seules capables de les faire apparaître encore.

Quant aux frottements péritonéaux, ils ont pour siège de prédilection le voisinage de l'appendice xiphoïde et les régions hépatique et splénique. Ils se distinguent par une superficialité plus grande que celle des frottements péricardiques et par cet autre caractère qu'ils ne sont pas seulement rythmés par le cœur, mais encore par la respiration et par les déplacements spontanés de la masse intestinale.

Dans un seul cas, il m'a paru possible d'entendre par l'auscultation postérieure de la poitrine, le malade étant couché sur le ventre, un bruit de frottement rythmé par le cœur ; son éloignement, sa disparition dans la station assise, ses relations avec la révolution cardiaque semblaient en fait un frottement *péricardique postérieur* ; mais un cas ne suffit pas pour une description et de nouvelles recherches sont nécessaires, qui préciseront la science sur ce point.

Depuis que ces lignes furent écrites, plusieurs autres constatations de même ordre ont été faites par divers auteurs et moi-même, comme je l'ai signalé dans le mémoire indiqué plus haut, et il semble bien, en somme, que ce développement sur la face postérieure du cœur soit moins exceptionnel qu'on ne croyait jusqu'à ce jour.

3° Signification du frottement. — Le frottement est une preuve de l'intime contact des deux feuillets péricardiques et des irrégularités de leur surface ; il semble donc être pathognomonique de l'inflammation de cette séreuse. Bien que ce soit dans cette circonstance surtout qu'on le retrouve en effet, GENDRIN a cependant prétendu qu'une activité cardiaque immodérée pouvait lui donner naissance. Il paraît en outre certain que lorsque la séreuse se dessèche, comme dans les pertes abondantes de liquide qui suivent les vomissements incessants ou les évacuations alvines fréquentes, il peut encore prendre naissance. Ainsi en serait-il du choléra ?

4° Diagnostic du frottement. — Le bruit de frottement est souvent difficile à reconnaître, soit en raison de son peu d'intensité, soit en raison de sa localisation dans des points où il est de règle d'entendre plutôt des souffles, soit que, limité comme eux à l'une seule des périodes de la révolution cardiaque, il rappelle par son timbre et sa tonalité ces bruits anormaux. Il peut en outre être confondu avec certains bruits extra-péricardiques rythmés comme lui par le cœur.

Les meilleurs caractères diagnostiques sont : sa superficialité, son apparition et sa disparition dans une région donnée, suivant que le liquide épanché laisse au contact ou éloigne les deux feuilles de la séreuse dans les attitudes différentes fixées par lemalade; sa mutabilité, c'est-à-dire la facilité de sa disparition ou de son retour sous l'influence des médications révulsives, du moins dès le début de son apparition; son défaut de propagation.

Il n'est pas possible de faire fond également sur *son siège*, sur le temps d'apparition, non plus que sur son timbre, son intensité ou sa tonalité, ces caractères étant extrêmement variables suivant les frottements et se retrouvant avec des modifications identiques dans les souffles par exemple. Son *siège* n'est pas en effet exclusivement à la base, à la pointe ou à la région médiane; mais ce qu'on peut en dire, c'est qu'au niveau des orifices artériels de la base, on ne le rencontre pas. Quand il existe dans cette région, il s'entend surtout au-devant de l'infundibulum, c'est-à-dire sur une ligne oblique partant du troisième espace intercostal droit pour aboutir au second espace intercostal gauche. Le bruit atteint à peine cet espace et ne le dépasse que rarement, l'un de ses principaux caractères étant de manquer habituellement de propagation. Le siège de prédilection, ou du moins celui dans lequel le diagnostic est facilité au maximum, correspond au troisième espace intercostal gauche et à la quatrième côte. Du côté de la pointe il donne lieu à un bruit traînant vers l'orifice tricuspide et ne déborde pas souvent du côté de l'aisselle, il manque encore de propagation. On peut cependant le trouver dans cette région un peu au-dessus du siège de la pointe.

Tels sont les signes que donnent tous les classiques et qui, du reste, correspondent à la grande majorité des cas, et cependant il n'en est pas toujours ainsi. J'ai pu, en effet, voir se développer sous mon oreille un bruit de frottement de direction hélicoïdale, de gauche à droite, commençant sur le bord gauche de la matité cardiaque pour se diriger vers l'appendice xyphoïde; ce bruit se propageait donc véritablement et ressemblait ainsi, à s'y méprendre, à un véritable souffle orificiel.

Nous avons vu plus haut que le frottement s'accompagnait souvent de *frémissement* perceptible à la main, soit à l'aller, soit au retour, c'est-à-dire successivement dans la systole et la diastole, soit à l'une seule de ces périodes de la révolution cardiaque. Il peut en ce cas et suivant son siège être facilement confondu avec le frémissement cataire des lésions orificielles aortiques, pulmonaires ou surtout mitrales. De toutes celles-ci, le rétrécissement mitral est de beaucoup celle qui peut être confondue le plus aisément avec le frottement péricardique, parce que son maximum est aussi au-dessus de la pointe, que son intensité peut être énorme et que, débutant avant la systole ventriculaire, elle semble affecter vis-à-vis d'elle la même indépendance que le frottement. La perception du dédoublement du second bruit à la base du cœur, les signes d'hypostase dans les poumons et la longue durée sans modifications du frémissement cataire, sont les meilleurs signes différentiels.

Le *timbre du frottement* n'est un bon caractère que lorsqu'il affecte une grande rudesse et s'accompagne d'une notable intensité : en ce cas, s'il est systolique et diastolique, il ne peut guère être confondu avec rien. Mais s'il est doux, léger et semblable à un froissement de soie ou à peine perceptible, il revêt bien plutôt l'allure d'un souffle superficiel et peut être facilement confondu avec un souffle extra-cardiaque. Comme ce dernier, il est superficiel en effet, mobile, sans relations très nettes avec la révolution cardiaque, sur les deux temps de laquelle il chevauche souvent. Comme lui, il se rapproche quelquefois de la région pré-infundibulaire ou des limites de la projection du ventricule gauche sur la paroi. Comme lui, il est susceptible de modifications considérables du fait de l'attitude ou du traitement imposé au malade; mais il est rare que le caractère soufflant soit bien net. C'est plutôt un frôlement, dont le timbre se modifie rapidement au fur et à mesure que l'exsudat se complète, de telle manière qu'il devient rude en peu de temps. De plus, le frottement est indépendant d'une

manière absolue des languettes pulmonaires précordiales, tandis
que c'est au voisinage de celles-ci qu'est dû certainement le
souffle extra-cardiaque.

Le *temps d'apparition* du frottement peut encore induire en
erreur dans certains sièges particuliers, ainsi au niveau de la
pointe quand on l'entend au premier temps; il semble alors
constituer exactement un souffle d'insuffisance mitrale. On l'en
différencie par son défaut de propagation dans l'aisselle, par le
fait qu'*il vit et meurt sur place* et qu'il s'éteint absolument à une
distance très rapprochée de son lieu d'origine, ce qui rend
facile la dissociation des bruits normaux du cœur et du frottement qui les couvrait tout d'abord, pour peu qu'on ausculte en
dehors de la pointe.

Cependant il n'y a guère que le frottement qui produise,
avec frémissement, une sensation acoustique étendue sans interruption du bruit systolique au bruit diastolique du cœur, mais
non absolument synchrone à ces deux bruits.

On peut donc dire en résumé que tout bruit *superficiel, habituellement rude, sans fixité absolue, donnant la sensation de va-
et-vient, de siège quelconque dans la région précordiale et sans
propagation, est un frottement, quel que soit le siège de son maximum*; mais il faut ajouter que dans quelques cas particuliers *on
peut constater une véritable propagation suivant les directrices des
mouvements, synchrones ou disparates, du poumon pendant l'inspiration, et du cœur pendant la systole.*

§ 2. — SIGNES RÉSULTANT DE LA PRÉSENCE D'UNE
COLLECTION LIQUIDE OU GAZEUSE INTRAPÉRICAR-
DIQUE

1° Collections liquides : signes acoustiques. — La présence d'une quantité notable de liquide dans le péricarde,
c'est-à-dire d'une quantité suffisante pour entourer dans sa
totalité le cœur ou tout au moins sa pointe dans le décubitus
dorsal, entraîne certaines modifications de l'intensité, du
rythme, de la tonalité des bruits du cœur et même de leur

siège, qu'il est bon de noter. Elle peut aussi diminuer le calibre des vaisseaux qui en partent ou y arrivent et amener par la suite la production de quelques veines fluides sonores, c'est-à-dire de souffles.

a. *Modifications du siège des bruits du cœur.* — La modification première porte sur le *siège* ordinaire des bruits du cœur. Quand le liquide s'accumule en effet dans le sinus péricardique inférieur, le malade étant dans le décubitus dorsal, il tend à s'insinuer peu à peu entre la face postérieure de l'organe et le feuillet pariétal du péricarde. Là, il atteint bientôt une couche assez considérable au-dessus de laquelle le cœur surnage; ce viscère s'applique alors d'une manière plus intime sur la paroi thoracique, et, chassé d'arrière en avant et de bas en haut, *s'élève* d'une manière fort sensible quelquefois. La pointe passe ainsi du cinquième espace dans le quatrième, se mobilisant dans certains cas de 3 à 4 centimètres : le maximum normal des bruits mitraux du malade se trouve par le fait même considérablement déplacé. Mais cette première modification est au total peu importante, non pas que son caractère n'ait une signification fort précise, mais parce que, étant absolument transitoire et difficile à juger, elle passe inaperçue le plus souvent. — Du reste les bruits de la base sont à peine surélevés dans ces cas. Il n'empêche que lorsqu'on constate cette locomotive dans l'espace de un à deux jours, elle constitue l'une des meilleures preuves de l'épanchement.

b. *Modifications du timbre et de la tonalité des bruits du cœur.* — Le *timbre* et la *tonalité* changent aussi : les bruits deviennent sourds et leur ton se fait grave, mais à l'aide de ces seuls signes il ne saurait être permis de faire un diagnostic de collection liquide s'ils sont peu accusés. Il faut au contraire attacher la plus grande valeur à l'assourdissement prononcé des bruits du cœur chez un malade dont les contractions étaient jusqu'alors vibrantes, ou quand encore cet assourdissement contraste avec un pouls vigoureux, dur, tel qu'il existe dès le début des épanchements et jusqu'à ce que la collection liquide ait assez augmenté pour entourer le cœur, le noyer en quelque sorte et comprimer ses parties faibles comme les auricules et les oreillettes.

c. Modifications de leur intensité. — Il n'en va plus de même pour l'*intensité*. Quand une collection liquide est suffisante pour *tourner*, c'est-à-dire pour s'insinuer de la face postérieure, où nous l'avons laissée tout à l'heure, sur les bords et sur la face antérieure du cœur, faisant ainsi plonger sa pointe dans l'intérieur du liquide, les bruits normaux perceptibles à la pointe s'effacent peu à peu et s'éteignent jusqu'à disparaître à peu près complètement. C'est qu'alors la pointe n'est plus en contact avec la poitrine et que le coussinet liquide qui l'en sépare amortit complètement le bruit qu'elle transmet normalement. Avant que de disparaître, ces bruits du cœur semblent s'éloigner de plus en plus et devenir extrêmement profonds, de sorte que dans la succession des diverses auscultations on peut affirmer que leur affaiblissement ne tient aucunement à la diminution de l'énergie ventriculaire, mais bien à l'interposition d'une couche isolante entre le cœur et l'oreille. Cette sensation demande à être analysée avec soin pour que soit évitée toute erreur qui attribuerait à une dégénérescence du muscle ce qui ne lui revient aucunement.

d. Alternances du frottement péricardique. — Nous avons vu enfin que lorsque l'épanchement se fait, les frottements changent de caractère, soit que leur siège varie avec la situation du malade, soit que leur production soit empêchée par le fait de l'interposition de la couche liquide entre les deux feuillets péricardiques, soit qu'ils suivent la fortune de l'épanchement et signalent ou son apparition ou sa disparition. — De même l'épanchement péricardique en comprimant le poumon entraîne la diminution du murmure vésiculaire et tous les autres signes habituels à l'atélectasie.

e. Disparition du choc de la pointe. — Quand la collection liquide est aussi considérable, le choc de la pointe cesse d'être perçu à la main. Sa disparition doit être considérée comme ayant une importance capitale, quand elle a été précédée de l'élévation progressive de la pointe.

f. Signes de compression des cavités cardiaques. — C'est aussi dans ces conditions que se produit l'affaissement des parties peu résistantes du cœur, telles que les auricules et les oreillettes.

et même celui des parois des gros vaisseaux. Il en résulte une
diminution limitée et brusque de leur calibre, au-dessus et au-
dessous de laquelle, suivant la direction du courant sanguin,
prennent naissance des veines fluides. Celles qui ont leur siège
dans les veines sont muettes, le courant sanguin de retour
n'ayant ni vitesse, ni pression suffisante pour déterminer un
souffle ; celles qui se produisent dans les artères peuvent simuler
un rétrécissement sus-sigmoïdien, au même titre que les
tumeurs externes à ces vaisseaux et qui compriment leur paroi,
comme nous l'avons vu déjà pour l'artère pulmonaire. — Ces
souffles liquidiens sont néanmoins très rares ; ils sont toujours
précédés des signes de compression des vaisseaux de retour :
cyanose de la face, œdèmes, petitesse et irrégularité du
pouls, etc., en tout semblables à ceux de l'asystolie, dont ils
diffèrent cependant par une angoisse plus marquée et une tendance à la syncope souvent fort inquiétante.

2° Collections gazeuses et hydro-aériques. — Sous ce
titre il faut comprendre les collections gazeuses pures et celles
qui sont à la fois liquides et gazeuses, c'est-à-dire l'analogue de
ce qui a été déjà étudié sous le nom de pneumothorax et d'hydro
ou pyopneumothorax. Elles se manifestent par une série de
bruits différents qui sont :

a. *Bruits de carillon*. — Les collections gazeuses pures sont
extrêmement rares, si tant est qu'elles existent réellement. Elles
n'ont pas sur le cœur une action identique à celle du pneumothorax sur le poumon, car le cœur ne cesse pas de fonctionner
en raison de leur présence, comme fait le poumon ; elles n'entraînent donc pas de disparition des bruits cardiaques. — Elles
constituent autour des ventricules et des oreillettes une véritable
caisse de résonance, où les bruits du cœur viennent consonner,
de manière que leur timbre propre disparaît devant celui de la
collection gazeuse. Les bruits du cœur deviennent ainsi métalliques, comme les frottements péricardiques ou pleuraux du
voisinage, en produisant ce que FRIEDREICH appelait le *bruit de
carillon*. Celui-ci est souvent perceptible à une grande distance
du malade.

b. *Bruits de moulin ou de roue hydraulique*. — Dans les épanchements simultanés de gaz et de liquide, traumatiques ou spontanés il n'importe, c'est-à-dire dans les *hydro-pneumo-péricardes*, il se produit une agitation intermittente de la double collection péricardique à chaque systole ventriculaire et par suite un bruit hydro-aérique. Désigné par BRICHETEAU sous le nom de *bruit de moulin*, il le fut plus tard par MOREL-LAVALLÉE sous celui de *bruit de roue hydraulique*. C'est un clapotement, une sorte de glou-glou, accompagné d'une véritable sensation de fluctuation perceptible par l'application de la main sur la région précordiale, surtout au moment de la systole.

c. *Bruit de baratte*. — Entendu à distance, il ressemble absolument au battage d'un liquide visqueux, mais il est plus éclatant, plus métallique, et intermittent. Il s'entend surtout ou exclusivement dans la systole. Analogue à la succession hippocratique du thorax, il ne peut, comme elle, se produire qu'autant que les deux fluides sont mélangés dans certaines proportions. Lorsque la quantité de liquide est trop abondante, le flot ne se produit qu'avec difficulté, la tranche de surface de liquide ne pouvant être brisée par l'atmosphère gazeuse; lorsque la quantité d'air est trop grande, il semble que l'on n'a affaire qu'à un épanchement gazeux.

d. *Tintement métallique*. — A côté de cette succussion, divers auteurs et notamment GRAVES et RODENHEIMER, CHEVALLEREAU, ont signalé un véritable *tintement métallique*, en tout analogue à celui de l'hydropneumothorax ou des grandes cavernes pulmonaires.

Tous ces bruits sont plus ou moins intenses et se peuvent succéder sans modifications bien sensibles; mais quelle que soit la sensation acoustique qu'ils fassent naître, ils ont tous un caractère commun, c'est d'être sous la dépendance exacte des bruits du cœur.

e. *Diagnostic des bruits hydro-aériques péricardiques*. — Ils peuvent cependant être confondus avec une série de phénomènes de même ordre, rythmés aussi par le cœur, mais tout à fait indépendants d'une lésion péricardique. Il est ainsi :

1° Dans les *cas d'entrée de l'air* dans les veines, ainsi que j'ai pu l'observer il y a quelques années [1]. Dans ces conditions l'air se cantonne dans une zone dont le centre correspond au foyer tricuspidien, mais on note alors plutôt un bouillonnement sans résonance métallique bien accusée. Quand la masse d'air introduite n'est pas extrêmement considérable, on peut faire le diagnostic par un examen de quelques minutes, parce que le cœur se débarrasse peu à peu des gaz qu'il contenait et les chasse dans l'appareil pulmonaire où ils deviennent l'origine d'accidents tout particuliers par suite de la formation d'index gazeux intravasculaires. Les mêmes accidents sont susceptibles de se produire alors que l'on pratique des injections d'eau oxygénée à forte tension, dans des plaies anfractueuses, débridées au préalables. Le gaz pénètre alors par diffusion dans les lumières vasculaires en y produisant des intersections de la colonne sanguine, et plus tard il s'accumule dans le cœur où par suite de son hypertension il se détend subitement en amenant son arrêt immédiat. Il est même surprenant que ces accidents ne soient pas plus fréquents eu égard à la légèreté avec laquelle on emploie si souvent cet agent thérapeutique.

2° Ces bruits hydro-aériques peuvent aussi prendre naissance en dehors du péricarde, dans la cavité située entre la plèvre, le péricarde et la paroi et que Tillaux a nommée cavité pneumo-péricardique. Reynier a prouvé que la blessure de la languette pulmonaire située en avant du cœur, quand elle donnait lieu à un épanchement hydro-aérique médiastinal, pouvait provoquer le bruit de moulin. Il a même pu le reproduire expérimentalement par injection simultanée d'air et de gaz dans la région précitée. Le diagnostic de ce bruit de moulin extrapéricardique se fait par sa disparition dans la flexion prononcée du tronc en avant parce que le cœur s'applique intimement contre la paroi thoracique et chasse de la cavité de Tillaux l'épanchement qu'elle contenait. Il n'en va plus ainsi pour les l'épanchements intra-péricardiques.

[1] E. Casset, *Des accidents de l'entrée de l'air dans les veines, comparés à ceux des ouvriers tubistes* (communication à la Société d'anatomie et de physiologie de Bordeaux, 1890).

3° Le bruit de moulin peut encore provenir de l'agitation des liquides et des gaz contenus dans une *caverne* voisine de la pointe et limitée par une cloison d'une extrême minceur. On reconnaît son origine à sa latéralité, à la netteté des bruits du cœur dans la région xiphoïdienne, à la reproduction de la succussion par la toux et la respiration, ce qui ne saurait exister dans les épanchements hydro-pneumopéricardiques. — On pourrait en dire autant de la percussion de l'estomac par le cœur, à propos de laquelle la déglutition d'une petite masse de liquide permet le diagnostic différentiel ; et des épanchements hydro-aériques sous-diaphragmatiques, comme le pyopneumothorax sub-phrénicus de Leyden, qui est toujours accompagné d'accidents gastriques. Il en est de même du simple frottement de la péritonite chronique.

Avant d'en terminer avec les signes d'auscultation fournis par le péricarde ou tout au moins perçus dans les limites de la région précordiale et ne relevant pas d'une maladie endocardiaque, il faudrait citer encore certains bruits occasionnés par des lésions de la paroi telles que fractures de côte, épanchement sanguin, etc., mais ils n'ont aucune espèce d'importance et ne sauraient occasionner une erreur.

ARTICLE VI

BRUITS VASCULAIRES

La méthode d'auscultation des vaisseaux la plus habituelle est celle qui se pratique à l'aide du stéthoscope rigide, parce qu'il est ainsi plus facile de limiter strictement la recherche à l'étroite région qui correspond au canal artériel et veineux et, en outre, parce que certains sons ne se développent qu'en raison de la déformation limitée, qui résulte de l'application de l'instrument. Il n'est donc pas vrai de dire, ainsi que font quelques auteurs, qu'il faut bien se garder de déformer le vaisseau dans cette auscultation : cette déformation est souvent indispensable.

Si les sons transmis seulement par la colonne sanguine en mouvement et la paroi vasculaire ont une origine éloignée et relèvent par exemple d'une lésion orificielle, point n'est besoin de produire la déformation précitée et il vaut mieux même s'en abstenir; mais il n'en est pas de même si cette lésion valvulaire favorise des courants de flux et de reflux, comme fait l'insuffisance aortique. Une application assez accentuée de l'instrument est indispensable pour percevoir les bruits qui naissent dans cette circonstance. La seule règle précise est celle qui consiste à ne pas oblitérer complètement le vaisseau, c'est-à-dire à ne pas arrêter le courant sanguin en aval du stéthoscope.

Quant à l'attitude recommandée, elle varie suivant le vaisseau à ausculter. Si c'est l'aorte ascendante, le malade peut être couché, assis ou debout; le décubitus dorsal est cependant préférable en raison de l'importance qu'il y a à contrôler par la percussion les renseignements fournis déjà par l'auscultation. Si la recherche doit porter sur les vaisseaux du cou, les mêmes dispositions peuvent être prises. Dans les cas de lésion préjugée de l'aorte descendante thoracique, le malade sera assis, dépouillé de ses vêtements et penché en avant. Que si les fémorales sont en cause, les jambes seront légèrement fléchies sur les cuisses et celles-ci sur le bassin, puis le tout sera renversé sur la face externe, de manière que la gouttière des gros vaisseaux soit facile à aborder. En tous cas l'auscultation sera bilatérale et comparative.

Les bruits vasculaires pouvant se développer dans les *artères* et dans les *veines* avec une inégale importance, il y a lieu de les étudier dans cet ordre. Relevant soit de l'occlusion normale des valvules, soit de lésions ayant ces appareils pour siège, ils sont alors *transmis*; mais ils peuvent aussi naître d'une lésion de leur paroi, ou d'une altération de la composition ou de la *crase* sanguine et ils sont alors *autochtones*. Bien que les bruits transmis n'affectent pas la totalité du système artériel, comme ils débordent d'habitude la première région anatomique dans laquelle se rend l'aorte, il est préférable d'en faire une étude générale. Les bruits autochtones étant souvent limités, ou mieux, perceptibles dans un point donné, ils seront décrits au fur et à mesure que leur siège de prédilection sera abordé. Cette division se rapporte aussi bien aux veines qu'aux artères.

§ 1. — BRUITS ARTÉRIELS

Nous avons vu plus haut que les artères pouvaient être le siège de bruits éloignés ou nés sur place et que les premiers étaient physiologiques ou pathologiques.

1° Bruits transmis. — Les bruits transmis sont physiologiques ou pathologiques.

A. BRUITS TRANSMIS PHYSIOLOGIQUES. — Lorsque, partant de la base du cœur et après avoir exactement apprécié le nombre, l'intensité, le rythme, le timbre des bruits normaux de cet organe, on porte son oreille successivement sur la portion ascendante, puis descendante de l'aorte et sur leurs principales branches, on peut facilement reconnaître, dans un certain parcours de ces vaisseaux, les mêmes bruits se succédant avec un rythme toujours comparable. L'intensité, la tonalité et le timbre changent seuls, de telle manière que ces bruits ne sont transmis que d'une manière de moins en moins nette au fur et à mesure qu'on s'éloigne de leur origine.

On entend donc tout d'abord un premier bruit, grave, sourd, prolongé un assez long temps, représenté par la syllabe : *toumm*, en même temps que se produit une sensation très appréciable du choc dû à la brusque distension de l'artère, c'est-à-dire au pouls. Il est à remarquer en effet que si le premier bruit résulte de la systole ou contraction du cœur, il coexiste avec la diastole ou dilatation des artères, celle-ci étant provoquée par l'ondée sanguine que le ventricule chasse dans leur lumière.

Puis il s'écoule un certain temps dans lequel les artères sont muettes comme le cœur; c'est le petit silence, après lequel, pendant que l'artère s'efface et diminue de calibre, l'oreille perçoit un second bruit court, net, sec, claqué, bien qu'assourdi cependant par la distance et la colonne sanguine en mouvement interposée entre l'oreille et le lieu de production. Après ce second bruit le calme renaît avec le grand silence.

Ces deux sensations sont à peu près également perçues dans toute l'étendue de l'aorte ascendante, sur le trajet des carotides et quelquefois des sous-clavières dont l'exploration rencontre quelques difficultés plus grandes. Mais, quand l'oreille se pose sur la colonne vertébrale depuis la racine du cou jusqu'au bas de la région dorsale, il n'en est plus de même et l'un d'eux disparaît. On a discuté pendant de longue années à l'effet de savoir lequel de ces deux bruits était diffusé le plus loin, et si c'était le premier ou le second qui s'entendait encore dans la fémorale ou même la poplitée. Peu importe de rouvrir ici ces débats de peu d'ampleur, car rien ne s'oppose en principe à ce que ce soit l'un ou l'autre, suivant les sujets et le degré d'excitation de leur myocarde ou de leur tension artérielle, qui rend plus éclatant le premier ou le second. Du reste, la prise du pouls renseigne toujours exactement, si l'on a besoin de se reporter à lui pour fixer la vraie place d'un bruit anormal dans la révolution cardiaque.

Il n'y a aucun doute que la même transmission puisse s'opérer aussi bien par l'intermédiaire de l'artère pulmonaire que de l'aorte, mais son exploration n'est à cet égard d'aucune utilité en raison de l'assourdissement des bruits du cœur par ceux du poumon, même normal.

B. PATHOLOGIQUES. — On peut entendre sur le trajet de l'aorte et de l'artère pulmonaire toute une série de bruits pathologiques nés dans le cœur, comme ceux que nous avons étudiés plus haut. Ils existent durant la première ou la seconde période de la révolution cardiaque, c'est-à-dire pendant la systole ou la diastole.

a. Bruits aortiques systoliques. — Nous avons vu, en analysant les caractères des souffles en particulier, que lorsqu'il existait un rétrécissement aortique, il se produisait au siège d'auscultation de cet orifice un souffle exactement systolique, occupant toute la durée de la contraction ventriculaire, le plus souvent rude, dur, râpeux et quelquefois musical. Il se propage dans toute l'étendue de la crosse de l'aorte et dans certaines de ses branches, plus particulièrement dans la carotide droite, et s'accompagne fréquemment d'un frémissement assez sensible de la paroi de ce vaisseau. Quand son intensité est considérable, on le retrouve même dans l'aorte descendante jusqu'à un niveau souvent très inférieur, mais il est rare qu'on ne puisse vers la fin de la région dorsale noter son extinction progressive; l'oreille ne perçoit plus en ce cas que le second bruit, encore assez net malgré l'éloignement. Il peut se faire cependant que le bruit systolique aortique, bien que transmis jusque dans la région du dos, ne tienne pas à une lésion des valvules aortiques, mais bien à une certaine irrégularité de l'endartère aortique, comme en amène l'artérite chronique. On différencie ce dernier souffle du premier par les caractères du pouls qui devient petit, filiforme, bien que régulier en cas de rétrécissement aortique, tandis qu'il reste ample quand il est occasionné par l'artérite et par les dimensions diamétrales du vaisseau, qui augmentent toujours dans les artérites anciennes.

b. *Bruits aortiques diastoliques.* — A la place du second claquement valvulaire, on peut entendre, dans l'aorte et ses branches, un souffle exactement diastolique, de tonalité élevée, doux, aspiratif, en jet de vapeur. Son intensité n'est jamais considérable dans les vaisseaux, non plus que l'étendue de sa propagation ou de sa diffusion, de telle manière que lorsqu'on l'entend très nettement au niveau de l'aorte ascendante, on peut cesser de le percevoir dans la carotide droite. Cette disparition rapide peut prêter à confusion lorsque, à la place du souffle, on entend dans ce vaisseau le bruit de chute des sigmoïdes aortiques; or, il ne faut pas perdre de vue que le souffle diastolique peut réellement coexister avec le second bruit normal du cœur. Il en est ainsi quand l'insuffisance tient à la rétraction ou à la perforation de l'une des trois sigmoïdes, les deux autres continuant à fonctionner exactement; c'est là un signe de diagnostic de la nature et de la quantité de lésion de cet orifice.

Il faut signaler encore comme phénomènes de même ordre le dédoublement du second bruit, que l'on entend souvent mieux dans la région interscapulaire qu'au niveau des vaisseaux du pédicule. Il en est ainsi quand le malade est emphysémateux et bronchitique et lorsqu'il se trouve au début de son rétrécissement mitral. Dans ces conditions, en effet, comme nous l'avons indiqué plus haut, il y a précession des valvules aortiques et leur claquement est sensiblement plus net que d'habitude. Enfin, dans tous les cas où se produit une hypertension artérielle, comme dans l'artério-sclérose, le second bruit est plus sec et plus vibrant que d'habitude et s'entend distinctement à une distance plus grande que d'ordinaire.

e. Bruits pulmonaires. — Qu'ils soient systoliques ou diastoliques, les bruits pathologiques se propagent sans doute dans le tronc et les branches de l'artère pulmonaire, les bruits diastoliques étant plus rares, mais il est le plus habituellement impossible d'en juger en raison de la profondeur où se trouve ce vaisseau. Tout au plus est-il certains cas, dont il a été parlé déjà à propos du rétrécissement pulmonaire, où l'on peut entendre dans le dos, entre la colonne vertébrale et le bord spinal de l'omoplate gauche, un souffle systolique d'intensité variable : il est alors l'indice d'une compression sus-sigmoïdienne du tronc de l'artère pulmonaire.

En outre de cette propagation intra-pulmonaire, il faut noter aussi que certains bruits orificiels, tels que celui du rétrécissement pulmonaire, peuvent s'entendre dans le parcours de la carotide gauche ; peut-être serait-il plus exact de dire qu'ils se diffusent dans cette direction, sans qu'il y ait continuité réelle du bruit depuis l'infundibulum jusqu'à la carotide.

Il faut signaler encore que ce ne sont pas les seuls bruits aortiques ou pulmonaires qui s'entendent dans l'aorte et ses branches ou dans la pulmonaire, mais que ceux, plus éloignés, des orifices mitral et tricuspide jouissent de la même propriété, quand ils sont forts. Leur intensité est beaucoup moindre cependant et le degré de leur propagation bien moins considérable qu'en cas de lésion de l'un des orifices de la base.

2° Bruits développés sur place ou autochtones. — Ils sont de quatre ordres :

a. *Bruits provenant d'une anomalie de siège des gros vaisseaux.* — Les premiers de ces bruits qui attirent l'attention sont ceux qui proviennent d'une anomalie du siège d'une grosse artère ou de ses branches. Woillez en cite un cas fort intéressant où l'aorte se trouvait projetée dans le côté gauche de la cage thoracique, à 6 centimètres de la colonne vertébrale, par un enfoncement du sternum dans la poitrine. Il était facile d'entendre au niveau du point où existaient des battements synchrones à la

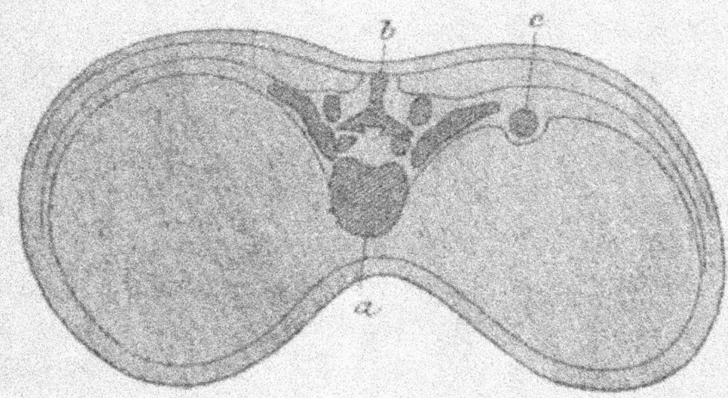

Fig. 93.

Anomalie de siège de l'aorte, c, ayant donné lieu à la production d'un souffle (d'après Woillez).

systole, en outre des bruits du cœur normalement transmis, un souffle systolique inspiratoire ; celui-ci était dû, d'après cet auteur, à l'application plus étroite du poumon contre l'aorte au moment de l'expansion inspiratoire. Richardson aurait signalé un cas analogue de « crépitation pulmonaire pulsatile » de la base du poumon gauche. Enfin les sous-clavières pourraient également les développer chez les tuberculeux dont les lésions sont avancées et ulcéreuses.

b. *Bruits aortiques.* — Au niveau de l'*aorte*, en son point d'origine et même dans le reste de son parcours, peuvent naître des bruits anormaux divers, faciles à saisir par l'oreille portée soit au-dessus de la poignée du sternum, soit le long de la colonne vertébrale, ou encore le long des vaisseaux du cou ; ils

se propagent, en effet, comme les bruits aortiques orificiels.
Quels que soient leur timbre et leur intensité, on peut affirmer
que la cause productrice est toujours univoque ; qu'ils relèvent
de changements brusques dans le calibre des vaisseaux, occasionnés tantôt par une lésion pariétale, tantôt par une lésion du
voisinage capable d'affaisser la paroi. C'est ainsi qu'il peut exister un bruit systolique dur, souvent soufflé et quelquefois musical, dans l'artérite chronique, comme il a été dit à propos des
bruits transmis.

Le véritable type de ces lésions capables de déterminer des
sensations acoustiques extraordinaires est fourni par *les anévrismes*, plus particulièrement par ceux de l'aorte ascendante.

Bruits anévrismatiques. — Avant que d'étudier les bruits
produits par les ectasies aortiques, il importe de rappeler qu'elles
peuvent passer par trois phases distinctes, savoir : celle d'une
existence méconnue ; celle d'une existence caractérisée par de
simples troubles fonctionnels ; celle enfin, où les signes physiques apparaissent ; et qu'elles peuvent en outre se fixer dans
l'une ou l'autre de ces trois modalités sans arriver aux suivantes, de telle manière par exemple que les signes physiques
peuvent toujours faire défaut.

1° De la *période de latence* je ne dirai rien, sauf qu'elle se termine souvent d'une manière brutale, par une embolie, une
gangrène massive des membres, par une hémoptysie foudroyante,
que l'on aura quelques chances de prévoir aujourd'hui, mieux
qu'autrefois, si les circonstances ont pu exiger une radioscopie
du thorax. Les anévrismes latents sont habituellement de petit
volume.

2° *Dans la phase fonctionnelle*, qui relève tout entière des
compressions exercées dans le médiastin par l'anévrisme-
tumeur, on peut voir les différents organes intra-thoraciques
souffrir simultanément ou successivement de ce contact.

C'est d'abord la *paroi thoracique*, antérieure, latérale, ou postérieure, qui peut être le siège de sensations vagues de plénitude, de constriction, de spasmes, de douleurs souvent vives,
sans que rien puisse déceler encore l'augmentation de volume
du vaisseau.

Les douleurs portent sur les nerfs intercostaux, ou ceux du plexus brachial (MERCKLEN) et présentent un caractère de ténacité désespérante que peuvent seuls modifier les changements d'attitude.

C'est ensuite le *cœur* lui-même qui peut être gêné dans son fonctionnement tant orificiel que cavitaire, suivant que l'anévrisme est au voisinage des sigmoïdes aortiques et les rend insuffisantes, ou des oreillettes et les comprime. Dans le premier cas on assiste au développement d'une insuffisance aortique artérielle et, dans le second, aux signes habituels des compressions du cœur : petitesse du pouls, cyanose, tendance à la syncope, congestions pulmonaires et périphériques, etc., et même mort subite. Le cœur peut enfin être déplacé, enfoncé dans la poitrine, et la soulever violemment quand il présente de fortes palpitations.

Puis ce *sont les vaisseaux* et les signes varient suivant le siège de la compression. Quand c'est le tronc de l'aorte elle-même, on peut voir se développer au-dessus du point de compression une circulation artérielle très active et la voir diminuer au-dessous, comme lorsque l'artère est diaphragmée. La sous-clavière ? Ce sera un affaiblissement avec retard du pouls correspondant. La carotide ? on notera des troubles analogues à ceux de la ligature du même vaisseau, mais sans la même brusquerie, c'est-à-dire la pâleur de la face, la titubation, le vertige, l'oppression transitoire, l'hémiplégie transitoire, les bourdonnements, la céphalée. L'artère pulmonaire ? On verra se produire une atélectasie « a vacuo » de plus en plus élevée, pendant que le cœur droit se surcharge, se distend et cède en asystolie aiguë. L'une des branches de l'artère pulmonaire ? Les phénomènes respiratoires précédents ne seront plus qu'unilatéraux, mais le retentissement sur le cœur sera identique. Les veines pulmonaires ? Le type congestif sera celui des infarctus de Laënnec. Mais quand ce sont les veines de la grande circulation qui sont comprimées, on voit bientôt celles qui sont sous-cutanées devenir apparentes et flexueuses, jusqu'à ce qu'enfin les régions d'où elles viennent augmentent de volume et s'œdématient : ce phénomène est surtout apparent chez les femmes au niveau des seins et dans les régions latérales du cou, au voisinage de la jugulaire externe où on l'a décrit sous le nom de « collier de chair » et de « tuméfaction en pèlerine ». Quand il s'agit de la veine cave inférieure, c'est l'asystolie sous-diaphragmatique, avec les hypertrophies du foie, de la rate et la congestion de l'intestin et du rein. Quelquefois enfin les troubles vasculaires entraînent en outre l'exsudation séreuse du péricarde ou des plèvres, dont la caractéristique est de se reproduire aussitôt qu'elle a été évacuée.

La trachée et les bronches peuvent à leur tour être atteintes et, avec elles, le *poumon*. Quand c'est la *trachée*, on assiste à une dyspnée continue de plus en plus accentuée et entrecoupée d'accès de suffocation : la respiration devient rude, rauque et provoque un cornage perceptible à distance ; puis, on note l'existence d'un tirage sus-sternal prononcé, rythmé par le cœur. De même, on peut assister à des battements rythmés du larynx (Signe d'OLIVER, CARDARELLI), ou même de la tête (signe de MUSSET). Enfin, tout comme dans l'adénopathie trachéo-bronchique, ou en cas de goitre plongeant et suffocant, l'auscultation de la poitrine décèle, quand la compression trachéale est énergique, une diminution très sensible du murmure vésiculaire, également marquée des deux côtés de la poitrine, au niveau des pédicules pulmonaires et des sommets.

Quand ce sont au contraire les *bronches* qui sont comprimées, les signes ne changent pas de nature mais de siège, en ce sens qu'ils se localisent à l'un ou l'autre des côtés, le plus souvent le gauche, en raison des relations affectées par la bronche gauche avec la concavité de la crosse aortique. Là encore, ce sont la diminution du murmure, surtout expiratoire, la submatité, la rudesse respiratoire et le cornage qui en sont les principales manifestations. On se rend compte de cette compression par l'auscultation inter-scapulaire, qui permet de reconnaître un souffle dur, râpeux, à peu près exclusivement développé au voisinage de la troisième et de la quatrième vertèbre dorsale.

Enfin, quand l'anévrisme est venu en contact avec le *poumon*, il se développe peu à peu à ses dépens et le comprime, de manière à empêcher son aération, d'où suit l'abolition du murmure ; mais, en même temps, il lui imprime des saccades dans chacune des expansions qui suivent les diastoles anévrismales et ces percussions se traduisent à l'auscultation par un froissement pulmonaire, intermittent comme les contractions du cœur.

Les troubles circulatoires qui en résultent entraînent même parfois de petites congestions momentanées du parenchyme, que traduisent des hémoptysies souvent comparables à celles de la tuberculose initiale, d'où la forme pseudo-tuberculeuse de l'anévrisme de l'aorte (STOKES, TROUSSEAU et PIDOUX).

Après la paroi, le cœur, les vaisseaux et la trachée, l'organe le plus fréquemment comprimé est l'*œsophage*. C'est alors que l'on constate la dysphagie, la déglutition en deux temps, le mérycisme, la disparition du bruit de chute stomacale des liquides dans l'auscultation postérieure, les gargouillements gazeux de la déglutition par issue des gaz stomacaux quand le liquide pénètre au travers de l'obstacle ; l'amaigrissement, l'aspect cachectique du rétréci cancéreux, et que l'exploration par l'olive, toujours fort dangereuse, permet d'affirmer le siège et parfois la nature du rétrécissement.

Je ne signale qu'en passant les œdèmes médiastinaux et rétrosternaux consécutifs à la compression des *lymphatiques* ; les *paralysies par compression* médullaire après usure des corps vertébraux ; *les crises angineuses* que provoque l'irritation du plexus cardiaque ; la raucité de la voix, sa bitonalité, quand l'un des *récurrents* est atteint (JACCOUD), les spasmes glottiques par contracture des ary-aryténoïdiens dus à la même cause (KRISHABER), suffisamment graves parfois pour nécessiter la trachéotomie ; la paralysie de l'une des cordes vocales, la gauche principalement, quand le récurrent a été détruit et l'extinction complète de la voix, si la paralysie a frappé les deux nerfs ; quelquefois et toujours sous la même influence, l'abaissement du registre de la voix qui de haute devient basse.

Il faut encore se rappeler que lorsque le tronc du *pneumogastrique* est comprimé il peut déterminer une dyspnée intermittente, d'abord inspiratoire, puis expiratoire aussi, entrecoupée souvent d'accès de toux coqueluchoïde ; que l'estomac peut alors paraître malade en raison de son intolérance vis-à-vis des aliments, ce qui a fait décrire une forme pseudo-cancéreuse de l'anévrisme de l'aorte. L'erreur est plus facile si le *phrénique* a été englobé, en raison des hoquets, des troubles de la locomotion diaphragmatique et de la douleur irradiée entre les scalènes, à la racine du cou.

Quand les cordons *sympathiques* ont été contusionnés ou détruits, ou que les ganglions ont été annihilés, on assiste à une série de déformations pupillaires qui peuvent être : ou la dilatation pupillaire gauche permanente avec pâleur de la face ou de l'oreille (excitation du sympathique gauche) ; ou le rétrécissement punctiforme de la même pupille (destruction du sympathique gauche) ; ou même le myosis bilatéral. D'après BABINSKY, il ne semble pas que ces accidents oculo-pupillaires puissent toujours être attribués à une excitation, ou à une destruction des cordons sympathiques, et il estime que le facteur à incriminer le plus souvent est celui-là même qui est la cause habituelle des anévrismes, c'est-à-dire la syphilis.

3° Sans qu'il soit nécessaire que la totalité de ces signes fonctionnels se développent, on arrive ainsi peu à peu à la *période des signes physiques de l'anévrisme de l'aorte*.

Le premier en date est celui qui relève de la *déformation de la poitrine*. Nous avons déjà vu que cette déformation pouvait commencer par la base du cou, qui s'élargit, et par le haut du thorax, où les téguments s'épaississent, quand le retour du sang veineux est gêné par suite de la compression de la veine cave supérieure, et de manière à y constituer ce « collier de chair » et cette « tuméfaction en pèlerine », que nous avons déjà signalés. Mais ce ne sont encore là que des signes indirects de l'anévrisme.

Les signes directs apparaissent quand la paroi thoracique est ébranlée, en des points distincts suivant le siège de l'anévrisme, et de manière que l'on puisse constater plusieurs centres de battements. Puis, dans ces régions faciles à repérer avec de petits signaux, on la voit se soulever de jour en jour jusqu'à ce qu'enfin le squelette soit érodé, usé et enfin sectionné : la phase tumorale est ainsi atteinte. Il se développe alors, le plus souvent à droite, quelquefois cependant à gauche du sternum, une masse régulièrement sphérique, tendue, résistante et partiellement réductible si l'on a le courage d'une pareille exploration. *Cette tension est animée de battements* synchrones au pouls et présentant ce caractère particulier qu'ils se produisent simultanément dans tous les diamètres de la tumeur, par expansion et non par soulèvement.

L'auscultation de l'une de ces tuméfactions permet de percevoir parfois une sorte de frémissement continu, que la main avait déjà enregistré, puis des espèces de chocs successifs que les anglais appellent aussi des tons. Il peut y en avoir ainsi, dans le cours d'une révolution cardiaque, deux ou trois d'intensité, de timbre et de siège même quelque peu divers, parce que, provoqués par des distensions successives de la poche anévrismale inégalement résistante à l'ondée sanguine systolique, ils ne se produisent pas d'une manière constante dans la même région.

En outre de ces chocs, on entend habituellement les bruits du cœur tels qu'ils se produisent au niveau de l'orifice aortique, physiologiques ou pathologiques suivant les cas. Ils affectent dans certaines circonstances l'allure d'un véritable bruit de galop systolique quand, ainsi que l'indique Fr. FRANCK, la systole produit dès son début un premier battement dépendant de l'expansion de la poche ; que celui-ci est suivi d'un second, dû probablement au fait que des parties de paroi, assez résistantes pour ne pas obéir au début, cèdent ensuite quand la pression s'exagère ; et qu'enfin le choc en retour du sang sur les valvules sigmoïdes détermine une onde rétrograde jusque dans l'intérieur du sac. A propos de ce rythme à trois temps, il ne faut pas cependant oublier que POTAIN attribuait au claquement anévrismal le troisième bruit surajouté durant le petit silence. Dans ce rythme le dernier de ces trois bruits ne peut exister qu'autant que les valvules sigmoïdes sont intactes, ou l'anévrisme rapproché du cœur. C'est pour cette raison qu'on ne l'entend pas dans les anévrismes abdominaux, ou qu'il peut être remplacé par le souffle diastolique de l'insuffisance aortique.

Ce souffle diastolique n'est pas le seul. Celui qui est le plus

fréquent est le souffle systolique et il peut reconnaître deux origines : ou bien c'est un souffle de rétrécissement aortique propagé jusque dans l'anévrisme ; ou bien c'est un souffle vraiment
anévrismatique, qui résulte du passage du sang dans la poche,
par l'intermédiaire d'une ouverture étroite. Après lui on peut
aussi isoler un second souffle diastolique, différent de celui de
l'insuffisance aortique et résultant de la contraction de la poche
anévrismale, qui agit sur son contenu, comme avait fait tout
d'abord le cœur, et le chasse à son tour dans la cavité vasculaire en y déterminant une nouvelle veine fluide sonore. Il se
différencie du souffle d'insuffisance par sa propagation vasculaire et non para-sternale et par l'absence des signes vasculaires
de l'insuffisance, tels que le pouls de CORRIGAN, la danse des
artères et le pouls capillaire.

Enfin, dans un cas d'anévrisme aortique indiscutable, puisqu'il avait été reconnu successivement par la percussion et la
radioscopie, j'ai pu entendre un véritable ronflement avant ce
souffle systolique et il m'a paru qu'il pouvait être comparé au
ronflement diastolique qui précède le souffle pré-systolique du
rétrécissement mitral. La cause devait en être dans un rétrécissement aortique ou anévrismal suffisamment serré pour gêner
l'évacuation du cœur dès le début de sa systole et avant qu'elle
n'eût acquis la vigueur suffisante pour produire le souffle systolique.

Si l'anévrisme est abdominal, au lieu d'un double souffle il
n'en existe le plus habituellement qu'un : il est d'une tonalité
basse, d'un timbre rude, de peu de durée et systolique. Il peut,
comme dans les ectasies de la portion ascendante, coexister
avec un frémissement ou thrill. Dans les anévrismes cirsoïdes,
il se produit souvent un bruit de souffle avec frémissement vibratoire continu et redoublé *comme celui du rouet*.

Les mêmes souffles systoliques peuvent s'entendre quand, au
lieu d'un anévrisme, il existe un rétrécissement aortique (comme
nous l'avons déjà vu) et qu'au-dessus de lui les vaisseaux se
développent uniformément sur tout le pourtour de leur calibre
et finissent par prendre une sorte d'aspect variqueux et cirsoïde.
Le même fait s'observe encore dans toutes les tumeurs télan-

giectasiques ou à type vasculaire, comme les goitres de ce nom,
mais alors le souffle est doux, diffus, sans localisation précise et
s'accompagne d'un frémissement vibratoire de toute la paroi du
vaisseau.

Sous le nom de *double souffle intermittent crural*, DUROZIEZ a
décrit, dans l'insuffisance aortique, un bruit vasculaire caractérisé par l'existence d'un souffle systolique et diastolique, perceptible surtout au niveau de la fémorale, quand on vient à

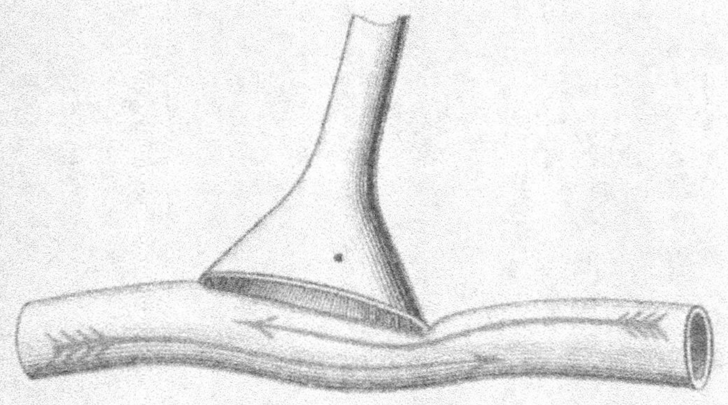

Fig. 94.

Schéma du mode de production du double souffle intermittent
crural de DUROZIEZ.

appliquer sur elle un stéthoscope rigide, tout en s'efforçant
de ne pas oblitérer son calibre. Ce souffle est dû au renversement du courant que provoque l'insuffisance aortique et s'entend par suite avec un maximum différent, suivant que l'on
considère la systole ou la diastole. Dans le premier cas, il est
marqué surtout sur la partie de l'instrument qui se trouve dans
la direction de la périphérie artérielle, parce qu'après la compression subie par le vaisseau, l'ondée sanguine se développe
plus à l'aise dans son calibre normal ; dans le cas de souffle
diastolique, la disposition est inverse et le souffle s'entend
du côté du cœur, à cause du changement de nom du courant. Il
va sans dire que ce souffle n'existe qu'autant que le ventricule a

une suffisante force de propulsion pour rendre rapide le mouvement de la circulation.

Bruit de rouet. — On désigne sous ce nom, ou sous celui de *bruit de diable*, une sensation à la fois auditive et tactile, habituellement rencontrée dans l'auscultation du cou des chlorotiques, caractérisée par une certaine continuité musicale entrecoupée de renforcements intermittents. Attribuée d'ordinaire au courant veineux des jugulaires, il semble qu'elle ne devrait pas trouver place dans les bruits aortiques et artériels, mais BERGÉ vient de s'élever contre la réalité de cette pathogénie et les arguments qu'il fournit à cet égard semblent des plus probants.

Pour lui, le bruit de rouet est, en effet, nécessairement artériel parce qu'il est continu et que le courant de déplétion des gros vaisseaux veineux du cou est périodiquement interrompu par les contractions de l'oreillette ; parce que ses renforcements intermittents sont absolument synchrones aux systoles cardiaques et que les seules artères peuvent être ainsi influencées et la preuve en est donnée par la diminution de ces renforcements du fait des systoles avortées dans les diverses arythmies ; parce que seules les vitesse et pression artérielles sont suffisantes pour provoquer, en même que la sensation musicale, le thrill ou frémissement faible qui l'accompagne ; parce que, enfin, le bruit de rouet peut se transformer sur place en souffle vasculaire ou disparaître, du fait des déformations imprimées aux artères. Par suite de ses qualités, le bruit de rouet offre ainsi la véritable image auditive de la circulation artérielle.

c. *Bruits pulmonaires.* — L'artère pulmonaire, comme l'aorte, peut être le siège de lésions qui, affectant la même disposition vis-à-vis du courant sanguin, se traduisent par des signes identiques : tels sont ses anévrismes, mais ils sont rares. Les irrégularités de calibre, quand elles sont brusques et prononcées, amènent les mêmes signes. Au dire d'EICHHORST, AUFRECHT aurait examiné un malade porteur d'un souffle systolique et diastolique à la fois, du troisième espace intercostal gauche, à 3 centimètres du sternum, à l'autopsie duquel on constata une ectasie de l'une des branches de la pulmonaire, suivie de la diminution du calibre de presque tous les vaisseaux périphériques qui lui faisaient suite.

d. *Bruits artério-veineux*. — Lorsque par suite d'un traumatisme, de l'interposition d'un ganglion suppuré entre deux vaisseaux, l'un artériel et l'autre veineux, ou quand la paroi d'une veine a été usée par une poche anévrismale du voisinage, il s'établit une communication entre cette artère et cette veine, il naît aussitôt un souffle continu avec renforcement systolique. D'une intensité suffisante pour être entendu souvent à distance, il a pour origine et pour siège maximum le point exact qui correspond à l'anastomose des deux vaisseaux ; puis il diminue progressivement tant dans l'artère que dans la veine, mais le souffle intermittent plus aigu persiste au delà de celui qui est continu. Il coexiste avec un frémissement particulier (*Thrill* des Anglais), à peu près comparable au bruit du rouet, au bourdonnement de la mouche, qui accuse son maximum d'intensité au niveau de la tumeur, mais se perçoit, parfois, fort loin au-dessus et au-dessous d'elle. La veine présente du reste un aspect tout spécial, qui tient au reflux dans sa lumière de l'ondée sanguine dérivée ; elle se dilate inégalement, devient variqueuse, sinueuse et présente des battements isochrones au maximum du souffle, tandis que au-dessus de l'anévrisme, l'artère se dilate aussi et s'affaisse au-dessus de lui.

§ 2. — BRUITS VEINEUX

Beaucoup moins importants que les bruits artériels, ceux qui s'entendent dans les veines peuvent, comme les précédents, témoigner d'une lésion éloignée et cardiaque, ou se développer sur place, mais il est plusieurs raisons qui les rendent plus rares. Il faut citer tout d'abord le peu de résistance de la paroi du vaisseau et son rapprochement de l'artère voisine qui font que le calibre s'affaisse par le fait de la compression par le stéthoscope et que le bruit entendu provient le plus souvent de l'artère. Il faut ajouter que la direction du courant est peu favorable à la transmission d'un bruit cardiaque ; néanmoins ceux-ci peuvent, dans quelques cas, se propager dans les veines.

1° Bruits transmis. — On ne peut entendre dans les veines que quelques souffles ayant leur origine dans le cœur droit, les veines pulmonaires ne pouvant être explorées. Les lésions qui sont seules susceptibles de se traduire à l'oreille, appliquée directement ou à distance de la paroi veineuse, sont celles qui permettent le reflux du sang du ventricule dans l'oreillette et de celle-ci dans les deux veines caves, c'est-à-dire dans celles qui constituent l'insuffisance tricuspidienne. Des deux veines caves l'une peut être auscultée non loin de son tronc, sur le bord droit du sternum, un peu en dehors de l'orifice aortique et plus haut que lui, jusqu'auprès de la fourchette sternale. L'un de ses principaux affluents, la veine jugulaire interne droite peut aussi se prêter à une facile exploration, par application du stéthoscope sur le cou, le long du larynx, comme nous avons dit qu'il devait être fait sur la carotide interne.

Quant à la veine cave inférieure, trop profonde, elle ne peut être directement consultée; mais il est facile d'interroger à sa place l'un de ses principaux affluents constitué par le groupe des veines sus-hépatiques. Celles-ci, en raison de leur abouchement dans la veine cave inférieure dans un point fort rapproché de sa terminaison dans l'oreillette droite et aussi à cause de leur calibre et de leur direction, emmagasinent à chaque systole ventriculaire, à l'occasion de l'insuffisance tricuspidienne, une grande partie du sang qui reflue dans les vaisseaux d'apport; elles sont donc très aptes à témoigner par ce renversement de courant, que signale le pouls hépatique, sur l'existence d'une lésion de la valvule auriculo-ventriculaire droite.

Quand celle-ci joue mal son rôle d'obturation, soit que ses bords soient irréguliers, ou que son anneau d'insertion se soit distendu, et que se produit le souffle de l'insuffisance tricuspidienne, on peut le reconnaître de proche en proche à ses caractères d'intensité, de timbre, de localisation, jusque dans la jugulaire interne, ou au-dessous des fausses côtes quand le foie est distendu. Cette recherche peut même prêter un précieux concours au diagnostic différentiel de l'insuffisance mitrale et tricuspide, voire de l'insuffisance aortique, ou à la reconnaissance des lésions auriculo-ventriculaires droites, quand elles se surajoutent à celles du cœur gauche sans être aussi bruyantes.

2° Bruits développés sur place ou autochtones. — En outre de ceux que nous avons signalés déjà, comme provenant de l'artérialisation des veines dans l'anévrisme arterio-veineux, il faut encore signaler un susurrement léger, continu, sans renforcement et accompagné d'un léger frémissement vibratoire. Il en est ainsi en dehors de toute altération sanguine, quand le cours du sang atteint une grande vitesse dans certaines veines peu développées d'habitude : telle est la tégumenteuse abdominale dans les cas de cirrhose ou de compression du tronc de la veine porte, c'est-à-dire dans tous les cas où la circulation portale se fait mal et doit être suppléée par les voies de dérivation du système cave inférieur.

3° Souffles dyscrasiques. — Sous ce nom, il faut comprendre une série de bruits, tantôt faibles, tantôt intenses, continus ou intermittents, développés d'une manière plus particulière dans les veines du cou et surtout vers le confluent des jugulaires, dans certains états constitutifs du sang qui témoignent de son extrême pauvreté en éléments figurés. Tels sont ceux qui proviennent de la chlorose ou d'une anémie profonde.

Quand donc on applique le stéthoscope entre les deux chefs du sterno-cléido-mastoïdien ou le long de la gouttière du larynx, en prenant soin de ne pas exercer une pression trop forte qui oblitérerait le calibre des vaisseaux, on entend un murmure doux et continu, renforcé par périodes. Ces augmentations sont en effet rythmées soit par les inspirations, soit par les phases diastoliques de la révolution cardiaque, parce que dans l'un et l'autre cas, le retour du sang veineux s'opère avec une rapidité plus grande et donne lieu par la suite à un souffle plus fort. Le souffle présente donc des renforcements. Il peut en outre revêtir une certaine allure musicale et sa tonalité s'élève alors que s'opère le renforcement.

C'est en raison de ces caractères que LAENNEC l'appela par erreur de siège le *chant des artères* et put même noter quelquefois la petite mélodie à laquelle il donnait naissance. Après lui BOUILLAUD le désigna sous le nom de *bruit de diable*, en souvenir de celui que produit le jouet du même nom, constitué par un cylindre de carton dont la base est perforée et qu'on agite vivement en tournant. On l'a comparé aussi avec une égale justesse au bourdonnement de la mouche et au murmure produit par l'aspiration lente de la pipe. Quelquefois, cependant, le bruit semble s'interrompre et ne devient distinct que dans les périodes habituelles de son renforcement ; on l'a qualifié dans ces cas de bruit de diable diastolique. Il peut enfin être rythmé par les artères voisines et s'entendre dans des veines autres que la jugulaire, et notamment dans la crurale, sans qu'il soit en cette occasion la preuve d'une maladie autre qu'une anémie extrême.

CHAPITRE IV

AUSCULTATION OBSTÉTRICALE
AUSCULTATION DU TUBE DIGESTIF ET DES AUTRES ORGANES

Après l'auscultation de la poitrine et du cœur, la plus importante est celle de l'utérus en état de gestation. Elle nous renseigne sur la réalité de la grossesse, l'état de santé de la mère et de l'enfant, le mode de présentation et de position, toutes choses indispensables à connaître, si l'on veut mener l'accouchement à bonne fin, sans qu'il y ait de danger pour la mère et l'enfant. L'auscultation des autres organes ne fournit que des symptômes contingents ; aussi ces organes ont-ils été sériés suivant l'utilité qu'il peut y avoir à les explorer de la sorte.

ARTICLE PREMIER
AUSCULTATION OBSTÉTRICALE

Par auscultation obstétricale il ne faut pas entendre seulement celle qui a pour but et pour résultat de rechercher la réalité de la grossesse et le mode de présentation du fœtus ; elle doit encore embrasser l'ensemble des phénomènes acoustiques qui se produisent soit exclusivement au moment de cet état physiologique, soit avec une prédominance plus marquée à cette occasion. Il y a donc lieu, quand une femme est supposée ou reconnue enceinte, d'examiner tout d'abord l'état de son poumon et de son cœur, pour rechercher les traces de fatigue que

la gestation pourrait faire naître dans ces deux organes, ou
l'exagération de lésions aiguës ou chroniques, infectieuses ou
non, déjà connues chez la personne en cause. Il faut ensuite que
l'auscultation serve au diagnostic de grossesse et de présentation et, en troisième lieu, à l'interprétation de l'état de santé
du fœtus soit avant, soit pendant le travail. C'est dans cet ordre
qu'il sera procédé dans le chapitre qui suit à l'étude de l'auscultation obstétricale.

§ 1. — MÉTHODE D'AUSCULTATION

La manière de la pratiquer ne diffère en rien de celle qui
s'adresse aux adultes en état de maladie pulmonaire ou cardiaque, quand elle n'a en vue que le développement ou l'exagération de lésions similaires de ces deux ordres d'organes. Elle
doit être un peu modifiée quand elle est utilisée pour le diagnostic de la grossesse, de la présentation et de la position du fœtus,
ainsi que des maladies qui peuvent atteindre son cœur ou l'origine de ses vaisseaux. Dans ce second cas, il faut que la femme
soit couchée d'abord sur le dos, puis sur l'un des plans latéraux,
quand on a déjà recueilli quelques indications qui permettent
de supposer la situation exacte du fœtus ; en partant ainsi du
foyer maximum des bruits du cœur, on peut, en les suivant sur
l'un des plans latéraux, acquérir une certitude plus grande sur
la réalité de cette situation fœtale.

Autant que possible la femme doit être découverte, car l'interposition d'un tissu même très léger peut faire se développer
toute une série de bruits artificiels, dont le moindre inconvénient peut être de faire méconnaître l'existence des bruits
fœtaux. — Le médecin devra se munir d'un stéthoscope, dit
obstétrical, qui ne se différencie guère que par son volume des
instruments ordinaires. La plaque d'appui a les dimensions
ordinaires, mais le tube a une longueur totale, y compris celle
de la chambre à air, de 20 à 25 centimètres, de manière à
permettre une dépression de quelques centimètres de la paroi
abdominale sans que l'examinateur se trouve avoir la figure

trop rapprochée des parties génitales ou du ventre de la femme.
— Le pavillon du stéthoscope sera large de 4 à 5 centimètres de
diamètre, car la précision extrême n'est pas de mise ici et ne
vise aucunement la localisation d'un bruit cardiaque plutôt à
l'un qu'à l'autre des orifices. Enfin le bord sera large et recourbé
pour que l'application soit facilement supportée. — Les stéthoscopes flexibles ne peuvent rendre que peu de services en auscultation obstétricale.

L'application de l'instrument se fera sur la paroi perpendiculairement à sa surface et, comme elle est globuleuse, suivant des
rayons qui convergeraient vers la colonne vertébrale. Si l'on ne
prend soin d'orienter l'instrument de cette manière, il peut
glisser sur la partie fœtale sous-jacente et ne pas permettre de
localiser certains des bruits, développés cependant dans la
région explorée. Après l'application, la main devra abandonner
l'instrument, de peur que dans un moment d'oubli elle ne
glisse le long de son tube et fasse croire ainsi à un frottement
pathologique.

§ 2. — Auscultation maternelle

Par suite de l'activité physiologique que la conception provoque du côté de l'utérus et de l'augmentation ultérieure du
volume de cet organe, la femme enceinte peut, pendant le
décours de sa grossesse, présenter une série d'accidents, tant
pulmonaires que cardiaques, qui n'eussent point apparu, ou du
moins avec une semblable intensité et une rapidité aussi grande,
si elle fût restée dans un équilibre nutritif plus stable. Ces accidents peuvent être simplement mécaniques ou relever de toute
une série de facteurs synergiques, infectieux ou dystrophiques,
qui accélèrent et aggravent, comme nous avons dit, les lésions
préexistantes. Ce sont des :

1° Accidents pulmonaires. — Au point de vue mécanique
la grossesse apporte certaines modifications dans la statique
thoracique et gêne partiellement l'ampliation pulmonaire. Le
thorax s'aplatit en effet d'avant en arrière par suite de la trac-

tion exercée sur les dernières côtes par la sangle abdominale chargée de soutenir le poids de l'utérus et, par compensation, se développe transversalement. Le diaphragme se relève aussi et voit son incursion limitée dans le sens vertical, de sorte qu'en dernière analyse une grande partie du poumon se trouve annihilée dans la base. La respiration pour ce fait devient exclusivement costale supérieure, se précipite au repos d'autant plus qu'elle est obligée dans un même temps d'excréter une quantité plus grande d'acide carbonique ; elle devient dyspnéique aussitôt qu'un effort se produit, tel l'ascension d'un escalier.

Le défaut partiel de ventilation pulmonaire, le surmenage possible de certaines parties de l'organe et la dénutrition de la mère, sont en outre capables de réveiller certaines tares qui auraient toujours sommeillé, ou se seraient éteintes sans ce surcroît de pertes ; telle est la tuberculose, dont il faut avoir toujours présente a l'esprit l'idée du développement possible. Précipitée le plus souvent dans son allure et aggravée dans ses lésions, elle devient aussi un danger permanent pour la mère et l'enfant et une crainte profonde pour le médecin et l'accoucheur, non seulement pour la durée de la gestation, mais encore pour les suites de couches et leur convalescence souvent fatale.

Au nombre des affections de la poitrine susceptibles encore d'être fâcheusement influencées par l'état de grossesse, il faut citer la pneumonie, les pleurésies et apoplexies pulmonaires, mais celles-ci peuvent en outre revendiquer comme point de départ certaines affections cardiaques, dont il est temps de parler maintenant, quoique l'on ait attribué à la grossesse plus d'action qu'elle n'en a sur les lésions du cœur.

2° Accidents cardiaques. — La grossesse peut être le point de départ d'accidents cardiaques en tout comparables comme pathogénie à ceux qui se produisent du côté de la respiration. Provoquant une hypertension artérielle marquée, elle s'accompagne d'une hypertrophie sensible du ventricule gauche tout d'abord ; puis cette hypertrophie s'étend à l'oreillette gauche

et au système cardiaque droit. Celui-ci peut même être mis le
premier en cause quand la grossesse a été douloureuse dès son
début, l'association de ces deux phénomènes très éloignés en
apparence se trouvant complétée par la contraction des petits
vaisseaux pulmonaires, comme nous avons eu déjà l'occasion de
le voir et comme l'avaient signalé GANGOLPHE, ARLOING, DASTRE
et surtout POTAIN. L'auscultation rend compte de ces modifica-
itons par l'augmentation du claquement valvulaire et le timbre
presque métalique que prennent alors les bruits du cœur, surtout au niveau de la base.

Cette théorie des accidents cardiaques que la grossesse provoquerait en amenant l'hypertension artérielle constante, est
aujourd'hui vivement discutée : Outre qu'il n'est rien moins
que prouvé que la grossesse amène toujours cette hypertension,
on voit le travail augmenter trop l'effort cardiaque pour qu'il
pût facilement y résister si déjà, en dehors des douleurs, la
tension artérielle était de beaucoup au-dessus de la moyenne.
La vérité est que la grossesse est plutôt hypotensive, que le
travail est hypertenseur jusqu'à l'expulsion et que celle-ci est le
point de départ d'une forte détente, qu'interrompt à nouveau,
mais momentanément, la délivrance. Les accidents ne peuvent
donc provenir d'habitude de l'hypertension artérielle, mais bien
de la surcharge ventriculaire droite et des lésions pulmonaires
occasionnées ou réveillées par la grossesse.

Il est autrement difficile d'interpréter une autre variété de
bruits, perçue aussi dans le courant de la grossesse et plus particulièrement dans ses derniers mois, comme JACQUEMIER l'a
montré, et qui consistent en des *souffles divers*. Tantôt doux,
tantôt rudes, légers ou forts, d'apparence superficielle ou profonde, limités ou étendus, avec ou sans propagation, ils se
rencontrent aussi bien dans les zones où n'existent pas d'ordinaire les souffles extra-cardiaques qu'en leur siège de prédilection et notamment dans la région xiphoïdienne. Inconstants
d'habitude, ils peuvent par la facilité de leur apparition et de
leur départ ressembler tout à fait aux souffles inorganiques, mais
il faut bien reconnaître qu'on les rencontre surtout là où ne
s'observent généralement pas les souffles extra-cardiaques, et

que, du reste, on doit aussi les distinguer des souffles anorganiques liquidiens par le fait capital qu'ils sont l'apanage aussi bien des femmes fort bien portantes que de celles qui sont légèrement anémiées. Désignés pour ce fait sous le nom générique de souffles *gravidiques* ou *post gravidiques*, car ils peuvent survivre de quelques jours à la grossesse, ils mériteraient une étude nouvelle. Il est probable qu'il serait facile d'établir qu'ils ne relèvent pas d'une unique pathogénie et que quelques-uns tout au moins devraient être rapportés à une insuffisance tricuspidienne relative et même intermittente.

Sous le nom d'accidents *gravido-cardiaques*, PETER a établi avec une extrême précision le danger que couraient les femmes cardiaques du fait d'une et, à plus forte raison, de plusieurs grossesses successives. Il en est ainsi surtout quand l'affection préexistante entache l'orifice mitral, sans qu'il importe que le genre de lésion soit plutôt l'insuffisance ou le rétrécissement; il me paraît, en effet, que la prédominance qu'on semble avoir voulu établir en faveur de l'insuffisance est loin d'être démontrée.

Quoi qu'il en soit de la variété de lésions, à la suite d'une période de tolérance égale quelquefois à la presque totalité de la grossesse, on voit souvent se produire une série d'accidents dont la marche peut être extrêmement rapide et qui se caractérisent : par un essoufflement constant et très marqué, une angoisse cardiaque énorme, l'apparition d'une congestion pulmonaire à râles fins rapidement envahissante, une petitesse accentuée du pouls souvent suivie d'irrégularités, ce, pendant que les jambes augmentent de volume et s'œdématient, que les urines se font rares et que se développent même quelques foyers d'apoplexie pulmonaire. Arrivée à cette période, la malade n'a plus rien à attendre que de la saignée ou du secours précipité de l'accoucheur. L'insidiosité de ce début est encore bien plus marquée dans les petits rétrécissements mitraux, dont les caractères s'effacent devant les bruyantes manifestations de l'asystolie, et ne peuvent être retrouvés avec certitude, pour autant qu'on les soupçonne, que lorsque l'orage de l'accouchement est passé et que le cœur se reprend progressivement.

Ainsi en fut-il chez une malade qui faillit être emportée et dont je pus à un grand nombre de reprises pratiquer l'examen.

3° Signes tirés de l'auscultation de l'abdomen. — Alors qu'on en a terminé avec le poumon et le cœur de la mère et qu'on a fini de se rendre compte de l'influence de la grossesse sur les lésions préexistantes dans ces deux organes, il est temps de faire servir l'auscultation à la *reconnaissance de la grossesse*. La certitude ne relevant que de l'existence des bruits du cœur fœtal, il est important tout d'abord d'isoler ceux des bruits maternels qui peuvent les couvrir et en gêner la perception. Ils sont de divers ordres.

Il faut signaler tout d'abord les battements du *cœur de la mère* que l'on reconnaît à leur force, à leur lenteur et à leur synchronisme parfait avec la systole cardiaque et le phénomène du pouls.

Quelques *frottements* péritonéaux, les *borborygmes* intestinaux, sont diagnostiqués par leur siège rapporté à la paroi, par leur mobilité et leur timbre.

Il existe en outre un *souffle*, dit *utérin*, dont on a voulu faire un signe diagnostic, sûr autant que précoce, et qu'on perçoit déjà dès la fin du second mois de la grossesse et jusqu'à sa terminaison. C'est un bruit exactement *systolique*, mais ne concordant pas toujours comme durée avec celle de la contraction ventriculaire, qu'il excède quelquefois en empiétant légèrement sur le petit silence, sans affecter cependant la diastole. Il peut être rythmiquement intermittent, c'est-à-dire se produire à toutes les systoles, ou irrégulièrement intermittent. Il s'entend en un ou plusieurs foyers, suivant la période de la grossesse où on le recherche, mais toujours vers les bords ou les cornes utérines jusque vers le sixième mois; puis il peut se retrouver en un point quelconque de la surface utérine, car il est mobile. Il peut avoir une tonalité, un timbre et une intensité variables, mais le plus souvent il est doux et ressemble, comme l'a dit DEPAUL, à la syllabe *Vouou*. Il ressemble à cette syllabe, faudrait-il ajouter, quand elle est accompagnée d'une certaine sensation de courant d'air, comme lorsqu'on souffle sur un objet.

Attribué à une compression de l'aorte et des iliaques par l'utérus gravide (BOUILLAUD), à une compression de l'épigastrique (GLÉNARD), à la disposition vasculaire du placenta (MOXON), il paraît être dû plutôt aux changements subits du calibre qui se produisent dans la lumière des vaisseaux utérins (DUBOIS). En tout cas son isochronisme exact avec la systole en fait un bruit franchement maternel. Son existence dans certains cas de tumeurs abdominales semble bien prouver qu'il se développe à l'occasion de modifications vasculaires locales, que ces tumeurs peuvent entraîner au même titre que l'utérus gravide.

Néanmoins il est bien plus fréquent dans les cas de grossesse que dans ceux de tumeurs abdominales et c'est pour cela qu'il constitue l'un des bon signes de probabilité de la gestation, quand il s'accompagne des quelques accidents sympathiques qui sont l'apanage de son début.

§ 3. — AUSCULTATION FŒTALE

Après l'auscultation de la mère, il doit être procédé avec soin à celle de l'enfant, car elle permet de résoudre de façon définitive toute une série de problèmes du plus haut intérêt concernant : 1° la *réalité de la grossesse* ; 2° *son âge* ; 3° la *nature de la présentation* ; 4° la *position et la variété de position de l'enfant* ; 5° *son sexe ou tout au moins son développement* ; 6° *l'état de santé du fœtus* avant et pendant l'accouchement ; 7° elle permet en outre d'entendre quelques autres bruits, prenant leur origine dans les annexes fœtales, qui pourraient être une cause d'erreur si leurs caractères n'étaient exactement décrits.

1° Reconnaissance de la réalité de la grossesse. — La reconnaissance de la réalité de la grossesse ressortit sans conteste à l'auscultation fœtale, la perception des bruits du cœur étant un signe de *certitude absolue*. Il faut donc les distinguer de tous autres, plus ou moins comparables à eux. Ils sont constitués par une série de deux bruits séparés par un court silence et suivis d'un intervalle de durée à peu près égale à celle des deux bruits et du court silence réunis ; cet intervalle est la représentation fœtale de ce que nous avons appelé le grand silence de la révolution cardiaque de l'adulte. De ces deux bruits le premier est le plus long, mais moins distinct et plus sourd ; le second plus bref, mais plus éclatant. L'intensité de ces bruits dépend non seulement de la vigueur de l'enfant et de son excitation cardiaque, mais encore de sa situation par rapport à la paroi : tout au moins dans les derniers mois de la grossesse.

Le nombre des battements du cœur constitue leur véritable caractère, avec leur *timbre* analogue au tic tac d'une montre, et leur reproduction monotone. Ils ressemblent, pour employer l'expression de Marsac, qui fut le véritable inventeur de l'auscultation obstétricale, si l'on en croit le Dr Charbonnier au « traquet d'un moulin ». Ce nombre est variable suivant des conditions que, tout à l'heure, nous énumérerons, mais se rapproche sensiblement de 140 battements doubles par minute, c'est-à-dire de 140 révolutions cardiaques comprenant à la fois le premier et le second bruit. Ils ne sauraient être confondus ni avec les bruits du cœur maternel transmis au travers de l'abdomen, ni avec les battements vasculaires propres au médecin et dus à la déclivité où il est obligé de placer sa tête pour ausculter, parce que ni les uns ni les autres n'ont le timbre, le rythme et le nombre des contractions du cœur fœtal. Quand donc on entend le cœur de l'enfant, on peut affirmer d'une manière positive à la fois que la grossesse est réelle et que l'enfant est vivant au moment de l'examen.

2° Age de la grossesse. — Une opinion ferme ne découle pas aussi facilement de cette auscultation fœtale pour ce qui a trait à l'âge de la grossesse. Cependant certaines indications peuvent être recueillies de ce chef. Au dire de Depaul, on pourrait ordinairement entendre les bruits du cœur vers quatre mois ; quelquefois même ils sont perceptibles vers la fin du troisième mois, mais il faut pour cela une oreille très éduquée, et, le plus souvent, ce n'est que lorsque la grossesse entre dans son cinquième mois, qu'ils sont entendus sans doute possible. Ils se perçoivent ensuite, pendant le reste de sa durée, sans autres modifications que celles qui tiennent à leur intensité.

3° Nature de la présentation. — Une certaine présomption touchant le mode de présentation peut naître du fait qu'un *choc* est ressenti durant l'auscultation, toujours ou à peu près, dans un point fixe de la paroi abdominale, correspondant avec précision à certaines zones utérines. Ce choc étant produit par les mouvements actifs du fœtus, il en résulte que s'il est ressenti à peu près constamment dans les parties inférieures de l'abdomen, alors que celles qui correspondent au dôme utérin sont silencieuses, c'est que la tête se trouve dans cette dernière situation et les petits membres vers la partie utérine inférieure. Mais ce n'est là à proprement parler qu'une indication de peu de précision, les petits membres étant en état de se déplacer facilement.

Il n'en va plus ainsi des bruits du cœur fœtal. Quand, en effet, on les entend distinctement et régulièrement *au-dessous* d'une ligne passant au niveau de l'ombilic, ou mieux du diamètre transverse partageant l'utérus en deux parties égales, c'est que la portion fœtale en présentation est fixée déjà et engagée plus ou moins. Or, comme avant le travail, le *sommet* seul ou le *siège décomplété, mode des fesses,* sont susceptibles de se fixer et de s'engager ainsi, c'est que l'une ou l'autre de ces présentations existe au moment où se fait l'auscultation. Cette seule méthode d'examen n'est cependant pas assez sûre pour que ses résultats puissent être acceptés sans contrôle et il vaut mieux, à cet égard, s'en rapporter à la palpation et au toucher. Si, au contraire, les battements ont leurs foyers au-dessus de la ligne précitée, on peut craindre toute autre présentation que le sommet ou le siège décomplété mode des fesses. Il faut bien savoir cependant que la fixation et l'engagement peuvent ne se faire que tard chez les femmes multipares et atteintes d'hydramnios, de sorte que les indications précédentes n'acquièrent toute leur valeur que pour les quelques jours qui précèdent l'accouchement.

3° Positions et variétés de positions. — Quelques principes généraux demandent tout d'abord à être établis, à propos de l'interprétation, par l'intermédiaire de l'auscultation, de la position affectée par l'enfant dans la cavité intra-utérine. Ce sont les suivants : 1° le cœur se trouvant le plus rapproché de la région précordiale que de toute autre, peut être ausculté avec plus de fruit dans cette région que partout ailleurs ; — 2° mais comme la région précordiale du fœtus est quelquefois difficilement accessible et que, au contraire, ses plans latéraux droit et gauche sont souvent sous l'oreille et sous la main, on a pris l'habitude de rechercher le maximum des bruits du cœur sur le plan latéral gauche. De la sorte on est arrivé pratiquement à conclure que toutes les fois qu'on se rapprochait du maximum des bruits du cœur, on se trouvait du même coup le plus près possible de ce plan latéral gauche, d'où découlait la connaissance de la situation du fœtus dans la cavité utérine, de sa position ;— 3° le plan latéral gauche pouvant se trouver lui aussi dans une situation difficile à aborder, il faut tenir compte de la diffusion des bruits du cœur fœtal à une certaine distance de leur foyer et se reporter au maximum de perception, pour reconnaître la place approximative occupée par le cœur et le reste du corps par la suite. Ces principes étant posés et présents à l'esprit, il est temps de passer en revue chacune des positions fœtales et de dire où se trouve en ce cas le maximum de perception des bruits cardiaques fœtaux.

A. PRÉSENTATION DU SOMMET. — Lorsque, vers la fin de la grossesse, la tête se fléchit sur le tronc et s'appuie de plus en plus sur le détroit supérieur, de manière à s'y fixer d'une manière définitive, on dit que le sommet *se présente*. Les points de contact affectés avec le pourtour du détroit supérieur pouvant être tout à fait différents dans l'un et l'autre cas, on a choisi comme points de repère, d'une part, l'un des os iliaques de la mère et de l'autre, l'occiput de l'enfant, de sorte que le sommet peut se présenter en occipito-iliaque, droite ou gauche. Il y a plus : suivant que l'occiput de l'enfant se met en rapport avec la partie antérieure ou postérieure de l'iliaque, il se produit deux variétés de position, l'antérieure ou la postérieure. Or, dans chacune d'elles l'auscultation se fait de manière différente et en des foyers distincts comme suit :

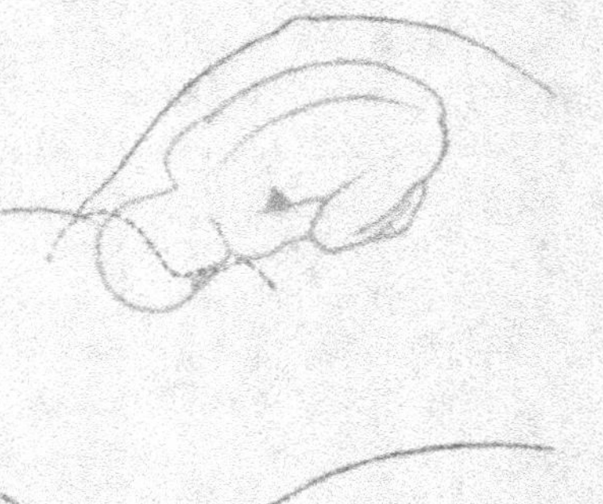

Fig. 95.
Foyer d'auscultation
en O. I. G. A.

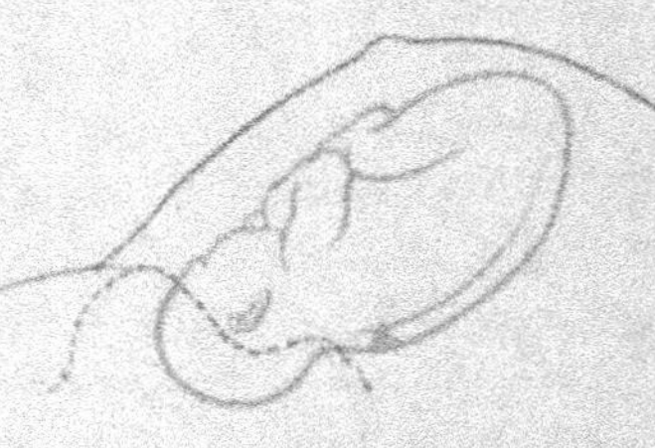

Fig. 96.
Foyer d'auscultation
en O. I. G. P.

a. *Dans l'occipito-iliaque gauche antérieure* (O. I. G. A.). l'occiput de l'enfant se trouvant au contact de l'éminence iliopec-

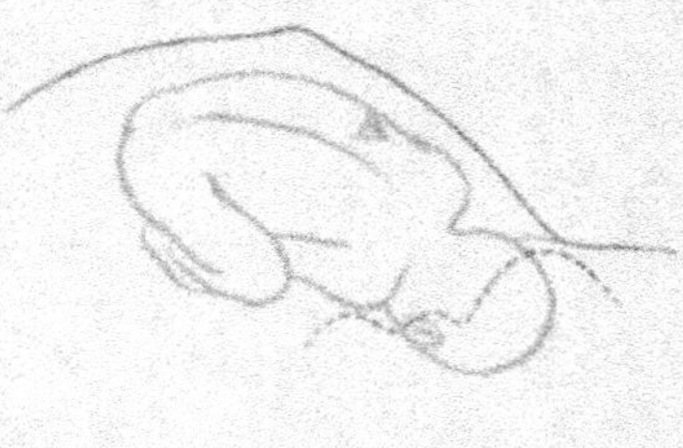

Fig. 97.
Foyer d'auscultation
en O. I. D. A.

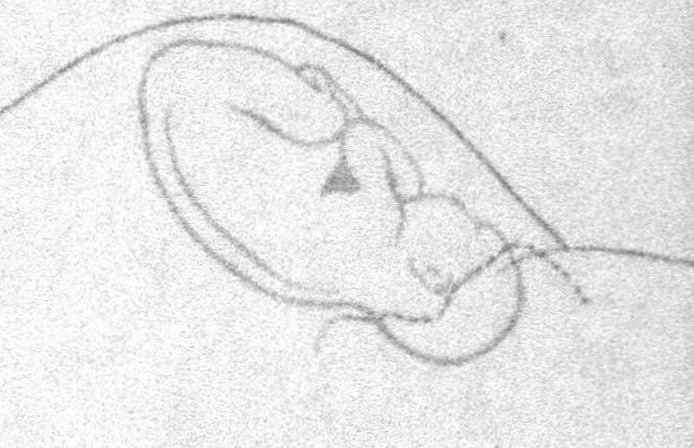

Fig. 98.
Foyer d'auscultation
en O. I. D. P.

tinée gauche, le dos regarde à gauche et en avant, de telle sorte que le plan latéral droit se trouve situé en dehors de la ligne médiane de l'abdomen, et le gauche sur celle qui rejoint l'ombilic et l'épine iliaque antérieure gauche. C'est sur cette ligne que se trouve le foyer d'auscultation caractéristique de cette variété de position. La hauteur sur la ligne diffère suivant le degré d'engagement du sommet.

b. *Dans l'occipito-iliaque gauche postérieure* (O. I. G. P.), l'occiput de l'enfant se trouvant en contact avec l'articulation sacro-iliaque gauche de la mère, comme s'il avait tourné

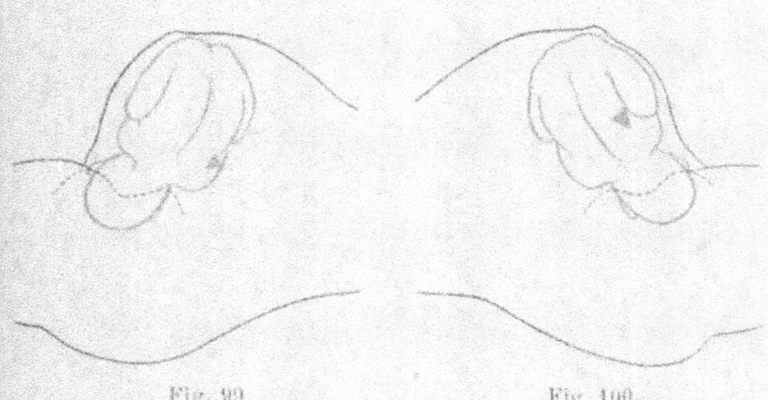

Fig. 99.
Foyer d'auscultation
en O. I. G. T.

Fig. 100.
Foyer d'auscultation
en O. I. D. T.

d'avant en arrière, son plan latéral gauche est rejeté dans la profondeur du flanc et correspond à peu près au bord du carré des lombes ; c'est là que se trouve l'un des foyers d'auscultation de cette variété de position, celui qui est le plus éclatant. Mais comme il est peu convenable et difficile d'ausculter dans cette région sans déplacer le fœtus, on a cherché un second foyer dans la région abdominale, qui permit de se rapprocher le plus près possible de la zone précordiale et c'est ainsi qu'on a décrit les bruits du cœur un peu en arrière de la ligne d'auscultation de l'O. I. G. A., où ils s'entendent avec une intensité bien moins grande que dans cette dernière variété.

c. *Dans l'occipito-iliaque droite antérieure* (O. I. D. A.), le plan latéral gauche se trouvant sur la ligne médiane, c'est là, plus ou moins haut suivant le degré d'engagement, entre l'ombilic et la symphyse pubienne, que se perçoit le maximum des bruits du cœur.

d. *Dans l'occipito-iliaque droite postérieure* (O. I. D. P.), la tête ayant glissé sur l'iliaque de manière à se mettre en contact avec l'articulation sacro-iliaque droite, le plan latéral gauche a été de plus en plus déplacé vers la droite, jusqu'à une limite maxima correspondant à une ligne réunissant l'ombilic et

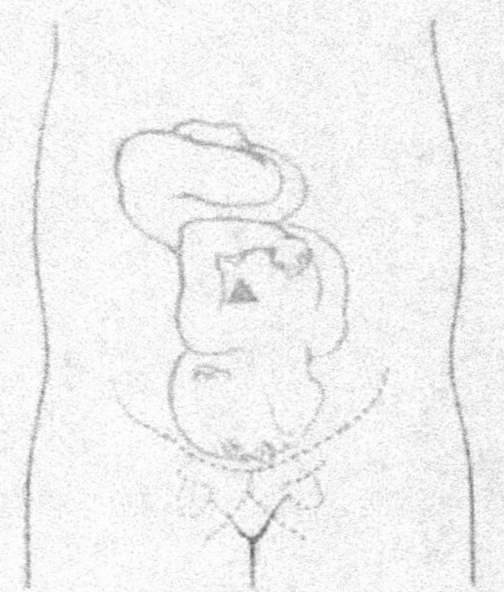

Fig. 101.
Foyer d'auscultation
en M. I. G. A.

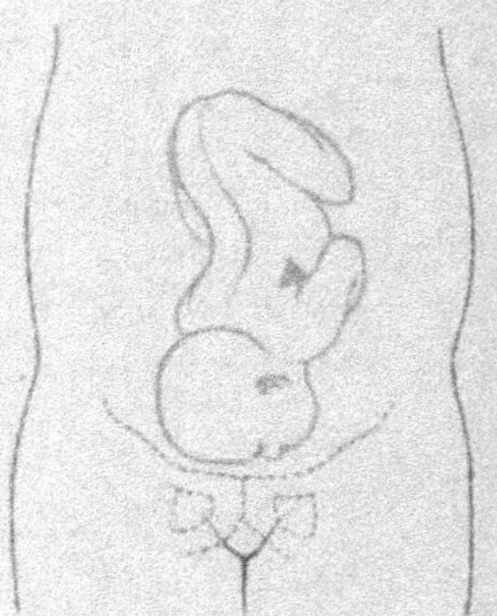

Fig. 102.
Foyer d'auscultation
en M. I. G. P.

l'épine iliaque antérieure droite. La hauteur du foyer est encore dépendante de la quantité d'engagement.

e. *Dans les positions transversales droite et gauche* (O. I. G. T. et O. I. D. T.) les foyers d'auscultation sont intermédiaires à ceux des variétés antérieures et postérieures.

B. Présentation de la face. — Dans ce mode de présentation, la tête est défléchie, c'est-à-dire renversée sur le tronc, l'occiput appuyant sur le dos ; le point de repère maternel est toujours l'os iliaque, mais celui du fœtus a changé. Au lieu de considérer l'occiput, c'est le menton qu'on choisit comme guide de la position et de sa variété. Les foyers sont un peu différents de ceux de la présentation du sommet, ainsi que nous allons le voir.

a. *Dans la mento-iliaque gauche antérieure* (M. I. G. A.), le menton appuie sur la surface ilio-pectinée gauche, tandis que le front se relève contre l'articulation sacro-iliaque droite et que le dos s'incurve en regardant cette même articulation. La poitrine se bombe en sens inverse, s'accole à la paroi utérine et abdominale, devenant ainsi facile à explorer ; le plan latéral gauche, suivant le développement du fœtus, est sous-

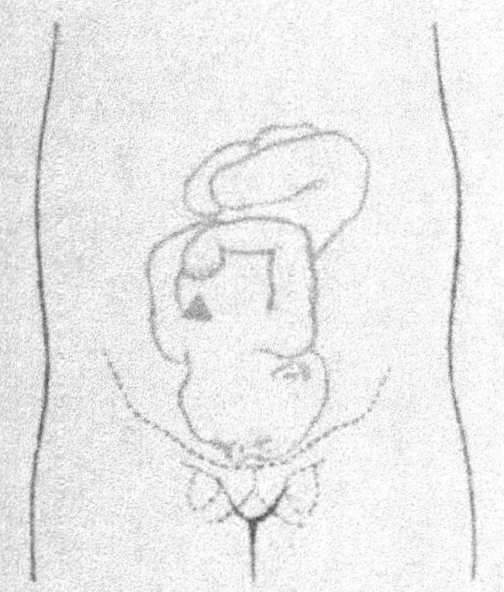

Fig. 103.
Foyer d'auscultation
en M. I. D. A.

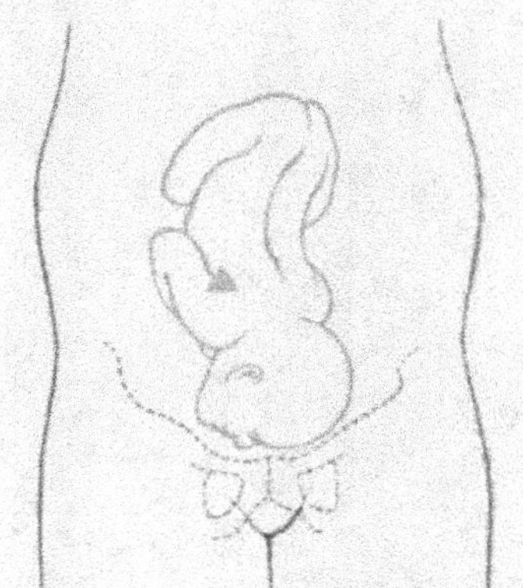

Fig. 104.
Foyer d'auscultation
en M. I. D. P.

jacent à la ligne blanche on la déborde un peu vers la droite, et c'est là, à la hauteur de l'ombilic, que se perçoivent les bruits du cœur avec une grande netteté.

b. *Dans la mento-iliaque gauche postérieure* (M. I. G. P.), le menton est au contact de l'articulation sacro-iliaque gauche. Le plan latéral gauche ayant suivi le mouvement de rotation effectué par la tête s'est déplacé d'un quart de cercle comme elle. Les bruits du cœur sont encore intenses et leur maximum, situé sur le trajet d'une ligne intermédiaire à l'épine iliaque antéro-inférieure gauche et à l'ombilic, à la hauteur de celui-ci.

c. *Dans la mento-iliaque droite antérieure* (M. I. D. A.). — Le menton touche l'éminence ilio-pectinée droite, la poitrine s'applique contre la paroi abdominale, tandis que le dos se creuse et s'oriente vers l'articulation sacro-iliaque gauche. Le plan latéral gauche se trouve ainsi sur le trajet d'une ligne allant de l'ombilic à l'épine iliaque antérieure et inférieure droite, et comme le cœur est tout à fait superficiel, les bruits sont très facilement perçus.

d. *Dans la mento-iliaque droite postérieure* (M. I. D. P.) le fœtus a tourné d'un quart de cercle, de telle manière que le

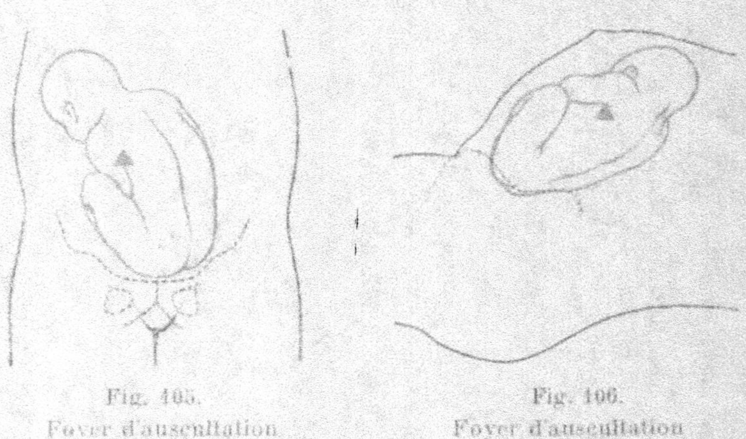

Fig. 105.
Foyer d'auscultation
en S. I. G. A.

Fig. 106.
Foyer d'auscultation
en S. I. G. P.

menton touche l'articulation sacro-iliaque droite, tandis que le front se relève et que le plan latéral gauche et la région précordiale s'enfoncent dans la cavité sacro-vertébrale et ne peuvent être directement explorés. Les bruits du cœur ne sont entendus que par le plan latéral droit, qui prend la place occupée tout à l'heure, dans la position antérieure, par le plan latéral gauche, mais leur intensité est moindre de beaucoup.

C. Présentation du siège. — Sauf dans le cas de présentation du siège décomplété mode des fesses, le cœur, avant le travail, s'entend toujours au-dessus de la ligne transversale qui coupe l'utérus en deux parties égales : dans le mode décomplété des fesses, le cœur bat plus près de la symphyse pubienne, mais se trouve orienté de la même façon que dans les autres variétés du siège, avec plus de fixité cependant.

a. *Dans la sacro-iliaque gauche antérieure* (S. I. G. A.), le fœtus se trouvant assis de manière à regarder l'articulation sacro-iliaque droite de la mère, le cœur se trouve très élevé et le plan latéral gauche reporté vers la ligne blanche. De plus, comme le fœtus n'est pas rigide et s'incline jusqu'à engager la tête sous le foie, le cœur se trouve un peu à droite de la

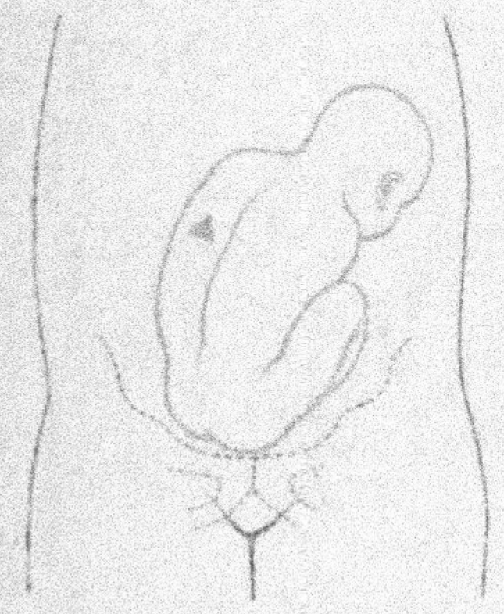

Fig. 107.
Foyer d'auscultation
en S. I. D. A.

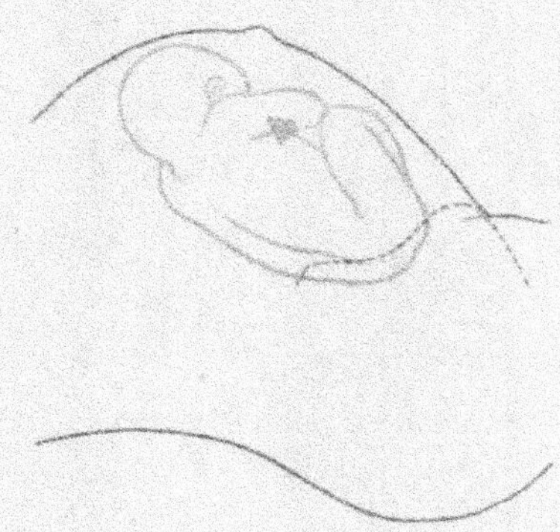

Fig. 108.
Foyer d'auscultation
en S. I. D. P.

ligne médiane, à la hauteur de l'ombilic, et c'est là que l'auscultation permet de retrouver ses bruits qui se perçoivent avec intensité.

b. *Dans la sacro-iliaque gauche postérieure* (S. I. G. P.), le fœtus est assis et regarde l'éminence ilio-pectinée droite, sa crête sacrée est donc en contact avec l'articulation sacro-iliaque gauche de sa mère ; le cœur est toujours élevé et le plan latéral gauche très accessible. Le cœur s'entend en ce cas avec le plus d'intensité à gauche de l'ombilic, tout près de lui.

c. *Dans la sacro-iliaque droite antérieure* (S. I. D. A.), la crête sacrée de l'enfant touche l'éminence ilio-pectinée droite de la mère, ce qui lui permet de regarder son articulation sacro-iliaque gauche. Le dos est en avant et à droite, le plan latéral gauche sur le trajet d'une ligne allant de l'ombilic à l'épine iliaque antéro-inférieure droite; c'est en arrière d'elle que s'entend tout en haut le maximum des bruits du cœur.

d. Dans *la sacro-iliaque droite postérieure* (S. I. D. P.) le fœtus a tourné d'un quart de cercle, de manière à regarder l'éminence ilio-pectinée gauche de la mère, le dos se trouve orienté vers le flanc droit et le plan latéral gauche au contact

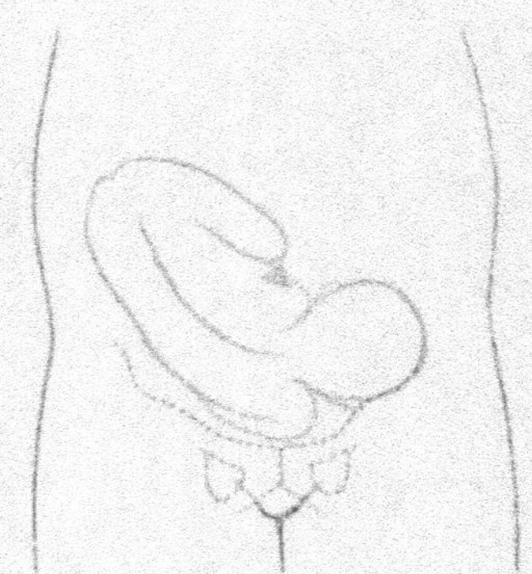

Fig. 109.
Foyer d'auscultation
en A. I. G., dos en avant.

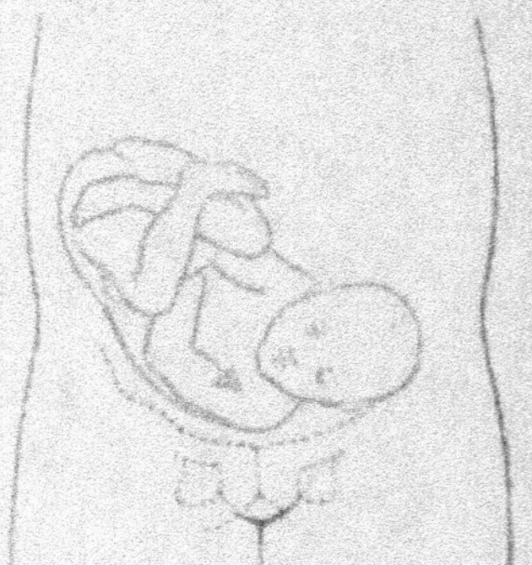

Fig. 110.
Foyer d'auscultation
en A. I. G., dos en arrière.

de la colonne vertébrale. Le plan latéral droit est donc le seul accessible et le cœur s'entend, mais faible, sur la même ligne que pour la présentation précédente.

D. PRÉSENTATION DE L'ÉPAULE. — Le point de repère du fœtus est l'acromion de chaque épaule, de sorte que le dos peut se trouver en avant ou en arrière ; la tête est alors dans l'un des flancs et le siège dans l'autre, le fœtus étant transversal.

a. Dans *l'acromio-iliaque gauche, dos en avant*, ou *acromio-iliaque gauche de l'épaule droite* (A. I. G., dos en avant), la tête est dans le flanc gauche, le siège dans le flanc droit, le dos en avant, le plan latéral gauche en haut près de l'ombilic. C'est là que se trouve le foyer maximum des bruits du cœur, qui sont éclatants.

b. *Dans l'acromio-iliaque gauche, dos en arrière, ou acromio-iliaque gauche de l'épaule gauche* (A. I. G., dos en arrière), le plan latéral gauche est en bas dans la concavité du bassin, et le maximum des bruits du cœur, très vibrants, sur la ligne médiane ou un peu à droite, immédiatement au-dessus du pubis.

c. *Dans l'acromio-iliaque droite, dos en avant, ou acromio-iliaque droite de l'épaule gauche* (A. I. D., dos en avant), le plan latéral gauche est en bas dans la concavité du bassin et

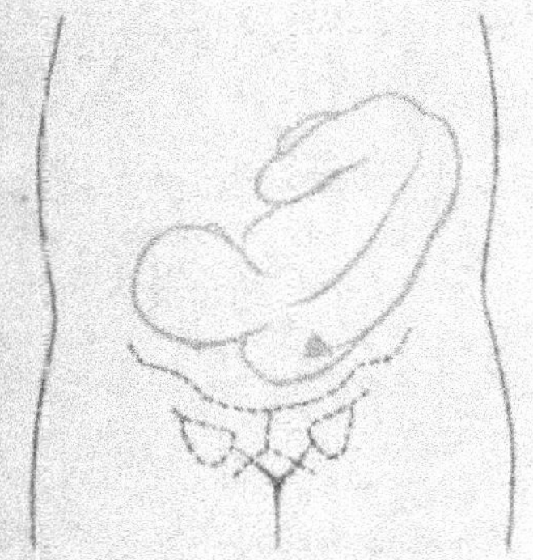

Fig. 111.
Foyer d'auscultation
en A. I. D., dos en avant.

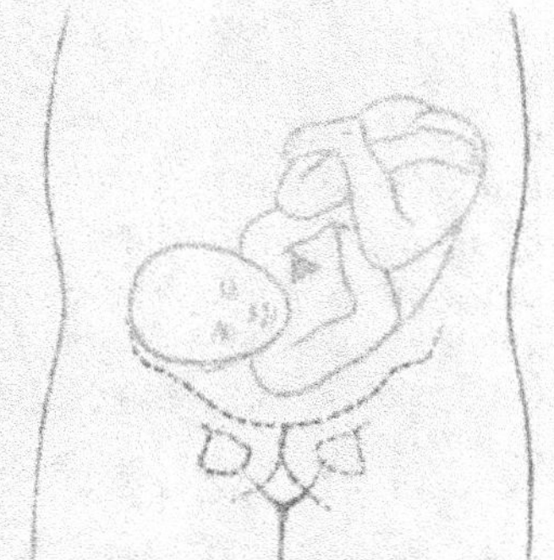

Fig. 112.
Foyer d'auscultation
en A. I. D., dos en arrière.

le maximum des bruits du cœur tout auprès du pubis, un peu à gauche de la ligne médiane.

d. *Dans l'acromio-iliaque droite, dos en arrière, ou acromio-iliaque droite de l'épaule droite* (A. I. D., dos en arrière), le plan latéral gauche est en haut. Près de l'ombilic se trouve sur la ligne médiane, le foyer maximum des bruits du cœur qui s'entendent bruyamment en raison de l'application de la région précordiale contre la paroi utérine.

E. GROSSESSES MULTIPLES. — Dans les cas de grossesses multiples, les foyers sont également multiples et éloignés, dans des situations impossibles du reste à préciser, les fœtus pouvant s'accommoder entre eux de manières tout à fait différentes, suivant les cas.

5° Reconnaissance du sexe ou du développement de l'enfant. — Depuis les travaux de FRANKENHAUSEN, beaucoup d'auteurs ont prétendu, comme lui, qu'il était possible de reconnaître le sexe des enfants au nombre de leurs révolutions cardiaques, considérées pendant une minute. La moyenne générale admise fut de 145 pulsations pour une fille et de 135 et au-dessous pour un garçon. Aujourd'hui un certain doute s'élève sur la réalité de ces conclusions, et on a fait intervenir, comme cause de la précipitation des bruits du cœur, plutôt la petitesse du fœtus que son sexe. Ces variantes tiennent à ce fait qu'il ne suffit pas d'une seule exploration pour avoir une opinion assise et qu'il ne se faut prononcer que sur une moyenne de plusieurs auscultations, le nombre des battements du cœur fœtal pouvant changer d'une manière sensible d'un moment à l'autre. Quoi qu'il en soit et en m'en rapportant à cette manière de faire, j'ai eu, dans presque tous les cas, la satisfaction d'arriver à la connaissance exacte du sexe de l'enfant.

6° Reconnaissance de l'état de santé du fœtus avant et pendant l'accouchement. — Nous avons déjà vu que si l'auscultation est un signe de certitude de grossesse, elle est également une preuve certaine que l'enfant est vivant, quand du moins on perçoit les battements du cœur. Mais ceux-ci n'ont toujours ni le même rythme, ni la même intensité, ni la même netteté, et ils peuvent enfin s'accompagner de divers bruits de souffle. Les questions de rythme et d'intensité ont une importance grande dans l'accouchemnt, car, suivant l'état de fonctionnement, bon ou défectueux, de l'organe, il peut y avoir lieu à intervention immédiate : ainsi en est-il par exemple, quand l'expulsion se prolonge ou que le cordon est prolabé et comprimé.

Fort intéressants aussi sont les souffles fœtaux cardiaques que l'on peut parfois distinguer. Témoignant habituellement d'une lésion endocardique consécutive à une maladie infectieuse de la mère, transmise au fœtus, ils peuvent aussi être indépendants de toute lésion organique. Ainsi en fut-il pour un fœtus qui, à l'occasion d'hémorragies répétées de sa mère à la fin de la grossesse, présenta à plusieurs reprises des souffles manifestes ; ceux-ci s'éteignirent aussitôt que l'état général de la mère s'améliora : une seule interprétation était possible en ce cas, c'est qu'il s'agissait de souffles liquidiens. On ne pouvait incriminer ici le cordon, le souffle étant perçu en un point toujours fixe et correspondant exactement au siège du cœur reconnu par le palper et le toucher.

La cessation nettement constatée des bruits du cœur peut enfin être le premier signe de certitude de la mort de l'enfant dans la cavité utérine.

7° Bruits fœto-funiculaires. — On peut entendre parfois, indépendamment des bruits du cœur, certains souffles ayant le même rythme que lui, et que la plupart des auteurs rapportent soit à des circulaires avec élongation et rétrécissement partiel des vaisseaux du cordon, soit à sa compression, soit à l'existence de valvules intra-vasculaires. Simple ou double, le souffle funiculaire est souvent difficile à distinguer du souffle cardiaque ou fœtal, car il a souvent la même tonicité, le même timbre et toujours le même rythme, puisqu'il est produit lui aussi par les contractions du cœur du fœtus. Un signe extrêmement important permet cependant de les différencier quelquefois sans grande peine, c'est lorsque le souffle ne concorde pas avec le siège du cœur, reconnu antérieurement par le palper et le toucher, et encore quand on entend dans deux régions différentes d'abord le bruit de souffle et ailleurs les battements normaux du cœur. Le souffle funiculaire n'a d'autre importance que de permettre d'être affirmatif sur l'état de vie du fœtus, mais il ne renseigne aucunement sur son état de santé.

ARTICLE II.

AUSCULTATION DE DIVERS AUTRES ORGANES

Dans les pages à venir l'auscultation sera étudiée dans ses applications à la recherche des maladies du tube digestif et de

29..

ses annexes. L'ordre suivi a été celui du cours normal des substances alimentaires. C'est ainsi qu'elle nous révélera les rétrécissements de l'œsophage, les dilatations de l'estomac, etc., et nous rendra compte du reflux dans les veines sus-hépatiques d'une partie de l'ondée sanguine détournée de son cours normal, dans les cas d'insuffisance tricuspidienne.

§ 4. — AUSCULTATION DU TUBE DIGESTIF ET DE SES ANNEXES

De beaucoup moins utile que pour les appareils respiratoire et circulatoire et pour la reconnaissance de la grossesse, l'auscultation peut encore apporter son contingent de preuves pour le diagnostic des affections du tube digestif et de ses annexes.

1° Auscultation de l'œsophage. — Lorsque ce conduit, par suite de la présence et de l'enclavement d'un corps étranger, d'une lésion de sa paroi, ou d'une compression exercée par un organe voisin hypertrophié (ganglions, anévrismes de l'aorte, etc.), d'un spasme sans altération des tuniques, ou du développement congénital d'un large diverticule, présente des variations brusques et prononcées dans son calibre, la déglutition qui est muette d'habitude peut devenir sonore au point de s'entendre à distance. — Il peut également se produire certains bruits exceptionnels quand, à la suite du séjour trop prolongé dans ces diverticules ou dans les poches sus-jacentes aux rétrécissements de certains aliments susceptibles de fermenter, il se dégage bruyamment quelques gaz en dehors de la déglutition.

Quelle que soit du reste leur raison immédiate, ces bruits affectent toujours un caractère identique et donnent la sensation d'un bouillonnement hydro-aérique à bulles volumineuses. Leur timbre est métallique et leur intensité, avons-nous dit, souvent suffisante pour qu'ils soient perçus à distance. Quelquefois cependant il est indispensable de préciser exactement le point où se fait le brisement de la colonne liquide déglutie, parce qu'il indique nettement le siège de l'obstacle qui constitue presque toujours un rétrécissement. Pour cela, il est bon d'appliquer le stéthoscope soit le long de la trachée, soit le long de la colonne vertébrale, sans qu'il soit nécessaire comme le prétendait HAMBURGER de transporter l'instrument à gauche ou à droite de cette colonne, suivant la hauteur de l'œsophage ausculté, parce qu'il s'incline d'abord à gauche et puis à droite.

Quand la masse de liquide dégluti est assez considérable, on entend donc au niveau du rétrécissement, la collision de la colonne liquide en mouvement sur la couche qui vient instantanément de se former en ce point, par suite de la difficulté opposée à sa progression. Cette collision s'appelle le *bruit de chute*.

Il y a plus : l'arrêt de la circulation des liquides empêche pour un certain temps leur progression au-dessous du rétrécissement, de sorte que la portion d'œsophage qui lui fait suite devient ainsi muette et se différencie par là d'un œsophage normal. Que si un certain bruit persiste encore, il n'a ni le timbre ni l'intensité des bruits normaux, de sorte que cette modification, quand elle est nette, constitue un bon signe de rétrécissement serré.

Dans certains cas de *mérycisme* suivi ou non de rumination, il m'a été donné souvent d'entendre les mêmes bruits, que l'on peut suivre de la partie inférieure à la partie supérieure de la colonne vertébrale; ils sont en ce cas régulièrement rythmés comme les contractions qui leur ont donné naissance.

2° Auscultation de l'estomac. — Pour en pratiquer l'auscultation le malade peut être debout ou couché; dans la première situation on peut appliquer l'oreille aussi bien sur la région dorso-lombaire que sur le creux épigastrique; aussi est-il souvent préférable d'ausculter le malade debout. On peut ainsi se rendre compte de tout ce qui se passe d'anormal dans le ventricule, soit spontanément, soit à la suite de l'ingestion d'aliments liquides, soit comme conséquence des attitudes qu'on donne au malade. — Dans ce dernier cas il suffit d'imprimer

au besoin au thorax un mouvement de translation latérale et de
l'interrompre brusquement pour provoquer une oscillation étendue de la collection liquide ventriculaire, qui devient sonore,
et éveiller un certain retentissement dans l'intérieur de l'estomac; c'est la *succussion hippocratique*.

Quand, au contraire, on déprime brusquement le creux épigastrique au-dessus de la collection liquide pour soulever sa
tranche de surface, on provoque le même phénomène, mais on
lui donne alors le nom de *clapotage* ou de *clapotement*. La production de cette fluctuation témoigne de l'existence d'une
collection liquide abondante, de sorte qu'elle est constante après
tous les repas composés seulement pour une petite part de
solides. Elle acquiert une importance tout autre quand elle
est perceptible au delà de la durée ordinaire de la période
digestive, par exemple au delà de cinq heures après la prise du
dernier aliment, car elle est la preuve indiscutable en ce cas
de la rétention gastrique. Or celle-ci ne peut relever que de deux
facteurs, ou bien d'un rétrécissement pylorique, ou bien d'une
asthénie gastrique prononcée. Quand enfin la fluctuation se
perçoit encore le matin à jeun, alors que l'on a pris soin de
laver l'estomac le soir de manière à le désemplir complètement de son contenu, cette succussion est l'indice d'une hyper-
sécrétion gastrique, telle qu'on l'observe dans la maladie de
Reichmann.

L'auscultation peut encore être appliquée à l'estomac, soit
pour rechercher dans sa cavité l'existence d'une *petite collection*
liquide, soit pour préciser d'une manière exacte sa limite inférieure; on procède alors comme pour la reconnaissance de
rétrécissement de l'œsophage, c'est-à-dire en appliquant le stéthoscope à la partie postérieure de la colonne vertébrale depuis
la septième dorsale jusqu'en un point quelconque de la colonne
lombaire. Le niveau auquel on entend le *bruit de chute* prouve
que l'estomac arrive au moins à cette hauteur, comme sa production dès les premières gouttes dégluties permet de constater
qu'avant toute absorption il existait dans l'estomac une masse
plus ou moins considérable de liquide. Ce dernier résultat est
moins précis que le précédent.

On peut indirectement contrôler le *volume de la collection liquide intra-stomacale* en tenant compte de la facilité de production de la fluctuation. En effet ce qui était vrai pour les épanchements liquides et gazeux à la fois de la plèvre, l'est encore pour l'estomac, de sorte que la facilité de production du bruit en question est un *indice de petite quantité de liquide*; tandis que sa production seulement après deux ou trois larges oscillations rythmiques brusquement interrompues indique la présence d'une *quantité de liquide assez considérable pour remplir* presque complètement l'estomac.

Le diagnostic de *rétrécissement du cardia* peut être facilité par l'auscultation, car la chute du liquide ingurgité se prolonge anormalement en ce cas et s'accompagne souvent de régurgitations gazeuses qui segmentent la colonne liquide et donnent lieu à une espèce de bouillonnement ascendant.

Enfin il faut se rappeler ce qui a été dit à propos du diagnostic soit des signes cavitaires de troisième degré ou amphoriques, soit des bruits rythmés par le cœur, et susceptibles de simuler les hydropneumo-péricardites ou les hydropneumo-médiastinites. Il suffit, pour ne pas confondre ces diverses affections, de savoir que toutes les sensations acoustiques qui relèvent de l'ectasie gastrique sont plus nettement métalliques, d'une tonalité plus élevée, d'un éclat plus considérable, d'un siège plus inférieur, que lorsqu'on a affaire à l'épanchement pleural, péricardique ou médiastinal. Autant pourrait-on en dire des râles du voisinage ou de la voix consonnant dans la cavité ventriculaire.

3° Auscultation de l'intestin. — L'auscultation de l'intestin ne se pratique guère qu'à distance, tant en raison de l'intensité des bruits auxquels il donne naisssance, que de la difficulté d'application du stéthoscope sur un organe aussi essentiellement mobile et du peu de nécessité qu'il y a à connaître ce qui se passe dans un point aussi limité que celui qui correspond au pavillon de l'instrument.

Quand donc l'intestin contient à la fois des liquides et des gaz et que par ses contractions, par les secousses imprimées au malade, ou dues à la marche, ces liquides et ces gaz changent notablement de place, il se produit encore des bruits hydro-aériques, auxquels on donne le nom générique de *borborygmes*. Leur volume diffère suivant leur lieu d'origine : petits quand ils naissent dans l'intestin grêle, ils sont volumineux dans le gros intestin, et peuvent alors prêter à confusion avec les bruits similaires stomacaux, dont il est bien difficile parfois de les différencier. Quand en effet le côlon est contracturé par places et distendu fortement par ailleurs, et que de plus il contient dans ses poches une grande quantité de liquide sécrété sur place ou retenu après passage du bol alimentaire, on peut constater l'existence au-dessus de l'ombilic d'une collection hydro-aérique importante. Comme elle peut être le point de départ de gargouillements et donner lieu au clapotage et à la succussion hippocratique, que son siège est à peu près le même que celui des collections stomacales, que l'attention est plus attirée sur celles-ci, c'est à ces dernières surtout que l'on songe.

Pour les différencier il est indispensable souvent de rechercher successivement les caractères des unes et des autres, par exemple en provoquant le bruit de chute stomacale qui ne s'entend pas dans l'intestin, ou en déplaçant dans l'intestin les collections liquides qu'il contient. Pour ce faire, il faut et il suffit de tapoter d'abord le cæcum, puis le côlon ascendant et enfin le côlon transverse, ou de les exprimer en les comprimant avec le bord cubital de la main, parce qu'alors la contraction intestinale s'opère uniformément et que les points développés diminuent bientôt de volume en évacuant leur contenu dans le côlon descendant. A ce moment les bruits hydro-aériques du côlon transverse disparaissent ou diminuent d'intensité et le besoin d'aller à la garde robe se fait souvent sentir chez le malade : celui-ci est caractéristique de la localisation intestinale de la collection liquide.

Quand les borborygmes s'entendent périodiquement, surtout dans la région para-ombilicale, et avec une sorte de rythme, qu'ils s'accompagnent de distention prononcée du ventre et de douleur, ils doivent faire penser à un rétrécissement marqué ou même à une oblitération intestinale et constituent à ce titre l'un des bons signes initiaux de cette affection et l'un des meilleurs caractères diagnostiques du lieu où se trouve l'étranglement. Ainsi en est-il dans les cas de hernie pendant tout le temps où l'intestin est en révolte, c'est-à-dire dans la période d'intolérance de l'obstacle, car l'intestin s'immobilise plus tard lorsque sa sensibilité est émoussée et qu'il est comme parésié.

4° Auscultation du foie. — Dans la région hépatique on peut entendre divers souffles vasculaires, les uns dus à la propagation des souffles d'une lésion cardiaque, les autres nés sur place. Les premiers nous sont connus déjà; ils s'entendent dans les cas d'insuffisance tricuspidienne et proviennent du reflux dans les veines sus-hépatiques de l'ondée sanguine lancée par le ventricule droit et déviée partiellement de sa destination. Les souffles nés sur place sont consécutifs à certaines ectasies vasculaires dont les plus fréquentes ont pour siège l'artère hépatique; ils sont en ce cas doux et continus avec ou sans renforcement.

La région hépatique peut encore être le point de départ de certains bruits tout à fait spéciaux, bien plus rarement il est vrai qu'on ne le dit, ce sont ceux qui résultent du développement dans la glande de kystes hydatiques à vésicules filles, ou de calculs dans la vésicule biliaire. Il est classique de rechercher dans les tumeurs liquides de la glande hépatique le bruit de frottement vibratoire qui résulte du contact des vésicules hydatiques et qu'on appelle le *frémissement hydatique*. Il est loin de pouvoir caractériser cette affection, car il est rare de le percevoir; recherché dans un très grand nombre de tumeurs de cet ordre, il ne m'a été donné de l'entendre qu'une fois; il ne prête cependant pas à confusion quand son existence est indiscutable, car il relève toujours de cet ordre de tumeurs.

La *collision* des calculs de la vésicule est plus fréquente et se reconnaît à sa brièveté, à son timbre métallique, à son siège dans la région de la vésicule; on peut l'entendre soit qu'on la provoque artificiellement, soit qu'elle résulte des mouvements diaphragmatiques que règle la respiration. La sensation qu'elle provoque est cependant plutôt tactile qu'acoustique.

5° Auscultation du pancréas. — L'artère pancréatique peut être le point de départ d'un souffle vasculaire en tout analogue à celui de l'hépatique, le diagnostic en est d'habitude fort incertain.

6° Auscultation de la rate. — Dans tous les cas d'hypertrophie aiguë de cet organe, telle qu'on l'observe dans certaines maladies infectieuses comme la malaria, le typhus, la fièvre typhoïde parfois, ou dans quelques autres affections qui portent leurs coups plus spécialement sur lui, comme la splénomégalie ou la leucocythémie, on peut entendre dans l'hypochondre gauche divers souffles vasculaires. Les uns sont simplement systoliques, les autres continus avec redoublement et accompagnés d'une sorte de frémissement; il en est qui ressemblent à des susurrements, d'autres ont le timbre musical, sans que ces modifications acoustiques puissent permettre aucunement de conclure à la nature de l'affection, ou même à celle de la variété de lésion vasculaire.

7° Auscultation du péritoine. — Les maladies du péritoine étant absolument comparables à celles de la plèvre, leurs manifestations acoustiques passent par une série de phases absolument superposables dans les deux cas : les bruits qui les traduisent sont donc différents suivant que la séreuse abdominale est simplement *dépolie*, ou qu'elle renferme un exsudat soit liquide, soit épais, ou à la fois gazeux et liquide.

Dans la *péritonite sèche*, il existe un bruit en tout analogue au *frottement* pleural : étendu à toute sa surface ou limité à une de ses parties, il revêt partout le même caractère et éveille la même sensation que ce dernier, à la fois acoustique et tactile. Pour le retrouver on peut appliquer soit la main, soit l'oreille sur la paroi abdominale et l'une et l'autre sont capables de reconnaître et d'apprécier le dépoli de la séreuse. Cependant comme le chevauchement des surfaces viscérales sur les surfaces pariétales ne s'opère pas spontanément dans l'abdomen sur une étendue aussi grande que pour les plèvres, le frottement péritonéal peut être difficile à saisir et il est quelquefois nécessaire d'en provoquer la production. C'est ainsi qu'agissait KŒBERLÉ quand, pour le rechercher à la surface des kystes de l'ovaire, il appliquait la paume de la main sur le dôme de la tumeur et lui imprimait un mouvement de translation d'un quart de cercle. Le feuillet pariétal rencontrait ainsi les irrégularités du feuillet viscéral, et donnait naissance au frottement causé par le chevauchement de ces deux surfaces dépolies.

Il n'est pas toujours nécessaire de procéder de la sorte pour reconnaître ces bruits : le stéthoscope apporte une précision que la main ne saurait acquérir et c'est ainsi que l'auscultation pratiquée surtout au niveau des hypocondres, dans les régions hépatique et splénique que la respiration mobilise, permet d'entendre facilement le frottement. Il en est de même toutes les fois que les mouvements péristaltiques et antipéristaltiques de l'intestin ont quelque intensité, et que les anses se déplacent sur une séreuse enflammée.

Il n'en va plus de même pour les épanchements *liquides* ou *pseudo-membraneux*, car en l'absence de tout bruit sous-jacent à ces épanchements, comme celui de la respiration pour la poitrine, l'auscultation ne saurait être d'une utilité quelconque.

Au contraire dans les *collections péritonéales hydro-aériques*, telles qu'elles sont occasionnées soit par l'accumulation de matières fluides et de gaz dans les anses intestinales, ou en dehors d'elles à la suite de leur perforation, le stéthoscope permet de reconnaître l'existence de crépitations fines ou volumineuses que l'on a désignées sous divers vocables. On les appelle *cri intestinal* dans la péritonite tuberculeuse, *gargouillement* dans la fièvre typhoïde, *borborygmes* dans la phase prédiarrhéique de l'entérite. Elles ont toutes pour caractère principal de se reproduire sur place, par l'effet d'une simple pression, d'une manière indéfinie pour ainsi dire, les gaz et les liquides se trouvant toujours et sans cesse accumulés au même point. Dans les cas de perforation, ces bruits anormaux peuvent s'accompagner d'un souffle amphorique, par refoulement des gaz au travers de l'orifice.

La localisation de ces crépitations est extrêmement variable et de timbre fort divers, suivant le point de perforation, l'anse rétrécie par le stéthoscope, ou le voisinage d'organes mobilisés par les besoins de la respiration ou de la circulation. C'est ainsi que le gargouillement du pyo-pneumo-thorax sub-phrenicus de Leyden, qui est consécutif à l'ouverture de l'estomac dans l'espace sous-diaphragmatique postérieur, peut donner assez exactement la sensation d'une énorme caverne. Laennec avait du reste prévu que toute collection purulente abdominale, qui viendrait au travers du diaphragme s'ouvrir dans les bronches participerait dans ses caractères à la fois de cette double localisation, en ce sens que le ralentissement bronchique de la voix pourrait se parfaire dans la cavité pyogénique abdominale où elle prendrait nettement le timbre amphorique. Il peut en être de même pour les épanchements purulents abdominaux et intra-péritonéaux rythmés par le cœur.

Il faut enfin signaler, comme pouvant se produire dans le péritoine rempli de liquide et de gaz, la *fluctuation sonore* que nous avons appris à connaître sous le nom de *succussion hippocratique* ou de *bruit de flot*. Les conditions de production étant les mêmes que celles notées déjà à propos des dilatations de l'estomac, nous renvoyons à cette dernière pour en connaître, ainsi que de sa signification anatomique et lésionnelle.

§ 2. — AUSCULTATION DE L'APPAREIL GÉNITO-URINAIRE

1° Auscultation des reins. — Difficilement abordables, les reins ne sont que peu justiciables de l'auscultation. On peut cependant entendre à leur hauteur quelques souffles vasculaires dans les cas de tumeurs malignes à rapide développement ou télangiectasiques. Ces souffles, comme toujours dans les cas analogues, proviennent des irrégularités subites et marquées du calibre des vaisseaux, ou de l'interposition entre les veines et les artères de véritables lacs sanguins.

2° Auscultation de la vessie. — Au niveau de la vessie il est bon, pour arriver à un diagnostic à peu près certain, de procéder à la recherche de certaines sensations sonores, de même ordre que celles que nous avons dit exister dans les cas de calculs de la vésicule du fiel. De manière à rendre indiscutable leur présence dans le réservoir urinaire, divers auteurs et Guyon notamment ont fait construire certains instruments métalliques que leur forme et leur volume permettaient d'introduire jusque dans la vessie. Munis d'un résonnateur à leur extrémité manuelle ils sont susceptibles d'emmagasiner et d'amplifier le cliquetis spécial qui résulte du brusque contact de leur extrémité intra-vésicale avec la surface du calcul recherché; la sensation qui en résulte pour l'oreille est caractéristique de la présence d'un corps étranger résistant.

§ 3. — AUSCULTATION DE L'APPAREIL AUDITIF

Elle peut être pratiquée par le malade sur lui-même ou par le médecin.

Lorsque, par suite de l'inflammation de la muqueuse des fosses nasales ou du pharynx, la trompe d'Eustache qui leur fait suite s'oblitère par accolement de ses parois, la libre circulation de l'air entre la cavité pharyngée et celle de la caisse du tympan est interrompue; l'air se raréfie aussitôt dans la caisse, de sorte que la membrane du tympan qui la limite à l'extérieur se trouve subir sur chacune de ses faces externe et interne une pression inégale. La face interne bombe dans l'intérieur de la cavité de l'oreille moyenne pendant tout le temps que dure cette inégalité de pression; mais quand cette pression se régularise par suite de l'insufflation de la trompe, qui résulte de l'action de se moucher, le tympan se redresse brusquement et donne ainsi lieu à un claquement sec que le malade entend avec netteté.

Dans les cas où par suite d'une otite moyenne suppurée le tympan s'est ouvert, la même action de se moucher fait naître, si la trompe est perméable, non pas la sensation de claquement

sec dont il était question plus haut, mais un bruit hydroaérique
analogue à un léger bouillonnement, accompagné d'un sifflement
perceptible même pour le médecin.

Celui-ci peut user de cette sensation acoustique pour reconnaître l'état de perméabilité ou d'imperméabilité de la trompe
d'Eustache, quand il pratique par son intermédiaire une douche
d'air dans la caisse. Un cornet acoustique interposé entre son
oreille et celle du malade lui rend compte, par la sensation
d'éclatement, de bouillonnement léger ou de sifflement, de
la réalité du passage de l'air dans la trompe, de l'existence
dans celle-ci ou dans la caisse des mucosités que la douche
d'air a brassées, ou même de la réalité de la perforation tympanique. Elle lui sert enfin, pour apprécier le degré de pression
qu'il doit exercer avec la pompe, afin d'arriver à faire pénétrer l'air dans la caisse et mobiliser la membrane du tympan.

§ 4. — AUSCULTATION DES PARTIES MOLLES

Au début de l'emploi de l'auscultation pour la recherche et
l'interprétation des phénomènes physiologiques ou pathologiques dont nos organes étaient le siège, il fut fait très grand
cas, par LAENNEC et ses élèves immédiats, de certaines sensations acoustiques dont les muscles pectoraux ou le cœur même,
auraient été le point de départ et qu'ils qualifièrent de *bruit
rotatoire musculaire*. On n'attache plus aujourd'hui une importance quelconque à ce bruit, qui du reste ne se perçoit qu'avec
une extrême difficulté avec les moyens ordinaires d'auscultation.

Les parties molles peuvent encore être explorées à l'aide du
stéthoscope quand elles ont été dissociées par un épanchement
sanglant ou gazeux, la pression de l'instrument y faisant naître
quelques bruits véritablement spéciaux, que génériquement on
appelle des *crépitations*. Variables de timbre suivant qu'elles
relèvent d'un épanchement sanglant ou gazeux, elles se différencient encore par quelques autres signes concomitants tels que

ceux que dénote la percussion sonore en un cas et mate dans l'autre. De plus, la crépitation sanguine est moins nette, moins accusée et cesse bientôt de se reproduire quand les caillots qui venaient au contact ont tous été écrasés, tandis que les crépitations de l'emphysème se reproduisent sur place d'une manière presque indéfinie, chaque fois que l'oreille appuie sur le stéthoscope ou se relève pour permettre aux tissus déprimés de revenir à leur situation première.

§ 5. — AUSCULTATION CHIRURGICALE

La précédente pourrait être confondue avec celle-ci, si quelques épanchements sanglants et gazeux interstitiels n'étaient dus à des affections médicales.

En outre des crépitations sanguines ou emphysémateuses et des bruits anévrismatiques que, dans certaines circonstances, la chirurgie peut revendiquer aussi bien que la médecine, il en est d'autres qui véritablement ne relèvent que de la première. — Au premier rang, il faut citer l'ensemble des bruits qui ont pour point de départ le système osseux et articulaire.

Lorsqu'un os est fracturé, l'un des signes les plus précis de la lésion est fourni par l'auscultation qui permet d'entendre la *crépitation osseuse*, sèche, vibrante, facilement reproduite sur place. Perceptible à la main comme à l'oreille, elle s'accompagne presque toujours d'une douleur assez intense et d'une déviation de l'axe de l'os. Elle est l'indice que les extrémités des os fracturés sont au contact, qu'elles ne chevauchent pas l'une sur l'autre; elle ne peut être provoquée par conséquent dans les cas de raccourcissement post traumatique du membre qu'autant que les segments ont été ramenés à leur place. De même la crépitation osseuse disparaît quand, à l'occasion d'une fracture, l'un des fragments a pénétré dans le voisin, comme il arrive pour celle du corps du fémur. Son absence n'est donc pas une preuve négative du traumatisme.

Lorsque les surfaces articulaires ne sont plus régulières et polies et que, par suite des lésions inflammatoires ou traumatiques, elles présentent des élevures plus ou moins considérables qui s'enchevêtrent les unes dans les autres et frottent bruyamment, on dit qu'il existe des *craquements articulaires*. Ceux-ci sont donc l'indice d'une désorganisation de la couche de revêtement cartilagineux ou de l'épaississement des culs-de-sac synoviaux et à ce titre méritent d'être rangés parmi les signes des affections arthritiques, rhumatismales ou dystrophiques, comme on le voit pour les *morbus coxæ senilis* ou les arthropathies névritiques ou myélitiques.

A côté de ces craquements, il faut signaler ceux qui résultent du brusque déplacement d'une partie de la synoviale et de son application immédiate sur les surfaces articulaires; le bruit qui naît ainsi de la traction des doigts n'a rien de pathologique; non plus du reste que celui qui dépend du déplacement des tendons. — Il n'en va plus de même quand les gaines synoviales sont sèches et dépolies, comme dans les *synovites de l'aï* ou à grains riziformes, où, en raison de la lésion de surface, se produisent des bruits analogues : les premiers, au frottement pleural localisé et les seconds, à une sorte de crépitation. L'augmentation de volume des gaines ne permet pas en ce cas la moindre erreur.

L'auscultation du crâne peut aussi faire soupçonner un anévrisme de la carotide interne et le souffle est alors continu avec renforcement, ou intermittent, ou accompagné d'un thrill quand il y a communication de l'artère et de la veine au voisinage de la selle turcique. — Cette même région peut encore, chez les très jeunes enfants, être le point d'origine d'un souffle doux, systolique et peu net, qui fut longtemps considéré comme l'indice d'une méningite ou d'une méningo-encéphalite et qui ne témoigne d'habitude que de l'extrême rapprochement de la carotide et de l'expansion qu'impriment au cerveau la circulation et la respiration, ce dont on se rend compte en raison de l'inocclusion des fontanelles. Peut-être cependant serait-il, d'après WOILLEZ, plus fréquent dans le rachitisme et l'anémie. (H. ROGER.)

DEUXIÈME PARTIE

DE LA PERCUSSION

Dans le chapitre traitant de l'auscultation, nous avons déjà dit les raisons qui nous faisaient rejeter en seconde ligne l'étude de la percussion. Celle-ci est moins importante, moins usuelle et souvent considérée comme un moyen de contrôle.

Nous avons adopté pour elle le mode de procéder déjà utilisé pour l'auscultation, c'est-à-dire qu'après un chapitre de généralités, où la percussion est considérée en elle-même, dans ses différentes variétés et suivant les sons qu'elle développe, elle est reprise par rapport aux divers appareils.

Les résultats fournis par ce procédé d'exploration sont trop précieux, quand ils s'appliquent au poumon seul, ou à la fois au poumon et à la plèvre, pour que nous ne les ayons pas eu en vue tout d'abord. Un soin tout particulier a été donné à la reproduction graphique des lignes de matité pleurétique, dans les divers épanchements et notamment dans ceux qui entament plus ou moins l'aire de Traube. La compréhension de la déformation de cet espace en sera, du moins nous l'espérons, singulièrement facilitée.

Pareil souci a été pris de la reproduction des matités cardiaques, bien mal connues encore et insuffisamment interprétées, si je fais exception des magistrales cliniques de la Charité. Nous comptons prouver dans le chapitre les concernant que le graphique cardiaque peut être d'un grand secours pour établir, non seulement la réalité de l'atrophie ou de l'hypertrophie cardiaque, de l'existence ou de l'absence d'un épanchement péricardique, mais encore les déformations partielles du cœur, tenant à l'exagération de l'une ou l'autre de ses cavités.

Les autres organes ou appareils ont été traités de même, c'est-à-dire dans l'esprit de rendre tangibles, visuels, des résultats donnés comme simplement phoniques par la plupart des autres auteurs; nous avons espoir d'avoir ainsi rendu quelques nouveaux services.

CHAPITRE PREMIER

DE LA PERCUSSION EN GÉNÉRAL

Dans leur « Appendice sur la percussion », BARTH et ROGER s'occupent avec une extrême précision de tous les auteurs qui eurent recours à ce mode d'exploration pour la reconnaissance des épanchements péritonéaux ou utérins. On y voit qu'elle était connue probablement d'HIPPOCRATE et pratiquée certainement par ARÉTÉE, GALIEN, Paul D'ÉGINE et plus près de nous par Lazare RIVIÈRE et quelques autres. Mais, outre que les notions ainsi acquises ne s'adressaient qu'à l'abdomen et ne visaient aucunement la poitrine et le cœur, elles restaient éparses çà et là, sans cohésion et indépendantes de toute idée généralisatrice, ou même de toute interprétation scientifique.

Ce ne fut que vers la fin du XVIIIe siècle qu'AVENBRUGGER préjugea tout le fruit qu'on pourrait retirer de cette pratique systématiquement étudiée et s'employa à la perfectionner. On peut donc dire de lui que ce fut à juste titre qu'il put écrire dans sa préface, en 1763, qu'il présentait aux lecteurs une « nouvelle » méthode pour reconnaître les maladies de poitrine, dont il est vraiment le créateur. N'ayant, comme il le dit lui-même, présenté au public que le fruit de ses « expériences répétées, digérées et mûries, pendant sept ans de pratique », il put, du premier coup, condenser dans quelques aphorismes d'une rare précision le fruit de ses labeurs. Peut-être leur brièveté leur fut-elle plutôt nuisible et eussent-ils gagné à être discutés davantage, tant par l'auteur que par ses contemporains qui durent à son instar être persuadés « qu'il restait sur la matière beaucoup de vérités à découvrir, qui seraient très utiles pour connaître, prévoir et guérir les maladies de la poitrine ». Aussi abandonnèrent-ils cette recherche.

Il en fut ainsi pendant de longues années malgré la traduction française qu'en fit, en 1770, DE BAUZIÈRE DE LA CHASSAGNE, à Montpellier, et il faut arriver aux remarquables commentaires de CORVISART, en 1808, pour lui voir enfin acquérir la place qui lui revenait dans l'examen de nos organes. Convaincu par une longue expérience de l'importante utilité de ce moyen et lui étant redevable d'un grand nombre de diagnostics qui sans elle eussent été erronés, il tira de l'oubli l'ouvrage d'AVENBRUGGER et prêta par ses commentaires l'appui de sa haute autorité à la méthode qu'il lui eût été si facile de faire sienne en paraphrasant simplement ce qui avait été écrit avant lui sur le même sujet, s'il n'eût eu que peu de souci de la vérité et des recherches d'autrui. Aussi le nom de cet initiateur de la Percussion mérite-t-il d'être accolé à celui de l'inventeur qui, sans le premier, n'eût pu assister au triomphe de ses idées et aurait eu même la douleur peut-être de les voir méconnues ou méprisées.

Après CORVISART, PIORRY s'attacha au côté pratique de la question, modifia les moyens de faire naître les vibrations des organes, essaya de dessiner leur contour sur la paroi de la poitrine ou de l'abdomen, sans que ses modifications instrumentales eussent été toujours heureusement imaginées. Malgré quelques erreurs d'interprétation et quelques exagérations bien faciles à comprendre chez un observateur qui poussa jusqu'à la subtilité l'étude des divers sons provoqués par la percussion, il n'en rendit pas moins un immense service par la continuité de ses recherches et de ses publications. Il finit ainsi par faire adopter par tous la méthode que CORVISART n'avait pu faire encore accepter que de l'élite, et comme LAENNEC en auscultation, préconisa surtout ou même exclusivement la percussion *médiate*.

Depuis cet auteur, bien d'autres s'en sont occupés avec des fortunes diverses, mais on ne saurait laisser tomber dans l'oubli les noms de SKODA, de son traducteur et commentateur

ARAN, de WOILLEZ, de GUTTMANN, de WEYL, de BARTH et ROGER, de GUÉNEAU DE MUSSY. Une mention spéciale mérite parmi nos contemporains d'être réservée à PETER et surtout à GRANCHER et à POTAIN qui, l'un pour la poitrine et l'autre pour le cœur, ont rendu à la science d'inappréciables services.

§ 1. — DE LA PERCUSSION EN THÉORIE

1° Définition. — La *percussion* (de *percutere*, frapper) pourrait être définie : *la manière de provoquer par des chocs portés sur nos tissus et nos organes, des séries d'ébranlements qui, suivant le caractère des sons et des bruits auxquels ils donneraient naissance, renseigneraient sur les limites et l'état anatomique des parties sous-jacentes.*

La percussion comporte ainsi l'intégrité absolue de deux de nos principaux sens : le tact et l'ouïe puisque, ainsi que l'a fait remarquer PIORRY, il est presque aussi important de tenir compte des sensations tactiles évoquées par cette recherche que de celles qu'elle provoque du côté de l'oreille. Ce ne sont pas en effet les seules parties en contact immédiat avec le doigt ou l'instrument appliqué sur la peau qui sont modifiées par la percussion : celle-ci éveille des résistances plus ou moins profondes suivant son intensité. Les caractères de souplesse et d'élasticité qu'elle met en relief renseignent mieux encore que le timbre ou la tonalité du bruit, sur la compressibilité et la cohésion des plans sous-jacents. Il en faut donc tirer cette conclusion immédiate que l'oreille doit être éduquée et sensible au point de noter les plus légères différences de timbre et de tonalité, de sorte que l'on ne percute bien que si l'on ausculte de même, comme aussi l'application de la main doit être légère et attentive pour saisir avec fruit les oscillations les plus limitées de la région examinée. Il est surprenant que PIORRY, qui insista sur ce dernier terme, ait méconnu à ce propos la supériorité de la percussion combinée à la palpation, c'est-à-dire digito-digitale, sur celle que l'on peut pratiquer à l'aide de ses instruments.

Ainsi conçue, son étude mérite d'être reprise, car elle est largement perfectible encore et devient de plus en plus capable de renseigner utilement sur le siège et l'évolution de certaines affections cardiaques, pulmonaires, abdominales ou autres, de les caractériser même suivant les contours qu'elle permet de dessiner. Bien qu'on doive à son égard se tenir dans une sage réserve et qu'il soit nécessaire de la contrôler toujours par les autres modes d'exploration, elle vaut cependant plus que la rigueur avec laquelle GRANCHER, qui cependant la perfectionna si bien, la traita quand il en écrivit « qu'elle était un procédé un peu grossier, duquel on ne doit attendre que des renseignements sommaires et simples ». Inférieure à l'auscultation sans conteste, elle doit se développer parallèlement à elle et apporter son contingent toujours appréciable de renseignements précis.

2° Des bruits de percussion. — D'après la définition qui a été donnée plus haut, la percussion détermine la production d'une série de phénomènes acoustiques, que l'on appelle ou des bruits ou des sons, uniquement en raison de ce fait qu'ils sont pourvus ou dépourvus de tout caractère musical. Cette différenciation ne peut être considérée comme donnant une simple satisfaction scientifique; elle est importante dans la pratique aussi parce que certaines conditions anatomiques dans lesquelles se trouvent nos organes sont susceptibles de les développer. Ainsi en est-il par exemple de la consonance métallique, qui constitue évidemment un son, et ne peut naître que lorsque la percussion occasionne l'ébranlement de parois d'une poche remplie de gaz; il est donc important de retenir ces caractères.

La chose est facile du reste, quand le phénomène acoustique a une certaine intensité et quand il présente un timbre bien défini, mais il n'en est plus de même dans les cas où les vibrations s'arrêtent rapidement et sont de peu d'ampleur; aussi est-il nécessaire d'exercer l'oreille à la reconnaissance de l'intensité, de la tonalité, du timbre, de tous les caractères en un mot du bruit perçu. En présence de la difficulté qu'éprouvent quelques oreilles peu musicales, ou insuffisamment appliquées, à différencier les unes des autres les diverses sensations qu'elles éprouvent, peut-être y aurait-il une certaine utilité à substituer, dans tous les cas où la chose serait possible, la méthode graphique à la simple auscultation des bruits de percussion. On pourrait ainsi, comme E. CASTEX a pu expérimentalement le faire, ramener les discussions à une simple lecture avec interprétation de tracés, ce qui donnerait une base plus solide à la discussion et permettrait de conserver le témoignage indiscutable d'une percussion antérieure.

Encore faut-il savoir que la manière de provoquer la vibration sonore n'est pas sans influence sur sa gravité, qu'elle dépend du mode d'opérer de chaque examinateur et que par conséquent les graphiques obtenus ne seraient valables que pour une même personne, percutée au même point, dans les mêmes conditions, par un même médecin. Ainsi la résultante sonore de la percussion aurait-elle toute chance d'être identiquement produite et également enregistrée, tout au moins dans ses caractères principaux. Cette pratique ne peut cependant être suivie et vulgarisée, étant donnés la difficulté qu'elle présente, le tour de main qu'elle nécessite, et l'encombrement qu'elle occasionnerait; elle ne peut tout au plus constituer qu'un moyen de démonstration.

3 Qualités des sons de percussion. — Au même titre que ceux que l'auscultation reconnaît, les sons de percussion ont diverses *tonalités*, des *timbres* spéciaux à chacun d'eux, et une *intensité* variable; ce sont ces trois propriétés qu'il faut s'astreindre à reconnaître avec soin et parmi elles surtout l'intensité et la tonalité.

a. *Intensité.* — Pour l'intensité, c'est chose facile, au moins relativement; car si la quantité du son est rarement appréciée avec précision sur des malades différents, ou à quelques jours d'intervalle, elle ne prête pas à confusion pour le même son entendu pendant toute sa durée. L'intensité décroît en effet à partir de son maximum et jusqu'à cessation complète, avec une rapidité plus ou moins grande suivant les cas; or il faut tenir compte de la rapidité de cette décroissance. Si l'on se rappelle en effet ce qui a été déjà dit en auscultation à propos des bruits amphoriques (râles, souffle ou voix), on a l'intuition que certains sons, bien que d'intensité égale au début, peuvent diversement se prolonger suivant la facilité d'ébranlement de la paroi de l'excavation ; c'est cette prolongation qui donne le bourdonnement de la cloche. Il existe donc des sons *longs* et des sons *courts*, suivant la nature de l'organe percuté et son plus ou moins de condensation. D'une manière générale, les sons *longs* sont ceux qui proviennent de la percussion des masses gazeuses, tandis que les sons *courts* naissent de celle des masses plus solides. La terminologie allemande, qu'il n'y a en espèce aucune utilité à conserver malgré les travaux de Skoda à cause de l'amphibologie des termes, appelle les premiers sons *pleins* et les seconds des sons *vides*. Le son long est donc celui qui persiste un certain temps après la percussion et son prototype est le son stomacal ou celui du pneumothorax ; le son court est celui qui s'arrête net dès que cesse la percussion, comme celui que l'on obtient en frappant sur la cuisse, *tanquam percussi femoris*.

Il ne faut pas oublier, à propos de cette question d'intensité, qu'elle est en partie dépendante aussi de la manière dont la percussion a été opérée. Quand, en effet, elle est pratiquée légèrement, par un mobile d'une petite masse, l'ébranlement des tissus se trouve limité à une zone étroite, exactement sous-jacente à la région percutée ; tandis au contraire que si elle est opérée à l'aide d'un instrument lourd et volumineux, la surface d'appui étant plus grande, il en résulte une amplitude plus grande des ondes sonores et partant de leur intensité. De même enfin l'intensité peut être augmentée ou diminuée, suivant que l'on prend soin de laisser les oscillations se faire librement ou suivant qu'on les interrompt : dans ce dernier cas, par suite de la brusquerie de l'arrêt du son produit, l'oreille ne juge pas en absolue connaissance de cause. Il existe en effet pour l'oreille un phénomène analogue à celui de la continuité ou plutôt de la persistance des images lumineuses un certain temps après la disparition du corps qui les avait provoquées. Cette notion devra être toujours présente à l'esprit, car sa méconnaissance est une cause de profondes divergences dans les résultats obtenus à l'aide de la percussion par les divers expérimentateurs.

b. *Tonalité*. — La tonalité est plus difficile à reconnaître, car elle constitue une sensation analytique et demande une oreille bien mieux éduquée que pour l'audition de l'intensité, qualité éminemment synthétique. Ici encore apparaît la nécessité même d'une éducation musicale, tout au moins de l'innéité et du perfectionnement de cet attribut qu'on appelle la justesse de l'oreille. Or, il importe de reconnaître cette tonalité. La *hauteur* du son dépendant de la rapidité des vibrations du corps sonore et se produisant en raison inverse de la longueur de la partie vibrante, il en résulte que si dans une cavité sonore et donnant à la percussion un bruit grave, intense et clair, on introduit un liquide qui limite peu à peu la partie vibrante, le son, de grave qu'il était, deviendra de plus en plus aigu, de clair, obscur, jusqu'à ce qu'enfin il disparaisse d'une manière définitive. La limite exacte de sa cessation étant difficile à percevoir, il n'est pas surprenant que bien des médecins ne soient pas en état, comme nous le verrons plus tard, de distinguer le tympanisme élevé de la submatité, parce qu'ils ne tiennent aucun compte de la qualité connexe de longueur ou de brièveté du son sur laquelle nous nous sommes étendus plus haut. Quoi qu'il en soit de ces distinctions, les sons peuvent être divisés en : *graves* et *aigus*, avec toute une série intermédiaire ; les sons graves provenant évidemment des masses résonnant sous un grand volume, les sons aigus étant développés par des masses de volume bien moindre.

c. *Timbre*. — Reste le timbre, cette « couleur du son », comme disait Helmholtz, qui permet de le reconnaître au milieu de bien d'autres, et se compose, à côté du son principal, d'une série d'oscillations plus courtes et plus fréquentes, dont le rapport se fait avec les oscillations du bruit principal avec ou sans accord, c'est-à-dire avec ou sans harmoniques. Or, les harmoniques variant suivant les malades et la région percutée, le timbre change aussi. Mais il est évident que ce timbre constitue un caractère moins important que l'intensité, ce qui fait que beaucoup de médecins oubliant ses attributs le déclarent difficile à préciser et d'une « rareté » relative. Or tout bruit a un timbre particulier, et si l'usage a consacré l'habitude de n'en décrire que pour certains sons, voisins de l'hypersonorité et en quelque sorte aigus et métalliques, il ne saurait entraîner la conviction scientifique : aussi faudra-t-il analyser avec soin cette qualité du timbre, à seul effet d'y trouver empiriquement l'indication de la lésion originelle, comme il arrive pour les bruits *skodique* ou *tympanique* et celui de *pot fêlé*.

§ 2. — DE LA PERCUSSION EN PRATIQUE

Il existe trois espèces de percussion : 1° la percussion *immédiate*, ou d'Avenbrugger, dans laquelle on frappe directement sur les tissus sans interposition d'un instrument quelconque ; — 2° la percussion *médiate*, dans laquelle le choc n'est transmis aux organes que par l'entremise d'un instrument de forme quelconque : c'est celle de Piorry ; 3° la *percussion combinée à la palpation*, qui cherche à provoquer non plus des sensations acoustiques mais tactiles, dues au déplacement ondulatoire soit des tissus, soit des collections liquides qu'ils contiennent.

1° Percussion immédiate. — La percussion immédiate comprend trois méthodes : la méthode d'Avenbrugger, la méthode de Corvisart et la méthode des vétérinaires.

a. *Méthode d'Avenbrugger*. — AVENBRUGGER s'exprime ainsi : « Le thorax doit être percuté, ou pour mieux dire frappé lentement et doucement, avec l'*extrémité des doigts rapprochés* les uns des autres, et allongés », c'est-à-dire en donnant à la main la forme que prend celle des accoucheurs quand ils vont l'introduire dans la vulve pour pratiquer une version. Les doigts se trouvent ainsi disposés, le médius et l'annulaire en arrière, l'index et le petit doigt en avant et le pouce dans leur concavité, opposé par sa face palmaire à celle du petit doigt et de l'index. Les doigts les plus longs doivent être fléchis légèrement, de manière que le pouce affleure leur extrémité et constitue avec eux une surface assez large qui s'appliquera exactement sur le point à percuter.

b. *Méthode de Corvisart.* — CORVISART conseille de frapper aussi « à *main ouverte* » pour mieux s'assurer de l'étendue de l'endroit du thorax qui ne résonne pas, et apprécier avec plus

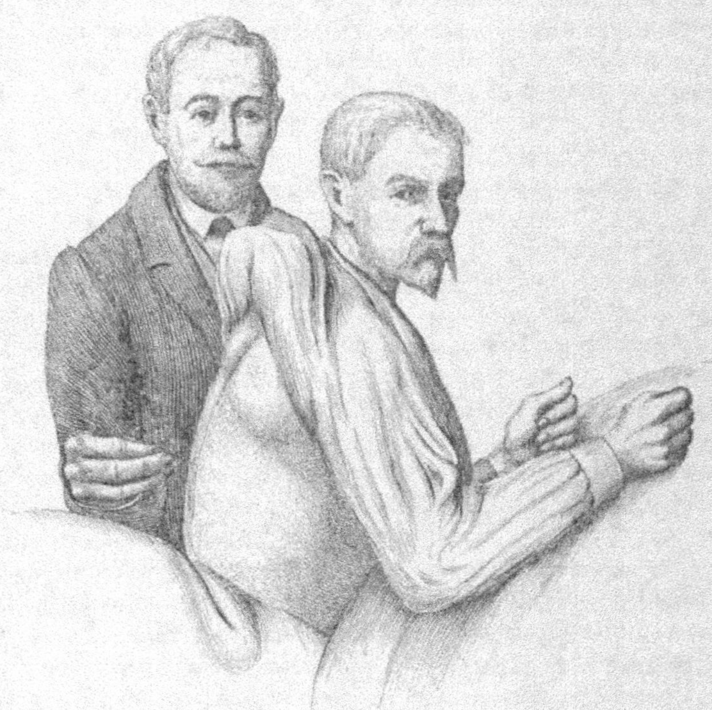

Fig. 113.
Mode de percussion d'Avenbrugger.

de justesse la dimension de la lésion. Cette méthode unie à la précédente donne, dit-il, une certitude plus grande. Elle a cependant, quoi qu'en dise cet auteur, certains inconvénients déjà notés par AVENBRUGGER et notamment celui de développer par le concours « des surfaces unies » un bruit qui altère la vraie qualité du son qui doit être obtenu ; ce bruit, indépendant de celui que l'on recherche, ne saurait être mieux comparé qu'à celui d'un soufflet appliqué sur la face avec plus ou moins de force. Il enlève certainement à la percussion une partie de sa précision.

c. *Méthode des vétérinaires.* — On peut utiliser encore comme

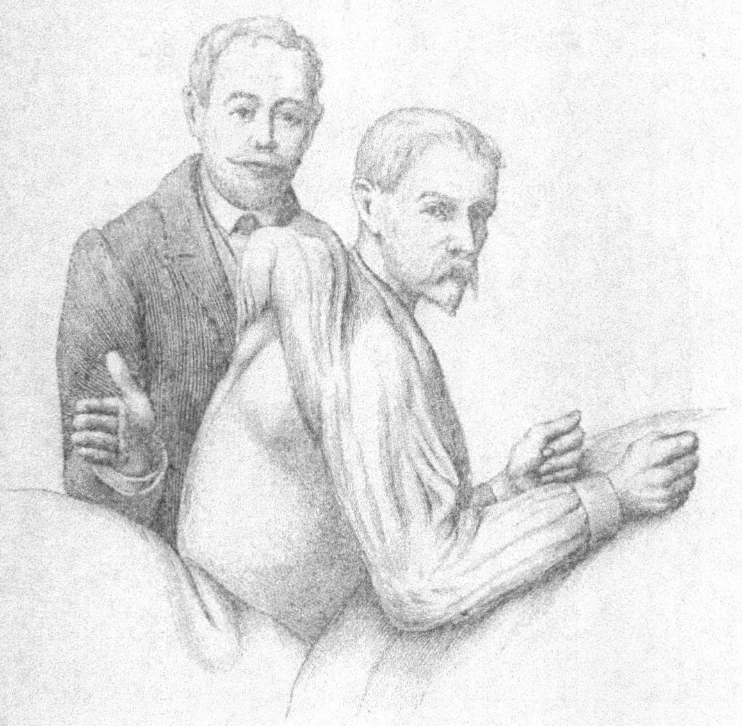

Fig. 114.
Mode de percussion de Corvisart.

mode de percussion immédiate celui des vétérinaires quand ils veulent explorer la poitrine des grands animaux; on la pratique en ce cas à l'aide du *poing fermé* dont on applique le bord cubital sur la paroi thoracique. Il faut alors avoir soin de ne pas relever immédiatement le poing et de continuer le contact en un temps assez long pour éteindre les vibrations propres à la paroi et n'entendre que celles du poumon. On arrive de cette manière à faire sonner suffisamment les poitrines même grasses ou recouvertes d'une épaisse couche musculaire, mais elle a le tort de paraître brutale et d'ébranler péniblement parfois le malade. Elle n'est du reste pas sans quelques inconvénients

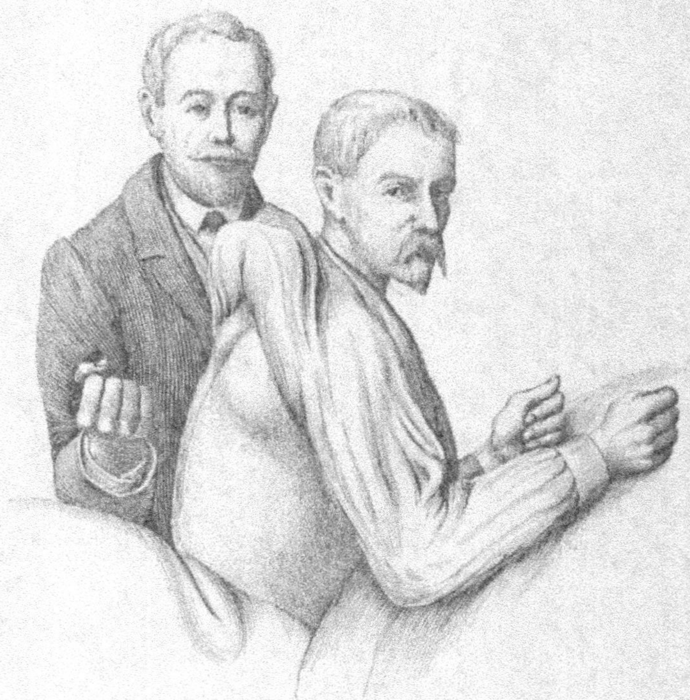

Fig. 115.
Mode de percussion des vétérinaires.

dans le cas d'épanchements pleurétiques surtout gauches. Y ayant eu recours malgré tous ces désavantages dans certaines circonstances où le diagnostic était douteux, je n'ai eu cependant qu'à m'en louer, car elle m'a permis de déceler certaines imperméabilités pulmonaires à peine soupçonnées jusqu'alors. Elle peut être d'un bon secours pour différencier les matités absolues, pleurétiques, des matités incomplètes, telles que celles de quelques congestions aiguës ou passives.

Quelle que soit la variété de percussion immédiate à laquelle on ait recours, elle aura toujours le tort de ne pas déceler d'une manière précise les lésions peu étendues de la poitrine et de déterminer, en raison de sa violence, l'apparition de douleurs fortes parfois sur le point percuté. Aussi vaut-il mieux bien souvent avoir recours plutôt à la percussion indirecte ou médiate.

2° Percussion médiate. — On désigne sous ce nom celle que l'on pratique par l'interposition entre la surface des organes et le corps percuteur, animé ou inanimé, d'un objet intermé-

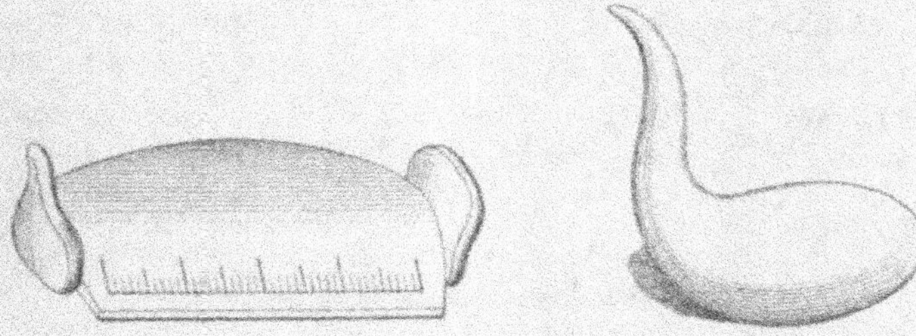

Fig. 116.
Plessimètre de Piorry.

diaire, destiné à recevoir le choc du percuteur et à transmettre à la surface du corps un ébranlement plus ou moins considérable, suivant l'effet à obtenir. Il en existe plusieurs variétés basées sur l'utilisation d'un corps inanimé (marteau), ou des doigts comme mobile, et d'une plaque de matières diverses ou d'un doigt, comme substance intermédiaire.

a. *Plessimètres*. — L'instrument sur lequel on percute a été appelé *plessimètre* par Piorry (de πλήσσω, je frappe, et μέτρον, mesure). Il peut être frappé soit par le doigt, soit par des marteaux de formes et de matières diverses. Constitué par une planchette de sapin, une plaque d'ivoire, de métal ou de caoutchouc durci, il est appliqué sur la surface du corps soit par un

manche, soit par des ailerons. Quelles que soient sa forme et
la nature de sa matière, le soin avec lequel on l'applique sur la
surface à percuter, il a le grand inconvénient d'entrer toujours
personnellement en vibration et d'ajouter au bruit si complexe
que l'on obtient, surtout au niveau de la poitrine, un nouveau
frémissement qui cache ou altère celui de l'organe malade. En
raison de sa forme et de ses dimensions il provoque des sensations seulement auditives et prive ainsi le médecin de tous les
renseignements qu'aurait fournis l'application de la main sur le
corps durant la recherche. Enfin il ébranle une trop grande surface pour qu'on puisse attribuer au seul point correspondant au
contact du marteau le son qu'on détermine; aussi a-t-il été abandonné, du moins sous cette forme.

b. *Plessigraphe.* — Quelques-uns de ces désavantages peuvent
à la vérité disparaître dans certaines conditions précises de
construction, où l'on se préoccupe à la fois d'empêcher les vibrations propres à l'instrument et de diminuer la surface d'appui.
Pour obtenir le premier résultat, il suffit d'utiliser plutôt des

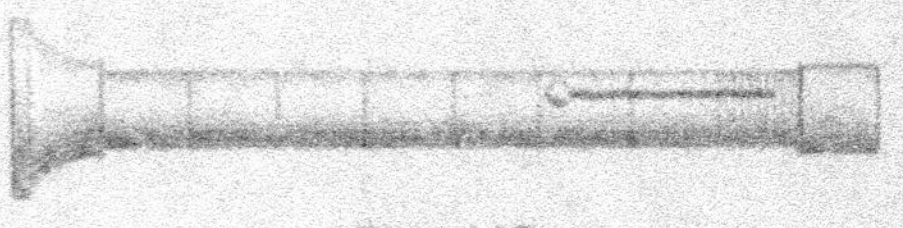

Fig. 117.
Plessigraphe de Peter.

substances qui, comme le caoutchouc ou le liège, amortissent le
choc et le transmettent sans vibrations personnelles au point
sous-jacent; ainsi fait-on encore en Allemagne. — La diminution
du point d'appui est acquise par la substitution d'un cylindre
gros comme un manche de porte-plume, à la planchette de
Piorry : le son de percussion est alors celui de l'organe sous-
jacent. Cet instrument peut rendre de véritables services, surtout
pour la percussion du cœur; comme il est muni d'un porte-
crayon, il a été désigné par Peter, qui en est l'inventeur, sous
le nom de *plessigraphe* (de πλήσσω, je frappe, et γράφω, j'écris).
Il est encore utilisé de nos jours et avec fruit; les autres sont à
peu près abandonnés.

c. Marteaux de percussion. — Quant aux *marteaux*, plus nombreux encore que les plessimètres, ils doivent réunir les qualités suivantes : être constitués par une matière assez lourde au niveau de la tête et cependant incapable de déterminer un bruit quelconque par son application, avec un manche long et flexible qui permette une course assez longue à la tête du marteau et un ébranlement assez marqué de la région à examiner.

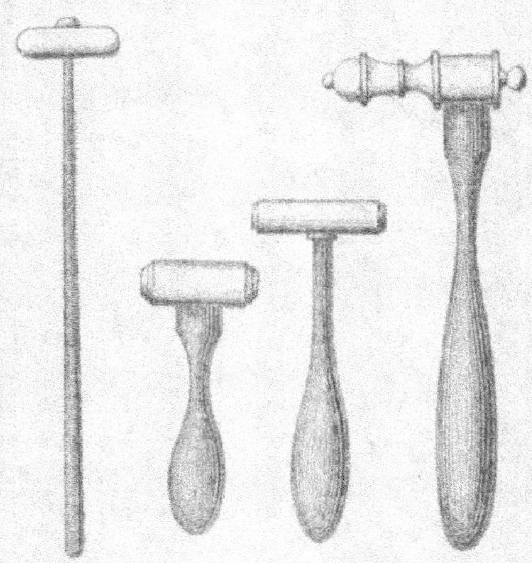

Fig. 118.
Marteaux de percussion.

Ces deux conditions sont remplies par les marteaux à manche de baleine avec extrémité métallique revêtue de caoutchouc, qu'ils soient ronds, cylindriques, tronconiques, il n'importe. Malgré les soins apportés à leur construction, ils sont tous susceptibles d'une même critique : en raison de leur poids ils ne peuvent guère provoquer que de forts ébranlements, et la percussion légère, la meilleure, est interdite avec eux ; de plus, ils frappent pour une même oscillation avec une intensité toujours identique à elle-même et ne peuvent par suite s'adapter avec fruit aux diverses recherches à faire, dont il tendent à unifor-

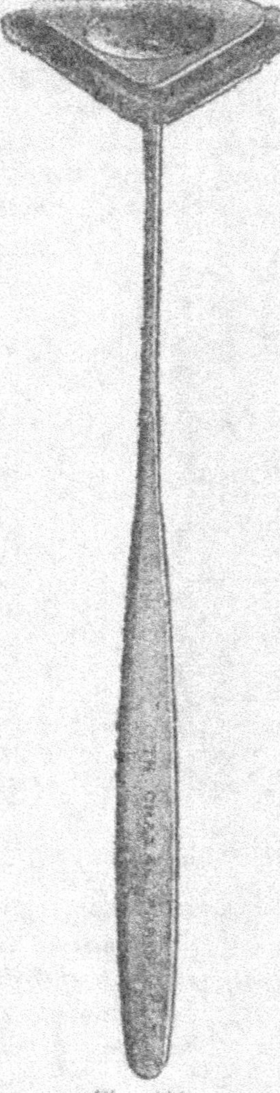

Fig. 119.
Marteau de percussion
de Toulouse.

miser les résultats. Enfin ils privent le médecin de la sensation d'élasticité que lui donne le point percuté s'il correspond à une collection gazeuse, et qui peut être d'un grand secours pour l'interprétation de la sonorité obtenue. — Ce sont ces raisons qui les ont fait délaisser en France, peut-être d'une manière trop absolue faut-il dire, car ils peuvent rendre de grands services pour une variété de percussion immédiate, par exemple chez les malades trop musclés dont les parois thoraciques sont épaisses et éloignent par trop le doigt de la surface pulmonaire à faire vibrer.

d. *Percussion digito-digitale.* — En dehors de ce dernier cas, on préfère en France remplacer le marteau percuteur par le médius de la main droite ou gauche, suivant que l'on est droitier ou gaucher : on dit qu'on pratique la *dactylo-pessimétrie* ou *plessigraphie* quand on frappe sur un plessimètre ou le plessigraphe, ou la *percussion digito-digitale* quand ces derniers instruments sont remplacés par les doigts de la main opposée à celle qui percute. On procède alors de la manière suivante : l'un des doigts de la main gauche, le médius de préférence, est appliqué exactement, mais sans pression, par sa face palmaire sur la région à percuter, puis avec le médius de la main droite abaissé par rapport aux autres doigts et à demi fléchi comme si l'on voulait agir sur la seule touche de piano qui lui correspondrait, on frappe sur le doigt appuyé sur le corps.

Certaines précautions essentielles, dont la pratique permet seule d'apprécier l'extrême importance, doivent être prises ;

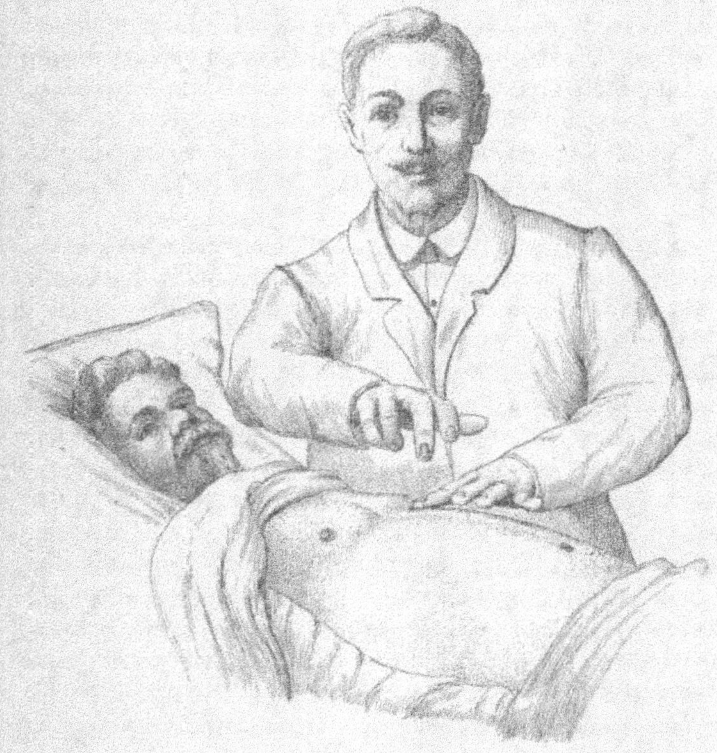

Fig. 120.
Percussion digito-digitale.

elles concernent les deux mains de l'opérateur. La main gauche doit être soulevée au-dessus du corps du malade, qui ne doit avoir de contact qu'avec le doigt percuté, à moins que l'on ne désire sans le déplacer faire une *percussion différentielle* ; en ce cas, l'index, le médius et l'annulaire peuvent être appliqués en même temps, mais à une certaine distance les uns des autres et comme en éventail. En les percutant successivement avec la même intensité, il devient ainsi possible de provoquer certaines différences de son qu'on n'eût pu obtenir sans cela. Si l'on est obligé de déplacer cette main percutée, il faut la soulever modérément et la poser à nouveau très près de la première zone de contact, dans le cas où les différences de tonalité ne seraient pas nettes. S'il y avait un intérêt quelconque à tracer exactement les limites de ces différences de tonalité, il faudrait absolument éviter d'entraîner et de tendre ou de plisser la peau, dans ce mouvement de translation, parce qu'elle deviendrait ainsi plus apte à vibrer pour son propre compte.

Quant à la main qui percute, elle doit être d'une extrême souplesse et se mouvoir très librement autour de l'articulation du poignet : en cas de rigidité spasmodique de cette région, on ne peut obtenir que de mauvais résultats ; cela s'appelle alors percuter de l'épaule. De plus, il faut que la totalité de la masse de la main et du doigt percuteur soit rigide, comme si le doigt constituait une cheville insérée sur la plaque du marteau. Il faut encore que le choc soit net, brusque et court, que le contact ait lieu par conséquent par l'extrême bout de la pulpe sous-inguéale et que l'ongle ne dépasse pas ce niveau, de manière à ne pas déterminer de sensations pénibles sur le doigt percuté. Le doigt percutera *perpendiculairement* et *doucement* : plus légère est la percussion et plus précis sont les résultats pour faire apprécier les *différences de tonalité*. Enfin l'application du doigt percuteur sera courte le plus souvent et la main se relèvera comme par un ressort, du moins si le malade est maigre et sa poitrine étroite ; en tout cas on procédera ainsi toujours chez les enfants.

Il peut cependant être nécessaire de modifier un peu cette pratique chez les personnes grasses ou musclées, dont l'organe à interroger se trouve ainsi plus ou moins éloigné de la paroi. La percussion devant être plus massive sera faite à l'aide de l'index, du médius et de l'annulaire accolés et comme jumellés ; le mobile en mouvement étant plus lourd, le ressort constitué par les trois doigts juxtaposés plus résistant, la surface d'application plus grande, il en résulte la provocation de sensations sonores plus intenses, mais moins délicates comme tonalité que celles que l'on aurait eues avec un doigt seul. Enfin, si l'on se doute que la plus grande part du son provoqué doit être rapportée plutôt au revêtement de l'organe qu'à l'organe lui-même, comme il arrive par exemple chez les gens à poitrine maigre dont les os résonnent facilement, il faut appliquer avec un peu plus de force le médius de la main gauche et ne pas relever le médius droit quand il est au contact du premier : de cette manière les vibrations superficielles de la paroi sont éteintes rapidement et le son de l'organe profond persiste seul et peut être plus exactement apprécié.

En opérant suivant ce procédé de la percussion digito-digitale, on éprouve enfin une sensation tactile sur laquelle Corvisart et Piorry insistèrent à juste titre et dont les résultats, appréciés qu'ils soient avec grand soin, donnent des renseignements d'une délicatesse à peu près égale à celle de la recherche de la tonalité, c'est-à-dire de premier ordre.

La percussion digito-digitale est à peu près la seule utilisée en France : elle répond aux exigences de tous les instants puisqu'elle ne nécessite aucun instrument. Woillez a du reste fait judicieusement observer que le doigt percuté constituant un plessimètre de composition à peu près identique à celle des tissus du malade, ne pouvait provoquer que peu de sonorité personnelle. Néanmoins, c'est un grand inconvénient que d'avoir un de ces doigts gros, mous, bleuâtres, presque œdématiés, comme en présentent souvent les personnes lymphatiques ou scrofuleuses, parce qu'il constitue un coussinet trop épais et trop isolant et joue le rôle de substance assourdissante pour la poitrine.

e) *Percussion par dépression latérale.* — Pic, de Lyon, a décrit sous ce titre un mode de percussion différentielle, que j'avais également eu l'occasion d'utiliser souvent. Il consiste à percuter légèrement avec un seul doigt sur le médium, pendant que l'index et l'annulaire font pression pour étouffer les vibrations. D'après cet auteur cette méthode favoriserait singulièrement la percussion du cœur et il en aurait tiré profit plus que de tout autre. Mes recherches personnelles, très nombreuses sur le point spécial de la limitation de la matité cardiaque, ne me permettent pas de lui accorder autant de crédit et j'ai utilisé avec plus de résultats la méthode digito-digitale simple, précisément parce que, quand elle est bien pratiquée, elle ne provoque que l'ébranlement de la zone limitée de la matité et ne s'encombre d'aucune vibration parasite. J'estime même que c'est la seule à utiliser si l'on veut avoir la prétention, facile du reste à justifier, d'être toujours à la limite vraie de la matité, quelle que soit la superposition du poumon sur le cœur et ses modifications de texture, qui sont souvent extrêmement gênantes pour la percussion cardiaque si l'on n'est pas sûr des seules sensations tactiles correspondant à l'ébranlement de la paroi.

3° Percussion combinée à la palpation. — Destinée à recueillir des sensations exclusivement tactiles et non plus auditives, elle est utilisée surtout dans la région abdominale. Pour la pratiquer il suffit d'appliquer la main par toute sa surface palmaire sur l'une des extrémités diamétrales de l'abdomen, tandis que l'autre main percute le côté opposé en y donnant des chiquenaudes. Pour ce faire, le médius est fléchi vers la paume de la main, de manière que son extrémité soit retenue par le pouce disposé en crochet ; puis, après un certain temps de résistance, le médius est distendu comme un ressort par l'action des extenseurs, et son extrémité unguéale vient butter contre le point à percuter. Elle y détermine un ébranlement qui, lorsqu'il se communique à une collection liquide intra-péritonéale, y est l'occasion d'ondes successives qui se brisent sur la main qui palpe, en provoquant la sensation de flot. La même sensation peut être recherchée au travers des espaces intercostaux dans les cas de pleurésie purulente, la pleurésie séro-fibrineuse ne la provoquant habituellement pas.

4° Classification des sons de percussion. — La partie de l'étude de l'auscultation qui vise la reconnaissance des diverses sonorités que ce mode d'exploration développe, est de beaucoup la plus importante. Elle est la plus difficile aussi, car, ainsi que nous l'avons déjà vu, chacune d'elles se compose d'une série de qualités distinctes : intensité, tonalité et timbre, qui, bien qu'inhérentes au son lui-même, ne nécessitent pas moins chez celui qui les entend certaine éducation musicale.

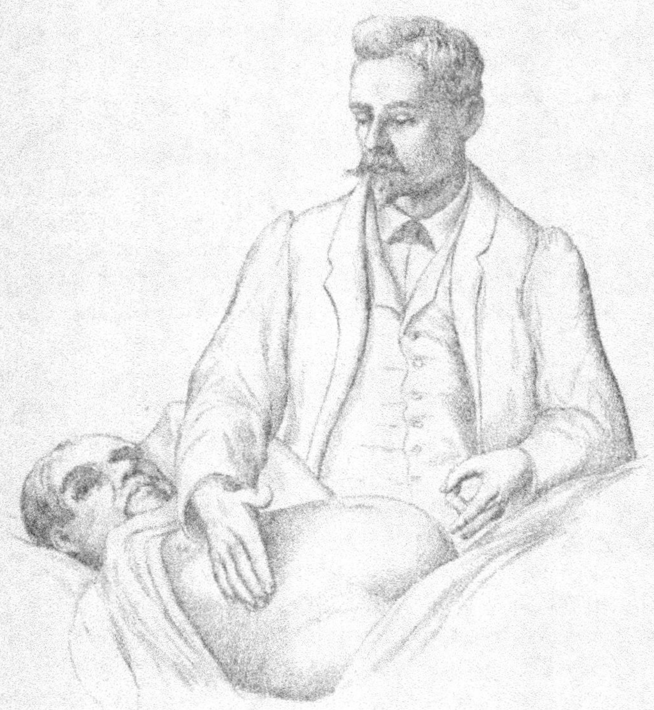

Fig. 121.
Recherche de la sensation de flot.

ou quelques aptitudes acoustiques, qui ne se rencontrent pas chez tous à un degré équivalent. De là des discussions possibles sur la nature même du bruit, qu'on ne peut éviter qu'autant qu'on se perfectionne davantage de jour en jour dans cette science.

En outre de ces qualités maîtresses du son dont il vient d'être question, certaines autres apparaissent encore suivant la diffusion de l'ébranlement aux régions voisines ; celles-ci vibrent en effet pour leur propre compte, ou en raison du voisinage de quelques organes creux, tel l'estomac, qui font l'office d'échos et résonnent harmoniquement. Il faut donc tenir grand compte à la fois des *consonances* et des *résonances* ; et il n'est pas hors de propos de rappeler ici que Piorry affirmait que, dans le percussion de la poitrine, on pouvait simultanément faire vibrer et rendre sonore le matelas sous-jacent.

C'est sur ces données que doit être basée l'étude des sonorités de percussion. Les classifications diverses qui ont été établies pêchent pour la plupart par l'arbitraire, et ne reposent sur aucun fait scientifique précis, permettant des recherches comparatives ou même une terminologie toujours comparable à elle-même ; telle est celle de Skoda, qui fut longtemps en honneur et que quelques auteurs allemands se plaisent à accepter encore.

Elle divisait le son en quatre séries, avec nuances intermédiaires nombreuses, dont le détail suit : *première série*, du son plein au son vide ; *deuxième série*, du son clair au son sourd ; *troisième série*, du son tympanique au son non tympanique ; *quatrième série*, du son aigu au son grave. De ces quatre séries, la première doit être rejetée en raison du défaut de propriété du terme, le son plein de Skoda devant être donné par un organe rempli d'air et le son vide par un organe compact, comme la poitrine remplie d'un épanchement liquide ; cette terminologie étant amphibologique doit être négligée. Les autres séries correspondent précisément à l'intensité, au timbre et à la tonalité.

On ne saurait trop s'élever aussi contre le dire de Guttmann, pour lequel un seul son de percussion, le *son tympanique*, aurait un timbre ; tous les sons, quels qu'ils soient, ont un timbre à eux propre. Il n'importe donc que de savoir si celui que l'on entend au moment de la percussion offre quelque chose de particulier, d'anormal, et si le timbre devient ainsi la qualité prédominante, maîtresse et distinctive du bruit entendu, comme pour celui de *pot fêlé*.

La division à adopter se trouve donc en partie celle que proposa WOILLEZ et repose à la fois sur les qualités maîtresses et sur les qualités secondaires du son de percussion. Elle comporte cinq séries. Le son peut être : 1° *intense* ; 2° d'une *tonalité* plus ou moins élevée ; 3° d'un *timbre* plus ou moins important ; 4° développé sur place ou dû à une *consonance* ; 5° un son de *résonance* ou d'écho à l'unisson ; mais il reste entendu que tout son a une intensité, une tonalité et un timbre spéciaux, ces qualités se complétant au lieu de s'exclure.

Les sons s'entendent avec plus ou moins d'*intensité*, et cette qualité a été considérée comme la plus importante par nombre d'auteurs. Suivant le degré de cette intensité, on dit que le son est *clair*, *submat* ou *mat*, la *matité* correspondant à la disparition complète de cette sonorité, comme on l'obtient en percutant sur la cuisse, *tanquam percussi femoris*, disait AVENBRUGGER.

Pour d'autres auteurs, la *tonalité* servirait, même sans que le médecin s'en doute, de base d'appréciation du son et celui-ci serait *aigu* ou *grave*, suivant le nombre des vibrations dans un temps donné. A proprement parler il semble en effet que cette recherche de la tonalité est fort importante, mais inégalement appréciée, parce qu'elle nécessite une éducation plus parfaite que la reconnaissance de l'intensité. Dans cette série il faut ranger, à mon avis, le son *tympanique*, et non dans celle de l'intensité ; car, bien que l'intensité du son décroisse quand il devient tympanique, au point de n'être que difficilement différencié de la submatité, il s'élève dans le même temps d'une manière fort sensible.

Quant à la classification des sons de percussion suivant leur timbre, leurs consonances ou résonances, elle pourra être plus utilement complétée quand viendra l'étude de la percussion de la poitrine.

5° Des altérations des sons de percussion par les objets du voisinage. — Une remarque fort judicieuse a été faite souvent, à savoir qu'un même malade percuté dans la même région, le même jour, par un même médecin, ne donne pas un son de percussion similaire quand il a été successivement placé dans deux endroits différents d'une même salle d'hôpital. La forme de la salle, sa hauteur, la disposition du malade par rapport au mur, peuvent être des causes d'altération des sons et ceux-ci deviennent sourds, presque submats, dans les angles de la salle, sur le côté de la poitrine regardant le mur, alors que ce même côté fournirait un son plus clair si le malade était placé à une plus grande distance de la paroi. — La nature des couches n'est pas non plus sans importance, les sons diminuant dans les lits peu résistants. — Il en serait de même, d'après WINTRICH, si les vêtements du médecin étaient épais et grossiers.

6° De l'attitude du médecin et du malade. — On a dit avec juste raison que, pour bien percuter, il fallait que le médecin prit ses aises et que, suivant sa commodité, il devrait être debout ou assis auprès du malade ; s'il est droitier, il vaut mieux cependant qu'il se place à la droite du malade pour percuter son plan antérieur, à sa gauche, si la percussion doit avoir lieu en arrière. De cette manière, en assurant parfaitement sa stabilité, il fera plus facilement résonner la poitrine parce que la main qui fait office de percuteur deviendra plus libre, plus souple et plus mobile. Quand la percussion devra être très légère, il sera bon de suivre de l'oreille le doigt qui percute d'assez près pour que les moindres changements de tonalité soient exactement enregistrés. Quant au malade, il sera assis, debout ou couché, suivant l'organe à examiner ; mais il sera toujours indispensable qu'il n'altère en rien sa statique, une fois la percussion commencée, et qu'il ne contracte aucunement ses muscles. Il va sans dire que la mise en activité d'une masse musculaire, de section tant soit peu large, soulève la main, l'isole de la paroi et fait coussinet pour l'organe sous-jacent, de telle manière que ni sa limite, ni sa densité ne peuvent plus être appréciées. Or ce relâchement musculaire ne peut, pour ainsi dire, jamais être obtenu si on le demande et le mieux est de n'en pas parler au malade, qui l'ignore, et ne peut ainsi, précisément pour ne pas le produire, le provoquer à chaque nouvel examen. Il suffit dans ce cas de questionner, pendant qu'on la percute, la personne en cause, pour lui faire le plus possible oublier l'exploration à laquelle on se livre et pour qu'elle ne la gêne ni par un mouvement intempestif ni par une respiration hoqueteuse, saccadée ou superficielle.

CHAPITRE VII

PERCUSSION DE LA POITRINE

Étudiée aussi bien au point de vue expérimental que clinique, la percussion de la poitrine est celle que les médecins pratiquent le plus souvent et avec le plus de fruit, semble-t-il. Les résultats qu'elle fournit n'ont pas manqué cependant de prêter le flanc à de nombreuses critiques et la question de savoir quelle part revenait dans le son de percussion, au poumon ou à la paroi, n'était pas encore tranchée il n'y a que peu de temps ; nous aurons occasion de voir par la suite qu'il ne peut plus en ce moment y avoir de divergences d'opinions.

ARTICLE PREMIER

THÉORIES EXPLICATIVES DU SON DE PERCUSSION

Lorsqu'on vient à frapper sur la paroi thoracique, on détermine sur l'ensemble des parties qui la constituent et sur les organes qui sont en contact immédiat avec elle, une série d'ébranlements, qui deviennent sonores alors qu'ils acquièrent une amplitude suffisante. La question qui se pose est de savoir quelle part de cette sonorité revient alors à la *paroi*, au *parenchyme pulmonaire* et à l'*air* qu'il contient ; c'est celle que tendent à résoudre les diverses théories que nous avons en vue.

1° Origine costo-pariétale du son de percussion. — D'après la première en date, due à WILLIAMS et acceptée par MAZONN et FELETTI, le son de percussion serait dû surtout aux vibrations pariétales et, pour préciser davantage, aux vibrations costales ; mais pour devenir sonores il leur faudrait la complicité de l'air alvéolaire. En raison de son élasticité il favoriserait en effet les déplacements de la paroi, tandis que la condensation pulmonaire et la présence d'un épanchement pleural en les gênant serait le point de départ de la matité.

2° Origine pulmonaire du son. — Pour WINTRICH, le son dépendrait des vibrations du parenchyme pulmonaire d'une manière presque absolue, et c'est aussi l'opinion de FRIEDREICH, qui admet cependant que la paroi y participe dans une certaine mesure et que, vis-à-vis du son de percussion, l'air intra-pulmonaire joue le rôle de résonateur et augmente par conséquent son intensité en vibrant à l'unisson.

3° Origine aérienne. — Enfin SKODA a été le partisan convaincu de l'origine aérienne de ce bruit et il est certain que lorsque le poumon est retiré de la poitrine et privé d'air par suite d'une maladie quelconque, cette privation d'air se décèle par la matité que donne la percussion.

4° Opinion de Castex. — En réalité, une part de vérité semble appartenir à chacune de ces théories, mais aucune d'elles ne peut être acceptée exclusivement : c'est la manière de voir de GRANCHER, d'EICHHORST et de LEREBOULLET, qui en a fait la plus fine critique dans son article du Dictionnaire ; elle manquait cependant d'une consécration expérimentale indiscutable. Cette lacune vient d'être comblée par E. CASTEX qui, à l'aide des flammes manométriques, a pu enregistrer sur des graphiques aussi intéressants que précis le rôle que jouaient la paroi, l'air pulmonaire et le parenchyme.

Pour lui, ce dernier ne saurait être sonore. Constitué par des parties insuffisamment tendues, il ne pourrait jamais émettre de vibrations perceptibles à l'oreille ; il participe cependant au mouvement des corps avec lesquels il est en contact, parois ou air thoracique, mais en jouant vis-à-vis d'eux le rôle d'étouffoir. Quant aux côtes, elles sont évidemment sonores, mais d'une manière différente suivant le mode de percussion : et au maximum quand on les percute parallèlement à leur axe. Il existe même un optimum vers la partie antérieure de la septième côte, surtout quand le marteau est constitué par un corps dur. Elles sont au contraire beaucoup moins vibrantes quand le choc a été porté perpendiculairement à leur axe : leur son peut même disparaître complètement en ce cas. On peut tirer de ces recherches des conclusions véritablement pratiques pour le mode de procéder et pour contrôler les premiers résultats obtenus dans un point du poumon considéré comme suspect.

Le véritable agent de la sonorité thoracique est l'air contenu dans les alvéoles et les bronches : la preuve en est donnée par la continuité de cette sonorité, soit qu'on serre la poitrine à l'aide d'une sangle, soit qu'on la surchage de poids assez lourds. La masse gazeuse obéit du reste aux lois acoustiques des résonateurs : elle produit un son plus ou moins vite éteint. L'impression sonore qui en dépend est d'autant plus nette que le son émis est plus intense et que sa durée est plus longue.

5° Origine réelle du son de percussion. — En somme, le choc met en mouvement la paroi, le parenchyme et l'air qu'il contient. L'air donne le son pulmonaire et les côtes le son pariétal, le parenchyme jouant le rôle d'étouffoir. La réunion du son pulmonaire et pariétal, mêlé au bruit du percuteur, constitue le bruit de percussion du thorax. Il en résulte que, suivant le mode de percussion (parallèle ou perpendiculaire aux côtes), le rapport de l'intensité du son pariétal et du son pulmonaire peut varier, de sorte que l'un des deux prédomine dans le bruit de percussion.

Le son enfin est d'autant plus élevé que la masse d'air vibrante est moindre. A ces quelques considérations il est bon d'ajouter encore, suivant Lenemoullet, que lorsque les parois alvéolaires se tendent dans l'inspiration elles peuvent, soit par vibration personnelle, soit par réflexion du son, modifier le bruit de percussion qui devient dès lors « moins ample, d'une tonalité plus

élevée et surtout moins facile à apprécier au point de vue
musical ».

6° Mesure de l'ébranlement produit par la percussion.
— Il resterait maintenant à établir dans quelle mesure se propage l'ébranlement du choc de percussion et quelles chances il
peut avoir d'éveiller des consonances. Cette appréciation est
extrêmement délicate, car elle devient toujours question d'espèces et dépend à la fois du plus ou moins d'intégrité de l'organe
sous-jacent, de la tension de l'air qu'il contient, du degré de
rigidité de l'arc costal percuté et de l'intensité de la percussion.
FRIEDREICH donne quelques chiffres qui sont intéressants, et
malgré les difficultés dont il vient d'être question me semblent
devoir être admis. Pour lui, la propagation se ferait en surface
dans une étendue de 4 à 6 centimètres : il me paraît qu'elle est
sensiblement augmentée dans la direction de l'arc costal et diminuée perpendiculairement à lui ; en profondeur elle aurait lieu
jusqu'à 5 centimètres. Cette mesure me paraît un minimum,
difficile à dépasser cependant chez les personnes grasses ou
musclées. — L'ensemble de ces recherches expérimentales établit que les portions centrales du parenchyme, ainsi que nous
l'avons déjà noté, sont à l'abri de toute investigation aussi bien
pour la percussion que pour l'auscultation, à moins cependant
que l'on n'emploie le procédé des vétérinaires, qui peut facilement ébranler toute la poitrine.

J'ai eu, cette année, une nouvelle preuve de la difficulté, ou
plutôt de l'impossibilité qu'il y a à reconnaître par la percussion des lésions seulement centrales du poumon, quand elles
sont isolées du doigt percuteur par une épaisseur suffisante du
poumon sain. Il s'agissait d'une femme qui m'avait été envoyée
par un de mes aimables confrères de la campagne, comme
atteinte d'un kyste hydatique du poumon en voie de guérison.
Je trouvai en effet des traces fort nettes d'un kyste ouvert dans
les bronches, ayant amené une réaction pleurale assez vive,
mais en voie d'extinction ; mais il me fut impossible de déceler
un second kyste gros comme un œuf d'oie et peut-être davantage, que me révéla la radioscopie. Bien plus, après l'avoir

repéré et sachant où il se trouvait, je ne pus aucunement le
délimiter par la percussion [1].

ARTICLE II

SONORITÉ NORMALE DU THORAX

Avant que de noter la forme et les origines des matités pulmonaires et pleurétiques, il est bon de préciser les zones thoraciques où le son est le mieux perçu et les modifications que les
différents états physiologiques apportent aux sonorités pulmo-
nales.

1° Des zones sonores du thorax. — Avant que d'étudier la
manière dont résonne la poitrine normale quand elle est percutée, il est bon de rappeler brièvement quelques-unes des considérations anatomiques qui ont été exposées déjà en détail
dans le Chapitre II « *De l'auscultation de la poitrine* », quand il
fut question de la projection du poumon sur la paroi. — Nous
avons précisé à ce moment certains faits indispensables à connaître, pour la percussion comme pour l'auscultation, à savoir :
que la cavité thoracique étant divisée par une cloison verticale
antéro-postérieure, le médiastin, en deux cavités secondaires,
droite et gauche, il existait deux zones dépourvues de poumon
et correspondant d'une manière générale, l'une à la face postérieure du sternum sauf au niveau de sa poignée, l'autre, à la
face antérieure des corps vertébraux. Il faut donc en déduire
que toute sonorité provoquée dans cette région n'est pas d'origine pulmonaire, à moins que la percussion n'ait été assez énergique pour développer des vibrations bien au delà du point percuté et faire naître des *consonances*.

Partout ailleurs se trouve le poumon. Au niveau du sommet

[1] *E. Cassaët* : Un cas de kyste hydatique du poumon (Société de
méd. et de chir. de Bordeaux, 15 avril 1904.)

il déborde les clavicules de plusieurs centimètres, mais ne se prête que difficilement à la percussion en raison de la forme de la région. Dans la partie antérieure du thorax il occupe, du *côté droit*, toute la portion supérieure du mamelon, ou plutôt tout l'espace compris entre les clavicules et le bord libre des fausses côtes, sauf une étendue verticale de 12 centimètres mesurée depuis ce rebord sur la ligne mamelonnaire et correspondant à la matité hépatique. Du *côté gauche*, il descend plus bas qu'à droite, c'est-à-dire presque au rebord des fausses côtes, mais s'éloigne de la ligne médiane, au niveau du cinquième espace intercostal, de 5 à 7 centimètres environ, suivant le développement du cœur et l'état de santé ou de maladie du poumon.

Dans la ligne axillaire, il se retrouve encore à des hauteurs différentes suivant le côté examiné : à gauche, il suit à peu de chose près le rebord des fausses côtes, mais à droite il en reste éloigné de plusieurs centimètres à cause de la présence du foie. — En arrière enfin les poumons sont percutables jusqu'à la dixième côte.

2° Modifications du son pulmonal sous l'influence de la respiration. — Il n'en va plus exactement de même pour les situations extrêmes d'expansion ou de retrait, par lesquelles passe le poumon quand se produit une inspiration ou une expiration forcée ; il ne faut pas oublier en effet que ces deux états peuvent modifier l'étendue de sa surface jusqu'à 5 centimètres. Enfin les culs-de-sac pleuraux pouvant être envahis par des épanchements de natures diverses, liquides ou gazeux, il se produit souvent au-dessous de la zone pulmonaire des changements de sonorité en plus ou en moins, comme nous le verrons plus tard.

En égard à cette topographie et pour d'autres raisons qui vont être énumérées, on peut dire que la distribution de la sonorité normale du thorax se calque à peu de chose près sur celle du murmure vésiculaire, les conditions favorisantes de l'auscultation ayant une influence identique sur la percussion. Il faut donc, comme pour le murmure, choisir de préférence comme

sujet d'études un homme de vingt ans, dont on puisse espérer
que la poitrine soit indemne; on obtient en ce cas un son grave,
vibrant, prolongé, d'un timbre particulier, à peu près analogue
à celui que développe la percussion d'un matelas un peu serré et
qu'on nomme le son *pulmonal*. Ce son s'accompagne toujours
d'une sensation d'élasticité très marquée dont il faut tenir le
plus grand compte. Du reste, il est facile de le reproduire sur
soi.

3° Variations physiologiques du son de percussion. —
Si l'on se rappelle qu'il a été établi que le son de percussion
était le résultat de l'ébranlement des portions osseuses du thorax et des masses aériennes contenues dans le poumon, on
pourra en conclure que les parties de la poitrine où la paroi est
constituée surtout par les arcs costaux et le sternum, seront
celles dont la sonorité sera la plus grande. Son peu d'épaisseur
dans ces régions permet en effet d'aborder plus facilement
l'organe sous-jacent. En sens inverse la sonorité s'atténuera par
conséquent dans toutes les régions où les parties molles abon-
deront parce qu'elles jouent le rôle d'étouffoir. C'est ainsi que
le son de percussion est le plus intense au niveau et au dessous
de la clavicule ; puis son intensité décroît peu à peu dans la
partie antérieure du thorax jusqu'au rebord des fausses côtes.
Elle redevient considérable dans le creux axillaire et s'y cantonne même parfois, chez les personnes obèses, puis elle diminue comme dans la région antérieure.

En arrière, la fosse sus-épineuse est très peu sonore chez les
personnes vigoureuses et bien musclées ; la fosse sous-épineuse
est mate dans toute l'étendue de l'omoplate, malgré la présence
de cet os, parce qu'il est séparé des arcs costaux par une masse
épaisse de parties molles qui empêchent la transmission à ces
derniers des vibrations développées au niveau de l'omoplate.
Entre l'omoplate et la colonne vertébrale, dans l'espace laissé
libre entre ces deux masses osseuses, on retrouve un peu de sonorité, mais elle n'est jamais aussi considérable que dans l'espace
sous-claviculaire ou sous-axillaire. En dehors de l'omoplate, on
tombe très rapidement sur l'angle externe de la côte où la per-

cussion bien souvent n'intéresse plus le poumon. Au-dessous de l'omoplate enfin on retrouve une sonorité de bon aloi, toujours si l'on considère que le doigt n'est pas trop éloigné de la paroi osseuse.

En égard à ces facilités plus ou moins grandes qu'on éprouve à faire vibrer le poumon, dans les différentes régions dont il vient d'être question, il peut être nécessaire de modifier de l'une à l'autre le procédé de percussion employé : il est indispensable notamment d'en proportionner l'énergie à l'épaisseur supposée ou reconnue des parties molles sus-jacentes. C'est pour cela que la percussion exécutée avec un seul doigt (le médius) donne de très bons résultats en avant et dans le creux de l'aisselle, même quand elle est très légère, tandis que dans le sinus omo-vertébral et, à plus forte raison, sur le massif osseux de l'épaule, il faut percuter très énergiquement avec les trois doigts réunis.

A côté de ces modifications de lieu du son de percussion, il faut noter celles qui résultent des diverses causes d'épaississement des parties molles. L'augmentation de la *masse musculaire* l'amoindrit dans tout l'espace correspondant au grand pectoral en avant, au grand dorsal en arrière. Celle du tissu *adipeux* est suffisante parfois pour isoler complètement les côtes et le poumon, et il faut alors avoir recours au procédé vétérinaire, dont il a été parlé plus haut. C'est pour cette raison que la percussion ne donne aucune espèce de résultat chez les femmes dont les seins sont volumineux ; il en va de même pour l'*œdème*. Par opposition la poitrine résonne avec excès chez les personnes *maigres*. — Pour éviter toute erreur d'interprétation il faut percuter symétriquement et comparativement des deux côtés.

L'état de la respiration mérite aussi d'être précisé quand on s'occupe de percussion : l'inspiration forcée s'accompagnant d'une augmentation de la sonorité, tandis que l'expiration forcée entraîne sa diminution. Pour LEREBOULLET le tympanisme pourrait même se développer à la suite de cette exagération de la respiration, mais nous aurons dans la suite l'occasion de revenir sur ce fait.

4° De la tonalité du son de percussion. — En outre des modifications locales et physiologiques de l'intensité du son pulmonal, GRANCHER a noté celle de sa *tonalité* : pour lui la note donnée par la percussion ne serait pas la même au sommet et à la base. Le son serait plus grave à la base, puis il s'élèverait progressivement au fur et à mesure qu'on se rapproche de la région claviculaire ou sus-épineuse, jusqu'à atteindre l'octave de celui de la base ; les sons donnés passeraient respectivement de l'*ut* de la 4ᵉ à l'*ut* de la 5ᵉ octave, avec une assez grande fixité. L'intensité et la tonalité ne sont donc pas superposables, mais de nom contraire, la tonalité s'élevant là où l'intensité diminue, comme au sommet dans la fosse sus-épineuse. Cette association de sensations inverses se rencontre également à l'état pathologique, et notamment chez les tuberculeux. Quand leur sommet est atteint, il se produit une diminution de l'amplitude respiratoire et partant un apport moindre d'air, de sorte que la percussion donne un son moins intense ; mais la masse d'air à faire vibrer étant moins considérable, il en résulte que sous un choc d'énergie égale les oscillations augmentent de nombre et s'élèvent par conséquent en tonalité. La submatité est donc connexe de ce que nous considérons comme le tympanisme. La tonalité et l'intensité peuvent cependant augmenter parallèlement, comme l'ont signalé WOILLEZ et quelques autres dans quelques cas exceptionnels.

L'*âge* et le *sexe* peuvent entraîner quelques modifications du son de percussion. Très clair chez les enfants, il diminue chez les adultes et plus encore chez les vieillards, mais ces altérations tiennent plus à des lésions anatomiques d'ordre dystrophique qu'à de simples changements de la ventilation normale de l'organe. On observe en effet que la sonorité du sommet augmente, tandis que celle du pédicule pulmonaire et de la base diminue parce que l'emphysème se réfugie au sommet, que les bronches sont déformées au niveau du pédicule par les poussées successives de bronchite et que la base se congestionne. — Chez les femmes non trop grasses la sonorité est moins intense que chez l'homme, mais la tonalité est plus élevée.

5° De l'attitude du malade dans la percussion de la poitrine. — Elle varie suivant le côté à percuter, la localisation probable de la lésion à la partie antérieure ou postérieure de la poitrine, l'intensité de la dyspnée ; mais elle doit toujours avoir pour but de permettre au doigt de faire vibrer non pas les seuls arcs costaux, mais aussi le parenchyme sous-jacent. Il est donc indispensable qu'aucune attitude ne soit forcée et que les muscles soient en relâchement.

Quand on veut examiner la région dorsale, mieux vaut faire asseoir le malade ; dans la station debout, en effet, par suite des nécessités du maintien de l'équilibre du corps, les épaules sont rejetées en arrière et la colonne vertébrale profondément enfoncée. Elle dessine ainsi un sillon qui témoigne de l'éloignement du parenchyme pulmonaire et celui-ci se trouve trop protégé contre le doigt percuteur, quand les bras du malade sont pendants. S'ils sont croisés sur la poitrine, ils tendent fatalement les muscles du dos et le même inconvénient reparaît, d'autant qu'ils participent alors à la rigidité de tous les muscles du tronc qui aident au maintien du corps dans la situation qu'il occupe. On a donc tout avantage à examiner le malade plutôt assis que debout.

Pour cela, après l'avoir fait dépouiller de tous les vêtements qui généraient la libre ampliation de la poitrine, on peut le faire se placer à cheval sur une chaise s'il s'agit d'un homme, les coudes appuyés sur les genoux, le haut de la poitrine appuyé sur le dossier que dépasse la tête. Le plan postérieur du tronc se présente ainsi suivant une ligne oblique dont la partie inférieure est la plus rapprochée du médecin, et cela favorise considérablement la nature des recherches à faire, telle la percussion bilatérale et comparative. Mais si le malade est alité, il faut se contenter de le faire mettre sur son séant, les jambes à demi reployées et entourées des mains croisées au-devant d'elles pour y prendre un léger point d'appui ; encore peut-on être fort gêné si la hauteur ou la largeur du meuble ont été exagérées.

Si l'on a affaire à une femme que l'on ferait coucher sur le dos, il peut être utile de dégager complètement son encolure et de faire porter à faux ses épaules, de manière à agrandir sa poitrine et à écarter les seins quand ils sont volumineux. Si l'on doit la percuter dans le dos, il faut lui recommander de s'asseoir sur une chaise, de manière à avoir, soit à sa droite, soit à sa gauche, le dossier de ce meuble sur lequel elle ne devra pas appuyer le bras juxtaposé, car elle déformerait ainsi la poitrine, tiraillerait les muscles et rendrait inefficace la percussion.

Nous avons déjà eu l'occasion de voir combien il était difficile de faire vibrer la poitrine d'un obèse, dont on aurait cependant intérêt à connaître l'état d'intégrité, ou les lésions de l'appareil respiratoire ; une seule région peut être explorée avec soin à cet égard, c'est la région axillaire. Comme nous le savons déjà, le poumon en ce point est absolument sous l'oreille et peut être facilement percuté ; il suffit de faire élever le bras, appuyer la main du malade sur sa tête pour dégager tout le creux axillaire. Les arcs costaux qui constituent son fond deviennent saillants, pendant que les muscles pectoraux et grand dorsal se tendent et limitent la région facile ainsi à explorer.

L'existence d'une hémorragie, pour peu abondante qu'elle soit, d'une dyspnée extrême, d'une douleur fort vive, d'une tendance à la syncope, la menace d'une embolie, sont autant d'obstacles qui ne permettent d'aucune manière la percussion.

6° Signification du son normal de percussion. — Pour être considéré comme normal, le son de percussion devra être perçu avec une égale intensité pendant toute la durée de l'inspiration et de l'expiration de moyenne amplitude ; donner à l'oreille une sensation de sonorité claire, vibrante, prolongée, et, au doigt, s'accompagner de celle d'une nette élasticité. Il témoigne ainsi de la libre circulation de l'air dans les bronches et de l'intégrité de l'appareil lobulaire ; il établit aussi celle de la circulation sanguine pulmonaire, de sorte qu'il complète, comme mieux ne saurait être fait, les renseignements de même ordre déjà fournis par l'oreille et mérite d'être rapproché du murmure vésiculaire normal, dont il est cependant loin d'avoir la précision. Certaines dispositions de la paroi peuvent le modifier, bien qu'elles n'entachent en rien l'état du poumon ainsi que nous l'avons déjà vu.

ARTICLE III

MODIFICATIONS PATHOLOGIQUES

DU SON DE PERCUSSION

Les modifications pathologiques du son de percussion sont d'ordre *général* ou *local*; mais nous n'étudierons ici que celles qui concernent le poumon, devant passer en revue, dans un chapitre spécial, celles qui proviennent des lésions de la plèvre. L'étude topographique de ces altérations sera rejetée après celle qui aura en vue la symptomatologie des lésions de la plèvre et du médiastin.

§ 1. — MODIFICATIONS GÉNÉRALES DES SONS DE PERCUSSION DU POUMON

Les modifications des sons de percussion du poumon sont celles qui concernent l'*intensité*, la *tonalité* et le *timbre*.

A) ALTÉRATIONS DE L'INTENSITÉ

Le son de percussion peut, à l'état pathologique, être *exagéré* *diminué* ou *aboli*.

1° Exagération du son de percussion. — On le dit *exagéré* quand, au lieu d'être vibrant sans excès, prolongé modérément, et clair sans être bruyant, il se perpétue comme une sorte de bourdonnement et s'entend à distance même pour une percussion légère. Il ne faut pas oublier que cette sensation est toute personnelle et n'a de valeur que pour le malade en cause, l'intensité dépendant, comme nous l'avons déjà dit, d'un trop grand nombre de facteurs (amaigrissement, capacité thoracique, énergie de la percussion, etc.), pour pouvoir être utilement interprétée de manière identique chez tous ; l'expérience ici encore est donc la qualité maîtresse du médecin.

Le son de percussion étant une résultante de l'ébranlement simultané des côtes et de la masse d'air contenue dans le parenchyme pulmonaire, et pouvant être en partie annihilé par l'épaississement des cloisons inter-alvéolaires, inter-acineuses et inter-lobulaires, est susceptible d'augmentation à percussion égale : 1° toutes les fois que les côtes vibrent avec une plus grande facilité ; 2° quand la masse d'air augmente par rapport au tissu pulmonaire ; 3° on constate, en outre, cette augmentation dans certains cas de congestion.

a. *Par augmentation des vibrations costales.* — La première de ces conditions se trouvera remplie quand par suite de l'amaigrissement du malade, l'application du doigt percuté se fera immédiatement sur les arcs costaux, ainsi que le fait se produit chez les vieillards ; il en est de même quand il est placé parallèlement à la ligne des côtes, comme nous l'a appris E. CASTEX.

b. *Par augmentation de la masse d'air par rapport au parenchyme.* — Le son s'exagère surtout du fait des changements de valeur de la masse d'air intrapulmonaire. Or, celle-ci augmente dans les grandes inspirations, ou quand se produit une suppléance de ventilation par une partie du poumon restée saine alors qu'une région éloignée et considérable a été annihilée pour l'hématose ; l'exagération du son correspond, en ce cas, à la *respiration de suppléance.* Comme cette dernière, on la constate dans le sommet si le poumon a été congestionné, comprimé dans sa base, ou œdématié par le fait d'une gêne de la circulation de retour ; elle peut donc, par suite de l'unilatéralité ou de la bilatéralité de ces lésions, être elle-même unie ou bilatérale. Elle peut aussi avoir pour siège la base, si les sommets sont en cause, et s'étendre à tout un poumon si le congénère ne compte plus pour la respiration.

Le plus souvent, l'augmentation du son de percussion provient de la raréfaction du parenchyme dans le lieu que l'on examine, de sorte que la masse d'air entre ainsi en vibration et résonne sans que rien vienne étouffer le bruit produit. Il en va de cette manière en cas d'emphysème pulmonaire modérément développé, lorsque la tension de l'air contenu dans les alvéoles n'est pas extrême, et l'on observe alors ce symptôme dans les points spéciaux où se produit de préférence cette lésion, c'est-à-dire aux sommets, sur les languettes pulmonaires antérieures et dans les bases au niveau de l'angle externe de la côte. Exceptionnellement, on peut entendre un bruit de percussion exagéré quand le poumon dans la partie correspondant au point percuté a été le siège d'une grave lésion destructive, comme une caverne tuberculeuse, ou une perte de substance consécutive à un abcès, ou à un foyer de gangrène massive, ou que les bronches se sont anormalement développées dans cette zone, comme dans la dilatation des bronches. Mais, outre que cette exagération de sonorité n'est que locale et asymétrique, elle est rare aussi ; il faut, en effet, pour que ces phénomènes apparaissent, que la caverne soit très voisine de la paroi, d'un volume assez marqué, remplie seulement d'air, et limitée par une coque mince et élastique, comme il est peu de règle d'en observer. Le plus souvent, dans ces conditions, le son prend un timbre spécial de creux, et est appelé *cavitaire*.

c. Par congestion pulmonaire. — Comme corollaire aux expériences de WOILLEZ, qui affirmaient la nécessité de l'intégrité de la circulation pulmonaire pour assurer la pénétration de l'air jusque dans l'intérieur des alvéoles, GRANCHER a étudié les modifications qui survenaient dans le son de percussion, toutes les fois que se produisait une congestion assez intense sans exsudation, et il a prouvé que le son augmentait d'intensité et devenait *tympanique*. Peut-être serait-il plus exact de dire que sa tonalité s'élevait par suite de cette lésion.

2° Diminution du son de percussion, submatité. — La connaissance de la submatité, pour être facile au point de vue théorique, car il existe toujours des différences fort accentuées entre l'éclat d'un bruit très clair et sa disparition complète, ne laisse pas que de présenter de grandes difficultés quand il s'agit de l'apprécier en pratique. Tout, en effet, devient ici affaire d'espèces, et il importe peut-être autant, pour une saine appréciation, de connaître le régime de sonorité moyenne de la poitrine examinée, que de savoir de combien, au point de vue de l'absolu, un son se rapproche ou s'éloigne en intensité d'un autre pris pour type. Ceci revient à dire que si la submatité peut rarement être évidente par elle-même, bien plus souvent elle ne se perçoit et se juge que par différenciation, soit avec les parties qui circonscrivent immédiatement son lieu de production, soit avec celles qui sont symétriques et homologues.

La submatité est donc une question de nuance ; elle est difficilement reconnue quelquefois par les personnes qui se trouvent auprès de celle qui percute, bien qu'elle soit évidente pour cette dernière. Cette apparente contradiction tient à ce fait qu'elle se révèle dans ses manifestations les moins nettes par une série d'impressions toutes concordantes et reconnaissant comme mode de transmission aussi bien le contact que l'audition ; le seul médecin qui percute étant en état d'orienter son oreille, comme il le juge nécessaire pour mieux percevoir le bruit provoqué, et de saisir le plus ou moins d'élasticité de la poitrine, est aussi celui dont l'interprétation doit avoir le plus de poids, quand il se prononce pour ou contre l'existence de la submatité.

Woillez a fait encore une bien judicieuse remarque, dont il n'est, le plus souvent, tenu aucun compte dans la percussion, c'est que *la submatité peut être confondue avec une simple différence de tonalité*. S'il est vrai, en effet, que tout aussitôt qu'un son devient submat, il s'élève de ton, la réciproque n'est plus exacte ; bien des sonorités aiguës conservent une bonne intensité, et quelquefois même s'accompagnent d'augmentation du bruit de percussion. On peut faire cette défférenciation de la tonalité et de l'intensité en écoutant à distance la percussion exécutée sur le malade par une tierce personne, car, si des sons de tonalités diverses sont entendus à distance égale, c'est qu'ils étaient d'intensité comparable. Quand, au contraire, l'élévation de la tonalité s'accompagne de submatité, le son ainsi produit s'éteint beaucoup plus tôt qu'un autre plus intense. Cette dissociation de la tonalité et de l'intensité demande une plus grande pratique que l'appréciation des simples modifications de l'intensité; elle est cependant assez utile pour mériter qu'on s'y attarde.

On dit encore que le son est *obscur*, quand il existe de la submatité. Si nous nous reportons aux origines du son pulmonal, que nous avons vu être la résultante des vibrations costales et de celles de la masse d'air incluse dans le poumon, vis-à-vis desquelles le parenchyme jouerait le rôle d'étouffoir, il s'ensuit que, pour que la submatité prenne naissance, il suffit : ou bien que des altérations diverses de la paroi empêchent le choc de percussion de faire vibrer l'arc costal, ou bien que certaines variations importantes se produisent dans la masse d'air et arrivent au total à la diminuer vis-à-vis de celle du parenchyme, le rôle d'étouffoir de ce dernier augmentant par le fait même proportionnellement. Il peut cependant arriver que la submatité relève de l'accumulation de l'air à trop forte tension dans les alvéoles pulmonaires normaux ou surdistendus; nous en verrons plus tard la raison.

a. Submatité d'origine pariétale. — Parmi les modifications de la paroi susceptibles d'entraîner l'apparition de la submatité, il en est qui nous sont déjà connues par le schéma de la percussion normale du thorax : celles-ci sont physiologiques. Nous avons vu en effet que la poitrine est loin de résonner uniformément en tous ses points et que certaines régions entrent difficilement en vibration, telles celles qui correspondent à tout le massif de l'omoplate et aux volumineuses masses musculaires qui en dépendent. Si donc la sonorité normale est obligée, dans une poitrine musclée sans exagération, de se réfugier en certains points, n'est-il pas facile de comprendre que lorsqu'une épaisse couche de tissus vient, précisément dans ces derniers points, isoler le doigt percuteur de la côte sous-jacente, celle-ci ne puisse plus vibrer d'une manière aussi intense?

C'est ce que l'on constate chez les personnes fortement musclées ou obèses, chez celles dont la paroi est le siège d'un épanchement ou d'un œdème, tout au moins vis-à-vis de la percussion ordinaire, car il n'en est plus absolument de même avec le procédé des vétérinaires. Il peut cependant suffire pour

arriver au même résultat que ces parois soient dans un certain
état de rigidité; car, lorsque les muscles sont contractés sous
le doigt qui les percute, ils se laissent plus difficilement
déprimer et la côte n'est plus sonore au-dessous d'eux. Aussi
est-il indispensable de les mettre, autant que faire se peut,
dans le plus complet relâchement par une attitude appropriée
des membres. Lors donc que le malade croise les bras, il faut
le prier de le faire sans effort. Ce résultat est difficile à atteindre
toutes les fois que la percussion est capable de réveiller une
certaine *douleur*, car les muscles du malade sont d'abord en
arrêt et prêts à réagir par voie réflexe immédiate, contre le
doigt qui les excite; c'est une cause d'erreur qu'il importe de
ne pas méconnaître.

b. *Submatité d'origine pulmonaire.* — Quant aux raisons
purement pulmonaires du développement de la submatité, elles
peuvent tenir soit au défaut d'aération pulmonaire, soit à
l'épaississement des cloisons interalvéolaires, interacineuses et
interlobulaires, qui séparent les petits épanchements gazeux.
Parmi les premières, il faut citer toutes celles qui ont pour siège
le larynx ou les bronches, tels les corps étrangers, et la submatité
s'observe en ces cas dans le territoire seul qui dépend de ces
bronches; il faut citer en outre toutes les maladies plus ou
moins oblitérantes de l'alvéole pulmonaire.

C'est ainsi que les congestions pulmonaires, l'œdème pulmonaire
quand il n'est pas très prononcé, la bronchopneumonie,
la pneumonie, la tuberculose, les pneumokonioses, soit qu'elles
raréfient l'air et lui substituent dans l'alvéole un exsudat
quelconque, soit qu'elles épaississent les cloisons interlobulaires,
interacineuses ou interalvéolaires, occasionnent de la submatité.
Elle naît encore d'un grand nombre de troubles de circulation.
La perméabilité artérielle vient-elle à être supprimée? Aussitôt
le territoire anémié s'affaisse et se prive d'un air désormais
inutile, de sorte que le poumon ne vibre plus en ce point; plus
tard, par suite du défaut de la *vis a tergo*, la partie liquide du
sang contenu dans les veines correspondantes transsude dans
les alvéoles et les comble. De ce fait, la submatité augmente
encore. Il en est de même quand l'obstacle siège primitivement

sur les veines pulmonaires, qui se gonflent au-dessus de lui, et jusque dans l'alvéole, qui se remplit ensuite du liquide qu'elles laissent filtrer. La submatité augmente ainsi au fur et à mesure que l'air se résorbe au niveau des lobules.

Il est des cas enfin où la submatité se développe, alors que la masse d'air est non seulement égale mais supérieure à la moyenne normale, autrement dit, quand elle est contenue dans les alvéoles sous très forte pression. Ainsi en va-t-il dans les inspirations extrêmes, comme l'a indiqué FRIEDREICH, ou quand la glotte est oblitérée durant un effort puissant, ou quand la toux secoue violemment les malades. En sens inverse, on observe des modifications analogues dans les expirations forcées, comme celles de l'asthme et de toutes les bronchites spasmodiques, mais en ce cas le son reparaît à peu près normal dès que l'inspiration se rétablit dans toute son amplitude. Il faut donc se garder de croire dans certains emphysèmes à une complication toute récente quand la pression de l'air est tellement élevée qu'il existe de la submatité ; l'abolition du murmure perçu à l'auscultation et celle des vibrations thoraciques que la main eût dû recueillir en cas de condensation pulmonaire, font le diagnostic différentiel.

3° Abolition du son de percussion, matité. — Il n'existe pas, à propos de matité, de difficultés acoustiques bien considérables et du genre de celles dont nous avons parlé plus haut à l'occasion de la submatité. Quand en effet elle existe, la matité est toujours reconnue au défaut complet de sonorité, à l'extrême brièveté des vibrations produites, à la résistance considérable qui est opposée au doigt. Pour s'en faire du reste une idée extrêmement juste, il est bon de pratiquer expérimentalement, comme le préconisait AVENBRUGGER, c'est-à-dire en percutant la cuisse : le bruit ainsi provoqué est l'exacte reproduction de celui que l'on entend en frappant un thorax où s'est fait un épanchement abondant, *tanquam percussi femoris*.

Ce n'est pas à dire cependant, comme on pourrait le croire, que la matité se caractérise par un défaut complet de vibrations possédant des qualités acoustiques indiscutables ; comme la submatité qui la précède et plus encore qu'elle, la matité, jusqu'à ce qu'elle soit absolument complétée, s'accompagne toujours de vibrations d'une tonalité fort élevée. La masse d'air mise en mouvement par la percussion donnant au fur et à mesure de sa diminution des vibrations de plus en plus rapides, et la rapidité de celles-ci entraînant l'élévation progressive de leur tonalité, il en résulte que toutes les fois que cette tonalité est extrême, la masse d'air vibrante est des plus réduites. Lorsque la tonalité n'est plus perceptible à l'oreille à cause de sa trop grande élévation, la masse d'air peut être considérée comme faisant pratiquement défaut. Il existe donc une corrélation intime entre cette tonalité et la matité : le son produit avec une aussi petite masse d'air n'est plus le son pulmonal ; il n'est que celui de la paroi mise en branle et surtout celui des côtes, fort diminué du reste par l'état de condensation pulmonaire ou d'exsudation liquide intra-pleurale, qui remplissent on ne peut mieux le rôle d'étouffoir.

A la comprendre ainsi, la matité ne saurait être absolue : quelquefois en effet elle s'accompagne d'une sensation fort obtuse de sonorité et d'un semblant d'élasticité au doigt. On la dit alors incomplète. A côté de ces cas il en est d'autres où elle est massive, indiscutable, tout aussi bien à une percussion moyenne que forte ; on la dit dans ces circonstances *complète* ou *compacte*, ou encore *hydrique*, par comparaison avec celle que fournit la percussion d'un épanchement liquide.

Les caractères acoustiques étant connus, la matité n'étant qu'un degré de plus de ce qui a été décrit sous le nom de submatité, elle relève de conditions anatomiques et pathogénétiques semblables bien que plus accusées, c'est-à-dire de toutes les causes qui éloignent la main percutante du poumon percuté et de celles aussi qui diminuent, au point de la faire presque complètement disparaître, la masse d'air incluse dans le parenchyme pulmonaire. Il convient donc de citer au nombre de ses causes l'extrême obésité du malade, l'existence de tumeurs ou d'épanchements des parties molles, tels que l'œdème prononcé ou le cancer du sein. Quand la matité ne relève que de semblables raisons on s'en rend assez facilement compte par la mesure de l'épaisseur des parties molles, qui ne peuvent vibrer au delà de 5 à 6 centimètres, et par la percussion du creux sous-axillaire où se réfugie toujours la sonorité, le panicule adipeux n'étant que fort rarement développé dans l'espace circonscrit par les masses musculaires du grand pectoral et du grand dorsal.

Quant aux *lésions pulmonaires* susceptibles d'empêcher toute vibration sonore, indépendamment de celles qui ont la plèvre pour siège, ce sont les pneumonies massives, les broncho-pneumonies avec oblitération bronchique, comme on le voit dans la diphtérie propagée aux bronches, les bronchites chroniques fibrineuse et pseudo-membraneuse, les scléroses pulmonaires primitives ou consécutives à la tuberculose, les tumeurs solides, telles que le cancer du sein propagé au poumon, ou liquides, comme les kystes hydatiques. Abstraction faite des tumeurs où la matité est compacte, il existe presque toujours une trace de la sonorité antérieure dans les inflammations du poumon. Une exception doit être faite cependant pour la splénopneumonie, où la matité est si considérable et si nette qu'il est souvent impossible de la distinguer par ce seul caractère de celle que peut produire l'épanchement d'un liquide dans la plèvre.

B) ALTÉRATIONS DE LA TONALITÉ

1° Considérations générales. — Si l'on part du son pulmonal considéré théoriquement comme normal, on comprend qu'il puisse exister par rapport à lui, du fait de certaines affections thoraciques, d'autres sons plus hauts ou plus bas, c'est-à-dire *aigus* ou *graves*, sans qu'il soit facile de dire toujours, en exceptant les extrêmes, que celui que l'on entend n'a pas la même tonalité que le son normal.

La reconnaissance d'une tonalité anormale n'est guère possible en effet pour une oreille peu exercée, qu'autant qu'elle est fort apparente ; elle nécessite une attention beaucoup plus grande encore si l'on doit l'apprécier de l'un à l'autre côté de la poitrine. WOILLEZ, il est vrai, a simplifié cette étude, en

faisant remarquer que la durée du son est souvent corrélative
de sa hauteur : les sons aigus étant *durs* et *brefs*, d'après cet
auteur, tandis que les sons graves seraient *moelleux* et *prolongés*. Pour être vraie en règle générale, cette proposition peut
parfois paraître exagérée quand, en raison de son intensité, un
son aigu prend le pas sur un son grave. L'oreille occupée en ce
cas de la sensation la plus grossière ne peut arriver à analyser
les divers éléments qui l'ont constituée et c'est ainsi que les
sons aigus peuvent paraître souvent plus longs que les sons
graves de moindre intensité.

Quant à l'interprétation physique de cette plus ou moins
grande acuité du son, elle a été le point de départ d'un très
grand nombre de travaux erronés. Partant de ce principe que
les cordes et les membranes tendues donnent un son d'autant
plus aigu que leurs vibrations sont plus fréquentes, et que la
fréquence de ces vibrations est favorisée par l'état de plus ou
moins grande tension, certains auteurs ont cru pouvoir rapporter aux modifications subies par le parenchyme pulmonaire
l'élévation du son, le poumon étant d'après eux susceptible
de vibrer à l'instar d'une corde. Or, rien n'est aussi peu
démontré. Le parenchyme pulmonaire est un composé de
membranes extrêmement irrégulières de forme, de dimensions,
de direction, variables aussi de résistance et de tension,
disposées par conséquent pour se gêner mutuellement. Elles
sont donc incapables de fournir un son par elles-mêmes, surtout
aigu, car elles se déchireraient bien longtemps avant que fût
obtenue la rigidité nécessaire à une vibration musicale, perceptible pour l'oreille.

C'est avec le même scepticisme que doit être accueillie la
théorie qui attribuerait à l'état de contraction des muscles pectoraux l'élévation du son de percussion, malgré l'autorité des
auteurs qui, comme ROSENBACH, l'ont émise.

En réalité, les tonalités sont *graves* ou *aiguës* suivant la capacité thoracique, le plus ou moins de pénétration d'air dans le
parenchyme à l'occasion des mouvements respiratoires, et
pour serrer de plus près le problème, suivant la masse d'air
accumulée dans le poumon. Si elle est peu considérable, elle

sera facilement mise en action dans sa tonalité et le son sera
haut; si elle est plus importante, le nombre de ses vibrations
diminuera proportionnellement et le son baissera. — Il faut
cependant tenir un très grand compte de l'état du récipient
aérien, c'est-à-dire du parenchyme. S'il est tiraillé fortement,
distendu jusqu'à sa limite de rupture par un air accumulé
sous une forte pression, il génera les vibrations de la masse
aérienne au point de diminuer sensiblement leur amplitude,
c'est-à-dire l'intensité du bruit produit, et de limiter leur lieu
de production à un espace si restreint que les vibrations ne
pourront plus être efficacement sonores, c'est-à-dire appréciées
par l'oreille.

Ce qui du reste prouve cette manière de voir, c'est l'expérience déjà citée de Gaancher qui, ayant fait enregistrer la hauteur de son produit de la base au sommet, l'a vue varier dans
les limites d'une octave : est-ce donc à dire que le parenchyme
pulmonaire soit toujours plus tendu au sommet qu'à la base?
ou n'est-il pas plus vrai de penser que le doigt percuteur
ébranle dans ce sommet une masse d'air bien moins grande
que dans cette base, dans la proportion précise qu'indiqueraient
des résonateurs pour être capables de vibrer à l'unisson de ces
deux sons produits?

Nous sommes donc ramenés à tout rapporter, en fait de gravité ou d'acuité du son de percussion, à la masse d'air percutée et à sa tension dans le parenchyme, tout en faisant remarquer que ces considérations ne s'appliquent jamais qu'à une
zone limitée et immédiatement sous-jacente au point percuté.
— On peut cependant ajouter à cette proposition générale un
corollaire, à savoir que lorsque la masse d'air est incluse dans
une cavité close, telle une caverne, elle donne une tonalité plus
basse que si elle n'était pas circonscrite, et que cette tonalité
ne change guère au cas où se produirait une ouverture dans
la paroi, à la condition que son étroitesse fût extrême. Nous
allons appliquer ces quelques idées pathogéniques à l'étude des
sons graves ou aigus, tels que la clinique nous apprend à les
connaître.

2° Sons graves. — On les rencontre à l'occasion de l'accumulation, dans certaines régions du parenchyme pulmonaire, de masses d'air plus considérables que ne le comporterait le fonctionnement normal de ces régions; il est certain qu'ils peuvent apparaître encore quand l'air vient s'accumuler dans les plèvres et la paroi, mais nous aurons dans la suite l'occasion de revenir sur ces faits. Ces masses d'air ne nécessitent du reste pas de lésions profondes du poumon pour augmenter ainsi; il suffit que celui-ci soit simplement distendu pour résonner gravement, comme on l'observe dans le cas de *suppléances*. Les sons graves de suppléance ne se produisent cependant qu'autant que l'exagération de la ventilation pulmonaire s'opère dans une très grande étendue, par exemple dans tout le poumon opposé à la pneumonie, à une pleurésie, à l'oblitération de la bronche principale, soit par une tumeur, soit par un corps étranger. On peut provoquer la même tonalité grave quand la suppléance se fait par les deux lobes supérieurs à l'occasion d'un œdème ou d'une congestion basale, bilatérale; et encore dans les bases quand elles sont intactes et que les sommets sont largement tuberculisés. Dans toutes ces conditions, les basses tonalités sont en quelque sorte physiologiques, puisque aucune modification ne s'est faite dans la texture pulmonaire.

A côté de ces cas, il en est bien d'autres qui relèvent précisément de ces lésions et l'on doit citer tout d'abord l'*emphysème pulmonaire*. Caractérisé anatomiquement par la disparition de la paroi alvéolaire, quelquefois de la paroi acineuse ou même lobulaire, l'emphysème est une maladie destructive du parenchyme qui, raréfié, se voit remplacé de plus en plus par des masses aériennes sonores, vis-à-vis desquelles il ne peut plus remplir qu'avec difficulté le rôle d'étouffoir. Encore faut-il faire pour l'emphysème une restriction immédiate : tous les emphysèmes ne résonnent pas gravement, en effet, et il en est quelques-uns qui donnent à la percussion une tonalité élevée, bientôt suivie de submatité ou de matité presque complète. C'est lorsque l'air se trouve emprisonné dans la charpente pulmonaire sous une pression telle qu'il peut très difficilement vibrer.

Quoi qu'il en soit de ces cas exceptionnels et surtout de l'interprétation qui en a été donnée et que nous venons de rappeler, les sons graves de l'emphysème peuvent être diversement répartis. Ordinairement limités à la lésion sus et sous-claviculaire et à la languette pulmonaire qui remplit le sinus médiastinal antérieur, ils s'étendent bien souvent à la région postéro-inférieure où ils affectent le bord du poumon. Là le son est souvent très grave. Enfin il peut l'être aussi au voisinage de toutes les tumeurs intra-pulmonaires, qu'il entoure d'une collerette de sonorité plus considérable et d'une plus basse tonalité.

Les sons graves sont encore l'apanage de certaines *grosses excavations* entaillées dans le tissu de l'organe, à la suite de lésions soit tuberculeuses, soit gangréneuses, soit vasculaires, et aussi quand les bronches ont pris un énorme développement simulant une excavation pulmonaire, ou quand une collection liquide entourée d'une coque résistante, comme un kyste hydatique, s'est vidée dans un conduit aérien et s'est trouvée par la suite en communication gazeuse permanente avec lui. Mais, pour que la percussion révèle ces grandes pertes de substance et les manifeste par une grave sonorité, il faut qu'elles remplissent certaines conditions communes à elles toutes, à savoir : que la caverne soit considérable, vide de toute collection liquide, qu'elle soit superficielle et presque au contact de la paroi thoracique, toutes choses rarement rencontrées simultanément.

3° Sons aigus. — Par opposition à la cause génératrice des sons graves, ceux qui s'entendent avec une tonalité élevée relèvent de la raréfaction de l'air dans la région percutée, sans que celle-ci résulte nécessairement d'une lésion du parenchyme. Si l'on suppose par exemple que par suite de l'oblitération partielle des gros vaisseaux afférents du poumon, la masse sanguine qui devait être distribuée à tout un lobe soit diminuée de moitié, pareille diminution pourra se faire dans la ventilation de ce lobe sans que, au total, l'oxygénation du sang ait beaucoup à en souffrir. Mais si celle-ci continue à s'effectuer avec régularité et fruit, il n'en est pas moins vrai que la distension pulmonaire est moins parfaite en ce point ; que les parties constituantes de la charpente de l'organe sont dans un certain état de relâchement et que, pour un ébranlement déterminé, une masse d'air moins considérable se met à vibrer. Le son s'élève donc dans les cas d'*atélectasie partielle*, c'est-à-dire de retour incomplet à l'état fœtal du poumon.

Or, ce retour n'est pas seulement le fait des troubles vasculaires que nous venons d'indiquer, c'est-à-dire de la gêne apportée à la circulation des artères pulmonaires. Il peut relever aussi de leur vaso-dilatation, parce que le calibre des vaisseaux augmentant dans l'alvéole, ils arrivent à occuper dans ce petit organe et vis-à-vis de l'air qui y était contenu au préalable une place relativement plus considérable. La masse de l'air se trouve ainsi réduite d'autant et se met à vibrer avec rapidité, c'est-à-dire en produisant un son plus aigu toutes les fois qu'elle est mise en mouvement par la percussion. Il importe de noter en passant, que ces tonalités aiguës des *congestions pulmonaires* sont d'autant plus précieuses à signaler, qu'elles permettent de préjuger ce que sera bientôt l'état anatomique de l'organe. Elles ne sont que le prélude de modifications plus profondes du son de percussion, c'est-à-dire de la submatité ou même de la matité compacte, comme on l'observe pour la *splénopneumonie*.

Beaucoup de maladies diverses du poumon, ayant comme lésion initiale cette congestion passagère active ou passive dont il vient d'être question, peuvent compter au nombre de leurs symptômes de début ces sonorités élevées : telles la *pneumonie*, la *broncho-pneumonie*, l'*œdème pulmonaire* peu intense. Bientôt quelques-unes de ces affections se spécialisent au point de vue lésionnel et les désordres nouveaux de texture pulmonaire qui apparaissent, agissent au point de vue de la percussion d'une manière analogue. Telle est la *tuberculose*, qui, en amenant la prolifération du tissu conjonctif et l'épaississement des cloisons interacineuses ou interalvéolaires, diminue d'autant la masse d'air incluse. Aussi les sons aigus s'entendent-ils sous la clavicule dès la période d'invasion de la tuberculose dont ils constituent l'un des meilleurs signes de probabilité, avec la rudesse respiratoire, l'inspiration saccadée, l'expiration prolongée et la diminution du murmure vésiculaire.

Certaines autres maladies agissent par un procédé tout différent et déterminent le son élevé par compression et le refoulement d'une partie du parenchyme; ce sont les *tumeurs* de la plèvre et du poumon lui-même, comme le *cancer du sein* propagé ou récidivé dans cet organe, ainsi que j'ai pu en percuter deux cas très nets; comme aussi les kystes hydatiques. Les pleurésies avec épanchement, les hydrothorax simples ou doubles agissent dans le même sens et on peut citer, avec Woillez, les causes éloignées de compression pulmonaire comme les tumeurs abdominales, la grossesse, les ascites ou la pneumatose intestinale de l'obstruction complète.

4° Son tympanique. — Suivant la conception la plus habituelle des cliniciens, le *son tympanique* devrait être à peu près uniquement considéré comme exagéré en intensité, et telle fut du reste la manière de voir de Laennec; il semble donc que c'est faire erreur que de reporter son étude après celle des modifications de la tonalité. Il n'est cependant pas démontré que cette dernière n'ait pas une influence plus grande sur le développement de cette sonorité spéciale et qu'elle ne doive servir de base d'appréciation et de classement.

Deux opinions sont en effet en présence qui prétendent : l'une, celle de Woillez, que le tympanisme « est le résultat de l'*amplitude exagérée* des vibrations provoquées par la percussion »; l'autre, celle de Skoda, qu'il est dû « à une plus *grande homogénéité* de vibration », autrement dit à leur régularité, qui assure au tympanisme un caractère musical incontestable et le rapproche ainsi bien plus d'un *ton*, d'un *son*, que d'un bruit. La question de hauteur de ce son devient ainsi secondaire et on pourrait, comme l'admet aussi Woillez, décrire trois variétés de tympanisme; savoir : le premier à tonalité normale, qui devrait être, pour réunir l'opinion des deux auteurs, plus intense que la normale et musical; le second, à tonalité musicale plus grave; le trosième, à tonalité musicale plus aiguë et comme les deux autres plus intense.

Lorsqu'on percute en effet un malade et qu'on déclare *tympanique* le son de percussion, on ne peut ne pas être frappé par sa résonance, par sa vibration, longue ou courte suivant la hauteur de sa tonalité, en un mot par la sensation harmonique qu'il développe. C'est là son principal caractère et il est suffisant pour permettre sa différenciation des bruits exagérés n'ayant pas la même valeur et ne laissant pas la même impression acoustique.

Skoda dans une expérience célèbre a établi nettement cette différence de sensation et en même temps l'une des principales conditions de son développement. Ayant extrait de la poitrine un poumon sain et fortement distendu par de l'air et l'ayant percuté avec un plessimètre, il détermina un son clair, non tympanique, tandis que le même poumon, alors qu'il était un peu affaissé, donnait un son assez franchement tympanique. De même l'estomac fortement insufflé et distendu ne fournit qu'un son sourd, tandis qu'il donna un son tympanique quand la tension était peu prononcée.

Ce son spécial participe donc de deux qualités simultanées, savoir : une *intensité plus grande* et une *régularité de vibration* qui lui donnent un caractère musical, de *tonalité différente* suivant la cause productrice, semble-t-il. Les causes sont multiples en effet et il peut se développer : 1° quand l'ébranlement de la paroi et par suite l'amplitude de ses oscillations ont augmenté largement de manière à donner une plus forte intensité; 2° quand la masse d'air accumulée dans une zone pulmonaire est plus grande que d'habitude sans être extrême, comme dans l'emphysème modéré; 3° quand enfin le relâchement des parois thoraciques et des cloisons pulmonaires a été poussé assez loin pour qu'elles ne puissent vibrer pour leur propre compte et laissent toute latitude à la masse aérienne de se mouvoir.

De ces causes la première est négligeable, car elle est facilement appréciable soit en raison de l'énergie avec laquelle la percussion est pratiquée, soit en raison de la rigidité plus grande, de l'élasticité plus prononcée ou de la maigreur de la paroi; les deux autres donnent au tympanisme une valeur propre et différente pour chacune d'elles. Quand il est dû à l'accumulation exagérée de l'air dans une zone pulmonaire étendue, le tympanisme est *grave*, et c'est ainsi qu'on l'entend dans l'emphysème modéré, au niveau du sommet et du bord antérieur du poumon, et aussi de son bord postérieur.

Il revêt des caractères identiques dans les fortes distensions pulmonaires de suppléance, telles que celles que l'on observe dans le côté de la poitrine opposé à celui où siégeait une pleurésie avec épanchement notable. Quelquefois il peut être grave aussi dans les emphysèmes vicariants des tumeurs volumineuses, des noyaux d'apoplexie pulmonaire, des lobes hépatisés ou splénisés, des foyers de gangrène pulmonaire massive. — Mais lorsqu'il est dû au contraire à l'affaissement de la paroi thoracique, et, plus encore, de la paroi alvéolaire, comme le fait se voit dans tous ces cas de déplacement avec compression du poumon, tel qu'on l'observe dans les pleurésies avec volumineux épanchement, le tympanisme n'est plus grave. Il devient court comme son; sa tonalité s'élève, son lieu de production se restreint, et puis, au fur et à mesure que diminue la zone d'affaissement parenchymateux, le son s'élève de plus en plus jusqu'à ce qu'enfin il s'éteigne et que le tympanisme fasse place à la submatité.

Les extrêmes se touchent donc, puisque nous avons déjà vu que l'accumulation de l'air sous trop forte pression dans l'intérieur d'un organe creux, et le poumon peut être considéré comme tel, avait pour résultat tout à fait similaire de conduire du son tympanique au son atympanique, au son sourd, et de celui-ci à la submatité. La remarque était donc judicieusement formulée de ne pas confondre l'emphysème avec la pleurésie suivie d'épanchement. — Le même son tympanique aigu se trouve dans les foyers limités de congestion, de même dans ceux qui sont larges, quand, par suite de l'augmentation de calibre des vaisseaux, une partie de l'alvéole a été désemplie de l'air qu'elle contenait; mais alors il passe rapidement à la submatité ou à la matité complète, pour peu qu'il se produise une légère exsudation.

C) ALTÉRATIONS DU TIMBRE DU SON DE PERCUSSION

1° Considérations générales. — Avant de juger les modifications que subit le *timbre* des sons de percussion, il est bon de réfuter une erreur courante, d'après laquelle la sonorité obtenue par l'ébranlement du poumon normal ne saurait en fournir, ainsi que l'a écrit GUTTMANN et que l'acceptent LEBROUILLET et GRANCHER, ce dernier peut-être avec quelques restrictions. Il n'est pas en effet possible que le son normal de percussion n'ait pas un timbre, puisque c'est là l'une des qualités primordiales du son. C'est le timbre qui peut différencier le résultat obtenu chez les divers malades qui, par ailleurs, donnent des sons comparables aussi bien en intensité qu'en tonalité. — Il faut bien reconnaître cependant que le timbre est, pour un homme sain, celle des qualités du son de percussion qui est véritablement négligeable, et cela a appelé l'attention des auteurs sur les cas anormaux où elle devient prédominante. Mais, comme il ne peut en l'espèce être question de nuances légères, il faut se contenter de décrire à part les caractères de quelques sonorités bien spéciales, qui vont suivre.

2° Sons cavitaires, leurs caractères. — Ainsi désigné parce qu'il se produit quand on percute la paroi d'une excavation remplie d'air, le son *cavitaire* présente certaines propriétés d'intensité et de tonalité, sur lesquelles il est nécessaire d'insister tout d'abord. Sa *tonalité* est variable suivant la capacité de l'excavation et d'autant plus élevée que cette excavation est moins considérable, jusqu'à une certaine limite au-dessus de laquelle toute tonalité s'éteint; la caverne se comporte en ce cas comme un résonateur physique. Elle est encore en corrélation avec le diamètre de l'ouverture de l'excavation, de telle sorte qu'elle s'élève quand la section de l'orifice augmente, tandis que le son de percussion devient plus grave quand diminue le calibre de l'orifice cavitaire. Aussi ne faut-il pas se baser exclusivement sur cette hauteur du son pour conclure à la capacité probable de la caverne, d'autant que les variations de tonalité s'accompagnent toujours de variations d'intensité, les sons aigus étant les moins intenses.

3° Division des sons cavitaires. — Il existe plusieurs variétés de sons cavitaires, tous régis par les lois générales d'intensité et de tonalité que nous venons de résumer et distincts par leur timbre; ce sont : 1° le *son trachéal de Williams*; 2° le *son bronchique*; 3° le *son caverneux*; 4° le *son amphorique*; 5° le *bruit de pot fêlé* et quelques autres, qui ne dépendent plus comme eux de lésions parenchymateuses mais pleurales, tel celui du pneumothorax.

A. Son trachéal de Williams et son bronchique. — Bien qu'il n'y ait pas une identité complète de cause entre ces deux sonorités, puisque la première naît dans les bronches et la trachée d'ailleurs normales, et la seconde dans les mêmes organes uniformément ou partiellement dilatés, comme dans la bronchectasie, il était bon d'en juxtaposer l'étude parce qu'elles sont comparables en beaucoup de points.

Lorsqu'on vient en effet à percuter le larynx et la trachée, soit directement dans la partie supérieure du cou, soit indirectement à sa base, on met en mouvement la totalité de la colonne d'air contenue dans ces organes creux. Les oscillations qu'on y développe se propagent ainsi simultanément dans deux directions opposées, c'est-à-dire du côté du poumon et du côté des voies respiratoires supérieures. Celles-ci se trouvant constituées par une série de cavités successives irrégulières, l'arrière-cavité des fosses nasales, le nez et la bouche, et présentant dans leur voisinage de véritables caisses de résonance représentées par les sinus, il s'ensuit que les sons qui se propagent dans leur direction sont à chaque instant modifiés dans leur intensité, leur timbre et même leur tonalité. Leurs caractères principaux ne sont cependant pas tellement altérés et que l'on ne puisse les reconnaître. Ils sont constitués, en outre d'une résonance tympanique, c'est-à-dire exagérée et musicale à la fois, par une série de modalités différentes que font naître les attitudes diverses données au malade. — Le son augmente en faisant ouvrir la bouche du malade, tirer la langue. Sa tonalité s'élève si la bouche est ouverte et s'abaisse quand elle est close et, plus encore, quand on ferme l'une après l'autre les deux narines, à moins qu'elles ne soient obstruées, suivant Wintrich.

Or, ce n'est pas la seule percussion directe du larynx et de la trachée qui est capable de déterminer de la sorte cette sonorité tympanique ; elle se reproduit d'une manière identique à l'occasion de l'ébranlement des grosses bronches, droite et gauche, et de la partie intrathoracique de la trachée. C'est elle plus spécialement qu'on désigne sous le nom de *son trachéal de Williams*.

Mais pour que ces organes puissent résonner, chez une personne saine, alors qu'ils sont profondément situés et entourés d'une épaisse couche de tissu pulmonaire élastique, qui les matelasse au point de les rendre inaccessibles au doigt percuteur, il faut de toute nécessité que l'ébranlement de la paroi leur soit transmis à peu près intégralement. Ce résultat ne peut être obtenu que par une condensation du tissu pulmonaire du voisinage, ou par la formation d'une masse indurée médiastinale en contact avec leur paroi. C'est ainsi qu'il peut exister dans les cas d'hépatisation pulmonaire, d'adénopathie du groupe lymphatique inter-trachéo-bronchique ou péribronchique, d'atélectasie pulmonaire consécutive à un épanchement pleural ou à un anévrisme aortique, même à une péricardite avec épanchement, d'après EICHHORST. — Le son trachéal peut cependant s'entendre chez certaines personnes dont le poumon et le médiastin sont normaux, à la condition qu'elles soient exceptionnellement maigres et que leur paroi thoracique soit fortement élastique.

Quelle que soit son origine, ses caractères sont toujours comparables. C'est un bruit tympanique rarement très intense, d'une tonalité variable suivant les attitudes, comme l'a prouvé WINTRICH, il se développe seulement par une percussion pratiquée dans certaines zones thoraciques précises. GUTTMANN prétend qu'il n'existe qu'autant qu'on agit dans la région interscapulaire, au point qui correspond à la bronche gauche, c'est-à-dire en face de la quatrième vertèbre dorsale. Il semble pouvoir s'observer aussi au niveau de la bronche droite, c'est-à-dire sur une zone de 3 à 4 centimètres d'étendue. De plus, lorsque tout le sommet est hépatisé, sclérosé ou caséeux, on peut obtenir le même son par la percussion des deux premiers espaces intercostaux, plus fréquemment cependant à gauche qu'à droite. En tous cas la percussion doit être assez forte pour faire vibrer une épaisseur de poumon de 5 centimètres au moins.

De même les bronches dilatées peuvent résonner anormalement, quand la cavité nouvellement formée est considérable, qu'elle arrive presque au contact de la paroi thoracique, et qu'elle se trouve en outre à peu près vide de toute sécrétion muqueuse. Au contraire ces bronchectasies deviennent muettes, ou ne donnent que de la matité, lorsque l'exsudation a été abondante. Quand leur continuité est largement établie avec les canaux aériens du pédicule pulmonaire, le son tympanique qui les révèle est susceptible de toutes les modifications de tonalité que WINTRICH a signalées pour le larynx et la trachée, du fait de l'attitude du malade.

B. SON CAVERNEUX. — Il ne faut point s'attendre à ce que la sonorité d'une perte de substance pulmonaire se manifeste d'une manière spéciale pour chacune des maladies qui ont pu la provoquer. Qu'il s'agisse d'une caverne tuberculeuse, d'un kyste hydatique suppuré et ouvert dans une bronche, d'un abcès, d'un foyer gangréneux, peu importe; la percussion ne peut déceler que la perte de substance. Encore convient-il de se mettre en garde contre l'opinion que telle reconnaissance est facile toujours, car aucune lésion ne peut passer aussi complètement inaperçue.

Une caverne, pour donner au médecin quelques indications du fait de la percussion, doit avoir certaines dimensions, celle d'une bille à jouer, d'une noix d'après SKODA, à moins qu'un certain nombre de cavernules ne soient conglomérées.

On reconnaît une excavation à divers signes de valeur inégale. Ce sont :

a. Les différences obtenues suivant que la caverne est vide ou pleine; dans le premier cas, il existe une sonorité tympanique franche et dans le second une matité complète dans tout l'espace occupé antérieurement par la sonorité. Quand les mucosités n'occupent qu'une partie de l'excavation, elles s'accumulent dans les endroits déclives, qui aussitôt deviennent mats, et la ligne de matité s'élève de plus en plus, au détriment de la sonorité, au fur et à mesure que la caverne se remplit. Aussi les résultats obtenus ne sont-ils pas identiques, le matin et le soir, chez les malades qui crachent peu, parce que le soir les

excavations deviennent apparentes et sonores. Ces différences
s'observent d'une manière très précise dans les vomiques, que
l'on peut à volonté provoquer par certains changements d'attitude, variables avec chaque malade.

b. *Les modifications de tonalités signalées déjà*, et que Wintrich
a fait connaître, *tiennent à l'élévation du tympanisme caverneux
quand la bouche est ouverte, à son abaissement quand elle est
fermée.* Elles n'existent qu'autant que la communication bronchique est largement assurée, et sont plus manifestes si l'on
prend soin de ne percuter que pendant les inspirations ou les
expirations.

c. *Un troisième bon signe de caverne est celui qui dépend des
modifications imprimées par l'attitude du malade au résultat de la
percussion.* Si une région était mate dans la station dorsale et
qu'elle devienne partiellement tympanique dans la station verticale, c'est que par ce fait de la mise en niveau, le liquide s'est
collecté dans les parties déclives ; il existait donc une excavation
le contenant, dont les dimensions peuvent être évaluées avec
quelque chance de succès.

C. Son amphorique. — Le son amphorique ne diffère du précédent que par une amplitude plus grande, une résonance
métallique quelquefois assez nette, une étendue plus considérable, une longueur plus accusée et assez comparable au bourdonnement que l'on obtient en frappant sur une cloche. De
plus, le doigt perçoit à ce moment une sensation d'élasticité
plus parfaite qu'il n'est d'habitude dans les cavernes, en raison de ces deux faits connexes que la masse d'air étant plus
grande fait plus complètement ressort, et que la paroi étant
moins scléreuse et plus rapprochée des téguments, peut être
facilement ébranlée par la percussion.

D. Bruit de pot fêlé. — Laennec a décrit sous ce nom une
sonorité de percussion toute spéciale, facile à reconnaître une
fois qu'elle a été entendue, et composée de deux éléments distincts qui sont : un *bruit de souffle léger*, de caractère aspiratif, et un *claquement* sans résonance musicale, extrêmement
bref et court, concordant exactement avec le souffle qu'il com-

mande. Ainsi défini, le bruit de pot fêlé correspond bien au
point de vue acoustique à celui que l'on produit artificiellement en frappant un vase de grès fissuré, dont les vibrations
sont immédiatement arrêtées après leur développement, mais
il faudrait, pour le compléter, le souffle dont nous avons parlé
plus haut. Aussi est-il plus net et plus complet quand on percute un crâne dépouillé de ses parties molles et sèches, ou une
vessie de caoutchouc à moitié pleine d'air, dont le goulot
béant laisse passer une partie de l'air comprimé par la secousse
du doigt. Piorry disait encore qu'on pouvait le simuler en croi-
sant les mains sans faire toucher leur face palmaire et en les
ébranlant par un choc brusque porté avec le dos de l'une d'elles
sur le genou.

De ces expériences il est facile de déduire exactement les
conditions dans lesquelles doit se trouver un poumon pour
permettre le développement du bruit de pot fêlé. Il est indispensable qu'il contienne en un point donné une masse d'air
assez considérable, que cette masse puisse rapidement pénétrer dans une cavité bronchique voisine, ou s'échapper aussitôt
comprimée par la percussion ; il faut encore que les parois de
l'espace limitant la masse d'air dont il est parlé plus haut,
soient élastiques et assez rapprochées l'une de l'autre pour que,
dans les oscillations dues à la percussion, elles puissent venir
en contact, ce qui arrête leur vibration. Enfin, pour que cette
brusque dépression de la coque enkystant la masse d'air soit
possible, il est de toute nécessité qu'elle se trouve très voisine
de la paroi thoracique et que celle-ci soit aussi maigre que possible.

Le bruit de pot fêlé participe aux modifications que l'attitude du malade fait subir au son trachéal de Williams, au son
bronchique et caverneux, c'est-à-dire qu'il augmente quand la
bouche est ouverte et prend une tonalité plus élevée, de sorte
qu'il ne diffère de ce dernier que par la sensation de souffle
aspiratif qu'il fait naître et l'arrêt brusque des vibrations
sonores, quand les parois de l'espace limitant la masse d'air
sont au contact.

Aussi n'est-il pas surprenant de le rencontrer dans les conditions où se produit le son trachéal de Williams ; mais bien d'autres causes peuvent lui donner naissance. Avant que de les indiquer, il est indispensable de dire comment on peut les provoquer. Il faut faire appuyer la poitrine du malade, si on recherche le bruit de pot fêlé par la percussion antérieure, ou la faire bomber légèrement en arrière, dans la position assise, si on doit percuter dans le dos. Il faut aussi recommander d'ouvrir la bouche, puisque l'intensité du bruit est ainsi augmentée, et écouter seulement dans l'expiration. On comprend, en effet, que si le bruit de pot fêlé s'accompagne d'une chasse d'air assez forte pour déterminer la production d'un souffle, il est indispensable qu'elle ne rencontre pas dès son origine d'obstacle analogue à celui que créerait une inspiration énergique. Quelques auteurs ont cependant signalé des cas exceptionnels où le bruit de pot fêlé est inspiratoire et ils attribuent cette particularité à la béance des bronches que seule l'inspiration est en état de produire.

Le bruit de pot fêlé peut être produit en des régions tout à fait différentes du poumon et, notamment, par la percussion de la poignée du sternum chez les enfants, ou des deux premiers espaces intercostaux, à la condition que la dépression pariétale puisse se transmettre à peu près intégralement aux bronches, par l'intermédiaire d'un tissu pulmonaire condensé et imperméable à l'air. Il est dû dans ces deux cas à l'affaissement de la paroi trachéale ou bronchique et à l'issue brusque de l'air au travers de la glotte, où il détermine le bruit de souffle caractéristique. Il peut naître en ces deux points par la simple compression intermittente exercée par les battements aortiques d'un anévrisme de la crosse, mais il est assez faible le plus souvent pour ne pouvoir alors être entendu que si l'oreille du médecin est accolée à la bouche ouverte du malade, ou par le malade lui-même qui peut en être fort incommodé. Dans ce même ordre de faits il faut placer le bruit de pot fêlé qui naît de la percussion du pédicule pulmonaire dans l'espace interscapulaire, comme nous avons déjà dit pour le son trachéal de Williams et pour des raisons identiques.

En outre de cette origine, le bruit de pot fêlé peut encore

être consécutif à la percussion de la paroi d'une caverne tuberculeuse. Il faut bien le dire, c'est alors surtout qu'il est intense, nettement caractérisé, de sorte qu'il faut tout d'abord penser à une ulcération sous-jacente quand ce symptôme est perçu avec précision ; mais il faut que la caverne soit superficielle, vide de mucosités au moins dans la plus grande partie de sa capacité, que ses parois soient souples et perforées d'un orifice qui permette une issue facile de l'air qu'elle contient dans une bronche de moyen calibre. Il semble être alors plus fréquent à droite qu'à gauche, en raison peut-être de l'obliquité moindre de la bronche droite et de son plus grand calibre, qui la mettent plus immédiatement en contact et en continuité avec les excavations du sommet. C'est en raison de la prédominance de ce bruit dans la phtisie ulcéreuse du troisième degré, qu'il s'attache à son existence une idée de gravité considérable et de pronostic fatal à échéance rapprochée.

Le bruit de pot fêlé s'entend aussi dans le pneumothorax fistuleux ouvert, soit à l'extérieur, soit dans les bronches ; quand il disparaît, son départ est une preuve de l'oblitération de la fistule, à moins que le pneumothorax ne se soit compliqué d'un épanchement liquide de nature quelconque, dont la tranche supérieure déborde la fistule de l'excavation.

Enfin il peut être l'apanage des congestions pulmonaires, de la pneumonie, de la broncho-pneumonie, ou des états atélectasiques du poumon, analogues à ceux qui résultent de la compression de cet organe par le fait d'un épanchement pleurétique. Il coexiste dans toutes ces maladies avec le son tympanique élevé et est occasionné à la fois par la béance des bronches et le peu de tension du tissu pulmonaire, qui facilitent au maximum l'issue de la masse d'air qui s'y trouvait incluse.

§ 2. — MODIFICATIONS PATHOLOGIQUES DES SONS DE PERCUSSION DU THORAX CONSÉCUTIVES AUX LÉSIONS DE LA PLÈVRE.

Les inflammations de la plèvre, outre qu'elles entraînent la production d'*exsudats solides* ou *liquides* qui tapissent la sur-

face du poumon, peuvent aussi influencer indirectement la ventilation pulmonaire et modifier par la suite le son de percussion pulmonaire. De cette dernière catégorie de faits, que
résume presque tout entière le *skodisme* sous-claviculaire, nous
ne dirons rien, car il en a été question à plusieurs reprises dans
le cours de l'ouvrage et notamment à propos du tympanisme.
Il ne sera donc question dans ce qui va suivre que des changements de sons qui peuvent survenir à la suite de : 1° *la présence
de fausses membranes ou de tumeurs solides pleurales ; 2° d'épanchements liquides ou gazeux, ou encore liquides et gazeux tout à
la fois.*

A) Modifications des sons de percussion
dues aux fausses membranes ou aux tumeurs de la plèvre

Lorsque la plèvre a été enflammée, qu'elle s'est dépolie de son
endothélium, qu'elle a sécrété sur sa surface, elle présente souvent de petites élevures qui lui donnent un aspect verruqueux
tout spécial ; puis, ces petites excroissances servent comme de
centre de coagulation à la fibrine transsudée des vaisseaux, et
celle-ci se dépose par *stratifications* successives qui éloignent
d'autant le poumon du doigt qui le percute. Plus tard, quand
s'organise cet exsudat, que les vaisseaux le parcourent et le
transforment, il devient compact de plus en plus et, suivant
l'évolution constante du tissu conjonctif, enserre le poumon
d'une coque inextensible, qui gêne sa dilatation dans toute la
partie correspondant à son écorce et sous une épaisseur de
2 centimètres quelquefois.

Le poumon se trouve ainsi condensé et privé d'air dans une
partie de la zone accessible à la percussion. Or, si nous avons
conservé le souvenir des origines du son de percussion thoracique, il nous sera facile de comprendre que la superposition
à la corticalité pulmonaire d'un tissu faisant le rôle d'étouffoir,
altérera fatalement la sonorité normale du parenchyme. C'est
ainsi qu'avec une percussion superficielle on ne provoque que
de la submatité ou de la matité presque complète, alors cependant que le poumon respire sur le point percuté, comme il

est facile de s'en rendre compte. Cette *discordance* des deux méthodes d'examens devant appeler l'attention, il faut provoquer la vibration des parties pulmonaires encore intactes et plus profondes par une percussion plus énergique, si le procédé digito-digital est insuffisant, employer celui des vétérinaires.

Le plus souvent, en variant ces investigations comme il vient d'être dit, on entend une certaine sonorité fort obtuse, et le doigt, qui jusqu'alors n'avait éprouvé que la sensation d'une résistance massive et d'une perte complète de l'élasticité de la paroi, permet de retrouver une certaine amplitude dans ses déplacements. Ces sensations de submatité ou de matité ont des sièges quelconques, ainsi que les fausses membranes qui les occasionnent, et se rencontrent aussi bien au sommet qu'à la base, suivant la localisation antérieure de la maladie qui les a fait naître. On peut même les noter dans la partie médiane seule du thorax, alors que le sommet et la base en sont indemnes. Du reste, elles s'accompagnent presque toujours de rétraction de la paroi à leur niveau ; celle-ci entraîne une déformation thoracique plus ou moins étendue et révélatrice pour l'œil de la lésion sous-jacente. La vue et l'auscultation se contrôlent ainsi incessamment et sont presque toujours concordantes dans leurs résultats.

Il en va de même pour les *tumeurs de la plèvre*, mais la submatité ou la matité ne sont pas alors distribuées en un foyer étendu et unique, comme les fausses membranes, elles peuvent être réparties sous de petites surfaces et éparses à la périphérie des poumons, quand les tumeurs sont constituées par des noyaux isolés et distincts. L'interprétation de ces modifications de détail de la sonorité est en ce cas fort délicate et ne peut guère suffire seule à faire poser un diagnostic. Il m'est arrivé, cette année, de voir un malade atteint d'un sarcome pulsatile de la région antéro-externe gauche de la poitrine, chez lequel il existait en même temps une courbe d'épanchement pleurétique suivant le type de Garland, que nous retrouverons plus tard. Il était fort difficile chez lui en raison de cette coexistence de ne pas penser surtout à l'empyème pulsatile et d'éviter une erreur. Celle-ci fut commise parce que le sarcome avait envahi la plèvre, peut-être après y avoir déterminé une pleurésie longtemps avant l'examen, en tout cas en prenant tout à fait les allures de cette dernière et sans qu'on pût, dans la matité, retrouver ces placards de sonorité qui existent si souvent dans les néoplasmes pleuro-pulmonaires, en opposition avec les masses cancéreuses. Le schéma de percussion fera du reste mieux comprendre les raisons de cette erreur.

B) Modifications des sons de percussion dues aux épanchements gazeux de la plèvre

Lorsqu'un gaz s'accumule dans la cavité de la séreuse, formant ce que l'on appelle un *pneumothorax*, le son de percussion devient aussitôt clair, vibrant, intense et musical, et revêt par conséquent tous les caractères du *tympanisme*. Mais, lorsque son accumulation est poussée à un tel degré qu'il en résulte une tension considérable de la paroi thoracique, cette dernière vibre presque seule à l'occasion de la percussion et le son, de clair qu'il était, s'assourdit rapidement. De même l'élasticité de la première période s'atténue pour faire place à une immobilisation presque complète du thorax.

Ces profondes altérations du son de percussion normal ne sont pas dues uniquement au très proche voisinage d'une aussi considérable masse d'air ; elles tiennent aussi à l'éloignement ou à l'affaissement du parenchyme pulmonaire, à moins que des néo-membranes résistantes ne l'eussent uni antérieurement en certains points de la paroi. Quand il en est ainsi, comme chez les tuberculeux où la symphyse pleurale s'observe au sommet d'habitude et le pneumothorax à la base, on observe une juxtaposition intéressante et instructive de zones mates, celles des adhérences, ou submates, quand les adhérences étaient épaisses mais assez longues pour permettre un éloignement marqué du poumon.

Quand à la topographie de ces épanchements gazeux ou plutôt de l'hypersonorité qui les manifeste, elle est rarement variable, le pneumothorax étant fort étendu presque toujours

et occupant à peu près la totalité de tout un côté de la poitrine.
Il peut arriver néanmoins qu'ils soient limités en une région,
de grande surface il est vrai ; ils siègent alors presque toujours
au sommet en avant du poumon, ou en arrière vers sa partie
médiane, mais il faut bien se garder de confondre le pneumothorax avec une large excavation pulmonaire, qui s'en distingue
par la submatité de sa paroi, les modifications de la tonalité
de Wintrich et les cavernules qui l'environnent.

C) MODIFICATIONS DUES AUX ÉPANCHEMENTS LIQUIDES
DE LA PLÈVRE

Si la plupart des épanchements liquides de la plèvre s'accompagnent de phénomènes bruyants et perceptibles notamment par
la percussion, quelques-uns d'entre eux peuvent cependant
passer inaperçus, inaccessibles qu'ils sont à ce mode d'exploration. Tels sont ceux qu'une coque résistante entoure et fixe en
les enkystant, par exemple sur la face médiastinale du poumon, ou entre sa base et le dôme du diaphragme. Dans cette
situation la collection liquide prend la forme et l'aspect d'une
lentille, qui ne serait en contact que par ses bords avec les parois
du thorax. Bien que manquant du signe physique que nous étudions, ces épanchements peuvent néanmoins être volumineux et
correspondre à une masse liquide de plusieurs centaines de centimètres cubes.

Quant à ceux qui s'étalent sur une assez grande hauteur de
paroi, ils se traduisent par un ensemble de signes de percussion qui relèvent de plusieurs conditions pathogéniques. Au
nombre de celles-ci il faut citer : la capillarité qui permet au
liquide de s'élever assez haut sous une couche mince, l'éloignement du poumon, sa condensation plus ou moins complète dans
la région costo-vertébrale où se trouve son pédicule. Il en est de
même de l'accumulation du liquide qui, suivant son importance, altère plus ou moins la statique thoracique et peut amener la déformation de la région ; il remplit alors le rôle d'étouffoir
vis-à-vis des vibrations sonores transmises par le poumon sous-
jacent. Enfin l'état de santé ou de maladie de ce poumon et

celui des parties molles de la poitrine peuvent à leur tour modifier la sonorité normale de la région.

Toutes ces modifications chez l'homme sont ordinairement *unilatérales* à cause de son médiastin, à l'encontre de ce que l'on observe chez certains animaux et notamment chez le cheval. Il peut arriver cependant que l'épanchement soit aussi bilatéral et

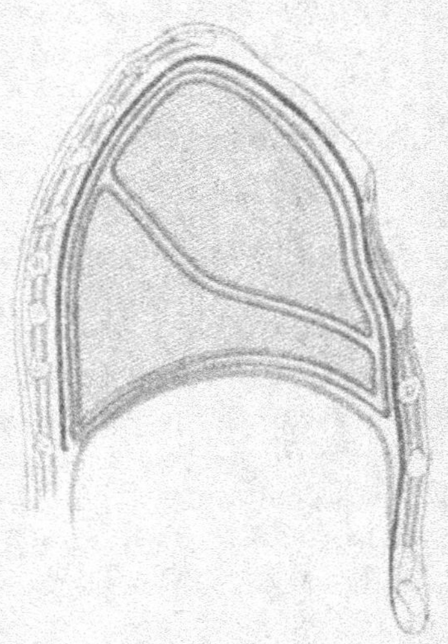

Fig. 122.
Coupe antéro-postérieure d'un
hémithorax normal.

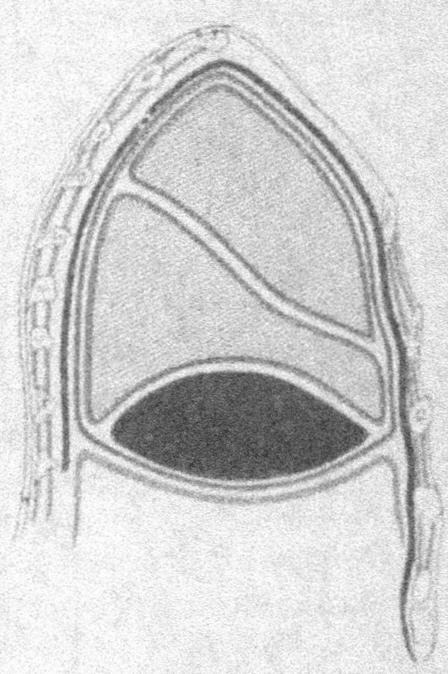

Fig. 123.
Coupe antéro-postérieure d'un hémithorax avec un épanchement diaphragmatique lenticulaire, en contact avec la paroi thoracique, seulement par son bord.

il en est ainsi dans les maladies hydropigènes, où les phénomènes physiques sont un peu variables dans le détail, et dans celles qui intéressent simultanément les deux plèvres par suite de l'ascension par voie transdiaphragmatique d'une affection primitivement péritonéale, telle la tuberculose de ces deux séreuses. Il va sans dire que pour que la respiration s'opère encore d'une manière convenable et suffisante, le poumon se surmène dans les régions où il est toujours perméable, et donne ainsi lieu à des altérations de la sonorité normale, qui ont été suffisamment

indiquées à maintes reprises pour qu'il ne soit plus nécessaire
d'y revenir en ce moment.

L'étude actuelle ne visera donc que certains points qu'il faut
tout d'abord préciser. Elle comporte l'analyse : 1° des signes de
l'épanchement liquide en lui-même ; 2° des déformations de la
région où il s'est collecté et que permet de saisir la percussion ;
3° de certaines affections pulmonaires simultanées, capables de
simuler jusqu'à un certain point un épanchement véritable ou
d'en altérer les courbes.

1° Signes de la présence du liquide. — Lorsqu'il s'accumule dans une plèvre une quantité de liquide assez grande pour
déprimer le poumon de 3 à 4 centimètres et que l'on vient à
percuter à son niveau, soit légèrement, soit fortement, on
n'obtient d'autre résultat de cette exploration qu'une *matité
complète*, compacte, analogue, disait AVENBRUGGER, à celle de la
cuisse que l'on frappe, *tanquam percussa femoris*. Cette matité
est massive, indiscutable, s'accompagne d'une perte définitive
de l'élasticité de la paroi à son niveau et mérite justement le
nom de matité *hydrique*, en raison de l'épanchement liquide
qu'elle décèle. Elle coexiste toujours avec une abolition absolue
ou une diminution très marquée des vibrations thoraciques, un
silence respiratoire complet et quelques autres signes de moindre
valeur parce qu'ils ne sont pas constants, comme l'égophonie
ou le souffle pleurétique. Elle siège le plus habituellement à
la région inférieure de la poitrine et presque toujours en
arrière ; elle s'y cantonne même quand la quantité de liquide
est médiocre.

La matité ne se présente plus absolument de même si l'épanchement est *lamellaire* et s'est insinué par capillarité entre le
poumon et le thorax, parce que dans ce cas le poumon n'est pas
complètement affaissé, qu'il respire au-dessous de l'épanchement
et vibre quand il est percuté, plus ou moins, suivant l'épaisseur
de la lame liquide qui l'entoure. Au lieu de la matité complète
obtenue par une percussion légère et superficielle, on peut ainsi
déterminer seulement de la submatité, si la percussion se fait
avec une énergie plus grande.

On peut cependant préjuger parfois la présence du liquide dans la plèvre par l'attitude adoptée par les malades et par les accidents fonctionnels qu'il provoque quand ils la modifient. Le plus souvent en effet, quand l'exsudation se produit, les malades s'étendent sur le dos ou restent à demi-assis sans pouvoir adopter le décubitus latéral, homologue ou opposé; la raison provient du fait qu'aussitôt que l'attitude instinctive de plus grand repos est abandonnée, la poitrine est secouée de quintes de toux sèche, bruyante et fort pénible pour les malades, due à la mise en contact du liquide avec des parties de la plèvre qui en étaient isolées jusqu'alors. Plus tard, au contraire, quand le liquide augmente, la tolérance de la plèvre s'établit pour des niveaux de plus en plus élevés et les malades peuvent s'infléchir sur le côté homologue à l'épanchement. Enfin, cette attitude devient même définitive souvent quand le liquide s'est accumulé en si grande abondance qu'il constitue une gêne marquée pour l'ampliation pulmonaire et que son poids devient un danger permanent pour la contractilité cardiaque.

Du reste, ce qui prouve le bien fondé de cette interprétation, c'est que les attitudes changent du fait de l'évacuation de tout ou partie du liquide par la thoracentèse. En a-t-on peu enlevé? l'attitude reste celle du décubitus latéral ou dorsal suivant l'abondance de l'épanchement. En enlève-t-on davantage et de manière qu'il ne comprime plus ni le cœur ni le poumon? et l'on voit le malade se redresser dans son lit, se livrer à des mouvements plus étendus et plus pénibles, et chercher enfin à reprendre le décubitus dorsal déjà abandonné. Enfin quand le liquide se renouvelle après la thoracentèse, pour récupérer les capacités pleurales antérieures, l'attitude change encore et redevient celle du décubitus latéral. L'inclinaison sur le côté homologue est donc un signe inverse de l'égophonie et du souffle pleurétique, qui témoignent de l'existence d'un moyen épanchement, ou sont des preuves de diminution s'il avait été plus grand; elle, au contraire, indique manifestement l'accroissement du liquide et dans des proportions telles qu'il constitue une menace pour le bon fonctionnement des organes thoraciques.

A côté de ces changements d'attitude, on doit aussi signaler les modifications que subit la sonorité du thorax non plus, comme nous venons de voir, au droit de l'épanchement, mais au niveau des vertèbres du voisinage. La matité vertébrale qui se produit dans ces cas a été étudiée dans le service de BACCELLI, de Rome, par A. SIGNORELLI, et il en a tiré des conclusions importantes que je n'ai pu encore vérifier. Pour cet auteur, la percussion vertébrale fait consonner les organes voisins, de telle manière que lorsqu'elle est pratiquée entre la 7ª et la 11ª dorsale elle donne une sonorité manifeste ; quand, au contraire, on la recherche au-dessous de ce niveau, c'est-à-dire dans la région lombaire ou tout au moins dépourvue de poumon dans le voisinage, aucune consonance ne s'établit et on ne perçoit que de la matité.

Or, si l'on vient à se livrer à une exploration similaire chez un malade porteur d'un épanchement thoracique liquide et non enkysté, la percussion vertébrale développe une matité dont les limites, tant supérieures qu'inférieures, correspondent exactement à celles de l'épanchement. Il y aurait donc là une manière indirecte d'apprécier ces limites, difficiles à saisir parfois chez les personnes dont la paroi est trop épaisse pour permettre à la percussion d'ébranler le poumon sous-jacent et lui servir d'étouffoir trop parfait. De même, on pourrait, grâce à cette méthode, déceler les épanchements quelles que fussent les conditions de vascularisation du poumon lui-même et l'on sait combien il est souvent difficile, dans les pleuro-congestions, de faire le départ de ce qui revient dans la matité, d'une part, à l'épanchement, d'autre part à la congestion sous-jacente.

En effet, SIGNORELLI a insisté sur les résultats différentiels qu'il avait obtenus en percutant les vertèbres successivement dans les épanchements pleuraux et dans les hépatisations pulmonaires. Nous avons vu que les premiers se manifestaient par une matité aussi nette que si elle était recherchée à leur propre niveau : il en serait tout différemment pour les hépatisations dans lesquelles on continuerait de percevoir la sonorité à la percussion des vertèbres dorsales. Sans plus y insister on comprend facilement l'importance qu'il y aurait à établir définitivement la réalité de ces deux faits, puisque l'on aurait enfin un signe précis de diagnostic différentiel des épanchements et des spléno-pneumonies : j'espère pouvoir sous peu en faire le contrôle.

Nous étudierons successivement la matité dans : 1° *ses limites supérieures*, 2° *ses limites internes*, 3° *ses limites inférieures*.

A. Limites supérieures de l'épanchement. — Les limites supérieures des épanchements sont de *hauteur* variable, suivant la quantité de liquide collecté, et on peut les diviser à ce point de vue en trois classes : les *petits* épanchements qui n'ont guère plus de trois ou quatre travers de doigt de hauteur, les *moyens* épanchements qui remontent jusqu'à l'angle de l'omoplate, les *grands* épanchements qui occupent toute ou presque toute la moitié de la poitrine. Ils portent le nom d'épanchements *totaux* quand ils arrivent jusqu'à la clavicule. Au-dessus d'eux, si le poumon est sain, la sonorité renaît brusquement et s'exagère jusqu'à devenir tympanique ; quelquefois elle se réfugie dans l'angle costo-claviculaire où on lui donne le nom de *skodisme*. Cette différence de sonorité est due à ce fait presque constant que la hauteur du liquide est moindre en avant qu'en arrière, quand les épanchement ne sont pas totaux. Il faut rechercher la raison de cette différence du niveau antérieur et postérieur à l'épanchement, seulement dans l'attitude habituelle du malade, quand se fait l'exsudation pleurale. Or l'attitude de moindre fatigue et de plus grand relâchement de la paroi musculaire de la poitrine est celle du décubitus dorsal un peu relevé. Quand les malades l'ont maintenue un assez long temps, le poumon contracte souvent de légères adhérences qui le fixent ainsi, et il suffit du reste de la viscosité même du liquide pour qu'il n'ait plus de tendance à fuir dans une situation autre que celle qu'il avait antérieurement.

a. *Forme de la matité*. — La forme de la limite supérieure mérite de nous arrêter, car elle peut constituer un des meilleurs signes diagnostiques de l'épanchement liquide, de sa quantité, et même en certains cas de sa composition chimique et de son origine. Qu'il soit inflammatoire ou non, il est indiscutable que, suivant le plus ou moins de densité qu'il présente, il a une facilité variable à s'élever le long de la paroi et du poumon. Or l'élévation sous une faible tranche peut simuler à s'y méprendre un épanchement plus volumineux. Divers auteurs ayant publié à cet égard des documents précis, il faut les passer rapidement en revue, pour se faire une opinion personnelle, qu'il sera facile plus tard de contrôler sur le malade.

b. *Courbes paraboliques de Damoiseau.* — Cet élève distingué de Piorry, étudiant après son maître les divers signes de pleu-

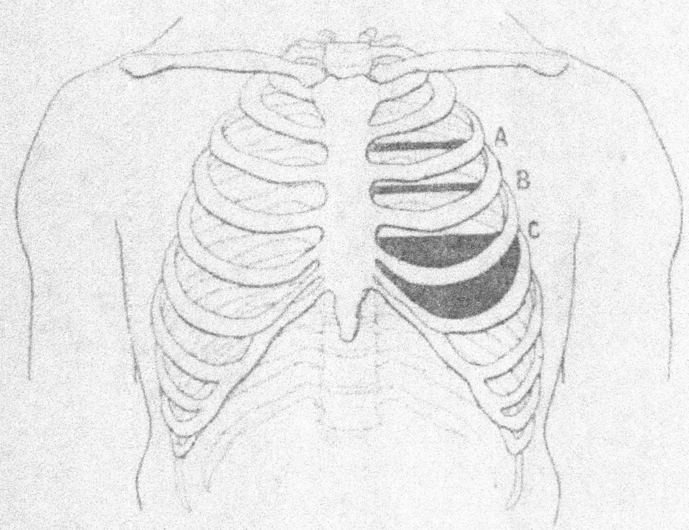

Fig. 124.

A, B, C, limités des épanchements, dites courbes horizontales, suivant Piorry.

résie que décelait la percussion, s'aperçut que la limite supérieure de la matité revêtait une forme spéciale et pouvait être rangée parmi les courbes du genre des *sections coniques obliques*, autrement dit des paraboles. Il l'expliqua de la manière suivante. La cavité thoracique ayant à peu près exactement la disposition d'un cône, lorsque le malade est couché sur le dos dans une attitude demi-fléchie et que le liquide tend à se mettre en ligne de niveau, sa tranche supérieure coupe, suivant une direction oblique, le cône thoracique.

Le sommet de la courbe se trouve sur une ligne parallèle à
la colonne vertébrale passant par l'angle de l'omoplate, c'est-à-
dire à 8 centimètres environ des épines; ses branches sont
antérieure et postérieure, la première très longue, la seconde
beaucoup plus courte. A partir de ce sommet les épanchements

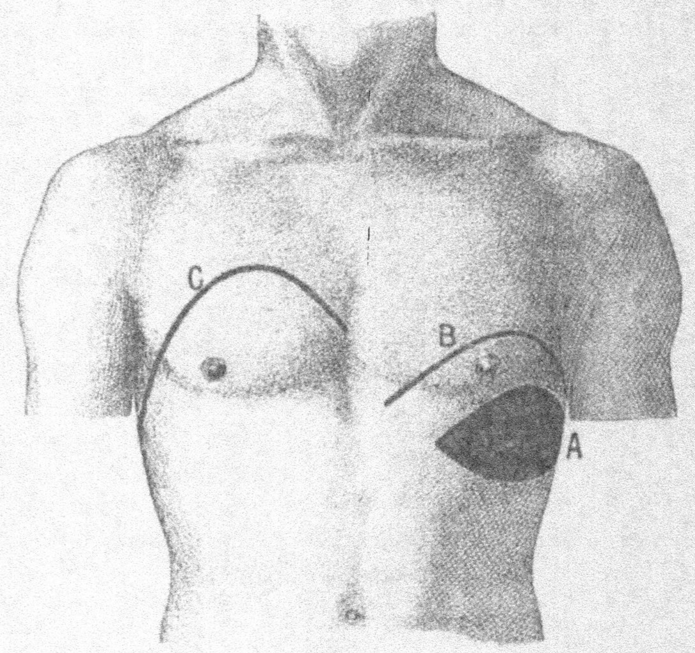

Fig. 123.

Courbes, dites paraboliques de Damoiseau, construites suivant
la quantité d'épanchement.

« décrivent des courbes emboîtées dont l'axe vertical correspond
aux parties les plus déclives de la gouttière costale ».

Ainsi disposée, la courbe forme par sa partie postérieure,
avec la colonne vertébrale, un angle à sinus supérieur; puis, au
fur et à mesure que le niveau du liquide s'élève, l'angle devient
droit ou même aigu, à sinus inférieur, de sorte que le sommet
de la courbe se rapproche de plus en plus de l'épaule et se

trouve masqué par le massif de l'omoplate. De concave en haut
qu'elle était, la limite de l'épanchement devient ainsi convexe.
La moitié antérieure de la courbe se termine sur le bord correspondant du sternum qu'elle coupe à une hauteur plus ou
moins grande. — La partie de la poitrine restée sonore est
ainsi partagée par la clavicule en deux triangles, l'un antérieur
sous-claviculaire, l'autre postérieur sus-claviculaire, qui constituent dans le décubitus dorsal les régions les plus élevées du
thorax.

Quand le malade est couché non plus sur le dos mais sur le
côté, le sommet de la courbe correspond à la ligne du creux
axillaire. Dans les deux positions la matité est au maximum
sur l'axe des courbes, à la hauteur de l'angle inférieur de l'omoplate.

Lorsque, à la suite d'un épanchement moyen, comme celui
qui est visé ici, le retrait du liquide s'opère, il n'est pas en
général suivi du rétablissement de la sonorité pulmonaire dans
son intégrité. « Il s'établit ordinairement sur les limites de la
matité absolue une série de nuances d'obscurités de son qui
rendent très difficile et quelquefois même impossible la délimitation exacte de la matité absolue de l'épanchement. On voit
en général la sonorité reparaître d'abord à peu près en même
temps dans l'angle sterno-claviculaire et le long des gouttières
vertébrales, des parties supérieures vers les parties inférieures
et souvent elle existe déjà tout à fait en bas de cette dernière
région quand le sommet de la courbe correspond encore aux
parties supérieures de l'omoplate. Dans les parties déclives le
rétablissement de la sonorité est longtemps imparfait, en raison de la persistance des fausses membranes. »

Les formes de ces matités occasionnées par le décubitus dorsal
ou latéral se retrouvent quand les malades sont assis, en raison
de la viscosité des liquides épanchés et, dit aussi POTAIN, à
cause de leur membrane d'enkystement ; les courbes sont donc
dans cette seconde attitude l'exacte reproduction de ce qu'était
l'épanchement dans la première. Elles peuvent servir à reconnaître la quantité approximative de l'épanchement puisqu'elles
changent de forme quand il augmente, par l'élévation de leur

sommet et l'abaissement de leur point d'intersection avec la
colonne vertébrale, et aussi quand il diminue parce qu'alors la
zone limite n'est plus nette, qu'elle est surmontée d'une bande
de submatité et que l'angle de sonorité costo-vertébral s'approfondit de plus en plus. C'est ainsi que dans les petits épanchements de 200 à 500 grammes, on n'observe pas de matité dans

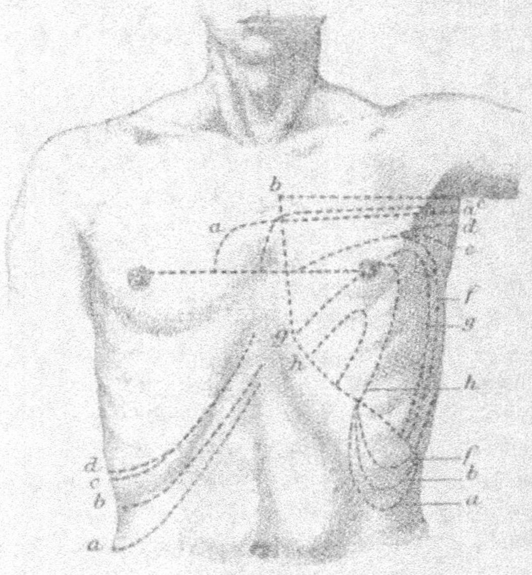

Fig. 125.

Courbes paraboliques des épanchements pleurétiques, avec leurs
variations journalières, suivant DAMOISEAU.

la gouttière costo-vertébrale, mais la matité apparaît peu à peu
en ce point à mesure que le liquide augmente.

c. *Courbe à la fois parabolique et horizontale de Peter.* — Si
le liquide ne faisait qu'obéir à l'action de la pesanteur, il s'ac-
cumulerait certainement à la partie inférieure de la gouttière
costo-vertébrale, le malade étant couché, se mettrait en ligne
de niveau et prendrait alors la forme signalée par DAMOISEAU,
celle d'une parabole. Il en est ainsi dans les cas d'épanchement
séreux et la preuve en est que la limite supérieure tend à deve-

nir horizontale quand le malade est assis, comme l'avait indiqué Piorry, sans jamais être cependant perpendiculaire à l'axe du corps.

Mais si le liquide est entièrement *fibrineux*, il n'obéira que difficilement à l'action de la pesanteur en raison de ses pro-

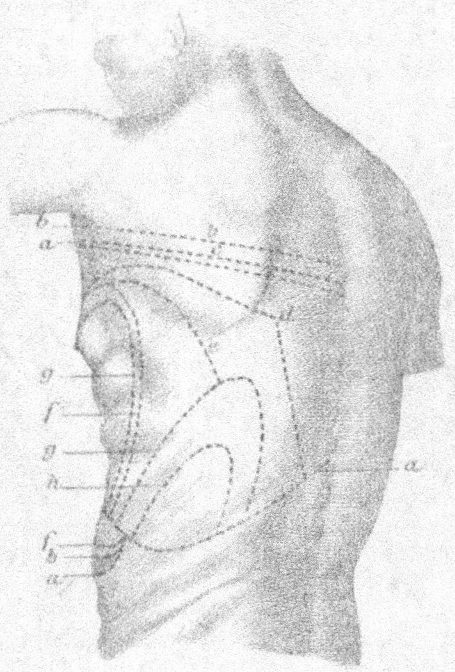

Fig. 127.

Courbes paraboliques des épanchements pleurétiques, avec leurs variations journalières, suivant Damoiseau.

priétés adhésives, de sorte que l'exsudat conservera dans la position verticale à peu près la disposition qu'il affectait dans le décubitus dorsal, c'est-à-dire la forme parabolique.

Quand enfin l'épanchement est *séro-fibrineux*, la partie séreuse glissera dans la station assise vers la base de la poitrine et sur le diaphragme, « laissant, comme une eau boueuse qui se retire, une épaisse couche de limon sur les points qu'elle abandonne », les deux matités qui en résulteront seront limitées par une courbe parabolique à la partie supérieure et en arrière, horizontale en bas et en avant. La persistance de la courbe de DAMOISEAU est donc d'un favorable augure car elle indique l'existence d'un épanchement plus fibrineux que séreux ; l'apparition de la ligne de niveau est au contraire une preuve que l'épanchement est séreux ou très abondant.

d. *Courbe sigmoïdale de Garland.* — Reprenant la partie du travail de DAMOISEAU, où cet auteur indiquait l'infléchissement

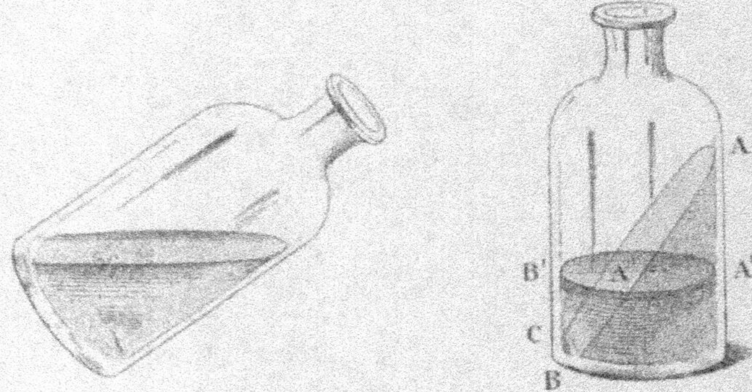

Fig. 128.

Schéma du mode de production des courbes à la fois paraboliques et horizontales, suivant PETER.

de la ligne de niveau vers un point de la colonne vertébrale, situé beaucoup plus bas que le sommet de la courbe parabolique, quand l'épanchement était en voie de décroissance, GARLAND a attribué à la limite de la matité la forme d'un S. Partie de l'un des bords du sternum, la courbe s'élève vers l'épaule et devient convexe en haut ; puis, quand elle arrive vers le bord antérieur du creux axillaire, elle s'infléchit brusquement, se relève ensuite sur la ligne verticale passant par l'angle de l'omoplate, ou reste horizontale à partir de son niveau axillaire jusqu'à quelques centimètres de la colonne vertébrale. Arrivée là, elle forme un angle très aigu avec la colonne vertébrale qu'elle rejoint à 7 ou 8 centimètres ou même davantage, au-dessous de sa partie horizontale. Or, si théoriquement on prolonge celle-ci jusqu'à l'apophyse épineuse la plus voisine, on détermine la production d'un triangle dont cette ligne est la base, tandis que le sommet se trouve à l'intersection de la ligne sigmoïdale avec la colonne. Ce triangle, dit depuis *triangle de*

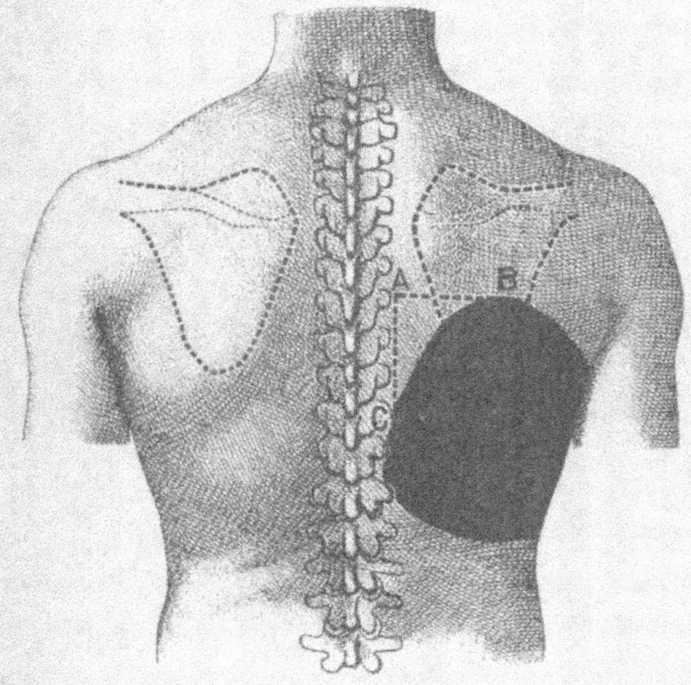

Fig. 129.

Courbe dite sigmoïdale, de Garland, sur la face postérieure.
A, B, C, triangle de Garland.

Garland, correspond à l'emplacement occupé par le poumon et se distingue par sa sonorité de la matité hydrique de l'épanchement. Pour le bien délimiter, il faut percuter, dit l'auteur, depuis la colonne vertébrale et arriver parallèlement à elle au contact de la matité, ce qui ne donne peut-être pas toute la précision désirable.

En réalité, si l'on se reporte aux expériences faites par divers auteurs et notamment par A. Moussous qui, bien que violentant un peu la nature et s'adressant à des tissus dépourvus de la tonicité que leur donnait la vie, n'en sont pas moins susceptibles de fournir certaines indications utiles à retenir, si l'on compulse les docu-

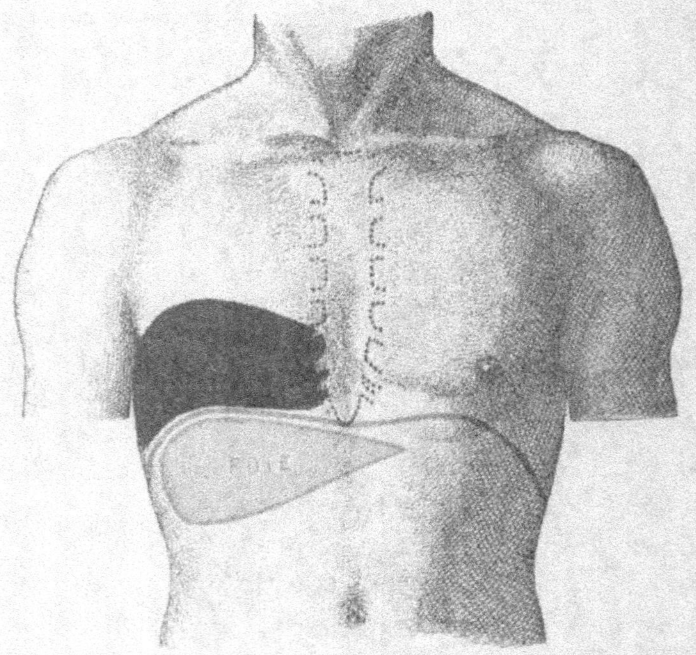

Fig. 130.
Courbe sigmoïdale de Garland, partie antérieure, avec début de l'infléchissement vers l'aisselle.

ments encore récemment fournis à cet égard, ou que l'on s'astreigne à percuter tous les malades porteurs d'épanchements, on arrive vite à conclure que de légères variantes peuvent survenir dans la forme de la courbe supérieure de matité. Influencée par l'état anatomique du poumon, par sa perméabilité ou sa congestion, qui surajoute sa propre matité à celle de l'épanchement et la déforme, par son adhérence à la paroi, ce qui peut empêcher le liquide d'obéir à l'action de la pesanteur ou de la capillarité, la matité se répartit de manières fort diverses à sa partie supérieure. Ces changements sont régis cependant par certaines conditions générales.

e. Des causes de modification des courbes supérieures de matité. Influence de la quantité de liquide. — La première et la plus importante est la *quantité* du liquide épanché. Tous les auteurs sont d'accord pour faire remarquer que les *épanchements totaux* n'ont aucune courbe supérieure appréciable, car leur matité se confond alors dans l'espace sus-claviculaire avec celle des muscles adjacents. S'ils sont seulement *très considérables* et au voisinage de trois litres et demi, sans que cette quantité ait rien d'absolu, la matité reste compacte en arrière jusque dans la fosse sus-épineuse, mais en avant on retrouve un tympanisme aigu ou skodique, d'abord à l'angle sterno-claviculaire. Il faut du reste tenir compte de la capacité thoracique du malade. L'espace sonore s'augmente dans les épanchements de moindre quantité. Il affecte au début la forme d'un petit triangle isocèle à base inférieure; puis celle-ci s'allonge peu à peu jusqu'à devenir plus ou moins parallèle à la clavicule, cas dans lequel la zone de sonorité est transformée en quadrilatère régulier.

Dans les *épanchements moyens*, de 2 litres environ, la courbe la plus fréquente est celle de Garland et se présente, comme l'a dit cet auteur, sous la forme d'un S, à branches inégales. Sans être toujours convexe en haut depuis son départ sternal, la ligne de matité s'élève obliquement vers l'épaule de manière à avoir traversé souvent toute la largeur d'une côte et d'un espace intercostal, quand elle arrive sur la ligne axillaire antérieure. Puis elle décrit une courbe à très court rayon et s'abaisse profondément dans l'espace compris entre le grand dorsal et le grand pectoral. C'est le point le plus déclive de l'S et son niveau peut être situé à 7 ou 8 centimètres au-dessous du niveau de la matité sous-claviculaire. De là, on voit la courbe se relever rapidement et atteindre sur la ligne scapulaire son maximum d'élévation; elle s'infléchit brusquement ensuite, après avoir formé un angle arrondi, jusqu'à la rencontre de la colonne vertébrale, ce qui a lieu à 7 ou 8 centimètres au-dessous de ce sommet.

Il existe ainsi sur cette courbe trois points déclives, le dernier, qui correspond au triangle de Garland, le second au fléchissement axillaire, et le premier moins constant et dont nous devons la connaissance à AUTRIC, qui produit à côté du sternum comme un second petit triangle de Garland et qu'on pourrait nommer de même le *triangle d'Autric. Quand la matité*

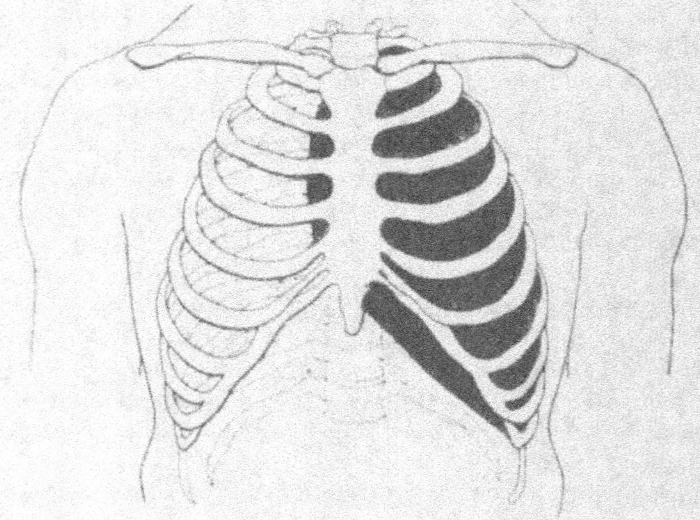

Fig. 131.
Épanchements totaux : face antérieure.

s'arrête brusquement et revêt exactement cette forme sigmoïdale, on peut être affirmatif sur son origine hydrique ; il existe en ce cas un épanchement.

Enfin, si *l'épanchement est petit*, de 800 grammes environ, il peut n'entamer en rien la sonorité juxta-vertébrale qui reste ainsi intacte, comme l'avait fort bien vu GUÉNEAU DE MUSSY. La matité peut alors se présenter sous forme d'une demi-ellipse couchée sur le diaphragme qu'elle coupe tout d'abord à 4 ou 5 centimètres de la colonne vertébrale, puis sur la ligne axillaire antérieure. En ce cas l'épanchement ne *tourne pas.*

Il va sans dire que toutes ces formes sont celles que l'on

observe quand l'épanchement est en voie de développement,
car, s'il est en voie de résorption, il n'y a plus toujours possibilité d'en percuter et d'en dessiner la limite supérieure, en raison de la submatité qu'entraîne en ce point la présence d'épais
exsudats.

Influence de l'attitude du malade. — L'attitude que garde le

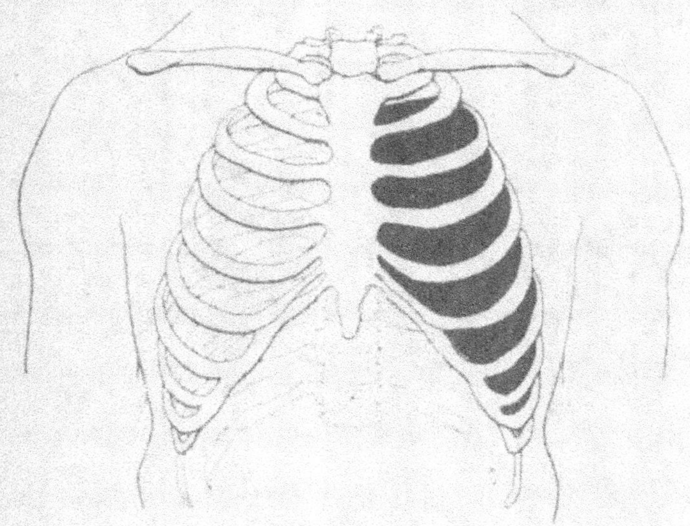

Fig. 432.
Épanchements presque totaux ; face antérieure.

malade au moment de la production de sa pleurésie influe
beaucoup aussi sur la forme de la matité, ainsi que nous l'avons
vu déjà à propos des courbes de Peter et de Damoiseau. Quand
il est couché sur un côté, le sommet de la courbe est axillaire ;
si le décubitus était dorsal, sa forme est sigmoïdale ; si la
pleurésie s'est développée quand le malade était assis, l'épanchement tend à se niveler et à devenir horizontal sans y parvenir, toutefois, d'une manière absolue ; si le malade est longtemps
resté sur le ventre, le liquide est plus élevé en avant qu'en
arrière.

Influence de la tension et de la densité du liquide. — La tension *du liquide* contenu dans la cage thoracique mérite encore considération. Quand sa résorption est rapide et que le poumon ne s'amplifie pas dans le même temps d'une quantité équivalente, les sommets des courbes s'affaissent et la tranche du niveau tend à se faire horizontale. AUTRIC a très exactement prouvé que pendant l'espace des quelques jours qui suivent immédiatement une ponction, les courbes étaient quelquefois beaucoup

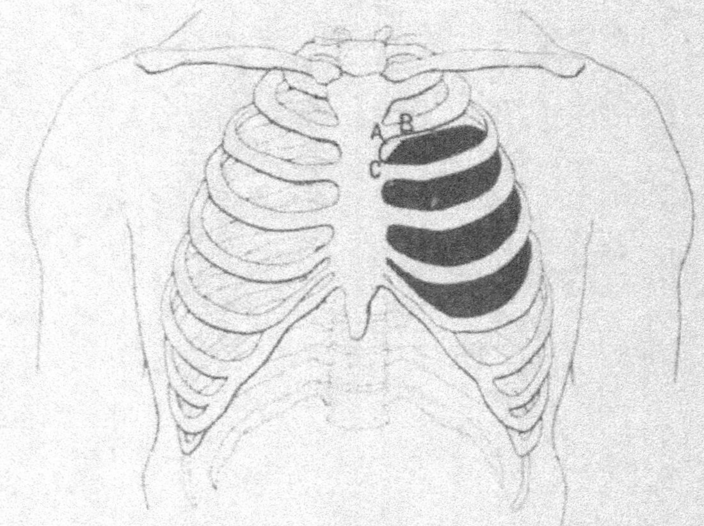

Fig. 133.

Épanchements moyens, face antérieure ; A, B, C, triangle d'Autric.

moins ondulées ; il en est surtout ainsi lorsque la respiration ne se rétablit pas rapidement dans les territoires antérieurement occupés par le liquide et qu'ils restent silencieux — On pourrait en dire à peu près autant de la *densité* du liquide (PETER), celui-ci tend à devenir horizontal quand il est très fluide et reste très ondulé quand il est fibrineux.

Influence du dénivellement. — « Le son évoqué, a dit AVENBRUGGER, varie en raison de la situation que le malade aura pu prendre, de manière que le son suivra la position du liquide qui se met au niveau. » Malgré la précision de cette proposition, l'extrême importance de ce signe passa à peu près inaperçu jusqu'à PIORRY et de nos jours encore il est trop souvent laissé de côté. PIORRY avait dit de lui : « Le changement de place du liquide, les sons qui deviennent obscurs ou clairs en raison de ce changement et des variations de position du sujet, sont des caractères si positifs que tous les doutes sont éclairés quand on les a saisis. » Bien d'autres en ont nié depuis la valeur ou la fréquence, plus grande cependant qu'on ne le croit d'habitude, et même presque constante dans les épanchements moyens, si je m'en réfère aux recherches faites par ARNOZAN ou à celles que j'ai entreprises moi-même.

Pour reconnaître le dénivellement, il suffit de percuter la matité antérieure quand le malade est couché à plat sur le dos, en traçant sa limite au crayon ; puis, quand il est assis et penché légèrement en avant, toute autre position étant dangereuse. Il est bon d'attendre deux ou trois minutes avant de faire dans cette situation nouvelle une seconde percussion, pour donner au poumon le temps de se rapprocher de la paroi postérieure du thorax et au liquide celui de s'accumuler dans l'espace qu'il laisse libre ainsi en avant. La percussion doit en ce cas être pratiquée légèrement et l'oreille attentive, car il ne faut pas rechercher, au moment où le liquide s'élève davantage dans la cage thoracique, une matité absolue et aussi compacte qu'avant le dénivellement. Il faut s'en tenir à un simple changement de sonorité, car la lame de liquide mobilisé n'est pas assez épaisse pour mettre le poumon complètement à l'abri d'une percussion forte. Grâce à la précaution prise antérieurement de marquer au crayon le premier niveau constaté, toute discussion est superflue si le dénivellement existe ; sans elle on n'a aucune espèce de sûreté. Le dénivellement acquiert quelquefois la valeur de plusieurs centimètres et souvent j'ai ainsi mesuré une bande de submatité de 6 centimètres au-dessus de la courbe déjà dessinée.

Quand la nouvelle courbe se crée, elle est rarement parallèle à la précédente et se rapproche le plus souvent de l'horizontale. Mais quelle que soit sa forme, sa valeur est la même et on peut dire de ce signe qu'il est le plus important de beaucoup pour différencier la pleurésie avec épanchement de toutes les autres causes de matité.

Il faut cependant ne pas ignorer que le dénivellement peut ne pas exister malgré la présence du liquide : il en est ainsi dans les épanchements totaux, la mobilité étant l'apanage exclusif des épanchements petits et moyens ; et dans ceux qui ont une densité particulière comme certains liquides héma-

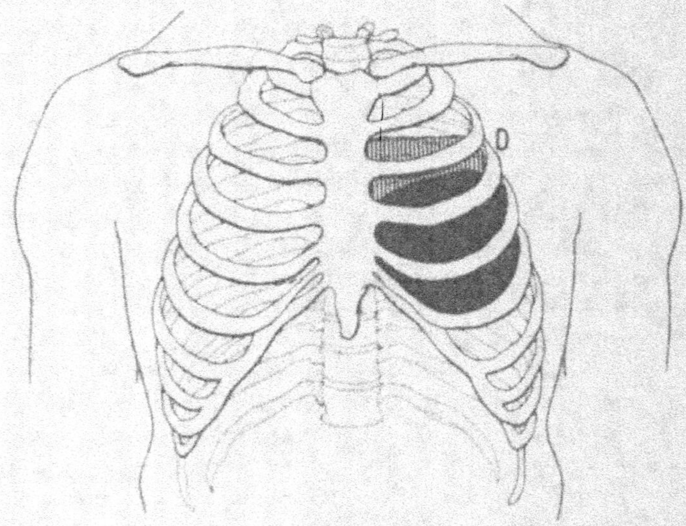

Fig. 134.

Exemple de dénivellement supérieur : la limite de l'épanchement tend à devenir horizontale.

tiques ou purulents. Quand l'épanchement est enkysté ou cloisonné, le dénivellement est très imparfait. Il peut aussi passer inaperçu quand les tissus de recouvrement éteignent complètement le son de percussion, comme dans les pachypleurites. La mobilité du foie, de la rate, un volumineux abcès périnéphrétique, ont pu simuler le dénivellement pleurétique, et il est l'apanage habituel du déplacement des gros cœurs. Quand ce symptôme est occasionné, comme nous venons de le signaler, par le déplacement d'un organe extra-thoracique ou l'application plus immédiate du poumon condensé contre la paroi, il est absolument exceptionnel de voir les lignes de matité être comparables à celles que donnent les épanchements. Si le liquide pleurétique tend en effet à devenir horizontal, la tumeur en s'appliquant contre la paroi conserve exactement sa forme et celle-ci est irrégulière d'habitude, de telle sorte qu'aucune confusion n'est possible.

On a paru, dans ces derniers temps accorder une certaine valeur à l'immobilisation de la courbe de matité pleurétique, surtout quand elle s'alliait à une forme spéciale, celle d'une convexité de la tranche supérieure du liquide, et on a voulu en faire comme un des meilleurs signes de l'enkystement de la pleurésie diaphragmatique. La démonstration est loin d'être faite, car on était parti de ce principe que tout épanchement *libre* était limité par une courbe concave en haut, ce qui va à l'encontre de la plupart des faits, comme nous l'avons déjà dit, surtout en ce qui concerne la région antérieure du thorax. Ces épanchements diaphragmatiques ont d'autres symptômes sur lesquels nous reviendrons plus tard.

B. Limites internes de l'épanchement. — A la partie postérieure, en raison de la colonne vertébrale, il n'est pas possible de dessiner la limite interne de l'épanchement, du moins quand il est *total*, tandis qu'on peut isoler sa matité de la sonorité pulmonaire dans les épanchements moyens. La limite interne se confond alors avec le côté externe du *triangle de Garland*.

En avant, dans les épanchements *moyens*, il existe aussi une petite encoche, *le triangle d'Autric*; mais ce ne sont pas ceux que nous avons en vue. Les seuls intéressants sont ceux qui, par leur volume, entraînent un tel développement du côté malade qu'il empiète sur le côté sain. La matité déborde en effet le sternum de plusieurs centimètres quelquefois, sa ligne est irrégulière, presque toujours ondulée, avec un maximum de courbure à hauteur du milieu du sternum ; nous retrouverons ces faits à propos des déformations.

C. Limites inférieures de l'épanchement. — Elles doivent être étudiées à droite et à gauche de la poitrine, mais seulement sur son plan antérieur, car la percussion postérieure se confond à sa portion terminale avec celle des muscles sacro-lombaires.

a. *Du côté droit.* — Du côté droit, la sonorité normale du poumon se confond peu à peu avec la matité hépatique par l'intermédiaire d'une zone de transition ou de submatité, haute de 2 ou 3 centimètres en avant et de 5 ou 6 en arrière. Lorsqu'il existe un épanchement suffisant pour *tourner* et venir appuyer sur le diaphragme, cette zone de transition disparaît et la matité hépatique se continue sans démarcation avec la matité pleurétique. De plus, le foie s'abaisse en raison directe du poids qu'il a à supporter, et suffisamment quelquefois pour que sa limite inférieure affleure l'ombilic.

b. *Du côté gauche.* — Du côté gauche, on ne peut connaître les limites de l'épanchement qu'après avoir étudié la zone de transition stomacale, dont la sonorité est l'exacte reproduction de la place occupée par le ventricule. Or celle-ci varie d'un malade à un autre, car l'estomac peut empiéter plus ou moins sur le poumon, suivant qu'il est en état de dilatation ou de resserrement.

c. *Espace semi-lunaire de Traube.* — « Il existe, a dit cet auteur, à la partie inférieure de la poitrine, à gauche, une région où la percussion est tympanique ; cette région a une forme semi-lunaire ; elle est limitée en bas par le bord du thorax, en haut par une ligne courbe dont la concavité regarde en bas. L'espace ainsi formé commence en avant, au-dessous du 5e ou du 6e cartilage costal gauche et s'étend en arrière le long du thorax, jusqu'à l'extrémité antérieure de la 9e ou 10e côte. La plus grande largeur est de trois pouces à trois pouces et demi. »

Pour Grancher, il serait circonscrit « en dedans, par la partie inférieure du bord gauche du sternum, en haut et en dehors par une ligne oblique à concavité inférieure, commençant vers le sixième cartilage costal et descendant jusqu'au rebord des fausses côtes. La courbure de cette ligne supéro-externe, et conséquemment l'étendue de l'espace semi-lunaire, s'agrandit dans les dilatations stomacales, se rétrécit au contraire jusqu'à la disparition totale de la sonorité, dans les épanchements pleuraux abondants. »

Sans vouloir modifier au fond les limites qui sont indiquées plus haut, on peut cependant faire remarquer qu'elles manquent tout à fait de précision, sinon pour les points de départ et d'arrivée de la courbe, du moins pour son sommet, son

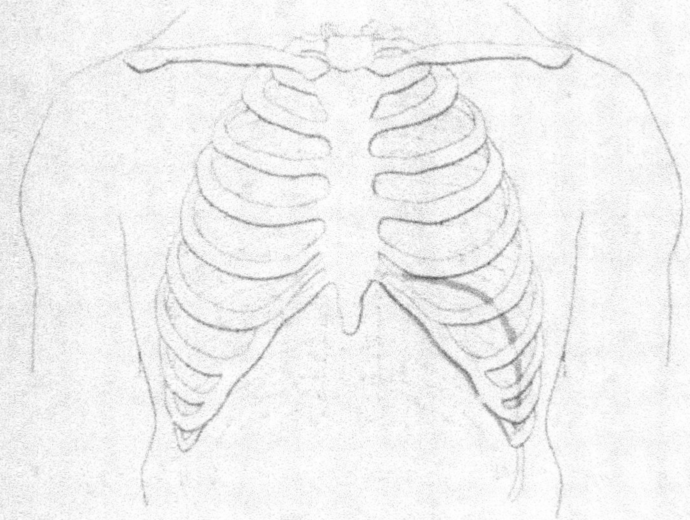

Fig. 135.
Aire de Traube.

point culminant. Après un très grand nombre de recherches, je me crois autorisé à en formuler comme suit les dimensions : *l'espace de Traube se présente sous forme d'un croissant à peu près régulier à convexité supérieure. Des deux lignes qui le limitent, la courbe supérieure ou convexe commence au milieu du sixième cartilage costal, au niveau de son insertion sur le bord gauche du sternum, se dirige à peu près horizontalement en dehors jusqu'au contact de l'angle de la cinquième côte, qui se trouve le plus habituellement sur la ligne verticale passant par le mamelon ; puis, après avoir formé un angle arrondi, descend verticalement de manière à couper le rebord des fausses côtes sur*

*la ligne axillaire antérieure, qui sépare la face antérieure du
thorax de sa face latérale. Cette intersection a lieu à l'extrémité
de la dernière côte. Quant à la ligne inférieure, qui sous-tend la
précédente comme une corde dans un arc, elle suit exactement le
rebord costal depuis le sixième cartilage jusqu'au dixième. L'aire
de Traube circonscrite entre ces deux lignes a une hauteur
maxima de 10 à 11 centimètres.*

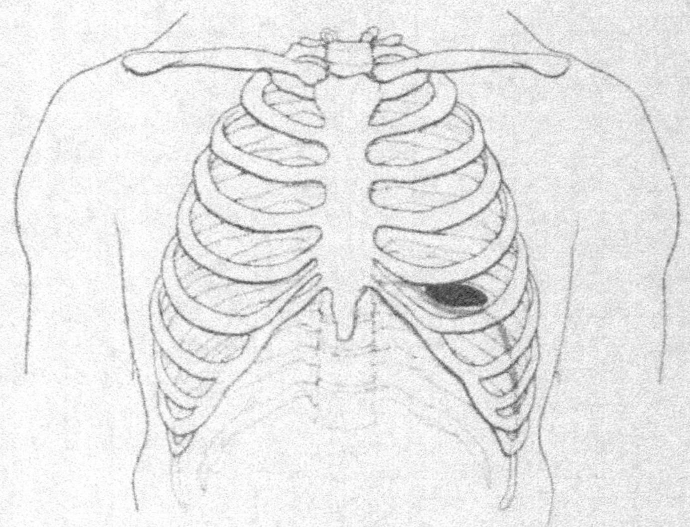

Fig. 136.

Écornement de l'aire de Traube par une pleurésie qui tourne
ou le dénivellement d'un petit épanchement.

*d. Variations de l'aire de Traube dans la pleurésie avec épan-
chement.* — Lorsqu'une pleurésie avec épanchement atteint le
côté gauche de la poitrine et que le liquide épanché est assez
abondant pour *tourner*, c'est-à-dire apparaître à la face antérieure du thorax, la sonorité de l'espace de Traube peut être
profondément modifiée, mais elle l'est plus ou moins suivant
que l'épanchement est petit, moyen ou considérable.

Lorsque le volume du liquide n'excède pas quelques centaines
de grammes, l'aire de Traube reste intacte si le malade est

couché sur le dos. Quand l'épanchement est de valeur moyenne
la partie primitivement *écornée correspond à l'angle arrondi du
sommet*; la matité apparaît donc entre la 5e et 6e côte, où l'on
peut facilement la reconnaître même quand elle n'est pas
supérieure en surface à la moitié d'une pièce de 5 francs.
Puis, au fur et à mesure que l'épanchement augmente encore,
l'échancrure s'approfondit de plus en plus jusqu'à ce qu'enfin

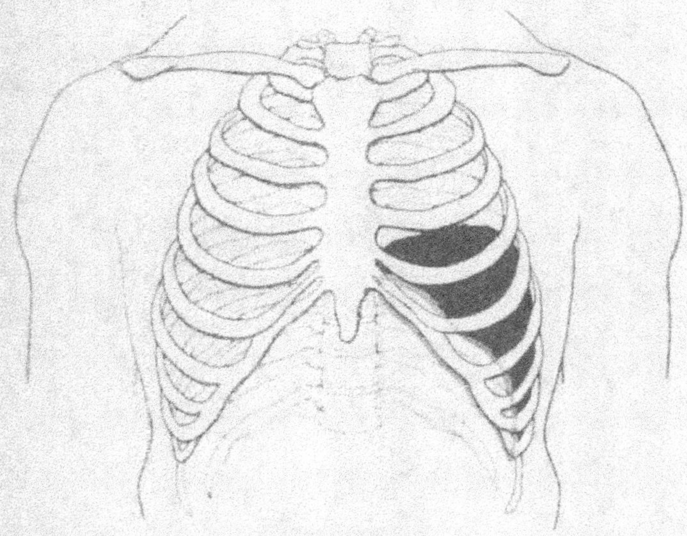

Fig. 137.
Aire de Traube déformée par un épanchement moyen.

il n'existe plus de tympanisme et que la matité se soit comple-
tement substituée à sa sonorité ; dès lors, le diaphragme a fléchi
et l'estomac a été rejeté dans la cavité abdominale.

e. *Causes des modifications de la ligne inférieure de matité.* —
La ligne inférieure de matité de l'épanchement pleurétique est
sous la dépendance immédiate de la quantité de liquide exsudé ; elle peut dans les grands épanchements se confondre avec
le rebord des fausses côtes et quelquefois même le dépasser en
devenant convexe en bas.

Elle peut aussi *s'abaisser* par le changement d'*attitude* du

malade : c'est ainsi que POTAIN l'a vue se déniveler assez fortement dans la station debout. Elle *s'élève* au contraire à la suite
d'une ponction évacuatrice et peut alors occasionner une
grosse erreur d'interprétation sur la quantité du liquide qui
séjourne encore dans la poitrine, la couche supérieure restant
absolument comparable à elle-même et toujours au même
niveau. Enfin le *dénivellement* intéresse cette ligne inférieure

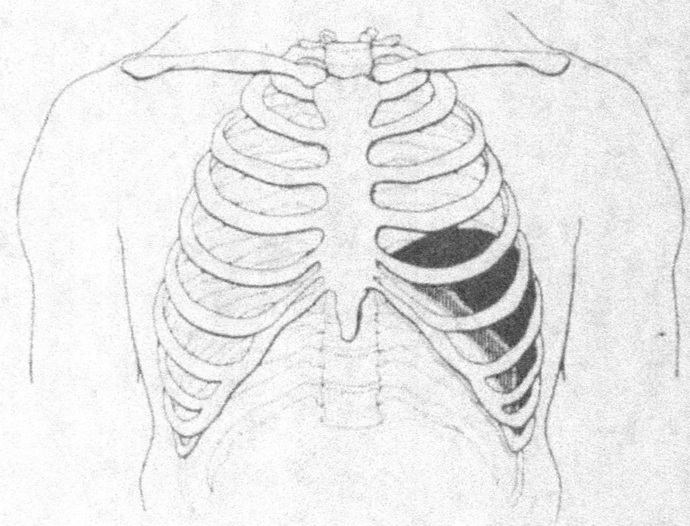

Fig. 138.

Exemple de dénivellement inférieur, dans la station debout.

comme la supérieure. Quand en effet on fait asseoir ou pencher en avant les malades dont les pleurésies sont peu abondantes et seulement postérieures, on peut quelquefois déceler
par la percussion une petite zone de matité au voisinage de la
région précordiale. Le siège exact qu'elle affecte en ce cas est
celui précisément où nous avons vu plus haut les épanchements
moyens échancrer l'aire de Traube, c'est-à-dire son angle supérieur et externe. L'apparition intermittente de cette zone de
matité est caractéristique de la présence du liquide dans la plèvre et de son accumulation à sa partie postérieure. Au lieu d'être

diminuée, l'aire de Traube peut quelquefois être agrandie, comme
on le voit dans la figure, malgré la présence d'un épanchement.
Il en est ainsi dans les symphyses costo-diaphragmatiques anciennes qui ont fixé l'estomac en position vicieuse élevée, et ont
déformé le dôme de la grande courbure. Les atrophies pulmonaires de la base accompagnent d'habitude ces déformations de

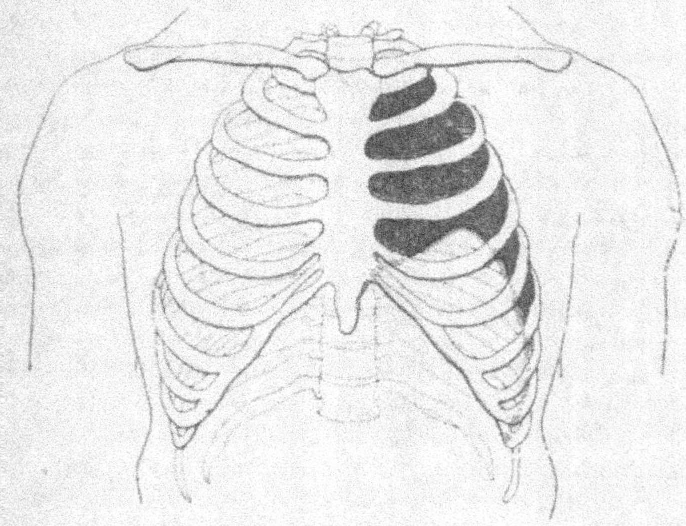

Fig. 139.

Fixation et élévation de l'aire de Traube par des adhérences.
Défaut de déformation du fait d'un épanchement.

la sonorité, que modifient peu les évacuations de la plèvre par
les ponctions.

f. *Variations de l'aire de Traube dans la pleurésie sèche.* —
Lorsqu'une pleurésie avec épanchement arrive à résolution
spontanée ou post-thérapeutique, il est rare qu'elle ne laisse après
elle quelques fausses membranes épaisses comme « le limon
d'une eau boueuse » suivant la comparaison de PETER. Celles-ci
peuvent ensuite ou bien disparaître à leur tour, ou bien s'orga-
niser sous forme de néo-membranes et faire adhérer les deux
feuillets de la plèvre : dans l'une et l'autre circonstance elles

peuvent modifier profondément la sonorité de l'aire de Traube, ou même lui substituer une matité absolue, en tout analogue à celle qui est consécutive aux épanchements. On les distingue l'une de l'autre par le trouble que les adhérences apportent à la locomotion diaphragmatique inspiratoire; le diaphragme étant en effet fixé à la face interne du gril costal que soulèvent les muscles inspirateurs, il en résulte qu'il ne peut s'abaisser à ce moment de la respiration et qu'il est au contraire inspiré dans le thorax, ainsi que nous l'avons déjà vu à propos des *respirations inversées*. La base de la poitrine est en ce cas rétrécie à ce niveau.

La respiration peut cependant être inversée sans que l'espace de Traube ait perdu sa sonorité; c'est lorsque les fausses membranes sont peu épaisses et que le diaphragme est très exactement appliqué contre la paroi thoracique. On les décèle par la fixité absolue de l'aire tant dans l'inspiration que dans l'expiration profonde qui, en temps normal, augmente sa hauteur de 2 centimètres environ (ARTIGALAS). Quand plus tard l'épanchement vient à récidiver et se collecte au-dessus de cette aire barrée par la ligne d'adhérence, on diagnostique encore celles-ci tant par la persistance que par la fixité absolue de l'espace de Traube et c'est au-dessus d'elles que la ponction doit être faite. Nous avons déjà parlé pour n'y plus revenir des modifications qui résultent de l'existence d'une spléno-pneumonie.

4° Modifications des sons de percussion dus aux épanchéments simultanément gazeux ou liquides. — Au point de vue de la percussion, les épanchements mixtes participent des qualités des deux espèces constituantes : c'est ainsi que dans les hydro et les pyopneumothorax la partie sus-jacente à l'épanchement est tympanique, tandis que celle qui correspond au liquide est absolument mate. La ligne de séparation est nette et bien tranchée, sans zone intermédiaire de submatité. Elle présente une forme différente cependant des courbes ordinaires et on ne retrouve là rien qui ressemble à la ligne elliptique, parabolique ou sigmoïdale; elle est en effet en ligne de niveau, oblique quand le malade est couché, horizontale quand il est assis ou debout, à moins que le poumon n'ait antérieurement contracté des adhérences qui l'empêchent d'obéir à son élasticité et aux lois de la pesanteur.

Les épanchements hydroaériques sont aussi ceux dans lesquels on observe le plus nettement le dénivellement, sans qu'il

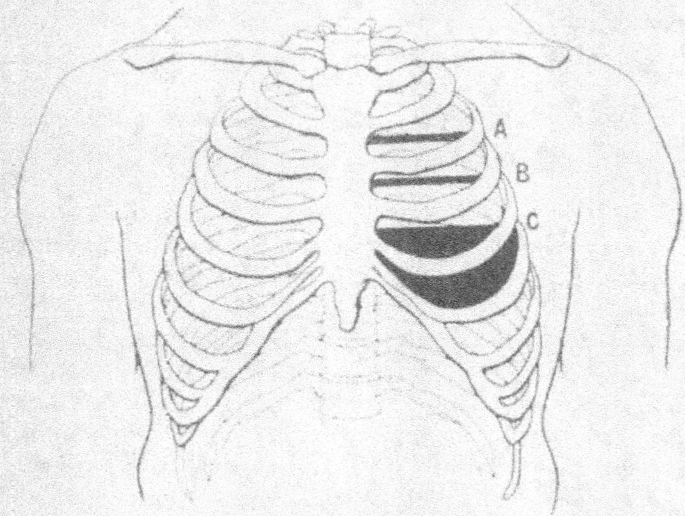

Fig. 140.

Matités horizontales des pyopneumothorax et, d'une manière générale, des épanchements simultanés de gaz et de liquides dans la plèvre.

importe que leur liquide soit séreux ou purulent; il peut atteindre jusqu'à 10 centimètres dans les positions extrêmes.

§ 3. — DÉFORMATIONS THORACIQUES CONSÉCUTIVES AUX ÉPANCHEMENTS

Les déformations thoraciques consécutives aux épanchements de la plèvre devront être considérées non pas par rapport au seul plan antérieur, mais surtout par rapport au périmètre thoracique, la poitrine tendant à se rapprocher de la sphère quand elle est distendue.

1° Voussures. — Lorsqu'il se produit dans la cavité pleurale une collection liquide tant soit peu abondante, vis-à-vis de laquelle les organes de la paroi thoracique ne sauraient rester tolérants, ceux-ci subissent de son fait des déplacements plus ou moins considérables, même des changements de volume, qui constituent au total un ensemble de déformations capables à elles seules de mettre sur la voie du diagnostic. On peut les définir d'un mot en disant que le côté de la pleurésie s'est agrandi aux dépens du côté sain, d'une manière à peu près comparable à celle qu'entraînent les inspirations limitées à un seul côté de la poitrine; mais, comme l'agrandissement est définitif et que la paroi reste fixe, il en résulte une véritable *voussure*.

Les voussures sont *locales* quand la paroi est peu résistante en un point déterminé, soit en raison d'une intervention chirurgicale antérieure, d'un traumatisme, soit à cause de l'âge même du sujet ; on les observe alors au sommet, et plus souvent encore dans la région juxta-diaphragmatique, à côté de l'aire de Traube. Mais d'ordinaire la voussure est *générale* et intéresse tout un côté. Celui-ci apparaît en ce cas tendu, immobile, lisse, épaissi d'avant en arrière, et semble même allongé souvent; du reste, cette impression d'ensemble est confirmée par la palpation bimanuelle, qui renseigne mieux que ne saurait faire la vue seule sur la réalité de cette distension. Grâce à elle on se rend compte qu'il existe au-dessous des côtes immobilisées quelque chose de plus résistant que le poumon normal, c'est l'épanchement qui empêche tout à fait leur retrait. BOUILLY a parfaitement rendu cette sensation quand il a dit : « Quand la main, étendue à plat, sent un côté de la poitrine, ou la base d'un côté comme plein, résistant, tendu, ne cédant pas à la pression, comme si la paroi était constituée par un corps dur, solide, » on peut conclure qu'il s'agit d'un épanchement abondant.

Néanmoins les voussures généralisées à tout un côté étaient difficiles à apprécier exactement à l'aide des procédés en usage courant, même par le cyrtomètre de Woillez, avant les travaux de PITRES. La mensuration effectuée au même niveau de la poitrine, successivement sur ses deux côtés, depuis la colonne vertébrale jusqu'au milieu du sternum, fournissait des résultats comparatifs si peu différents qu'ils en étaient manifestement erronés. Cette erreur était due à ce fait que la poitrine subit en raison de l'épanchement une déformation générale en tout comparable à l'une de celles qui peuvent affecter le bassin, ce qui lui a fait donner par PEYROT le nom du thorax *oblique ovalaire*.

2° Thorax oblique ovalaire Signe du cordeau. — Ce thorax oblique ovalaire est décelé par le *signe du cordeau* (PITRES). Quand, sur un sujet sain, on fait dans la station verticale tomber un fil à plomb depuis l'encoche sternale, il passe très exactement sur la ligne médiane du corps jusqu'à la symphyse pubienne et partage en deux moitiés égales la face antérieure du sternum : dans le décubitus dorsal quand, après traction et soulèvement, on laisse tomber sur le plan antérieur du corps le même « cordeau » imprégné de noir de fumée ou de blanc d'Espagne, comme font les charpentiers avant d'équarrir le bois, on obtient un tracé passant encore par les points du fil à plomb. La poitrine en ce cas est donc symétrique.

Au contraire, en procédant de la même manière sur un pleurétique dont un hémithorax est distendu par le liquide, les résultats ne sont plus comparables : la ligne droite tirée de l'encoche sternale au pubis ne passe plus par le milieu du sternum; elle le sectionne obliquement et de telle manière que l'appendice xiphoïde peut être rejeté de plusieurs centimètres sur un côté. Le côté vers lequel il se dirige est celui précisément qui *est le siège de l'épanchement*.

L'axe de la poitrine s'est donc incliné. « Quand un des côtés du thorax se remplit de liquide, il tend nécessairement à s'arrondir. Après avoir déprimé le poumon contre la colonne vertébrale, refoulé le diaphragme et les espaces intercostaux, placé les côtes inférieures en position d'inspiration, la pression du liquide épanché entraîne le côté sain vers le côté malade.

Celui-ci s'agrandit aux dépens de l'autre, grâce à l'entraînement de la partie inférieure de la cage thoracique, y compris le sternum, lequel perd sa position verticale pour prendre une direction d'autant plus oblique que la différence des pressions supportées par les deux côtés de la poitrine est plus considérable. Le thorax devient ainsi asymétrique sous la forme oblique ovalaire et le « signe du cordeau » permet de mesurer l'importance

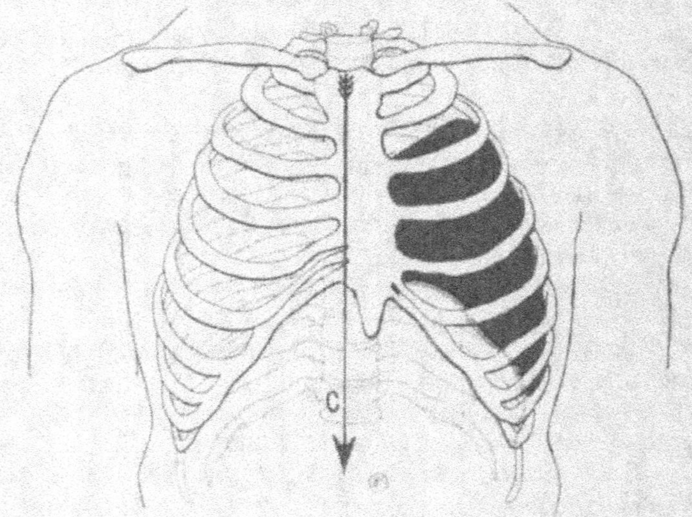

Fig. 141.
Thorax oblique ovalaire. Signe du cordeau.

de la déformation qu'il a subie en donnant la valeur exacte du déplacement de la pointe du sternum » (PITRES).

Par le procédé de WOILLEZ ou tout autre similaire, on néglige fatalement ce déplacement latéral du sternum ; or, comme il est d'usage d'opérer la mensuration dans les pleurésies surtout à la base, parce que c'est en ce point que l'œil signale le maximum d'ampliation thoracique, l'erreur qui provient de la translation du sternum s'exagère par le fait même et se trouve à son maximum. Le sternum ne constitue donc pas un repère de toute sûreté et les deux hémithorax ne peuvent en ce cas être mesurés utilement que s'ils sont limités par la ligne du cordeau.

Le signe du cordeau ne décèle pas que les ampliations d'origine pleurétique ; il signale celles aussi qui dépendent des pneumothorax, des congestions pulmonaires et particulièrement de la spléno-pneumonie, de l'emphysème unilatéral. Dans la pleurésie, il est d'autant plus net que l'épanchement est plus considérable. Il faut cependant se mettre en garde contre une

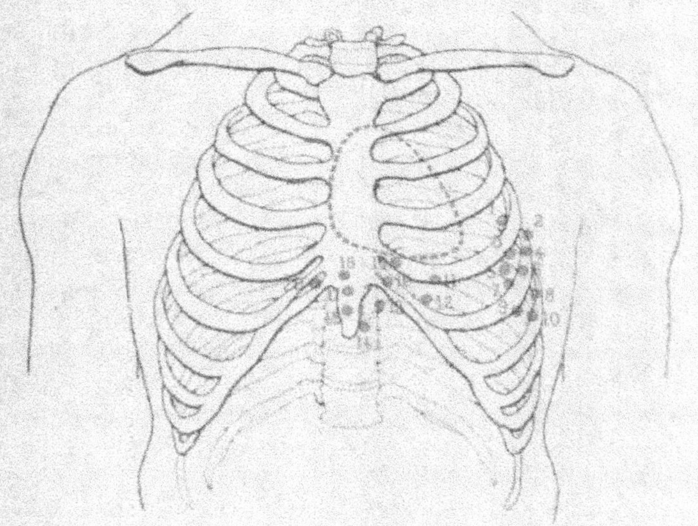

Fig. 142.

Déplacement du cœur dans les pleurésies droites (d'après Pitres).

cause possible d'erreur, qui dépend du rétrécissement unilatéral de la poitrine, tel qu'il est constitué par des adhérences anciennes : par suite de l'infléchissement de la poitrine au niveau du sillon rétréci le côté opposé subit une forte ampliation, simulatrice de celle d'un épanchement, mais dont il est facile de la distinguer par sa mobilisation inspiratoire et sa sonorité. Les déformations vertébrales, qui l'occasionnent aussi, sont trop facilement reconnues pour qu'il y ait lieu d'insister à leur sujet.

Enfin il faut tenir aussi le plus grand compte des déforma-

tions thoraciques plus ou moins apparentes, qui sont consécutives soit à une claudication avec infléchissement latéral du bassin, soit à une attitude scolaire vicieuse, soit à la présence
de végétations adénoïdes volumineuses, etc., car, dans tous ces
cas, le thorax est fatalement asymétrique, beaucoup plus développé d'un côté que de l'autre et le sternum souvent dévié. Il ne
faut donc pas attacher au « signe du cordeau » une valeur aussi
absolue qu'on le dit et il est nécessaire de faire subir aux résultats obtenus toutes corrections que comporte la statique du
sujet antérieurement connue, ou déduite de ses attitudes et
de ses déformations articulaires.

*Déplacement de la partie postérieure du médiastin : triangle
de Grocco.* — D'après cet auteur, quand un liquide, d'une
nature quelconque, s'épanche dans une plèvre, on peut observer
une surface de matité relative du côté *opposé* à l'épanchement.
Elle a la forme générale d'un triangle à base inférieure. Celle-ci
est longue de 6 centimètres environ, souvent moins, et
s'observe au niveau de la limite inférieure de l'épanchement
de l'autre côté, qu'elle continue ; l'un des bords, le plus interne,
se confond avec l'axe de la colonne vertébrale ; l'autre, externe,
remonte obliquement depuis l'extrémité de la base, pour couper
la colonne vertébrale, au niveau de la limite supérieure de
l'épanchement de l'autre côté.

Cette matité triangulaire est de plus ou moins grande étendue
suivant la quantité de liquide épanché et elle est plus sensible
que la matité véritable de l'épanchement à ses modifications de
quantité ; elle est plus nette au niveau de la base du triangle
que de son sommet. Elle s'accompagne enfin d'une diminution
du murmure vésiculaire à son niveau. Elle paraît provoquée
par une luxation antévertébrale du médiastin, du fait des épanchements et c'est pour cela qu'on l'observe plus accusée du côté
gauche que du droit, l'aorte faisant résistance pour se transporter à droite. Elle ne s'observe pas dans la spléno-pneumonie.

3° Déplacement du cœur. — La déformation oblique
ovalaire du thorax, dont témoigne la déviation du sternum, étant

le résultat du soulèvement des côtes en dehors et de la propulsion du médiastin dans le sens opposé, le cœur, qui fait partie intégrante de la cloison, se trouve entraîné comme elle et peut servir à la mesure de sa translation. Suivant le point de départ de la pleurésie, le cœur se transporte à droite ou à gauche.

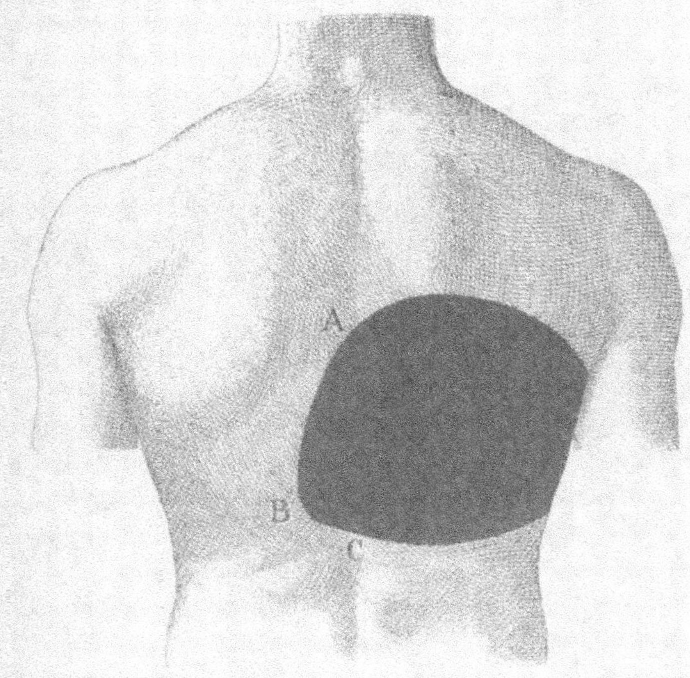

Fig. 143.

Schéma de matité de Grocco, montrant le déplacement vers le côté sain du cul-de-sac pleural postérieur, distendu par l'épanchement ; A, B, C, limitent le triangle, dit de Grocco.

a) *Dans les pleurésies droites.* — Dans la pleurésie droite, si l'on se reporte aux moyennes fournies par PITRES, le cœur ne bouge pas dans les épanchements de 1.000 grammes, tandis que dans ceux qui varient de 1.000 à 3.000 centimètres cubes la pointe se transporte de 1 à 6 centimètres en dehors et en bas

du mamelon gauche. Il est regrettable que les indications ne
soient pas explicites pour ce qui concerne l'état anatomique du
cœur lui-même : le déplacement de la pointe qui vient d'être
signalé ne témoigne pas en effet, pour sa totalité, d'une translation médiastinale et cardiaque ; puisque toutes les fois que le
ventricule droit a des raisons de se dilater, la pointe se dévie

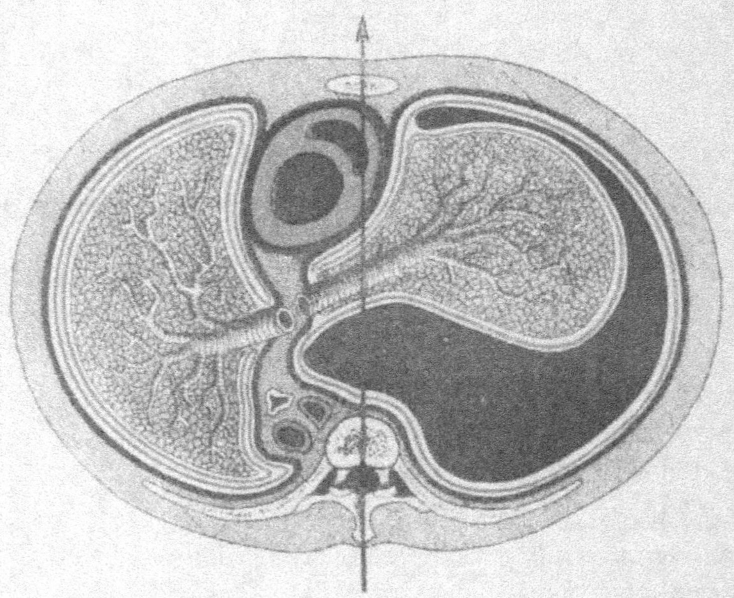

Fig. 144.

Coupe horizontale du thorax où l'on voit comment un épanchement
du côté droit peut occasionner, du côté gauche, la matité de
Grocco, en entraînant la luxation du médiastin en avant de la
colonne vertébrale.

dans le sens qui vient d'être dit et d'une quantité quelquefois
aussi grande. La pleurésie étant une cause de dilatation, le cheminement de la pointe, que l'on observe quand l'épanchement
siège à droite, résulte donc pour une part de la luxation médiastinale, et, pour une autre, la plus importante peut-être, de cette
dilatation. Ce qui semble démontrer le bien fondé de cette cri-

tique, ce sont les renseignements fournis par Pitres lui-même,
d'après lequel « les grands épanchements de la plèvre droite
ne refoulent pas beaucoup plus le cœur que les épanchements de
moyenne abondance » ; il n'en devrait pas être ainsi si la totalité de la déviation était fonction de translation médiastinale
et ne relevait pas aussi de la dilatation cardiaque surajoutée.

b) *Dans les pleurésies gauches.* — Dans la pleurésie gauche, le

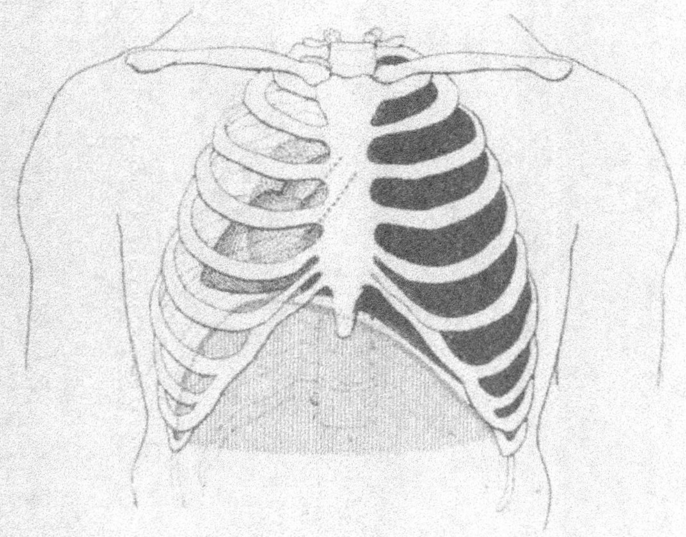

Fig. 145.
Déplacement du cœur dans les pleurésies gauches, suivant
la théorie de Ferber.

cœur ne bouge pas dans les épanchements de 1.000 grammes.
Dans ceux de 1.000 à 3.000 grammes il est manifestement
refoulé vers la droite et jusqu'à plusieurs centimètres du sternum ; mais « l'appréciation de son déplacement est habituellement entachée d'une cause d'erreur qui tend à en exagérer
l'importance. En même temps que le cœur est refoulé d'un
côté, la paroi antérieure du thorax est entraînée de l'autre par
le fait de la déformation oblique ovalaire. Le déplacement
apparent du cœur est donc plus grand que son déplacement

réel (FERNET) », ce que permet de rectifier le signe du cordeau.

Au-dessus de 3.000 centimètres cubes, le déplacement apparent est encore bien plus marqué puisque les battements du cœur peuvent être perçus en dessus et en dehors du mamelon droit, tout près du creux de l'aisselle. Reste à connaître le mode de propulsion de cet organe et à savoir si la pointe se trouve exac-

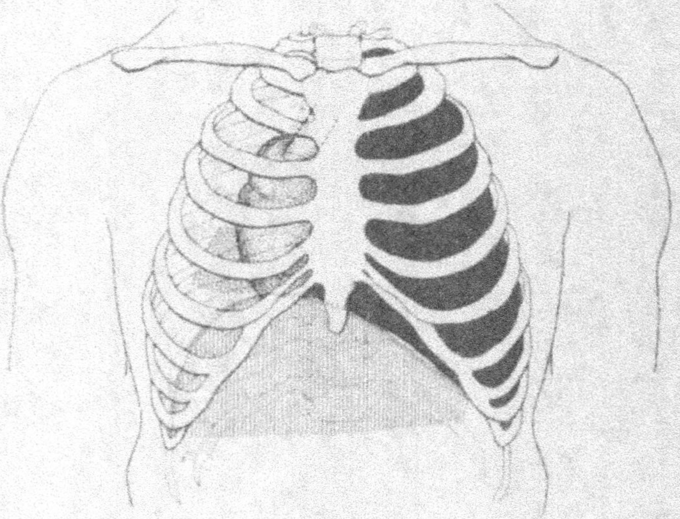

Fig. 146.

Déplacement du cœur dans les pleurésies gauches, suivant les idées de DOUGLAS, POWEL et GUTTMANN.

tement placée au-dessus du mamelon ou si, au contraire, elle se fixe vers l'appendice xiphoïde, les battements ressentis dans l'aisselle étant dus en ce cas au contact du ventricule droit ou de l'origine de l'aorte. Deux interprétations principales ont été données à ce sujet, savoir : la première (FERBER), d'après laquelle la partie que l'on sent battre dans la région axillaire ne peut être que la pointe ; la seconde (DOUGLAS, POWEL, GUTTMANN), basée à la fois sur des expériences cadavériques et la lecture d'un tracé cardiopathique pris simultanément à l'appendice xiphoïde et en dehors du mamelon, qui attribuerait à l'aorte cette dernière

pulsation tandis que la pointe se retrouverait vers le creux épigastrique, la position horizontale du cœur étant, dit Pitres,
« matériellement impossible ».

Dans un cas dont la relation détaillée a été faite ailleurs[1], il
m'a été facile cependant de dessiner à l'aide de la percussion.

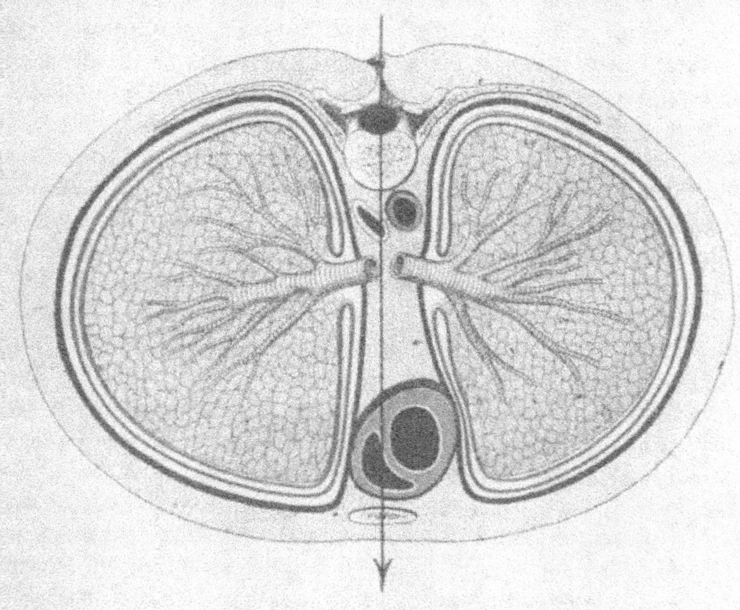

Fig. 147.
Coupe horizontale du thorax normal.

d'un côté, l'épanchement pleurétique gauche total, qui avait
entraîné le sternum et débordé ses limites droites ; de l'autre,
le cœur qu'une *bande de sonorité isolait complètement de la
matité hépatique et partiellement de la matité pleurétique*. Comment eût-il pu en être ainsi si cet organe fût resté vertical, la
pointe fixée à l'appendice et le ventricule droit vers la région
axillaire? Du reste la matité représentait d'une manière trop

[1] E. Cassaet. — *Déplacement paradoxal du cœur après la thoracentèse*, Archives cliniques de Bordeaux, mars 1895.

parfaite la figure anatomique du cœur pour qu'un doute pût
s'élever sur la réalité de sa présence en ce point. Par suite de
l'abaissement considérable de la moitié gauche du diaphragme,
les rapports du ventricule droit avec le centre phrénique s'étaient
peu à peu modifiés (comme ne saurait faire une injection intra-
pleurale), la pointe avait glissé sur le péricarde, s'était relevée
jusqu'à ce que l'organe eût pris la situation d'un pendule dont
le pédicule vasculaire eût été le soutien. Puis, le diaphragme
continuant à s'abaisser et le cœur à se relever, la pointe était
passée au-dessus de la courbure maxima du diaphragme pour
venir flotter dans l'hémithorax droit. C'est pour cela que l'évacuation d'une certaine quantité de liquide, qui avait permis le
rétablissement de l'espace de Traube, avait exagéré la luxation
cardiaque, porté la pointe plus loin dans l'aisselle de 3 centimètres par le relèvement du diaphragme, amenant ainsi un
déplacement absolument paradoxal et tout à fait opposé de celui
qu'on eût dû en attendre. Ce fait du reste paraissait unique dans
la science, mais depuis que ces lignes ont été écrites, j'ai vu deux
autres fois se produire le déplacement paradoxal du cœur par
exagération de la luxation vers la droite. L'un de ces malades
avait une pleurésie séreuse ; l'autre une pleurésie purulente, qui
furent toutes deux traitées par la thoracentèse. Dans ces deux
cas, le déplacement suivit immédiatement la thoracentèse, comme
avait déjà fait celui que j'avais publié en 1895, mais ils ne
furent jamais isolés du centre phrénique par la bande de sonorité que je rappelais et, pour cette raison, ils doivent rentrer
dans la catégorie des luxations suivant le type de Douglas et
Powel.

Du reste, ce déplacement suivant le type de Ferber, qui avait
été considéré, comme impossible par différents auteurs et
notamment par Pitres, qui s'est élevé avec vigueur contre la
réalité de son existence, ne peut plus faire de doute, aujour-
d'hui qu'il a été constaté *de visu*. Le Dr E. Lafforgue[1] a publié
une observation des plus probantes, à cet égard. Après avoir
assisté à la production d'un épanchement séro-hématique gau

---

[1] E. Lafforgue. (*Gaz. des hôp.* 6 nov. 1902).

che considérable, consécutif à un coup de couteau, il observa, du côté droit, du deuxième au cinquième espace intercostal, une matité qui se confondait avec celle du médiastin et de la plèvre gauche, et se limitait en dehors par un arc de cercle convexe, dont l'extrémité supérieure débutait dans le deuxième espace intercostal, à 2 centimètres du bord du sternum, tandis que l'extrémité inférieure aboutissait, dans le cinquième espace, à 6 centimètres du bord sternal. Ce fut là que lui parut siéger la pointe. Or, le malade étant mort subitement, l'autopsie put être pratiquée et le cœur fut trouvé fortement déplacé à droite et refoulé. Il avait subi autour de son pédicule un mouvement de torsion de 45 à 50 degrés. *La pointe était au niveau du quatrième espace intercostal droit à 3 ou 4 centimètres du bord droit du sternum* ; l'épanchement de la plèvre gauche était d'environ 5 litres. Il semble bien qu'il est nécessaire que la quantité épanchée soit toujours très abondante pour produire cette luxation de la pointe, qui fait véritablement défaut quand ce liquide n'excède pas 3 litres environ, comme j'avais déjà eu l'occasion de le dire.

4° Déplacements des autres organes. — Ces déplacements considérables du cœur peuvent faire défaut quand l'organe fut au préalable fixé par des adhérences péricardiques. — Le foie est fortement projeté dans la cavité abdominale, dans les pleurésies droites, et de telle manière que son bord inférieur arrive parfois à la hauteur de l'ombilic ; après ponction il récupère sa situation normale. — La rate peut être luxée aussi dans les pleurésies gauches et devenir sensible au toucher dans l'hypochondre. — L'estomac et le côlon sont abaissés simultanément, comme nous l'avons déjà vu à propos de l'effacement de l'aire de Traube par les pleurésies gauches à gros épanchements. — Le poumon enfin peut se mouvoir autour de son pédicule qui lui sert de charnière et se mettre, suivant la situation du malade, en contact avec la paroi antérieure ou postérieure et donner lieu au skodisme sous-claviculaire ou postérieur. Il y a longtemps que DAMOISEAU a dit de lui : « Quand, dans une matité absolue, le poumon mobile dans l'intérieur du

liquide ne s'approche pas alternativement des parois antérieures et postérieures dans le décubitus sur le dos et sur le
ventre, on n'est pas autorisé à conclure à l'existence actuelle
d'un épanchement liquide. »

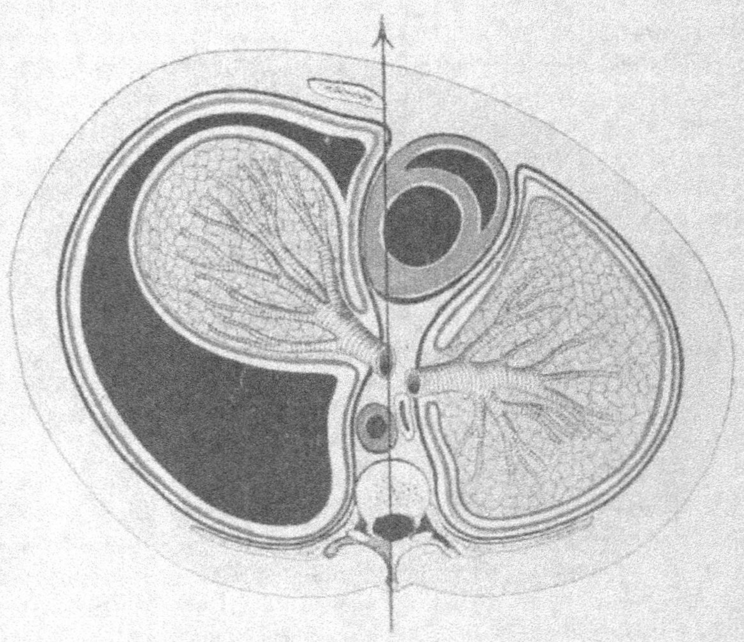

Fig. 148.

Thorax oblique ovalaire avec épanchement gauche et déplacement
du poumon et du cœur, le malade étant couché sur le dos.

5° *Évaluation de la quantité du liquide épanché dans la plèvre*
— Maintenant que nous connaissons les signes appartenant en
propre à l'épanchement et les modifications de statique thoracique et abdominale qu'il a occasionnées, il nous faut, malgré
que de temps à autre de semblables conclusions aient déjà été
prises au cours de la description, chercher à évaluer sa quantité.
Aussi bien cette discussion n'est-elle seulement pas théorique,
puisque, en dehors de certains épanchements placés exception-

nellement, est-ce la quantité seule de liquide qui nous guide
pour la conduite à tenir et qui nous impose la thoracentèse.

Il est bon d'insister tout d'abord sur ce que peut avoir d'aléa-
toire toute interprétation à ce sujet, car il n'y a aucune formule
mathématique qui permette d'approcher de la vérité et du reste

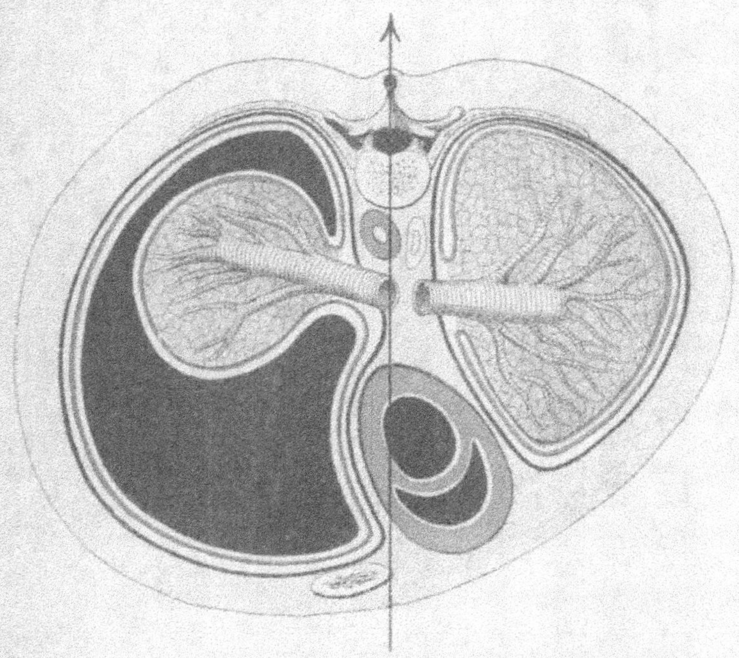

Fig. 149.

Thorax oblique ovalaire consécutif à un épanchement gauche, avec
déplacement du poumon et du cœur, le malade étant couché sur
le ventre.

la statique de chaque personne étant essentiellement différente
au point de vue de la forme et de la capacité thoraciques, il
s'ensuit que le coefficient d'interprétation personnelle est beaucoup trop élevé pour qu'on ne soit pas à chaque instant exposé
à commettre des erreurs. Heureusement que la limite de
celles-ci est assez étendue, avant d'arriver aux accidents possi-

bles, pour qu'il y ait lieu de s'en émouvoir et que la gêne du malade se traduit plus encore par des accidents fonctionnels, assez bruyants pour appeler l'attention, que par les signes physiques que nous avons en vue.

Quoi qu'il en soit, il est utile d'arriver à une approximation de la valeur de l'épanchement et l'on doit pour cela s'appuyer sur les arguments qui suivent, pour ce qui concerne l'adulte :

Les phénomènes fonctionnels doivent tout d'abord être pris en considération, avec cette réserve qu'ils peuvent ne pas exister dans certains épanchements lents à s'établir mais cependant dangereux, puisqu'ils peuvent occasionner la mort subite. On peut les sérier suivant qu'ils représentent la gêne ressentie par le poumon, ou celle qu'éprouvent le cœur et les vaisseaux à se désemplir de leur contenu. Ce sont donc : la diminution de l'amplitude respiratoire, qui est proportionnelle à la masse de liquide épanché ; la vitesse de la respiration qui se rattache à la même cause, par suite de la diminution du champ de l'hématose ; l'aspect cyanotique du malade ou sa pâleur, qui témoignent de l'imperfection de l'oxygénation ; le refroidissement des extrémités, dû à des combustions imparfaites. Puis ce sont des sueurs profuses, grâce auxquelles le malade se défait de son trop-plein vasculaire et se pratique à lui-même comme une saignée séreuse, et que l'on doit regarder comme l'un des signes les plus nets d'hypertension veineuse et par conséquent de compression cardio-vasculaire ; comme du reste l'oligurie.

Ce sont enfin les signes de cette compression, qui ne sauraient constituer une vue de l'esprit quand on a pu, comme on le voit sur la figure de déplacement cardiaque que j'ai dessinée d'après nature, se rendre compte non seulement du changement des axes des cavités, mais même de la forme du cœur. Pour que le ventricule gauche, cependant si résistant, ait pu ainsi être aplati, et même incurvé en sens inverse, que sa cavité ait été si restreinte, il a fallu de toute évidence une pression incessante et énorme, bien suffisante pour gêner fortement l'hydraulique cardiaque. Lorsque, en effet ces sueurs sont profuses, que la respiration est précipitée, suspirieuse, peu profonde ; que la cyanose est accentuée et que le refroidissement des extrémités commence, il arrive que le cœur ne transmet presque plus ses battements à la paroi, que les bruits sont sourds, que le pouls est petit et irrégulier. Dès lors on peut conclure que l'épanchement est total, qu'il est en hypertension, que le cœur est comprimé

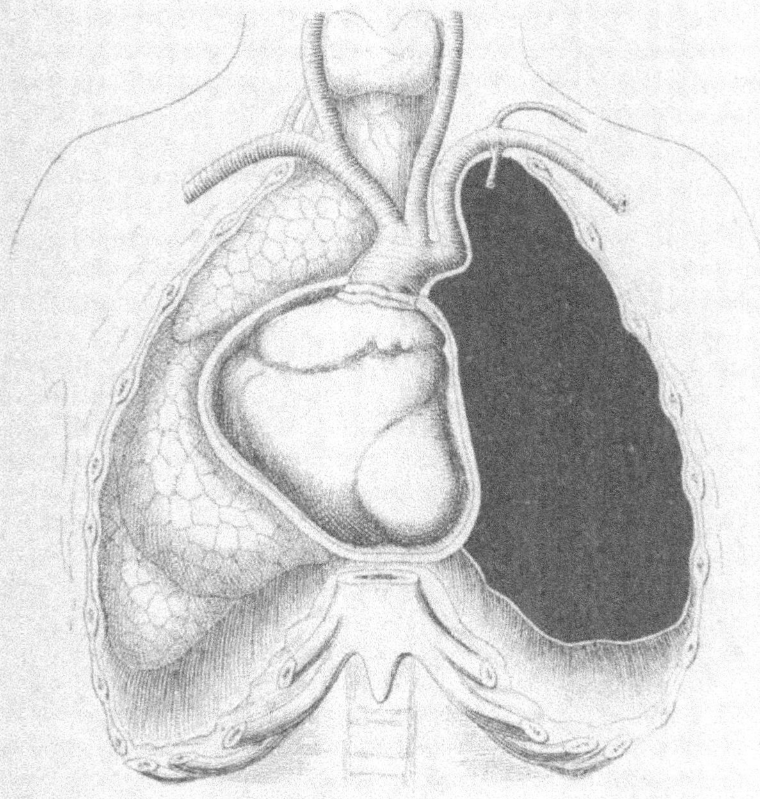

Fig. 150.

Déplacement du cœur, à droite, dans un cas de pyopneumothorax gauche, d'après nature (E. Cassaët).

et la syncope imminente et qu'il y a la plus grande urgence, aussitôt que la présence du liquide a été constatée, à en évacuer avec une prudence extrême une certaine quantité, sans évaluer son maximum, pour redonner un peu de jeu à ces organes comprimés.

Quand au contraire la tolérance s'est établie et malgré qu'un certain essoufflement, une cyanose légère, et le gonflement des jugulaires puissent encore témoigner de la gêne de la circulation de retour, on a encore devant soi un temps assez long et l'on peut conserver une liberté d'esprit assez grande, pour apprécier la quantité de liquide. On doit alors s'appuyer successivement sur les déformations thoraciques et l'étendue de la matité.

Dans les pleurésies *à poumon libre*, les transpositions du cœur, soit à gauche, soit et surtout à droite, jusqu'au mamelon, quand elles s'accompagnent d'une sorte de luxation médiastinale du même côté et de l'abaissement du diaphragme dans la partie correspondante; quand elles consistent avec une matité complète, sont l'indice de la réplétion *totale* d'un hémithorax et d'un épanchement de 3 500 à 4 000 centimètres cubes, suivant la stature du malade. Quelquefois même la masse de liquide peut s'élever jusqu'à près de cinq litres, chez les personnes à thorax exceptionnellement large. Comme les précédentes, ces pleurésies doivent être ponctionnées immédiatement, sans que pour la première thoracentèse on puisse songer à extraire une quantité dépassant le tiers environ de l'épanchement. Quand le poumon a *été fixé* par des adhérences anciennes, il suffit souvent d'un épanchement de volume beaucoup plus restreint pour occasionner des déplacements à peu près analogues, mais la nécessité d'intervenir s'impose de même et dans le même délai.

Les pleurésies où l'on observe la matité du cœur jusqu'à 3 ou 4 centimètres du bord droit du sternum, dans lesquelles l'espace de Traube est à peu près comblé et où l'on ne trouve de sonorité qu'à l'extrémité interne du premier espace intercostal, sont encore fort abondantes et correspondent à un épanchement de 3 200 à 3 500 centimètres cubes de liquide.

Celles du côté droit, où la pointe du cœur est déplacée jusqu'à 8 et 9 centimètres du bord gauche du sternum et où le foie est abaissé jusqu'au voisinage de l'ombilic, sont considérées aussi comme très abondantes depuis que LAENNEC les signala et que WOILLEZ et DAMOISEAU en reprirent l'étude. Elles sont, comme les précédentes, justiciables aussi d'une thoracentèse immédiate.

Viennent ensuite celles qui *tournent* seulement, c'est-à-dire dont la matité, dans le décubitus dorsal, affecte à peine le plan antérieur de la poitrine et ne s'observe qu'au niveau de l'angle externe de l'aire de Traube à gauche et entre le mamelon et le foie, à droite. Moins importantes évidemment que les pré-
cédentes, elles représentent encore une collection liquide fort abondante et que l'on peut évaluer hardiment à 1500 grammes au moins. La hauteur du dénivellement obtenu par la station assise, l'élévation pro-
gressive du souffle et de l'égo-
phonie jusqu'à la pointe de l'omoplate et à plus forte rai-
son, leur disparition dans les jours qui suivent, plaident dans le même sens.

Quand enfin la matité affleure l'angle de l'omoplate, mais sans tourner, et qu'elle arrive aussi au contact de la colonne vertébrale, on peut croire à un épanchement de 1 000 grammes. Si la matité s'éloigne

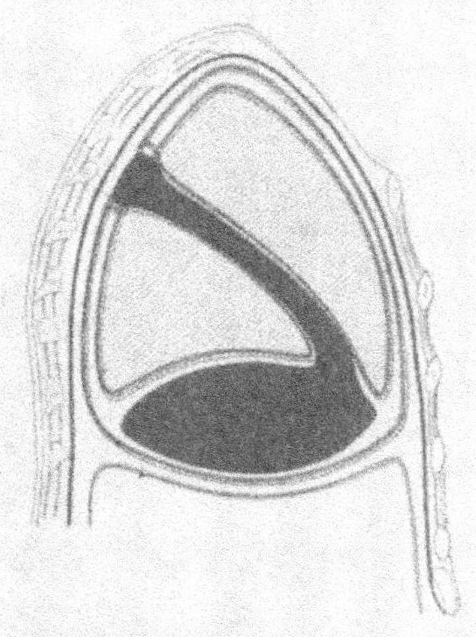

Fig. 151.

Pleurésie diaphragmatique isolée de toute la paroi, sauf dans la région postérieure où l'épanchement a remonté par l'espace interlobaire.

complètement de la colonne vertébrale, de 2 à 3 centimètres environ, jusqu'au diaphragme, le sommet de sa courbe se retrou-
vant à 2 ou 3 centimètres environ de la pointe de l'omoplate, l'épanchement a encore une valeur de 500 à 600 grammes. Enfin il ne représente plus que 200 à 300 grammes s'il ne s'élève que de 3 à 4 centimètres au-dessus du sinus diaphragmatique.

Il ne nous reste plus à évaluer que les pleurésies d'un abord difficile telles que celles qui sont enkystées au-dessus du diaphragme, celles qui se développent le long du médiastin, ou entre les lobes du poumon, ou comme complication d'une

tumeur pleurale ou pulmonaire, ou tout autour d'un kyste hydatique à évolution thoracique, ou dans un point quelconque de la
surface du poumon, ou si elles sont cloisonnées ; les erreurs
sont alors faciles.

Les pleurésies diaphragmatiques signalées par quelques signes

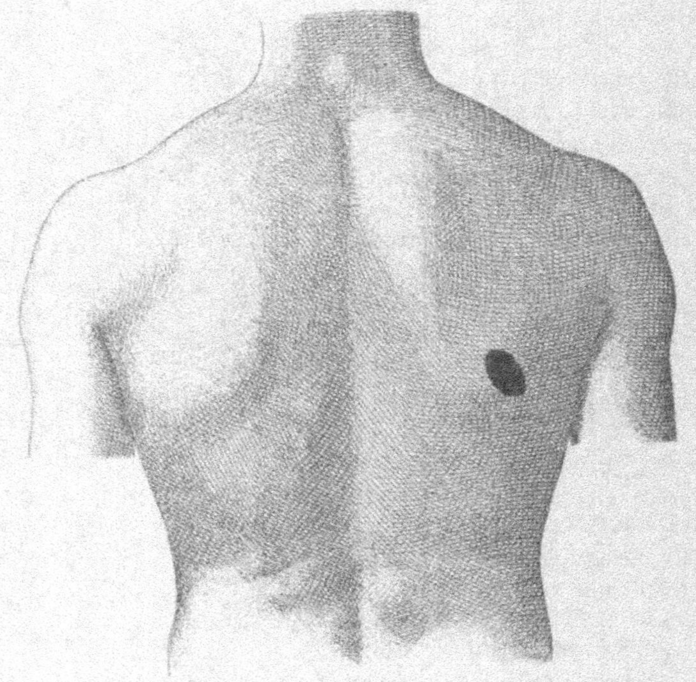

Fig. 152.
Matité postérieure très limitée correspondant à une pleurésie
diaphragmatique remontant par la scissure interlobaire.

physiques, tels qu'une matité péri-thoracique ou circonféren-
tielle de la base, ou par l'abaissement du foie, ou par l'abolition
de l'aire de Traube, ou par la luxation abdominale de la rate,
sont toujours plus abondantes qu'on ne croit et dépassent souvent le litre. Il en est surtout ainsi quand elles remontent le
long de l'espace interlobaire, pour se mettre en contact avec la

paroi postérieure de la poitrine, où elles sont signalées par une matité égale quelquefois à l'étendue seule d'une pièce de cinquante centimes, malgré qu'elles correspondent quelquefois à plus de deux litres de liquides.

Les pleurésies médiastinales peuvent aussi, presque sans trou-

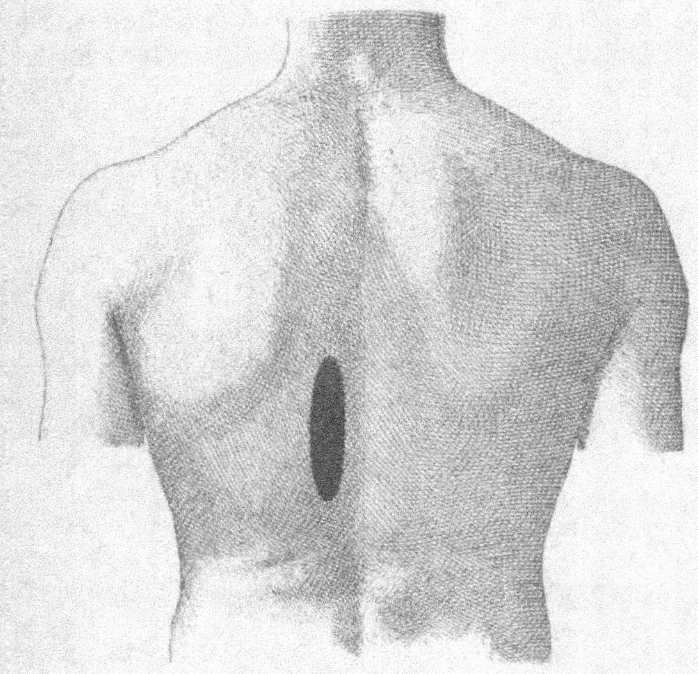

Fig. 153.
Projection postérieure d'une pleurésie médiastinale.

bles fonctionnels, et avec une matité verticale para-vertébrale de quelques centimètres de long sur 2 ou 3 de large seulement, correspondre à plus d'un litre et demi. J'ai pu en ponctionner une de cet ordre, chez un vieillard de plus de soixante-dix ans, et en retirer plus de 1 600 centimètres cubes de liquide.

Les pleurésies inter-lobaires dépassent rarement quelques centaines de grammes. Quant à celles qui coexistent avec une tumeur de la plèvre ou du poumon, ou un kyste hydatique du foie (pleurésies en collerettes), il est impossible d'évaluer leur contenu, dans l'incertitude où l'on est de l'intersection des matités de la tumeur et du liquide.

Les pleurésies cloisonnées obéissent à peu près aux mêmes lois que les précédentes en tant que développement de la matité ; elles n'en diffèrent que par les modifications qu'en éprouvent certains signes physiques peu intéressants pour l'appréciation du volume de l'épanchement.

§ 4. — MODIFICATION DES SONS DE PERCUSSION DANS LES AFFECTIONS SIMULTANÉES DU POUMON ET DE LA PLÈVRE.

Chez certains malades atteints depuis peu de temps seulement des signes généraux de la pleurésie avec épanchement, on peut noter d'emblée une matité absolue qui ne saurait évidemment correspondre à une exsudation liquide, car elle met un temps beaucoup plus long à se constituer ; cette matité s'étend à tout l'hémithorax. Puis, quand l'épanchement augmente, une certaine sonorité renaît dans la région sous-claviculaire et s'étend peu à peu à tout ou partie du sommet du poumon, de sorte qu'on est témoin de ce phénomène paradoxal de l'abaissement de la ligne supérieure de matité quand le liquide est plus considérable.

WOILLEZ attribue la matité totale initiale à la capillarité, qui permet l'interposition d'une lame liquide entre le poumon et la paroi costale, et l'abaissement de la ligne de niveau au poids de l'excédent de liquide exsudé, qui éloignerait le poumon de telle manière qu'il ne pourrait plus obéir qu'à l'action de la pesanteur. Cette opinion renferme certainement une part de vérité ; mais il n'est cependant pas admissible que la seule capillarité soit suffisante pour occasionner la matité de tout l'hémithorax par recouvrement de toute la périphérie pulmonaire.

Pour POTAIN, à l'opinion de qui presque tous les auteurs se

rallient, la matité initiale de la totalité de l'hémithorax serait
due à une pleuro-congestion, c'est-à-dire à une maladie simultanée du poumon et de la plèvre : la plèvre sécréterait une
quantité de liquide petite d'abord et le poumon congestionné
serait hors d'état de se distendre ; de la sorte le liquide circon-

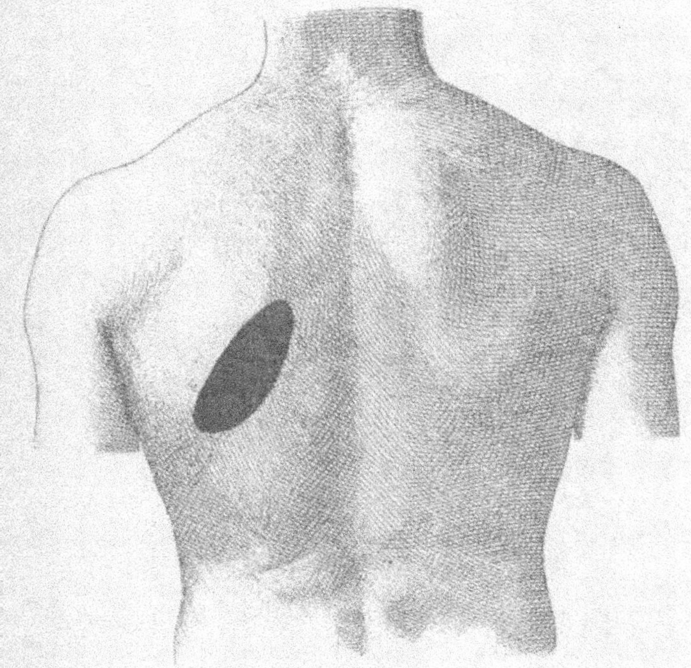

Fig. 154.
Pleurésie métapneumonique interlobaire.

viendrait facilement le poumon. Plus tard, quand celui-ci rede-
viendrait perméable au moins dans une certaine mesure, il
chasserait le liquide dans les régions déclives où il s'accumule-
rait, de manière à n'empiéter que sur une hauteur moindre de
la surface pulmonaire ; ainsi s'expliquerait l'abaissement de la
ligne de matité.

De même encore on peut obtenir par la percussion une

matité complète, bien qu'une partie seule du thorax soit pleine de liquide, quand le poumon est sclérosé ou farci de tubercules, et surtout quand il est fixé par des adhérences anciennes et épaisses à la paroi thoracique. On peut du reste supposer toute

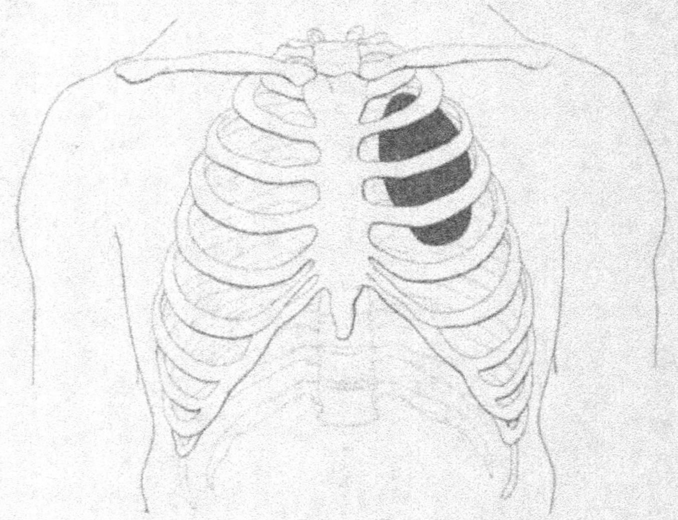

Fig. 155.

Pleurésie enkystée du sommet, absolument comparable aux kystes hydatiques corticaux de la même région.

une série de dispositions possibles, qui gênent le skodisme sous-claviculaire et telles que l'envahissement du sommet du poumon ou de la plèvre par une tumeur.

§ 5. — MODIFICATIONS DES SONS DE PERCUSSION DANS LES AFFECTIONS DE LA PAROI

Il a déjà été fait état de la gêne que l'on rencontrait pour percuter les personnes grasses ou fortement musclées, ou même certaines parties du thorax chez tous les malades examinés, par exemple celles qui correspondent au massif de l'épaule. La submatité ou la matité qui en résultent se rencontrent d'une

manière bien plus nette encore quand la paroi s'est épaissie
et indurée à la suite de certaines dégénérescences, comme on le
voit chez les carcinomateux atteints de la variété de squirrhe
dite en cuirasse et aussi, chez les tuberculeux, quand la plèvre
enflammée s'est encroûtée de sels calcaires. La lipomatose, la
fibromatose, etc., agissent de la même manière.

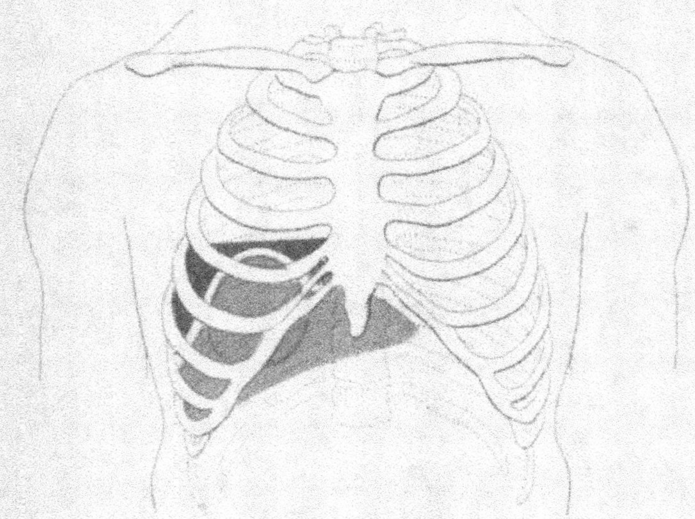

Fig. 156.

Pleurésie circonscrivant un kyste hydatique du foie, à évolution
thoracique, qu'on pourrait appeler « pleurésie en collerette ».

En sens inverse certains états pathologiques de la paroi
s'accompagnent non plus de matité mais de sonorité exagérée;
il en est ainsi dans les ectopies pulmonaires ou quand le parenchyme a fait hernie au travers de la paroi; de même aussi
dans les emphysèmes sous-cutanés primitifs ou consécutifs à
l'emphysème pulmonaire et médiastinal, dans les gangrènes
gazeuses. Le bruit provoqué est alors tout à fait semblable à
celui du tambour assourdi ou à celui que l'on obtient par percussion d'un matelas; il est superficiel et s'accompagne de la
sensation tout à fait particulière de la crépitation gazeuse.

36.

CHAPITRE III

PERCUSSION DU CŒUR

S'il est un organe dont la percussion mérite d'être faite avec soin en raison des précieux renseignements qu'elle peut fournir, c'est le cœur. A consulter cependant les différents travaux publiés sur ce sujet, il ne paraît pas qu'il en soit ainsi : les figures qui interprètent les résultats obtenus par ce mode d'exploration sont si variables dans les divers ouvrages, qu'il ne semble pas qu'elles puissent s'adresser à des états pathologiques comparables, ni même à la manière d'être normale de l'organe que, toutes, elles ont la prétention de représenter exactement. Ces divergences sont à la vérité plus apparentes que réelles, car, ne s'adressant pas aux mêmes modalités de la sonorité, elles ne peuvent faire naître des sensations identiques; elles tiennent donc à peu près exclusivement à l'emploi de méthodes disparates, à propos desquelles il est bon, avant tout, de s'entendre.

§ 1. — SITUATION DU CŒUR DANS LA POITRINE

L'étude des relations que le cœur affecte avec la paroi thoracique doit précéder rationnellement celle des maladies que la percussion peut déceler, car si cette méthode d'examen est tout à fait incapable d'isoler dans la masse totale du cœur ses parties constitutives, il n'en est pas moins vrai que chacune des cavités auriculaires et ventriculaires arrivant à former une partie de la circonférence cardiaque, le graphique obtenu par la percussion de la masse peut, jusqu'à un certain point, faire prévoir la lésion localisée à l'une de ces cavités.

Le cœur, au point de vue de la percussion, n'est pas un
organe tout à fait distinct de ceux qui l'environnent ; outre
qu'il est revêtu d'une manière très intime d'une membrane
de glissement, il est encore suspendu au pédicule vasculaire
qui se confond avec sa masse dès son origine et pendant un
assez long parcours ; la percussion visera donc à la fois le cœur,
le péricarde et l'origine des gros vaisseaux. On pourrait cependant établir sur ces vaisseaux une limite anatomique, un peu
arbitraire, au delà de laquelle la percussion ne décélerait leur
présence qu'autant qu'ils seraient entachés d'une lésion hypertrophique, d'une distension ; ce serait le point de réflexion péricardique.

La séreuse, en effet, après avoir recouvert toute la face externe
du cœur, revêt aussi celle des gros vaisseaux au niveau de leur
pédicule, pendant une étendue de 4 centimètres en moyenne,
puis elle se réfléchit pour former le péricarde pariétal ; ces
4 centimètres sont ceux que la percussion explore. Au delà
commence l'infléchissement de la crosse de l'aorte, qui a pour
résultat d'éloigner le pédicule de la paroi. Or, suivant l'âge et
problablement la profession antérieure, l'application de ces
vaisseaux contre la poignée du sternum est plus ou moins parfaite ; quand elle s'exagère, la matité précordiale augmente de
telle manière qu'il peut y avoir là une cause d'erreur très sensible, si l'on veut mesurer la superficie de la matité totale du
cœur, comme Potain l'a proposé. Cette cause d'erreur comportant correction, les éléments qui la permettent résidant tout
entiers dans la topographie cardiaque, le moment est donc venu
de l'étudier avec précision.

1° Situation du cœur. — La masse totale du cœur représentée, pour la percussion, par les lignes perpendiculaires à la
paroi qui limiteraient très exactement le péricarde sur ses sinus
périphériques, est contenue dans la portion inférieure du
médiastin antérieur qu'elle forme presque tout entier. Là, elle
se trouve isolée du doigt qui la percute, par toute l'épaisseur du
massif osseux costo-sternal et des parties molles qui le revêtent
tant sur sa face externe que postérieure ; son éloignement n'est

cependant que de 2 à 3 centimètres environ de la surface du thorax, tout au moins sur la partie médiane. Il n'en est pas de même en effet du côté gauche où la plèvre le recouvre partiellement et le rend ainsi moins apte à résonner pour son propre compte, quand il est percuté par son intermédiaire. Aussi la sonorité varie-t-elle depuis la ligne médiane jusque sur ses limites extrêmes, comme nous aurons l'occasion de le voir par la suite.

2º Projection du cœur. — La projection du cœur sur la paroi doit être examinée : *a*) sur le plan antérieur de la poitrine ; *b*) sur son plan postérieur.

A. La projection sur le *plan antérieur* a la forme générale d'un triangle irrégulier dont les angles seraient arrondis et les côtés courbes, au lieu d'être rectilignes. Quand on l'examine en se mettant dans la direction de son axe, c'est-à-dire depuis le côté gauche du malade étendu sur le dos et en faisant face à son épaule droite, ce triangle revêt d'une manière assez précise l'apparence d'un cœur de carte à jouer. La figure ainsi obtenue présente trois côtés et trois angles, savoir :

1º Un *côté droit*, à peine incurvé, allant de l'insertion du cinquième cartilage costal à celle du troisième, qu'il coupe tous deux à 1 centimètre ou 1 centimètre un tiers, au maximum, du bord droit du sternum ;

2º Un *angle supérieur*, très arrondi, ayant 3 centimètres 1/2 de hauteur, amorcé sur l'extrémité supérieure du bord droit que nous venons de voir, s'élevant par le sommet de sa courbe jusqu'à la ligne de jonction des deux seconds cartilages costaux et descendant un peu obliquement jusque sur le bord supérieur du troisième cartilage gauche, à 2 centimètres au moins du bord sternal ;

3º Un *côté gauche*, qui n'est que la continuation exacte de la branche gauche de l'angle précédent et s'étend obliquement et un peu convexe depuis le bord supérieur du troisième cartilage, à 2 centimètres du sternum, jusqu'au bord inférieur du quatrième cartilage, à 5 centimètres du sternum ;

4º Un *angle gauche*, ogival, qui correspond exactement à la

pointe du cœur. Les branches sont courtes, le sommet acuminé ;
le maximum de sa courbure est ainsi reporté à 6 centimètres
du bord gauche du sternum au-dessus du cinquième cartilage
costal ;

5° Un *côté inférieur*, le plus étendu et le plus fixe puisque c'est

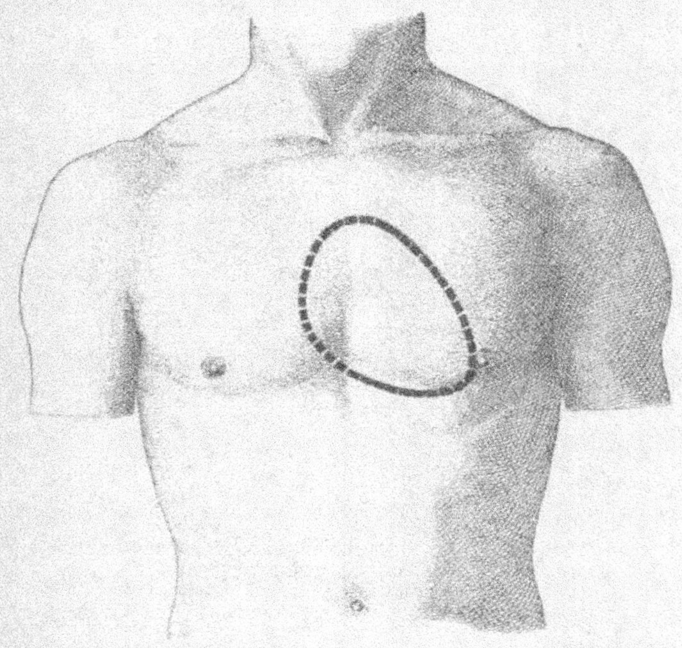

Fig. 157.
Projection du cœur sur la paroi.

celui par lequel le cœur repose sur le diaphragme, qui commence
à 5 centimètres du sternum, sur le cinquième cartilage costal,
et s'étend jusque sur le bord droit de cet os, au-dessous du cinquième cartilage. Ce côté est moins incurvé que le côté gauche et
plus que le côté droit ;

6° Un *angle droit* à branches courtes et à grand rayon,
qui n'occupe guère que l'épaisseur du cinquième cartilage droit
et réunit les extrémités voisines des côtés droit et inférieur.

B. La projection sur le *plan postérieur*, qu'on ne peut guère pratiquer qu'à l'aide de coupes sur des sujets congelés, a permis de reconnaître que le cœur était en relations avec la quatrième, cinquième, sixième, septième, huitième vertèbres dorsales, d'où leur nom de *vertèbres cardiaques*. Elle se fait dans les plans suivants :

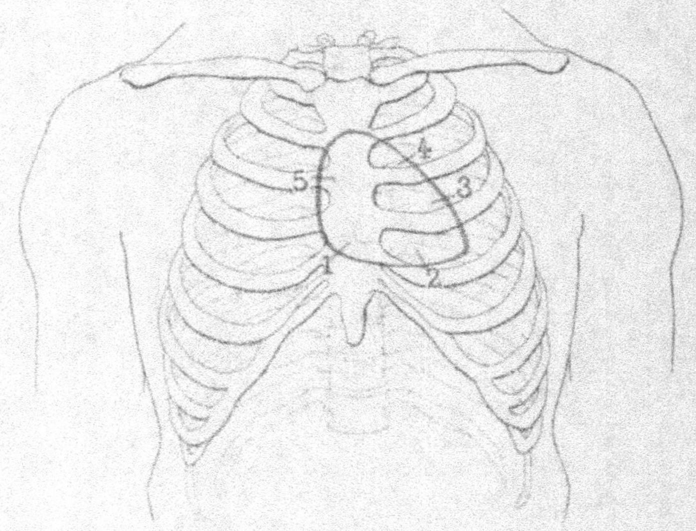

Fig. 158.

Parties constitutives du cœur dans leur rapport avec la matité : 1, oreillette droite ; 2, ventricule droit ; 3, ventricule gauche ; 4, oreillette gauche ; 5, veine cave supérieure et gros vaisseaux.

1° Le plan de section qui coupe l'apophyse épineuse de la quatrième vertèbre, intéresse les gros vaisseaux ; c'est la vertèbre *supra-cardiaque* ;

2° Celui qui passe par la cinquième apophyse coupe l'infundibulum et les sigmoïdes aortiques ; c'est la vertèbre *infundibulaire* ;

3° Celui qui passe par la sixième apophyse correspond surtout aux oreillettes ; la sixième est donc la vertèbre *auriculaire* ;

4° La septième et la huitième sont en rapport avec les ventriculés. Nous verrons plus tard l'importance de ces localisations.

3° Des parties constitutives du cœur, dans leurs rapports avec la matité. — Comme il a été déjà dit plus haut, chacune des quatre cavités du cœur contribue à constituer une partie de ce graphique ; elles s'y trouvent situées de la manière suivante :

L'angle droit et les portions des côtés droit et inférieur qui lui font suite sur 1 centimètre 1/2 environ, sont occupés par *l'oreillette droite* ;

La partie supérieure du *côté droit*, par la *veine cave supérieure* ;

L'angle supérieur par l'origine des *gros vaisseaux*, aorte et artère pulmonaire ;

Le point de jonction de cet angle et du côté gauche, par *l'extrémité de l'oreillette gauche* ;

Le *côté gauche*, par le *ventricule gauche* ;

L'angle gauche, par la *pointe* ;

Le *côté inférieur*, par le *ventricule droit*.

Il sera donc facile, par la simple lecture de la déformation de l'une des parties quelconques du graphique, de reconnaître celle des cavités du cœur qui est hypertrophiée et de préjuger, jusqu'à contrôle par l'auscultation, de la lésion orificielle qui a occasionné cette hypertrophie.

§ 2. — MÉTHODE DE PERCUSSION DU CŒUR

1° Attitude du malade. — Le malade doit être couché pour être percuté, non pas en raison de la fatigue que cette exploration lui occasionne, mais parce que, dans la station debout, les muscles qui s'insèrent sur la paroi thoracique antérieure sont légèrement tendus par le poids des épaules et des bras et soulèvent ainsi le doigt du médecin, et aussi parce que les organes intrathoraciques subissent certaines altérations de forme du fait de cette attitude. — Le décubitus doit être dorsal, l'appui se faisant surtout par la région interscapulaire, de

manière que les épaules soient un peu dégagées; il ne faut
cependant pas qu'elles soient dans le vide, parce qu'elles ten-
draient trop la paroi thoracique et gêneraient la résonance
spéciale du cœur. — Le plus souvent il faudra se garder de
faire au malade une recommandation quelconque, et notamment au sujet de sa respiration, car il suffit d'attirer son attention sur cette fonction physiologique pour que le rythme en soit
aussitôt altéré : immédiatement ralentie, la respiration devient
aussi suspirieuse; elle se suspend en inspiration et le thorax
s'immobilise ainsi en une position vicieuse, éminemment défectueuse pour la percussion du cœur.

2° Attitude du médecin. — La région thoracique devra
être largement découverte, car le doigt a le besoin de s'appliquer sans entraves et de se mouvoir librement à son contact,
certaines sonorités un peu douteuses pouvant se produire du
fait de l'application incomplète de l'index. Le médecin un peu
exercé pourra percuter, quelle que soit sa situation par rapport au malade : d'aucuns prétendent qu'il vaut mieux souvent
se placer sur son côté gauche. Comme nous aurons soin de le
dire dans un instant, l'amorce du graphique devant être faite
sur le point de jonction du côté droit de la matité précordiale
à la matité hépatique, c'est-à-dire aux environs de l'insertion
du cinquième cartilage costal, il vaut mieux souvent se placer
à droite du malade; puis, quand ce point indiscutable est formellement établi et que l'angle supérieur a été dessiné, passer
au côté gauche et en terminer.

En tout cas, il est indispensable que l'oreille soit attentive à
la percussion et la suive d'assez près pour saisir toutes les
nuances; au besoin, il faut fermer les yeux pour concentrer
toute son attention sur le résultat de la percussion, sans se
laisser aller à se suggestionner un graphique probable. La
percussion sera *légère* et toujours égale, non pas seulement
comme intensité mais aussi comme rythme, car il est facile de
se rendre compte que si l'on frappe à des intervalles de temps
inégaux bien qu'avec la même intensité, la tonalité obtenue
semblera différente.

Il ne faut pas, comme beaucoup d'auteurs le disent et comme la plupart des médecins le croient, rechercher les différences considérables de sonorité : une simple modification de la tonalité et, pour être plus précis, le passage d'une basse tonalité à une tonalité plus élevée, est suffisante pour établir la limite exacte de l'organe. On ne saurait oublier que la plus grande partie du ventricule gauche abordable, pour la percussion, est recouverte par une lame pulmonaire et que la section perpendiculaire de celle-ci a la forme d'un coin, dont le sommet correspond au sinus pleural. Au point où cette languette se superpose à la masse du cœur, elle ne change que médiocrement de consistance et d'épaisseur; le son qu'elle donne encore ne peut donc que légèrement différer de celui que fournit le parenchyme isolé de la masse cardiaque. C'est pour avoir toujours méconnu cette proposition que beaucoup de médecins sont incapables de délimiter convenablement le cœur.

Il faut enfin prendre soin d'établir avec netteté les différences de sonorité pour ne pas inscrire le graphique à 1 centimètre près de la limite cardiaque; 1 centimètre n'est rien sans doute, pour un seul point déterminé, mais si la même erreur se reproduit sur le pourtour de toute la matité cardiaque, il en résulte bientôt une augmentation de surface considérable et dont on ne saurait se faire une idée si on ne l'a jamais mesurée. Il importe donc d'inscrire avec netteté et à l'aide d'un crayon dermographique la matité précordiale.

3° Mode de percussion du cœur. — Il importe de l'établir avec précision et d'indiquer les points de repère indispensables, car, sans uniformité dans la méthode, on n'arrive qu'à des résultats discutables et, en tous cas, peu comparables à ceux fournis déjà par les auteurs qui se sont avec fruit occupés de la percussion du cœur; or les procédés ont longtemps varié.

Depuis qu'AVENBRUGGER et CORVISART signalèrent la matité cardiaque, PIORRY s'en préoccupa. Avant de délimiter le cœur, il percutait « le point où le foie commence à être en contact avec le poumon », puis tirait une ligne horizontale et perpendiculaire à l'axe du corps, pensant qu'elle était le « point probable » où finit le cœur et commence le foie. On a reconnu depuis que cette horizontalité ne se rencontrait que dans de rares exceptions.

GENDRIN préconisa comme premier point de repère la recherche de la pointe du cœur, vis-à-vis du squelette et non du

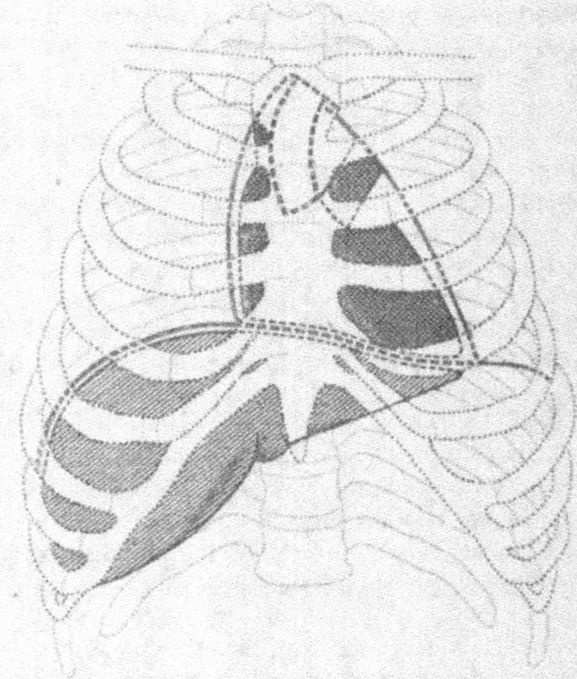

Fig. 159.

Schéma de percussion du cœur, d'après CONSTANTIN PAUL.

mamelon, dont il montre l'irrégularité de siège ; mais bientôt cette précision est laissée de côté.

RAYNAUD donne pour la première fois la ligne de séparation du cœur et du foie et l'obtient en rejoignant directement le bord supérieur du foie au siège de la pointe.

C'est alors que CONSTANTIN PAUL entreprend ses importantes

recherches. Il procède d'abord à la reconnaissance de la pointe
par la vue, la palpation et l'auscultation et en marque le siège
avec un crayon dermographique, en le repérant suivant les
espace intercostaux et vis-à-vis de la ligne médiane du corps.
Puis il va à la rencontre du bord supérieur du foie, au-dessous
du poumon, et le marque en travers de doigt au-dessus de la
matité absolue, par une ligne dermographique qui vient couper

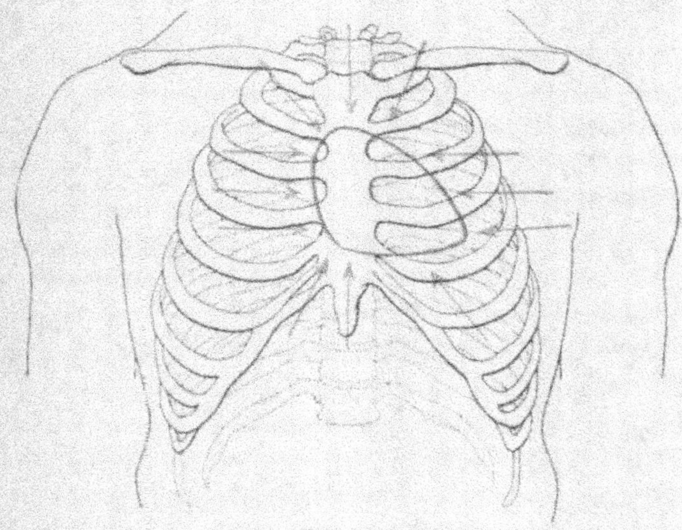

Fig. 160.
Mode de percussion du cœur, d'après Potain.

le bord droit du sternum. En réunissant cette ligne, depuis le
sternum, à la pointe du cœur, Constantin Paul prétend obtenir
ainsi d'une manière rigoureuse le bord inférieur de cet organe.
Nous verrons qu'il n'en est rien. Il trace ensuite verticalement
et parallèlement au bord droit du sternum la ligne de l'oreillette
droite et de la veine cave inférieure, qu'il reconnaît en allant
du poumon vers la ligne médiane, non pas à un son mat, mais
à un « changement de timbre avec obscurité du son clair ». On
ne saurait être plus précis.

Potain a modifié le procédé de Constantin Paul non pas dans

ses points de repère, mais dans la manière dont il délimite la
matité cardiaque, après avoir fixé les mêmes points de repère.
Il percute en effet concentriquement à la matité cardiaque et
s'exprime à cet égard dans les termes suivants : « pour déterminer le volume du cœur, et, par-dessus tout, les variations de ce
volume, il suffit de fixer par la percussion les bords qui limitent
cet organe et de considérer la figure que les lignes ainsi tra-
cées déterminent. Mais cette exploration ne saurait donner
de résultats tout à fait utiles, suffisamment exacts et vraiment
comparables entre eux, à moins d'y employer une méthode
constante et précise. Celle qu'il convient de mettre en usage
toutes les fois que le cœur est suspect de la moindre altération,
comprend trois points essentiels : 1° la détermination des
lignes qui doivent servir de limites à la figure donnée par la
percussion; 2° le mode de percussion à l'aide duquel on doit
tracer ces lignes; 3° la mensuration de la surface circonscrite
par elles. »

A. Établissement du graphique, d'après Potain. — Les figures
obtenues par la méthode de Potain sont absolument compa-

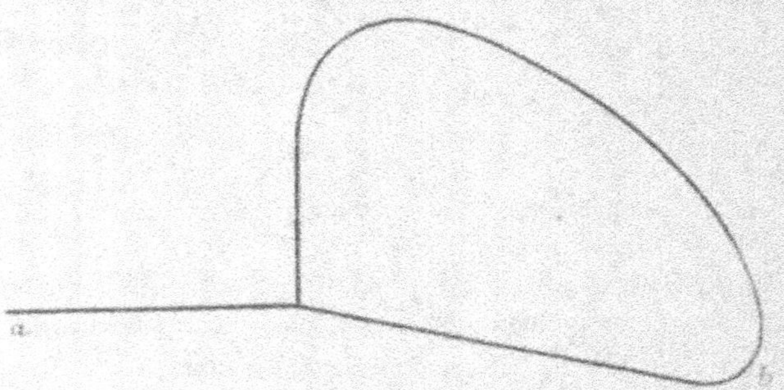

Fig. 161.

Forme de la matité cardiaque, d'après Potain; a, b, ligne théorique
ou hépato-apexienne.

rables à celles que fournit le procédé de Constantin Paul. Elles
se composent, dit le premier auteur, de trois lignes : la première, celle du ventricule gauche, courbe comme lui, qui

constitue le bord gauche de la matité; la seconde, parallèle au
bord droit du sternum et, dans l'état normal, se confondant
avec lui, qui limite en bas l'oreillette droite et en haut la crosse
aortique; la troisième *devrait longer le bord du ventricule droit;*
mais, *comme on ne peut la déterminer par la percussion,* on
l'établit un peu artificiellement, en traçant une droite qui va
de l'extrémité inférieure de la pointe du cœur à l'intersection
du bord supérieur du foie avec le bord droit de la matité car-

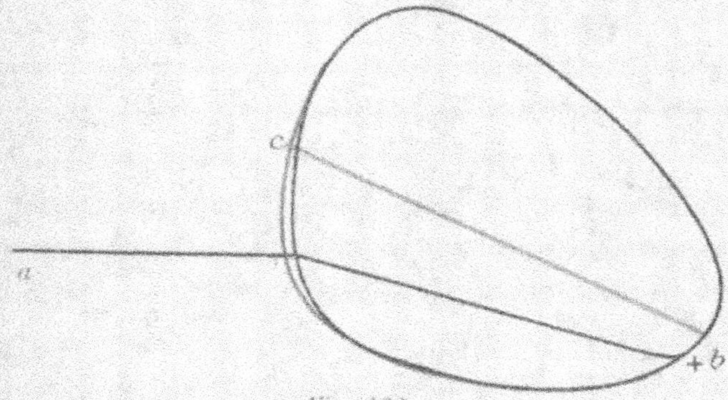

Fig. 162.

Nouveau graphique de la matité cardiaque, augmentant la surface
obtenue par le procédé de Potain, de 23 p. 100 environ (E. CASSAET).

diaque. Cette ligne constitue le bord inférieur de la matité;
mais elle ne correspond pas au bord droit du cœur, sur lequel
elle empiète sensiblement. *Il n'en peut être autrement,* le cœur
étant couché sur la face supérieure du foie qui s'abaisse en
avant, en sorte que le bord du ventricule droit est nécessairement plus bas que la partie la plus élevée de la convexité
hépatique, qui seule peut nous servir de repère. »

J'ai tenu à citer textuellement les paroles de POTAIN parce
qu'elles émettent une opinion catégorique. A les comparer à la
description que plus haut j'ai donnée de la projection du cœur
et à comparer aussi les deux figures, on note une différence
considérable, qui, tout entière, a trait précisément à la délimitation de la courbe du ventricule droit et de l'amorce de son
oreillette.

Bien souvent j'ai pu pratiquer la percussion du bord de ce ventricule et en contrôler les résultats par l'insertion d'aiguilles s'enfonçant au travers de tous les organes thoraciques pour aboutir à la paroi postérieure du thorax ou même par la radioscopie; cette limite est facile à dessiner si l'on tient compte seulement des changements de tonalité sans rechercher une matité absolue, qui trancherait sur la sonorité tympanique de l'estomac. Il n'est pas absolument exact en effet que le ventricule droit s'appuie si intimement sur la convexité hépatique qu'ils chevauchent l'un sur l'autre : quand en effet le diaphragme s'abaisse dans l'inspiration et que le ventricule se contracte en systole, il existe entre eux deux une lame de sonorité assez large pour les départager. On peut aussi, par l'examen fluoroscopique, observer dans cet instant précis une différence d'éclairement très nette, qui correspond à la bande de sonorité relative. Il suffit du reste, comme bien souvent j'ai pu faire en présence de nombreux témoins, de contrôler cette assertion sur le cadavre, pour pouvoir affirmer en toute sécurité que le bord du ventricule droit est parfaitement accessible à la percussion.

Dès lors la figure fournie par POTAIN est évidemment insuffisante et il convient de la modifier comme suit : c'est-à-dire en faisant au-dessous de la ligne théorique réunissant la matité hépatique à la pointe une seconde ligne convexe et non plus horizontale, comme elle est représentée à propos de la projection du cœur. Il faut en outre modifier la ligne limitant à droite la matité, en la faisant un peu convexe, comme on peut le voir sur le graphique de la figure précédente.

B. DÉLIMITATION DE LA ZONE CARDIAQUE. — Voici donc comment il faut procéder pour délimiter le cœur.

a. *Premier temps.* — On percute suivant des lignes parallèles au bord droit du sternum et éloignées de quelques centimètres jusqu'à la rencontre de la matité hépatique; la réunion des points ainsi obtenus fournit la direction de cette matité, que l'on précise avec soin sur le bord du sternum.

b. *Deuxième temps.* — Puis on va à la recherche de la pointe

par la simple palpation si on peut la trouver, ou par la percussion si le choc n'est pas perçu. Ce dernier procédé est inférieur
au précédent pour un débutant et bien plus sûr pour un initié.
On explore donc par le regard, à jour frisant, la région où se
trouve d'ordinaire la pointe et, quand on note un soulèvement,
on applique la paume de la main ou la pulpe des doigts dans
l'espace intercostal jusqu'à reconnaissance de ce soulèvement.
De proche en proche et en relevant successivement chacun des

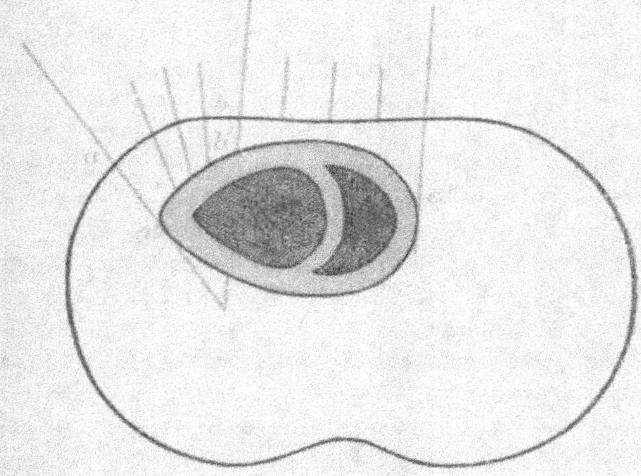

Fig. 163.

Agrandissement erroné de la matité cardiaque dans la région de la
pointe, dû à la convexité de la cage thoracique à ce niveau.

doigts ainsi appliqués, on finit à l'aide d'un seul d'entre eux
par percevoir au maximum un soulèvement rapide, bien
qu'appréciable en durée, bientôt suivi d'un ébranlement brusque
et instantané. C'est là que siège la pointe; on la marque d'une
petite croix. On réunit alors la ligne de matité hépatique depuis
le bord sternal, où on l'avait laissée, à cette petite croix et l'on
établit ainsi la *ligne théorique* de POTAIN, correspondant selon
lui à la seule partie percutable du ventricule droit; c'est la
ligne *hépato-apexienne*. Ces premiers résultats sont sûrs et faciles
à obtenir quand la pointe est perceptible.

c. *Troisième temps*. — Dans un troisième temps on arrive, par des lignes rapprochées et menées parallèlement aux espaces intercostaux vers le bord droit du sternum, jusqu'à la rencontre de la matité cardiaque, dont on dessine le *côté droit*. Sauf altérations du graphique, dont nous verrons plus tard la cause, cette ligne est peu convexe, nous l'avons déjà dit ; elle est aussi *facile à obtenir* et *sûre* jusqu'à l'insertion du troisième cartilage costal.

L'angle supérieur est plus *difficile* à limiter, sans l'être énormément, parce que les vaisseaux sont plus ou moins volumineux, plus ou moins rapprochés de la paroi et que souvent la matité est prolongée de plus d'un centimètre au delà de la limite réelle qu'elle devrait avoir. Il faut tenir compte de cette difficulté et procéder par correction, jusqu'à ce que l'on soit certain que le point que l'on marque correspond bien à la limite extrême de la submatité. Pour dessiner cet arc la percussion doit être concentrique.

Le côté gauche se percute comme le droit, mais avec un peu moins de sûreté, à cause de l'interposition de la languette pulmonaire dont les lésions anatomiques peuvent considérablement gêner la résonance cardiaque. Dans ce côté la partie supérieure est presque toujours *sûre* ; la partie inférieure, celle qui s'arrête sur le bord inférieur du quatrième cartilage costal, peut au contraire être le point de départ de grossières erreurs, qui n'ont été signalées encore que je sache par aucun auteur précédent.

d. *Erreur à éviter*. — Au point où se termine le côté gauche de la matité cardiaque la poitrine a déjà changé de forme : au lieu d'être plane, comme sur sa face antérieure, elle est devenue convexe. Or le cœur est convexe à peu près comme elle et déborde vers l'aisselle la partie plane du thorax. On est donc obligé, pour le percuter, de placer l'index sur la partie convexe du thorax ; l'ébranlement qu'il y détermine se transmet alors du côté du cœur inclus dans le thorax, suivant des lignes concentriques qu'on peut considérer comme des rayons. Or ces rayons limitent par leur écartement des arcs d'étendue différente et proportionnelle à leur longueur ; il en résulte que le graphique dessiné sur la paroi, comme étant la représentation exacte du cœur, en diffère en réalité et se trouve d'autant plus

agrandi que le thorax est plus convexe et plus éloigné de la
surface du cœur; il est partiellement déformé.

Pour éviter cette cause d'erreur, il faudrait toujours pouvoir
percuter suivant des lignes parallèles les unes aux autres, mais
il ne peut en être de cette manière au niveau de la partie
convexe de la poitrine parce qu'on ferait ainsi résonner non
pas le cœur sous-jacent mais les arcs costaux inférieurs. Il
importe aussi de ne pas oublier que lorsqu'on prend une
empreinte de ce graphique *courbe*, sur taffetas par exemple ou
tarlatane, et qu'on l'étend sur un plan *horizontal* pour son

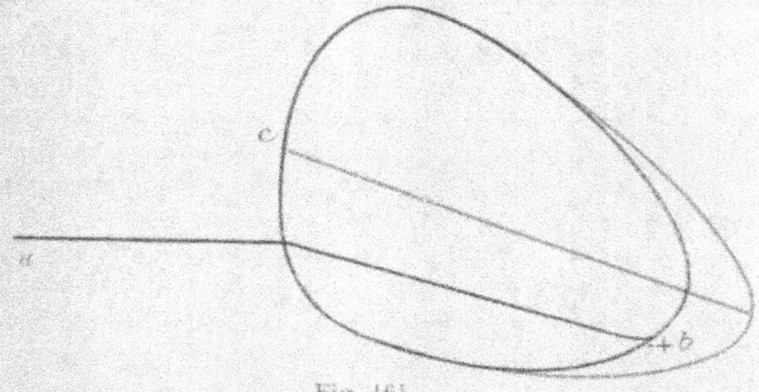

Fig. 164.

Déformation du graphique de matité par le fait de son transport
de la poitrine sur un plan horizontal.

étude, on l'augmente encore considérablement dans le sens de
la pointe. Cette exagération peut aller jusqu'à 4 centimètres,
mesurée au compas d'épaisseur, comme j'ai pu m'en assurer;
elle mérite donc correction et je n'hésite pas, après de nombreuses recherches sur le cadavre, à reporter avant le dessin du
graphique sur la peau, la limite extrême de matité d'un centimètre et demi vers le sternum, quand elle dépasse la ligne axillaire antérieure. Les aiguilles se trouvent alors au contact de la
pointe au lieu d'en être éloignées de 2 à 3 centimètres en dehors.

Reste donc à percuter la pointe, ce qu'il faut faire avec soin
comme pour l'angle supérieur, c'est-à-dire suivant des lignes

concentriques. Il faut en préciser fort exactement les contours, car on peut tirer de sa forme des déductions fort intéressantes sur l'état de l'organe.

Le bord inférieur du cœur se percute par des lignes qui partent de la sonorité stomacale et se dirigent perpendiculairement sur ce bord, sauf au niveau de son angle droit ; les résultats obtenus à ce niveau sont *faciles et sûrs*.

En somme, la percussion du cœur ne demande une attention soutenue qu'au niveau de la poignée du sternum et surtout de la pointe, que la palpation et la vue décèlent heureusement dans la plupart des cas.

C. Mensuration des matités. — Il y a un intérêt bien plus considérable qu'on ne saurait le croire à mesurer d'un jour à l'autre l'aire des matités chez un même malade, surtout quand il était menacé ou atteint de dilatation cardiaque : de simples chiffres rendent alors un compte exact des bénéfices acquis et en disent plus long que bien d'autres symptômes fort en honneur.

Pour mesurer ces surfaces, les procédés ne manquent pas ; il en est de cliniques et d'autres qui ne relèvent que du laboratoire, en ce sens qu'ils nécessitent l'utilisation d'instruments qu'on ne peut toujours avoir avec soi. Avant de pratiquer ces mensurations, il faut en faire exactement le décalque, en comprenant sur les feuilles destinées à cet usage autant de repères anatomiques qu'il est possible : encoche du sternum, ligne du cordeau ou du milieu du sternum, position des mamelons, numérotage des espaces intercostaux, ombilic, symphyse du pubis ; grâce à ces renseignements précis, la superposition des décalques se fait sans erreur possible, et les tracés sont toujours comparables entre eux. Les tracés doivent être décalqués sur papier transparent et être marqués avec un crayon fin pour éviter les bavures et la trop grande largeur du trait. Le mieux encore est de prendre le tracé sur tarlatane et de le reporter, quand il faut le mesurer, sur papier millimétrique où on en fixe le contour avec des épingles.

Pour apprécier sans erreur ces diverses surfaces, souvent fort irrégulières, Potain conseille une série de procédés qui ont tous leur valeur et tels que : le découpage sur des feuilles de papier de même origine, et de poids identique par conséquent, pour des surfaces semblables, des divers graphiques obtenus, avec pesée de chacun d'eux ; les poids sont alors dans les mêmes relations que les surfaces. Ce procédé est fort sûr, mais a le tort de nécessiter une balance sensible et précise. Potain ajoute que, dans la plupart des cas, on obtient une approximation suffisante en clinique, d'après de nombreux contrôles faits par lui, en multipliant entre elles la longueur et la hauteur du tracé et leur produit par 0,83, coefficient expérimental. On obtient ainsi les surfaces exprimées en centimètres carrés. (Ce coefficient ne peut être utilisé que pour les graphiques pris suivant sa méthode et analogues à celui qui plus haut a été dessiné.)

Le moyen le plus simple est de transporter les graphiques sur papier commercial divisé en petits carrés égaux, de compter leur nombre dans les différentes épreuves, sans négliger ceux de ces carrés qui sont obliquement coupés, et dont on évalue la surface ; on arrive ainsi à une mesure fort exacte et véritablement clinique cette fois, surtout si on emploie le papier millimétrique, qui est courant dans le commerce. Cette méthode si simple, que le premier j'ai préconisée, permet du reste d'avoir non seulement ces surfaces comparatives d'un jour à l'autre, mais encore leur valeur absolue. J'établirai ailleurs que pour des hommes de 1 m. 70 environ, d'un poids moyen de 70 kilogrammes, ne dépassant pas vingt cinq ans, la surface moyenne est d'environ 110 centimètres carrés.

4° Des diverses espèces de matités cardiaques. — Lorsque, par le procédé indiqué plus haut, on arrive à limiter la matité cardiaque en allant concentriquement à elle et qu'on veut explorer le centre de cette matité, on éprouve des sensations différentes, suivant que la percussion est faite dans les parties périphériques ou centrales : les premières sont *submates*, les secondes sont *mates*. Il existe donc deux espèces de matités : une matité relative, une matité absolue.

a. *Matité relative.* — Elle circonscrit la matité absolue sur les trois quarts de son pourtour, ne laissant libre que la partie qui correspond au bord inférieur, ou du ventricule droit. Constituant seule la limite de la matité cardiaque, elle a évidemment plus de valeur pour l'appréciation du volume de l'organe que la matité absolue ; mais elle est aussi plus difficile à tracer, car elle résulte à la fois de la sonorité pulmonaire et sternale et de la matité propre au cœur, de sorte qu'elle va en se dégradant depuis sa partie externe jusqu'au point où elle rejoint la matité absolue.

La matité relative n'est due, en effet, qu'à la superposition des bords pulmonaires sur le cœur. Lors de la description des sinus pleuraux, nous avons eu déjà l'occasion de dire comment la plèvre médiastinale gauche s'écartait du sternum, tout en restant en contact avec la face antérieure du cœur, qu'elle formait une espèce de cavité dans laquelle le poumon pénétrait profondément, ou d'où il se retirait, suivant son état d'inspiration et d'expiration. Cette disposition entraîne des changements de sonorité, fort appréciables parfois, de la zone de matité relative ; elle la rend ainsi plus significative peut-être encore des lésions pulmonaires que des maladies cardiaques.

Il suffit, en effet, que le poumon soit atrophié dans cette région, ou fixé par des adhérences à une certaine distance de sa place habituelle pour que la largeur de la matité relative en soit diminuée d'autant, au profit de la matité absolue ; à un examen superficiel le cœur, bien que normal, semble alors fort hypertrophié, si l'on ne mesure exactement l'étendue de sa matité totale. — En sens inverse, si le poumon chevauche plus qu'il n'est d'usage sur les ventricules, soit parce qu'il remplit un rôle de suppléance vis-à-vis d'autres régions malades, soit parce qu'il est devenu emphysémateux, on peut entendre une sonorité exagérée là où il n'y avait qu'une matité relative, et le cœur semble tout petit, alors qu'il peut être véritablement augmenté de volume. — Enfin, quand le poumon est dur, scléreux, congestionné, ou s'il est atteint de tuberculose ulcéreuse, il peut substituer sa propre matité à la matité cardiaque, ou donner des résonances cavitaires inaccoutumées.

dont l'interprétation ne laisse pas quelquefois que d'être
délicate. Malgré toutes ces imperfections, que l'habitude permet
de vaincre sans hésitations, c'est la matité relative qu'il faut
absolument circonscrire, puisque c'est elle qui donne la véritable
périphérie du cœur.

b. *Matité absolue*. — C'est celle qui résulte de l'écartement
du poumon et du contact, sans intermédiaire, du cœur et de
la paroi thoracique ; elle est incluse dans la matité relative et

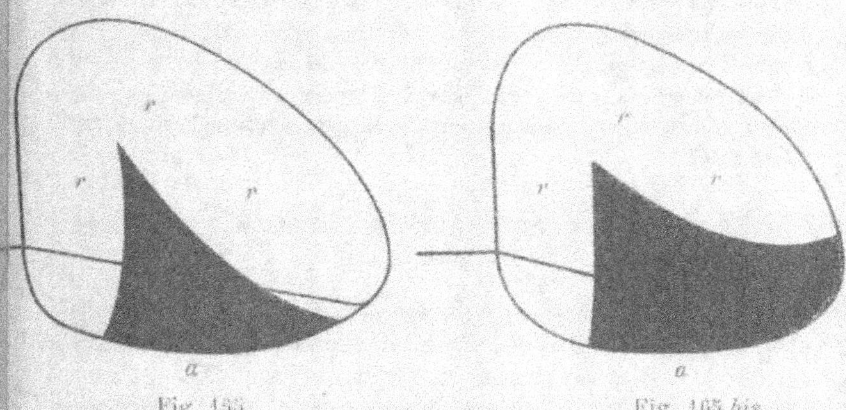

Matités relatives et absolues en leurs formes principales : r, r, r,
matité relative ; a, matité absolue, triangulaire dans la figure 165
et quadrangulaire dans la figure 165 bis.

présente une forme triangulaire, ou quadrilatère, suivant que
le bord du poumon gauche recouvre ou non la pointe du cœur.
Dans le premier cas, le triangle a une base inférieure et un
sommet aigu situé vers le milieu de la région précordiale ;
dans le second, le quadrilatère a encore un angle supérieur
aigu, mais ce qui était le côté gauche du triangle se relève
assez pour que le cœur participe lui-même par son bord ventriculaire gauche à la limite de la matité absolue. Beaucoup
d'auteurs recommandent la percussion de cette seule matité
absolue, ne tenant aucun compte de la disproportion qu'il peut
y avoir entre elle et la matité relative et de leur défaut possible

de concordance. Ce procédé ne peut évidemment être considéré
que comme défectueux.

§3.— MODIFICATIONS PATHOLOGIQUES DES MATITÉS
CARDIAQUES

Les matités cardiaques, relative et absolue, peuvent changer
profondément de forme à la suite : 1° de déplacements du cœur ;
2° de lésions orificielles ou myocarditiques, ayant toutes pour
résultat une hypertrophie partielle ou générale du cœur ; 3° de
lésions péricardiques ; 4° de lésions extrapéricardiques, ces dernières étant rares et sans grande importance, sauf celles du
médiastin.

A) MATITÉS PATHOLOGIQUES A PROPREMENT PARLER
CARDIAQUES

Avant de signaler ces altérations pathologiques de la matité
cardiaque, il est bon de noter en passant les déformations
qui dépendent de certaines conditions physiologiques, où se
trouve la personne examinée : tels sont : l'*âge*, l'*attitude* du
malade, l'*état de sa respiration*. Chez les personnes âgées, le
poumon, ayant presque toujours subi une poussée emphysémateuse plus importante que l'hypertrophie cardiaque concomitante, le cœur semble avoir diminué de volume ; la matité
absolue est moindre, tandis que la matité relative augmente.
— Dans l'attitude assise, et, plus encore, penchée en avant, la
matité absolue augmente par application plus stricte de la masse
cardiaque sur la paroi sans interposition pulmonaire. Si le
malade, après inscription de son graphique, vient a se coucher
sur l'un ou l'autre de ses côtés, le cœur se déplace a son tour
d'une manière fort sensible ; si le malade s'incline sur le côté
droit, le cœur appuie sur le médiastin, se dégage du poumon
gauche et ne présente plus la de matité relative, le déplacement
de la pointe peut alors égaler 5 à 6 centimètres. S'il se couche
sur le côté gauche, la matité relative tend à disparaître au

niveau du sternum, la pointe descend de 1 à 2 centimètres vers le creux de l'aisselle, ce qui porte dans cette direction la matité absolue. Enfin la respiration modifie aussi ces matités, comme nous avons vu.

1° Matités dépendant d'un déplacement du cœur. — Je n'ai pas ici en vue les déplacements limités qui dépendent de l'âge, de l'attitude du malade, de l'état de sa respiration, non plus que ceux, déjà indiqués aussi, qui se trouvent sous la dépendance d'un épanchement pleurétique, droit et gauche ; tous ces faits nous sont déjà suffisamment connus.

Il est nécessaire cependant que l'attention soit appelée sur quelques déformations de la matité cardiaque qui dépendent de la *forme du thorax* de la personne examinée.

Bien loin en effet de constater que les relations du cœur avec la paroi sont, à peu de chose près, identiques chez des personnes de même taille et de même âge, on se rend compte, par des séries nombreuses d'examens, que le cœur peut être plus ou moins bas dans la poitrine et y affecter même des situations un peu extraordinaires, à première vue, quand le thorax présente une certaine étroitesse. Les malades à type thoracique longiforme ont souvent leur cœur petit dans le sens transversal, presque vertical parfois, comme on peut le voir sur la radiographie du thorax normal qui se trouve dans un chapitre ultérieur, et si les relations n'ont pas souvent changé entre cet organe et un espace intercostal déterminé, il n'en suit pas moins que celui-ci étant beaucoup plus vertical que normalement, la pointe est en réalité bien plus éloignée que de coutume de la clavicule correspondante.

Le repère intercostal a donc besoin d'être comparé à quelques autres plus fixes, pour concevoir l'emplacement exact du cœur dans le thorax.

De même, chez les adénoïdiens, j'ai pu observer souvent un déplacement identique, tant en raison de ce fait que ces malades ont aussi le thorax longiforme, que pour cette autre que leur poitrine est comme comprimée, écrasée dans ses parties supérieures et que le cœur, s'y trouvant à l'étroit, a glissé peu à peu dans des régions juxta-abdominales plus larges et partant plus hospitalières.

J'ai noté aussi des déplacements cardiaques très accusés chez les sténosés du larynx, quand la lésion est ancienne et suffisante pour provoquer un tirage important, par exemple dans les sténoses cicatricielles, et j'en ai vu un très beau cas après une variole grave.

On peut, dans de pareilles circonstances, noter à la suite des tractions répétées du diaphragme sur ce centre phrénique, un allongement progressif des premières voies respiratoires et un abaissement parallèle du cœur jusque dans le sixième espace intercostal. Le seul fait de sa constatation dans un siège aussi anormal, fait souvent penser et à tort, à une hypertrophie considérable, ou à une énorme dilatation, et cependant quand la percussion est méthodiquement pratiquée, elle permet de reconnaître une matité normale souvent de forme, et presque toujours de dimensions, tout au moins si on la considère dans son ensemble, car il y a parfois une certaine exagération du développement de la matité des cavités droites.

Mais les déformations les plus intéressantes sont celles qui dépendent du transport en masse du cœur et des gros vaisseaux dans un siège tout à fait différent de celui où il existe normalement, c'est-à-dire dans la cavité abdominale : certaines personnes semblent, en effet, avoir leur cœur dans le ventre, comme on peut le voir dans la figure ci-contre, qui n'est que l'exacte représentation du schéma de matité que je pus obtenir chez un malade dont le cœur se déplaça brusquement à la suite d'un effort violent.

La réalité de ce que l'on a appelé le *cœur mobile* et la *cardioptose* ne se discute plus aujourd'hui, encore qu'elle soit assez rare quand elle mérite véritablement ce nom, comme chez la malade dont le schéma est reproduit ci-contre.

Étudiée tout d'abord par CERRACHEWSKY sous le nom de « cœur mobile », puis par ROMER, par ROSSO, elle fut considérée comme pouvant produire plusieurs des signes de l'angoisse cardiaque, que l'on retrouve aussi dans la neurasthénie. La question qui se posa tout d'abord fut de savoir s'il était néces-

saire que le poids de l'organe augmentât et que les vaisseaux
d'apport et de décharge fussent malades pour provoquer cette
affection, ou si, comme le demande GLÉNARD, elle n'est que
partie constituante des ptoses et doit figurer dans leur nomen-
clature au titre simple de cardioptose, analogue à l'hépatop-
tose, à la splénoptose ou à l'entéroptose.

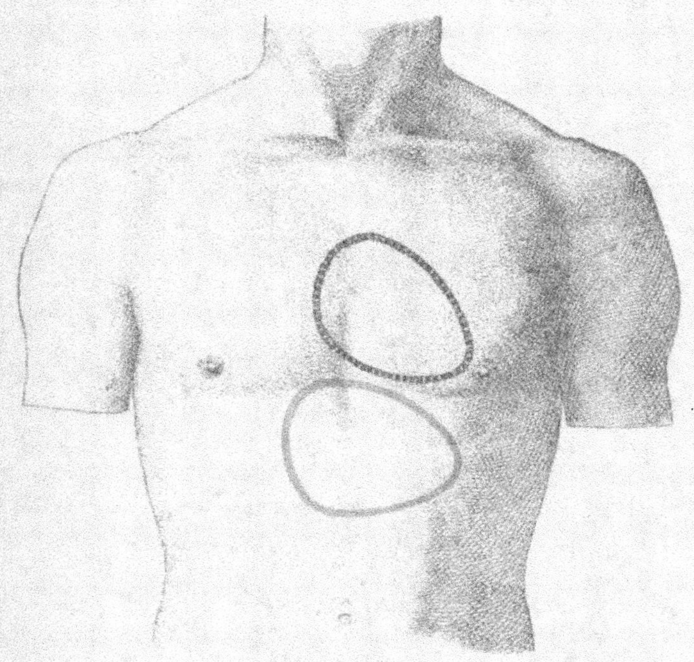

Fig. 166.

Déplacement du cœur consécutif à un effort ; en noir le cœur dans
son siège normal ; en rouge, le cœur déplacé.

Il semble qu'une certaine pétition de principes a trouvé place
dans la plupart des discussions et il ne me paraît pas qu'on ait
tenu un compte suffisant de la simple statique abdomino-
thoracique, suivant les attitudes. La difficulté en vient peut-être
du défaut d'habitude de percussion du cœur, qui rend la connaissance de son siège peu précise à quelques auteurs, puisque

GLÉNARD a pu dire, à tort, que la percussion différentielle du ventricule droit et du foie était impossible et que le meilleur repère de déplacement était le siège de la pointe. Or ce sont là deux interprétations de fait, qui me paraissent assez erronées pour entacher la totalité du raisonnement.

Il en est de même de la comparaison établie entre le schéma de matité cardiaque dans la station verticale et celui que l'on peut délimiter dans la station horizontale, où elle diminuerait d'étendue en raison de l'interposition des bords du poumon sur une plus grande surface, entre le sternum et le cœur. Avant donc d'admettre la réalité de la cardioptose dans tous les cas, et elle n'est pas niable dans quelques-uns, il est indispensable de rechercher sur une série de sujets normaux les déplacements verticaux de l'organe et j'ai pu bien souvent, je dirai presque toujours, les trouver égaux à 3 ou 4 centimètres et en faire contrôler la certitude par la radioscopie dans le service de M. le professeur BERGONIÉ. Les limites en dedans desquelles le cœur a le droit de se mouvoir physiologiquement, sans être qualifié de mobile ou ptosé, doivent donc être singulièrement reculées, puisque cet organe reprend sa place normale dans la station horizontale, ce qui va à l'encontre de la conception de la ptose, telle que l'a décrit GLÉNARD et que l'acceptent tous les auteurs. J'aurai plus tard l'occasion de revenir avec plus complets détails sur les moyennes physiologiques de déplacement de cet organe.

2° Matité de la dilatation du cœur. — Quand le cœur se distend dans sa totalité, comme à la phase ultime de la dégénérescence myocarditique dans les affections valvulaires, il tend à prendre exactement la forme ronde. On observe, en ce cas, une convexité plus grande du côté gauche de la matité, une courbure de plein cintre et non ogivale de la pointe, une convexité beaucoup plus marquée du côté inférieur ou du ventricule droit, une saillie du bord droit dans la portion qui correspond à l'oreillette droite, quelquefois enfin une saillie également prononcée au niveau de l'oreillette gauche ou du troisième espace intercostal. Cette dernière déformation n'est cependant pas constante et l'on peut, au contraire, quand le

myocarde dégénéré a perdu toute sa tonicité, voir la matité
cardiaque se modifier dans la région de l'oreillette et du ventricule gauche par suite de leur affaissement. Le cœur s'allonge
alors et tend à prendre la forme ronde, seulement au niveau de
la pointe, du ventricule droit et de l'oreillette droite. La cause
de la déformation, en ce cas, est facile à reconnaitre par l'emploi
de la digitale qui, si le cœur n'est pas totalement dégénéré,

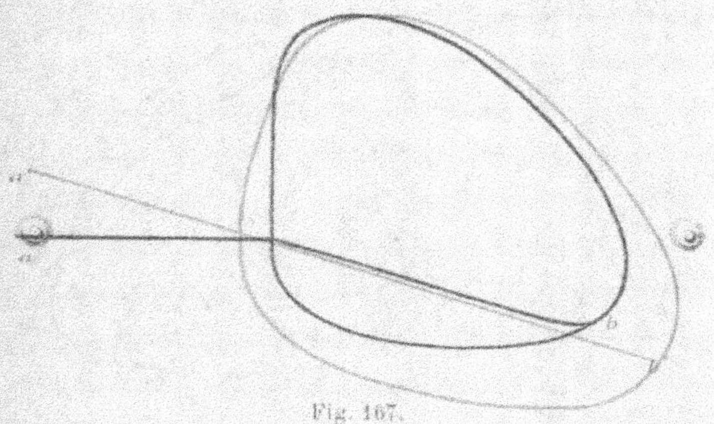

Fig. 167.
Superposition à un graphique normal de celui d'une dilatation
totale du cœur ; exécutée à un tiers de nature.

diminue son pourtour de 1 centimètre et demi en vingt-quatre
heures quelquefois, en commençant par l'oreillette droite dont
la ligne d'ascension tend à redevenir verticale.

3º Matité du rétrécissement mitral. — Lorsque cette
lésion est assez avancée, congénitale ou acquise qu'elle soit
peu importe, pour ne laisser qu'un pertuis étroit pour le
passage du sang, l'oreillette gauche s'hypertrophie peu à peu
afin de lutter contre l'obstacle et se distend quand son énergie
s'éteint. A ce moment, elle occupe dans la région précordiale
une place plus importante, et, bien que ne se projetant guère
que par son extrémité auriculaire, déborde dans le troisième
espace intercostal gauche, de manière à incurver à ce niveau
le graphique normal du cœur. L'augmentation de la matité ne

se traduit que par une ondulation du graphique de peu d'importance, de 1 centimètre à 1 centimètre et demi de flèche environ. La matité verticale du cœur augmente aussi dans ce cas et peut atteindre le second espace. Enfin la main saisit quelquefois à la phase présystolique de la révolution cardiaque un soulèvement dû à l'exagération de l'énergie auriculaire.

En corrélation avec la projection postérieure du cœur, que nous avons déjà étudiée plus haut, divers auteurs et parmi eux

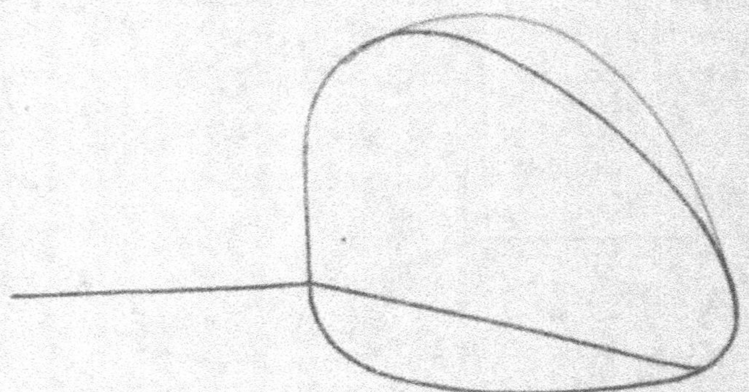

Fig. 168.

Matité du rétrécissement mitral compensé, construite théoriquement mais facile à retrouver et caractérisée par une hypertrophie de l'oreillette gauche.

surtout GENDRE et POTAIN, ont pensé qu'il serait possible de tirer partie du schéma normal de matité postérieure, pour la reconnaissance de certaines affections du cœur et particulièrement du rétrécissement mitral.

Chez des sujets maigres ils ont décrit en effet une aire de matité avoisinant la sixième dorsale, qui serait limitée d'une part par le rachis et de l'autre par le rebord spinal de l'omoplate et, en hauteur, par deux lignes horizontales passant, l'une, par l'épine, l'autre, par l'angle inférieur de l'omoplate. La zone ainsi délimitée est ovalaire et mesure de 7 à 8 centimètres verticalement et de 2 à 3 transversalement. Chez les sujets gras, très musclés ou atteints dans le poumon, j'ai pu m'assurer que cette recherche était souvent illusoire.

D'après les mêmes auteurs l'existence d'un rétrécissement
mitral, avec surcharge de l'oreillette gauche, rendrait la
recherche beaucoup plus efficace, car la matité s'affirme dans
ce cas, ne se perd pas dans une certaine pénombre phoné-

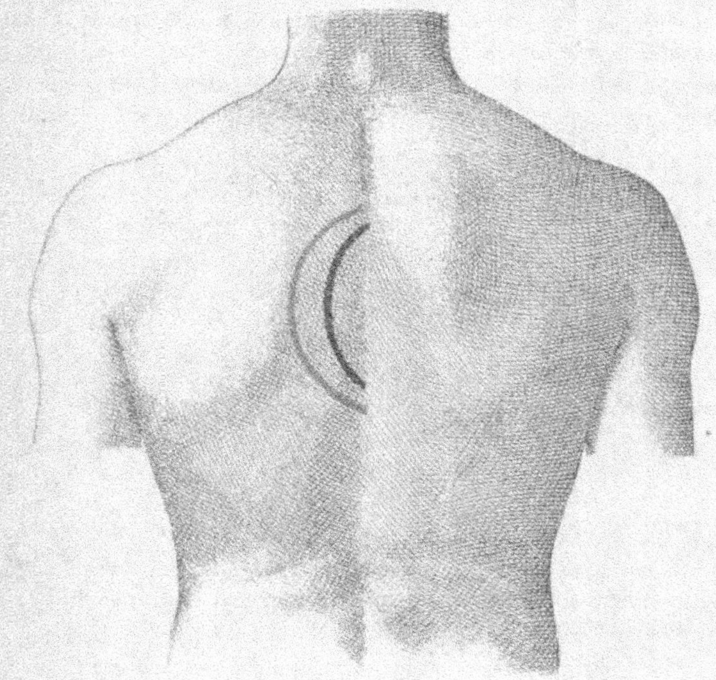

Fig. 169.

Projection postérieure de l'oreillette gauche : en noir, matité d'une
oreillette normale chez une personne maigre; en rouge, matité
d'une oreillette distendue par le fait de l'existence d'un rétrécissement mitral.

tique, et augmente considérablement, puisqu'elle peut atteindre
jusqu'à 12 centimètres verticalement et 6 à 7 dans le sens transversal. Alors même qu'elle n'affecte pas ces dimensions extrêmes, la netteté de son contour ne laisse pas d'hésitation et constitue l'un des meilleurs signes du diagnostic de cette affection.

4° Matité de l'hypertrophie ventriculaire gauche. —
Elle se manifeste à la percussion de façon identique quelle
que soit sa cause : insuffisance ou rétrécissement aortique,
athérome généralisé, néphrite interstitielle, et se traduit dans
les grands cœurs de 700 grammes à 1 kilogramme par un
refoulement intense du poumon adjacent ; la matité absolue
augmente dès lors à la fois transversalement et verticalement,
comme, du reste, la matité totale. Le ventricule gauche s'hypertrophie, en effet, à peu près suivant sa forme normale,

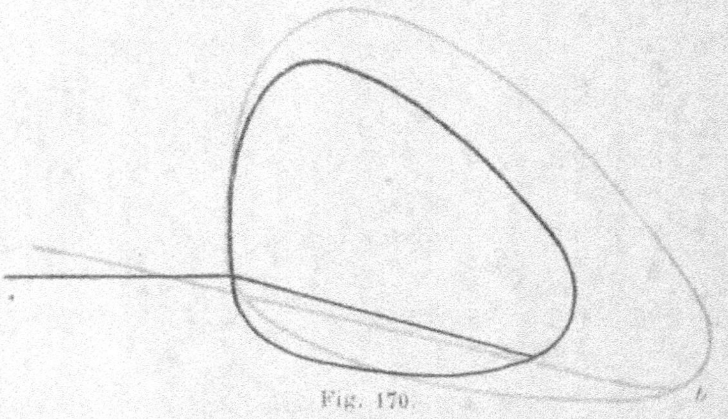

Fig. 170.

Superposition à un graphique normal de celui d'une hypertrophie
ventriculaire gauche, due à une insuffisance aortique, sans dilatation du cœur droit ; exécutée à un tiers de nature.

c'est-à-dire comme serait un triangle renversé, à sommet inférieur. Celui-ci atteint de très bas niveaux, et se retrouve dans
le sixième espace, ou même, fort rarement il est vrai, dans le
septième ou le huitième ; mais son adjonction au ventricule
droit entraîne partiellement la pointe de ce dernier, de sorte
qu'en cette circonstance la matité totale affecte en ce point
une forme conique ou ogivale assez nette et se dévie un
peu vers l'aisselle. Dans le même temps la base du ventricule
devient plus large et augmente ainsi en cette région la matité
totale. La ligne théorique de Potain, ou de jonction de la matité
hépatique avec le siège de la pointe, s'infléchit ainsi brusque-

ment et forme avec cette matité hépatique un angle qui n'excède pas quelquefois 120 ou 130 degrés. Nous avons déjà vu
que la pointe s'arrondissait au moment de la dilatation, mais
ce signe peut être plus difficile à percevoir que la faiblesse
d'impulsion, qui toujours accompagne la dilatation, tandis
qu'on observe un soulèvement violent dans la plupart des
hypertrophies de ce ventricule.

5° Matité de la dilatation de l'oreille droite. — Surchargée dans toute les maladies de l'appareil pulmonaire qui, plus
ou moins, ont pour résultat d'atrophier le système vasculaire
de cet organe, dans les affections gastro-intestinales qui retentissent sur la circulation par excitation des capillaires des
lobules pulmonaires, dans les rétrécissements pulmonaires et
tricuspidiens, l'oreillette se distend d'abord et s'hypertrophie
plus tard si elle en a le temps et les moyens, au moment de
la phase de compensation. Dans cette période préasystolique,
on peut donc croire longtemps à une guérison toujours problématique cependant, et l'état de l'oreillette droite en dit plus
long à cet égard que ne le saurait faire celui de la circulation
générale encore indemne.

Or, cette surcharge de l'oreillette est facile à reconnaître. Nous
avons vu plus haut en effet que le côté droit de la matité cardiaque
normale s'élevait verticalement jusqu'au moment où s'arrondissait l'angle supérieur, c'est-à-dire jusqu'à la troisième côte ;
il n'en est plus ainsi dans l'hypertrophie ou dilatation de l'oreillette. En ce cas le côté droit de la matité s'élève obliquement
de dehors en dedans ; elle commence en effet à 2, 3 ou même
4 centimètres du sternum, sur le point d'intersection avec la
matité hépatique, au lieu d'affleurer presque cet os et de lui
être parallèle ; puis elle traverse le quatrième espace, la quatrième côte à 1 centimètre et demi environ du sternum, d'où
elle s'élève parallèlement à lui. Elle en reste ainsi éloignée
plus que de coutume parce que sa surcharge retentit bientôt
sur la veine cave supérieure, qui se dilate à son tour assez considérablement dans cette région pour devenir percutable. Il
n'est pas nécessaire d'une aussi grosse dilatation pour faire le

diagnostic de cet état anatomique, la plus petite obliquité apporte à cet égard une certitude absolue que corrobore, quand il existe, l'arrondissement de la pointe. Dernièrement encore, j'ai eu, grâce à la bienveillance de M. BERGONIÉ, l'occasion de vérifier cet important résultat par la fluoroscopie.

6° Matité de la dilatation ventriculaire droite. — Par l'application stricte du procédé de POTAIN, cette dilatation, de même signification que la précédente, ne saurait être reconnue.

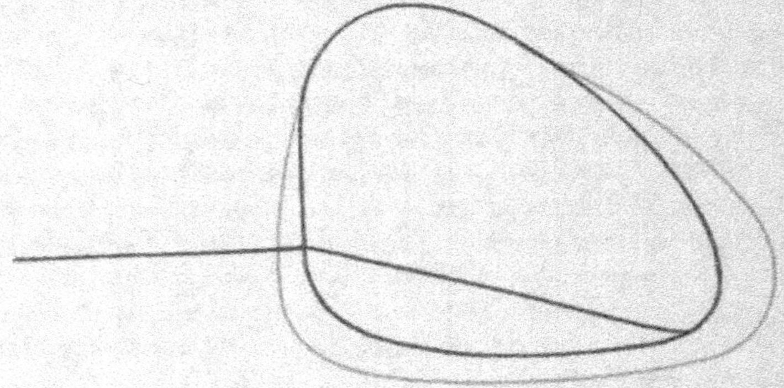

Fig. 171.

Forme de la matité (en rouge) dans un cas de dilatation de l'oreillette et du ventricule droit, superposée à une matité normale du cœur.

En y apportant la modification que plus haut j'ai signalée, le résultat de la percussion est aussi certain pour cette partie du cœur que pour les autres ; j'ose même dire davantage. Pour un cœur normal et chez un homme ou une femme de stature moyenne, il existe au-dessous de la ligne théorique de Potain un arc de cercle que cette ligne sous-tend comme une corde, dont la hauteur égale en moyenne 1 centimètre et demi ; or, dans les cas d'hypertrophie et plutôt encore de dilatation, cette hauteur peut s'élever à 2 centimètres et demi, 3 ou même 4, un peu à gauche de la ligne médiosternale. De là elle va se dégradant jusqu'à l'amorce de la ligne oblique qui témoigne de la dilatation auriculaire, de sorte que l'angle droit de la matité est considérablement arrondi. Il en résulte que cette partie de la matité cardiaque qui correspond d'habitude à 22 ou 25 p. 100 environ de la matité totale, quand elle est normale, acquiert une tout autre valeur quand le cœur droit est distendu.

Cette constatation est utile encore plus pour juger de l'action de la digitale sur un cœur distendu : on sait en effet que ce médicament, héroïque entre tous, risque de forcer le myocarde quand sa dégénérescence l'empêche d'obéir à son incitation et que l'on n'a, pour juger de sa tolérance et de sa réaction vis-à-vis du médicament, que des signes trop lointains, tels que l'augmentation de la sécrétion urinaire. Il n'en va plus de même si l'on sait pratiquer la percussion du cœur en ce point ; car, si la digitale est efficace, elle a pour premier résultat de redresser le côté droit de la matité, par diminution de capacité de l'oreillette, et de rapprocher la courbe limitante du ventricule droit de la ligne théorique de Potain : ce resserrement peut s'élever jusqu'à 1 centimètre et demi dans l'espace de vingt-quatre heures. Si, dans les deux ou trois jours qui suivent, la matité reste stationnaire malgré la continuité de l'action digitalique, il faut aider à la déplétion cardiaque par une saignée de moyenne valeur, qui d'ordinaire suffit à remettre toutes choses en l'état. On peut suivre ainsi facilement et sans crainte d'erreur les résultats de la cure et en tirer toutes sortes d'utiles indications.

7° Matité des ectasies aortiques. — Les seules en vue ici sont celles qui résultent du développement de la portion ascendante de la crosse de l'aorte, les autres constituant plutôt des tumeurs du médiastin et se manifestant mieux encore par toute une série de signes fonctionnels que de signes physiques. Nous avons déjà vu que l'on ne peut se défendre, dans la percussion du cœur, d'y comprendre l'origine des gros vaisseaux, dont la présence n'est plus appréciable à 4 centimètres environ de leur point de départ.

Mais l'aorte, participant au vieillissement général des artères, s'allonge au fur et à mesure qu'elle se distend, de telle sorte qu'elle a ainsi une double raison chez le vieillard de déborder le côté droit du sternum, puisqu'elle se dirige obliquement vers l'articulation sterno-claviculaire ; mais avant que de s'hypertrophier à ce point, elle passe par une phase intermédiaire où l'on pourrait facilement apprécier son volume par la percussion au niveau du bord supérieur de la troisième côte. Quand la matité, chez un homme, dépasse 5 centimètres de large à ce point, l'aorte est distendue et de même, chez une femme, quand elle en dépasse 4.

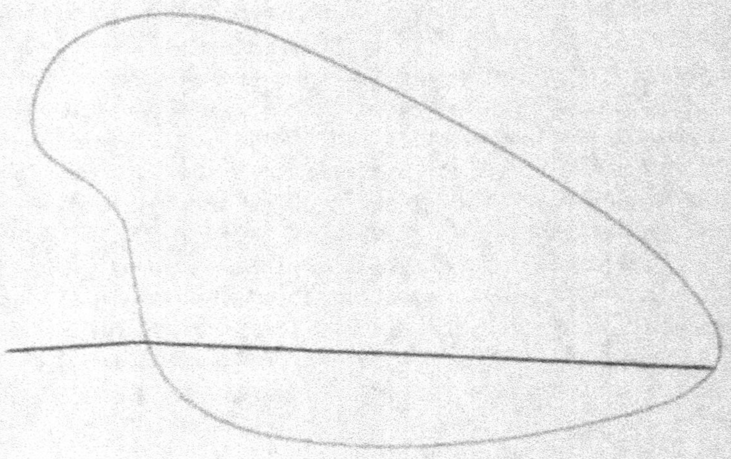

Fig. 172.

Matité en casque d'un anévrisme aortique avec énorme hypertrophie ventriculaire gauche; exécutée à un tiers de nature.

POTAIN a donné de cette distension un autre signe, bien plus probant, mais plus tardif malheureusement en disant : « Lorsqu'il existe une dilatation marquée de la crosse aortique, la forme de la matité rappelle celle d'un « casque de pompier »; elle résulte non seulement de l'élargissement de la crosse aortique, mais aussi de l'allongement du vaisseau et de l'augmentation de sa courbure, double effet qui se manifeste ici comme sur toutes les artères du fait des altérations athéromateuses. L'élévation de l'artère sous-clavière coexiste d'ailleurs avec ces modifications de la crosse aortique. Ces deux signes réunis fournissent les éléments d'un diagnostic certain. »

Il peut se faire cependant que l'apparition en cette région d'une tumeur du médiastin, telle qu'une hypertrophie ganglionnaire considérable, donne à la percussion une matité à peu près identique ; il peut se faire aussi qu'une ectasie aor-

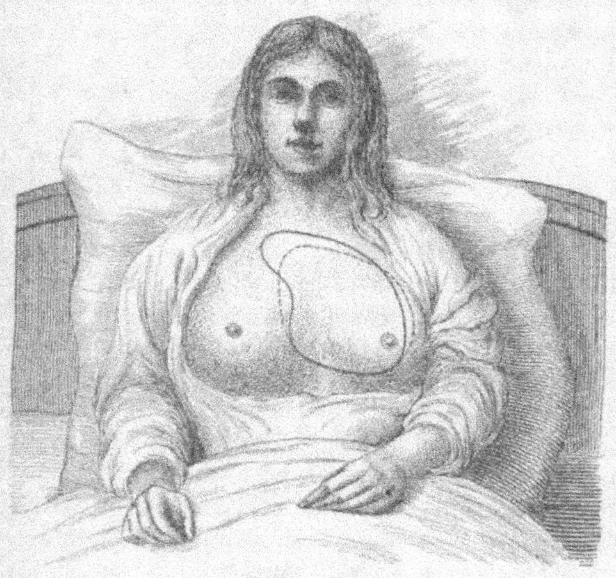

Fig. 173.

Modifications de la matité en casque par le changement d'attitude du malade.

tique, bien que certaine, ne s'accompagne pas de pareilles déformations de la matité, notamment quand le poumon qui la recouvre est fortement emphysémateux. Il est évident, cependant, qu'on ne la retrouve nulle part aussi précise que dans l'anévrisme, où elle acquiert par conséquent une très haute valeur.

Cette matité en casque est susceptible d'une modification fort sensible du fait de l'attitude du malade, tout au moins quand la poche anévrismale est considérable : elle peut s'affaisser en effet sur le cœur, diminuer sa projection dans le sens vertical et l'étaler transversalement jusque dans la ligne axillaire, ainsi qu'exemple en est fourni ci-contre.

On a pensé pouvoir faire le diagnostic différentiel de la matité d'origine aortique d'avec celle qui proviendrait de la présence d'une tumeur médiastinale par le fait que la première seule pourrait s'accompagner du *signe d'Oliver*. Celui-ci consiste, en effet, dans des oscillations de bas en haut, imprimées au larynx par la systole cardiaque et synchrones avec elle. Or, outre que ce signe ne s'observe pas dans tous les cas d'anévrysme de l'aorte, il peut, au contraire, se trouver dans quelques tumeurs du médiastin et dans l'anévrysme des portions, non seulement ascendantes, mais aussi horizontales et descendantes de la crosse.

8° Modifications rapides des matités cardio-vasculaires. — En plus de ces déformations du schéma de matité cardiaque ressortissant à la production d'un anévrisme de l'aorte, dans sa portion le plus souvent ascendante, on peut noter des modifications subites dans les dimensions du pédicule aortique, ou du cœur lui-même, qui ne peuvent, en raison de la rapidité de leur production, être occasionnées que par la percussion elle-même.

a. *Réflexe cardio-dilatateur*. — Pour ce qui est du cœur, j'ai bien souvent observé que pendant l'examen la pointe de l'organe se dévie vers l'aisselle et s'abaisse, jusqu'à passer à l'espace intercostal sous-jacent. Dans le même temps son angle s'arrondit, comme si le cœur tendait à devenir sphérique, et il reste ainsi comparable au cœur distendu ou forcé, pendant quelques minutes parfois. Cette déformation considérable, qui augmente beaucoup plus qu'on ne saurait croire, la surface de matité cardiaque, n'a de limite de temps que celle de l'émotivité du malade examiné. J'ai constaté, en effet, aussi bien par la percussion que par la radioscopie, qu'elle était plus persistante chez les personnes en état de se rendre compte de la gravité de certaines formes de tracés cardiaques, que chez celles à qui ils étaient indifférents par suite de leur défaut d'instruction spé-

ciale. Il peut donc y avoir un écueil à conclure trop vite, par
exemple, chez les étudiants en médecine, à la suite d'une seule
exploration, et il est bon de la renouveler, ne fût-ce qu'à quelques minutes d'intervalle, parce que cet espace de temps est
d'habitude suffisant pour qu'ils n'aient plus le cœur « gros
d'émotion » et que la tonicité musculaire cardiaque ait repris
ses droits et reproduit le volume habituel de l'organe. La pointe
se relève alors d'un espace intercostal et se rapproche du bord
gauche du sternum jusqu'à la moyenne habituelle de 5 centimètres environ, tandis qu'elle s'en était éloignée souvent de 7
à 8 et quelquefois de 9 centimètres, du seul fait de l'émotion
occasionnée par l'examen. L'angoisse cardiaque, qui accompagne si souvent les émotions morales vives, ne se limite donc
pas aux effets d'une simple perturbation nerveuse, mais peut se
traduire par un changement matériel dans la capacité et la
contractilité de l'organe, qui explique les effets vasculaires
périphériques, habituellement fort apparents dans ces circonstances. Ces changements ne se produisent, d'après mes recherches, qu'autant que la fibre musculaire est intacte et capable
d'obéir aux incitations encéphaliques d'inhibition ; en cas d'altération scléreuse, le rythme se modifie plus que la matité, mais
le cœur reste toujours l'organe le plus sensible à l'émotion.

b. *Réflexe aortico-dilatateur.* — *Signe de Cherchewsky.* — Cet
auteur a démontré que lorsqu'on percute le pédicule vasculaire
du cœur, dans la région qui correspond à la première pièce du
sternum, on peut souvent noter une augmentation transversale
de la matité vasculaire. Dans d'autres circonstances, au contraire, la matité reste constante et n'obéit aucunement à cette
percussion. Pour que l'aorte se distende dans ces conditions, il
faut, en effet, que ses parois soient parfaitement saines et élastiques, de sorte qu'on a pu établir, sur la production ou le
défaut de ce réflexe, un signe de diagnostic de l'état anatomique
de la paroi vasculaire, qui semble reposer sur des bases certaines. Du reste la même dilatation peut aussi se retrouver, au
même titre et dans les mêmes conditions que le réflexe précédent, chez les personnes émotives. — Roxnor a en outre prouvé
qu'il peut exister aussi dans les maladies infectieuses, dans les

empoisonnements, etc., en dehors de toute localisation sur les
tuniques vasculaires, par le seul fait de la disparition de la
réaction vaso-motrice produite par les chocs intercostaux. Il
aide à reconnaître l'athérome, les aortites et surtout les angines
de poitrine artérielles ; mais, quand on le constate dans la
convalescence des maladies aiguës, il ne permet de penser à
l'aortite qu'autant qu'il coïncide avec une légère augmentation
constante de la matité parasternale aortique.

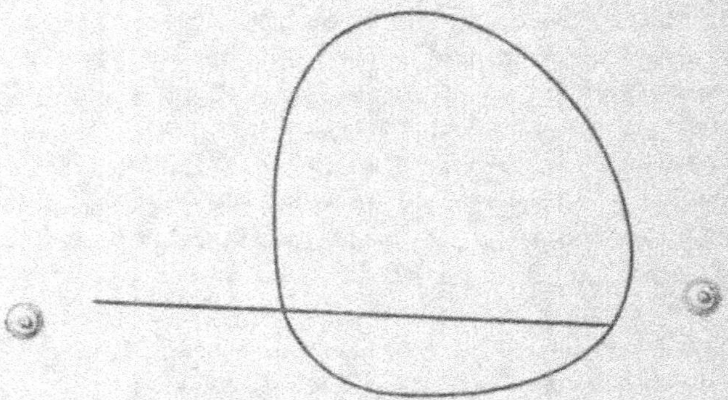

Fig. 174.

Matité d'atrophie cardiaque avec légère dilatation du ventricule
droit, chez une tuberculeuse atteinte de pleurésie purulente ;
exécutée à un tiers de nature.

c. *Réflexe cardio-constricteur. — Signe d'Abrams.* — Lorsqu'on
détermine l'excitation mécanique de la région précordiale, on
provoque la réduction de la matité et du volume du cœur ; c'est
là le réflexe cardiaque d'ABRAMS. Cette excitation mécanique
peut consister en une friction énergique avec un morceau de
caoutchouc ou de gomme à effacer, ou dans le tapotage donné
avec le bord cubital de la main, ou dans une percussion suffisamment prolongée. La réduction atteint le quart et quelquefois
plus des dimensions de la cavité cardiaque et se produit principalement aux dépens du ventricule droit, partie du cœur à la
fois la plus dilatable et la plus rétractile.

Ce réflexe se produit plus facilement chez les personnes maigres, mais il ne dure que quelques minutes quand le cœur n'est pas dilaté, tandis qu'il persiste jusqu'à plusieurs heures chez les hypo-systoliques en état de dilatation cardiaque. Il est des plus nets chez les neurasthéniques cardiaques, mais intéressant surtout dans l'hyposystolie ou l'asystolie, où il constitue un élément de diagnostic et de pronostic. P. MERKLEN et J. HEITZ qui l'ont particulièrement étudié, l'ont en effet trouvé dans les cardiopathies les plus diverses, avec ou sans insuffisance cardiaque, tandis qu'ils l'ont vu manquer : 1° dans la péricardite avec épanchement, où ABRAMS avait déjà été incapable de le produire ; 2° dans la symphyse péricardite ; 3° dans l'asystolie irréductible due à la dégénérescence scléreuse du myocarde. Il peut arriver cependant que l'absence du réflexe ne soit que momentanée, de sorte qu'elle n'a de vraie signification différentielle que lorsqu'elle est persistante. C'est ainsi que ce réflexe peut faire défaut dans les grandes dilatations cardiaques, aussi longtemps que le myocarde est incapable de réagir aux incitations cardiotoniques physiques ou médicamenteuses et qu'il peut reparaître après plusieurs jours, quand le myocarde s'est ressaisi. Il a donc une réelle valeur pour arriver à la connaissance étiologique non seulement des grandes matités cardiaques, occasionnées par autre chose qu'une dilatation ou une hypertrophie, mais aussi de l'état de vitalité de la musculature, sur laquelle seule tout espoir thérapeutique doit être fondé.

B) Matité d'origine péricardique

Comme la plèvre, le péricarde peut être le siège d'altérations diverses, inflammatoires, traumatiques ou dyscrasiques ; dans les deux séreuses, elles se traduisent par des lésions anatomiques tout à fait comparables, c'est-à-dire par des exsudats, des épanchements liquides et gazeux. Nous étudierons donc successivement au point de vue de la percussion les signes : 1° des péricardites sèches ; 2° des pneumopéricardes ; 3° des hydropéricardes et des péricardites avec épanchement ; 4° des épanchements mixtes, à la fois liquides et gazeux.

Quelques mots suffisent pour établir, en outre des faits précédents, ceux qui ont trait aux déformations thoraciques dues aux épanchements péricardiques et au déplacement des divers organes du voisinage ; profitant en cela des connaissances déjà acquises à propos des maladies de la plèvre, beaucoup de ces signes pourront être décrits rapidement.

1° Matité des péricardites sèches. — Il n'est pas possible à propos des péricardites, d'obtenir une précision semblable à celle que donne la percussion dans les pleurites, parce que le cœur n'étant nullement sonore au-dessous de l'exsudat, celui-ci ne saurait être décelé par une atténuation de cette sonorité. Il est en effet des péricardites sèches qui passent inaperçues pour la percussion ; ce sont celles qui se trouvent localisées à l'espace occupé par la matité absolue. Celles de ces péricardites localisées, qui portent sur la zone de sonorité relative, entachent sans conteste cette résonance et l'écornent parce qu'elles ne se limitent pas toujours à la partie interne du péricarde. Elles enflamment ainsi son feuillet externe et le font souvent adhérer à la plèvre, en écartant le poumon et diminuant ainsi la zone de sonorité relative qui entoure le cœur ; mais il est bien difficile de les soupçonner sur cette seule indication, les pleurites de la même région étant capables d'entraîner exactement les mêmes résultats. Enfin les péricardites postérieures étant inaccessibles à la percussion pendant tout le temps où elles sont sèches, nous n'aurons en vue ici que celles qui intéressent la totalité de la séreuse, dans la portion qui correspond à la face antérieure du cœur, et constituent la *symphyse cardiaque*.

Dans la symphyse, la percussion fournit de fort utiles indications. Tout d'abord, on constate un *agrandissement* très marqué de la matité totale du cœur, qui déborde la région de la pointe vers le côté gauche ; tandis que vers la région ventriculaire droite les limites ordinaires ne sont que peu modifiées s'il n'y a pas eu de déplacement. — Dans cet agrandissement, peu de place est réservé à la matité relative, car le poumon se trouve habituellement refoulé par des exsudats pleuropéricardiques externes et ne peut plus chevaucher sur le bord gauche du cœur: on note donc une *matité absolue*. La *forme* du graphique n'a par elle-même rien de précis, sauf qu'elle prouve que l'oreillette droite ne participe pas (au début) à sa constitution et que le ventricule droit n'y entre lui-même que pour peu de chose, ce qui éloigne déjà toute idée de dilatation cardiaque

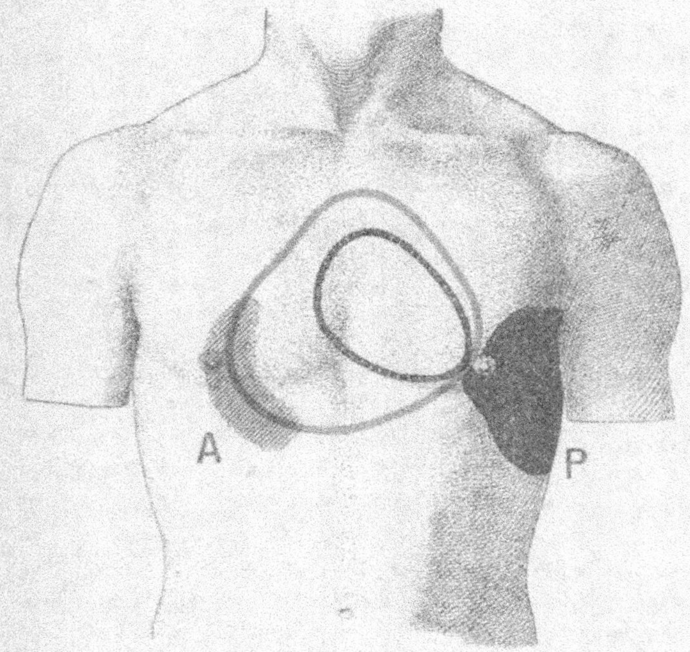

Fig. 173.

Matité dans un cas de symphyse cardiaque : en noir, le cœur dans son siège et ses dimensions normales; — en rouge, le cœur symphysé, dont les dimensions sont augmentées et se confondent, en A, avec les adhérences qui le fixent et en P, avec la matité d'une ancienne pleurésie.

totale; tous ces symptômes sont insuffisants pour affirmer la nature de la lésion. Il en est surtout ainsi quand la symphyse en mauvaise position s'est effectuée après une médiastinite étendue, parce qu'il part du médiastin des brides fibreuses latérales qui entachent tellement la sonorité avoisinant le cœur, qu'on ne peut savoir, même à l'aide de la radiographie, où commence et où finit sa matité.

Mais il est un signe dont l'importance est grande, c'est le *défaut de locomotion de la pointe* et par conséquent de déplacement des limites de la matité. Nous avons déjà vu que le cœur se portait de plusieurs centimètres vers la droite ou la gauche, suivant que le malade s'inclinait plus ou moins sur l'un ou l'autre de ces côtés, il peut aussi s'abaisser dans la poitrine de plusieurs centimètres du fait de la station verticale. Or, quand le cœur est soudé par sa surface à la séreuse qui l'environne, et celle-ci au tissu cellulaire du voisinage ou à la plèvre qui la recouvre, il se trouve fixé du même coup, quelle que soit l'attitude prise par le malade. Cette fixité ne s'observe dans aucune autre affection au même titre que dans la symphyse; aussi le diagnostic est-il absolument certain quand on perçoit le choc de la pointe du cœur dans l'angle de la matité quelle que soit la situation du malade.

La simultanéité de ces deux signes : *fixité de la matité* et *constatation du choc de la pointe dans l'angle de matité*, est indispensable pour affirmer la symphyse, car, en cas de péricardite externe, on pourrait noter toujours en même lieu la matité et n'y plus retrouver la pointe. Celle-ci, il est vrai, ne se déplace que peu en ce cas, soit de 2 centimètres environ, mais ce petit cheminement est suffisant pour faire croire que l'organe est libre dans une séreuse fixée. Enfin la matité n'est immuable que dans ce qui concerne son bord gauche, car le côté inférieur peut se relever par le passage du décubitus dorsal à la station assise de 3 centimètres quelquefois. Dans ce dernier cas, l'espace de Traube est presque toujours augmenté par relèvement du centre phrénique; il peut cependant être écorné dans son angle supérieur gauche, c'est-à-dire au-dessous du mamelon, lorsque se sont produites les adhérences phréno-costales que Jaccoud a décrites. La constatation de ces dernières est une invite à la recherche de la symphyse cardiaque que signale aussi, quand il est important, le retard du pouls sur le cœur.

Cejka a dit encore que dans la symphyse la matité ne serait pas modifiée par la respiration, c'est-à-dire qu'on ne retrouve-

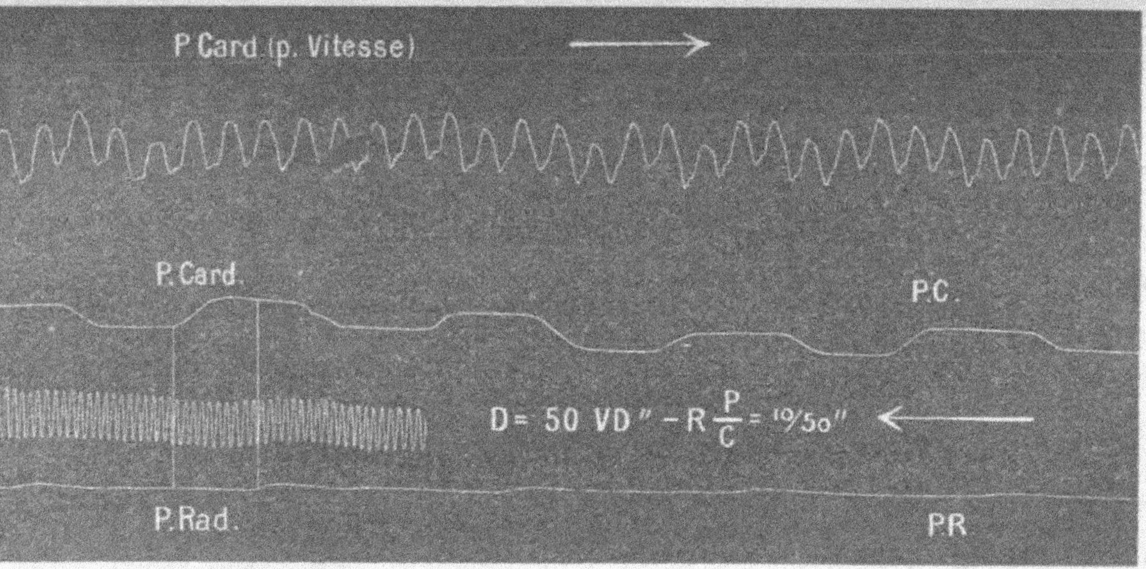

Fig. 176.

Retard du pouls radial sur la pulsation cardiaque dans un cas de symphyse : en haut le tracé cardiaque en petite vitesse; au milieu, le tracé cardiaque en grande vitesse, P. card; en bas, le tracé radial, P. rad.: entre eux, les vibrations du diapason qui indiquent que le retard est considérable et correspond à vingt centièmes de seconde, au lieu de huit centièmes, mesure de la vitesse normale de progression de l'onde sanguine, puisqu'elle parcourt 9 mètres par seconde (Ed. Weber).

rait pas en ce cas par la percussion, l'augmentation ou le retrait
de la matité relative, qui résultent de l'inspiration ou de l'expiration. Ce détail de percussion serait d'après Potain, tellement difficile à apprécier, que le fait signalé par cet auteur,
bien que véridique, n'aurait que peu d'importance clinique.

Chez les personnes maigres on peut avec assez de précision
se rendre compte de l'existence de ce signe et surtout quand
leur myocarde offre peu de résistance par suite de son altération.

2° Signes de percussion du pneumo-péricarde. — Rarement isolé, le pneumo-péricarde ne peut guère être étudié que
théoriquement. Quand la séreuse est distendue par un épanchement gazeux sans issue à l'extérieur et suffisant pour isoler ses
deux feuillets, elle donne à la percussion un son tympanique,
grave ou élevé jusqu'à la submatité, suivant la tension du fluide
qu'elle contient. Si au contraire elle présente une ouverture
assez large pour faciliter la communication de son épanchement avec l'air extérieur, on peut provoquer par la percussion
un bruit de pot fêlé. Le cœur agissant alors comme agent percuteur peut le faire naître lui-même, ce pendant qu'à l'auscultation
ses battements donnent la sensation du tintement métallique.
Celui-ci peut même être entendu à distance.

3° Matités des épanchements liquides du péricarde. —
On ne saurait considérer comme constituant un épanchement
une accumulation de liquide de quantité quelconque, puisqu'il
existe normalement dans cette séreuse quelques grammes de
sérosité pour faciliter le glissement de ses feuillets; au surplus
cette sérosité s'accumule dans le cul-de-sac le plus déclive, c'est-
à-dire à la partie postérieure du cœur, quand le malade se place
dans le décubitus dorsal, comme c'est l'usage pour la percussion
de cette région. Il en est de même pour la sérosité que fait sé-
créter une inflammation légère, de sorte que les épanchements
petits sont inaccessibles à la percussion dans l'attitude visée
plus haut. Pour les besoins de la description il est donc nécessaire de faire un départ entre ces épanchements et de les diviser
en épanchements *petits, moyens* et *grands*.

A. Petits épanchements. — Peuvent être considérés comme tels ceux qui ne dépassent pas 200 centimètres cubes. Par la percussion on n'arrive à les apprécier que très difficilement : dans le décubitus dorsal ils s'accumulent dans les culs-de-sac rétro-cardiaques et s'étalent en couche oblique sous la partie postérieure du cœur, leur plus grande épaisseur correspondant à la pointe qu'ils ne débordent pas. Celle-ci peut cependant être légèrement *soulevée*, et c'est un excellent signe d'augmentation de l'épanchement que de la voir se relever peu à peu et ascensionner au bout de deux ou trois jours jusqu'à occuper l'espace intercostal situé au-dessus de celui où elle se trouvait antérieurement ; cette élévation ne dépasse cependant pas 1 ou 2 centimètres d'habitude. On peut aussi constater l'augmentation de la matité absolue du cœur sans changement de la matité totale, par application plus stricte de cet organe contre la paroi ; mais le plus souvent cette indication fait défaut parce qu'elle n'est pas comparative, la forme et l'étendue de la matité absolue n'étant pas connue chez les personnes dans leur état de bonne santé.

Par le changement d'attitude et le passage à la station assise, ces petits épanchements ne peuvent être soupçonnés que lorsqu'ils avoisinent 200 centimètres cubes ; ils se signalent alors par les signes que nous allons voir à l'instant.

B. Moyens épanchements. — Doivent être considérés comme tels ceux qui oscillent entre 200 et 500 centimètres cubes, parce que dans ces limites, au lieu d'être accumulés seulement dans les culs-de-sac postérieurs ils *tournent*, c'est-à-dire que dans l'attitude du décubitus dorsal ils abordent peu à peu le bord gauche du ventricule en même temps que son bord droit, et s'étalent autour de la pointe qu'ils noient après l'avoir soulevée. Dès lors ils deviennent apparents sur les bords et la face antérieure de l'organe et peuvent être percutés ; ils présentent à ce moment *tous les caractères qui dénotent la présence du liquide*, c'est-à-dire la matité, la mobilité, la déformation de la cavité de la séreuse et le déplacement des organes avoisinants.

a. *Forme de la matité.* — La matité absolue du cœur augmente proportionnellement à l'importance de l'épanchement : par suite en effet de la présence du liquide dans la séreuse, celle-ci se distend dans tous ses diamètres de sorte que le poumon est écarté de la ligne médiane du corps. Bien que son bord antérieur recouvre encore le péricarde dans une certaine étendue de sa face antérieure, il n'en est pas moins vrai qu'il

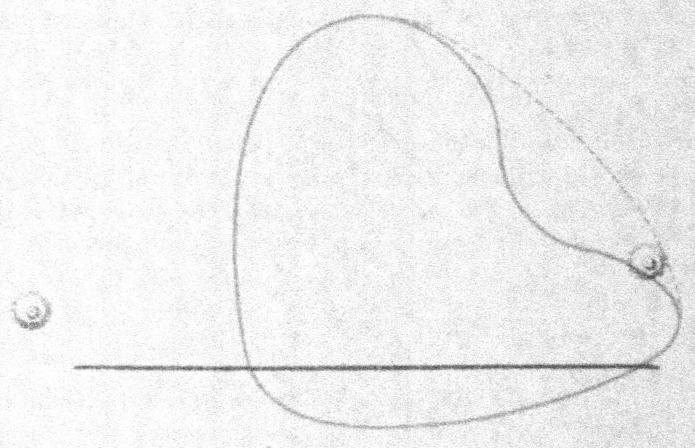

Fig. 177.

Matité en brioche d'une hydropéricarde, avec, en pointillé, le tracé
du cœur sous-jacent ; exécuté à un tiers de nature.

est comprimé et rejeté vers l'aisselle. Il résulte de cette disposition une *forme de matité particulière*, sur laquelle divers auteurs ont plus particulièrement appelé l'attention et dont on a dit qu'elle était caractéristique de l'épanchement intra-péricardique (POTAIN).

La forme de la matité varie suivant la quantité d'épanchement et le volume antérieur du cœur ; on comprend en effet que les modifications de la matité soient fonction de la proportionnalité du volume du cœur à celui de l'épanchement et qu'il faille une masse de liquide bien plus grande pour noyer un grand cœur qu'un petit, ce que l'on ne considère pas d'habitude. Quand il ne dépasse guère 200 ou 300 centimètres cubes on peut voir la zone de Traube s'écorner dans un point toujours le même, qui correspond à son angle interne, autrement dit à l'insertion de la sixième côte gauche sur le sternum. Le liquide devient en effet apparent sur le bord du ventricule droit et de la partie inférieure de l'oreillette droite, l'emprise faite par la matité sur cette sonorité étant limitée par un arc de cercle ouvert vers l'insertion de la sixième côte gauche. Si cette matité ne peut s'observer dans le décubitus dorsal, il suffit souvent de faire relever un peu le malade pour la voir apparaître. La limite supérieure de l'espace de Traube descend ainsi sur le bord du sternum jusqu'au septième, huitième ou neuvième cartilage costal, cependant que la moitié externe de ce même espace reste indemne, dans le point précis où nous l'avons vu écorné par la pleurésie avec épanchement. La matité s'étend ensuite transversalement quand la péricardite s'accroît, jusqu'à déborder la pointe du cœur ; même en ce cas l'angle arrondi de l'aire de Traube reste sonore.

Dans les épanchements de 400 à 500 grammes, la matité s'étend jusqu'à gagner l'angle externe ou apexien du péricarde ; le liquide s'accumule là de manière à circonscrire la pointe qui s'élève. Dès lors apparaît le signe classique depuis TRAUBE, qui consiste à sentir battre la pointe du cœur bien au-dessus de la limite de la matité (Ce n'est pas en réalité, quoi qu'en dise TRAUBE, la pointe, mais le bord gauche de l'organe que l'on sent battre, car la pointe est noyée et inaccessible à la palpation). La ligne inférieure de matité s'éloigne encore davantage de la pointe dans la station debout, parce que la sérosité pèse alors de tout son poids sur le dôme du diaphragme qu'elle affaisse et l'espace de TRAUBE peut se combler complètement. Dans le même temps (de 420 à 460 grammes, SIBSON), la matité s'élève sur toute la face antérieure du cœur qui se trouve entièrement circonscrit par le liquide, elle prend la forme générale d'une poire à base inférieure ou sus-diaphragmatique, à sommet arrondi au voisinage du pédicule vasculaire, vers l'insertion des seconds cartilages costaux. Sa forme devient caractéristique au niveau de son bord gauche : au lieu d'être convexe, il se creuse en effet d'une cavité à grand

rayon, où la matité passe presque sans transition à la sonorité
pulmonaire. Cette excavation due à la superposition du poumon
au cœur a été appelée, du nom de celui qui l'a décrite, *l'encoche
de Sibson* ; elle donne à l'épanchement, suivant POTAIN, la forme
d'une brioche. Elle se retrouve à la fois sur la matité relative
et la matité absolue, qui ne sont guère éloignées que de 1 cen-

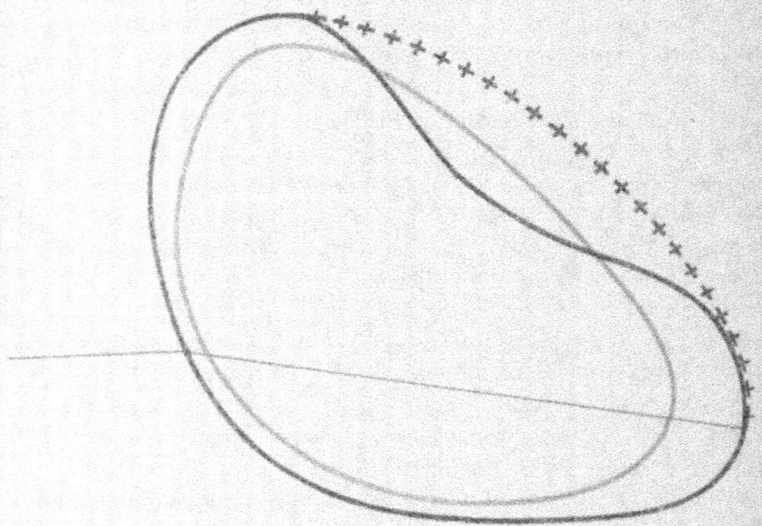

Fig. 178.

Matité en brioche, contrôlée à l'autopsie, et provoquée par une
hypertrophie considérable du cœur (750 gr.), due à un rétrécissement mitral très serré et à une insuffisance consécutive, sans
exsudation péricardique notable, ni exsudat pleural. Une languette pulmonaire épaisse était fixée au-devant du cœur, depuis
la ligne des croix jusqu'au fond de l'encoche. — Le tracé rouge
correspond à la diminution de matité obtenue par l'application
de sangsues sur le foie. (Exécutée d'après nature, au tiers des axes.)

timètre. La forme ainsi obtenue pourrait être comparée avec
plus de justesse à la chaussure d'un petit enfant et plus particulièrement aux chaussons que l'on met dans le tout premier âge.
Le montant du chausson correspond à la matité des gros vaisseaux ; le cou-de-pied à l'encoche ; le talon au cul-de-sac infé-

rieur droit (angle interne de l'aire de TRAUBE) ; la semelle au bord du ventricule droit ; la pointe à la pointe du cœur. Je proposerais de leur donner le nom de *matité en botte ou en chausson*.

En dehors de la péricardite on peut cependant l'observer dans certaines affections pleurales accompagnées de congestion pulmonaire, parce que le liquide pleurétique ne peut en ce cas comprimer le poumon et le faire se rétracter le long de la colonne vertébrale. Il faut évidemment que le lobe congestionné soit celui qui correspond à l'épanchement pleurétique ; il plonge alors dans sa masse, tandis que toute la portion saine de parenchyme lui surnage et se développe au maximum pour remplir son rôle de suppléance. Il empiète ainsi, par son bord antérieur, sur la matité du cœur augmentée du fait de la dilatation de ses cavités et forme avec elle la figure de SIBSON et de POTAIN. J'ai pu en observer un exemple fort net qui a été publié ailleurs avec tous les détails nécessaires [1]. Depuis lors j'ai revu deux fois l'encoche de Sibson sans péricardite : la première dans un cas d'épanchement pleurétique gauche avec gros cœur et elle disparut immédiatement après la thoracentèse. Dans la seconde il n'y avait pas d'épanchement, mais un gros cœur et une assez forte congestion de la base gauche, et comme il fut suivi d'autopsie, alors que l'encoche était encore dessinée sur la paroi thoracique, je pus, en présence de nombreux témoins, me rendre compte de l'origine exacte du signe, dont la présence hors des collections liquides du péricarde ne peut plus faire doute aujourd'hui. Cependant la concordance des lésions disparates nécessaires à sa production est rare, de sorte que la forme de matité *en brioche*

[1] E. CASSAET. De la valeur séméiologique de l'encoche de Sibson. (Congrès de Lille, 1899.)

E. CASSAET. De l'existence de l'encoche de Sibson dans une pleuro-congestion pulmonaire gauche, sans péricardite. (*Arch. provinc. de médec.*, septembre 1899.)

E. CASSAET. Un nouvel exemple d'encoche de Sibson, sans péricardite. (*Journal des Praticiens*, 20 décembre 1902.)

E. CASSAET. Troisième exemple d'encoche de Sibson, sans péricardite, avec autopsie. (Société de méd. et de chir. de Bordeaux, 16 juin 1905.)

peut être considérée comme devant faire penser d'abord à la péricardite avec épanchement.

Renou a fait connaître à propos de cette maladie un autre symptôme, intéressant surtout chez les enfants, et que la percussion révèle, c'est la compression du poumon dans les points où il sépare le cul-de-sac postérieur du péricarde de la paroi thoracique, c'est-à-dire dans la région omo-vertébrale depuis la quatrième jusqu'à la septième dorsale ; cette compression se révèle tout d'abord par un skodisme de tonalité fort élevée et plus tard par de la submatité quand elle est plus marquée. Nous verrons dans un instant qu'il peut y avoir même une matité absolue, qu'on peut facilement confondre avec celle qui proviendrait d'un épanchement de la plèvre..

Pins (de Vienne) a également décrit cette compression pulmonaire et en a donné la caractéristique plus facile à saisir, il est vrai, chez la femme et l'enfant, dont la paroi est plus souple et qui est la suivante : La compression du poumon augmentant dans la station assise et surtout dans le décubitus dorsal, c'est dans ces deux situations que la matité omo-vertébrale (signe de Pins) est plus nette ; au contraire, dans la flexion en avant, le cœur dégageant le poumon par son déplacement, la matité disparaît ou s'atténue. Ainsi présenté le signe est réel, mais il n'est pas exclusif à la péricardite avec épanchement.

La complexité ne fait encore qu'augmenter quand il y a coexistence d'épanchements pleuraux et péricardiques. Il se peut cependant qu'une analyse minutieuse des signes de l'une et l'autre matité conduise à un diagnostic exact. J'ai pu le faire dans un cas de péricardite postérieure et de pleurésie surajoutée, dont le graphique est ci-contre.

b. *Modifications de la matité. Dénivellement.* — Les modifications dans la forme de la matité, que nous avons signalées à propos de la pleurésie, se retrouvent dans la péricardite sous l'influence des mêmes causes. Déjà nous avons vu comment intervenait la question de quantité. Il est hors de doute que la situation du malade agit de même et que le liquide tend à se mettre en ligne de niveau au-dessous du cœur, quel que soit le mode de décubitus. Il n'acquiert pas ainsi une fixité suffisante pour que la forme de l'épanchement soit définitive et STOFFELA a pu enregistrer de véritables dénivellements, tout comme dans la pleurésie, mais leur recherche est bien plus délicate à cause du danger de suffocation que provoque le changement d'attitude, quand l'épanchement est d'un volume suffisant pour comprimer

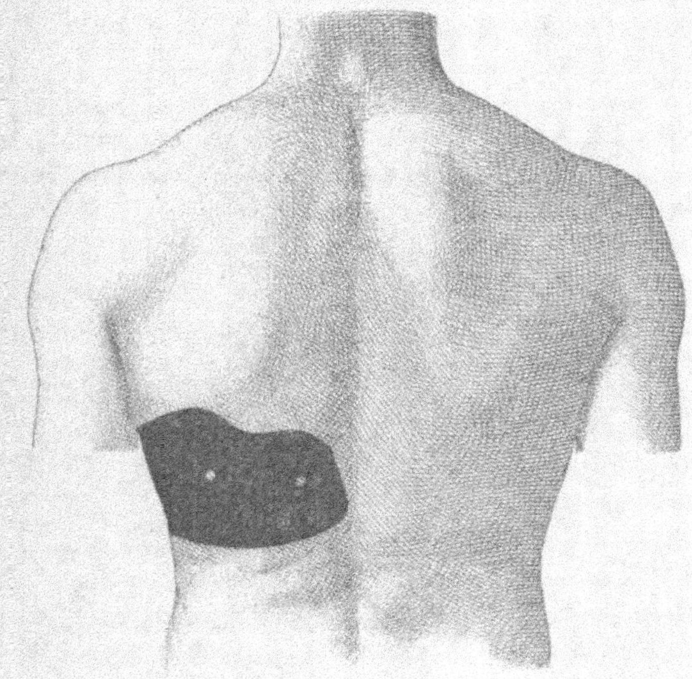

Fig. 179.

Matité dénotant la coexistence d'une pleurésie de 450 grammes avec une péricardite postérieure de 500 grammes, toutes deux ponctionnés au niveau des points blancs de la matité.

les oreillettes et l'auricule. Gêné dans son exploration le médecin n'arrive que bien difficilement à la certitude.

C° GRANDS ÉPANCHEMENTS. — On désigne arbitrairement sous ce nom ceux qui correspondent à plus de 500 grammes de liquide. Ils ne se différencient des précédents que par l'énorme extension des limites de la matité qui, en haut et en bas, en dedans et en dehors, de même qu'en arrière, dépasse de beaucoup la région précordiale normale. L'espace de Traube disparaît, le poumon comprimé, refoulé le long de la colonne vertébrale, occupe là le siège que nous lui avons connu dans la pleurésie ; aussi ne peut-il être question de matité triangulaire ou piriforme, non plus que d'encoche de Sibson. Chez les enfants notamment et chez les adultes, après traumatisme, pareilles péricardites prennent tellement le masque des pleurésies qu'elles sont impossibles à reconnaître si l'on n'y apporte une très minutieuse attention. C'est alors que l'on constate les grands dénivellements dont il était question plus haut.

Il peut cependant être difficile de les apprécier dans la totalité des surfaces accessibles à la percussion, précisément parce que celles-ci débordent l'aire habituelle de matité cardiaque et empiètent tellement sur les zones pulmonaires voisines, qu'on ne peut les suivre avec fruit jusque, par exemple, dans la profondeur de l'aisselle. Il est un moyen détourné de juger de leur importance : c'est celui qui consiste à mesurer les variations du diamètre transverse de la matité cardiaque, suivant les attitudes prises par le malade. Ce diamètre subit, en effet, dans la péricardite avec épanchement, une diminution sensible, quand le malade passe de la position horizontale à la position verticale, et cette déformation est suffisante pour qu'on puisse distinguer sûrement la péricardite de la dilatation du cœur, où la matité augmente au contraire par suite de l'application plus entière du myocarde sur la paroi thoracique.

On a dit aussi qu'un bon signe différentiel des deux affections pouvait être recherché dans l'existence du dénivellement supérieur de l'épanchement péricardique, par suite du passage du décubitus horizontal à la station verticale. Malgré l'apparence paradoxale du fait, la matité s'élèverait alors qu'il semble que l'action de la pesanteur devrait faire abaisser sa tranche de surface.

Il en est ainsi parce que l'équilibre de l'épanchement péricardique dans la cage thoracique résulte de deux facteurs d'action

contraire savoir : le liquide d'une part, et la réaction diaphragmatique, de l'autre. Or, différentes solutions de ce problème
peuvent être envisagées suivant que l'on suppose que la quantité de liquide augmente jusqu'à vaincre la résistance diaphragmatique ou que, par opposition, la tonicité diaphragmatique
s'est trouvée moindre que normalement. Dans les deux cas, le
résultat est identique et la tranche supérieure du liquide
s'abaisse. Par contre si la quantité de liquide a été suffisante pour
maintenir la réaction tonique du diaphragme et l'empêcher, le
liquide reste à la place primitivement occupée, de sorte qu'en
dernière analyse, il peut :

a. S'élever, quand sa quantité est moyenne et le diaphragme
vigoureux ;

b. Rester stationnaire, si le diaphragme est moins tonique, ou
moins soutenu ; — ou que d'autre part sa tonicité soit tenue en
respect par l'augmentation du liquide épanché ;

c. S'abaisser enfin, comme dans les épanchements très abondants ; comme aussi chez les malades dont le diaphragme est
peu tonique, ou mal soutenu, ainsi qu'on le voit chez les femmes
ayant eu de nombreuses grossesses, ou chez les ptosiques
abdominaux ; mais on note toujours en cas d'augmentation du
liquide, une certaine compression des poumons au voisinage
de l'épanchement.

**4° Signes de percussion des hydro-pneumo-péri-
cardes**. — Participant à la fois aux qualités des épanchements
liquides et gazeux, les hydro-pneumo-péricardes se traduisent
par leur matité absolue dans les régions déclives et une sonorité tympanique, sans zone intermédiaire, dans tout le reste de
l'étendue du coeur. La mobilité du liquide étant bien plus prononcée en ce cas, le dénivellement est beaucoup plus marqué ;
cet ensemble s'ajoute heureusement aux symptômes fournis par
l'auscultation et facilite le diagnostic. Il faut cependant tenir
compte, en cette espèce, de la disparition de l'encoche de Sibson,
par suite de la disposition du liquide en tranche horizontale, et
ne pas confondre un hydro-pneumo-péricarde avec une pénétration importante de gaz dans l'intérieur du coeur telle qu'on

l'observe à la suite de perforation de la jugulaire dans les opérations du cou, ou chez les ouvriers tubistes, quand ils ont été trop rapidement décomprimés. Il est un signe qui permet chez ces derniers de porter un diagnostic ferme, en dehors du trouble subit qu'apporte à l'hydraulique cardiaque la présence de ce gaz, c'est son accumulation exclusive dans le ventricule droit et les différences notées tant par l'auscultation que par la percussion dans le fonctionnement du cœur, suivant la systole ou la diastole. Dans la systole, le brassage de l'air s'effectuant au maximum, on entend très nettement le *bruit de moulin*. Dans la diastole au contraire, surtout quand elle coexiste avec l'inspiration, l'aire de *sonorité cardiaque* augmente suffisamment pour trancher nettement sur ses limites antérieures.

5° Déformations consécutives aux péricardites — Bien moins importantes que dans les pleurésies, les déformations thoraciques consistent surtout dans l'apparition d'une voussure dans la région précordiale ; encore sa fréquence a-t-elle été considérablement exagérée et bien des péricardites en sont-elles privées. Partie intégrante du médiastin, le péricarde n'entraîne pas comme la plèvre de viciation de la cage thoracique, non plus que de déplacements de la cloison ; il ne faut donc signaler que le collapsus du diaphragme dans les points limités par le centre phrénique et ceux qui le circonscrivent immédiatement et les compressions du poumon, dont nous avons déjà dit quelques mots, et celles du cœur lui-même, qui peuvent ne se traduire que fonctionnellement et entraîner ou la mort subite, ou les signes d'une rapide asystolie.

§ 4. — MATITÉS MÉDIASTINALES

Force nous a été de parler déjà de l'une d'elles, la plus grave, qui se trouve sous la dépendance de l'augmentation de volume de l'aorte ascendante ; nous l'avons décrite sous le nom de *matité en casque*. Sans ligne de démarcation d'avec la matité cardiaque, elle ne pouvait en être distraite.

Dans certaines circonstances où les *ganglions péribronchiques* sont enflammés, comme à la suite de la rougeole, de la coqueluche ou de la tuberculose, on perçoit une submatité très marquée et quelquefois une matité complète au niveau de la poignée du sternum en avant et, en arrière, dans l'espace interscapulaire, au niveau des deuxième et troisième espaces intercostaux et suivant une ligne divergente ayant de chaque côté le pédicule pour origine.

Si *l'aorte descendante* est atteinte d'un *volumineux anévrisme* et que celui-ci déborde la colonne vertébrale, on le retrouve à la percussion sous forme d'une courbe empiétant souvent des deux côtés de la colonne vertébrale.

Quand, au contraire, l'une des grosses branches de l'artère pulmonaire est en cause, son augmentation de volume peut entraîner l'apparition d'une zone de matité assez loin des bords du sternum, au niveau de l'un ou l'autre des troisièmes espaces intercostaux.

Enfin si un abcès ou une tumeur primitive s'est formée dans le médiastin, la percussion en rend compte à des niveaux divers comme son siège et son volume.

CHAPITRE IV

PERCUSSION DE L'ABDOMEN

Elle doit viser : le tube digestif dans ses diverses parties ; les glandes ou parenchymes qui lui sont annexés ; les organes vasculaires ou glandulaires qui sont indépendants du tube digestif ; les tumeurs qui se développent dans cette région ; les lésions du péritoine qui les recouvre et celles de la paroi abdominale.

§ 1. — PERCUSSION DU TUBE DIGESTIF

Nous examinerons successivement dans ce paragraphe : 1° la percussion de l'œsophage ; 2° la percussion de l'estomac ; 3° la percussion de l'intestin grêle ; 4° la percussion du gros intestin.

A) PERCUSSION DE L'ŒSOPHAGE

La percussion de l'œsophage a été renvoyée à cette place, bien que sa portion abdominale ne soit pas accessible à ce mode d'exploration, pour qu'il y ait une unité de vue plus grande sur les résultats que l'on peut en obtenir. Dans sa *partie cervicale*, les diverticules œsophagiens et la dilatation supérieure aux rétrécissements peuvent donner lieu à la formation de tumeurs d'une matité absolue, quand elles contiennent des solides ou des liquides, et d'une sonorité tympanique, quand elles renferment des gaz en abondance. On les reconnaît à ces différences de sonorité, qu'on peut expérimentalement provoquer en faisant boire aux malades soit de l'eau pure, soit deux solutions d'acide tartrique et de bicarbonate de soude, de même qu'au siège de ces ampliations qui se cantonnent presque toujours au côté gauche du cou, au-dessous du sterno-cléido-mastoïdien.

Dans la partie thoracique, il faut une ectasie bien plus prononcée pour que les résultats soient aussi appréciables, parce que l'œsophage est profondément situé, protégé par la colonne vertébrale contre une percussion directe et plus ou moins recouvert par le poumon dont la sonorité cache celle des poches œsophagiennes. Néanmoins, en procédant comme il a été dit pour la portion cervicale, on peut développer ces alternances caractéristiques de sonorité et de matité ; c'est encore du côté gauche que ces tumeurs prédominent d'habitude et entament la sonorité pulmonaire.

B) Percussion de l'estomac

1° Méthode de percussion. — A l'encontre de celle de l'œsophage, qui ne peut être effectuée que si le malade est debout ou assis, la percussion de l'estomac doit se faire quand le malade est couché sur le dos. Encore faut-il que sa tête soit à peine relevée, que les bras soient reposés le long du corps et que les jambes soient modérément fléchies de manière à assurer au maximum la complicité de la paroi abdominale : rien ne trompe en effet comme les contractions des muscles droits toujours en éveil quand l'estomac est douloureux, parce que leurs ventres musculaires s'épaississent alors et forment comme des tumeurs surajoutées à la sonorité gastrique, dont au surplus elles éloignent fortement le doigt. La percussion devra donc être légère et superficielle en raison de cette susceptibilité musculaire, et aussi parce qu'il faut juger ici des dimensions de l'organe non par l'opposition de lignes sonores et mates, mais par de simples différences de tonalité, que l'oreille sera dans l'obligation de saisir et d'apprécier avec soin. De plus, pour éviter toute cause d'erreur, il faudra procéder à cette exploration à jeun ou fort longtemps après les repas, parce que la présence d'aliments dans la cavité gastrique gêne considérablement pour la reconnaissance de la limite inférieure de l'estomac. Quelquefois cependant, lorsqu'un doute subsiste sur le fait de savoir si l'organe percuté est plutôt l'estomac que le gros intestin, il est bon de faire absorber au malade 200 grammes de liquide environ pour modifier les lignes de sonorité obtenues : entre l'estomac et le gros intestin il se produit ainsi une bande de matité de 1 à 2 centimètres de hauteur.

Il ne faut donc pas compter en cette espèce sur la production d'un son assez caractéristique pour faire reconnaître l'organe : l'estomac n'étant autre chose qu'une vaste cavité pleine de gaz et limitée par des parois peu épaisses, peu tendues et par suite inaptes à modifier le son qui résulte de l'ébranlement de l'air qu'il contient, ne se différencie aucunement, au point de vue des conditions acoustiques dans lesquelles il est placé, du gros intestin quand il est très volumineux. Aussi ce dernier résonne-t-il de même que le premier. Le son obtenu par la percussion est extrêmement variable suivant l'état de flaccidité ou de contraction de l'organe, le plus ou moins de tension des gaz qu'il contient, la présence ou l'absence de liquides, mais il est toujours tympanique et d'une tonalité élevée. Il peut en outre revêtir un éclat métallique ou simuler le bruit de pot fêlé, quand il contient une certaine quantité de liquide et qu'on percute non loin de sa surface ; c'est aussi l'un des signes de la perforation stomacale, dont j'ai pu cette année observer la netteté sur un malade de mon service. Ces caractères permettent cependant d'établir sa démarcation d'avec le poumon, c'est-à-dire sa limite supérieure ; ils fixent encore le timbre précis de ce son isolé et favorisent sa reconnaissance au milieu de tous autres, et par conséquent celle des limites de l'estomac. Il faut donc commencer la percussion à la base de la poitrine du côté gauche.

2° **Limites normales**. — La limite supérieure de la sonorité gastrique correspond à la ligne convexe de l'espace de Traube, c'est-à-dire à l'insertion du sixième cartilage costal et à l'angle de la cinquième côte ; elle se prolonge ensuite en dehors de cet angle jusqu'à la rencontre de la ligne axillaire antérieure, en formant avec elle un sommet arrondi.

Depuis l'insertion du sixième cartilage, la sonorité gastrique peut encore être poursuivie à droite de la ligne médiane, en suivant le bord du foie, jusqu'à une distance de 5 centimètres environ. A gauche, la courbe limitante est convexe vers l'aisselle et dépasse légèrement la ligne axillaire antérieure. De tous ces points de repère le seul véritablement important est le côté

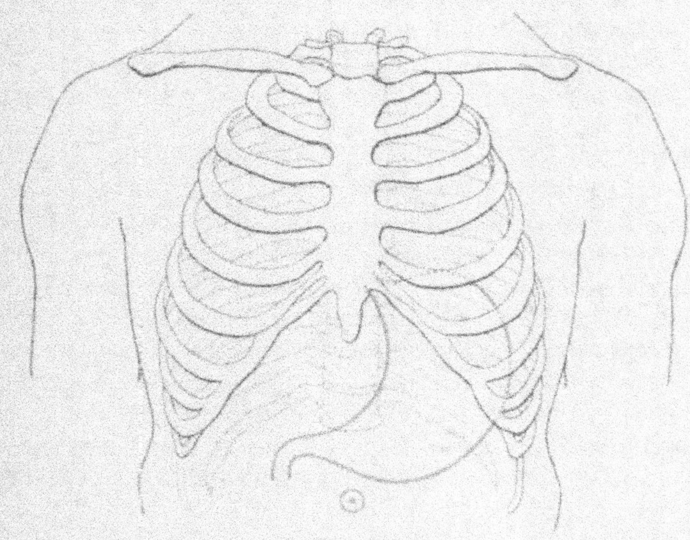

Fig. 180.

Limites de la sonorité normale de l'estomac.

supérieur, puis le côté inférieur, légèrement convexe, qui se trouve normalement à 3 centimètres de l'ombilic.

3° Modifications pathologiques de ces limites — Il convient d'examiner séparément la limite supérieure, la limite droite, la limite gauche et la limite inférieure.

a. *Limite supérieure* — La limite supérieure peut se trouver sur un plan *plus élevé* que celui qui vient d'être signalé et remonter jusqu'au cinquième espace intercostal, d'où elle s'étend vers la région axillaire jusqu'à affleurement de la quatrième côte. On observe ce déplacement dans un certain nombre de conditions anatomiques tout à fait différentes et notamment : dans l'*atrophie* du poumon gauche dont la base se rétracte en ce cas ; — dans les cas d'*adhérences* phréno-costales élevées, surtout quand le malade est assis et penché en avant ; — quand il existe une *dilatation* marquée dont cette élévation, si permanente qu'elle soit, constitue l'un des meilleurs signes. Il existe bien plus marqué encore quand il s'est fait, à la suite d'une division congénitale ou traumatique du diaphragme, une pénétration de l'estomac dans la cavité thoracique : la sonorité tympanique peut alors occuper la totalité de l'hémithorax.

La limite supérieure peut au contraire *s'abaisser* jusqu'au septième, huitième ou neuvième espace, dans diverses circonstances qui ne comportent pas, toutes, l'idée d'une grosse lésion : il en est ainsi quand l'estomac est tout entier projeté dans la cavité abdominale par suite de la laxité de ses points d'attache supérieurs ; de même encore quand cette limite est occupée par un épanchement péricardique et pleurétique à la fois, où chacun d'eux pris en particulier, auquel cas l'abaissement n'est que partiel. On le note aussi dans les hypertrophies du foie, parce que son bord gauche progresse vers la région axillaire pendant que sa hauteur augmente et lui permet de recouvrir davantage la cavité ventriculaire.

b. *Limite droite.* — La limite droite de la sonorité gastrique peut également être plus rapprochée ou plus éloignée de la ligne médiane, ainsi qu'il a été dit plus haut. Elle est plus rapprochée dans les cas d'atrophie stomacale, d'entéroptose ventriculaire avec chute de la région pylorique dans l'abdomen, c'est-à-dire quand l'estomac se place dans la situation verticale. Il peut même se faire que le pylore se trouve ainsi reporté soit sur la ligne médiane, soit à sa gauche mais tout près d'elle. Les dimensions verticales de l'organe paraissent ainsi très augmentées et peuvent faire croire à une dilatation, tandis que le plus souvent dans cette sorte de luxation pylorique la cavité stomacale est plutôt diminuée. Cette ectopie peut s'observer comme suite d'une trop forte constriction par le corset, d'une hypertrophie très marquée du foie, d'une tumeur du grand épiploon, ou même du côlon transverse, qui, l'une et l'autre, tiraillent cette partie de l'estomac.

La limite droite de l'estomac peut être fort éloignée de la ligne médiane, jusqu'à 8 ou 9 centimètres parfois; quand elle est fixe en ce point, on peut affirmer l'existence d'une large dilatation.

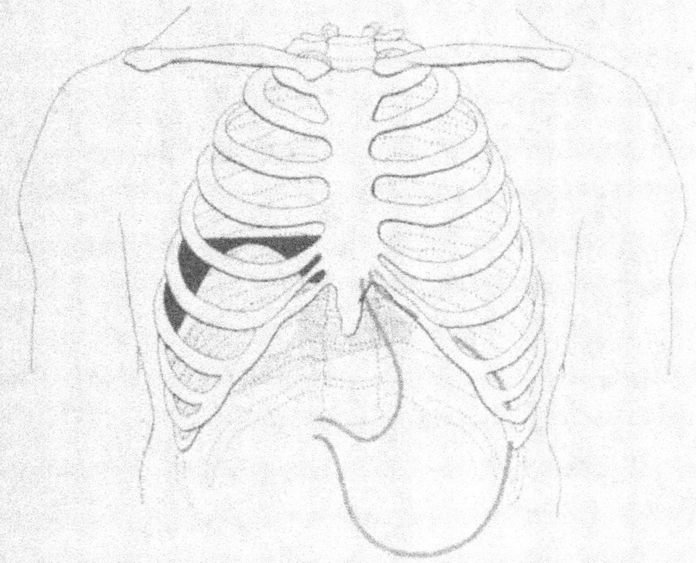

Fig. 181.

Estomac dilaté par sténose cancéreuse du pylore (d'après nature).

c. *Limite gauche*. — La limite gauche ou axillaire ne change guère, quelle que soit la maladie soupçonnée de l'estomac; tout au plus se rapproche-t-elle de la ligne médiane dans les cas d'atrophie, de cirrhose de ses parois, de cicatrices consécutives à des ulcères guéris.

d. *Limite inférieure*. — La limite inférieure est au contraire susceptible de fort grandes modifications, mais à proprement parler il y a peu de compte à tenir de son relèvement, qui ne prouve d'habitude que l'état de parfaite vacuité du ventricule.

Au contraire, son abaissement, permanent ou constaté à jeun, est un des signes qu'il importe le plus de recueillir. Le bord inférieur de l'estomac peut ainsi descendre jusqu'au niveau de l'ombilic, à mi-chemin de l'ombilic à la symphyse pubienne, ou jusqu'au niveau même de cette dernière. Il en est ainsi dans les grosses dilatations de l'estomac consécutives soit à une sténose pylorique, soit à la traction exercée sur la grande courbure par les tumeurs qui se développent à ses dépens ou dans le grand épiploon, quelquefois aussi dans certaines hernies ombilicales ou inguinales, ou quand l'estomac a été fixé à la paroi par des adhérences péritonéales serrées de la région sous-ombilicale.

C'est dans ces conditions que l'on peut facilement provoquer la succussion hippocratique de l'estomac et le *clapotage*, c'est-à-dire le bruit de collision entre gaz et liquides contenus dans sa cavité, quand on les anime d'un mouvement rapide par une brusque dépression du creux épigastrique, car la tranche de liquide mise en mouvement se brise ainsi au contact des gaz. Mais, comme le fait observer M. BOUCHARD, la distension n'est pas la dilatation et celle-ci ne nécessite aucunement la chute du bord inférieur jusqu'au-dessous de la ligne ombilico-costale. Il suffit que la limite inférieure soit fixée et ne se rétracte pas à l'état de vacuité pour que l'estomac doive être considéré comme dilaté.

4° Mensurations. — A prendre isolément la situation de l'une des limites de la sonorité gastrique, comme il vient d'être fait, on ne peut recueillir de renseignements d'une grande précision, et pour être fixé exactement sur l'état d'ampliation ou de retrait de l'organe, il vaut mieux procéder à sa mensuration. Or il existe à ce point de vue des moyennes d'une approximation suffisante pour être très utiles et qu'il faut tout d'abord rappeler. Sur la ligne parasternale les dimensions verticales de l'estomac sont de 12 centimètres environ chez l'homme, de 11 chez la femme ; on compte au contraire une moyenne de 19 à 20 centimètres dans le sens de la plus grande largeur, quand l'estomac est normal.

Il n'en va plus de même en cas de maladie. Dans les cas de

cirrhose, d'*atrophie*, de linitis plastique, on peut noter une diminution du diamètre vertical jusqu'à 5 ou 6 centimètres; dans le même temps le diamètre transversal peut ne pas dépasser 14 à 15 centimètres.

S'il existe une *dilatation*, le diamètre vertical peut acquérir jusqu'à 22 centimètres et le transversal jusqu'à 26 ou 27 centimètres; la capacité stomacale est plus que doublée en ce cas. Si

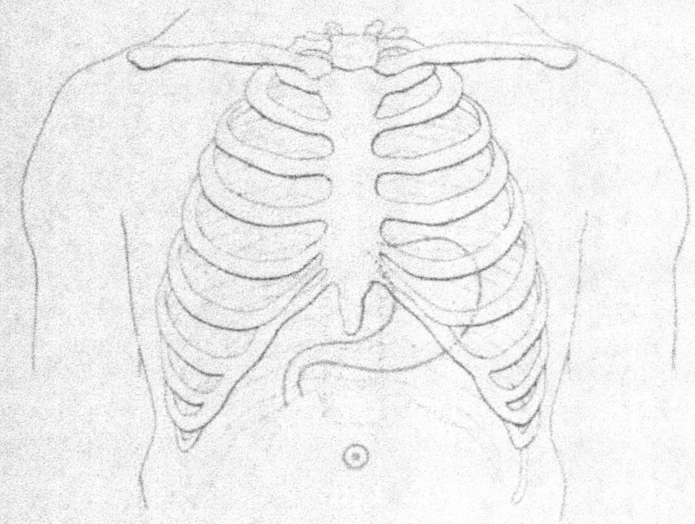

Fig. 182.
Limites de la sonorité d'un estomac atrophié.

l'on conçoit quelques doutes sur la réalité de ces dimensions, il suffit de provoquer dans l'intérieur du ventricule un fort dégagement d'acide carbonique, à l'aide de deux solutions d'acide tartrique et de bicarbonate de soude; aussitôt la forme de l'estomac se précise et peut être aisément percutée. On sait du reste par ce procédé si l'élévation de la limite supérieure tient à des adhérences ou à une ectasie véritable, car elle ne saurait être modifiée par les gaz dans le premier cas, tandis qu'elle l'est fortement dans la dilatation. La limite inférieure en ce cas est facile encore à déceler par la prise d'un litre de liquide, qui donne

une zone de matité convexe en bas et plane ou légèrement
concave en haut au point où se termine la grande courbure. Il
ne faut pas oublier du reste que cette grosse surcharge exagère les
dimensions de l'organe par traction sur son grand cul-de-sac.

Au lieu de cette sonorité amphorique que produit la percussion de l'estomac en état de vacuité, on peut noter parfois un

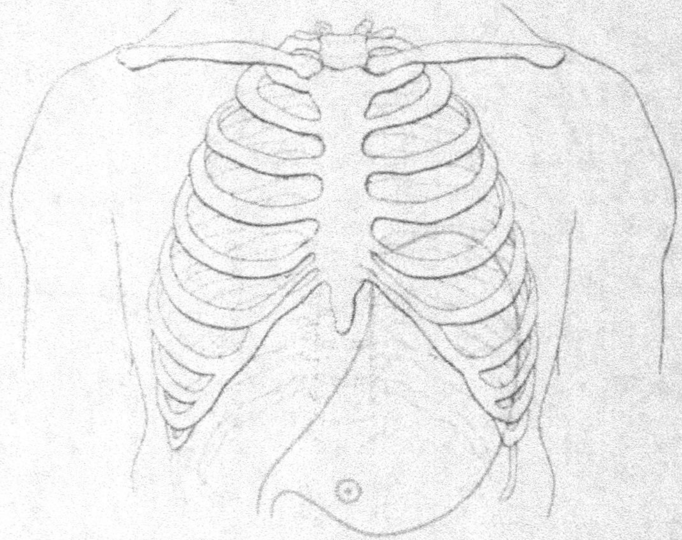

Fig. 183.
Limites de la sonorité d'un estomac fortement dilaté.

timbre tout à fait différent, qui doit appeler l'attention sur la
probabilité d'une perforation de l'organe ; c'est lorsqu'on perçoit un bruit très net de pot fêlé, et que l'on éprouve la sensation que l'organe percuté est tout à fait superficiel. Quand en
effet une perforation se produit, elle a pour résultat immédiat
d'entraîner le collapsus de la paroi stomacale et son flottement
au-dessus d'une collection gazeuse, dont la tension se modifie à
chaque instant. Que si l'on vient à percuter cette paroi flottante,
elle s'affaisse aussitôt en partie et la masse aérienne sous-
jacente, en s'évacuant par la perforation, donne cette sensation

acoustique spéciale, qui tient à la fois du souffle et du tympanisme élevé, que l'on appelle le bruit de pot fêlé, et qui s'accompagne dans le même temps d'une diminution notable des vibrations qui paraissent « courtes » au doigt et dépourvues d'élasticité. En dehors des signes fonctionnels purs, ce sont là évidemment les signes les plus nets que l'on puisse percevoir par la percussion et ils me paraissent suffisants pour entraîner la conviction : j'en ai eu la preuve à la suite de plusieurs autopsies.

5° Tumeurs de l'estomac. — La percussion ne peut guère révéler que celles qui siègent à la face antérieure, sur le grand cul-de-sac, la grande courbure et le pylore. La petite courbure est à peine accessible en effet et la face postérieure ne l'est aucunement. Exception faite pour les épaississements du sphincter pylorique, où la percussion ne saurait guère faire résonner que par consonance la cavité gastrique, la plupart des tumeurs de l'estomac accessibles à la percussion participent à la fois d'une matité absolue et d'une sonorité tympanique éloignée. La mise en mouvement de la masse néoplasique ne donne en effet pas de son par elle-même, mais elle met en mouvement dans le même temps toute la quantité de gaz contenue dans l'estomac; ceux-ci donnent alors cette sonorité atténuée, de timbre élevé et sous-jacente à la tumeur, dont il a été parlé plus haut.

Quant à la reconnaissance par la percussion du siège même de la tumeur, elle est facile pour celles du pylore en raison de leur fixité et de leur situation à droite de la ligne médiane, à mi-chemin de la jonction de l'ombilic et de la côte droite la plus voisine. — Celles du grand cul-de-sac sont au voisinage de la ligne axillaire antérieure; — celles de la grande courbure se trouvent au voisinage de la limite inférieure de l'estomac. — Celles de la face antérieure, quand elles sont petites et que l'estomac est distendu, sont entourées comme d'une collerette par la sonorité gastrique; de plus, elles sont mobiles dans le sens transversal, moins cependant que celles de la grande courbure, qui peuvent avoir des oscillations de 10 centimètres.

Quant aux tumeurs de la petite courbure, elles ne peuvent être révélées que lorsqu'elles sont assez volumineuses pour empiéter sur la face antérieure ; elles peuvent alors se dessiner facilement sur le tympanisme stomacal par le contraste de leur matité et l'irrégularité de leur contour.

C) Percussion de l'intestin grêle

On arrive d'une manière à peu près certaine sur l'intestin grêle toutes les fois qu'on percute dans le voisinage immédiat de l'ombilic : exception devant être faite pour les cas de dilatation stomacale ou de déplacement du côlon. Le son obtenu dans les circonstances normales est d'un tympanisme plus élevé que pour l'estomac et d'une extrême variabilité d'une anse à l'autre. Suivant en effet que l'anse percutée est remplie de gaz ou de liquide, ou à la fois de gaz et de liquides, le son diffère sensiblement. Si les gaz sont en forte tension et l'anse très augmentée de volume, le son est tympanique et assez grave ; si les gaz coexistent avec les liquides et que les parois soient flasques, le son ressemble à celui de pot fêlé ; enfin il existe une véritable matité quand les anses sont pleines de liquides. On peut cependant provoquer une submatité très marquée, malgré l'absence de liquide, quand l'intestin est très enflammé, lorsque ses parois sont épaissies et infiltrées et sa lumière à peine apparente. Le fait s'observe surtout chez les jeunes enfants, ou chez les adultes quand ils sont atteints d'entérite chronique et surtout tuberculeuse. La palpation permet en ce cas de percevoir une sensation de mollesse tout à fait spéciale que l'on a fort justement comparée à celle du *linge mouillé*.

D) Percussion du gros intestin

Sur tout le trajet de ce conduit, le son est grave, mais plus particulièrement dans la région cæcale et au niveau du côlon transverse ; en ces deux points en effet se produit souvent une distension très prononcée sous l'influence de brassages répétés,

péristaltiques et antipéristaltiques, et de contractions spasmodiques limitées. Au-dessus de ces points rétrécis les gaz et les
liquides se trouvent arrêtés, s'accumulent en grandes quantités
et déterminent la production comme de réservoirs anormalement distendus. Or, quand l'un d'eux se trouve au voisinage
de la région stomacale et s'il résonne comme la cavité du
ventricule, il peut être facilement confondu avec lui. Nous
avons vu plus haut quelques-uns des moyens propres à différencier l'estomac.

Il en est d'autres. Le clapotage est un des signes de la dilatation côlique comme de la dilatation de l'estomac; mais son
siège diffère et au lieu de se développer par dépression épigastrique, exercée de bas en haut et de gauche à droite, il existe
surtout dans la poche cæcale, ou immédiatement au-dessus de
l'ombilic quand il s'agit du côlon; il correspond alors au côlon
transverse. La véritable situation est facile à reconnaître en ce
point par l'expression du gros intestin faite de proche en
proche. Cette petite manœuvre s'accompagne sans délai de
sonores borborygmes et provoque le besoin d'une garde-robe
par précipitation dans le côlon descendant et l'S des liquides
accumulés plus haut. A la place des alternances de sonorité, de
matité et du bruit de pot fêlé des réservoirs partiels dont nous
parlions plus haut, on n'entend plus qu'un son véritablement
tympanique et comparable du cæcum à l'angle gauche du côlon.
Ce son est différent de celui de l'aire de Traube et permet de la
sorte de distinguer leur double origine. Il est un autre moyen
sans danger et tout aussi rapide, qui consiste à insuffler de l'air
dans le rectum avec un pulvérisateur de toilette qu'on peut
toujours avoir sous la main, ou à y faire pénétrer un liquide
sous forme de copieux lavement : l'une et l'autre pratiques permettent de dessiner l'anse côlique. Elle se reconnaît en effet
par suite de l'hypersonorité qu'elle donne à la percussion, quand
elle a été insufflée, et par une matité hydrique, complète, qui
tranche sur la sonorité de l'intestin grêle et de l'estomac,
quand elle a été remplie de liquide. Nous verrons plus tard, à
propos de la radiographie, que l'on peut arriver plus sûrement
à la reconnaissance du trajet du côlon que l'on ne pouvait au-

trefois, en utilisant ce procédé spécial d'éclairage et de photographie.

§ 2. — Percussion des glandes annexes
du tube digestif

Sous ce titre nous étudierons les dimensions du foie, de la rate et du pancréas.

A) Percussion du foie

1° Situation du foie. — Situé dans l'hypocondre droit, au-dessous du diaphragme qui l'entraîne dans ses mouvements, en contact avec la masse intestinale, le foie se trouve sous la dépendance circulatoire de trois systèmes dont deux au moins, celui de la veine porte et celui des veines sus-hépatiques, peuvent avoir sur son volume une action très marquée. Sujet du reste à toutes les néoformations dont peuvent être atteints les organes sécrétoires, il mérite une étude précise, dont l'un des principaux moyens est la percussion.

Avant de l'aborder, il faut avoir présentes à l'esprit sa situation et sa forme, car, suivant que la situation se modifie, la forme paraît changer aussi, tandis que le schéma de matité n'a varié en réalité souvent qu'en raison d'une oscillation de la masse autour de ses points de fixité pris comme pivots. Le foie se trouve en effet dans la concavité du dôme diaphragmatique, sur lequel il se moule en prenant une forme convexe; il appuie sur la masse intestinale sous-jacente sa face inférieure à peu près plane et semble comme transfixé par un axe transversal. Or, la distance qui sépare de cette base le point culminant de sa convexité étant moindre de beaucoup que celle que l'on mesure entre les bords antérieur et postérieur, il en résulte que toutes les fois que cet organe oscille autour de cet axe transversal il se présente par une surface plus grande à la percussion, au moment de sa chute, et plus petite, au moment de son relèvement, puisque, en situation

normale, il est légèrement incliné en avant. C'est pour ne pas
tenir un compte suffisant de cette mobilité relative que bien
des erreurs ont pu être commises sur l'interprétation du volume
de la glande. Il est quelquefois délicat de se prononcer sur la
réalité de cette rotation, quand elle est peu marquée, et bien
souvent elle ne peut être affirmée que lorsqu'elle est extrême;
encore est-il bon de la reconnaître en ce cas.

En raison de sa forme convexe, le foie ne se trouve pas en
contact avec la paroi dans toute la zone où il peut être percuté :
il s'en sépare vers le sommet de sa convexité, où il n'est plus
accessible que par l'intermédiaire de la languette pulmonaire
qui s'insinue dans la rainure costo-diaphragmatique; cette
interposition fait naître une bande de submatité au-dessus de la
matité absolue, mais elle a en réalité peu d'importance puisqu'elle ne dépasse guère 2 centimètres.

2° **Méthode de percussion**. — Pour percuter le foie, il faut
que le malade soit couché dans le décubitus dorsal, bien à plat,
les bras le long du corps; que sa respiration ait une ampleur
normale, les fortes expirations et les inspirations incomplètes
augmentant l'épaisseur de la languette pulmonaire et mettant
le parenchyme hépatique plus à l'abri de toute investigation. La
percussion ne doit être ni trop forte ni trop légère, mais il faut
prendre soin de la pratiquer par une série de coups secs et bien
distincts, afin que les vibrations qui en résultent puissent être
facilement analysées. On obtient ainsi la limite précise de la
submatité, c'est-à-dire de la convexité hépatique, mais la limite
inférieure n'est pas toujours aussi évidente. Quand en effet le
bord du foie se cache dans l'abdomen et que des anses intestinales s'interposent entre lui et le doigt percuteur, leur extrême
sonorité peut voiler le son qui lui est propre : aussi est-il bon
de contrôler la percussion par la recherche du bord tranchant
de l'organe.

3° **Dimensions normales**. — Quoi qu'il en soit, le foie
se présente normalement avec une matité verticale, sur la
ligne mamelonnaire ou plutôt un peu en dedans d'elle, de

11 centimètres chez l'homme et de 10 centimètres chez la femme. A partir de ce point de repère, ses dimensions sont absolument différentes, suivant qu'on percute verticalement auprès de la ligne médiane ou vers la région axillaire : à côté de la ligne médiane l'épaisseur de la glande décélée par la percussion n'est guère que de 3 à 4 centimètres, tandis que vers la ligne axillaire antérieure elle atteint 13 ou 14 centimètres. Le foie, en effet, se termine par une extrémité effilée vers

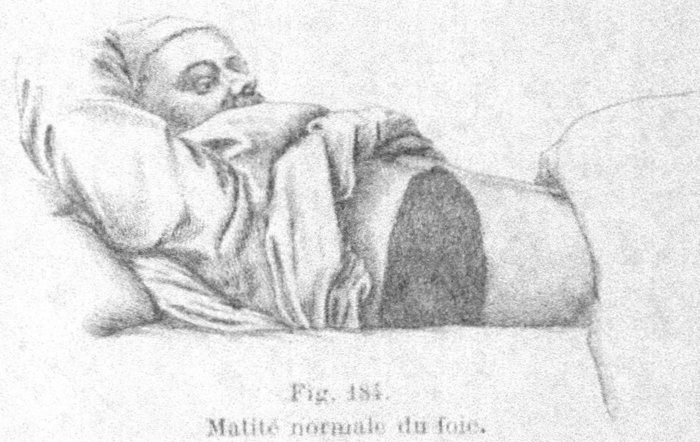

Fig. 184.
Matité normale du foie.

l'hypocondre gauche, tandis que l'extrémité de son lobe droit s'épaissit, ce qui lui donne une forme générale en coin : il ne doit pas déborder le rebord des fausses côtes sauf dans le point où elles se redressent pour s'insérer sur le sternum.

Quant à ses dimensions transversales, elles sont moins importantes à noter, étant donné qu'on n'est jamais sûr de déceler par la percussion le point de terminaison du lobe gauche : il faut savoir cependant que cet organe dépasse normalement la ligne médiane de près de 6 centimètres et quelquefois de bien davantage, et qu'il s'entre-croise ainsi avec l'estomac qu'il domine et sur lequel il s'appuie. Il est bon aussi de rechercher par la percussion la forme exacte du bord tranchant, car il arrive assez souvent que l'on en puisse dessiner tous les contours et notamment les encoches qui limitent le lobe carré : l'augmentation de profondeur de ces encoches, telle qu'elle est occasionnée par certaines affections de la glande, peut simuler en effet de volumineuses tumeurs.

4° Modifications pathologiques de la matité. — La matité hépatique peut être diminuée, augmentée ou se trouver dans une situation autre que son siège normal.

A. DIMINUTION DE LA MATITÉ HÉPATIQUE. — On ne peut guère affirmer cette diminution que si elle est assez importante pour être indiscutable et 1 centimètre de différence ne suffit certainement pas, le foie pouvant augmenter ou diminuer de pareille quantité, suivant qu'il est plus ou moins congestionné par un acte physiologique comme le repas, ou se présenter par une partie de sa surface convexe ou de son bord tranchant. Chez l'homme, une matité de 9 centimètres dans la ligne juxta-mamelonnaire indiquée plus haut commence à être petite; chez la femme il faut descendre jusqu'à 8 centimètres. Au-dessous de ce chiffre on peut en constater souvent de bien moindres, les matités de 3 centimètres n'étant pas une rare exception. La matité hépatique peut même disparaître complètement, sans qu'il soit acquis que le foie est tellement réduit de volume que sa projection sur la paroi en devient impossible : il peut être caché en effet par le tympanisme intestinal, comme nous allons voir.

Tout d'abord, quand il est prolabé dans la cavité abdominale et *flottant*, il peut être recouvert par les anses intestinales au point de ne pouvoir plus être percuté, bien qu'accessible encore à une palpation profonde. De même dans les pneumatoses intestinales dues soit à une entérite, soit à une péritonite, soit à une coprostase, soit à une obstruction intestinale, à une asthénie générale, ou à une simple élévation de toute la masse intestinale par un épanchement intra-péritonéal liquide, le côlon ou les anses grêles peuvent distendre la paroi abdominale et s'insinuer assez loin entre elle et le bord tranchant du foie pour qu'une grande partie de l'organe soit hors d'atteinte. Si l'on ajoute à ce fait qu'il se présente en ce cas par son bord antérieur dont la projection est fort étroite, on aura toutes sortes de bonnes raisons de ne plus trouver qu'une mince bande de matité à la place de celle qui serait normale. Ces différences sont bien plus tranchées encore quand il s'est fait dans la grande séreuse une collection gazeuse assez abondante pour la distendre : née de l'intestin ou venue de l'extérieur, comme dans les insufflations péritonéales, peu importe pour le résultat obtenu par la percussion.

Dans la plupart de ces cas, l'organe est resté sain et son

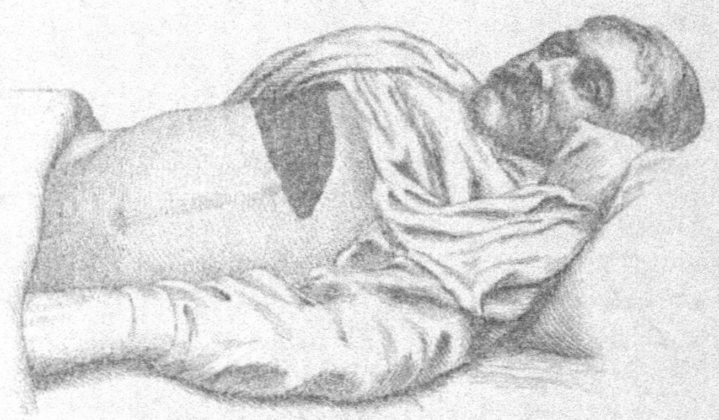

Fig. 185
Foie atrophié (cirrhose atrophique).

volume normal; aussi n'est-il permis d'affirmer sa diminution qu'autant que des examens répétés donnent toujours des résultats comparables et qu'on est sûr qu'ils n'ont pu être faussés par quelques-unes des conditions qui ont été énumérées plus haut. De toutes les affections qui sont capables d'entraîner cette diminution de volume, la plus fréquente est la *cirrhose atrophique* ou de Laënnec. Celle-là est facile à reconnaître en raison du lacis veineux dont elle s'accompagne sur la paroi, de l'ascite qu'elle entraîne plus tard et de sa concomitance avec l'hypertrophie de la rate. Elle peut cependant par son excès même se prêter à erreur, car si l'atrophie commence par le lobe gauche de l'organe au point de le rendre imperceptible au delà de la ligne médiane du côté gauche, elle atteint rapidement la totalité du bord tranchant et creuse profondément les encoches. Le lobe carré se trouve ainsi isolé des deux autres jusqu'à pouvoir être saisi à pleines mains et simuler une véritable tumeur de la glande; chez un malade qu'il me fut possible d'observer, le diagnostic resta pour ce fait indécis jusqu'à la mort.

A côté de la cirrhose de Laënnec on peut noter le foie ficelé de la syphilis, le foie atrophié par la périhépatite, le foie cardiaque arrivé au stade de rétraction, la cirrhose graisseuse, le foie de Frerichs ou de rétention biliaire, quand il s'est produit de la sclérose péri-biliaire tellement marquée que le volume de l'organe en a diminué, la cirrhose atrophique graisseuse, celle des tuberculeux, etc. Le diagnostic ne saurait en ces cas multiples être fait par la seule percussion.

Elle m'a cependant rendu tout récemment un service considérable dans la reconnaissance d'un abcès du foie, dont le siège et l'évolution laissaient des doutes depuis quelques jours, et permis d'affirmer le diagnostic que justifia l'intervention. Je me suis appuyé sur la constatation d'une zone tympanique, presque submate, de l'étendue d'une pièce de cinq francs, en pleine matité hépatique nettement délimitée les jours précédents et j'ai pensé qu'il s'était produit dans la masse du foie un abcès avec gaz, que je confirmai à l'aide d'une ponction exploratrice et d'où un litre de pus fut enlevé quelques heures après. L'encoche de sonorité rappelait en ce cas celle que l'on peut observer dans certains traumatismes de l'abdomen, comme nous allons le voir maintenant.

B. De la matité hépatique dans les traumatismes de l'abdomen [1]. — La *disparition de la matité hépatique, dans les traumatismes de l'abdomen*, encore qu'elle ne constitue pas à elle seule un signe de certitude de perforation du tractus digestif, peut

---

[1] E. Cassaet, Note à propos de la disparition de la matité hépatique et de sa valeur séméiologique.

Extrait des *Mémoires et Bulletins de la Société de Médecine et de Chirurgie de Bordeaux*, séance du 29 mai 1903 (*Gaz. hebd. des sc. méd. de Bordeaux*, 7 juin 1903).

cependant aider à la reconnaissance de ce grave accident, si l'on s'en réfère aux renseignements que l'on tire de la pratique médicale.

Les faits doivent à cet égard être divisés en deux catégories. Ils correspondent : 1° à la disparition totale de la matité ; 2° à sa disparition partielle, qui n'a pas été encore signalée à ma connaissance.

1° *Disparition totale de la matité hépatique.* — Ce mot n'est pas excellemment choisi, car il ne signifie pas qu'il ne restera pas trace de la matité, mais que celle-ci sera écornée en ligne de niveau, parallèlement à son bord inférieur et simultanément sur la totalité de sa longueur, comme il arrive par exemple dans l'ascite de la cirrhose atrophique. Or, pour que cet amoindrissement de la matité hépatique ait une réelle valeur dans la recherche des perforations digestives, il faut, étant insuffisante elle seule, qu'elle s'accompagne de deux autres phénomènes, savoir : un *épanchement de la grande cavité péritonéale* et un *bruit hydro-aérique de collision* de liquide et de gaz.

Si l'on suppose en effet que la matité de la grande cavité péritonéale accompagne seule la disparition presque totale du foie, on se trouve, au point de vue des phénomènes physiques, placé dans la même situation que dans l'ascite ; il n'y a de différence que dans la *rapidité de production de cette matité inférieure*. Or cette rapidité, dont peut et doit seul juger le médecin, peut encore être produite par une effraction vasculaire sans perforation digestive. Rarement il est vrai elle sera aussi grande dans les épanchements sanglants que dans ceux qui proviennent de l'évacuation de l'intestin, mais ce sont des nuances insuffisantes pour les différencier, si l'on n'a pas assisté à la production de ce signe.

Tout autre est la valeur du *bruit hydro-aérique*, encore qu'il mérite de nous arrêter à son tour pour interprétation. Il faut prévoir, en effet, qu'un cæcum très distendu, à moitié rempli de liquides et de gaz, peut reproduire presque indéfiniment dans sa cavité le bruit hydro-aérique et que celui-ci peut coexister d'autant plus facilement avec la disparition de la matité hépatique que le cæcum est plus distendu, l'angle droit du côlon se trouvant formé de deux parties volumineuses, et parfois pneumatosées. Cette crainte n'est pas chimérique, et je me suis trouvé précisément en présence d'un cas identique où le diagnostic de perforation intestinale était en suspens. Il n'est pas trop d'user alors de la plus extrême prudence et de ne se prononcer qu'après un examen des plus approfondis. Le meilleur signe différentiel, à mon avis, est celui qui consiste dans l'élévation du bassin, avec pressions modérées du cæcum, parce qu'on oblige ainsi le liquide à s'épancher dans les portions du gros intestin qui avoisinent le côlon transverse, où il se loge toujours en quantité suffisante pour que la sonorité succède à la matité dans la fosse iliaque, tandis que le contraire se produit au niveau du côlon transverse.

Dans tous les autres cas où la diminution de la matité hépatique coexiste avec les signes d'un épanchement péritonéal rapide, dans l'intérieur duquel on peut provoquer le bruit hydroaérique, on peut être affirmatif sur la réalité de la perforation gastro-intestinale.

2° *Reste la disparition partielle de la matité.* — Celle-ci est plus rare que la précédente et je n'ai eu l'occasion de la bien étudier que deux fois. Chez le premier malade le foie présentait dans la région supra-vésiculaire, en dehors et en dessous du muscle droit, une encoche de sonorité en dôme, *absolument fixe*, quelles que fussent les attitudes données à la malade, et dans laquelle on pouvait, aussi bien par l'appui du stéthoscope que par suite des mouvements diaphragmatiques inspiratoires, reconnaître la production constante d'un bruit hydro-aérique léger. Il ne pouvait être question d'une adhérence de l'estomac ou du côlon dans cette région, car les bulles étaient extrêmement fines et analogues, pour prendre un terme de comparaison, à celles du râle crépitant de retour; or, celles qui se seraient produites dans la cavité stomacale ou intestinale auraient *consonné* dans cette cavité et pris un caractère d'ampleur bien plus grand et une tonalité métallique immédiate. Ces légères différences, qu'une oreille éduquée saisit toujours avec facilité, me parurent suffisantes pour affirmer le diagnostic de perforation, avec enkystement tout au moins partiel des liquides épanchés, mais la malade n'en mourut pas moins trois jours plus tard avec tous les signes d'une effraction péritonéale.

Chez mon second malade la sonorité supra-hépatique entourait le lobe gauche et une partie du lobe droit, tout près de la ligne médiane; elle avait un caractère nettement tranché de pot fêlé et elle me permit d'affirmer une perforation de l'estomac, que l'autopsie démontra exister au point même où le bruit de pot fêlé avait été perçu. L'estomac après la perforation s'était replié sur lui-même et avait recouvert le bord inférieur du foie.

C. AUGMENTATION DE LA MATITÉ HÉPATIQUE. — Elle peut être *régulière* ou *irrégulière*. Quand il a 12 centimètres sur la ligne mamelonnaire, le foie est gros chez l'homme, de même que lorsqu'il en a 11 chez la femme; il peut du reste acquérir des dimensions bien plus élevées.

a. *Hypertrophie régulière.* — On peut affirmer cette hypertrophie lorsque le foie déborde le rebord costal sur la ligne mamelonnaire, tout en continuant à affleurer par sa convexité le bord inférieur de la cinquième côte, ou, mieux encore, lorsque son diamètre vertical égale 12 centimètres, tandis que le diamètre transversal augmente au point de dépasser la ligne médiane de plus de 6 centimètres. Le lobe gauche dans les grandes hypertrophies peut arriver au contact de la rate et faire ainsi disparaître la presque totalité de l'espace de Traube. Il ne faudrait cependant pas croire que l'accroissement de la matité ait lieu d'une manière exclusive par son bord inférieur; quand le foie se souffle rapidement, il s'élève un peu dans la cage thoracique.

Les principales lésions qui entraînent l'hypertrophie sans déformation sont : la cirrhose *hypertrophique biliaire* ou foie de Hanot, dans laquelle la rate est grosse aussi et qui s'accompagne d'ictère. Cette cirrhose augmente par poussées successives et presque toujours fébriles; — le foie *hypertrophique par rétention biliaire*, tel qu'on l'observe après enclavement d'un calcul. Cette hypertrophie est bien moins apparente que la précédente (FRERICHS); — la cirrhose *hypertrophique des buveurs de vin*

(Lancereaux); — la cirrhose *hypertrophique graisseuse de la tuberculose*, accompagnée d'ascite, de fièvre et de splénomégalie; — le *foie paludéen*; — le *foie diabétique*; — certaines formes de foie *syphilitique*; — le foie *amyloïde*; — le foie *gras*; — le foie *leucocythémique*; — le *cancer en amande ou primitif*, etc.

Il faut y joindre tous les foies congestifs, pour lesquels Marfan établit quatre groupes pathogéniques : 1° ceux qui doivent leur congestion à des apports de matières irritantes par la veine porte (épices, alcools, poisons intestinaux), tel que le foie des dilatés (Bouchard) où l'hypertrophie est d'abord intermittente, consécutive aux repas, puis continue; — 2° ceux dont la congestion tient à des altérations du sang (dyscrasiques, toxiques, infectieuses), comme dans la goutte, le diabète, les fièvres éruptives et toutes les grandes infections; — 3° ceux où les phénomènes nerveux jouent le plus grand rôle comme dans les congestions supplémentaires; — 4° ceux enfin, qui comptent parmi les plus fréquents, et sont dus à la dilatation du cœur et subissent sa fortune, augmentant avec elle et diminuant quand elle cesse, ce qui leur a fait donner le nom de *foie en accordéon* (Hanot, Parmentier).

Il faut en passant signaler les quelques causes d'erreur capables de simuler cette hypertrophie hépatique régulière; ce sont toutes celles de production de matité à la base de la poitrine (épanchements, etc.), ou à la partie supérieure de l'abdomen (péritonite enkystée sous-hépatique, coprostase de l'angle colique droit, rein flottant, etc.). On les distingue de l'hypertrophie hépatique par l'extrême régularité de la forme que nous étudions et sa mobilisation par les mouvements respiratoires.

b. *Hypertrophies irrégulières.* — Bien plus faciles à reconnaître que les précédentes, en raison précisément de leur irrégularité, elles peuvent porter soit sur la glande dans son entier, soit au niveau de son bord supérieur ou inférieur, de l'un ou l'autre de ses lobes ; les irrégularités peuvent être uniques ou multiples. Tantôt on constate une matité hémisphérique surajoutée au bord supérieur et entamant la sonorité de la poitrine; elle est le plus habituellement l'indice d'un abcès ou d'un kyste hydatique; — tantôt une sphère ou un ovale appendu au bord inférieur, comme dans les kystes hydatiques de la base ou dans l'hydropisie de la vésicule biliaire et même dans quelques cas de syphilis hépatique ; — tantôt une série de petites tumeurs juxtaposées, que la palpation fait reconnaître cupuliformes, comme dans le cancer marronné ou secondaire du foie.

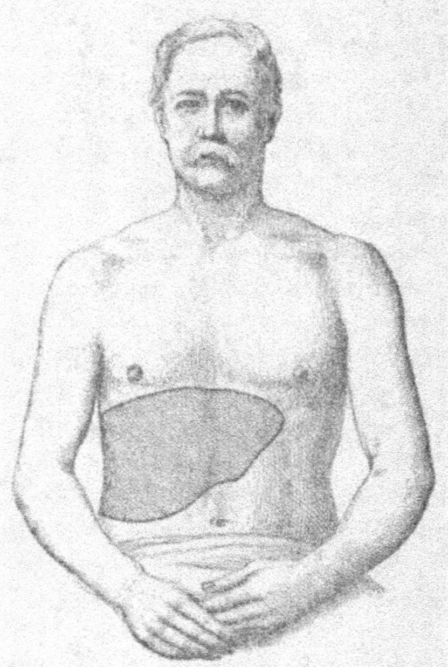

Fig. 186.
Gros foie, chez un hyposystolique.

En raison de quelques-uns de leurs caractères, ces déformations irrégulières du foie peuvent parfois simuler des épanchements de la plèvre, quand elles se produisent sur le bord convexe de la glande. Par suite de l'élévation des kystes hydatiques du foie dans l'intérieur du thorax, on peut noter en effet : une certaine voussure de la base de la poitrine ; la disparition complète des vibrations thoraciques ; une matité absolue ; un silence respiratoire complet ; un souffle doux et ressemblant absolument à celui de la pleurésie ; le signe du sou comme dans les épanchements de la plèvre ; l'ampliation thoracique unilatérale et tout semble ainsi indiquer que la collection est pleurale. Cependant on peut arriver au diagnostic réel du siège par l'analyse minutieuse de chacun des signes, et tout en faisant abstraction de la radioscopie qui apporte évidemment une certitude.

Quand en effet on se trouve en présence d'un kyste hydatique du foie à évolution thoracique, on voit[1] : que la voussure ne s'étend pas à la totalité de l'hémipérimètre thoracique et qu'elle ne saurait, en cas de pleurésie, appartenir qu'à un épanchement enkysté ; que l'augmentation du périmètre thoracique ne prouve du reste rien comme diagnostic différentiel de l'épanchement et du kyste secondairement thoracique ; que la disparition des vibrations thoraciques peut tenir à l'élévation de la base du poumon due à autre chose qu'un épanchement pleural ; qu'il en est de même du silence respiratoire ; que le souffle, dit pleurétique, peut exister dans les simples congestions pulmonaires, telle que l'atélectasie par compression. — On ne peut donc s'appuyer que sur la matité et le signe du sou. La matité a ce caractère particulier, dans les kystes, qu'elle s'amorce souvent à la colonne vertébrale par une ligne horizontale, et qu'elle prend ensuite la forme d'une calotte de sphère à convexité supérieure, toutes figures de percussion qu'on ne retrouve pas dans les pleurésies. Quant au signe du sou, il se modifie fortement par l'inspiration et l'expiration, *à la limite de l'incursion diaphragmatique respiratoire*, par suite du rejet dans l'intérieur de l'abdomen du kyste hydatique et du dégagement de la base thoracique, à l'occasion de l'inspiration. La forme de la ligne de matité et ces modifications du bruit de sou sont alors caractéristiques que la collection liquide est extra-pleurale et ne s'est développée dans la cage thoracique que recouverte par le diaphragme.

[1] E. CASSAET. A propos du diagnostic de siège d'un kyste hydatique d'apparence pleurétique (In *Mém. et Bul. de la Soc. de Méd. et de Chir. de Bordeaux*, 29 avril 1904).

D. DÉPLACEMENTS DE LA MATITÉ HÉPATIQUE. — Il ne sera aucunement question ici des déplacements qui tiennent à l'élévation ou à l'abaissement en masse de la matité, suivant qu'une collection liquide de la base de la poitrine a précipité le foie dans l'abdomen, ou qu'il a été relevé dans la poitrine par une ascite ou une simple pneumatose intestinale ; ils ont été déjà étudiés en partie. Il convient seulement de signaler les changements de matité qui tiennent aux ectopies ou aux interpositions viscérales, comme on les observe quand le foie a été transposé à gauche.

E. PALPATION DU FOIE. — Quand il a été question de la recherche des dimensions de la glande hépatique, j'ai noté les difficultés que l'on éprouve à l'isoler parfois des organes voisins, tant en raison de l'altération propre à ces derniers, que des modifications apparues dans la paroi abdominale elle-même. Quelques-unes de ces difficultés, telles que l'existence d'un œdème important de la paroi, disparaissent quand on emploie comme méthode de recherches non plus la percussion mais la *palpation du bord inférieur de l'organe*, celui qui précisément est le plus difficilement accessible à la percussion.

Comment donc faut-il la pratiquer ? Cela dépend en partie des habitudes de chacun, l'essentiel étant que le bord du foie puisse être réellement reconnu et authentiqué aussi bien d'après sa forme que d'après les déplacements que lui imprime une forte respiration. On peut donc l'accrocher ou avec le bord cubital de la main droite, ou avec les doigts de la même main repliés en crochet vers les fausses côtes, ou en les insinuant au-dessous du bord de la glande pour aller à sa rencontre en remontant vers la paroi et sauter après dégagement de ce contact.

Quelques règles demandent néanmoins à être précisées. Le malade doit être dans le décubitus dorsal, dans un état complet de résolution musculaire, les jambes à demi fléchies, les talons rapprochés, les genoux écartés, les bras reposant le long du corps, la tête un peu soulevée. La respiration doit être régulière, un peu plus profonde que d'habitude.

Le médecin sera placé à la droite du malade et lui fera face, et il procédera à l'exploration de l'hypocondre droit suivant le procédé dont il est coutumier. Veut-il employer celui de F. Glénard? Il déprimera de la main droite retournée vers lui-même, de manière à appuyer surtout par le bord cubital, la région de l'abdomen qui paraît, après un examen rapide, située au-dessous de la glande à explorer; puis, quand le foie se trouve ainsi surélevé en partie, par rapport aux anses déprimées, la main gauche du médecin embrasse le flanc du malade, en passant les doigts au-dessous de lui et le pouce au-dessus, jusqu'à ce que, en procédant de bas en haut, celui-ci rencontre, accroche et fasse ressort sur le bord inférieur du foie. Le point ainsi obtenu est le point limite inférieur de la matité hépatique; le point supérieur ayant déjà été trouvé, il n'y a plus qu'à mesurer l'espace qui les isole l'un de l'autre.

Le procédé de Mathieu et J.-Ch. Roux en diffère sensiblement. Le malade est placé dans la même situation que tout à l'heure; le médecin est encore à sa droite, mais il ne lui fait plus face et regarde au contraire dans le même sens que lui. Il réunit ses mains de manière à les faire se toucher par le bord radial, les étale sur le ventre jusqu'à ce que l'extrémité de ses doigts avoisine le point supposé où finit la masse hépatique, puis il les fléchit en déprimant doucement la paroi afin d'aller à la recherche des organes qu'elle recouvre. Les doigts sont alors *en crochet*. S'ils ne peuvent s'enfoncer et que la résistance qui correspond à leur extrémité soit la même que celle qu'ils éprouvent dans toute leur étendue, c'est qu'ils n'ont pas assez débordé la glande dont ils n'explorent que la surface. Quand, au contraire, ils se peuvent enfoncer assez profondément et que, repliés vers la paume de la main, ils se trouvent arrêtés par une arête, ou vive, ou mousse, ou dure, ou molle, suivant les cas, mais à direction générale transversale, c'est qu'ils ont rencontré le bord inférieur du foie, dont ils apprécient et la situation réelle et les détails de son bord et de sa face inférieure, qu'il n'y a plus qu'inscrire sur la paroi.

Ce procédé déjà bien connu avant cette nouvelle consécration, n'a ni plus ni moins de valeur que tout autre, dont on a l'habitude, mais il est extrêmement commode et permet d'explorer une plus grande surface que celui de Glénard, dont la justesse est grande aussi.

J'ajouterai que le ballottement hépatique complète heureusement ces résultats partiels en faisant connaître le volume approximatif de la glande d'après le poids qu'elle paraît avoir. Il est nécessaire, pour le pratiquer, que le foie ait une certaine mobilité.

B) Percussion de la rate

1° Méthode de percussion. — Pour reconnaître cet organe il faut employer la méthode suivante : le malade étant, comme pour la percussion du foie, couché dans le décubitus dorsal, on part à l'aide de la percussion digito-digitale à peu près de la ligne verticale passant par le mamelon gauche, à quatre travers de doigt au-dessous de lui, et on se dirige horizontalement vers l'aisselle. On traverse ainsi tout l'espace de Traube et la ligne axillaire antérieure, tout auprès de laquelle on rencontre la matité splénique. Une fois ce point du graphique établi, on recherche les autres en allant parallèlement à la première direction suivie et bientôt on peut dessiner le bord antérieur, supérieur et inférieur de la matité splénique, le bord postérieur étant inaccessible dans cette attitude.

2° Dimensions et forme de la matité. — La forme de matité ainsi obtenue est plus longue que large ; elle est elliptique et son grand axe traverse obliquement la région de l'aisselle, à peu près parallèlement aux côtes ; il se termine à peu de distance du rebord costal qu'il ne doit pas dépasser. Toutes les fois en effet que la partie inférieure de la matité splénique arrive sous le rebord costal et à plus forte raison le dépasse, on peut supposer soit une hypertrophie, soit un déplacement de l'organe. Il est facile de se rendre compte de la cause réelle de cette situation exceptionnelle en procédant à la mensuration de la matité. Le grand diamètre de l'ellipse est de 8 à 9 centimètres et le petit diamètre 4 centimètres ou 4 1/2 chez un homme adulte et normal ; si donc la rate se trouve sous le rebord costal et ne présente que ces dimensions, il s'agit plutôt de déplacement que d'hypertrophie.

La proportion que l'on note, du simple au double, entre les deux diamètres de la matité splénique normale, est habituelle-

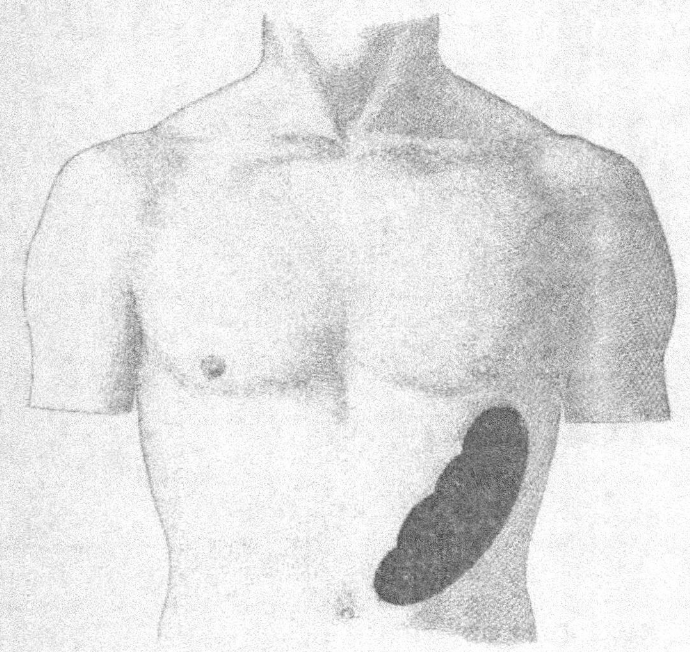

Fig. 187.
Hypertrophie de la rate de moyenne intensité.

ment conservée quand l'organe est malade et régulièrement hypertrophié ; elle peut même servir à le faire reconnaître. Conservée aussi est la direction respective de chacun des axes.

Quand donc la rate s'hypertrophie fortement, son grand axe se dirige obliquement vers l'ombilic, qu'il dépasse quelquefois, à moins que, trouvant dans cette région le foie également hypertrophié, il ne soit dévié en raison de ce contact et un peu abaissé vers la fosse iliaque ; la rate tend alors à devenir verticale. La palpation permet du reste de reconnaître cette direction, car la rate est alors abordable par son bord tranchant, facilement accessible. La figure de matité d'une rate régulièrement hypertrophiée est donc un ovale agrandi dans le sens qui vient d'être indiqué.

Il faut cependant se garder de confondre cette matité splénique avec celle que peut produire l'angle gauche du côlon

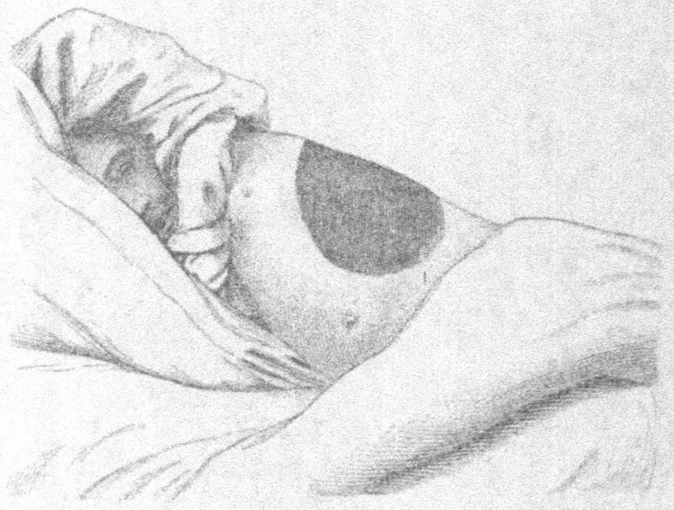

Fig. 188.

Matité d'une splénomégalie dans un cas de cirrhose
hypertrophique biliaire.

quand il est rempli de matières. On fait la différenciation de ces résultats en palpant profondément le côlon descendant et l'S iliaque, car on peut ainsi y reconnaître la présence de matières accumulées. La matité splénique peut être encore confondue avec celle du lobe gauche du foie ou des épanchements pleurétiques gauches ; en ce cas la forme dessinée n'est pas celle d'un ovale. Enfin quand le poumon est très emphysémateux et le côlon très distendu par les gaz, la rate peut être impercutable ; c'est pour cela qu'on a pu dire que chez l'adulte toute rate percutée était nécessairement hypertrophiée, ce qui est une exagération manifeste.

3° Causes des splénomégalies. — Quoi qu'il en soit, les hypertrophies de la rate s'observent : dans la *leucocythemie* où elles coexistent avec celle du foie et des ganglions lymphatiques ; — dans l'*impaludisme aigu* ou chronique dont elle constitue l'un des meilleurs signes ; — dans le *typhus à rechutes* ; — dans la *dothiénenterie* ; — dans la *tuberculose aiguë*, surtout chez les enfants. On l'observe aussi dans les *cirrhoses de Laënnec, — de Hanot*, — dans la *cirrhose hypertrophique graisseuse*, etc. Enfin elle peut s'observer isolément, comme dans les *splénomégalies primitives*, ou consécutivement au développement d'*une tumeur* ou d'un kyste hydatique au milieu de son parenchyme. Ces hypertrophies n'ont jamais une forme suffisamment caractéristique pour qu'on puisse par leur forme remonter à leur cause ; elles n'ont pas davantage de fixité absolue et on peut en voir qui apparaissent et disparaissent sous l'influence d'une poussée fébrile, comme dans le typhus à rechute et dans la malaria ou sous l'influence du traitement comme dans la syphilis.

Il faut enfin noter la *transposition* de la matité splénique et son transfert dans la région axillaire droite, dans la région que le foie eût dû occuper, de même que la *multiplicité* de ces matités, quand l'organe a été profondément lobé, ce que la percussion apprécie difficilement à vrai dire.

C° Percussion du pancréas

Quand le pancréas est normal, on ne peut ni par la palpation, ni par la percussion, le délimiter en raison de sa profondeur.

Quand, par suite d'une raison quelconque, tumeur, kyste glandulaire, traumatisme, kyste hydatique, il augmente de volume, il passe par deux phases successives, inégalement appréciables par les procédés physiques ; la première est une période de latence, où les signes fonctionnels seuls appellent l'attention sur la glande ; la seconde est la période d'apparition de la

tumeur. Celle-ci permet de faire avec fruit un examen direct,
qui doit être d'autant plus précis que le volume des kystes, par
exemple, peut dépasser de beaucoup ce qu'on aurait pu penser
théoriquement des kystes du pancréas et arriver jusqu'à quinze
litres de liquide (MARTIN). La ressemblance avec d'autres affections kystiques abdominales peut alors être considérable.

Lisses, réguliers, ou de surface mamelonnée, les kystes qui

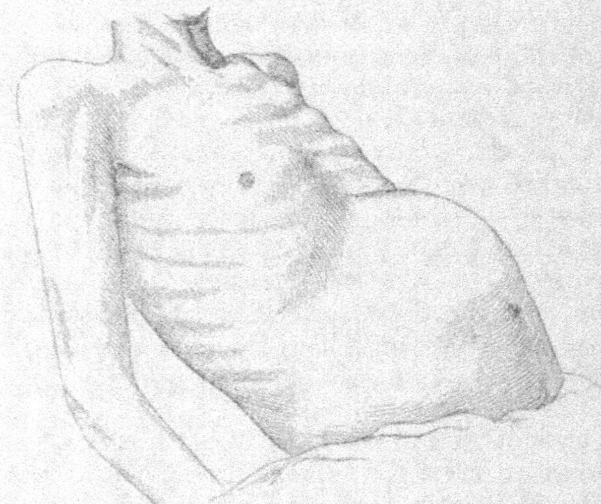

Fig. 189.
Aspect de l'abdomen (vue de profil) dans un kyste du pancréas
(cas de Bull).

sont les plus faciles à apprécier des tumeurs du pancréas,
abstraction faite du cancer de la tête, ont pour point de départ,
comme le rappelle fort justement VILLAR, l'espace rétro-périto-
néal. A ce titre, ils bénéficient des signes des tumeurs du même
siége, que TILLAUX a fait valoir, à savoir : que toute tumeur
rétro-péritonéale, d'origine rénale, pancréatique ou mésenté-
rique, repousse devant elle la masse intestinale et s'en coiffe, de
manière à être isolée par une zone de sonorité de la paroi abdominale. C'est alors la période de latence.

Mais bientôt la tumeur augmente et, ne pouvant se dévelop-

per en arrière en raison de son rapide contact avec la colonne
vertébrale sur la ligne médiane, les dernières côtes et le carré
des lombes sur les côtés, elle pointe en avant. Elle cherche alors
à se faire jour au travers des viscères qui la recouvrent, comme
j'ai dit plus haut, et choisit d'après leur résistance l'une des trois
voies qui suivent : a) ou bien, ce qui est rare, comme l'a indi-

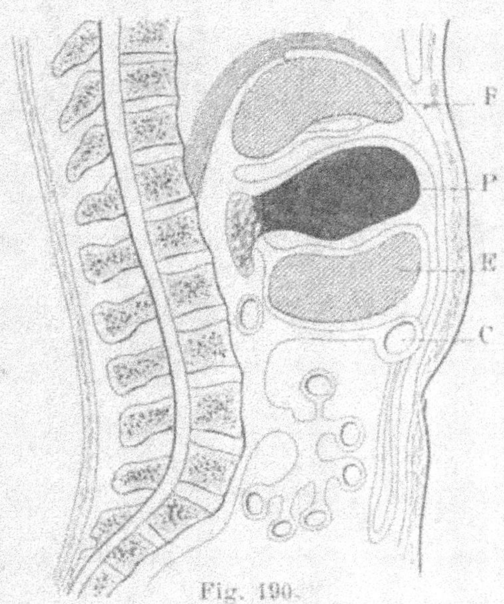

Fig. 190.

Kyste glandulaire du pancréas sus-stomacal (d'après Körte).

F, foie ; P, pancréas ; E, estomac ; C, côlon transverse.

qué Körte, le kyste fait saillie sous l'épiploon gastro-hépatique
et se place entre le bord inférieur du foie et la petite courbure
à l'estomac ; b) ou bien il passe entre l'estomac qu'il refoule en
haut et le côlon transverse qu'il refoule en bas ; c) ou bien enfin,
il se porte directement sous le côlon transverse en refoulant
l'intestin grêle en bas et sur les côtés. Il n'est alors séparé de
la paroi abdominale antérieure que par le grand épiploon.

De cette triple disposition découlent les renseignements divers
fournis par la percussion.

Dans le premier cas, c'est-à-dire quand la tumeur fait saillie au-dessus de l'estomac, elle se caractérise par des signes qui lui sont personnels et d'autres qu'elle tire de son contact avec les organes voisins.

Par elle-même, la tumeur est médiane, ou sur le côté gauche, quand il s'agit d'un kyste, ceux-ci se développant surtout au

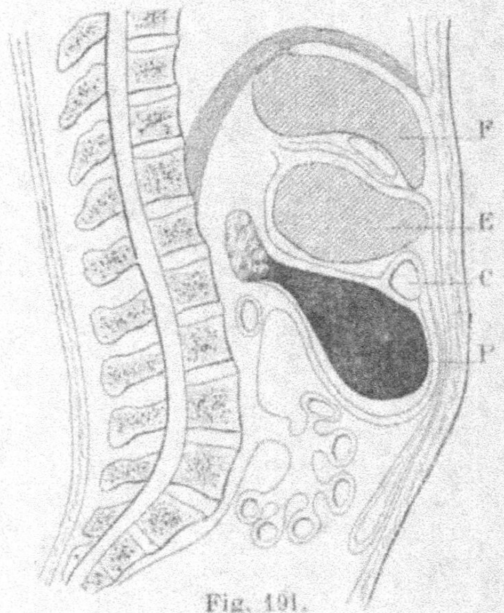

Fig. 191.

Kyste glandulaire du pancréas sous-stomacal et sous-colique
(d'après Körte).

F, foie ; E, estomac ; C, côlon transverse ; P, pancréas.

niveau de la queue de la glande ; ou quelque peu à droite, quand il s'agit d'un cancer de la tête. Son volume, son aspect extérieur sont variables ; sa fixité est le plus souvent absolue, mais on en a signalé de pédiculées qui offraient une certaine mobilité transversale. HARTMANN a noté dans un cas un ballottement très net ; et il en est aussi qui suivent les mouvements de la respiration. Enfin la tumeur est mate sur toute son étendue et donne lieu à une matité en calotte de sphère très nette.

Étant donné son siège sous-hépatique, la matité de la tumeur se confond en haut et à droite avec celle du foie et tranche brusquement avec la sonorité stomacale dans sa position inférieure et gauche ; un bon signe à retenir, c'est qu'elle a commencé là où on l'observe plus tard.

Dans le deuxième cas, c'est-à-dire quand la tumeur passe

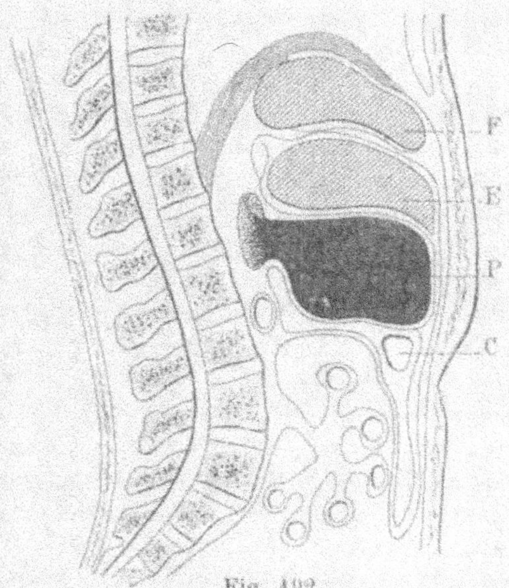

Fig. 192.

Kyste glandulaire du pancréas, sous-stomacal et sus-colique
(d'après Körte).

F, foie ; E, estomac ; P, pancréas ; C, côlon transverse.

entre l'estomac et le côlon transverse, les signes se modifient, non pas ceux qui lui appartiennent en propre et sur lesquels je ne reviens pas, mais ceux qui dépendent des organes du voisinage. Ici, en effet, la tumeur n'est pas en contact avec la matité hépatique et l'encadrement de sonorité est complet. Au centre donc se trouve la tumeur, habituellement sphérique ; au-dessus d'elle la sonorité gastrique ; au-dessous, enfin, la sonorité colique.

Dans le troisième cas, où la tumeur a soulevé le côlon pour passer entre lui et l'intestin grêle, la sonorité supérieure est produite par le gros intestin et se présente avec un tympanisme grave; tandis que la sonorité inférieure est plus haute, semblable souvent au pot fêlé, parce qu'elle est due aux anses grêles plus ou moins distendues.

Dès lors, il peut être important de reconnaître les voisinages réels du tractus digestif et de savoir lequel des deux, du côlon ou de l'estomac, se trouve au-dessus de la tumeur pancréatique; il suffit pour cela de provoquer la pneumatose stomacale soit par insufflation directe, soit par dégagement d'acide carbonique (acide tartrique et bicarbonate de soude), ou au contraire la diminution de la sonorité stomacale par absorption d'une masse de liquide quelque peu importante. Les modifications du schéma de matité dans l'un et l'autre cas renseignent sur la situation réelle de l'estomac. Ce sont les mêmes raisons qui permettent de comprendre les différences spontanées que l'on observe avant ou après les repas, c'est-à-dire suivant que l'estomac est en état de vacuité ou de réplétion.

Au surplus et s'il persiste un doute du fait du très grand développement de la tumeur, après avoir reconnu ses caractères propres de solidité ou de fluctuation, il convient, comme le remarque HARTMANN, de placer le malade sur le plan incliné, parce que « les tumeurs nées de la partie supérieure de l'abdomen et descendues dans l'excavation retournent à leur lieu d'origine lorsqu'on élève le bassin ». On isole ainsi celle que l'on examine de toutes celles qui progressent de bas en haut et notamment des tumeurs utérines, annexielles ou ovariques et il ne reste plus qu'à reconnaître leur origine pancréatique. Ici, les signes fonctionnels doivent intervenir, qui rappellent les propriétés normales de la glande, et c'est ainsi qu'on rencontre parfois une glycosurie discrète (VILLAR a trouvé cependant 60 grammes de sucre par litre); une polyurie tout à fait exceptionnelle; la stéarrhée qui est rare aussi; parfois la diarrhée et un amaigrissement progressif, intense, véritablement cachectique, même en dehors de toute idée de cancer, et cet amaigrissement est constant et par suite presque pathognomonique.

Quand on note en outre de la salivation, les vomissements graisseux, les urines graisseuses, avec coloration gris noirâtre de la peau, des douleurs épigastriques par accès (névralgies cœliaques de Friedreich), quelques troubles de compression, jusques et y compris des phénomènes d'obstruction intestinale, le diagnostic ne peut plus faire de doute : il s'agit d'une affection du pancréas.

§ 3. — PERCUSSION DES VISCÈRES INDÉPENDANTS DU TUBE DIGESTIF

On peut encore retirer un certain profit de la percussion quand on examine les viscères abdominaux indépendants du tube digestif, mais il faut pour cela qu'ils soient malades, la plupart d'entre eux étant absolument impercutables dans l'état de santé. Il en est de même pour le péritoine, dont les lésions sont du même ordre que celles qui portent sur la plèvre ; mais pour lui, a l'encontre de ce qui existe pour les autres viscères, la percussion est certainement la méthode d'examen qui donne les meilleurs résultats.

A) PERCUSSION DU REIN

Nous examinerons successivement : 1° le rein à l'état normal ; le rein déplacé ou mobile.

1° Percussion du rein normal. — Longtemps convaincu que la percussion du rein pouvait se faire à l'état normal, comme il était dit par beaucoup d'auteurs, j'ai souvent procédé à cette recherche sur le cadavre pour juger immédiatement du résultat obtenu, car sur le vivant il arrive que l'on se suggestionne trop souvent et la place et la figure de la matité. En plaçant le cadavre dans le décubitus abdominal un coussin sous le ventre pour faire saillir les lombes, on obtient en effet dans la région lombaire une double matité, située de part et d'autre de la colonne vertébrale, et on a tendance à l'attribuer à l'organe sous-jacent. Or, il ne m'est arrivé que par hasard de faire exactement coïncider la figure de matité avec le contour de l'organe, dont on se rendait compte par la transfixion des muscles de la masse sacro-lombaire. De plus, dans plusieurs cas où le rein avait été enlevé pour juger de la valeur définitive de cette recherche, il me fut impossible de dire quel était celui des deux qui faisait défaut ; j'en conclus donc que si cette percussion est possible, elle nécessite une extrême habileté qui manque habituellement et doit être fort difficile à acquérir.

2° Percussion du rein déplacé ou malade. — Il n'en va plus de même pour le rein déplacé ou malade.

a. *Rein déplacé*. — Dans les cas de déplacement, quand le rein s'affranchit des anses intestinales qui l'environnent et peu se mettre en contact immédiat avec la paroi abdominale antérieure, la percussion l'y décèle sans conteste quand le malade est placé dans le décubitus dorsal ; mais la figure de matité obtenue n'a rien de caractéristique, car au lieu de se présenter par sa plus grande surface, souvent il ne se met en rapport avec la paroi que par l'une de ses extrémités. Mieux vaut donc à ce moment le reconnaître par la palpation grâce à sa consistance, sa forme et surtout sa mobilité, qui parfois est extrême. Tout au plus la percussion permet-elle, une fois cette constatation bien établie, de savoir, par le défaut de résistance de la région lombaire, lequel des deux reins est devenu mobile, mais c'est un renseignement que l'on peut aussi bien acquérir en réduisant l'organe.

b. *Rein malade*. — Quand il s'agit d'*hypertrophie* rénale, de *tumeurs*, la percussion devient utile : d'ordinaire en effet le rein augmenté de volume descend dans la cavité abdominale le long de sa paroi postérieure et se dégage ainsi des côtes qui le recouvrent ; mais comme les anses intestinales, et plus particulièrement le côlon ascendant, lui sont antérieurs, on retrouve leur sonorité en avant de la matité rénale. Quand le rein est très volumineux, il déborde le côlon à droite et à gauche et on peut considérer cette disposition comme à peu près caractéristique de ses tumeurs. On le retrouve en ce cas

même par la percussion lombaire, car la tumeur dépasse le
muscle carré des lombes en dehors et atteint assez fréquemment la crête iliaque.

On distingue les tumeurs du rein d'avec celles du foie par
la mobilité de ces dernières sous l'influence de la respiration

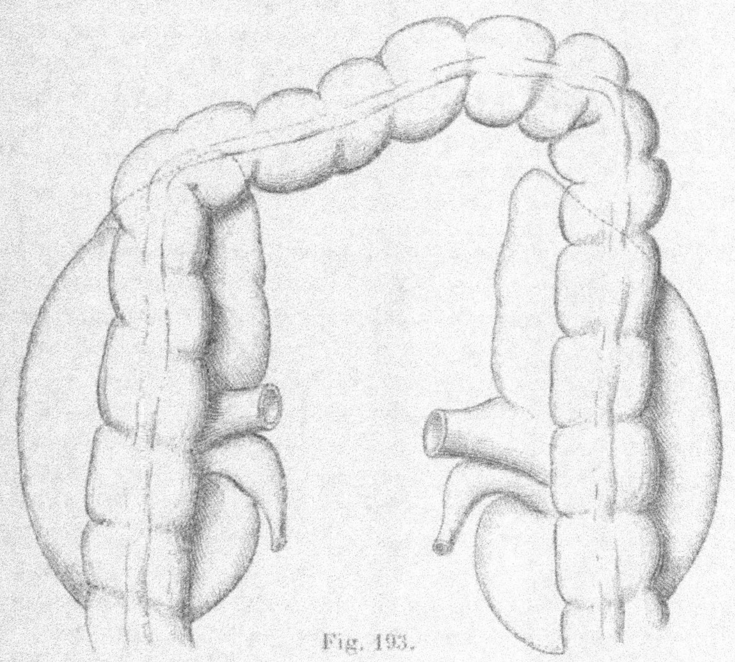

Fig. 193.

Rapports des reins et des portions ascendante et descendante du côlon.

et leur plus grand rapprochement de la paroi thoracique ; —
d'avec celles de la rate par la direction oblique de celles-ci et
les encoches qu'elles présentent ; — d'avec celles des ovaires
par le développement ascendant de ces dernières et le développement descendant de celles du rein et par le toucher vaginal ;
— d'avec un bouchon de matières fécales arrêté au niveau des
angles coliques, par la possibilité de mobiliser ce dernier et
d'imprimer les doigts dans son épaisseur.

Quand, au lieu d'une hypertrophie rénale, on se trouve en

présence d'une dilatation uretérale, d'une hydronéphrose, on détermine encore la tumeur par ses relations avec la masse intestinale qui lui est antérieure, par sa direction oblique en bas et en dedans, par sa cessation au niveau du détroit supérieur du bassin.

On peut cependant éprouver de réelles difficultés pour apprécier l'état du rein quand il est unique et se place à cheval sur la colonne vertébrale; ses lésions, à moins qu'elles n'entrainent une sérieuse augmentation de volume, sont en ce cas presque toujours méconnues.

B) Percussion de l'utérus

1° Percussion du corps de l'utérus. — Caché derrière la symphyse pubienne, l'utérus ne saurait être ébranlé par la percussion qu'autant qu'il la dépasse largement, comme dans la grossesse, ou à la suite de certaines tumeurs particulièrement volumineuses comme les fibromes. Encore est-il bon de faire remarquer que dans la position habituelle où l'examen se pratique, c'est-à-dire dans le décubitus dorsal, l'utérus ainsi agrandi appuie par une surface courbe sur une autre, courbe également, celle de l'angle sacro-vertébral, et qu'il roule dans l'une ou l'autre des fosses iliaques. Ce faisant, il abandonne la paroi et l'intestin se hâte d'occuper l'espace resté libre, de sorte qu'il le dérobe ainsi à la percussion; celle-ci se trouve alors inférieure à la palpation durant les premiers mois de la grossesse, ou quand le fibrome ne dépasse guère les dimensions d'une tête de fœtus.

Plus tard, quand l'utérus se rapproche de l'ombilic et surtout quand il le dépasse, il se produit une matité médiane spéciale, limitée en haut par une ligne courbe et sur les côtés par deux autres à peu près droites, qui disparaissent derrière la symphyse. A proprement parler, cette figure de matité ne saurait emporter une conviction absolue et l'auscultation est d'une tout autre utilité pour faire le diagnostic de grossesse quand l'enfant est vivant; s'il est mort, la percussion doit venir en aide au toucher en provoquant le déplacement de parties fœtales qui reviennent contre le doigt après avoir été mobilisées, en lui donnant la sensation du *ballottement*. En l'absence de ce signe, l'inégalité de résistance qui provient du voisinage des parties solides comme la tête ou les petits membres, avec des interpositions d'épanchements liquides entraînant une véritable fluctuation, serait d'un bon secours pour le diagnostic. — Les fibromes se signalent à peu près de manière identique, mais les lignes de leur matité sont plus irrégulières.

Cependant dans les cas de *physométrie*, l'utérus rempli de gaz devient sonore et tympanique : la forme à peu près sphérique du tympanisme sert encore à faire reconnaître le siège de l'épanchement gazeux.

2° Percussion des annexes utérines. — Lorsque les trompes ou les ovaires s'hypertrophient, par suite de dégénérescence kystique, sarcomateuse, épithéliomateuse, etc., ou par toute autre raison, la matité est, comme la lésion, uni ou bilatérale dès son début. On la décèle au-dessus de la branche horizontale du pubis et plus tard jusqu'au voisinage de l'épine iliaque ; puis elle s'élève dans l'abdomen sous la forme d'une sphère. Plus tard, s'il s'agit d'un kyste considérable de l'ovaire, la matité se complète dans la région de l'ombilic qui en devient le centre ; elle est absolue en ce point et dans toutes les régions avoisinantes, sauf dans les flancs où la sonorité se réfugie. Encore faut-il pour reconnaître l'intestin souvent percuter dans la région lombaire immédiatement en dehors du carré des lombes.

C) PERCUSSION DE LA VESSIE

Si nous ne parlons de la vessie qu'en cette place, c'est que la matité qu'elle fournit quand elle est pleine ressemble à s'y méprendre à celle de l'utérus gravide : même tumeur médiane, sous-ombilicale, mate absolument, sphérique et donnant la sensation de flot. Une chose l'en distingue cependant, c'est son application plus immédiate contre la paroi abdominale et la déformation qu'elle produit sur la ligne blanche qui se trouve soulevée depuis la symphyse jusqu'au point culminant de la matité ; celle-ci est du reste plus absolue qu'au cas de grossesse puisque l'utérus gravide est souvent séparé de la paroi par quelques anses intestinales sonores.

D) Percussion dans les tumeurs abdominales

Toutes celles qui se développent aux dépens de l'aorte, des ganglions pré-vertébraux, du médiastin, et telles que sarcomes ou kystes hydatiques, sont médianes et recouvertes tout d'abord d'une calotte de sonorité ; puis celle-ci s'éteint peu à peu, sa tonalité s'élève, jusqu'à ce qu'enfin, par suite de son développement, le néoplasme se fasse jour au travers de tous les organes et vienne poindre sur la ligne ombilicale. — On comprend sans plus y insister que la forme et le siège de la matité diffèrent avec les diverses tumeurs ; quelques-unes cependant peuvent être reconnues à leurs caractères particuliers et par exemple les anévrismes en raison des battements qui les signalent et des vives douleurs qu'ils provoquent parfois.

§ 4. — Percussion du péritoine

Le péritoine étant une séreuse peut contenir des épanchements plastiques, liquides ou gazeux, qui se manifestent d'une manière très précise, bien que différente à la percussion.

1° *Fausses membranes*. — Les fausses membranes péritonéales ne se produisant que dans les péritonites coexistent toujours, dans les périodes aiguës, avec une pneumatose intestinale plus ou moins développée ; le ventre se trouve ainsi distendu surtout au voisinage de l'ombilic et semble devoir résonner « comme un tambour ». Or à la percussion il ne donne qu'un son assourdi et quelquefois même une véritable submatité : cette dissociation paradoxale paraît le meilleur signe de l'existence de fausses membranes. Ainsi en est-il dans la péritonite à pneumocoques.

2° *Épanchements liquides*. — Dans les épanchements liquides les signes sont plus nets, tout au moins quand le liquide n'est pas enkysté.

a. *Épanchements libres*. — Dans l'ascite qui est leur prototype, lorsque le malade est couché, la percussion donne un son tympanique dans les points les plus élevés de l'abdomen, c'est-à-dire à la région épigastrique et dans les hypocondres, tandis que les parties déclives sont mates. Or, comme le liquide se met alors en tranche de niveau, sa surface coupe obliquement les parois abdominales distendues sous l'aspect d'une sphère : de cette intersection naît une forme spéciale de matité, la *matité en croissant* ouvert du côté de l'appendice xiphoïde. Pour éviter toute erreur possible, il suffit de tracer cette première ligne de niveau, puis de faire coucher le malade sur l'un de ses plans latéraux : aussitôt la matité s'élève du côté déclive et disparaît dans le flanc soulevé ; il se fait ainsi une nouvelle courbe en croissant, qui coupe la première sous un angle plus ou moins ouvert.

b. *Épanchements enkystés*. — Mais il n'en est plus de même si le liquide est enkysté d'une manière exacte, et la matité reste figée en sa forme première : parfois alors elle peut être irrégulière et entrecoupée de zones sonores, comme on l'observe dans certaines variétés de péritonites tuberculeuses, où le pus ne se collecte qu'entre les anses intestinales.

3° *Épanchements gazeux*. — Dans les épanchements gazeux le tympanisme est extrêmement grave et étendu à tout l'épanchement : la régularité de sa tonalité et de son timbre permet de le différencier du son intestinal.

4° *Épanchements liquides et gazeux*. — Quand il existe des épanchements gazeux et liquides à la fois, la percussion provoque souvent le bruit de collision, qui n'est qu'une variété de la succussion hippocratique.

§ 5. — PERCUSSION DE LA PAROI ABDOMINALE

Pour en finir avec la percussion de l'abdomen il faut enfin signaler les altérations que provoquent, vis-à-vis du son intestinal, toutes les tumeurs ou épaississements de la paroi, tels que les œdèmes prononcés. Sachant que, dans une région résistante, la percussion n'ébranle les tissus qu'à une profondeur de 5 à 6 centimètres environ, il en résulte que tout épaississement supérieur à cette mesure peut provoquer de la submatité ou de la matité, bien que les organes sous-jacents soient absolument normaux. Il n'en va pas tout à fait de même il est vrai pour l'intestin, parce qu'une percussion un peu forte l'ébranle sur une grande étendue et le fait résonner partiellement, même quand il est matelassé contre le doigt par un épaississement un peu prononcé du tissu cellulaire.

TROISIÈME PARTIE

AUSCULTATION DE LA PERCUSSION

Il semble, d'après son titre, que le chapitre actuel fera double emploi avec tout ce qui a été écrit plus haut sur la percussion, puisque cette dernière n'est guère susceptible de donner de résultats sérieux qu'autant que les bruits qu'elle fait naître sont minutieusement recueillis par l'oreille et partant auscultés. Mais leur audition se fait alors à distance, et il n'en est plus ainsi dans l'auscultation de la percussion. Le but qu'elle se propose, en effet, est de recueillir le plus possible du bruit provoqué par la percussion et des consonances qu'il éveille, pour en apprécier les qualités diverses avec plus de fruit que ne saurait faire une auscultation à distance ; c'est pour cela que souvent, dans ce mode d'exploration, le médecin vient à l'aide de son oreille insuffisante par une instrumentation de précision qui enregistre et amplifie même au besoin l'ensemble des bruits provoqués par la percussion.

Il existe donc deux modes d'auscultation de la percussion : l'auscultation *immédiate*, c'est-à-dire avec application de l'oreille sur la région explorée sans interposition d'un instrument quelconque, et l'auscultation *médiate*, dans laquelle l'oreille appelle à son secours un instrument capable de collecter et, au besoin, d'amplifier certaines parties fondamentales du son de percussion. Cette dernière semble aujourd'hui acquérir plus d'importance que jamais : aussi aurons-nous occasion, dans la suite, d'entrer dans quelques développements au sujet de l'une de ces variétés, la *Phonendoscopie*.

Afin de ne pas rester trop longtemps dans des termes généraux et fatalement un peu vagues, nous étudierons cette méthode complexe successivement : au niveau du thorax où nous verrons les résultats qu'elle peut donner pour le poumon, la plèvre et le cœur, et au niveau de l'abdomen.

ARTICLE PREMIER

AUSCULTATION DE LA PERCUSSION DE LA POITRINE

Nous passerons en revue les signes qu'elle peut fournir : dans les affections pulmonaires et dans les épanchements, gazeux ou liquides, de la plèvre.

§ 1. — AUSCULTATION DE LA PERCUSSION DANS LES AFFECTIONS PULMONAIRES

La manière de procéder à l'exploration du poumon doit être différente, suivant que l'on a en vue la recherche de lésions d'ensemble, traduites par une diminution ou une augmentation de volume de l'organe, ou celle de lésions limitées et caractérisées surtout par son plus ou moins de condensation et de résistance au passage des ondes sonores au travers de sa masse. La première est superficielle et cherche à délimiter des contours, la seconde apprécie la structure anatomique dans toute l'épaisseur de la région explorée; c'est pour cela que M. GUÉNEAU DE MUSSY l'appela la *transsonance plessimétrique*. Nous ne parlerons ici que de cette dernière, renvoyant à la délimitation du cœur l'étude de la précédente.

1° Transsonance plessimétrique. — Quand on applique l'oreille sur la partie antérieure ou postérieure de la poitrine et qu'avec un ou plusieurs doigts recourbés on percute les parties osseuses qui constituent le squelette de la paroi opposée, on entend au travers du poumon le son déterminé par ce choc.

Ce son, composé du bruit de percussion et des consonances qu'il éveille, « peut être comparé, dit GUÉNEAU DE MUSSY, à celui qu'on obtient en frappant sur le genou les deux mains réunies par leur face palmaire. S'il survient quelque modification dans la densité, la perméabilité du tissu pulmonaire, dans la tension de l'air qui le distend, le bruit de transsonance est modifié pareillement : au lieu d'être vibrant, comme métallique, il s'affaiblit, devient plus mat, en même temps que parfois la tonalité s'élève. Ce phénomène est habituellement corrélatif aux changements de sonorité qu'on constate en percutant directement au niveau des parties malades. »

2° Méthode de percussion. — Le patient doit être assis ou debout, les bras pendants le long du corps, les épaules effacées. Bien qu'on puisse ausculter également en avant et en arrière et qu'il faille même quelquefois pratiquer successivement ces deux modes d'exploration, il est généralement préférable d'ausculter la partie postérieure, la clavicule étant extrêmement propice à la percussion et pouvant servir à l'exploration de la totalité de la masse pulmonaire, quand on a acquis une certaine habitude de ce procédé. Rien n'empêche du reste, de percuter l'un après l'autre les arcs costaux, si l'état des parties molles qui les recouvrent le permet, et au besoin même le sternum. Mais, en raison de la présence du cœur sous cet os, il faut n'agir que sur sa partie supérieure, parce qu'elle est la seule capable de renseigner sur l'état de la poitrine. La percussion des apophyses épineuses peut être également utile lorsqu'on ausculte dans l'aisselle ; les résultats qu'elle donne sont cependant inférieurs aux précédents.

Il est indispensable de percuter sur la peau nue et légèrement, avec l'extrémité d'un ou de plusieurs doigts recourbés en crochets ; on les retire aussitôt qu'ils ont touché la surface sonore pour n'en pas troubler les vibrations. Dans bien des cas, un très léger choc, sec, court, rapide, donnera des résultats plus positifs qu'une percussion énergique : ainsi en est-il dans l'exploration des parties immédiatement sous-jacentes à la paroi. La percussion énergique réveille les consonances profondes.

Pour explorer le sommet du poumon, l'oreille sera très exactement appliquée dans la fosse sus-épineuse, l'épine de l'omoplate arrêtant la transsonance.

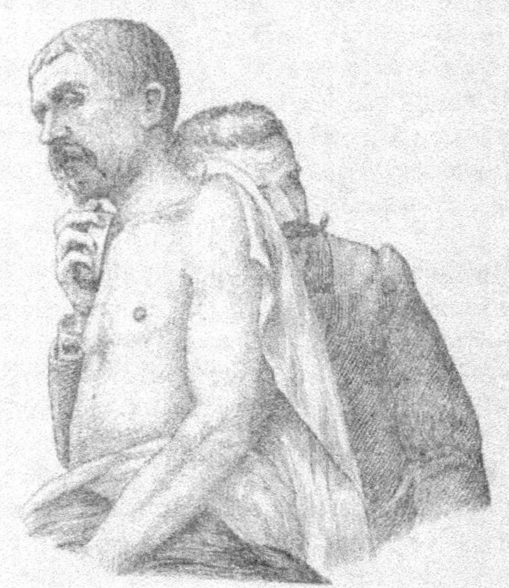

Fig. 194.
Manière de rechercher la transsonance claviculaire.

A. Transsonance du poumon sain. — La percussion de la clavicule auscultée au travers du poumon permet d'entendre, quand il est sain, une vibration métallique qu'Amburault a parfaitement caractérisée. « Il semble, dit-il, qu'à l'état physiologique le point percuté soit situé loin de l'oreille, séparé de celle-ci par une épaisseur assez considérable des parties molles, et, comme toutes les parties du poumon vibrent à l'unisson dans toute la hauteur de l'organe, on sent la répercussion des vibrations thoraciques se faire dans une assez vaste étendue. Enfin le bruit de résonance est prolongé ; et le doigt et l'oreille perçoivent très bien l'un et l'autre une sensation nette d'élasticité. »

B. TRANSSONANCE DU POUMON MALADE. — L'auscultation plessi-métrique peut être d'une très grande importance dans les cas d'induration centrale du poumon, circonscrite par une bande de tissu sain, parce que les méthodes ordinaires de recherches peuvent être insuffisantes pour la déceler; elle peut être utile encore dans bien d'autres circonstances que nous passerons rapidement en revue.

a *Dans les indurations pulmonaires*. — Dans les indurations pulmonaires, tant aiguës que chroniques, la tonalité du bruit s'élève et sa durée diminue : il est sec, frappe brusquement l'oreille et cesse aussi subitement. Les vibrations semblent se moins disséminer et arriver directement du point percuté, qui paraît très rapproché ; aussi éprouve-t-on quelquefois la sensation, même chez les sujets gras, qu'une épaisseur de tissu insignifiante sépare la clavicule de la partie postérieure du dos. Mais pour que ces résultats puissent être obtenus, il faut que les ondes sonores traversent la partie indurée et, pour cela, que la percussion soit pratiquée en avant, au niveau du point exploré en arrière par l'oreille, autant que possible dans la projection horizontale de ce point. S'il n'en était ainsi, les ondes sonores, en coupant obliquement le poumon, pourraient éviter la masse indurée, qui resterait silencieuse. De même il est nécessaire que l'induration soit homogène et non entrecoupée de portions étendues de tissu sain, qui donneraient le bruit métallique et vibrant, en raison de leur identité de structure avec les autres portions du poumon normal.

b. *Dans l'induration tuberculeuse*. — Parmi les indurations, l'une de celles que l'on reconnaît le plus facilement se localise au sommet : c'est celle de la tuberculose. Quand on la recherche, il faut commencer l'auscultation par la partie la plus externe de la région sus-épineuse, parce que c'est là que le frémissement métallique a ordinairement son maximum, puis on explore successivement toute son étendue jusqu'au rachis. Si l'on entend alors, d'un seul côté, un son élevé à maximum sous-claviculaire, sec, bref, très rapproché, nettement perçu et transmis à l'oreille avec autant de facilité que les bruits du cœur, on a de très bonnes raisons de croire qu'on se trouve en

présence d'une tuberculose du sommet. On comprendra combien
ce signe peut être utile pour différencier cette lésion de l'emphysème, dans lequel on note, comme dans la tuberculose, la diminution du murmure vésiculaire, la rudesse respiratoire, l'inspiration saccadée, l'expiration prolongée et quelquefois même la
submatité.

c. *Dans l'emphysème.* — Dans l'emphysème, en effet, la tonalité diminue au lieu de s'élever ; la résonance est faible, diffuse,
fort lointaine, presque éteinte et quelquefois même abolie.

d. *Dans les adénopathies.* — Dans les adénopathies trachéo-
bronchiques, le son est encore bref, sec et haut, mais il faut que
ces modifications soient perçues au niveau de la poignée du
sternum, au-dessus de la base du cœur ; entendues au-dessous
de la poignée elles sont sans valeur à cause de la présence de
cet organe.

e. *Dans la tuberculose cavitaire.* — Dans la tuberculose cavitaire, la transsonance varie suivant l'étendue de l'excavation, sa
position plus ou moins superficielle, l'épaisseur de ses parois :
souvent elle est nulle, mais quelquefois elle permet d'entendre
le bruit de pot fêlé.

§ 2. — AUSCULTATION DE LA PERCUSSION
DANS LES ÉPANCHEMENTS PLEURAUX

Ces épanchements étant liquides ou gazeux, l'auscultation de
la percussion doit être étudiée successivement dans chacune de
ces deux espèces.

1° Épanchements gazeux de la plèvre. bruit d'airain. —
Déjà LAENNEC avait combiné l'auscultation et la percussion
dans les hydropneumothorax ; il avait affirmé qu'on peut assez
exactement estimer l'étendue de l'épanchement gazeux en auscultant à l'aide du stéthoscope et en percutant en même temps
dans différents points. On entend alors, disait-il, une résonance
semblable à celle d'un tonneau vide, ou plutôt occupée par l'air.
Le fait avait néanmoins passé inaperçu, lorsque TROUSSEAU s'en

occupa dans ses cliniques. Ce fut dans les termes suivants qu'il fit connaître sa nouvelle méthode.

« Si, en appliquant l'oreille sur la paroi postérieure de la poitrine d'un individu affecté d'un pneumothorax, on fait percuter la paroi antérieure, soit à l'aide du plessimètre et du marteau, soit plus simplement encore à l'aide de deux pièces de monnaie servant de plessimètre et de marteau, soit à l'aide d'une pièce de monnaie et du doigt, on entend un bruit métallique des plus aigus, des plus vibrants, et souvent d'une telle intensité, que l'oreille en est pour ainsi dire blessée. C'est un bruit analogue à celui que l'on perçoit lorsque, appliquant l'oreille sur le fond d'une barrique vide et ouverte par la bonde, on fait percuter sur l'autre fond; ou, pour rendre plus exactement ce phénomène, c'est un bruit tout à fait semblable à celui qui se produit lorsqu'on frappe d'un coup sec sur un vase d'airain. »

Ce *bruit d'airain* est un signe pathognomonique de la présence de l'air dans la cavité pleurale; il est tellement manifeste, tellement constant, tellement facile à produire et à constater, qu'on ne saurait le méconnaître. Il est plus caractéristique que le souffle amphorique métallique, qui souvent se perçoit difficilement, et se produit aussi dans les cas de cavernes pulmonaires. Le bruit d'airain appartient essentiellement au pneumothorax ou à l'hydropneumothorax, dans lequel à la matité donnée par la percussion indiquant la présence du liquide vient s'ajouter le bruit de flot déterminé par la succussion hippocratique.

Le bruit d'airain, provoqué comme il vient d'être dit, est grave et semble éloigné de l'oreille qui le perçoit: il est suivi de longues vibrations, que recueillent la main et l'oreille, alors qu'il a cessé lui-même depuis un certain temps. Il ressemble très exactement au son des cloches qui sonnent le tocsin *toum! toum! toum!* par coups successifs et non à la volée.

2° Épanchements liquides de la plèvre, bruit de sou. — Pour rechercher le *signe du sou*, qui n'est autre chose que le *bruit d'airain* de TROUSSEAU modifié par sa transmission au travers d'un épanchement liquide, il faut prendre soin d'appliquer exactement une pièce de monnaie au-dessus du sein, dans le second espace intercostal, à deux travers de doigt du sternum et de frapper sur elle avec une seconde pièce. Le choc devra être perpendiculaire et non oblique, parce que dans ce dernier cas le bruit n'a ni la même intensité ni peut-être le même timbre. On aura soin de se boucher avec le doigt l'oreille restée libre et de recommander au malade quelques profondes inspirations, dans la crainte que la station trop prolongée dans le décubitus dorsal n'ait eu pour résultat de condenser légèrement le poumon et modifier, comme conséquence, le bruit normal de transsonance. Le choc devra être proportionné à l'épaisseur des parties molles, mais sans exagération, de manière à ne pas ébranler péniblement le malade.

a. *Bruit de sou chez les personnes saines, son de bois.* — Quand on fait ainsi percuter à l'aide de deux pièces de monnaie et qu'on ausculte au travers de la poitrine d'*un individu sain*, on perçoit un bruit de choc sourd, confus, à peine distinct, sans résonance métallique ; il semble en outre qu'il se produit loin de l'oreille. Son timbre n'est pas toujours le même et on doit prendre comme type celui que l'on provoque par la percussion du sommet, où il prend peu à peu, au fur et à mesure qu'on remonte le long de l'omoplate, les caractères qui lui ont fait donner par Colleville le nom de *son de bois.* C'est un son mat, analogue comme timbre à celui que produit le tailleur de pierres en frappant avec un maillet de bois sur le ciseau dont le tranchant entame le bloc de pierre et qu'on peut reproduire en frappant avec une pièce de monnaie sur un bloc de sapin ; il peut être représenté par la syllabe *toc! toc !*

b. *Bruit de sou dans les épanchements liquides.* — Lorsqu'il existe un *épanchement liquide*, le son n'est plus le même. Si les liquides sont en effet de bons conducteurs des sons, ils ne sauraient les renforcer ; ils se comportent comme des écrans vis-à-vis d'eux et éteignent les vibrations de l'air aussitôt qu'elles leur ont été transmises. C'est pour cela que le son perçu par l'intermédiaire des liquides est bref, bien que très distinctement perçu par l'oreille immédiatement appliquée contre la poitrine. Cette extinction des vibrations sonores, qui fait du signe du sou tout à fait l'opposé du bruit d'airain, rappelle exactement le résultat de l'expérience qui consiste à plonger dans un liquide l'extrémité libre d'un diapason ordinaire vibrant; le son s'éteint aussitôt que l'instrument pénètre dans le liquide, dans lequel il fait naître une série d'ondulations. Dès lors le bruit transmis par la masse liquide devient aigu et bref, d'autant plus que l'instrument est plus profondément enfoncé (LOUIS).

Les faits se passent de manière identique dans les épanchements liquides de la plèvre : de sourd et lointain qu'il était au travers du poumon normal, le bruit du sou devient *clair, bref, légèrement argentin* (tin-tin) et paraît se produire immédiatement sous l'oreille (SIEUR), qu'il peut impressionner défavorablement. Il s'éteint aussitôt produit et se rencontre aussi bien dans les hydrothorax que dans les pleurésies avec épanchement, à moins cependant que celui-ci ne soit purulent, auquel cas il revêt un peu moins d'éclat et de netteté.

Le signe du sou est bien sous la dépendance du liquide épanché, car il suit sa fortune : il commence en effet avec la matité, quelquefois un peu au-dessous d'elle, s'entend dans toute son étendue, suit ses variations et ses changements de niveau dans les diverses attitudes du malade, descend au fur et à mesure que le liquide décroît après une ponction et disparaît avec lui. Il reparaît dans les cas d'injonction intrapleurale et progresse comme la ligne de niveau.

Il est cependant quelques rares cas où, malgré la présence incontestée du liquide que la ponction évacue bientôt, le signe du sou fait défaut ou plutôt ne s'entend plus avec le timbre argentin dont nous parlions plus haut. Il perd presque tout caractère métallique et s'assourdit considérablement, au point de provoquer souvent une erreur de diagnostic ou une incertitude, tant est grande la confiance qu'il inspire. Quand il devient ainsi l'intermédiaire du *son de bois* et du *bruit de sou* vrai, le son nouveau paraît traduire ou bien une accumulation énorme de liquide avec affaissement complet du poumon qui ne consonne plus, ou bien une telle hypertension dans la plèvre que les parois thoraciques ont seules transmis la vibration des pièces de monnaie. Ce qui semble prouver cette manière de voir, c'est que le bruit de sou habituel reparaît souvent, en ces cas, dès que la ponction a évacué une certaine quantité de liquide.

Siècr a vu aussi que dans les épanchements enkystés le signe du sou ne s'obtient pas, probablement, dit-il, à cause de l'inégale densité des milieux traversés par les ondes sonores, qui constituent ainsi vis-à-vis d'elles de mauvais conducteurs; à vrai dire, il n'en est pas toujours ainsi, notamment dans les grands épanchements enkystés. Les cloisonnements du liquide ne gênent aucunement la production de ce signe.

J'ai remarqué enfin que le bruit du sou pouvait être extrêmement utile pour faire reconnaître les épanchements lamellaires que leur peu d'épaisseur rendait fort problématiques. Il suffit alors de faire percuter le malade avec deux pièces de monnaie, dans les deux situations d'inspiration profonde et d'expiration forcée. S'il n'y a que peu de liquide à la surface du poumon, le liquide se déplace facilement quand le poumon s'amplifie au moment de l'inspiration et le sou devient ainsi le son de bois : le *tin-tin* se transforme en *toc-toc*. En sens inverse quand l'expiration vide le poumon autant que faire se peut et occasionne même un certain éloignement de ce poumon vis-à-vis de la paroi thoracique, le liquide remplit en partie ce vide relatif et s'accumule sous l'oreille avec une épaisseur plus considérable; le bruit du sou reprend alors sa netteté la plus grande, comme dans les grands épanchements pleuraux et le *toc-toc* redevient *tin-tin*. Cette opposition inspiratoire et expiratoire du timbre est caractéristique de l'épanchement lamellaire.

c. *Bruit du sou dans la pleurésie sèche*. — Dans les pleurésies sèches dont les fausses membranes sont épaisses et écrasent le poumon, le choc de pièces de monnaie revêt un certain caractère métallique qui le rapproche du bruit du sou, mais avec un timbre plus sourd, moins net et sans qu'il semble se produire sous l'oreille.

d. *Bruit de sou dans les indurations pulmonaires*. — Les *indurations et condensations pulmonaires* ne réagissent pas également vis-à-vis de lui : quelques-unes, comme celles de la *pneumonie* dans ses stades d'hépatisation rouge ou grise, ne le produisent aucunement. Le son de percussion reste alors sourd et confus, preuve évidente du défaut d'homogénéité du tissu condensé par la maladie. — Dans les pneumonies chroniques au contraire, avec carnification et sclérose pulmonaire, le timbre redevient légèrement vibrant et métallique ; il peut alors être analogue à celui qu'on produit « en frappant avec un marteau de fer sur le ciseau qui entame un bloc de pierre » et mérite pour cette raison le nom de *bruit de fer* que COLLEVILLE lui a donné. On le distingue du véritable bruit de sou, outre la différence de son timbre, par son éloignement de l'oreille et le peu de constance de ses caractères. — Dans la *tuberculose* du sommet, quand le poumon est fortement induré dans une partie de son lobe supérieur et qu'au-dessous de lui il est atteint d'emphysème compensateur, on peut entendre, au moment où se développe une pleurésie avec épanchement de la base, cette triple variété des bruits, savoir : le bruit de fer au sommet, le son de bois dans la partie moyenne et le bruit de sou à la base. Leurs rapports réciproques permettent de les reconnaître et de différencier les diverses lésions qui ont permis leur production.

Une exception doit être faite cependant pour une certaine variété de condensation pulmonaire, la *splénopneumonie* de GRANCHER, où, quoi qu'on en ait dit, le signe du sou est à peu près aussi distinct que dans les épanchements.

e. *Bruit de sou dans les cavernes pulmonaires.* — Au niveau des *cavernes* les vibrations n'ont rien de métallique ; elles ressemblent au *toc-toc* du son de bois avec un peu de rudesse en plus ; elles s'entendent souvent dans des régions éloignées du sommet qui, seul, normalement, produit ce son spécial.

f. *Bruit du sou au niveau du foie.* — Au contact du *foie* ce bruit se produit avec netteté quand on prend soin d'appliquer la pièce de monnaie exactement sur le parenchyme hépatique, soit vers le sixième espace antérieur, et d'ausculter en un point correspondant à ce niveau, soit vers le onzième espace postérieur. Aussi faut-il avoir soin de se tenir éloigné de cette zone hépatique quand on procède à la recherche du signe du sou à l'occasion d'un épanchement.

Par opposition à tous ces organes, le *cœur* même hypertrophié ne donne pas le signe du sou, non plus du reste, d'après Sieur, que la péricardite même avec gros épanchement. Ayant cherché à le produire sur un cadavre porteur simultanément d'une pleurésie double et d'une péricardite avec épanchement, il le constata nettement au niveau des plèvres jusqu'à ce que l'évacuation du liquide fut terminée, mais ne put le retrouver par percussion de la région précordiale, bien que l'autopsie démontrât quelques instants après la réalité de la péricardite.

Cette constatation mériterait certainement d'être reprise. Pour ma part et malgré le grand désir que j'avais de la contrôler, je n'ai pu, malgré que mon service d'hôpital soit actif, me trouver en présence que d'une seule péricardite avec épanchement insuffisant pour permettre un examen approfondi et l'étude de ce signe.

§ 3. — AUSCULTATION DE LA PERCUSSION DANS LES TUMEURS MÉDIASTINALES ET LES AFFECTIONS CARDIAQUES.

L'auscultation plessimétrique, le bruit d'airain et le signe du sou, n'ont que rarement l'occasion d'être utilisés pour l'étude des affections du cœur, dont la présence est presque toujours indiscutable, et dont il est désirable de connaître surtout les limites. La percussion rend ici plus de services que l'auscultation, mais, aidée par elle, elle apporterait, disent certains auteurs, une précision de premier ordre quand l'oreille est pourvue du stéthoscope. C'est là *l'auscultation stéthoscopique* de la percussion, celle que Laënnec employa dans le pneumothorax et plus tard dans l'ascite. Depuis lors, divers auteurs l'ont encore utilisée de temps à autre, mais ce fut Biaxchi surtout qui la préconisa.

Partant de ce principe que, lorsque plusieurs corps d'étendue définie sont placés à côté les uns des autres et que l'on percute l'un d'eux, les vibrations sont émises par le seul corps percuté et ne se répandent qu'avec peu d'intensité dans les voisins,

Bianchi a pensé pouvoir en faire l'application aux différents organes de notre corps.

Quand donc on applique un stéthoscope sur la partie d'un organe en contact avec la paroi et qu'on percute avec un plessimètre, ou le doigt sur le doigt, d'abord tout auprès du stéthoscope pour reconnaître la sonorité propre à cet organe, puis en dehors de lui et jusqu'au contact de l'organe, on se rend compte que les vibrations, après avoir un peu diminué depuis le stéthoscope, *changent* brusquement sur la limite de l'organe. On peut même arriver à des résultats identiques quand l'organe percuté est séparé de la paroi par un autre corps solide, un liquide ou un gaz, de sorte qu'il serait possible de limiter le foie et la rate « même si les deux tiers de ces viscères se trouvent plongés dans un liquide ascitique ». Pour cela il est indispensable qu'il n'entre pas d'air par le pavillon et que la paroi soit un peu déprimée, de manière que l'instrument se rapproche autant que possible de l'organe à reconnaître et à mesurer.

Foch, qui, il y a quelques années, a contrôlé avec le plus grand zèle toutes les propositions de Bianchi dans des expériences auxquelles souvent j'ai assisté, a pu affirmer, avec preuves à l'appui, que l'auscultation stéthoscopique de la percussion paraît donner sur le vivant de merveilleux résultats, puisqu'on obtient facilement des limites comme « coupées au couteau » et représentatives de la forme des organes cherchés, mais que ces résultats sont le plus habituellement erronés. C'est ainsi qu'on peut percuter le long de la colonne vertébrale trois reins de chaque côté, un rein là où il n'y en a plus, un cœur petit quand il est gros et gros quand il est petit ; de sorte que la méthode est d'autant plus dangereuse qu'elle semble fournir toutes indications utiles, sur la présence, les déformations et les changements intermittents de volume, alors qu'en réalité les dessins obtenus peuvent ne correspondre en rien avec le siège réel de l'organe sous-jacent. Aussi l'auscultation stéthoscopique a-t-elle été abandonnée ; mais elle renaît aujourd'hui de ses cendres sous le nom de *Phonendoscopie*. C'est par elle que nous étudierons, outre les déformations supposées des organes thoraciques, celles des organes abdominaux ; elle mérite en effet de faire l'objet d'une description spéciale, étant donnés l'éclat dont sa naissance a été entourée et les espoirs considérables que l'on fonda sur elle tout d'abord. Nous verrons si elle a répondu d'une manière satisfaisante à l'attente qu'on avait d'elle.

ARTICLE II

PHONENDOSCOPIE

Au congrès de Rome, en 1894, deux auteurs, BENDERSKI (de Kiew) et A. BIANCHI (de Parme), s'occupèrent simultanément d'une nouvelle méthode de percussion auscultée et formulèrent presque identiquement les règles qui devaient diriger cette recherche. Les instruments d'acoustique différaient seuls, celui de BENDERSKY rappelant exactement le stéthoscope de LANDOUZY, tandis que celui de BIANCHI n'était qu'une modification du stéthoscope amplificateur de Boudet, auquel il donna le nom de *Phonendoscope*. La *Phonendoscopie* n'est donc que l'utilisation du phonendoscope, dans la recherche du mode de projection des différents organes sur la paroi et des rapports qu'ils ont entre eux.

1° **Le phonendoscope**. — Le phonendoscope est un instrument spécial destiné à recueillir et à transmettre à l'oreille les vibrations provoquées à l'aide du doigt dans l'organe que l'on veut explorer. Il est constitué par une plaque métallique centrale, du volume et de la forme d'une grosse montre et creusée d'une chambre à air pour renforcer le son.

A cette plaque sont fixés d'un côté deux tubes acoustiques en caoutchouc, destinés à établir la communication avec l'observateur ; et, de l'autre, une petite tige pleine, terminée par un bouton étroit, qui est destiné à être appliqué sur la région correspondant à l'organe que l'on veut explorer, et à mettre ainsi cet organe en communication avec la plaque centrale.

2° Son mode d'emploi. — L'instrument est d'ailleurs très sensible; le moindre ébranlement, le plus léger frôlement de

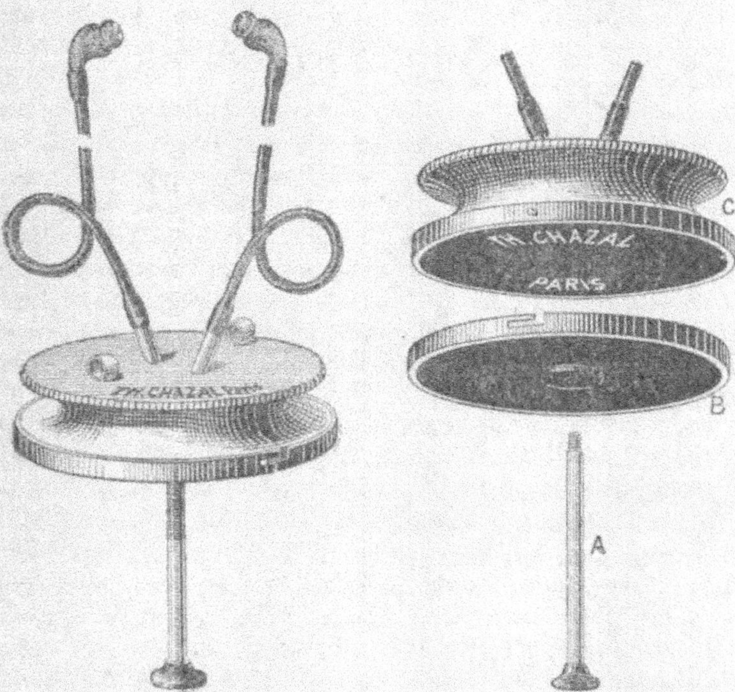

Fig. 195.
Le phonendoscope, prêt à être
utilisé.

Fig. 195 *bis*.
Le même, décomposé en ses
parties principales.

la tige amplifié à son extrémité, est transmis à l'oreille avec la plus grande netteté. Pour s'en servir, le tube acoustique étant en place et la plaque centrale tenue d'une main, le bouton de la tige est appliqué sur la peau, et la déprime légèrement, au niveau de l'organe à explorer; puis on exerce à l'aide d'un doigt de l'autre main des frottements tout autour de la tige. A chaque frottement l'oreille perçoit des vibrations très nettes, qui se répètent tant que le doigt reste dans le voisinage de la tige, c'est-à-dire au niveau de l'organe, mais qui cessent brusquement ou diminuent très sensiblement d'intensité, lorsque les frottements sont exercés au delà de ce niveau et plus ou moins loin de la tige. C'est aux différents points où se fait la cessation des vibrations, ou leur modification d'intensité, que correspondent les limites de l'organe exploré.

En marquant sur la peau par un crayon dermographique ces différents points, et en les réunissant par une ligne continue, on a le tracé de cet organe, sa *projection phonique*. Mais il importe de noter que la projection d'un objet sur une surface courbe ne correspond pas exactement aux dimensions réelles de cet objet. Aussi, par suite de la divergence des rayons, le tracé ou l'image obtenue sur la peau par le phonendoscope est-elle un peu agrandie et exagérée ; c'est en quelque sorte une *ombre phonique* qui surprend d'abord et à laquelle l'œil a besoin de se faire peu à peu.

Le mode d'exploration des organes à l'aide du phonendoscope doit varier suivant les cas. Lorsqu'il s'agit de délimiter un organe peu volumineux, comme la rate ou les reins, l'application de l'instrument sur un seul point suffit pour en avoir le tracé complet. S'il s'agit au contraire d'un organe ou d'une tumeur d'un certain volume, il faut l'appliquer sur plusieurs points, en le portant vers les limites probables de cet organe ou de cette tumeur. Si l'organe est partagé en plusieurs lobes par des intersections fibreuses, ces intersections arrêtant les vibrations, plusieurs applications, une pour chaque lobe, sont encore nécessaires pour avoir le tracé de l'organe en entier.

Il en est ainsi pour le foie, en raison de son ligament suspenseur, et pour les poumons en raison des scissures interlobaires.

Pour le cœur, la déviation brusque des fibres musculaires au niveau de ses cavités suffit également pour arrêter les vibrations du phonendoscope ; aussi peut-on arriver à délimiter chacune d'elles, sauf l'oreillette gauche, qui est trop éloignée de la paroi thoracique. On conçoit d'ailleurs que la ligne d'arrêt de ces vibrations dans ces cas dénote soit le siège du ligament suspenseur du foie, soit celui des scissures interlobaires, soit enfin celui de la cloison interventriculaire du cœur. Si le bouton de l'instrument vient à être appliqué exactement sur cette même ligne, les vibrations ne sont plus arrêtées, et on obtient par une seule application le tracé de l'ensemble de l'organe ; mais on comprend que cela ne doit arriver que rarement.

Grâce à sa sensibilité, le phonendoscope permet de délimiter non seulement des organes profondément situés, mais encore des organes qui se touchent et empiètent même les uns sur les autres, comme les poumons, le foie, l'estomac.

On peut ainsi faire sur la peau le tracé exact de plusieurs organes superposés en assignant à chacun d'eux ses limites respectives. Pour qu'il en soit ainsi, la condition indispensable, *sine qua non*, est que chacun des organes que l'on veut délimiter soit en contact en un point avec la paroi qui le recouvre.

A ce niveau en effet on peut établir la correspondance avec la tige de l'appareil ; ainsi à ce dernier arriveront, pour être transmises à l'observateur, les vibrations de l'organe exploré, qu'elles soient produites à travers la paroi seule ou à travers la paroi et un ou plusieurs organes interposés, peu importe.

3° Résultats de la phonendoscopie. — Nous donnons ici l'opinion de quelques auteurs qui se sont occupés de contrôler tout spécialement les affirmations de BIANCHI. N'ayant pas personnellement une pratique encore suffisante de cette méthode, bien qu'ayant assisté à quelques-unes de ces recherches, nous sommes obligé de faire confiance aux critiques que ces auteurs ont formulées.

a. *Opinion de Besnier*. — Après avoir résumé dans les termes que l'on vient de lire la manière dont l'instrument doit être utilisé, BESNIER ajoute, dans son rapport officiel, que si cette méthode donne de bons résultats entre les mains de l'inventeur, il n'en est pas toujours ainsi en d'autres mains ; « et que parfois ses indications paraissent douteuses, ou même ne concordent pas avec celles que donnent la palpation et la percussion ». Peut-être ces divergences tiennent-elles à la défectuosité d'application de l'instrument, plus qu'à l'instrument lui-même : la cessation brusque des vibrations et la simple diminution de leur intensité, ayant la même importance, difficile à appécier, pour la délimi-nation de l'organe.

Ces réserves, modérées de la part de BESNIER, elles ont été for-mulées en termes plus vifs par d'autres auteurs qui ont égale-ment contrôlé ces résultats.

b. *Opinion de Bouveret*. — Pour BOUVERET, la phonendoscopie ne permettrait pas de délimiter les organes, les vibrations per-çues ne provenant que de la paroi et non des parties sous-jacentes. Il serait inadmissible, d'après lui, qu'avec cette méthode d'ex-ploration on puisse reconnaître la juxtaposition d'organes super-posés, alors qu'il suffirait d'une simple cloison fibreuse dans le milieu de l'une de leurs parties pour arrêter complétement les vibrations. S'il est vrai qu'au début de l'emploi de cet instrument on soit frappé de l'extrême netteté des limites perçues, et que l'on ait ainsi la conviction qu'on circonscrit exactement l'organe projeté sur la paroi, les expériences qu'on fait pour contrôler sur le cadavre prouvent que la méthode n'a rien de précis et que ses résultats sont artificiels. C'est ainsi que BOUVERET, ayant appliqué le phonendoscope sur un poumon insufflé, a noté la suppression brusque des vibrations bien avant que le lobe ne fût dépassé, et aussi qu'on obtient sur le thorax des limites identiques, que le poumon soit ou non sous-jacent ; enfin que l'application directe sur le rein par l'intermédiaire d'une ou-verture pariétale s'accompagne de vibrations moins fortes que si le phonendoscope agit sur la paroi, de sorte que celle-ci surtout est explorée.

L'instrument donnerait, il est vrai, des changements d'inten-sité ou de tonalité quelquefois brusques, mais ils seraient orien-tés périphériquement suivant des rayons partant du point d'ap-plication pris comme centre ; les limites des vibrations seraient donc à peu près circonférentielles. — Quant à l'objection que l'on tirait de ce fait que ces recherches auraient eu lieu sur le cadavre, elles n'auraient pas grande valeur, le même auteur ayant trouvé sur les hémithorax droit et gauche des courbes de vibrations absolument comparables alors que dans l'un d'eux se trouvait un épanchement graisseux, qu'on put aussitôt évacuer par ponction. L'issue de 1.400 centimètres de liquide chez ce malade et celle de 700 centimètres cubes chez un autre ne s'étant accompagnés d'aucune modification dans les résultats antérieurement acquis, BOUVERET conclut à l'inexactitude du procédé.

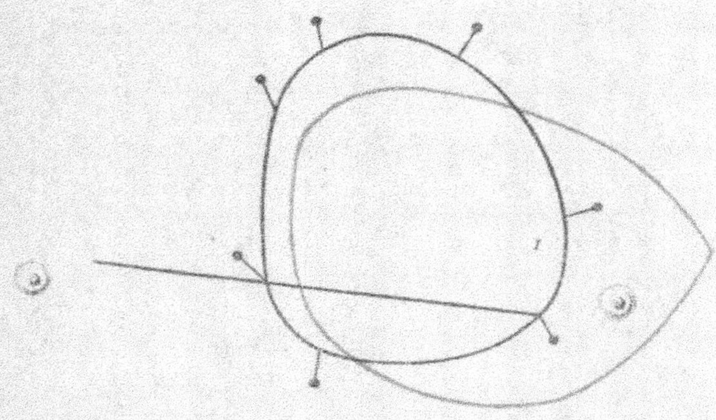

Fig. 196.
Résultats comparés de la percussion (en noir) contrôlée
par l'autopsie, et de la phonendoscopie (en rouge).

c. *Opinion de Guérin.* — Notre ami A. GUÉRIN, de Bordeaux, aux expériences duquel nous avons participé en contrôlant par une percussion minutieuse les résultats de sa phonendoscopie, arrive à des conclusions identiques, sauf pour la limitation du cœur. Il a cependant pu prendre un tracé de phonendoscopie sur le cœur d'un malade *sans arriver à y comprendre la pointe* qui, dans une première tentative, resta à *trois* centimètres et, dans une seconde, à *quatre* centimètres et *demi* en dehors. Dans quatre autres observations sur un total de onze, la pointe fut encore extérieure, tandis qu'elle était incluse dans deux autres cas. La ligne limitante sternale serait aussi difficile à obtenir, et GUÉRIN

chez un même malade a même pu en avoir deux, à six centimètres l'une de l'autre.

Des huit cas où la recherche a eu lieu sur le cadavre, sept
sont à peu près exacts pour la base du cœur, tout en différant
en ce point de la percussion qui englobe toujours une certaine
portion du pédicule dans la matité cardiaque. Du reste, dans
d'autres régions il y a pour les deux méthodes une certaine
divergence qui tient à ce que la percussion en englobant le
péricarde donne au cœur plus de surface qu'il n'en a réellement et que ne lui en reconnaît la phonendoscopie. Un demi-
centimètre est bien peu en effet pour une dimension unique ;
mais lorsque ce demi-centimètre se reproduit à l'extrémité de
tous les rayons, de manière à constituer à la vraie matité cardiaque une seconde qui la circonscrive dans la totalité de sa
périphérie, il en résulte bientôt un accroissement considérable
de surface. Au niveau de la pointe, le tracé est plus grand
que l'organe lui-même dans la plupart des cas, mais ce peut
être une erreur de construction et non d'appréciation, car l'inscription se fait sur une surface courbe parallèle à celle du
cœur, mais de plus grand rayon, de sorte que les limites
inscrites sur les arcs de cercle externes bénéficient de leur
augmentation toujours proportionnelle à la longueur de ces
rayons.

Les difficultés rencontrées pour le cœur ont été bien plus
considérables encore pour le foie, puisque GUÉRIN a pu « délimiter un foie volumineux là où il n'était pas » et tandis qu'il
était au contraire atrophié ; sur un autre foie pathologique,
énorme celui-là, en déplaçant successivement l'instrument, il
a dessiné à l'organe des limites éloignées de plus en plus,
bien au-dessous de son bord inférieur, jusqu'au pli de l'aine,
chaque limite nouvelle étant correspondante au déplacement de
l'appareil.

4° Nouvelles recherches de Comte et Bianchi. — Malgré
ces critiques et bien d'autres encore, BIANCHI et COMTE, qui, en
France, s'est fait son porte-voix, viennent tout récemment de
publier la projection phonendoscopique de l'estomac, à propos

de laquelle ils assurent que leurs conclusions sont dénuées
d'erreur puisqu'elles ont été contrôlées de diverses manières.
Les preuves qu'ils donnent sont appuyées : sur la constance
des variations de forme de l'estomac d'un même sujet placé
dans des conditions identiques ; 2° sur l'examen des viscères des
animaux après repérage phonendoscopique ; 3° l'illumination
électrique de l'estomac et la radioscopie qui donnent en totalité
ou en partie les mêmes lignes que la phonendoscopie ; 4° sur
l'examen durant la vie à l'occasion d'opérations chirurgicales
de la paroi ; 5° sur la percussion.

Ainsi critiquée, la phonendoscopie ne serait plus discutable.
Elle permettrait de reconnaître dans l'estomac après la prise
d'aliments deux zones différentes, l'une supérieure, l'autre inférieure, dans l'attitude verticale, l'intersection se faisant par une
ligne horizontale. Au-dessus d'elles se trouverait la chambre à
air dont la coupole serait concave ou convexe, suivant l'état de
tension gazeuse ; au-dessous d'elle, la masse alimentaire circonscrite par une ligne qui, avec celle de la coupole, limiterait
l'estomac dans sa totalité.

Partant de cette division, il serait facile de voir comment se
comporte un estomac sous des charges différentes d'aliments,
la résistance de la paroi inférieure à cette surcharge, celle de la
paroi supérieure à la tension des gaz, la hauteur relative du
pylore par rapport au cardia, leur distance, et la forme de la
petite courbure, leur position réciproque par rapport à des
points de repère.

Par la phonendoscopie on se rendrait ainsi compte que si
l'estomac normal est un ovoïde, à grand axe transversal ou vertical suivant son état de vacuité ou de plénitude, la direction
de la ligne cardio-pylorique peut considérablement différer et
même à la reconnaissance de trois types principaux, savoir :

1° Ceux où la ligne cardio-pylorique est presque horizontale
et courbe ;

2° Ceux où elle est presque verticale et longue ;

3° Ceux où elle est oblique en bas et à droite ; ces derniers
étant normaux quand l'obliquité au-dessous de l'horizontale
oscille entre 10 et 35 degrés.

Dans le *premier de ces types*, le rapprochement des deux orifices cardiaque et pylorique est une preuve qu'il y a stagnation des aliments avec distension du ventricule, fermentation secondaire, hypertrophie, puis dégénérescence des parois.

Le *second type* d'estomac, ainsi délimité, est celui dans lequel les digestions seraient trop rapides, incomplètes et sans gaz.

Le *troisième* représenterait la forme que demande une digestion normale.

En outre de ces déformations statiques, la phonendoscopie permettrait encore de juger l'intensité de *mouvements* dont se trouve rythmiquement animé l'estomac, soit qu'ils lui aient été *communiqués* par les organes voisins (cœur, poumon, intestin), ou qu'ils résultent de l'action de la pesanteur ou de l'attitude, soit qu'ils lui appartiennent en propre et *résultent de la contraction* de ses parois. Pour ce faire, il suffit de tracer, disent les auteurs précités, un premier graphique de l'estomac en état de vacuité, puis de rechercher à nouveau ses limites et ses déplacements à l'occasion de l'injection d'un poids déterminé de nourriture. En agissant ainsi de quart en quart d'heure, on assiste à l'expulsion du bol alimentaire.

Tout récemment, les mêmes auteurs ont fait une application nouvelle de la méthode à un cas de grossesse gémellaire dont ils ont publié les graphiques dans la *Presse médicale*.

Malgré les résultats éminemment suggestifs que traduisent les figures fournies par ces auteurs et ceux aussi que, à première vue, semble donner la phonendoscopie, son usage ne se répand aucunement, en France tout au moins. Cette suspicion légitime ne tient en rien aux qualités acoustiques de l'instrument, qui sont indéniables, non plus qu'à la précision des limites qu'il fournit et qu'avec un peu de pratique on arrive vite à apprécier, mais bien aux grossières erreurs qu'il provoque, tant sur le vivant que sur le cadavre : témoin celle de GRÉAUX qui ne peut, où que soit placé son instrument, arriver à construire un graphique contenant la pointe du cœur alors qu'il la voit battre.

Que les limites acoustiques soient précises, peu importe

donc, si, à propos d'elles-mêmes, il faut se demander toujours jusqu'à quel point elles correspondent à celles des organes sous-jacents, surtout quand elles sont en formelle opposition avec les autres procédés de recherches. Néanmoins, malgré ces graves objections, il est bon de faire crédit encore à la méthode et d'attendre que des faits plus nombreux, émanant de quelques autres personnalités scientifiques, viennent infirmer ou affirmer le bien fondé des prétentions de BIANCHI.

QUATRIÈME PARTIE

RADIOSCOPIE ET RADIOGRAPHIE

Jusqu'à ces toutes dernières années, l'examen des organes internes, en dehors des modifications du fonctionnement qu'entraînait la maladie, ne reposait que sur des signes physiques dans lesquels la part de l'explorateur était trop grande pour entraîner la conviction de tous, particulièrement de ceux qui, moins éduqués scientifiquement, n'étaient pas en état d'accepter la constatation d'une simple nuance comme un motif suffisant de diagnostic différentiel. Il en était ainsi d'autant plus, que la facilité avec laquelle chacun perçoit les différents signes correspondant à une bonne ventilation pulmonaire, ou à une tonicité cardiaque plus ou moins grande, pour prendre des exemples, dépend d'un si grand nombre de facteurs, que quelques imperfections de perception peuvent exister, même sans être connues de ceux qui en sont porteurs.

Si l'on ajoute à cette transmission défectueuse de nos sens, les commentaires que chacun est en droit de faire d'après la sensation éprouvée, on se rend un compte facile des divergences d'opinion qui se faisaient jour, à chaque instant, à propos de faits matériels qui n'eussent dû entraîner cependant qu'une unanimité absolue d'interprétation.

Aussi est-ce avec une véritable satisfaction que l'on a vu naître une nouvelle méthode d'examen, dans laquelle la *visibilité* des lésions rendait indiscutable leur existence ; et a-t-on pu assister à cette avidité de contrôle qui s'empara de tous les chercheurs à des titres divers, de ceux qui étaient sûrs d'eux-mêmes, dans l'espoir d'y trouver la preuve éclatante de leurs constatations ; de ceux aussi qui, moins convaincus de la justesse de leurs recherches et surtout de celles des autres, pensèrent entraîner la faillite de l'ancienne auscultation et de la percussion surannée, démontrer leur inutilité ou leur danger, et leur substituer absolument une méthode plus directe, qui eut rendu le médecin à peu près inutile pour la constatation des faits et l'eut placé au rang modeste de simple garçon de laboratoire. La vérité, nous le verrons, est entre ces deux opinions extrêmes et l'on peut dire de ce renouveau d'examen qu'il a produit ce double résultat : de confirmer la plupart des faits déjà enregistrés et de faire ainsi un plus grand crédit à la percussion et à l'auscultation ; et de prouver aussi l'inutilité des méthodes anciennes, dans la recherche de certaines manifestations des maladies.

Ce qu'est cette méthode et sur quelles bases elle repose, nous allons le voir maintenant, en étudiant les origines de la *radioscopie* et de la *radiographie*.

ARTICLE PREMIER

DE LA RADIOSCOPIE ET DE LA RADIOGRAPHIE
EN GÉNÉRAL

Au sens littéral du mot, la *radioscopie est l'examen visuel des radiations*. La radiographie au contraire est la *fixation par l'inscription sur une plaque sensible de ces mêmes radiations* et, par comparaison avec ce qui se passe pour les radiations lumineuses, leur photographie.

En quoi donc cette méthode peut-elle être utile en auscultation et percussion ? De quelles radiations s'agit-il ? Comment les peut-on utiliser à titre de contrôle ? N'entraînent-elles pas des causes d'erreur, d'autant plus graves qu'elles sont plus insoupçonnées, et ne risquent-elles pas de confirmer dans une interprétation fâcheuse d'un fait, qui semblait avoir une valeur tout autre quand on faisait intervenir les anciens moyens d'intervention ? Au début, toute découverte nouvelle doit être traitée rigoureusement et avec suspicion jusqu'à ce qu'elle ait fait ses preuves : le doute est scientifique ; voyons donc les états de service de la nouvelle méthode.

1º Ce qu'on entend par radiations. — On désigne sous le nom de *radiation* la rupture d'équilibre que subit un fluide dans ses couches composantes, quand il a été l'objet d'un ébranlement : cette rupture se traduit par le déplacement de ces mêmes couches.

Les exemples de radiations sont fréquents autour de nous. L'eau se meut du plus petit ruisseau à la grande rivière ; elle peut être divisée et projetée et se transporter ainsi, dans les deux cas, à des distances considérables de son siège primitif. On peut la voir en outre non plus s'écouler dans une direction constante, mais encore s'agiter en petites vagues, élevées ou profondes, excentriques par rapport au point où une pierre la frappa.

L'air aussi a ses fleuves, où la rapidité d'écoulement s'accentue terriblement dans les vents, les cyclones et les tempêtes ; mais il peut au contraire, au lieu de ployer et de casser les plus robustes chênes, agiter mollement les feuilles des arbustes, sans donner l'impression brutale de choc et de gros déplacement. Il peut même, cet air, subir des changements si doux d'équilibre, que l'œil est incapable de les apercevoir et que l'oreille doit venir à son secours, quand, frappé par la corde en mouvement, il se condense tout d'abord dans les couches voisines et se dilate ensuite, pour impressionner l'oreille au point qu'elle peut signaler qu'elle vient de percevoir *un son*.

Or, le fleuve et le vent sont des radiations, et des radiations encore les petites vagues que faisait le *Dauphin*, quand il crachait dans l'eau : et encore des radiations, les petites vagues aériennes qu'occasionne la harpe ; mais ces radiations sont différentes.

Les premières, celles dans lesquelles le déplacement est manifeste, comme on les voit dans les rivières ou les fleuves de l'Océan, comme on les comprend quand le vent agite la cime des peupliers, sont dites *radiations de propulsion*.

Les secondes, où l'on voit l'eau se former en molles vagues excentriques, qui se perdent au loin et peu de temps après que la pierre tomba, où l'on entend aussi les harmonies des cordes, sont dites *radiations d'ondulation*. Elles diffèrent des précédentes en ce qu'elles n'ont pas besoin, comme elles, pour se produire, de belles énergies, qu'elles emmagasinent et transmettent ensuite ; et qu'elles consistent uniquement en des mouvements sans translation, mais alternatifs d'élévation et d'abaissement, en ce que l'on appelle souvent des *vibrations* et des *oscillations*.

Les diverses radiations ont donc pour résultat de disperser, grâce aux fluides, les énergies dans le monde, et nous verrons plus tard que cela constitue l'un des dangers importants de la méthode nouvelle d'exploration, vis-à-vis duquel il importe avant tout d'être prévenu.

2° Radiations de l'Ether. — Mais ces radiations n'ont pas pour siège unique les fluides que nous voyons, ou ceux que nous sentons ou comprenons autour de nous : l'eau et l'air. Elles agitent aussi et bouleversent cet autre fluide, qui remplit les espaces mondiaux et planétaires, comme l'eau emplissait les mers, comme l'air baignait la surface terrestre, j'ai nommé l'*Ether*. C'est lui qui nous transmet les radiations lumineuses et celles qui sont douées de propriétés caloriques ou chimiques ; mais, à l'encontre des deux premiers fluides, que nous avons vus, il ne se manifeste à nous que par les seules vibrations d'ondulation ; les autres, celles de propulsion, traversant peut-être les corps qui nous environnent, comme les vibrations lumineuses traversent le verre, alors que celles qui sont douées de chaleur s'arrêtent à sa surface. Cependant, comme le fait remarquer le Dr Deschamps, il est probable aussi que l'Ether peut être agité de vibrations de propulsion, puisque la queue des comètes peut être infléchie dans leur course, quand elles avoisinent le soleil, au même titre que fait un courant d'air pour la flamme d'une bougie. Ces faits ne sont pas aussi éloignés qu'on pense de la radioscopie et de la radiographie.

Par comparaison avec l'air qui se laisse traverser par la

fumée et des jets de vapeur, on a pu constater, en effet, que ce nouveau fluide, l'Éther, pouvait être traversé par des jets de matière, d'une ténuité extrême et comparable à la sienne propre, différentes cependant de nature, puisqu'ils traversaient des obstacles qui l'arrêtaient lui-même. Nées comme lui d'un mouvement dont elles étaient la manifestation, ces vibrations prenaient naissance dans des corps dont l'énergie était jusque-là insoupçonnée et que l'on a nommés, en raison de cette propriété importante, les corps *radio-actifs*, qui peuvent donner naissance aux *Rayons* X de Rœntgen.

3° Rayons cathodiques et rayons X de Rœntgen. — Quand on étudie parallèlement, les phénomènes lumineux, capables de provoquer les ondulations de l'éther, et les phénomènes électriques, on aperçoit qu'ils possèdent les uns et les autres des propriétés tellement correspondantes, qu'on tend à les rapprocher absolument et à les identifier presque : ils ont en effet des propagations identiques, des vitesses de transmission égales et ils sont capables, les uns et les autres, d'impressionner à distance des appareils récepteurs ; c'est de la qu'est née la télégraphie sans fin.

Mais alors qu'on cherche à identifier les milieux gazeux ordinaires aux milieux éthérés, on note des différences considérables entre leurs conductibilités respectives. Quand les gaz sont secs et à la pression atmosphérique normale, ils sont absolument résistants à l'électricité. Si l'on diminue leur tension et que le courant ait une grande puissance, ils se laissent traverser, en illuminant le tube qui les renferme, d'une couleur spéciale à chaque gaz : violette pour l'azote, jaune pour l'oxygène, et rose pour l'hydrogène, comme on le voit dans les *tubes de Geissler*.

Avec ces tubes de Geissler perfectionnés, qu'on appelle les *ampoules de Crookes*, les détails de l'illumination sont faciles à saisir et peuvent même être photographiés. On y voit que la lumière se répartit différemment suivant les pôles électriques : elle forme depuis l'*anode*, ou pôle positif, une colonne qui s'arrête au voisinage de la *cathode*, ou pôle négatif, à laquelle on donne le nom de *lumière positive*. La cathode, au contraire, est entourée d'une gaine lumineuse en manchon, *c'est la lumière négative*.

Au-dessous de un millimètre de pression mercurielle, la lumière négative prend de plus en plus de valeur, aux dépens de la lumière positive qui disparaît complètement, mais elle ne touche jamais la cathode ; c'est donc cette lumière négative qui occasionne les *luminescences* des tubes de Geissler et de Crookes. Elle est le résultat des radiations nouvellement connues qui ont, du fait de leur origine, reçu le nom de *rayons cathodiques*.

De même que les rayons lumineux sont invisibles par eux-mêmes et ne deviennent apparents que par l'éclairement des objets qui leur servent d'écran, les rayons cathodiques sont invisibles aussi et n'apparaissent que lorsqu'ils frappent un objet qui les arrête. C'est ainsi qu'ils rendent phosphorescents le verre ordinaire, le cristal, le sulfure de zinc, et la craie. Mais outre cette valeur phosphorescente, ils ont pour principaux caractères de se propager en ligne droite, d'être *arrêtés par certains obstacles*, de *traverser certains corps solides* et d'exercer une *action mécanique* sur les obstacles rencontrés. Ils se transforment alors en chaleur en atteignant d'énormes températures (plus de 4.000 degrés).

Dès lors qu'ils ont frappé un corps qui leur résiste, qu'ils l'ont rendu fluorescent et échauffé, ils en font naître de nouvelles radiations, les *rayons X*. Les rayons cathodiques se propageant en ligne droite, on peut, en donnant une courbure suffisante à la cathode, les concentrer par convergence sur un corps imperméable pour eux, situé au pôle positif ou anode et c'est celui-ci qui émet les rayons X, de Rœntgen.

Or, ces rayons X ont aussi des propagations rectilignes, que l'on peut dévier de leur axe de réception en inclinant l'anode. *Ils sont capables de traverser la plupart des corps opaques aux radiations habituelles*, comme le bois, le papier, *la chair*, les métaux en petite épaisseur. Ils provoquent un peu la fluorescence et *impressionnent les plaques photographiques*. Ils ont enfin des propriétés réductrices et semblent formés par une émission de particules matérielles très subtiles, capables d'emboutir les métaux et d'occasionner *aussi des accidents très graves* chez les expérimentateurs pour peu que leur réception soit prolongée ; il n'y a pas de doute que leurs radiations ne soient des radiations de propulsion.

Ce sont ces rayons X, capables de traverser le verre des ampoules sans perdre beaucoup de leur intensité, que l'on utilise pour le contrôle de la percussion et de l'auscultation, en pratiquant la *radioscopie* et la *radiographie*. Appliquées à la médecine, ces deux méthodes peuvent donc être définies, *la radioscopie : l'éclairement du corps humain à l'aide des rayons X; la radiographie : la photographie du corps à l'aide de ces mêmes rayons*, car dans le corps tout n'est pas en état d'être traversé et certaines parties sont opaques, comme nous le verrons plus tard.

ARTICLE II

DES MOYENS A METTRE EN ŒUVRE

POUR PRATIQUER LA RADIOSCOPIE ET LA RADIOGRAPHIE

Nous avons déjà vu que pour créer des radiations cathodiques capables à leur tour de provoquer l'émission de rayons X, il fallait que la source électrique fût à haut potentiel ; — que la raréfaction des gaz dans le tube fût poussée à un degré extrême ; — et que le corps frappé par les radiations cathodiques, pour former des rayons X, fût dans un certain rapport avec l'axe de radiations cathodiques et capable de résister à des températures énormes. Tous ces desiderata sont remplis par les tubes de Crookes.

1° Tubes de Crookes. — On désigne sous ce nom des ballons de verre, appelés encore des ampoules, munis de deux cols à l'extrémité de l'axe des pôles, dans lesquels sont maintenus des conducteurs métalliques, destinés à être mis en communication avec les pôles positif et négatif, du courant venant de la source électrique. Ces ballons sont vides d'air. Leur pôle négatif, habituellement en aluminium, est concave vers l'intérieur de l'ampoule, et fixé dans l'un des cols. — Le pôle positif peut être constitué par un ou deux conducteurs métalliques, contenus chacun dans un col analogue à celui de la cathode, ce qui a fait donner aux tubes à deux cols positifs le nom de tubes *bianodiques*. Avec cette construction, l'une des anodes est plus profondément enfoncée que l'autre dans l'ampoule de Crookes, pour recevoir la totalité des émissions cathodiques, convergentes du fait de la concavité du pôle d'émission, et c'est pour cette raison qu'on l'a appelée *l'anticathode*. Destinée à recevoir tout le choc cathodique, elle est construite en platine iridié, capable de résister à des températures énormes et que l'on voit cependant s'échauffer au point de rougir. On l'incline sur l'axe des rayons anticathodiques, pour disperser les rayons X qui ne naissent qu'à sa surface et favoriser leur émission au travers des parois du tube. L'anticathode est reliée extérieurement à l'anode ordinaire par un conducteur métallique et leur ensemble au pôle positif de la source électrique. Celle-ci est constituée soit par une bobine de 45 centimètres d'étincelle environ, soit par une machine électro-statique.

Par suite de son fonctionnement le tube de Crookes change assez vite de couleur et noircit et l'on dit qu'il a été métallisé. Nous savons en effet que les radiations cathodiques sont des radiations de propulsion et qu'elles entraînent avec elles des parcelles métalliques, arrachées à la cathode et d'une extrême ténuité, qui viennent frapper les parois de l'ampoule et s'y incrustent. Mais par le fait même de leur si grande division, ces particules métalliques deviennent d'une extrême avidité pour l'hydrogène restant encore dans le tube après raréfaction des gaz et se combinent avec lui pour se *réduire*; elles augmentent ainsi la disparition de ces gaz et complètent le vide de l'ampoule. Le tube devient *dur* dans ce cas; sa résistance au passage des radiations a grandi et entraîné une augmentation du potentiel, ce qui, par contre-coup, rend les rayons X plus pénétrants, mais quelquefois trop pénétrants. Il peut être nécessaire en ce cas, de rendre à l'ampoule une partie de l'hydrogène perdu et l'on y procède en chauffant un petit appareil métallique qui lui est adapté et que l'on appelle l'*osmo-régulateur de Villard*.

2° De l'utilisation des tubes de Crookes. — Quand les tubes de Crookes sont ainsi disposés, que la source électrique est suffisante et que l'éclairement du tube a été obtenue de manière qu'il ne soit ni trop *mou*, ni trop *dur*, le malade peut être examiné soit directement, soit par la fixation sur plaques photographiques des images obtenues par ce procédé.

Je rappelle que l'emploi de cette méthode repose sur la pénétrabilité des rayons de Rœntgen au travers d'un grand nombre de substances et leur arrêt par quelques autres, qui font office d'écran. Or, la plupart des objets de pansement étant traversés facilement, à la condition de ne pas renfermer d'armature ou de pièces métalliques, il en résulte cet avantage énorme de pouvoir examiner un malade et d'obtenir sa photographie sans l'exposer à une infection nouvelle, ou à un déplacement dangereux après une pénible réduction. L'utilisation chirurgicale des rayons de Rœntgen a pris ainsi un développement considérable dès le début de la pratique de la méthode et a même paru devoir laisser bien loin derrière elle leur emploi médical ; nous verrons plus tard qu'il n'en a rien été.

Quoi qu'il en soit, il faut savoir que si les rayons X traversent certains corps imperméables à d'autres radiations et notamment aux radiations lumineuses, leur pénétrabilité est fonction cependant de l'épaisseur des couches qui leur sont opposées ; celles-ci font office pour eux de milieu indéfini, inerte, et les éteignent peu à peu. C'est pour cela qu'il n'est pas indifférent que la personne à examiner ait une épaisseur quelconque, et que la radioscopie, ou les clichés, ont plus ou moins de valeur suivant l'intensité d'éclairement, c'est-à-dire suivant les dimensions antéro-postérieures du malade examiné.

De même, il est constant que, puisque la composition anatomique des diverses parties du corps diffère, au point de leur donner des densités tout à fait dissemblables, celles qui seront le moins denses se laisseront traverser, pour une même épaisseur, avec une facilité plus grande. — Il faut encore tenir grand compte de ce fait, qu'il existe dans une certaine partie de notre corps, le poumon, une masse d'air entremêlée aux fibres constitutives de cet organe, qui facilite au plus haut point la radiation des rayons de Rœntgen et rend la radioscopie de beaucoup plus intéressante dans cette région que dans tout autre.

Enfin, la pratique a démontré que la perméabilité de notre corps aux rayons X ne dépendait pas exclusivement du plus ou moins d'épaisseur, ou de densité de nos tissus, et que, à coté de régions exceptionnellement perméables, comme le poumon, il en était d'autres qui l'étaient très peu, comme les os. Il en est résulté une *lecture* instantanée de certaines lésions par suite de l'opposition créée par ces organes ultra-perméables, semi-perméables, ou opaques à ces radiations.

Il semblerait, d'après les considérations précédentes, qu'il suffirait d'exposer le malade à examiner à l'émission des rayons X pour juger aussitôt de son état. Quelques autres dispositions sont encore nécessaires et j'ai déjà eu soin de dire que ces rayons étaient ordinairement invisibles et qu'ils ne devenaient apparents que par l'éclairement du corps susceptible de les arrêter. Encore faut-il ajouter que la lumière ainsi obtenue est peu éclatante et mérite d'être recueillie avec soin, de sorte que, pour la radioscopie tout au moins, il est absolument indispensable que l'examen ait lieu dans une chambre noire, tout à fait obscure pour les rayons lumineux. L'œil met alors un certain temps pour s'adapter à cette situation nouvelle, surtout quand la luminosité est grande au dehors.

Dès lors, il ne reste plus, quand le malade est ainsi traversé par les rayons de Rœntgen, dans une chambre obscure, qu'à collecter ceux-ci sur un écran capable d'indiquer par sa fluorescence, les luminescences diverses obtenues, suivant que les parties constitutives du corps leur étaient plus ou moins perméables. Pour cela, on a construit des cadres en bois de dimensions diverses, de 40 centimètres de coté environ, dans lesquels est enchâssée une lame de verre recouverte de platino-cyanure de baryum. L'opérateur saisit cet « écran » entre ses deux mains et après avoir interposé le malade entre les radiations de

Rœntgen et lui-même, il applique l'écran sur le point à examiner en prenant soin de mettre à sa hauteur l'ampoule de Crookes. Après un certain temps d'adaptation, l'œil saisit les fluorescences diverses et, suivant que les luminescences sont plus ou moins fortes, apprécie les contours des régions imperméables comme les os, ou les zones de grande densité et de grande épaisseur comme le foie, et ceux des régions perméables comme le poumon. Il voit aussi les mouvements qui les anime et juge de leur amplitude, de leur siège et de leur régularité, toutes choses que ne permettaient de concevoir qu'avec difficulté et après une grande expérience acquise, les autres méthodes d'exploration.

Pour ce qui est des radiographies, on opère de la manière suivante : Le malade à examiner est dévêtu, complètement ou à peu près, et étendu sur la plaque photographique contenue dans un étui en papier noir, de manière à ne pouvoir être impressionnée que par les rayons de Rœntgen. On lui recommande de rester absolument immobile et on lui assure pour cela une fixité absolue.

Le courant générateur des rayons cathodiques devra produire une étincelle de 10 centimètres, ou un peu moins, et l'ampoule sera placée de manière que l'incidence des rayons X se fasse normalement à la partie à examiner ; le temps de pose sera proportionnel à l'épaisseur de la partie atteinte et durera de cinq à dix minutes pour le thorax ; l'éloignement de l'ampoule sera de 30 centimètres environ. Quand on juge empiriquement que la plaque a dû être suffisamment impressionnée, on développe le cliché comme pour toute autre photographie, en prenant soin de lui donner un bain d'eau prolongé pour éviter toute accumulation de réactif, qui donnerait des inégalités dans les épreuves et pourrait faire interpréter pour des lésions le rendement imparfait de la plaque, ce qu'il faut éviter avec soin, en raison du pronostic souvent grave qu'entraînent les radiographies médicales, par suite des maladies pour lesquelles elles sont demandées.

3° Inconvénients et dangers de la radiographie. — Les renseignements fournis par la radioscopie, aussi bien que par la radiographie, peuvent être en partie erronés. J'ai déjà eu soin de dire plus haut que l'incidence des rayons devait être normale à la partie examinée. Mais si l'on se rappelle que l'émission des rayons cathodiques se fait par une calotte de sphère et que leur convergence s'effectue sur un miroir qui les disperse ensuite, on se rend compte, qu'en outre des rayons centraux, qui seuls, sont perpendiculaires, les rayons extrêmes sont divergents, de telle manière que l'organe examiné se trouve projeté sur l'écran avec des dimensions supérieures à celles qu'il possède réellement et un peu noyé dans une sorte de pénombre. Aussi arrivait-il au début de ces explorations que les schémas obtenus par leur intermédiaire étaient d'une étendue sensiblement plus grande que celles que fournissaient les autres méthodes, par exemple la percussion pour le cœur. Il existe cependant un procédé pour remédier à cette défectuosité : il consiste à amener successivement au contact des limites extrêmes des organes à examiner, le rayon central cathodique et à figurer sur l'écran, entre les deux parallèles ainsi obtenues, la figure de l'ombre organique. On peut alors comparer exactement les projections lumineuses de l'écran et les projections phoniques de la percussion qui doivent, quand l'organe est facilement accessible, être exactement superposables.

Il ne saurait en être de même pour la radiographie, où la netteté de l'image dépend précisément de l'immobilité du malade et de la source lumineuse : les photographies sont donc un peu plus grandes qu'il ne conviendrait.

Je passe sans plus tarder sur la simulation de lésions provoquées par des altérations de la plaque et qu'il n'est pas toujours facile de reconnaître, pour arriver aux dangers qui résultent de l'application de cette nouvelle méthode.

Ces dangers sont réels et proviennent de l'application faite trop longtemps, ou à une intensité trop grande de rayons Rœntgen. On voit souvent se développer, dans ces conditions, des inflammations de la peau et du tissu cellulaire que l'on a qualifiées, en raison de leur origine, de *radiodermites*. Elles se présentent de la manière suivante : la peau devient d'abord rouge, puis brunâtre, comme salie et ressemble à celle que l'on observe dans le début de la maladie d'Addisson. Puis elle se dessèche dans les points primitivement rouges, se parchemine et tombe en laissant au-dessous d'elle une exulcération analogue à celle qui suit le vésicatoire et les brûlures du second degré. Le derme sous-jacent est épaissi, infiltré, rouge, douloureux et suintant, et il est évident que pareille lésion pourrait être irrémédiable, si elle avait pour base un organe dont les couches externes ont besoin d'une vitalité et d'une transparence complètes, comme l'œil.

Quelquefois cette action destructive est recherchée au point de vue thérapeutique, mais elle peut aussi être plus profonde sans qu'on l'ait voulu, soit que la peau et les tissus sous-jacents aient été exceptionnellement sensibles, soit que par un moment d'inattention on ait laissé agir une intensité trop grande de courant. On assiste dans ces cas à un état inflammatoire plus accusé : le derme est plus épaissi, plus violacé ; puis il se bronze, devient noirâtre et se sphacèle. Mais la caractéristique de ces états tient à ce fait que le sphacèle est toujours plus profond que ne l'aurait indiqué l'application de la méthode. Je me hâte d'ajouter que ces accidents sont plus rares aujourd'hui.

Il en est d'autres beaucoup plus importants et qui ont passé longtemps inaperçus, ce sont ceux que l'on note du côté des testicules, chez les personnes obligées de séjourner longtemps dans une atmosphère de rayons Rœntgen. TILDEN-BROWN a constaté chez dix personnes, indemnes au préalable de toute affection vénérienne et de tout traumatisme intéressant les organes génitaux, mais soumises à des travaux radiographiques, une azoospermie absolue. Elle présentait ce caractères particulier qu'elle ne s'accompagnait pas d'impuissance. Le traitement radiothérapique des régions voisines des zones génitales et, par exemple, du prurit anal, peut, d'après le même auteur, faire disparaître les spermatozoïdes pendant plusieurs mois. Le même résultat a été obtenu expérimentalement de différents côtés et notamment par M. BERGONIÉ, tant sur le testicule que sur l'ovaire des lapins. Il n'y a donc aucun doute que les radiations de Rœntgen n'exercent une action inhibitoire absolue sur les organes de la génération, comme on savait déjà qu'elles faisaient sur les graines des végétaux et qu'il y a là un véritable danger pour les malades.

ARTICLE III

DES RADIOSCOPIES ET RADIOGRAPHIES MÉDICALES

Comme l'indique ce titre, j'ai l'intention de laisser complétement de côté tout ce qui a trait aux radioscopies et radiographies chirurgicales, c'est-à-dire, pour être plus compréhensible, celles qui portent en dehors des régions viscérales. Ces dernières, en effet, sont le terrain commun à la médecine et à la chirurgie ; mais la première de ces sciences s'attache plus encore à l'observation thoracique qu'à tout autre ; de sorte que c'est elle surtout qui nous retiendra. Ce faisant, nous aurons en vue la reconnaissance de l'état anatomique et fonctionnel : 1° du poumon ; 2° du cœur ; 3° de la cloison qui sépare l'une et l'autre plèvre, sans oublier que chacun de ces organes a la haute main sur quelques parties accessoires, telles : le diaphragme pour le poumon, et les vaisseaux pour le cœur, qu'il nous faudra par conséquent viser aussi ; 4° enfin, il y aura lieu de dire quelques mots de l'exploration abdominale, qui peut parfois rendre de grands services.

§ 1. — EXAMEN DES ORGANES RESPIRATOIRES

A propos de la physiologie de la respiration, j'ai déjà noté le rôle respectif que jouaient, pour la mener à bien, les parties constitutives de la cage thoracique, la plèvre et le poumon lui-même, de sorte qu'il est indispensable d'examiner les lésions, accessibles aux radiations de Rœntgen, de chacune de ces régions anatomiques ; mais il importe tout d'abord de choisir la méthode.

1° Choix du procédé d'exploration. — Laquelle faut-il préférer de la radioscopie ou de la radiographie? Il ne saurait y avoir aucun doute à cet égard ; la radioscopie est de beaucoup préférable. Il est bon, en effet, de se rappeler qu'au-dessous de la paroi thoracique se meut le diaphragme et qu'on ne juge de l'amplification de la poitrine que par les mouvements qu'il exécute. Or, il ne saurait être question de photographier ce muscle en action, de sorte que si l'on veut garder la preuve d'une exploration intéressante, il est nécessaire de prendre une photographie en inspiration et une autre en expiration forcées ; le temps de pose est encore trop court pour avoir des images précises. Du reste, il est pour ainsi dire impossible d'obtenir des images tellement superposables, que l'on puisse mesurer, sur les deux, le chemin parcouru par le dôme musculaire, en inspiration et en expiration. L'œil, au contraire, saisit immédiatement les nuances de cette locomotion et distingue les parties de l'organe qui sont hésitantes à se contracter.

Quand, par suite du volume du malade ou d'une insuffisance relative du tube, la vision des contours organiques est peu nette et se noie dans les régions voisines, on peut être amené à diaphragmer les régions périphériques pour ne laisser subsister que l'image due aux rayons centraux ; il suffit pour cela d'adopter un dispositif très simple, que certains auteurs conseillent même dans toutes les radioscopies. Il consiste dans l'interposition, entre le malade et l'écran, d'une plaque de plomb perforée d'une ouverture suffisante pour laisser passer les rayons centraux et assez étroite pour arrêter les rayons marginaux.

La radiographie est cependant indispensable pour fixer le jugement sur les étendues de certaines lésions que n'impressionnent que peu les mouvements respiratoires, comme sont les épanchements de la plèvre ; nous les retrouverons plus tard, après avoir étudié l'aspect d'un poumon normal et d'une cage thoracique intacte.

2° Aspect du poumon normal et d'une cage thoracique intacte. — Lorsque l'œil s'est habitué à l'obscurité et qu'il note avec exactitude les différences dans les fluorescences de l'écran,

l'aspect de la cage thoracique et du poumon fait naître un profond étonnement chez le spectateur encore novice. Les os se

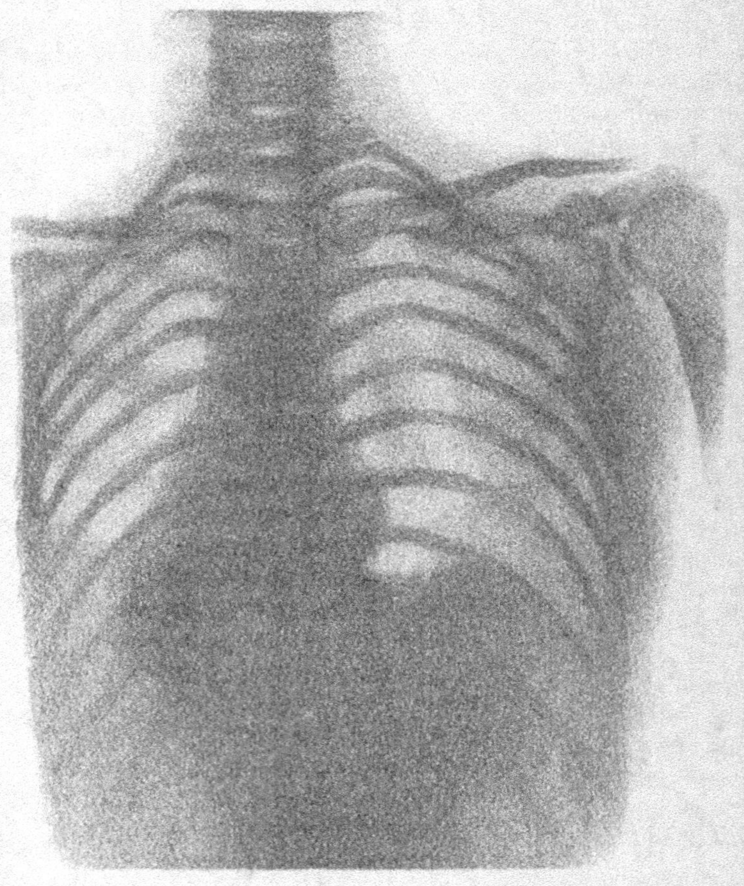

Fig. 197.
Type de thorax normal.

dessinent avec une netteté parfaite, les interlignes articulaires
apparaissent avec la précision de schémas d'anatomie, les clavicules se détachent, reliant le sternum à l'épaule; les côtes

s'incurvent ; le sternum enfin se présente avec l'apparence
d'une clef de voûte qui soutient tout un édifice et l'on ne comprend jamais mieux, que devant ce spectacle, le soin qu'appor-

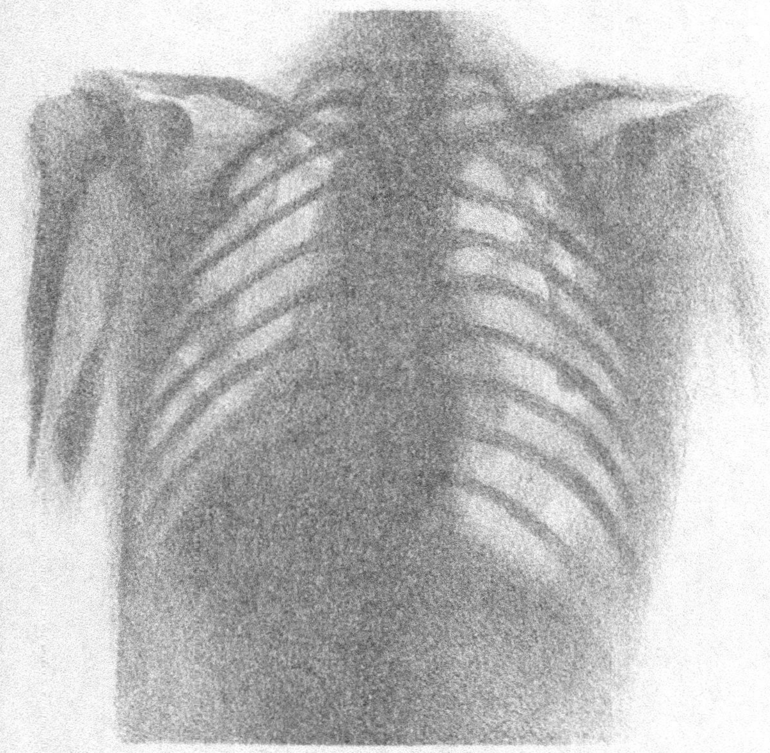

Fig. 198.

Demi-schématique, d'après le cliché n° 2.615 de la collection de
M. le professeur Bergonié. Type de thorax longiforme avec un début
de sclérose pulmonaire.

tent parfois les statuaires à établir, sous forme d'abord squelet-
tique, les œuvres qui nous surprennent ensuite par l'harmonie
des formes et la justesse des mouvements. Puis, quand le ma-
ade respire, on note une amplification de la cage thoracique et,

par la facile lenteur de ce mouvement, il évoque chez le médecin l'impression de la nullité de l'effort, de la santé parfaite.

Au-dessous de tout cet appareil de soutènement, de cet ensemble qui rappelle si bien une charpente, de chaque côté de cette maîtresse poutre qu'est le sternum en gris, il existe deux zones que l'opposition des teintes fait paraître éclatantes. Ce n'est pas là, à proprement parler, une lumière crue, directe, mais bien tamisée et un peu indistincte, comme on l'observe au travers d'un verre mince dépoli, ou d'un papier de luxe huilé au préalable. Ces zones luminescentes, au travers desquelles les radiations éprouvent aussi peu de déperdition, sont constituées par les masses d'air retenues dans le réticulum léger du parenchyme pulmonaire.

Enfin, tout au fond de cet éclairement, dans les parties inférieures du thorax, l'obscurité se fait brutalement ; mais en observant avec soin ses limites, on les voit dessiner deux courbes à convexité supérieure situées, chacune, dans un hémithorax, et reliées par une portion plane où repose le cœur. Ces deux convexités s'affaissent dans les inspirations moyennes, tendent même à devenir rectilignes dans les inspirations forcées ; puis elles se relèvent quand la poitrine se remet au repos et que se vide le poumon, pour recommencer ensuite le même cheminement vertical. Cette ligne ainsi ondulante représente la projection antérieure du diaphragme, dont les mouvements alternants sont la figuration exacte de la périodicité qui caractérise le rythme respiratoire.

Quand donc la cage thoracique est intacte et que le poumon est normal au-dessous, le médecin doit voir le poumon en clair uniforme, depuis la limite extérieure d'un espace sombre moyen, où se trouve le sternum et d'autres organes que nous verrons plus tard, jusqu'à la ligne des aisselles. Cet espace déborde un peu les clavicules en haut et s'arrête en bas à la ligne qui signale la voûte diaphragmatique.

3° Aspect du poumon malade. — Quand, au contraire, le poumon est malade, l'écran signale parfois, par des différences d'éclairements, le siège des lésions, et par l'extinction de sa fluorescence, les altérations de structure, qui ont abouti à la disparition de l'air, que l'on juge partielle ou totale, suivant le noircissement de la tache.

Mais toutes les affections pulmonaires ne sont pas susceptibles de se traduire de la même manière, de sorte qu'un départ doit être fait entre elles. Il en est qui ne diminuent que dans de faibles mesures la luminescence de l'écran, tandis que d'autres au contraire empêchent totalement, ou à peu près, sa fluorescence ; une enfin l'augmente. Nous les passerons successivement en revue sous ces trois rubriques :

A. AUGMENTATION DE LA TRANSPARENCE PULMONAIRE. — Si l'on se rappelle ce qui a été dit plus haut, des causes de cette transparence, et que l'on ait, au moment de la radioscopie, présente à l'esprit cette proposition « que la masse d'air contenue dans le réticulum pulmonaire est seule cause de cette transparence », il s'ensuit que si une maladie du poumon est capable d'augmenter cette masse d'air, du même coup les images pulmonaires seront plus éclairées. Or, c'est ainsi qu'agit *l'emphysème pulmonaire*. Destruction de l'endothélium pulmonaire, dissociation de la charpente alvéolaire, rétraction des cloisons inter-alvéolaires et interacineuses, pénétration de l'air dans le tissu cellulaire péri-acineux et péri-alvéolaire, tout, dans cette maladie, concourt à diminuer les parties solides de l'organe et à leur substituer l'atmosphère gazeuse, qui est plus favorable à la pénétration des radiations.

Aussi voit-on les zones d'éclairement pulmonaire augmenter tout d'abord de clarté, puis d'étendue, surtout dans les régions sous-claviculaires, et au niveau de la base du thorax. Le sinus costo-diaphragmatique périphérique, dont on voit la section latérale, a diminué de profondeur et sa base s'est élargie. Enfin la voûte diaphragmatique n'est plus d'un aussi court rayon, sa flèche s'est abaissée comme dans les pleins cintres surbaissés ; ce sont là des modifications statiques.

Quant à la mobilisation du thorax, elle apparaît aussi tout à fait modifiée, en ce sens que l'élasticité pulmonaire étant perdue, l'ampliation et la rétraction du thorax ne se font plus qu'avec une intensité qui décroît au fur et à mesure que la lésion s'accentue. Cette immobilisation relative du thorax est difficile à apprécier dans ses parties supérieures et latérales, mais il n'en est plus de même au niveau de sa base. Les mouvements du diaphragme ne sont, en effet, possibles qu'autant que le vide relatif, qu'entraîne son abaissement, peut être aussitôt comblé par l'ampliation pulmonaire ; mais si celle-ci se fait avec difficulté, le diaphragme retenu et comme aspiré par une certaine part de la pression négative intra-thoracique inspiratoire, ne peut plus s'abaisser aussi profondément et l'on note ainsi des incursions diaphragmatiques d'amplitude moins grande que dans la normale.

Ces différences sont à vrai dire habituellement bilatérales, mais il n'est pas forcé qu'il en soit ainsi, car l'emphysème n'est pas fatalement régulier et symétrique. On peut le voir se développer, en effet, d'un seul côté, par suite de sténoses bronchiques, de corps étrangers unilatéraux des voies respiratoires, ou quand il est *vicariant*, c'est-à-dire compensateur en quelque sorte de lésions de voisinage ; et dès lors les incursions diaphragmatiques sont dissociées, par le fait qu'elles sont diminuées du côté de l'emphysème et normales du côté sain de la poitrine. Il faut cependant se garder d'une erreur possible dans ces conditions, c'est quand l'emphysème vicariant a une importance superficielle plus grande que celle des lésions voisines et qu'ainsi il les cache, en les éclairant plus vivement qu'il n'eut fallu et en rendant diffus leurs contours. Il peut en être ainsi dans les foyers disséminés de la tuberculose, entourés d'une collerette emphysémateuse.

On peut aussi noter des augmentations partielles de cette transparence, quand il s'est produit en plein parenchyme des *excavations par mortification du tissu*. Les causes en sont évidemment nombreuses ; mais les plus intéressantes sont celles qui dépendent de la *tuberculose ulcérative* habituelle, parce que, quand les excavations sont considérables, elles peuvent simuler des portions saines du tissu. On les reconnaît à cette particularité qu'elles font tache lumineuse sur un fond sombre, ou même noir, occasionné par la condensation fibro-tuberculeuse du tissu voisin de l'excavation. La percussion et l'auscultation viennent ici au secours de la radioscopie.

B. DIMINUTION DE LA TRANSPARENCE PULMONAIRE. — Par opposition à ce que nous avons déjà noté, à propos de l'emphysème pulmonaire, toute cause d'augmentation de la masse solide du poumon, au détriment de son atmosphère gazeuse, entraîne une diminution de son éclairement. Cet assombrissement peut être partiel ou général, uni ou bilatéral, constituer une zone unique, ou se retrouver en maintes régions, apparaître sous forme de plaques ou de sortes d'écheveaux, se terminer brusquement ou se fondre peu à peu dans les parties lumineuses, suivant les causes qui l'ont provoqué. En suivant l'ordre anatomique on peut observer les localisations que nous allons voir.

a. *Trachée*. — La trachée, quand elle est saine, c'est-à-dire régulièrement calibrée et sans épaississement des parois, apparaît sur toute l'étendue médiane du cou, depuis l'os hyoïde, comme une traînée claire, d'une luminosité plus grande que celle des régions qui l'entourent. Habituellement verticale, cette traînée lumineuse peut s'infléchir de l'un ou de l'autre côté, soit qu'elle suive les courbures d'une colonne verticale déviée, soit qu'elle ait été attirée vers l'un des deux poumons par la rétraction de celui-ci, ou par des bandes de tissu conjonctif développées à l'occasion d'une sclérose quelconque. Mais parfois sa visibilité s'atténue ; sa présence est moins nette, ses limites moins certaines, son calibre plus irrégulier, c'est quand une inflammation profonde l'a atteinte et l'a déformée et épaissie, comme peuvent faire la *syphilis*, la *tuberculose* ou la *variole*. — On peut enfin, comme du reste dans les bronches, voir son éclairement brusquement interrompu par une tache sombre à bords plus ou moins nets, quand elle contient un *corps étranger* constitué par une substance opaque aux rayons de Roëntgen : le meilleur type que l'on en puisse avoir est celui que l'on note chez les malades porteurs d'une canule de trachéotomie.

b. *Bronches*. — Les bronches saines ne se détachent pas avec la même clarté, sur le fond clair aussi du poumon, que la trachée ; elles n'apparaissent pas dans le médiastin. Quand elles sont malades, elles ne se signalent pas guère davantage elles-mêmes, mais par les modifications qu'elles entrainent autour d'elles. — Pour elles cependant, comme pour la trachée, les *corps étrangers* peuvent constituer des opacités partielles et l'on peut dire que leur constatation acquiert alors une extrême importance.

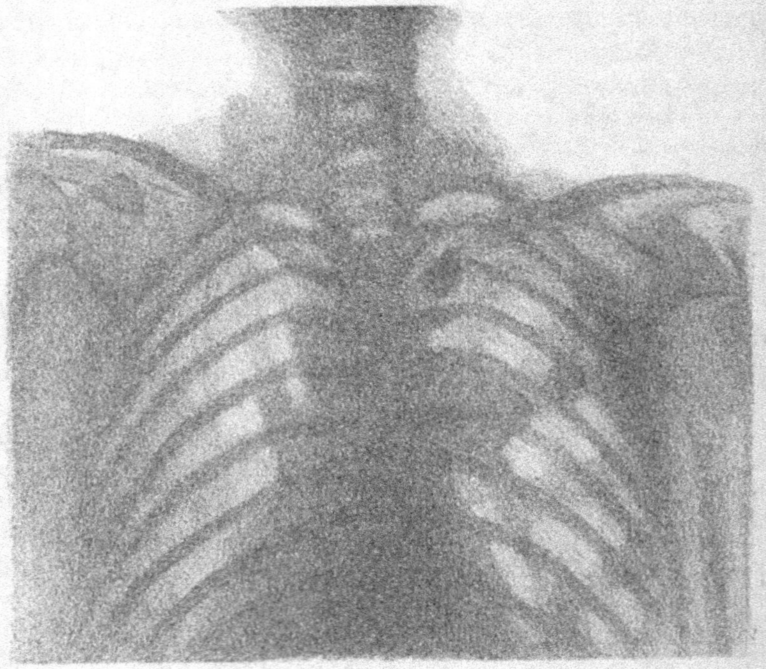

Fig. 199.

Demi-schématique, d'après le cliché n° 3.926 de la collection de M. le professeur Bergonié. Adénopathie trachéo-bronchique bilatérale, plus accentuée à droite.

Quand le corps étranger est opaque, on peut en effet suivre ses évolutions du fait de l'attitude; on peut le voir s'agiter par la toux, se rapprocher du hile et de la trachée ou rester immobile. On juge en ce cas de sa profondeur, de la direction de la bronche qui le contient et ce sont là des indications de premier ordre pour le chirurgien qui doit intervenir, sans oublier qu'il peut le faire aussi sous le contrôle de l'écran et dirigé par lui.

Les maladies propres des bronches peuvent cependant présenter quelques caractères particuliers ; les plus nets sont ceux que l'on observe dans les *péri-bronchites*, où ils relèvent précisément plutôt des lésions du tissu ambiant que de celles de la bronche elle-même. Elles se révèlent sous deux aspects différents, celui d'une certaine obscurité au niveau des pédicules pulmonaires et dans la direction des bronches et aussi celui de tuméfactions ajoutées sous forme de taches noires à la pénombre médiastinale. Dans ce cas, ce sont les ganglions hypertrophiés qui se signalent de cette manière et on les observe en outre, sous l'aspect de taches en chapelet, orientées suivant des lignes divergentes depuis leur origine, c'est-à-dire depuis la troisième vertèbre dorsale environ. Mais je le répète, ces apparences ne sont plus celles des lésions bronchiques isolées et ne s'observent que dans les cas d'*adénopathie trachéo-bronchique*.

Par contre, la *sténose bronchique*, dont les caractères d'auscultation sont si nets, en outre de la diminution de fluorescence à son niveau, se traduirait aussi par une inclinaison inspiratoire de l'ombre médiastinale de ce côté, suivant HOLZKNECHT ; mais BÉCLÈRE fait observer qu'elle ne devrait être sensible que pendant la première moitié de l'inspiration, pour s'atténuer, puis disparaître vers sa fin, et cela est vraiment rationnel, puisque, malgré la difficulté de pénétration de l'air, le poumon finit toujours par s'amplifier en fin d'inspiration, à moins que la sténose ne soit extrêmement serrée.

Les *dilatations cylindroïdes* des bronches ne paraissent, pas plus du reste que les *dilatations ampullaires*, pouvoir se traduire par un aspect particulier. Il ne devrait cependant pas en être ainsi des *bronchites à fausses membranes fibrineuses*, quand les exsudats occupent la totalité de la lumière des bronches, mais je ne connais aucune indication précise à ce sujet et je n'ai eu moi-même jamais l'occasion d'en observer avec le secours de la radioscopie.

e. *Poumon*. — Le poumon à son tour peut diminuer de transparence dans bon nombre de maladies.

Celle que l'on doit étudier tout d'abord est la *congestion pulmonaire*, non pas cette variété spéciale qui ne semble qu'une pneumonie écourtée, mais celle qui se reconnaît à un skodisme élevé, à une augmentation des vibrations thoraciques, à la diminution du murmure et à l'existence de quelques râles fins et que l'on trouve souvent au sommet, dans le creux des aisselles, ou sur le bord du poumon. Insuffisante pour empêcher la pénétration totale de l'air, mais capable d'en diminuer le volume, elle met le poumon dans une situation de pénétrabilité inférieure à la normale, mais permettant encore une certaine transparence. L'étendue de la congestion est alors variable, ses contours sont imprécis et estompés, et ils ont pour caractère important de s'éclairer dans les fortes inspirations.

L'*œdème* du poumon amoindrit aussi la fluorescence, mais sans l'éteindre complètement ; il est d'ordinaire bilatéral et en ligne de niveau ; l'examen radioscopique ne permet pas, à lui seul, de le reconnaître et de le distinguer des autres diminutions de la transparence pulmonaire. Cependant sa localisation habituelle dans les bases et dans les bords postérieurs du poumon, son ascension bilatérale à des niveaux de plus en plus élevés, sa coexistence habituelle avec des maladies hydropigènes, une insuffisance aortique ou rénale, sont des raisons suffisantes pour le reconnaître.

Les *congestions pulmonaires passives*, qui affectent la même distribution que l'œdème, ont un aspect un peu particulier, qui tient à leur cause. Développées sous la dépendance d'affections cardio-pulmonaires, elles constituent en effet des accidents à longue portée, facilement récidivants, et de plus en plus accompagnés de transformations du parenchyme pulmonaire. Il s'ensuit que plus elles sont anciennes et plus elles sont opaques, et que leur opacité est maxima dans les points qui ont été le plus souvent atteints, c'est-à-dire à l'extrême base. Là, la pénétrabilité des rayons est complètement abolie et la tache correspond à celle que l'on observe soit dans les épanchements de l'hydrothorax, soit dans les pachypleurites, soit enfin dans les tumeurs de la plèvre ; elle se confond peu à peu et sans aucune délimitation avec l'obscurité hépatique.

On note aussi une diminution de la transparence dans les *scléroses pulmonaires*, tant dans celles qui résultent des hypostases répétées qui ont entraîné la carnification de la base, que dans celles qui ressortissent à toutes autres causes. Les premières ont à peu près les mêmes caractères que les congestions passives, mais elles sont moins sombres d'habitude; les autres affectent une distribution irrégulière. Nous avons eu déjà l'occasion de rencontrer celles qui accompagnent les bronchites à répétition et sténoses bronchiques, celles aussi qui coexistent avec l'adénopathie et il est inutile d'y revenir. Il en est cependant qui méritent encore plus de considération en raison de leur caractère de gravité, de leur étendue et des désordres qu'elles peuvent entraîner.

C'est ainsi que chez les enfants malingres, à poitrine étroite, à bouche ouverte, dont la figure est en lame de couteau, le sternum projeté en avant ; qui sont durs d'oreille et parfois d'intelligence, en raison de *végétations* volumineuses ou trop tard enlevées, on constate, en même temps qu'une immobilisation presque complète de la cage thoracique dans les sommets, une diminution considérable de leur éclairement. Ils ne sont pas à proprement parler sans transparence, mais celle-ci semble se faire au-dessous d'un épais réseau, dont les mailles seraient constituées par des bandes de tissu opaque, comme effilochées, un peu irrégulièrement distribuées, fixées quelquefois dans la gangue péri-ganglionnaire du hile ou dans la région des bronches. Rien ne peut, mieux que cet aspect, faire comprendre pourquoi les adénoïdiens sont souvent candidats à la tuberculose.

Quant aux malades dont la sclérose reconnaît pour cause l'irritation par des poussières venues de l'extérieur à l'occasion de l'exercice de leur profession, chez les *pneumokôniosiques* en un mot, la localisation est également aux sommets, mais elle est plus opaque, plus massive et il n'y a d'exception que pour les cas où une certaine destruction pulmonaire a suivi leur accroissement. La zone grisâtre est alors comme marbrée de taches plus claires, mais à ce stade on doit se demander si l'affection n'est que sclérosante et n'a pas déjà subi la transformation bacillaire.

44.

Reste enfin la *sclérose diffuse péri-vasculaire*, dont les bandes sont trop peu épaisses pour marquer sur un cliché, ou sauter à l'œil, mais assez nombreuses pour altérer la transparence pulmonaire. La radioscopie est « flou » en ce cas comme si le tube de Crookes était mou et donne ce même caractère dans toute l'étendue des zones pulmonaires.

A côté de ces scléroses généralisées, il est bon de noter celles qui sont la suite d'une lésion locale, quel que fut du reste son point de départ : ancienne pleurésie guérie, infarctus pulmonaire, empyème inter-lobaire résorbé, kyste hydatique évacué. Assez étendues d'habitude pour atteindre jusqu'au pédicule pulmonaire et par lui, ou directement, jusqu'au médiastin, elles ont pour résultat de tirailler la cloison médiane dans toutes les inspirations d'une certaine ampleur, en raison de l'impossibilité où est le poumon malade de remplir exactement le vide produit par l'aspiration thoracique, due à l'action de muscles énergiques et intacts. Le médiastin est alors déplacé dans le sens du poumon sclérosé, et infléchi au niveau qui correspond à la greffe conjonctive sur le médiastin. Ce déplacement a pour caractère spécial d'être constant pendant la totalité de l'inspiration observée : La traction a donc été permanente comme l'action des muscles inspirateurs ; c'est là, comme il a été dit plus haut, le signe différentiel d'avec la sténose bronchique.

C. ABOLITION DE LA TRANSPARENCE PULMONAIRE, OPACITÉ PULMONAIRE. — J'ai déjà noté que certaines variétés de congestions pulmonaires altéraient la fluorescence, sans l'empêcher complètement. Il en est d'autres où des lésions, qui sont dérivées des congestions, rendent le poumon à peu près opaque : il suffit, pour qu'il en soit ainsi, que les exsudats alvéolaires soient assez volumineux pour emplir complètement l'espace ordinairement occupé par l'air et que celui-ci soit complètement évacué ou résorbé. — A plus forte raison l'opacité se produit-elle quand le poumon s'est condensé d'une manière définitive.

Les deux affections qui occasionnent avec le plus de facilité cette modification anatomique sont la *congestion aiguë* de WOILLEZ et la *pneumonie franche*. Dans cette dernière surtout la densité de l'exsudat, sa tension dans l'alvéole, augmente tellement la résistance du poumon, que les endroits lésés se détachent en noir, ou en gris foncé, sur les parties encore claires des zones pulmonaires. L'intérêt de cette constatation ne réside pas seulement dans la vision directe du point condensé, dans l'appréciation de son étendue, de son siège, de ses relations avec

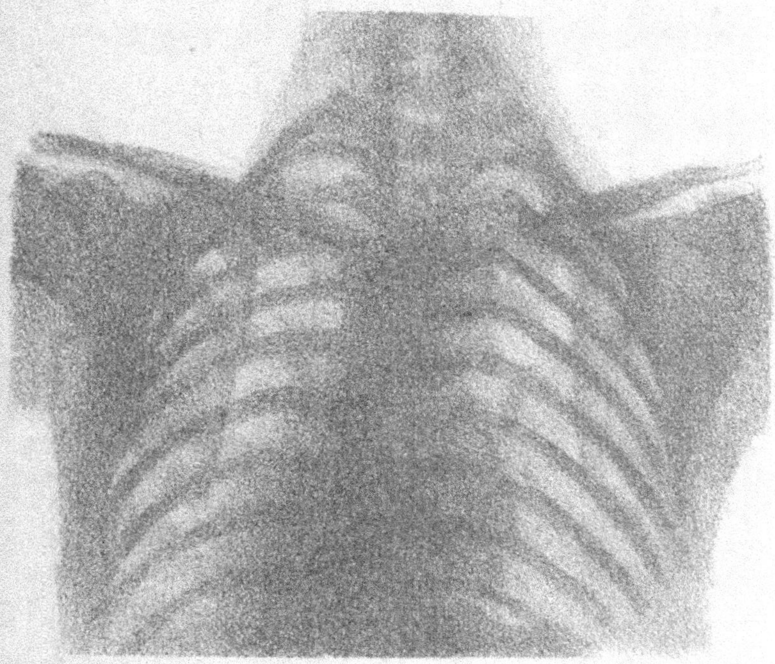

Fig. 200.

Demi-schématique, d'après le cliché n° 2.696 de la collection de M. le professeur Bergonié. Tuberculose pulmonaire du 1er degré, caractérisée par quelques stries noirâtres des sommets. On voit en outre très nettement, le long de la colonne vertébrale cervicale, un espace clair correspondant à la trachée.

les scissures interlobaires, mais surtout dans sa densité et dans sa continuité. Déjà, à propos du souffle tubaire, j'avais mis en garde contre l'habitude de conclure à la guérison définitive de

la pneumonie, quand la fièvre, l'expectoration, la toux et les
signes généraux de l'infection avaient à peine disparu et j'avais
conseillé de rechercher encore la perméabilité pulmonaire à
l'air par la percussion et l'auscultation. Or, la radioscopie vient
ici confirmer les résultats déjà acquis par les deux méthodes
précédentes et prouver sans hésitation que le poumon est longtemps malade encore après la disparition de tous ces signes
généraux. — A propos de la pneumonie, il est enfin intéressant
de signaler que lorsqu'elle est centrale et souvent inaccessible
aux autres procédés d'exploration, elle devient d'une très nette
visibilité à l'aide des rayons de Roëntgen, à moins que son noyau
ne soit peu étendu et se fonde ainsi dans les zones claires qui
l'entourent de toutes parts.

Malgré qu'il y ait des formes cliniques de *tuberculose pulmonaire* dont les lésions soient incapables d'arrêter les radiations,
je les ai réunies à celles qui sont opaques, pour faire une étude
d'ensemble de la symptomatologie à ce point de vue spécial.

On sait qu'il est d'usage de diviser l'évolution de la tuberculose fibro-ulcéreuse commune en trois périodes : la première, où
se produit l'ensemencement et la germination bacillaire; — la
seconde, où la présence du bacille a déjà déterminé un début
de mortification ; — la troisième, où la nécrose du tissu pulmonaire se traduit par des pertes de substance, des cavernes, parfois d'une très grande étendue. Or, à côté de ces formes
classiques, il en est d'autres qui tiennent à la différence d'ensemencement, ou à la rapidité d'évolution; ce sont, par
exemple, la tuberculose granulique et la pneumonie caséeuse.
La première n'est en somme que la représentation agrandie, et
en quelque sorte généralisée à tout le poumon, du processus
caractéristique de la première période de la phtisie ulcéreuse ;
si l'on y joint en plus les poussées congestives qu'elle provoque
souvent, on comprendra qu'elle tienne aussi parfois de la congestion banale, que nous avons déjà étudiée et qu'ainsi elle
augmente d'opacité de ce chef. — Quant à la pneumonie
caséeuse, c'est pour la radioscopie, une pneumonie ordinaire
au début, dont l'évolution se modifie ensuite avec une extrême
rapidité, de manière à amener une mortification avec excava-

tions et un changement d'aspect fluoroscopique. — Venons-en
donc à la tuberculose banale.

La tuberculose *du premier degré* n'étant caractérisée que par
la production de granulations spécifiques, se présente à l'écran
sans aucun aspect spécifique. Les granulations ne sont pas assez

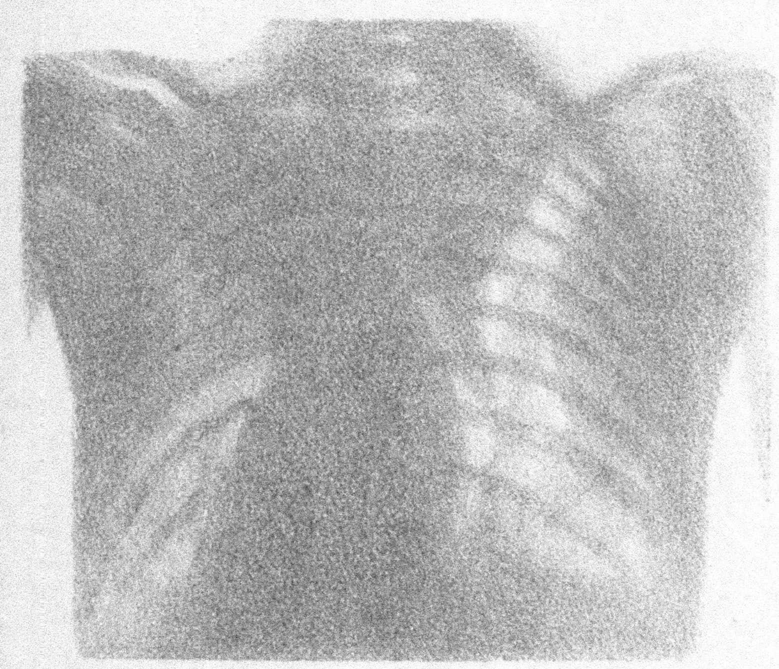

Fig. 201.

Demi-schématique, d'après le cliché n° 912 de la collection de
M. le professeur Bergonié. Tuberculose pulmonaire du second
degré (les sommets sont peu peu perméables à la radiographie).

rapprochées pour faire disparaître la transparence pulmonaire,
mais elles peuvent l'assombrir en partie; il en est surtout ainsi
dans les phases congestives intermittentes. N'étaient la *durée*
de ces modifications, leur *siège* habituel dans les sommets, leur
bilatéralité ordinaire malgré qu'elle ne soit pas indispensable,

leur *progression* constante, on pourrait commettre à chaque instant de grosses erreurs de diagnostic. En fait, la tuberculose du premier degré ressemble beaucoup à ces scléroses aréolaires dont j'ai déjà parlé, notamment à propos des végétations.

Quand la maladie a progressé jusqu'au ramollissement pulmonaire, de manière à atteindre *son second degré*, les lésions des sommets s'affirment davantage. Ce qui n'était que brouillard devient nuage et la fluorescence diminue, non pas d'une manière régulière et symétrique, mais avec souvent des intervalles de poumon encore translucide, augmentant « le piqueté de petites ombres se distinguant sur fond plus ou moins voilé » dont parle CLAUDE. Le même auteur a aussi appelé l'attention sur un autre signe, facile à saisir et d'une grande importance à mon avis, je veux dire sur l'imprécision du dessin de la clavicule dans les régions infiltrées de tuberculose et surtout quand l'autre os symétrique se détache nettement. Il faut joindre à ces signes ceux qui dépendent du défaut d'ampliation pulmonaire et surtout celui qui démontre, comme l'a signalé WILLIAMS, que la hauteur de la luminescence pulmonaire s'est restreinte et qu'en plus elle n'augmente que dans de faibles proportions dans les inspirations même forcées. Il est certain, en effet, que lorsqu'un poumon n'est pas élastique, le coup de pompe diaphragmatique, pour si pressant qu'il soit, ne peut pas toujours augmenter normalement la capacité pulmonaire et partant le diamètre vertical de l'organe. Mais pour que ce signe ait toute sa valeur, il est indispensable que l'on puisse éliminer toute idée de symphyse pulmonaire, d'autre nature que tuberculeuse. Enfin, dans la même période, les ganglions du hile sont souvent envahis et l'on peut en voir aussi dans l'épaisseur du parenchyme, qui n'avaient pas été soupçonnés jusqu'alors.

Dans la tuberculose *au troisième degré*, c'est-à-dire quand la mortification pulmonaire a été suffisante pour occasionner des excavations plus ou moins vastes, l'écran révèle avec facilité ces différences d'épaisseur et les traduit par un fond généralement opaque ou à peu près, sur lequel apparaissent des taches uniques ou multiples, quelquefois en communication les unes avec les autres, limitées par un bord régulier d'habitude et encerclées d'une opacité en couronne, plus nette encore que celle du voisinage. Quand cet aspect a été bien noté et les taches claires bien repérées et que, dans un examen ultérieur, pratiqué avant que l'expectoration n'ait évacué le contenu des cavernes, on ne retrouve plus qu'une opacité complète, à laquelle succèdent immédiatement ces marbrures claires du fait

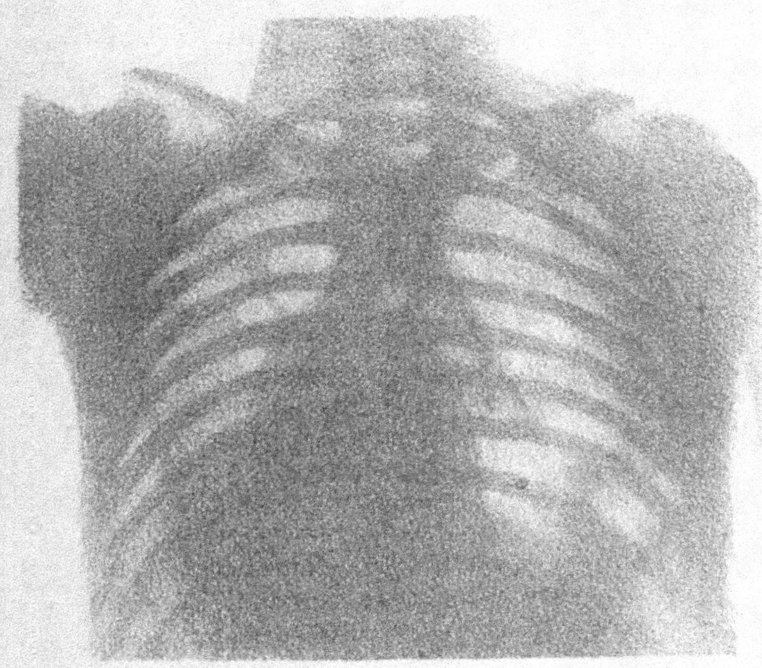

Fig. 202.

Demi-schématique, d'après le cliché n° 941 de la collection de M. le professeur Bergonié. Tuberculose de la 3ᵉ période, avec cavernes, du sommet gauche. (On voit trois taches claires dans une zone plus sombre.)

de nouveaux changements d'attitude et de l'expectoration, on peut être affirmatif sur l'existence de cavernes, pleines d'abord et vides ensuite.

Mais pour qu'il en soit ainsi, il est de toute évidence indis-

pensable que la caverne n'ait pas été taillée en plein centre d'un
bloc opaque et que sa netteté est souvent fonction de son voisinage de la paroi. Il arrive enfin souvent que dans la tuberculose aussi avancée, le poumon est symphysé sur la paroi thoracique et que la pachypleurite soit parfois crétacée ; l'opacité est
en ces cas absolue, même quand les excavations ont un volume
considérable.

La difficulté augmente encore quand la tuberculose est unilatérale et que l'autre poumon est tout à fait indemne, non
pas que les signes radioscopiques soient alors moins nets,
mais précisément parce que l'unilatérabilité semble souvent une
preuve d'une maladie d'autre nature et notamment du cancer
de la plèvre et du poumon.

En somme, la tuberculose peut être précise cliniquement
dans ses débuts sans que l'écran la révèle cependant ; elle peut
être aussi très nette à la radioscopie et surtout à la radiographie,
sans que l'auscultation et la percussion permettent de l'affirmer, par exemple, quand ses noyaux sont trop centraux et le
poumon circumvoisin entaché d'emphysème. Mais d'habitude,
elle se révèle par un envahissement progressif et descendant du
parenchyme et une opacité de plus en plus accusée, jusqu'à ce
que les taches claires des cavernes apparaissent au milieu d'elle,
ou que les régions voisines aient été assez atteintes pour cacher
les lésions du poumon.

D'autres maladies que la pneumonie et la tuberculose
peuvent abolir la transparence pulmonaire, et parmi elles, les
apoplexies pulmonaires et les *gangrènes* massives. Les premières
sont immédiates et n'ont aucun besoin des secours de la radioscopie pour être décelées ; mais leur opacité ferait juger de leur
étendue et partant de leur gravité, s'il n'y avait un très grand
danger à déplacer ces malades pour pratiquer un examen radioscopique. Les gangrènes méritent d'être examinées avec soin,
car il arrive parfois qu'elles ne sont provoquées ou entretenues
que par des foyers septiques fermés et en hypertension, du fait
de l'oblitération de leur goulot, et on peut alors avoir espoir de
les localiser suffisamment pour intervenir avec fruit.

Restent enfin les *kystes hydatiques* dont le diagnostic clinique

peut être si difficile, quand ils sont profonds, qu'il ne peut
s'appuyer que sur les signes fonctionnels, presque absolument
comparables à ceux de la tuberculose hémoptoïque. Dans ce cas,
l'examen peut être un véritable triomphe pour la radiographie
et j'ai pu examiner et présenter une malade, anciennement
atteinte d'un kyste hydatique droit, chez qui, en recherchant le

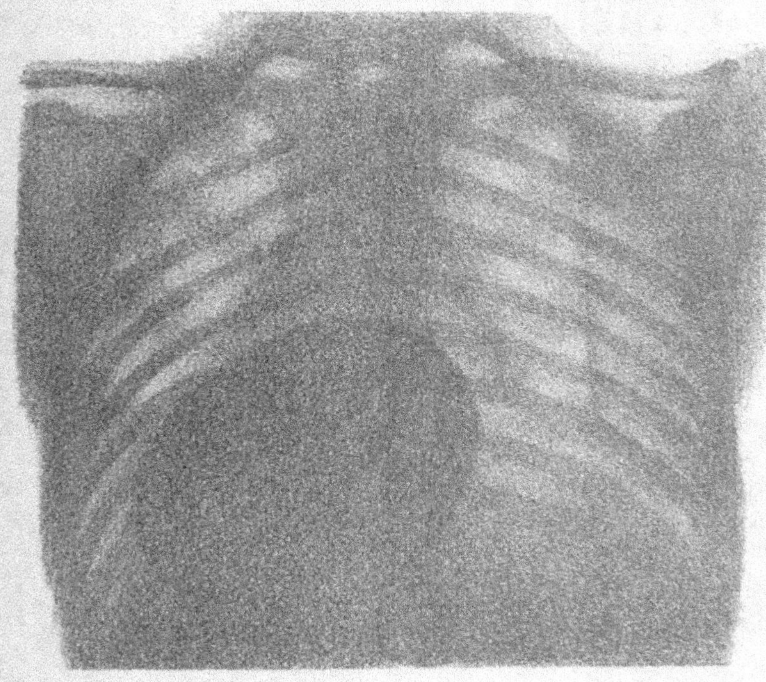

Fig. 203.

Demi-schématique, d'après le cliché n° 2.199 de la collection de
M. le professeur Bergonié. Gros kyste hydatique de forme ovoïde
de la base gauche, dont l'ombre est superposée à celle du cœur.

point d'évolution où il était arrivé, on put en observer du côté
gauche un second, gros comme un œuf de dinde, que la percussion et l'auscultation furent ensuite incapables de retrouver, à
cause de sa profondeur. Quand ils n'ont pas éclaté, qu'ils ne

sont pas évacués, et que les phénomènes réactionnels n'ont pas dépassé l'atmosphère pulmonaire immédiatement avoisinante, ils se présentent avec des signes d'une netteté absolue. La tache opaque est, en ce cas, tout à fait régulière, le plus souvent ovoïde, et fixée sur un poumon tout à fait clair. Ultérieurement, c'est-à-dire quand les kystes se sont ouverts, l'aspect peut se modifier rapidement par suite de l'affaiblissement de leur coque et même de la pénétration de l'air dans leur cavité, qui ressemble alors à celle d'une caverne.

Dans *les néoplasmes*, l'opacité est presque toujours massive aussi et le plus souvent unilatérale, en concordance avec d'anciennes traces de la même maladie, tel un carcinome du sein ; mais il est une variété de cancer pulmonaire que l'on peut souvent confondre avec d'autres affections, c'est la forme pseudo-tuberculeuse, où l'aspect marbré de blanc sur fond noir se retrouve, comme dans la phtisie à cavernes.

4° Radioscopie et radiographie de la plèvre. — Intimement appliquée d'habitude sur le poumon et de manière qu'aucun espace libre ne subsiste entre ses deux feuillets, la plèvre est composée de deux couches d'une si petite épaisseur qu'elle devient négligeable pour la radioscopie; mais cette disposition peut se modifier considérablement du fait de ses maladies, soit qu'elles consistent dans le simple *épaississement* de ses feuillets, soit au contraire que ceux-ci s'écartent pour laisser se faire entre eux un *épanchement* qui peut être *gazeux* ou *liquide*. Ce sont ces trois éventualités que nous allons examiner en ce moment.

A. Épaississement de la plèvre. — Ces épaississements sont dus à des *inflammations* ou à des *néoplasmes*.

a. *Épaississements inflammatoires*. — Développés comme manifestation primitive, ou secondaire à une lésion sous-jacente : pariéto-costale ou pulmonaire, les épaississements de la plèvre peuvent être localisés, ou généralisés. Le plus souvent on les observe simultanément des deux côtés, parce qu'ils sont d'habitude sous la dépendance de la tuberculose, qui est presque toujours bilatérale; mais ils peuvent n'être qu'unilatéraux et

affecter des situations quelconques dans le thorax, au gré de la
localisation inflammatoire spontanée, ou symptomatique de la
lésion sous-jacente. Où qu'ils soient situés, ils se traduisent
toujours par une diminution de l'éclaircissement du poumon et
celui-ci s'assombrit d'autant plus que leur épaisseur est plus
grande. On les note de préférence aux deux sommets, quand les
poumons ont été symphysés par la tuberculose; — dans le
fond des aisselles et sur les languettes pulmonaires antérieures
pour la même raison; — dans les sinus costo-diaphragmatiques, quand la bacillose s'est propagée du péritoine à la
plèvre, comme dans les pleurites et adhérences phréno-costales;
— au niveau des espaces interlobaires, surtout à la suite d'infections méta-pneumoniques; — n'importe où, quand ils ont
entouré un kyste hydatique superficiel. Ils s'accompagnent
toujours de rétraction de la paroi à leur niveau, souvent
d'inflexion pariéto-costale et en tous cas d'une diminution très
notable de l'amplitude respiratoire. Ils se comportent en un
mot comme les scléroses, de sorte qu'il n'y a pas intérêt à
s'étendre davantage sur ce qui les concerne.

b. *Épaississements néoplasiques.* — Beaucoup plus rares que les
précédents, ils ont pour propriété d'être d'un siège quelconque,
quoique plus fréquents cependant sur la partie antérieure du
thorax chez la femme, à cause de la propagation qui se fait
souvent de la mamelle à la plèvre; — d'être beaucoup plus
épais, d'un développement plus rapide que les précédents et de
déformer la paroi thoracique, ce qui permet habituellement de
les reconnaître. Ils sont à peu près complétement opaques.

B. ÉPANCHEMENTS PLEURAUX. — Nous avons vu qu'ils étaient
de deux ordres, suivant que la matière épanchée se présentait
sous forme *gazeuse* ou *liquide.*

a. *Épanchements gazeux, pneumothorax.* — Le pneumothorax
est pour la plèvre, ce qu'est l'emphysème pour le poumon,
mais à un degré bien plus élevé, car dans le pneumothorax
aucune substratum anatomique ne retient l'air et ne diminue
ainsi sa transparence. Quand donc le pneumothorax est libre,
dans une plèvre sans adhérences et sans épaisseur, l'éclairement

du thorax est éclatant dans toute l'étendue du pneumothorax.
Il ne s'agit donc plus que de savoir s'il est généralisé ou localisé, et, dans cette dernière hypothèse, s'il s'est substitué en
totalité au poumon dans la région où il siège, ou s'il s'est au
contraire appliqué sur lui, à cause des adhérences antérieurement contractées par cet organe avec la paroi costale. Dans ce
dernier cas, l'exagération de la luminescence pulmonaire est
atténuée par l'état du poumon sous-jacent, presque toujours
sclérosé et par l'épaississement de la plèvre malade. L'éclairement dépend alors de leur valeur respective.

b. *Épanchements liquides, pleurésies.* — Tous les épanchements liquides des plèvres ne sont pas constitués par des pleurésies. Il en est aussi qui dépendent d'un état général hydropi-
gène, ce sont les *hydrothorax*, et d'autres qui, bien que rentrant
dans le cadre des épanchements inflammatoires, affectent
cependant une allure spéciale, parce qu'ils coexistent avec des
gaz dans la cavité pleurale. Suivant la nature du liquide épanché, il y a donc lieu de considérer *les hydro-pneumo-thorax* et
les *pyo-pneumo-thorax*.

C'est à l'occasion de ces divers épanchements qu'ont commencé les études de contrôle respectif de la radioscopie, d'une
part, et de la percussion et de l'auscultation d'autre part; entreprises par différents auteurs, elles ont toujours démontré la
similitude des limites obtenues par les deux méthodes de
recherche et n'ont prouvé leur dissemblance qu'autant qu'un
examen hâtif, ou peu autorisé, avait établi des limites en
quelque sorte artificielles, ou qu'une raison de matité, autre que
l'épanchement, s'ajoutait au liquide et complétait la diminution
d'éclairement.

Quoi qu'il en soit de ces limites, l'examen radioscopique a con-
firmé beaucoup de faits déjà connus, notamment que le liquide
des pleurésies était plus abondant dans les portions déclives
que dans celles qui avoisinaient sa tranche supérieure, et il a
traduit cet état par une opacité de plus en plus marquée du
sommet à la base. Il a établi aussi, comme les autres méthodes,
que lorsque le poumon était sain en dessous de l'épanchement
et à sa limite supérieure, que la circulation de l'air y était

constante et facile, la séparation de l'éclairement d'avec la partie assombrie se faisait brusquement et suivant des lignes de niveau caractéristiques. Quand, en effet, le liquide est épais, visqueux et peu mobile, il lui faut un temps assez long pour obéir aux lois de la pesanteur et il s'ensuit que l'on retrouve

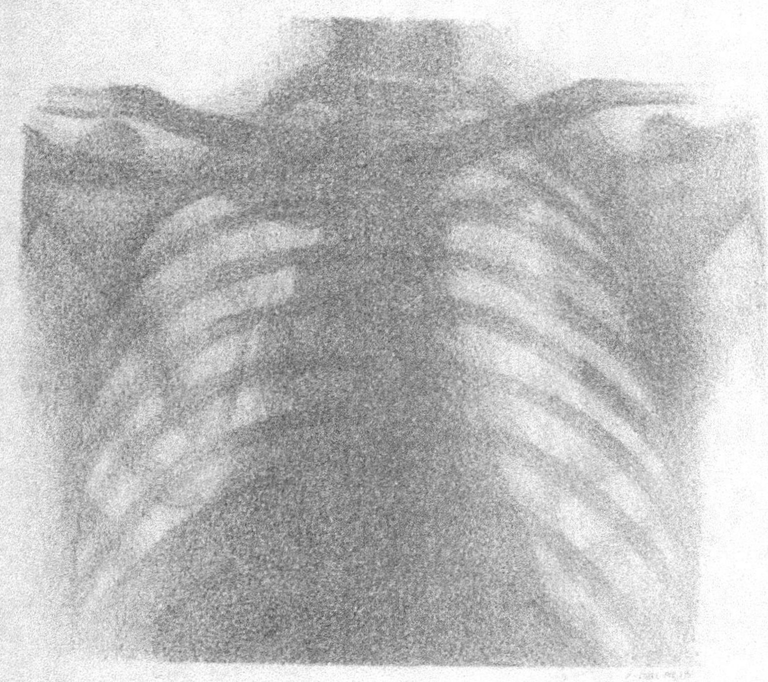

Fig. 204.

Demi-schématique, d'après le cliché n° 2.016 de la collection de M. le professeur Bergonié. Pleurésie médiastinale droite, que l'on voit se terminer par une ligne droite, dirigée obliquement du sternum vers le flanc.

facilement, au début de l'examen radioscopique, les courbes de Damoiseau, ou celles de Garland, en somme, toutes celles que la percussion avait déjà démontrées. De même le dénivellement du liquide peut être suivi et correspond aux attitudes prises, toutes choses déjà connues.

Enfin la fluoroscospie a démontré que les schémas de matité variaient suivant la coexistence, ou l'absence des gaz, quand il y avait des épanchements pleurétiques et que, dans le premier cas, l'horizontalité de la tranche supérieure était la règle, quelle que fût du reste la nature du liquide, et qu'ainsi on pouvait

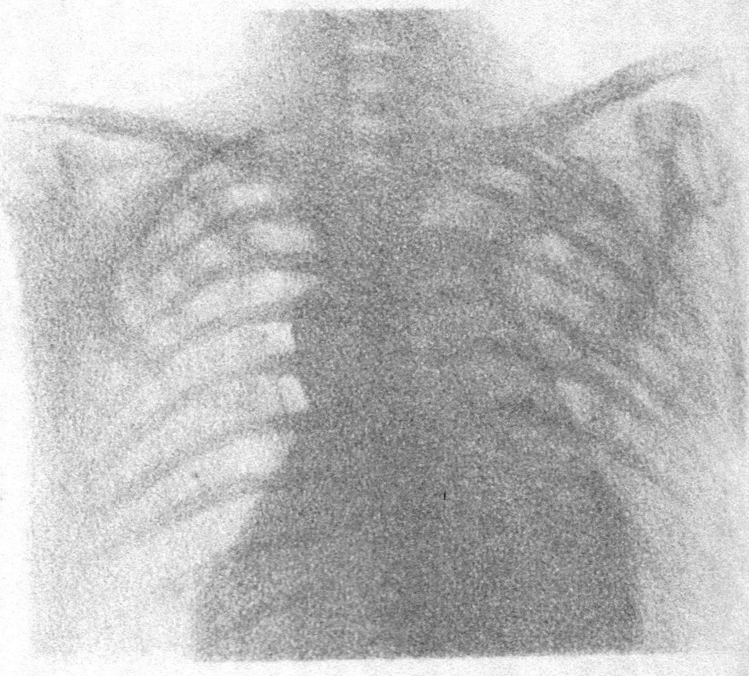

Fig. 205.

Demi-schématique, d'après le cliché n° 2 445 de la collection de M. le professeur Bergonié. Pleurésie droite envahissant le côté gauche, comme dans la déformation de Groceo.

observer une zone très claire, terminée par une ligne horizontale absolument obscure.

Ces points généraux étant acquis, il ne reste donc plus qu'à consigner le détail des observations, suivant la quantité de liquide épanché, suivant son siége, sa nature, et d'après le retentissement que sa présence a pu avoir tant sur la statique des parties avoisinantes que sur leur dynamique.

Quand la quantité de liquide est telle que l'épanchement est dit *total*, on voit tout l'hémithorax correspondant se détacher en noir, en opposition du côté symétrique toujours clair, et sans que les parties obscures dans l'état normal puissent être distinguées dans l'épanchement. On ne note donc plus ni clavicules, ni côtes, ni cœur, ni foie, ni rate; c'est une masse sombre indistincte, facilement modifiée par une ponction.

Quand l'épanchement est *partiel*, nous l'avons déjà vu, il est plus sombre dans les parties où le liquide se présente sous la plus grande épaisseur, mais ici les résultats de la radioscopie peuvent être des plus intéressants. Il arrive, en effet, parfois que l'isolement du liquide, vis-à-vis de la paroi, est tellement prononcé, qu'il est toujours revêtu d'une coque pulmonaire et partant presque inaccessible à la percussion et à l'auscultation : il en est ainsi dans les pleurésies diaphragmatiques, interlobulaires et médiastinales, dont la section juxta-pariétale ne correspond aucunement à l'importance. Celle-ci au contraire, par un éclairement successivement antéro-postérieur et oblique, est facilement établie, en même temps que le siège précis, parfois discutable pour quelques-uns, d'après les anciennes méthodes.

La *nature* de l'épanchement ne paraît pas influencer beaucoup la pénétrabilité des rayons X ; il semble cependant que les empyèmes sont plus translucides que les épanchements séreux.

Les régions voisines du liquide sont *déformées*, avons-nous déjà vu, dans le sens de l'hyperpression et la fluoroscopie en rend compte; le médiastin est incurvé du côté sain ; le cœur refoulé de la même manière et non pas toujours, quoi qu'on en dise, en arc de cercle à convexité extérieure; le foie abaissé ; le diaphragme déplacé, mais non pas toujours immobilisé. Pour qu'il en soit ainsi, il faut, d'après Bard, qu'il se joigne à l'action du liquide celle que produit l'inflammation sur le tissu musculaire et la paralysie. Dès lors l'incursion diaphragmatique est presque complètement empêchée.

5° Radioscopie et radiographie du diaphragme. — Je ne vise ici que l'aspect que prend le diaphragme dans les cas de maladie, sa locomotion respiratoire ayant déjà été notée. Je rappelle à ce propos que j'ai aussi signalé : son immobilisation

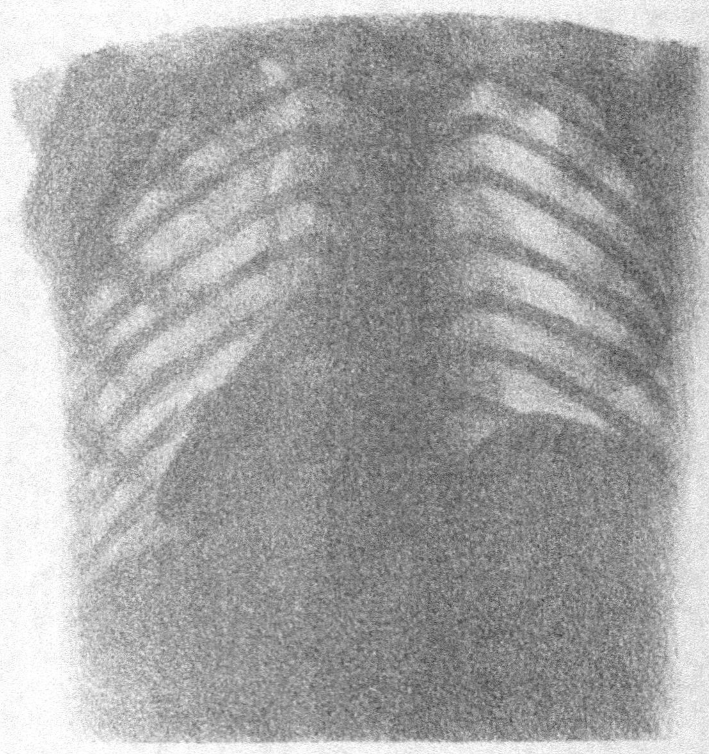

Fig. 296.

Demi-schématique, d'après le n° 2.893 de la collection de M. le professeur Bergonié. Adhérence fibrino-costale droite avec sclérose légère à la base droite. On voit le diaphragme beaucoup plus élevé de ce côté que de l'autre et brusquement infléchi par en haut.

dans les cas de pleurésie inflammatoire ; sa projection intra-abdominale quand sa convexité est surchagée de liquide, ou que la base du poumon congestionné, comme dans les splénopneu-

monies, l'a fortement repoussé ; enfin le signe de Williams,
c'est-à-dire la restriction de sa mobilité dans les tuberculoses du
sommet correspondant. J'ai noté aussi la fixation par les adhérences phrénocostales de Jaccoud.

Je dois enfin ajouter que la symphyse, ou, comme on dit aussi,
l'ankylose diaphragmatique, peut se faire en mauvaise position ;
que le diaphragme peut être élevé, plus qu'il ne convient, dans
la cage thoracique et qu'il en résulte des pleurésies *suspendues*,
quand par hasard un épanchement se fait au-dessus d'elles.
Dans d'autres circonstances, l'élévation de la courbure gauche,
fait culbuter un peu le cœur : la pointe de cet organe se relève
alors du côté du mamelon, surtout s'il y a coïncidence de dilatation stomacale supérieure. Le fonctionnement cardiaque n'est pas
silencieux et les malades peuvent être angoissés, comme dans
certaines neurasthénies ou dans quelques cas de cœur mobile.

Le diaphragme peut aussi être déplacé dans son milieu quand
le cœur a acquis un développement considérable, ou que le
péricarde a été le siège d'un épanchement volumineux.

Toutes ces déformations se traduisent évidemment par celles
que prend la courbure diaphragmatique, au moment de la
radioscopie.

6° Radioscopie et radiographie de la paroi. — Il va sans
dire, et j'ai déjà insisté sur ces faits, que la paroi a une importance extrême dans la netteté de l'examen ; que sa minceur constitue une circonstance favorable, et son épaississement, une circonstance si défavorable, que l'examen en peut être fort gêné et
même empêché. Il suffit d'ajouter que les abcès, les tumeurs, les
exostoses, n'augmentant cette épaisseur que partiellement, les
ombres portées n'intéressent les zones claires du poumon, qu'au
droit du siège des tumeurs et autres altérations.

§ 2. — EXAMEN DES ORGANES CIRCULATOIRES ET DU MÉDIASTIN

Le grand avantage de l'examen radioscopique est de fixer
rapidement sur les modifications du volume qui affectent le cœur

et les vaisseaux et surtout de renseigner sur leur mode de fonctionnement respectif et sur l'action réciproque qu'ils exercent les uns sur les autres. On doit donc s'efforcer de voir non seulement le cœur, mais encore les vaisseaux qui en partent ou y arrivent, la séreuse qui l'environne et la gangue conjonctive médiastinale qui leur sert de charpente.

1° Choix du procédé d'exploration. — Comme pour le poumon, le procédé le meilleur est l'examen à l'écran, la radioscopie ; mais il n'est pas toujours suffisant, car il peut être nécessaire, tant dans un but d'appréciation que thérapeutique, de consacrer la résultante d'un premier examen. La distance du malade à la source lumineuse étant connue, le point de projection des rayons déterminé et reproduit, l'attitude du malade similaire, les épreuves *radiographiques* indiquent les progrès ou les améliorations de la maladie, puisque les diamètres peuvent être *mesurés*. L'utilité s'en fait sentir surtout pour les anévrysmes de l'aorte, les hypertrophies ou dilatations du cœur, les épanchements péricardiques ; mais il faut se garder de conclure à la légère, car on ne peut véritablement jamais affirmer que tout a été comparable dans les examens successifs.

2° Aspect du cœur et des vaisseaux normaux. — La situation du cœur et des vaisseaux est variable suivant la forme de la poitrine. Partie intégrante, sans doute, du médiastin dans tous les cas, le cœur et les vaisseaux peuvent néanmoins occuper des sièges variables et avoir des orientations diverses, malgré que dans tous ces cas ils soient normaux. Les malades peuvent, en effet, être divisés en deux classes suivant qu'ils ont la poitrine large ou étroite. Dans le premier cas, l'axe du cœur est presque transversal ; dans le second, il est oblique et tend à devenir vertical ; la pointe s'éloigne alors de la clavicule correspondante.

Quoi qu'il en soit, dans la région surmontant immédiatement le diaphragme du côté gauche, on voit une ombre ovoïde, dissemblable d'intensité suivant les moments où on la considère et suivant qu'on l'observe au centre ou sur les bords. On la voit, en effet, augmenter et diminuer périodiquement, suivant les systoles ou diastoles, ce, pendant que les bords eux-mêmes sont plus ou moins distincts, ou noyés dans une sorte de pénombre. Enfin, la limite de celle-ci est oscillante, parfois trémulante, toujours dans la relation des nombres que l'on trouve par la prise du pouls, et on en conclut que l'on assiste ainsi réellement à ces phénomènes intimes, qui restèrent si longtemps mystérieux, de la contraction et du repos du cœur.

Ce n'est pas seulement du côté gauche, mais aussi à droite du médiastin et du sternum que les mêmes mouvements sont appréciables, preuve certaine que le cœur déborde un peu cet os, par son oreillette droite.

Enfin, au-dessus de celle-ci, une ombre portée s'observe encore jusqu'au voisinage de la clavicule droite, c'est celle de la veine cave supérieure, tandis que l'aorte déborde à gauche, par la convexité de sa crosse, le même os, vers le troisième espace intercostal. Le cœur et les vaisseaux avec le tissu conjonctif qui les environne, forme ainsi presque tout le médiastin.

Le péricarde enfin est à peu près inappréciable, ou sans importance, quand il est normal.

3º Aspect du cœur malade. — On doit considérer comme malade le cœur *déplacé* et nous avons déjà vu, à propos de sa percussion, que son déplacement pouvait résulter de plusieurs ordres de faits, savoir : 1º de son extrême mobilité ; 2º de ses maladies ; 3º des maladies des organes voisins, qui l'actionnaient par contact.

a. *Cœur mobile*. — J'ai déjà dit que le cœur n'est pas aussi souvent mobile, au sens pathologique du mot, qu'on le prétend et que, bien souvent au contraire, sa mobilité est absolument physiologique et dépend par exemple du changement d'attitude et en partie de l'émotivité ; il peut alors se trouver à 3 ou 4 centimètres au-dessous de la zone où il était dans une attitude différente, c'est ainsi qu'il descend dans le passage de l'attitude couchée à l'attitude verticale. J'ai encore insisté sur le fait qu'un cœur distendu par l'émotion est souvent pris pour un cœur mobile, du fait de l'insuffisance de la percussion pratiquée. Or, j'ai pu contrôler, par la radioscopie, tous ces faits qui me paraissent absolument acquis aujourd'hui. Mais à côté de cette mobilité d'occasion, on en peut voir d'autres où le déplacement est permanent et définitif. J'ai pu en observer un cas où le centre de figure du cœur était un peu au-dessous de l'appendice typhoïde. Exception faite du déplacement, le cœur peut être absolument normal.

b. *Cœur hypertrophié ou dilaté. Cœur atrophique.* — Chez certains débiles, à poitrine étroite en forme de carène, sans différences sensibles entre l'inspiration et l'expiration, facilement essoufflés et paraissant une proie future pour la tuberculose, l'examen radioscopique ne permet de voir le cœur qu'avec difficulté. Ces malades ont souvent de l'hypotension artérielle et il semble bien qu'une grande part de cet état revient à la petitesse de l'organe.

Quand ces malades sont, plus tard, devenus tuberculeux, on peut noter encore cet *état atrophique* du cœur, mais il ne faudrait pas croire qu'il en soit fatalement ainsi. Le cœur peut, en effet, paraître augmenté de volume et l'être en réalité quand, sous l'influence d'une complication rénale, ou de la sclérose pulmonaire, il s'est laissé distendre ; au lieu de mourir par le poumon, ces malades meurent alors par le cœur, de plus en plus insuffisant à sa tâche.

Les augmentations de volume, soit qu'elles relèvent d'*hypertrophie*, soit qu'elles résultent de *dilatations*, se peuvent aussi observer : les unes et les autres sont souvent partielles et en relation avec les obstacles rencontrés en aval. Existe-t-il une insuffisance tricuspidienne ? on verra l'oreillette droite déborder le sternum, de plus de 3 centimètres parfois ; être animée de battements actifs en corrélation avec d'autres qui ont pour siège, au-dessus de l'oreillette, la veine cave distendue aussi jusqu'à déborder à son tour jusqu'à 2 centimètres. S'agit-il d'un rétrécissement pulmonaire ? La courbure du ventricule droit est augmentée et s'appuie davantage sur le foie, en déprimant le centre phrénique, mais l'inspiration permet de dissocier les deux organes. Y a-t-il un rétrécissement mitral ? On voit, vers le troisième espace gauche, l'oreillette gauche agrandie et animée de mouvements actifs. Enfin, l'orifice aortique est-il atteint ? le cœur paraît agrandi à la fois du côté de l'aisselle gauche et verticalement et présenter encore des changements très nets d'aspect. Il en est de même quand l'hypertrophie ventriculaire a été la conséquence de l'artério-sclérose généralisée et coexiste avec une néphrite interstitielle.

Le diagnostic différentiel de l'hypertrophie d'avec la dilatation, en outre des signes connexes affectant la circulation en général, peut se faire aussi par la vigueur où se meuvent les grandes parties du cœur, ou leur mollesse, et par les changements rapides qu'entraînent dans le volume les divers cardio-sténiques.

c. *Déplacements symptomatiques de maladies du voisinage.* — Ils se présentent sous les quatre types suivants : dextrocardie ; déplacement vers le plan gauche ; ascension et abaissements cardiaques. Dans tous les cas, la radioscopie peut rendre de grands services. Dans les pleurésies gauches le cœur est à droite, aussi loin que le permettent les adhérences qui l'entourent souvent et suivant le volume du liquide épanché ; la radioscopie n'a encore permis de voir le cœur que dans l'attitude où je l'ai dessiné d'après nature, à propos de sa percussion dans les pleurésies. Je ne doute pas qu'on ne puisse le voir au jour tout à fait déplacé, c'est-à-dire avec sa pointe déviée du côté de l'hypocondre droit. Dans les pleurésies droites, le cœur est un peu rapporté vers la gauche et souvent augmenté de volume, comme dans les pleurésies gauches, sauf pour les cavités qui sont directement comprimées. Dans les affections abdominales qui soulèvent le diaphragme, le cœur est remonté et habituellement transversal. Dans les sténoses laryngées, il est descendu et souvent petit, alors que son siège anormal peut faire croire à une dilatation.

4° Radioscopie du péricarde. — Comme la plèvre, le péricarde peut être atteint d'inflammations plastiques ou d'épanchements ; gazeux, simultanément gazeux et liquides, ou exclusivement liquides ; mais, à l'encontre de ce que l'on observe dans la plèvre, les exsudats ne sont aucunement accessibles aux radiations de Roentgen, parce que le cœur étant opaque à ces rayons, il importe peu que son opacité ait augmenté. Il n'en est cependant pas de même quand la péricardite fibreuse est interne et externe à la fois, parce que l'aire d'opacité augmente parfois considérablement, devient irrégulière sur ses bords et se fixe en des régions différentes du siège normal.

a. *Pneumo-péricarde.* — Affection rare, le pneumo-péricarde doit apparaître aux rayons X, comme constituée par l'opacité centrale du cœur en mouvement dans un cercle luminescent, entouré lui-même d'une ligne précise qui représente le feuillet externe de la séreuse.

b. *Hydro-pneumo-péricarde.* — La zone claire précédente est partiellement entamée à chaque systole, non pas seulement du fait des contractions de l'organe, mais aussi en raison du brassage du liquide qui l'entoure.

c. *Péricardite avec épanchement.* — Les épanchements petits peuvent passer inaperçus. — Les épanchement moyens sont diversement apparents suivant les attitudes parce qu'ils déforment, en l'agrandissant, l'opacité cardiaque de préférence dans certaines régions. C'est ainsi que le cul-de-sac inféro-latéral droit est distendu tout d'abord et qu'il simulerait une hypertrophie de l'oreillette droite, si celle-ci pouvait se poursuivre avec les initiales de la courbe de la matité du bord droit, ou celle correspondant à la matité du bord inférieur du cœur. Un autre signe différentiel consiste dans le fait que cette opacité n'est aucunement mobile. — Les grands épanchements déforment encore plus l'opacité cardiaque et augmentent tous ses diamètres, d'abord au niveau du cul-de-sac inféro-latéral droit, puis autour et au-dessus de la pointe. Là encore, on ne note aucune mobilité par contraction cardiaque, mais on peut provoquer des dénivellements et c'est le meilleur signe différentiel d'avec les dilatations et hypertrophies totales. Enfin, il serait bon de rechercher dans l'attitude assise, si du moins elle n'est pas dangereuse, l'étranglement médian que provoque cette situation dans le cas d'épanchement, d'après ce que démontre la percussion, parce qu'on sait qu'il fait défaut dans les hypertrophies et dilatations.

d. *Erreur à éviter.* — J'ai déjà décrit les épanchements gazeux de l'espace cellulaire rétro-sternal dans une autre partie. Ils peuvent à propos de radioscopie provoquer une erreur et faire croire à un pneumo, ou hydro-pneumo-péricarde. La différenciation peut être faite par la recherche de l'espace clair rétrosternal au moyen de la radioscopie oblique ou latérale, c'est-à-

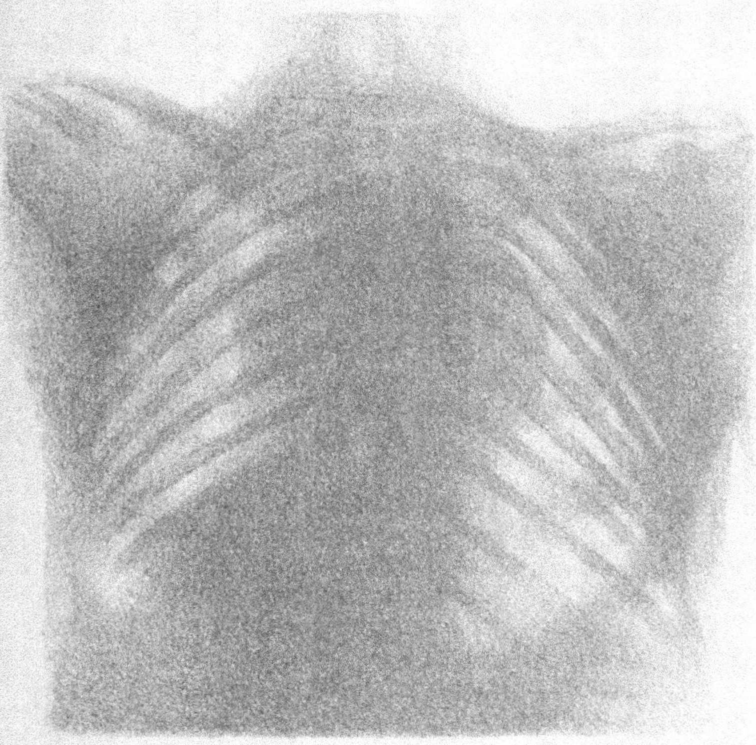

Fig. 207.

Demi-schématique, d'après le cliché n° 1.713 de la collection de M. le professeur Bergonié. Anévrysme sacciforme bilatéral de l'aorte, immédiatement au-dessus de l'ombre cardiaque.

dire en plaçant le tube de Crookes dans l'une des aisselles et regardant par l'autre, ou en le mettant sous l'une des omoplates et regardant par la région latéro-sternale du côté opposé ; on isole aussi facilement le cœur du sternum.

5° Radiographie et radioscopie des vaisseaux. — Ce que nous avons déjà dit de la veine cave permettant de reconnaître son augmentation de volume, l'aorte seule nous occupera. Elle peut être le siège d'affections qui, en diminuant la résistance de ses parois, permettent à la poussée sanguine de les distendre et de les déformer. La déformation est alors *cylindroïde ou partielle*; elle peut être unique ou multiampullaire; siéger sur la portion ascendante, transversale ou descendante de la crosse.

Mais où que se trouvent les *anévrysmes*, ils se caractérisent toujours de façon identique, c'est-à-dire par une opacité cylindroïde, sphérique ou multisphérique, surajoutée à celle du cœur. Souvent immobiles ces opacités semblent aussi être animées d'expansion que l'on voit retarder quelque peu sur la systole cardiaque et c'est là le meilleur signe de la nature de l'affection.

Quant à son siège il est quelquefois difficile de le préciser par la fluoroscopie antérieure ou postérieure; l'ampoule vasculaire est toujours opaque en effet et se projette identiquement sur le plan antérieur. Pour reconnaître l'origine de l'ombre, il est donc bon de procéder à l'examen oblique, qui permet quelquefois de distinguer la portion ascendante de la portion descendante de l'aorte, mais il faut pour cela que la poche anévrysmale ne soit pas assez développée pour noyer ces deux parties et les réunir en un tout d'une complète opacité.

Cet examen oblique est plus utile encore pour éviter la confusion, bien souvent faite, d'un déplacement de la crosse aortique d'avec un anévrysme. Dans l'examen antérieur, en effet, l'ombre médiastinale peut être débordée vers les seconds espaces intercostaux, par des ombres pulsatiles, de projection à peu près sphérique et ressemblant ainsi énormément à des anévrysmes. Or, l'examen oblique, en laissant voir la netteté des rubans aortiques ascendant et descendant permet de rapporter à la seule élongation du vaisseau et à son augmentation de courbure, ce qu'on aurait pu attribuer à une déformation ampullaire.

Tels sont quelques-uns des résultats de la radioscopie. Il en peut été certes d'autres fort utiles à connaître, mais ceux-ci sont suffisants pour montrer la marche à suivre et les renseignements

que peut fournir ce nouveau procédé. Bien loin de nuire aux
anciennes méthodes, la nouvelle les confirme d'habitude et
celles-ci peuvent parfois l'infirmer à son tour, mais d'habitude
elles se complètent d'heureuse manière et on doit y avoir recours

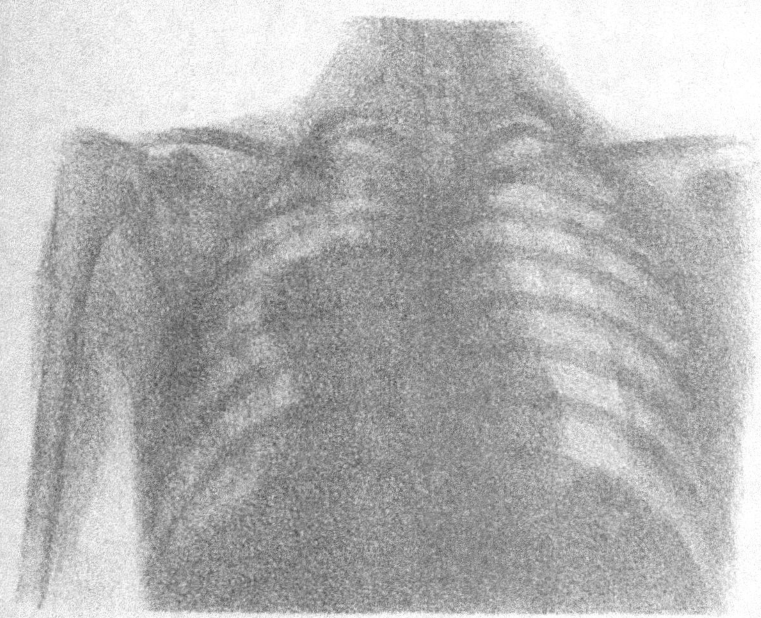

Fig. 208.

Demi-schématique, d'après le cliché n° 2.405 de la collection de
    M. le professeur Bergonié. Anévrysme polysacciforme de l'aorte
    thoracique.

pour exercer un sévère contrôle sur soi et sur l'usage que l'on
sait faire de procédés certainement excellents, quand ils sont
mis en œuvre avec toute la précision qui convient.

Je ferai cependant à la radioscopie et à la radiographie une critique légère, qui dépend plus de la manière dont on les pratique
que de leur réelle valeur, c'est qu'elles tendent à diminuer l'effort
personnel, à isoler davantage le médecin de son malade et à le
rendre singulièrement inapte à la saine clinique, si le procédé

physique d'exploration lui fait par hasard défaut. On devient aussi un bon aide, mais on ne saurait avoir la prétention d'être un maître éclairé si la percussion et l'auscultation sont traitées en négligeables quantités.

TABLE DES MATIÈRES

PREMIÈRE PARTIE

DE L'AUSCULTATION

TROISIÈME PARTIE

AUSCULTATION DE LA PERCUSSION

QUATRIÈME PARTIE

RADIOSCOPIE ET RADIOGRAPHIE

INDEX ANALYTIQUE